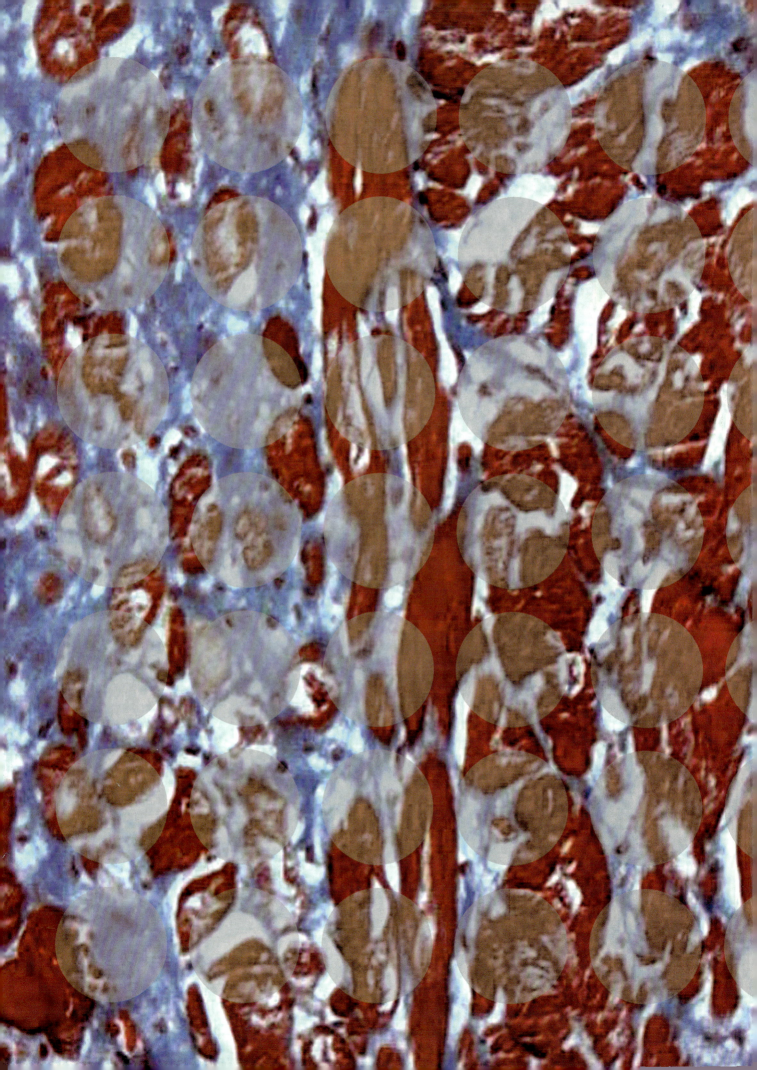

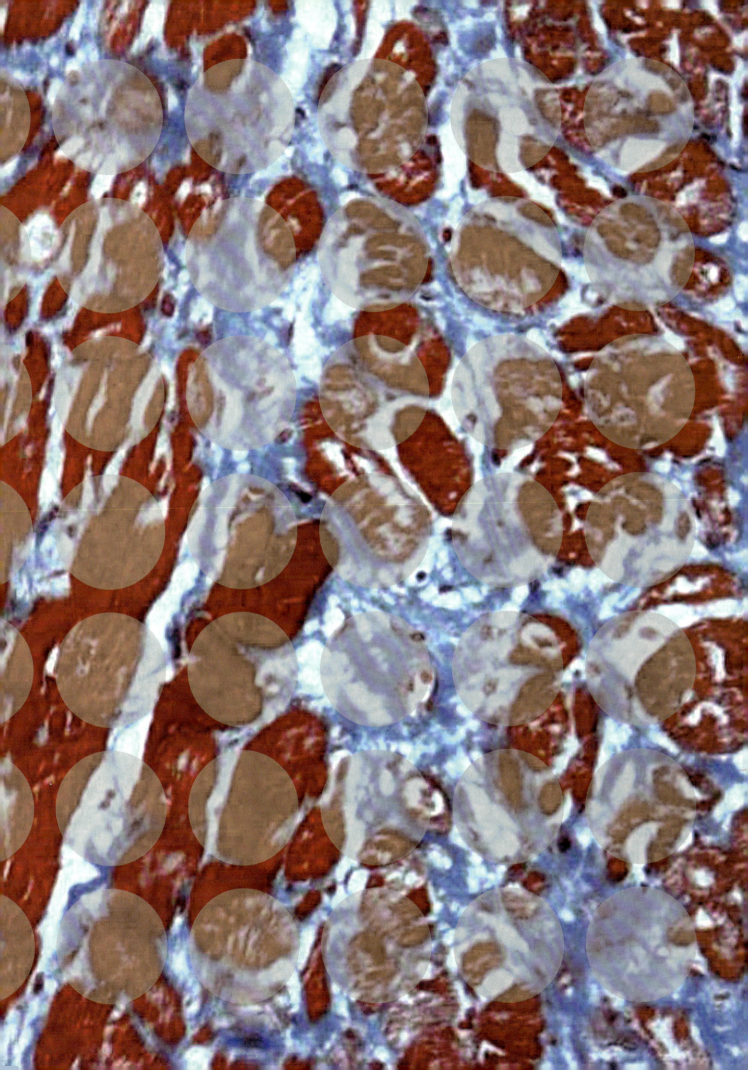

国家科学技术学术著作出版基金资助出版

原发性心肌病组织形态与超微结构图谱

主编 赵红
主审 胡盛寿
编委 赵红
　　　宋来凤
　　　孙洋
　　　徐希奇

The Atlas of the Histomorphology and Ultrastructure of Primary Cardiomyopathy

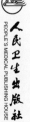
人民卫生出版社
PEOPLE'S MEDICAL PUBLISHING HOUSE

PREFACE

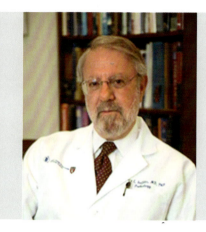

I am honored to write a brief preface to this remarkable atlas. I first met Professor Hong Zhao, Director of the Department of Pathology at FuWai Hospital, during my visit to Beijing in 2014. I have since come to know her as an accomplished cardiovascular pathologist, as well as a gracious colleague and friend. Here, she has compiled an atlas of the gross anatomy and the light and electron microscopic features of the primary human cardiomyopathies that is stunning in terms of its quality and breadth. With meticulous care and attention to detail, Prof. Zhao has made available to pathologists, cardiologists, surgeons and radiologists the enormous clinical case materials from the largest heart hospital in the world. This book includes analyses of approximately 600 hearts from patients undergoing cardiac transplantation. The gross dissections of these specimens, designed to effectively illustrate salient macroscopic features of this diverse spectrum of human heart diseases, are impeccable and beautifully photographed. The light micrographs show the full range of tissue changes in the cardiomyopathies. The electron micrographs, approximately 1,900 in all, are of exceptional quality, attesting to great technical proficiency in tissue fixation and other critically important aspects of ultrastructural analysis of human myocardium. This high level of anatomic precision is combined with relevant clinical information and current concepts of disease mechanisms to provide insights into complex structure-function relationships in the primary cardiomyopathies. Reflecting her sense of humility and recognizing unavoidable limitations inherent in this type of work, Prof. Zhao points out that most of the specimens included here represent end-stage disease and, thus, may not provide key insights into structural changes that accompany the onset of primary myocardial diseases. Nevertheless, she has done a great service to the pathology community, who must be fully knowledgeable about the diagnosis and pathogenesis of this important class of human heart diseases. Her extraordinary efforts and commitment to excellence are also worthy of attention and praise from the larger cardiovascular disease community. My hope is that this great atlas will be translated into English to allow a wider audience to benefit from Prof. Zhao's work.

Jeffrey E. Saffitz, MD, PhD
Mallinckrodt Professor of Pathology
Harvard Medical School
Chairman, Department of Pathology
Beth Israel Deaconess Medical Center
Boston, MA, USA
July, 2018

序

我很荣幸为这部出色的图谱撰写简短的序言。我与阜外医院病理科主任赵红教授初遇于 2014 年的北京。从那时起我就认识到,她不仅是一名颇有建树的心血管病理学家,同时也是亲切的同事和朋友。她编著的这部描述人类原发性心肌病的系统解剖学、光学显微镜和电子显微镜特点的图谱,其质量和所涵盖的范围令人惊叹。赵教授注重细节、一丝不苟,使得病理学家、心脏病专家、外科医师和放射科医师可以了解来自世界最大的心脏病医院的大量临床案例资料。本书包括了来自心脏移植患者的约 600 个心脏的分析。这些样本的系统解剖图片拍摄得非常精美、无可挑剔,旨在有效地阐述人类心脏疾病的重要且多样的显微镜特点。这些光学显微镜图片展示了心肌病中全面的组织学改变。书中包含的共约 1900 张电子显微镜照片的质量尤为出色,证明了她们对于人类心肌组织的固定、制样和超微结构观察分析等至关重要的技术都相当熟练。其高水平的解剖精确度,加上相关的临床信息和目前疾病机制的概念,为了解原发性心肌病中复杂的组织与功能间的关联提供了真知灼见。赵教授指出,这里包括的很多样本都来自疾病终末期,因此可能无法为原发性心肌病的早期结构性改变提供关键信息,这反映了她谦逊的态度,认识到在此类型工作中无可避免的局限性。尽管如此,她的工作依然是对医学界的杰出贡献。赵教授在这种重要类型的人类心脏疾病的诊断和发病机制中所发挥的作用必须得到全面的肯定,其不断的努力和励精求治的精神,亦同样值得受到心血管疾病研究组织更广泛的关注和赞扬。我希望将来把这本出色的图谱翻译成英文,令更多读者从赵教授的工作中受益。

Jeffrey E. Saffitz, MD, PhD
Mallinckrodt 病理学教授
哈佛医学院
病理系主任
贝斯以色列女执事医疗中心
波士顿,马萨诸塞州,美国
2018 年 7 月

序

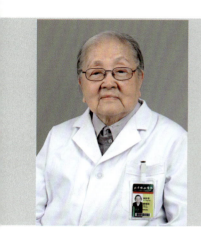

刘晓华

主编中国医学科学院阜外医院赵红教授，专长心血管病理学，曾任病理科主任，兼任中华医学会病理学分会心血管疾病学组/中国抗癌协会肿瘤专委会肿瘤性心脏病学组组长，长期从事心血管疾病病理诊断、研究及教学工作，尤其在心肌病方面有深厚的造诣。随着心脏移植及心内膜心肌活检工作的广泛开展，以前心血管病专科医院病理科都很少见到的心肌组织也成了较常见的标本，这要求专科医院及综合医院的病理医师对心血管疾病要扩大知识面，有深入的认识，并掌握其分类和诊断标准。然而，大多综合性医院病理医师在这一领域知之较少，尤其对原发性心肌病这类以心肌损伤为主的较为复杂的心脏、心肌疾病的认识更为有限。目前国内外尚无原发性心肌病的组织学及超微形态学的参考书和教科书，《原发性心肌病组织形态与超微结构图谱》的编著为我们提供了这方面的参考，望能起到抛砖引玉的效果。

《原发性心肌病组织形态与超微结构图谱》的特点是原创性，围绕原发性心肌病的5种常见基本类型展开，采用多种病理学手段及透射电子显微镜进行系列研究，以图文并茂的方式做了全面而详细的阐述，点出了每种原发性心肌病的临床病理特点、形态诊断依据（大体、光镜及电镜）以及与其他疾病的鉴别要点，详述了每种心肌病超微结构表型的特征。宏观与微观相结合，病理与临床相结合，图伴文行，定将加深读者对这类疾病的认识，真正做到为临床诊断提供组织学及超微形态学依据，为病因学的深入研究提示方向，为此类疾病的形态及功能异常提供结构学及病理生理学解释。

该专著的可贵之处是主编赵红教授在本书中展示了我国心血管病理学界老一辈专家和年富力强中青年专家们严谨求实的科学态度和精益求精的工作精神，融入了多年从医执教积累的丰富经验及科学研究沉淀的宝贵精华，正是这种坚持不懈的努力，成就了国内外首部原发性心肌病组织形态与超微结构图谱。本书共8章，近1900张图片，其中电镜图片约1800张，十分珍贵，是病理医师、临床医师、影像学医师及心血管疾病研究者值得备有的案头工具书。

刘彤华
北京协和医院 病理科
中国工程院院士
2018年6月

前言

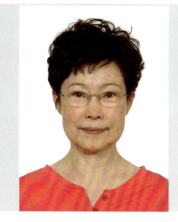

据统计，国内外心肌病的发病率呈上升趋势。但是，由于人体心肌标本不易获取，使人类对心肌病的认识受限，迄今尚无一部全面、系统反映心肌病形态变化和超微结构特征的专著。为此，我们在对阜外医院600余例成年人心脏移植病例（其中380余例为原发性心肌病）心肌超微结构进行系列研究的基础上，编写了这部《原发性心肌病组织形态与超微结构图谱》，以飨同行。

原发性心肌病是一类以心肌损伤为主的复杂的心肌疾病。其病理表型虽不同，但其终末期临床表现相似，超微结构表型不特异，基因遗传学突变位点交叉重叠。因此，这是一类病因不明、早期较难确诊的疾病，往往患者就医时已为疾病晚期或处于终末期心力衰竭。由于心肌组织不易获取，大多数综合性医院的病理医师对这类疾病的认识非常有限。随着心脏移植病例的积累及对这类疾病的研究进展，深入认识这类疾病已成为可能。本图谱基于对阜外医院600余例成年人心脏移植的受体心脏大体和组织学观察，重点阐述了5种常见类型原发性心肌病的心脏超微结构特点，将超微结构异常与组织病理改变相联系，与心脏大体形态和功能改变相联系，并结合临床信息综合分析，拟通过这一系统性的系列研究弥补以往对这类疾病形态学认识的不足，分析病理表型不同而心肌病类型相同，或病理表型相同而心肌病类型不同的矛盾现象，解释临床表现相同而病理表型不同的内在关联。

在主编负责制的前提下，本图谱的编撰始终贯穿着严谨求实的精神，不仅融入了作者多年从医执教积累的丰富经验及科学研究沉淀的宝贵精华，也充满了对未知领域的执着探索和不懈努力，从每一个病例的遴选、每一幅透射电镜图片的获取，到图谱内容的系统规划皆力求精益求精。

本图谱共 8 章，约 1900 张图片，其中电镜图片近 1800 张，编写组经过数轮探讨、分析、归纳、总结及整理，参考近年国内外文献，反复推敲、字斟句酌，撰写而成。其特点为以图伴文行的方式对原发性心肌病的 5 种类型做了系统性阐述。内容由浅入深，涵盖基础理论、技术方法及研究进展，点出了每种原发性心肌病的临床病理特点、形态诊断依据（大体、光镜及电镜）以及与其他疾病的鉴别要点，为病因学的深入研究提示可能的方向，为此类疾病的形态及功能异常提供足够的结构学及病理生理学解释。本书必将加深读者对此类疾病的认识。然而，因标本多来自原发性心肌病晚期患者，作为主编，我依然感到全面认识这类疾病尚存有缺憾。

本书内容全面、深入而实用，可作为病理医师、临床医师、影像学医师、科研人员的案头书，医学生的教科书。

本书中大量资料来自阜外医院院所特色项目——原发性心肌病超微结构系列研究。同时，在编写过程中，我们得到许多教授的建议和帮助。藉此机会向参与此项工作的同事们表示真挚的感谢！他们是：心脏移植中心郑哲、李志远、宋云虎、王巍、刘盛、黄洁、廖中凯、石丽、杜娟、王勇、丰雷、冯广迅，心脏移植伦理委员会朱俊、张健、谭慧琼、杨艳敏、王国干、赵世华、王浩、李立环、张岩、梁岩、张宇辉、吴文斌、李庆印、郝云霞，心外科王水云、唐跃、宋江平，心内科荆志成、华潞、孙凯，实验诊断中心周洲、陈曦、赵然旭、李莉、唐颖、段雪晶、王清峙、徐新林、褚雁等以及急重症中心的医护人员们。在整个工作过程中，我们还得到了中国医学科学院基础医学研究所章静波教授、戴威老师的支持，在此一并表示由衷的感谢。同时，也对中国医学科学院基础医学研究所佘铭鹏教授生前在心肌病理研究中所做出的贡献表示衷心的感谢。

赵红
中国医学科学院　阜外医院
2018 年 7 月

目 录

第一章
2
绪 论

第二章
10
心脏骨架、心壁及心肌的形态与结构

第三章
44
心脏和心肌组织的光镜及透射电镜检查方法

第四章

64

肥厚型心肌病病理组织形态与超微结构

第五章

284

原发性限制型心肌病病理组织形态与超微结构

第六章

502

致心律失常性右室心肌病病理组织形态与超微结构

第七章

754

心室肌致密化不全病理组织形态与超微结构

第八章

942

特发性扩张型心肌病病理组织形态与超微结构

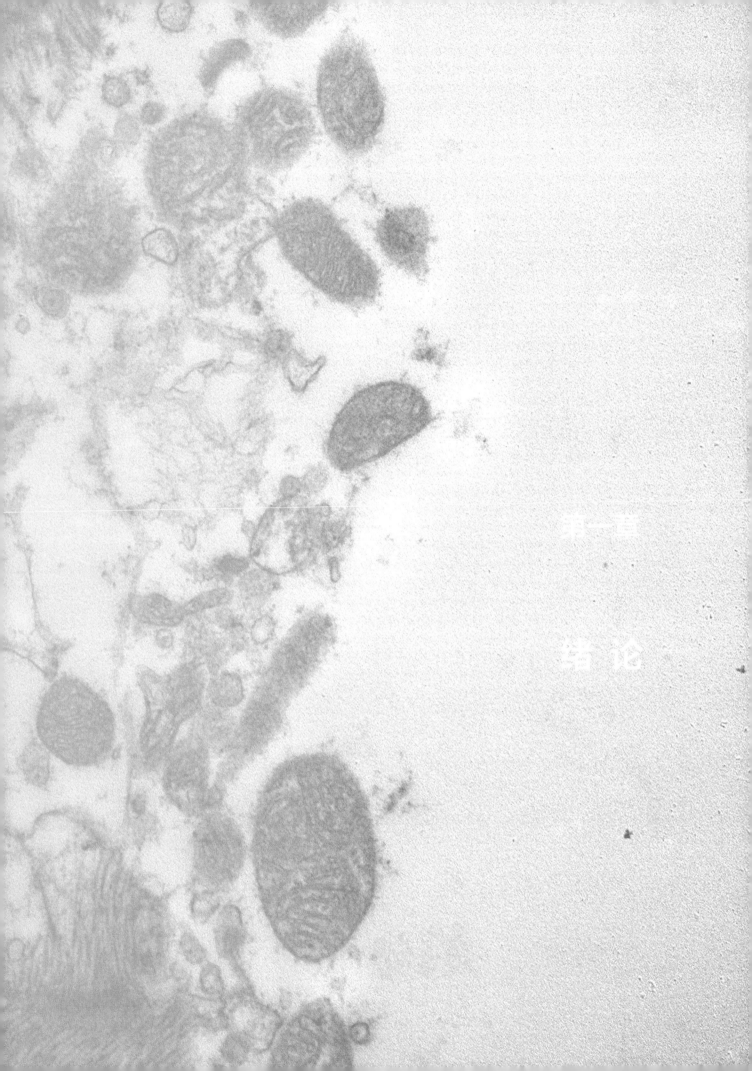

第一章

绪论

第一章

绪论

一、肥厚型心肌病 / 5

二、原发性限制型心肌病 / 6

三、致心律失常性右室心肌病 / 7

四、心室肌致密化不全 / 8

五、特发性扩张型心肌病 / 9

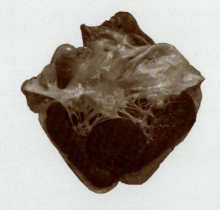

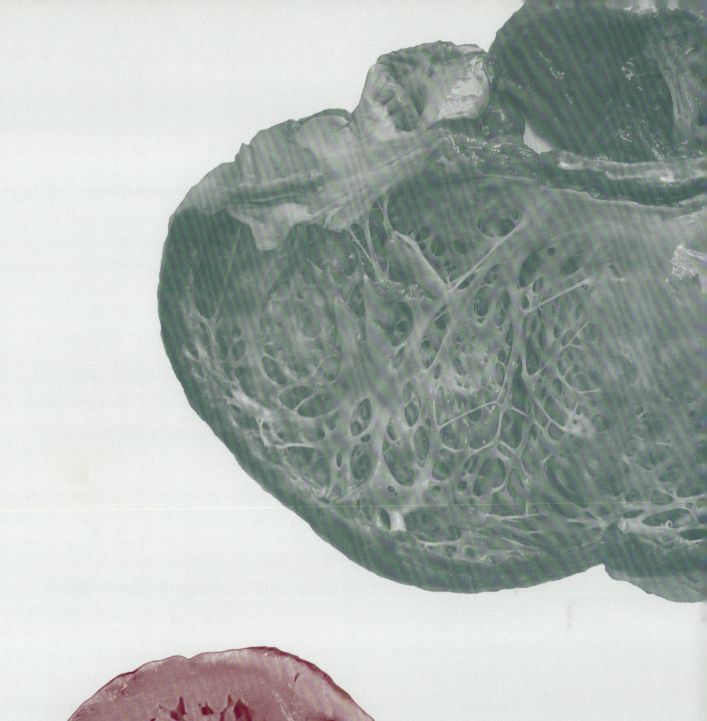
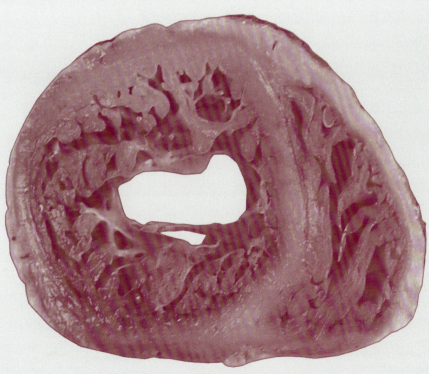

第一章

绪论

心肌病（cardiomyopathies，CMPs）一般泛指所有以心肌损伤为主的心脏疾病。其中，病因比较明确的直接以"病因+心肌病"定名，如糖尿病性心肌病、应激性心肌病、围生期心肌病等；目前病因、疾病性质尚不十分清楚或不清楚的定名为原发性心肌病（primary cardiomyopathies，PCMs）。然而，心肌病临床病名多数并非根据病因，而主要是以临床和这些心肌病的影像学表现为依据。

目前的心肌病名，实际并不是单一基本的名称，而是多种有相似表现心肌病的类型名，如扩张型心肌病，以前包含了慢性（病毒性）心肌炎及许多原始病变不明确或不十分清楚的心脏病终末期表现，当其中有的病因清晰后就从中移出，如酒精性心肌病，一些放射及化学损伤性心肌病等。致心律失常性右室心肌病（arrhythmogenic right ventricular cardiomyopathy，ARVC）纯属临床表现的诊断，病理学早期采用致心律失常性右心室发育不良（arrhythmia right ventricular dysplasia，ARVD）名称，中国南方心血管病会议几年前采用了这个名称。

21世纪初期，关于心肌病的命名，不论美国抑或欧洲，虽然基本仍是以临床表现为主的分型，但前者引进了分子遗传学，使医学对这类复杂疾病有了较为深入的认识。

从病理学角度，至今尚无专门的心肌病病理学分型命名，病理诊断名仍借用心肌病的临床分型。若有了病理学的统领，将临床、病理及分子技术结合起来，心肌病的诊断名则更加完善。

随着心肌病的生理学、病理学、遗传学、免疫学和心肌细胞代谢组学的深入研究，以及电子显微镜技术、分子生物学技术、分子免疫学技术及流式细胞学技术等先进方法在心肌病研究和临床诊断工作中的运用，人类对心肌疾病的认识将更加全面及深入。

超微病理学是病理学的重要分支学科。细胞超微结构的改变不仅表现了疾病的亚细胞表观学特点，也从病因学角度为进一步认识这类疾病提供了信息。

本章首先对各型原发性心肌病做概要简介。

原发性心肌病病因未明、临床表现复杂、组织形态学表型多样、诊断及鉴别诊断难度较大，有限的超微结构研究认为其属于异质性较低的一类疾病。

一、肥厚型心肌病

肥厚型心肌病（hypertrophic cardiomyopathy，HCM）的病理特征为心室肌肥厚，尤其是室间隔呈不对称性肥厚，部分可引起心室流出道梗阻。该病起病缓慢，早期表现为劳累后呼吸困难、乏力、心悸和昏厥；心绞痛较常见，服硝酸甘油疗效不明显；晚期可出现心力衰竭，且常合并心房颤动。体检可发现心界向左扩大，心前区可闻及收缩中、晚期喷射性杂音，第二心音常分裂。心室造影示心室腔缩小，肥厚的心肌凸入心室腔内。心电图常示左室肥厚及 ST-T 改变，部分出现 Q 波，房室传导阻滞和束支传导阻滞亦较常见。超声心动图表现为室间隔和左心室壁肥厚，二者厚度之比多大于正常的 1.3∶1。病理表型特点为心室壁增厚，心肌细胞肥大、变性，广泛性排列紊乱，心肌间小血管壁增厚、管腔狭窄（图 1-1）。

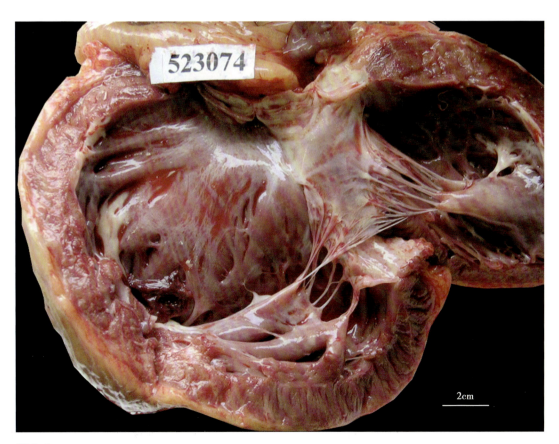

图 1-1
HCM 心脏大体形态

二、原发性限制型心肌病

原发性限制型心肌病（primary restrictive cardiomyopathy，PRCM）的病理特征为心内膜心肌纤维化、心壁僵硬及心室舒张充盈受阻。该病起病缓慢，早期可有发热、乏力、头晕、气急等症状，晚期出现全心衰竭。心房颤动较常见，部分合并内脏栓塞。查体可发现心脏搏动弱、心音钝、肺动脉瓣区第二心音亢进，可闻及舒张期奔马律及心律不齐。X线检查示心脏轻度扩大，部分可见心内膜钙化阴影。心电图示低电压、心房和心室肥大、束支传导阻滞、ST-T改变和心房颤动等表现。超声心动图示心腔狭小、心尖部闭塞、心内膜增厚和心室舒张功能严重受损。PRCM诊断比较困难，主要依靠临床症状、X线及超声心动图检查。病理组织学表型特点为心内膜下及心肌间质纤维化，呈蜂巢状包绕心肌细胞（图1-2）。

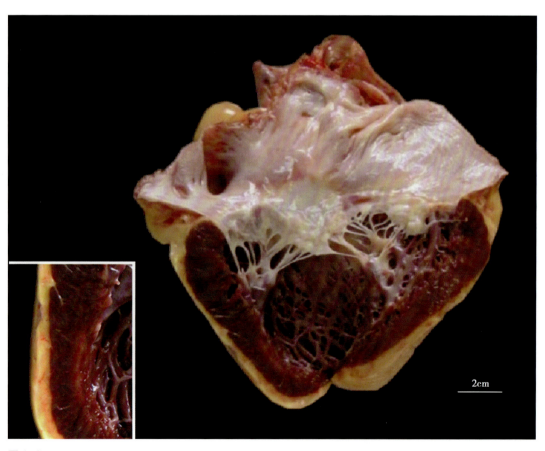

图1-2
PRCM心脏大体形态

三、致心律失常性右室心肌病

致心律失常性右室心肌病（arrhythmogenic right ventricular cardiomyopathy/dysplasia，ARVC/D）是主要影响右心室的遗传性疾病，以致命性室性心律失常为特征。ARVC/D 的遗传特性主要是常染色体显性遗传，具有不同的表现型和不完全外显。临床表现为心悸、头晕、昏厥等非特异性症状，心电图有典型的室性期前收缩（早搏）、短阵室速、室颤，QRS 时限 ≥ 110ms 等表现。病理组织学表型特点为右心室游离壁全层的 2/3 以上被脂肪或纤维脂肪替代，左心室可受累（图 1-3）。

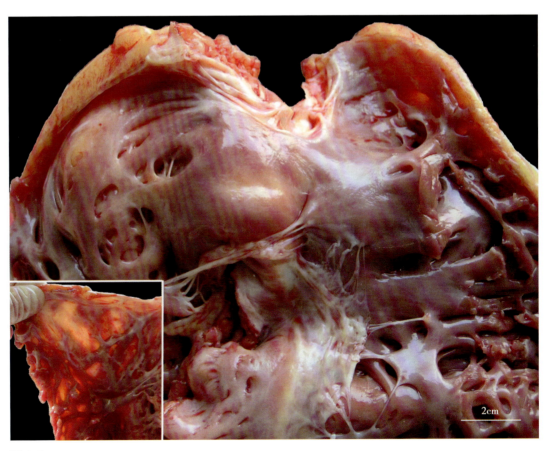

图 1-3
ARVC/D 心脏大体形态

四、心室肌致密化不全

心室肌致密化不全（non-compaction of ventricular myocardium，NVM）是以心室内异常粗大的肌小梁和交错的深隐窝为特征的一种与基因相关的遗传性心肌病。其发病率在原发性心肌病中的顺序排位继扩张型心肌病和肥厚型心肌病之后。因主要累及左心室，NVM 也常被称为左室心肌致密化不全（left ventricular noncompaction，LVNC）。临床表现为程度不等的心律失常和心力衰竭，可通过超声心动图进行诊断：收缩末期非致密化心肌层：致密化心肌层 >2：1，室壁弥漫性运动障碍。病理组织学表型特点为小梁层：致密层 >2：1，心室壁内层肌小梁粗大、隐窝深陷，心内膜及心肌间质内有胚胎早期遗留物，心肌间质纤维化，凋亡增加等（图1-4）。

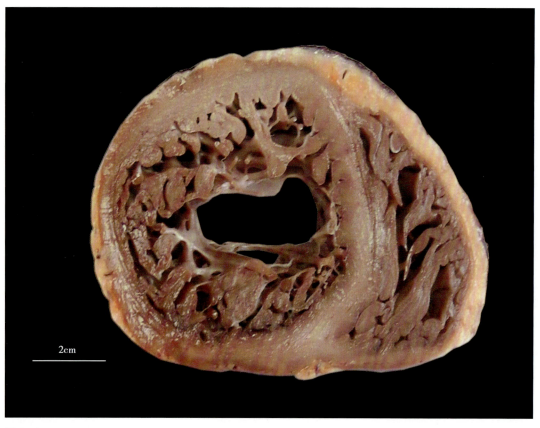

图1-4
NVM 心脏大体形态
本图片由安贞医院病理科陈东教授提供

五、特发性扩张型心肌病

特发性扩张型心肌病（idiopathic dilated cardiomyopathy，IDC）的病理特征为心腔扩张。该病起病缓慢，早期除心脏扩大外无明显异常，后期常表现为全心衰竭。患者可出现乏力、活动后气短、夜间阵发性呼吸困难以及水肿、腹水及肝大等，还可有各种心律失常，合并脑、肾和肺等部位栓塞，甚至猝死。听诊常闻第三、四心音、奔马律及三尖瓣或二尖瓣关闭不全的收缩期杂音，双肺底可闻湿啰音。X线检查示心影扩大，双肺淤血及间质水肿。心电图表现以ST段压低、T波低平或倒置为主，少数病例出现病理性Q波。心律失常以异位心律和传导障碍为主。超声心动图示心脏各腔室扩大，室间隔、左室后壁运动减弱，射血分数降低，左、右心室流出道扩大。临床诊断主要根据前述临床表现，除外其他类型心脏病，结合X线、超声心动图等检查结果进行诊断。病理表型为心室腔扩张，心壁变薄，心肌变性、坏死，间质小灶状纤维增生（图1-5）。

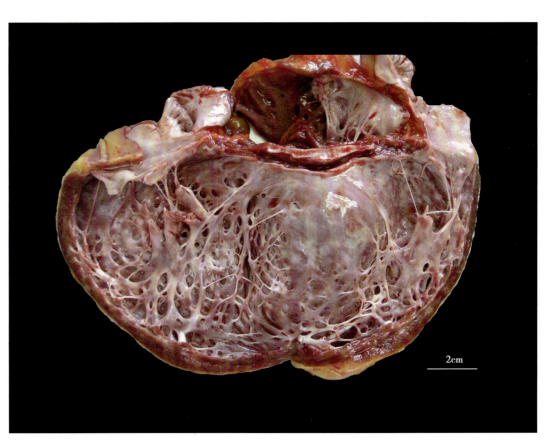

图1-5
IDC心脏大体形态

第二章

心脏骨架、心壁及心肌的形态与结构

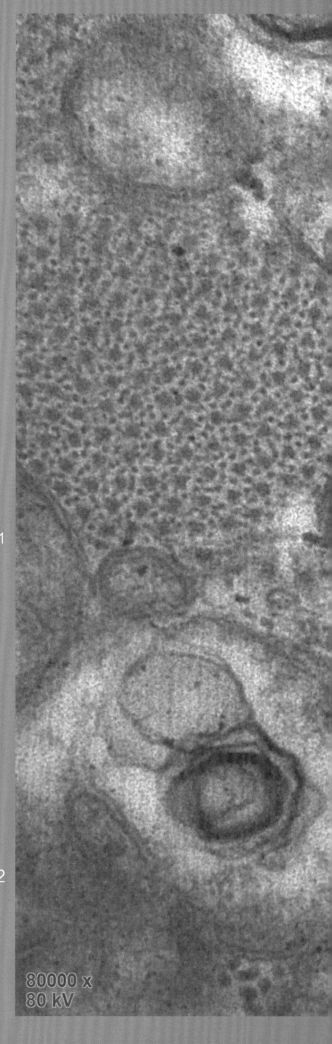

第一节　心脏骨架、心壁及心肌的
　　　　组织形态与结构 / 13
　　一、心内膜 / 13
　　二、心肌细胞 / 13
　　三、心肌的间质网络 / 19

第二节　心肌细胞超微结构 / 20
　　一、心肌细胞膜及T管、小窝结构 / 21
　　　（一）心肌细胞膜 / 21
　　　（二）T管 / 21
　　　（三）小窝结构 / 21
　　二、肌浆网 / 22
　　三、肌节 / 24
　　四、线粒体 / 27
　　五、心肌细胞核 / 28
　　六、心肌细胞骨架 / 29
　　七、闰盘 / 30

第三节　心肌间质的成分与功能 / 32

第四节　心肌细胞退行性变 / 37

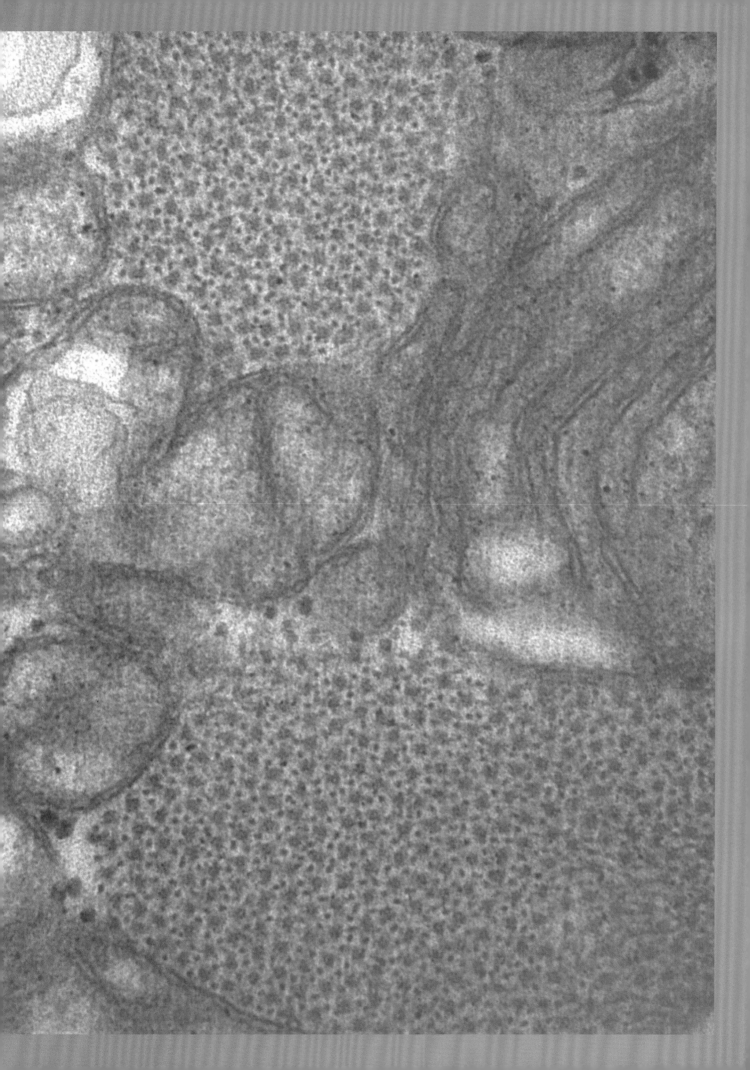

第二章

心脏骨架、心壁及心肌的形态与结构

原发性心肌病是以心肌损伤为主的较为复杂的心脏疾病。要深入认识这类疾病，首先需充分了解正常心脏结构，包括从宏观水平至微观水平。本章首先介绍正常成年人心脏结构，包括大体形态、重要解剖标志、组织结构及超微结构。

心脏是人体内最复杂的解剖结构体，具有复杂的空间结构和电生理解剖，由4个泵室构成2个独立的循环回路，在不到1秒内完成一次泵血动作，这个动作必须通过神经网络（如传导系统）、瓣膜开闭、营养血供、结缔组织和工作心肌细胞协调完成。泵血过程中心肌收缩会影响组织的血液供应，因此心肌细胞必须有足够的含氧血流供应以满足其高代谢需求。心肌细胞为单个独立的细胞，每个细胞的收缩活动独立完成，然而为了完成协调收缩，这些细胞必须形成功能合胞体，即须在电学上和功能上相互"对话"，使细胞群和细胞层在很短的时间内顺序缩短，否则将导致运动功能减退（收缩减少）、运动障碍（收缩异常）或运动不能（没有收缩）。

心脏位于胸腔中纵隔内，心尖斜指向左下方。右心室在前，位于胸骨下方；左心室的主要部分位于后部和左侧；右心房位于右心室后上方；左心房位于右心房的左后方，食管和脊柱之前。心脏呈前后略扁、形似倒置的圆锥体，外膜表面通常可以见到一些脂肪，外部由心包包裹。心脏内部被房间隔和室间隔分为4个腔：左心房、左心室、右心房和右心室。4个腔室分别与大静脉和大动脉连接。

心脏的重量。生理情况下，从胎儿到成年，心脏的生长始终与身体重量成正比。一般，心脏重量可以由去脂体重估计得出：男性心脏重量（kg）= 体重（kg）× 0.50%，女性心脏重量（kg）= 体重（kg）× 0.40%。生理情况下（无纤维化和心肌细胞损伤等）。成年男性心脏重 400~450g，成年女性心脏重 350~400g。心脏重量异常提示心脏有病理学改变。

心脏具有复杂的三维结构、精细的微观组织分布和精密的电活动，因此，任何单一的检测方法都难以全面地观察、评估心脏疾病，特别是受体心脏心肌病的临床病理诊断，一定要结合大体形态、组织表型、超微结构特征及临床特点综合评估。

第一节　心脏骨架、心壁及心肌的组织形态与结构

心壁主要由心肌层构成，心肌呈不同方向的螺旋状排列，基本分为内纵、中环、外斜三层。心房壁、心室壁及室间隔的厚度不同，但左心室游离壁前壁与室间隔厚度相近。心壁分心内膜、心肌和心外膜。心内膜（endocardium）由内皮和内皮下层组成。内皮（endothelium）为单层扁平上皮。内皮下层（subendothelial layer）又分内层和外层。内层为致密结缔组织，含少量平滑肌细胞；外层又称心内膜下层（subendocardial layer），为疏松结缔组织，含心脏传导系统的分支。心肌（myocardium）主要由心肌细胞呈纤维状排列构成。心外膜（外心脏层）为一层薄的纤维结缔组织和多少不等的脂肪组织，冠状血管在其中走行，表面被覆单层间皮细胞。

在心房肌和心室肌之间，由致密结缔组织构成的心脏支架结构为心脏骨架，称心骨骼（cardiac skeleton），包括4个瓣膜纤维环、左右纤维三角、圆锥韧带、室间隔膜部和瓣膜间隔等，心肌和瓣膜附着其上。其中，二尖瓣、三尖瓣、主动脉瓣的瓣环是一个连续的环圈状结构，而肺动脉瓣环与其他3个分开，起源于独立的胚胎结构。锚定瓣环的纤维结缔组织在心底部延伸至心肌间，因此瓣环下心肌切面常见纤维组织，这是正常解剖结构，不能认为是病理性瘢痕。

一、心内膜

内皮细胞覆盖整个心脏的内表面，包括心腔、瓣膜及腱索的全部表面。心内膜的功能类似于管腔的内膜（心脏是一个大的肌肉性血管），可以对激素（例如前列腺素）做出反应，具有分泌功能，可以释放内皮素和一氧化氮。关于心内膜的研究较少，但它在心脏功能中起着积极的作用，感染（如心内膜炎）、血栓、创伤性治疗等都易使心内膜受到伤害，在心肌病病例中亦常见心内膜的改变。

二、心肌细胞

心肌组织的主要成分是心肌细胞，又称心肌纤维（cardiac muscle），位于心脏和邻近心脏的大血管根部。心肌细胞呈短圆柱状，有分支并互相连接成网。核呈卵圆形，位于细胞中央，多为单核，有的细胞含有双核。心肌细胞之间的连接处称闰盘

（intercalated disk）。HE 染色显示，闰盘呈深色的阶梯状和横线状粗线。心肌细胞的胞质丰富，其中含有丰富的线粒体、糖原及少量的脂滴和色素。脂褐素（lipofuscin）为溶酶体的残余体，随年龄的增长而增多。心肌纤维纵切面和骨骼肌一样也有明、暗相间的周期性横纹，属横纹肌，但不如骨骼肌细胞明显（图 2-1~图 2-9）。

根据形态结构、分布和功能，心肌纤维可分为三类：工作心肌纤维、传导系统心肌纤维以及具有内分泌功能的心肌纤维。

工作心肌纤维是指心室、心房有收缩功能的普通心肌细胞，占心肌组织的大部分，心室肌纤维粗长（直径 10~20μm，长 80~150μm），横小管多。心房肌纤维细短（直径 6~8μm，长 20~30μm），横小管少。心房与心室心肌细胞结构上最大的差异是缺乏 T 管。

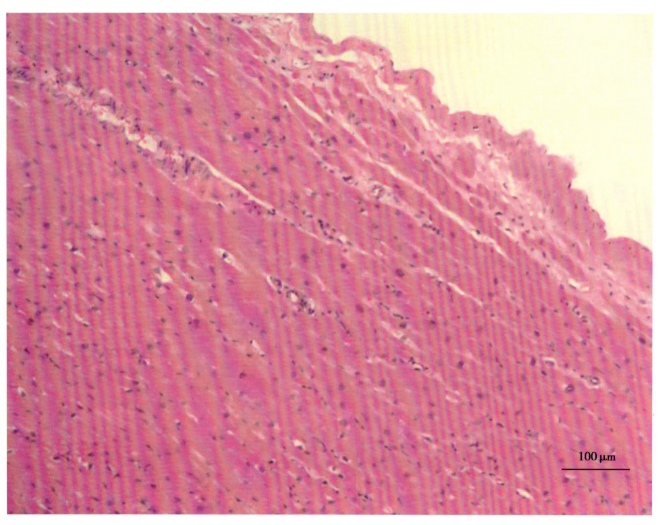

图 2-1
心室内膜侧纵切的心肌细胞，HE 染色

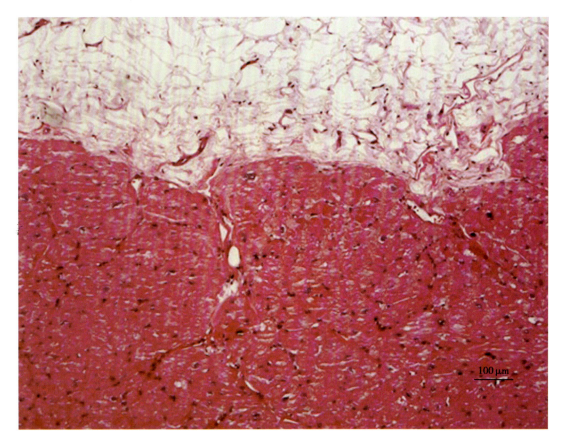

图 2-2
外膜侧心室肌组织，HE 染色

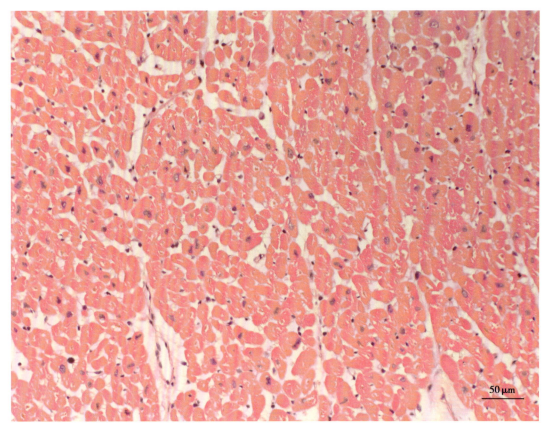

图 2-3
心室肌细胞横切面，HE 染色

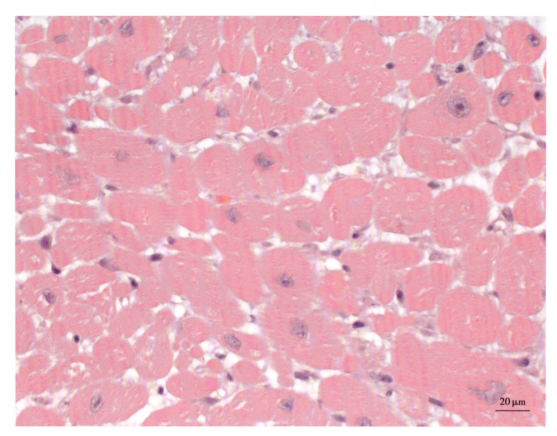

图 2-4
心肌细胞横切面，HE 染色

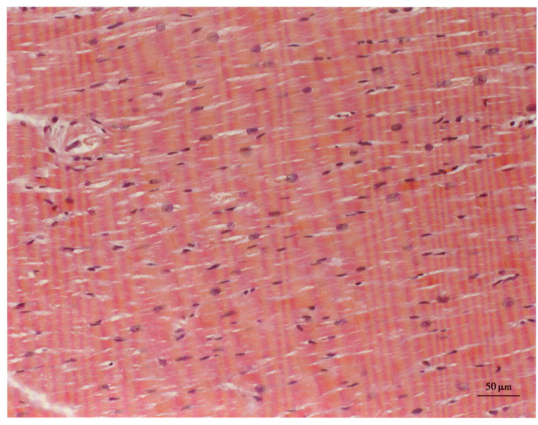

图 2-5
正常心肌细胞排列整齐，HE 染色

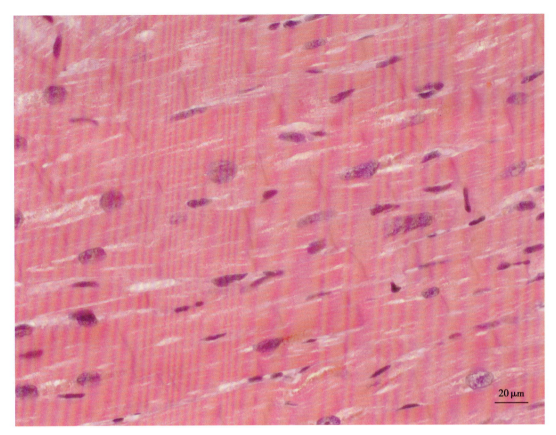

图 2-6
正常心肌细胞横纹清晰,细胞间闰盘呈阶梯状,胞核端部有脂褐素颗粒,HE 染色

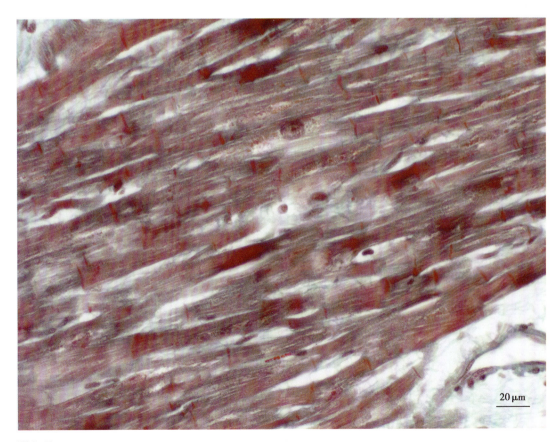

图 2-7
正常心肌细胞排列整齐,横纹清晰及阶梯状的闰盘,Masson 染色

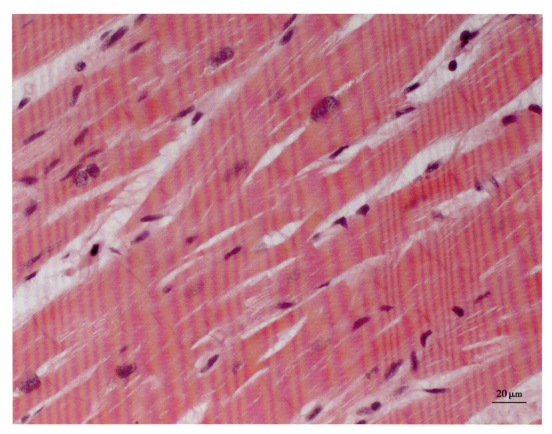

图 2-8
正常心肌细胞肌丝束的分支，HE 染色

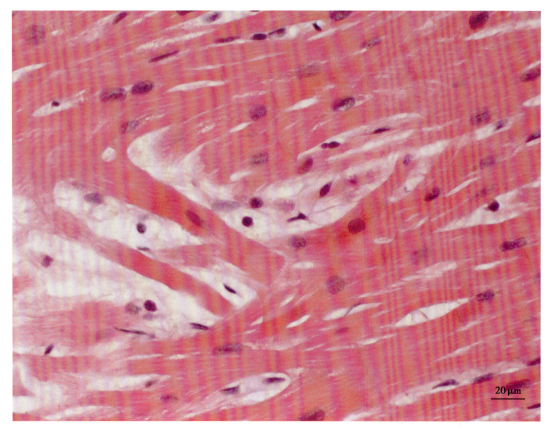

图 2-9
正常心肌细胞肌丝束的异常分支，局部呈 45°角，HE 染色

传导系统心肌纤维是心肌纤维中一种特化的心肌纤维，构成心脏的传导系统，包括窦房结、房室结和房室束。组成传导束的特殊心肌细胞有三种：起搏细胞（pacemaker cell）、移行细胞和浦肯野纤维（purkinje fiber）。起搏细胞简称P细胞。窦房结和房室结由P细胞组成，细胞较小，胞质内细胞器较少，呈梭形或多边形，包埋在一团较致密的结缔组织中。P细胞内肌丝束较少，可见吞饮小泡，含糖原较多。移行细胞主要存在于窦房结和房室结的周边及房室束，部分与心房的心肌纤维相连，起传导冲动的作用。移行细胞的结构介于起搏细胞和心肌纤维之间，细胞呈细长形，比心肌纤维细而短，胞质内含肌丝束较P细胞略多。浦肯野纤维是左、右束支及其分支的终末分支，多位于内膜下，染色比较浅，比普通心肌细胞直径大，肌浆多，形态不如心肌细胞规则，核位于细胞中心，肌丝束数少，多位于细胞周边。

具有内分泌功能的心肌纤维除具有收缩功能外，还能够合成心钠素、脑钠素、抗心律失常肽、内源性洋地黄素、肾素、血管紧张素等。其形态上表现为分泌微体。

不同部位的心肌细胞形态也略有差异。上腔静脉（superior vena cava，SVC）心肌袖的心肌细胞以单核居多，细胞长杆状，横纹清晰，核位于细胞中央部位。肺静脉（pulmonary vein，PV）心肌袖的心肌细胞较SVC心肌细胞更长、更细，亦呈长杆状，横纹清晰，细胞长度变化较大（50~200μm）。浦肯野细胞呈杆状，两端呈圆形，与心室肌相比，缺乏T管结构，但肌浆网仍呈横纹样排列。房室结细胞与浦肯野细胞形态基本相似。窦房结位于右心房上腔静脉、界嵴（crista terminalis，CT）、下腔静脉与房间隔围成的腔静脉间区（intercaval region）内，窦房结细胞依据形态可分为3种：长梭、短梭与蜘蛛形。窦房结周边区心肌细胞多为长梭形，中心区为短梭形与蜘蛛形。窦房结心肌细胞无T管，神经丝蛋白（neurofilament）只在窦房结细胞中表达，故为窦房结的标志性蛋白。

三、心肌的间质网络

心肌与平滑肌和骨骼肌虽然有许多相似之处，但亦有很大不同。在身体其他器官中，同一器官各部分组织的排列会较相似，然而心脏4个腔室的心壁则具有各自鲜明的组织学特点。左心室和室间隔的心肌细胞紧密相连，而右心室心肌间则穿插数量不等的脂肪细胞，其脂肪组织的含量在性别间和不同年龄段有所不同。心房肌细胞多较修长，细胞周围有较明显的纤维支架和多少不等的脂肪组织。正常心肌组织中，心肌细胞形成板层结构（laminae），即由2~5个心肌细胞构成一个板层，心肌细胞间以肌内膜（endomysium）包裹，板层间以肌周膜（perimysium）分隔，肌周膜外侧还有一层肌外膜（epimysium）包绕。

心肌间质网络（myocardial matrix network）为一个多层次、多方位的结缔组织网络状结构。心肌细胞被结缔组织网包绕，结缔组织的网状纤维在普通组织学切片上难以观测，但可通过特殊染色技术或透射电子显微镜显示。每个心肌细胞周围均有结缔组织包绕，每个心肌细胞群周围亦有结缔组织包绕，这些结缔组织不仅对维持心肌细胞的形态具有重要作用，在保持心肌细胞层之间的连接和维持心室正常功能方面也具有重要意义。若心肌间质网络破坏或溶解，即使没有显著的心肌细胞损伤，亦可能导致心室功能障碍。

第二节 心肌细胞超微结构

心肌细胞的组分中约 90% 为肌丝束和线粒体，其中肌丝束约占 54.8%，线粒体约 37.5%。肌丝束由 4 种成分组成，所占比例依次为：肌球蛋白 60%、肌动蛋白 15%、原肌球蛋白 10%、肌钙蛋白 5%（图 2-10）。

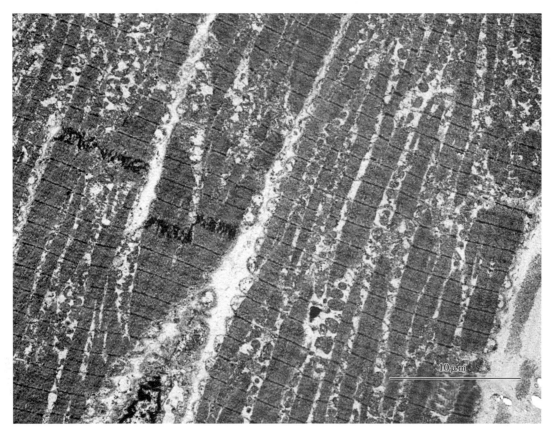

图 2-10
正常心肌细胞的纵切面

一、心肌细胞膜及T管、小窝结构

（一）心肌细胞膜

细胞膜为包裹在细胞表面的膜状结构。心肌细胞膜有规律地在Z线处内陷，形成横管（T管）系统。透射电镜观测，细胞外基质（extraeellular matrix，ECM）除了附着于心肌细胞肌膜外，有部分ECM延伸至T管内部，随T管走行，这些ECM包括纤连蛋白、层粘连蛋白与Ⅳ型胶原蛋白。

（二）T管

T管包绕每一根肌丝束，在Z线处形成网状结构，以确保电兴奋能迅速传播到心肌细胞的中心部位，使心肌细胞内的肌丝束同步收缩。在心肌细胞的Z线位置，横向每隔一个肌节（约1.2μm）处，就有一个T管向细胞内延伸，并发出少量纵向分支，形成辐射状的网。T管的内径为20~450nm，平均127nm，最长25μm，平均长度为6.87μm。肌膜形成T管后称"T管膜"。T管膜与肌膜胞质侧均内衬血影蛋白（spectrin），且均有跨膜抗肌萎缩蛋白（dystrophin）。心肌细胞肌膜与T管膜最大的不同是离子通道及交换体分布上的差别。去除T管技术研究表明，L-型Ca^{2+}通道（L-type calcium channels，LTCC）、Na^+-Ca^{2+}交换体与Na^+-K^+-ATP酶主要分布在T管膜上。

在各种生理或病理条件下，T管容易发生重塑。在缺血-再灌注后发生代偿性肥大的心肌细胞，T管结构紊乱，横向走行的T管减少，纵向T管增多，且在横向T管间出现裂隙。随着心力衰竭程度增加，T管的重塑改变更加明显及数量更少。这些改变使肌浆网的Ca^{2+}释放明显延迟。

（三）小窝结构

心肌细胞膜表面存在许多直径为50~100nm的小窝结构，特别是T管中富含小窝。小窝为富含胆固醇、神经鞘脂与糖鞘脂的细胞膜结构，在膜的胞质侧，存在小窝蛋白（caveolin，Cav）。小窝蛋白有3种亚型，caveolin-1、2、3。心肌细胞中的小窝蛋白主要为caveolin-3。小窝的功能目前尚未完全阐明，已知它与信号的区域化有关，特别是G蛋白耦联受体（G protein-coupled receptor，GPCR）信号的区域化，还能维持Ca稳态，并与胞吞相关。GPCR、受体酪氨酸激酶与离子通道可在小窝处与小窝蛋白形成复合体，这类复合体可在配体激活前已经形成，也可在配体激活后转为至小窝处形成复合体。在这些复合体中，小窝蛋白起到调制信号转导的作用。微管与肌动蛋白在小窝-GPCR复合体的形成过程中发挥重要作用（图2-11）。

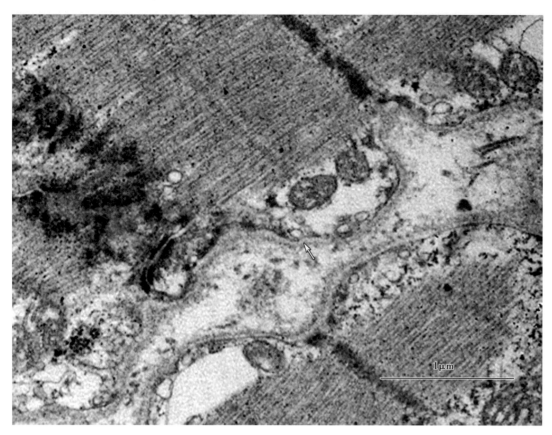

图 2-11
心肌细胞膜及小窝结构（↑）

二、肌浆网

肌浆网（sarcoplasmic reticulum，SR）是心肌细胞内特化的滑面内质网。心肌的肌浆网不发达，与骨骼肌相比终池少而小，其末端略膨大，不形成典型的终池。肌浆网与T管形成二、三联体（diad）。T管上的LTCC与肌浆网上的2型雷诺啶受体（ryanodine receptor type 2，RyR2）集聚成簇，形成功能单位，主要功能是将肌膜的兴奋经T管和二、三联体传至肌浆网膜，引起钙泵活动，将肌浆网储存的钙离子迅速大量释放到胞质内，为肌丝滑动、肌纤维收缩创造条件（图2-12，图2-13）。

根据透射电镜下的超微结构，按形态将SR分为4种类型：连接型SR（junctional SR，J-SR）、囊泡型SR（corbular SR，C-SR）、网状型SR（network SR，N-SR）以及终池型SR（cisternal SR）。心房和心室的心肌细胞中均有这4种类型的SR。

J-SR主要有3种存在形式，①与T管相伴形成二联体及三联体，二联体由1个J-SR和1个T管组成，为心肌细胞肌浆网的主要组成形式，三联体由2个J-SR和1个T管组成，较少见；②与细胞膜直接连接，形成外周连接（peripheral couplings）；③与L-型Ca^{2+}通道形成紧密相连，在透射电镜下呈现"足状结构"，为钙离子释放位点。

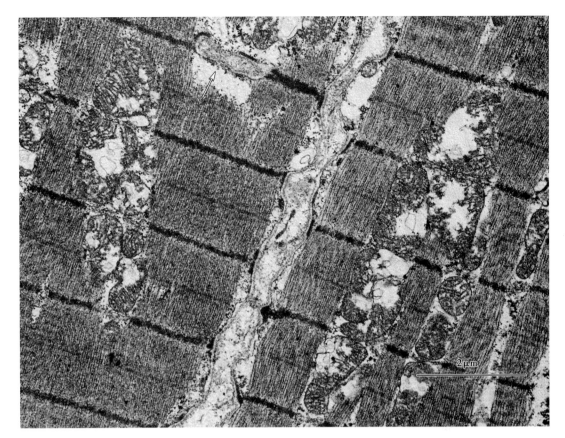

图 2-12
T 管扩张（↑）

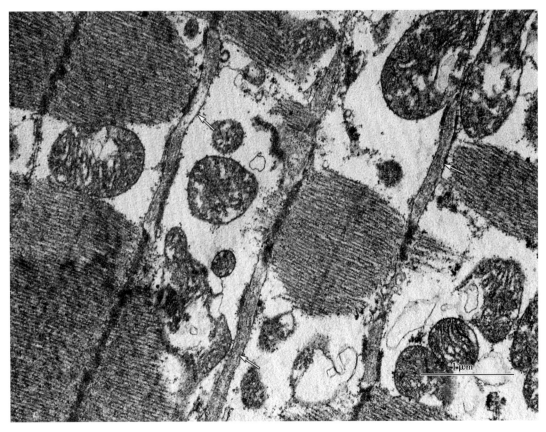

图 2-13
T 管轻度扩张（↑）

J-SR 与 C-SR 上均有多个 RyR2 集聚，形成钙离子释放单位（calcium release units，CRUs）。心室肌细胞 J-SR 与细胞膜或 T 管膜上的双氢吡啶受体（dihydropyridine receptor，DHPR）蛋白紧密相连，构成功能单位。DHPR 蛋白为 4 个 α_1 亚基四聚体形成的四边形结构，中心为可通过 Ca^{2+} 的孔状结构。J-SR 与细胞膜或 T 管膜形成的功能单位为电子致密连接结构，其本质为细胞膜或 T 管膜上的 DHPR 蛋白与 J-SR 膜上 RyR2 蛋白形成的耦联结构。该结构跨过 SR 终囊膜及 T 管或细胞膜，形成狭窄的缝隙。由于心房心肌细胞缺乏 T 管，只能形成 CRUs。大量的 J-SR 与心房肌细胞膜形成外周连接，而位于 Z 线部位的 C-SR 形成所谓的 Z-tube，J-SR 与 C-SR 相隔 0.5~1.0μm，故心房心肌细胞中 C-SR 的数量多于心室心肌细胞，心房心肌细胞中 J-SR 的密度明显低于心室心肌细胞。扫描电镜观测表明，心肌细胞膜上 DHPR 的四边形结构不明显。免疫化学观测表明，DHPR 蛋白与 RyR2 共同定位于心室心肌细胞的 T 管部位，而在心房心肌细胞中则共定位于细胞膜上。

SR 与邻近的线粒体间隔 10~50nm，二者间存在高电子密度桥，称为绳索结构（tethering structure）。这些绳索结构在 J-SR 与线粒体之间形成微结构域，使经 SR 钙离子释放通道释放的 Ca^{2+} 不能扩散，被线粒体摄取，从而调节线粒体内 Ca^{2+} 浓度。线粒体摄取 Ca^{2+} 更依赖于这种微结构域中高浓度的 Ca^{2+}，而不是直接从胞质中摄取 Ca^{2+}。绳索结构使 SR 与线粒体之间相互作用，正常情况下线粒体释放出少量活性氧（reactive oxygen species，ROS），当缺血再灌注时，ROS 释放增加，两者间的相互作用可放大再灌注损伤。

心肌细胞中的各种成分在蛋白质合成与降解系统中不断更新。心肌细胞主要成分是蛋白质与脂质，这两类物质合成和降解处于平衡状态。蛋白质与脂质的合成在内质网中完成，在高尔基复合体中加工修饰，通过囊泡或前体与伴侣蛋白复合体转运至目的地，或者向细胞外分泌。

三、肌节

心肌细胞具有收缩能力的结构基础是细胞内的肌丝束。肌丝束中，粗、细肌丝相间构成横纹外观。平均宽度为 20μm 的心肌细胞有大约 400 根肌丝束纵向排列组成，每根肌丝束包含大约 1500 根粗肌丝与 3000 根细肌丝。在纵向上，肌丝束以大约 2μm 间距划分为肌节，因此，平均长度为 120μm 的心肌细胞大约有 60 个肌节。这些有序的肌丝束构成了心肌兴奋-收缩耦联的最终效应器，它直接决定着心肌收缩力的产生和发展。

在透射电镜下，肌丝束呈明暗交替条索状，分为 Z 线、I 带、A 带、H 带和 M 线。两条 Z 线之间为一个肌节，即一个收缩单位。每一肌节由粗、细肌丝，以及巨丝（titin）和星云丝（nebulin）组成，这些肌丝按一定规律排列。粗丝位于肌节的中部，贯穿 A 带全长，中央有 M 线起固定作用，两端游离，由肌球蛋白与巨丝组成。巨丝为粗丝的骨架。肌球蛋白由 2 条重链（myosin heavy chain，MHC）和 2 对轻链（myosin light chain，MLC）组成。在心脏中，由于组成 2 条重链的亚型不同，形成了 3 种肌球蛋白异构体，肌球蛋白轻链分为心房与心室 2 种亚型。在多种生理、病理和环境因素的影响下，MHC 异构型可发生相互转化，大多数因素引起 MHC 由 V1 向 V3 转化。

在成年人心室肌中，肌动蛋白（actin）以两种异构型 α 心肌肌激动蛋白（α-cardiac actin）和 β 骨骼肌激动蛋白（β-skeletal actin）共存。细肌丝的一端附着在 Z 线上，另一端伸到粗肌丝之间，达 H 带的外缘。所以 I 带只含细肌丝，H 带只含粗肌丝。粗、细肌丝的排列方式和分子构成也与骨骼肌纤维相同。所不同的是：心肌纤维内不形成明显的肌丝束，而是由粗、细肌丝形成大小不等、界限不太明显的肌丝束，束间以丰富的线粒体以及横小管、肌浆网等分隔，故其横纹不及骨骼肌明显（图 2-14~图 2-16）。

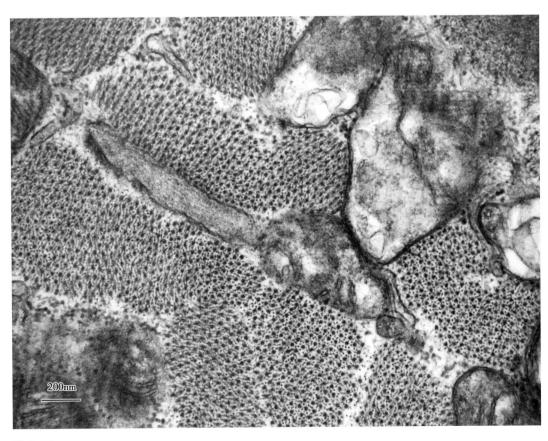

图 2-14
正常肌节横断面，粗、细肌丝呈六角点阵排列

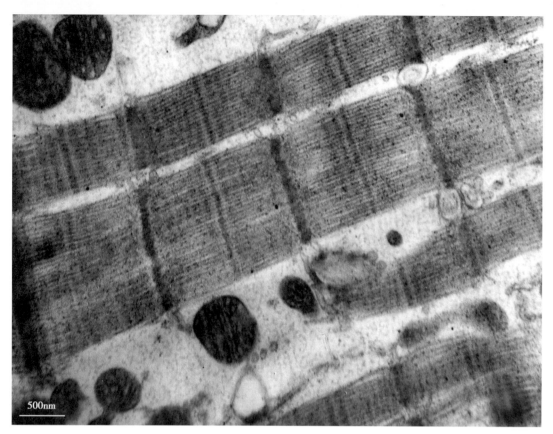

图 2-15
相对正常的肌节，可见清晰的 Z 线及 M 线

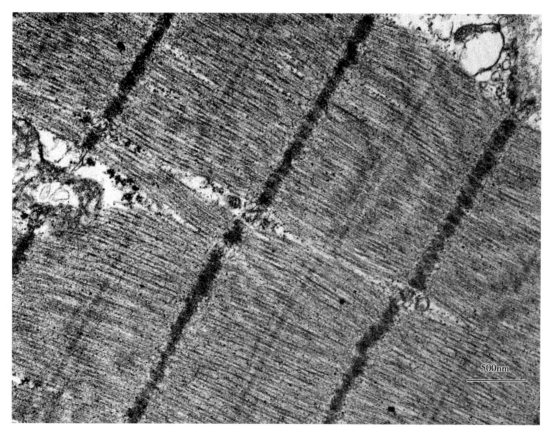

图 2-16
正常肌节纵向结构，呈收缩状态，Z 线、M 线清晰，肌丝排列整齐

四、线粒体

心肌细胞中线粒体丰富。每个心肌细胞平均线粒体数量为 5000 个，占单个心肌细胞体积的 35%。一般认为，单个线粒体长度 1~2μm，宽度 0.5~1.0μm，有的线粒体可跨越 2~3 个肌节，故能长达 5~7μm，在短时间缺氧刺激下，甚至可跨越 7 个肌节长度。根据功能的需要，线粒体形态时时变化，即处于分裂与融合的动态平衡中。线粒体除供给能量外，还发挥许多重要作用，如作为细胞内源性凋亡通路的起始环节，亦是细胞自噬的重要调节部位，还参与细胞内 Ca^{2+} 稳态调控等。

透射电镜观察可见：在成人心肌细胞中，线粒体呈现 3 种类型的排列：细胞膜下、核周及肌丝束间。在心肌细胞纵切面上，细胞膜下线粒体呈椭圆形，随机排列且无规则；核周线粒体分布于核纵轴方向的两端，呈不规则多边形，随机排列亦无规则，其功能是给组蛋白入核提供能量；肌丝束间线粒体分布于肌丝束之间，长杆状、椭圆形并呈线性网状排列（图 2-17，图 2-18）。

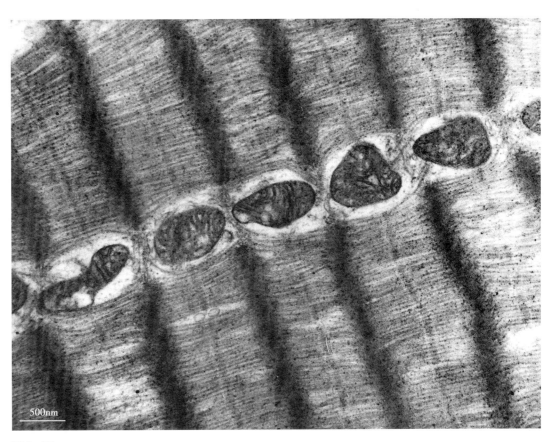

图 2-17
基本正常的肌节结构，呈收缩状态，线粒体呈单层线性排列于肌丝束间

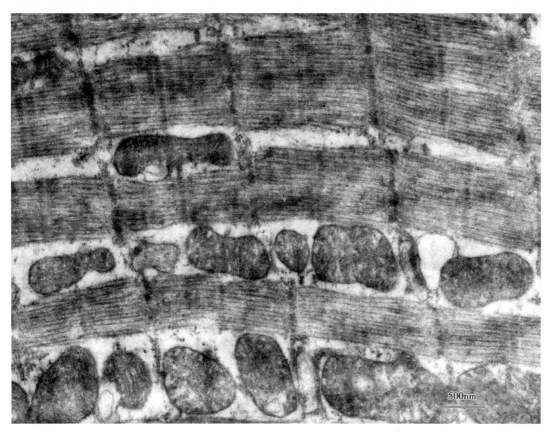

图 2-18
线粒体在肌丝束间的分布，呈线性单层排列

五、心肌细胞核

细胞核是重要的细胞器之一，它储存与调控遗传信息。由于心肌细胞的特殊形态与功能，心肌细胞核也具有其独特性。心肌细胞核的形状和大小常发生变化，其周围常可见脂褐素（图 2-19）。

心肌细胞核由双层通透性较低的核膜（nuclear envelope，NE）包裹。NE 将核内的环境与细胞质隔离开，并调节分子进出细胞核。NE 的另一个重要角色是通过核骨架和细胞骨架促进核和细胞质之间的沟通，这些物理连接使核基因能够对机械扰动做出快速反应，使细胞适应环境变化。

人左心室单核心肌细胞（mononucleated myocyte）占 74%，双核细胞（binucleated）占 25.5%，三核细胞占 0.4%，还有 0.1% 的四核细胞。在左心室、室间隔与右心室游离壁，均保持这一比例；在老年也具有相同的比例。

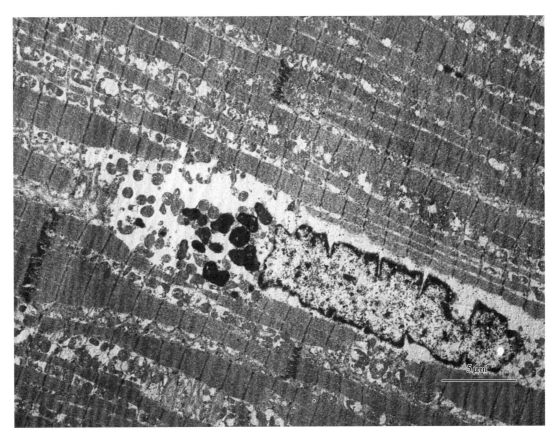

图 2-19
心肌细胞核及核端的脂褐素

六、心肌细胞骨架

心肌细胞的骨架蛋白系统与其他种类的细胞一样，由三类蛋白组成：微丝、中间丝与微管。然而，心肌细胞为特化的细胞，除了传统的骨架蛋白外，还包括以下三类蛋白系统：①构成与保持肌节形态与功能的骨架蛋白，如 Z 线与 M 线等；②细胞膜内与细胞膜下的骨架蛋白，形成网状结构，锚定细胞膜上的通道、受体与转运体等，将肌丝束侧面与细胞膜相连，稳定 T 管结构，防止细胞膜在长期收缩过程中发生损伤；③心肌细胞特有的闰盘结构的组成蛋白，其中一些为中间丝或中间丝连接蛋白。因此，心肌细胞的骨架蛋白系统可分为四大类：细胞骨架蛋白、肌节骨架蛋白、细胞膜关联骨架蛋白与闰盘骨架蛋白。

七、闰盘

相邻心肌细胞两端相连处的肌膜特化，凹凸相嵌，构成闰盘（intercalated disk）。闰盘不仅是心肌细胞间的界限，也是肌丝附着、稳固细胞及传递兴奋冲动的重要结构。

心肌纵向切面闰盘呈阶梯状，增大了接触面积。透射电镜观测，闰盘由中间连接（intermediate junction），即黏附膜（fascia adherens）；桥粒（desmosome），即致密斑（macula）；缝隙连接（gap junction），即联络膜（nexus）和非特化区组成。闰盘位于Z线水平，两个细胞膜在横位（与Z线平行方向）相接部分有致密斑和黏附膜，使心肌纤维间的连接牢固及肌丝附着；在纵位（与肌丝平行方向）相接部分有联络膜，心肌细胞可通过低电阻的联络膜将兴奋冲动在细胞间进行传递，从而实现同步收缩的功能，亦即具有合体细胞的性质（图2-20~图2-22）。

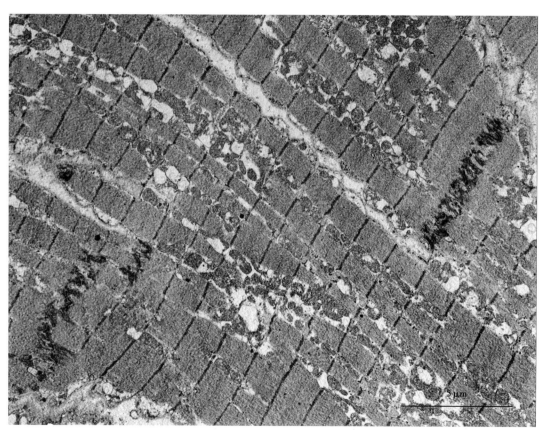

图2-20
闰盘呈阶梯状

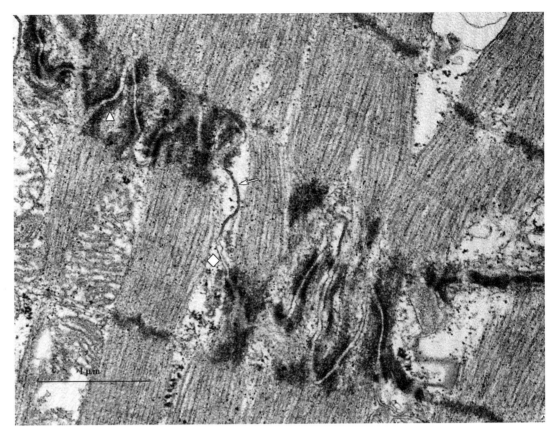

图 2-21
闰盘的中间连接（△）、缝隙连接（↑）、非特化区（◇）

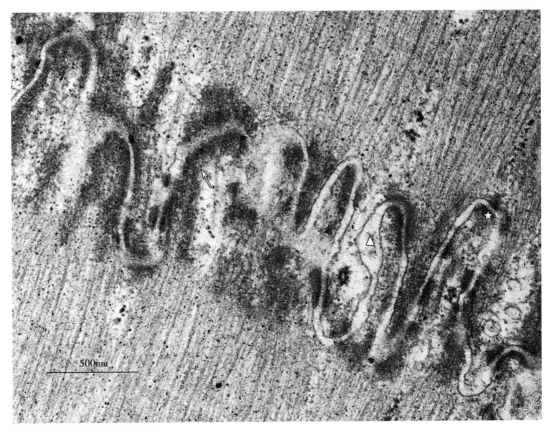

图 2-22
闰盘的中间连接（↑）、非特化区（△）、桥粒（☆），质膜间隙局限性增宽

第三节 心肌间质的成分与功能

心肌间质网络（myocardial matrix network）主要由毛细血管、细胞外基质（extracellular matrix，ECM）、成纤维细胞组成。心肌间的小动脉拥有自己的周围结缔组织膜（动脉外膜），通过胶原纤维连接入心脏间质网络。ECM 包绕每个心肌细胞，并连接相邻的心肌细胞、心肌细胞群和毛细血管。间质中的成纤维细胞通过细胞膜上盘状结构域受体 2（discoidin domain receptor 2，DDR2）与胶原纤维结合，由缝隙连接蛋白 CX45 与其他成纤维细胞连接，经 CX43 与心肌细胞连接，通过 cadherin-11 与毛细血管内皮细胞连接，构建成立体的网状结构，可感知并传导心肌组织内力、化学与电信号。心肌间质网络结构对固定各部心肌纤维定向排列、防止心肌纤维横向或侧向滑脱、保持心肌纤维舒缩的一致性和协调性起着重要作用。在许多心肌疾病中，心肌间质网络发生变形和改建，从而影响了心肌的舒缩功能和血液循环。

ECM 是由大分子构成的错综复杂的网络，为细胞的生存及活动提供适宜的支架，并通过信号传导系统影响细胞的形状、代谢、功能、迁移、增殖和分化，并具有在不同细胞间提供协调与整合的功能。心脏 ECM 主要由 I 型（80%）和 III 型（10%）胶原组成，并包含少量的 IV 型、V 型、VI 型胶原以及弹性蛋白、层粘连蛋白、蛋白聚糖、氨基葡聚糖等。心脏 ECM 的结构高度分化，每个心肌细胞细胞膜的表面被覆薄层基底膜，主要为一层非纤维性的 IV 型胶原；基底膜上为由 I 型胶原蛋白和少量 III 型胶原蛋白组成的较致密的胶原纤维层；其外为疏松编织的纤维组织，缠绕每个心肌细胞，并由胶原蛋白框架与相邻细胞连接；每条心肌肌束外被的肌周膜（肌束膜）及每条肌肉组织外被的肌外膜主要由胶原蛋白构成。此外，ECM 存在各种各样的生长因子、蛋白酶和其他分子。这些分子大多以无活性的形式存在，而当 ECM 受损时则提供重要的细胞调节功能。ECM 主要由心肌细胞、成纤维细胞、内皮细胞、血管平滑肌细胞和肥大细胞合成与分泌。ECM 的合成和代谢受到严格调控，维持稳态。成熟的胶原蛋白纤维高度稳定，在正常心肌半衰期约为 100 天。

成纤维细胞在心肌组织中是维持 ECM 稳态的主要细胞，并与心肌细胞发生交互作用，因此在心肌发育与重塑过程中，成纤维细胞的作用非常重要。成纤维细胞由胚胎期的间充质细胞（mesenchymal cell）分化而来，呈扁平状、多突起，胞核较大，扁卵圆形，染色质颗粒细小稀疏着色浅，核仁明显，胞质较丰富，呈弱嗜碱性；透射电镜下，细胞表面有一些微绒毛和短粗突起，胞质内富于粗面内质网、游离的多核糖体和发达的高尔基复合体，表明该细胞蛋白合成功能旺盛。当成纤维细胞的功能处于静止状态时，为纤维细胞，体积变小呈长梭形，胞核小，呈长扁卵圆形，着色深，细胞质少，常呈嗜酸性；透射电镜下，胞质内粗面内质网少、高尔基复合体不发达。成纤维细胞常通过基质糖蛋白的介导附着在胶原纤维上。在趋化因子（如淋巴因子、补体等）的吸引下，成纤维细胞可作趋化性运动。成纤维细胞还有一定的吞噬异物颗粒和胶原蛋白的能力。成纤维细胞既合成和分泌胶原蛋白和弹性蛋白，生成胶原纤维、网状纤维和弹性纤维，也合成和分泌基质的蛋白多糖和糖蛋白。在一定条件下，纤维细胞可以与成纤维细胞互相转化，对细胞变性、坏死和组织缺损修复有着十分重要的作用。

心肌间质中，存在一种目前尚未明确认识的细胞，即telocyte（TC），分布于心内膜、心外膜和心肌间。2005年Popescu首先报道该细胞，因其与胃肠道Cajal细胞相似而被命名为Cajal细胞样间质细胞，后发现这类细胞有独特的超微结构、细胞间连接方式和免疫表型，重新命名为telocyte。已有研究证实，TC具有独特的形态特征，外形细长（6.3~16.4μm，平均9.3μm），主体呈小椭圆形（梨形/三角形/星状），常为单核，核内以异染色质为主，核周少量胞质，胞质内线粒体约占胞体体积的2%，高尔基复合体丰富。TC的形状主要取决于胞质突起，即telopodes（Tps），每个TC有1~5个Tps，因切面角度及观察的视野所限，每视野可观察到2~3个。Tps的主体亦呈细长管状，形态特点：①长度：数十至数百微米；②宽度：多小于0.2μm；③末端膨大，称为podoms，直径0.003~0.24μm（平均0.1μm），内含线粒体、粗面内质网、小窝结构等；④分支：呈二分支样形态；⑤连接：同一个TC内或相邻TCs间的Tps形成迷宫样连接，构成复杂的立体网络，并与心肌细胞、成纤维细胞、肥大细胞、巨噬细胞、血管内皮细胞、血管周细胞、神经鞘细胞等各类细胞广泛连接。

TC的功能：可能对不同分化程度的心肌细胞具有辅助维持其特性或指导心肌细胞生长、成熟的作用。蛋白质组学研究结果提示，TC可能在机械力传感、机械化学转换、组织均匀性和重构等方面发挥作用。TCs网络通过释放微囊泡或多泡体营养心肌、进行细胞通信及迁徙，调控心肌循环、内稳态和损伤后的内源性修复重构。在病理状态下TCs可作为病变心肌细胞修复的备选细胞。

TC与成纤维细胞无论形态还是功能均有显著不同。形态方面：TC体积小而细长，核内多为异染色质，高尔基复合体丰富；成纤维细胞体积大，呈多形性，核内多为常染色质，粗面内质网和高尔基复合体数量的多少取决于细胞的功能状态。功能方面：TC参与细胞间信号连接，成纤维细胞生成间质胶原。

正常心肌间质内有丰富的毛细血管（capillary），并具有一定的分布特点：每立方毫米心肌组织中有 2000~4000 根毛细血管；健康成人心肌组织横切面上心肌细胞与毛细血管数量比例为 1∶1，二者呈平行走行；一条心肌细胞周围的毛细血管网可来自 1~3 根甚至 4 根不同的终末细动脉；相邻平行的毛细血管之间有横行吻合（横桥），毛细血管床的静脉端横桥丰富，偶尔有连接更远的毛细血管的横行吻合支。

正常心肌组织中的毛细血管为连续毛细血管，由内皮细胞、基膜和周细胞（pericyte）构成。管径 6~9μm，为单个或 2~3 个内皮细胞围衬，基膜完整，基膜外有少许结缔组织；内皮细胞与基膜之间有散在的周细胞（pericyte）。内皮细胞多呈扁平形状，核异染色质较多，细胞器较少，胞质内常见微吞饮小泡，胞质的腔面有长指状突起。周细胞又称 Rouget 细胞，扁平形，核仁明显，有紧贴于内皮细胞基膜的细胞突起，胞质内含有大量粗面内质网和高尔基复合体、肌丝，周细胞具有吞噬功能及收缩功能，可能还具有机械性支持作用，亦可能是未分化的细胞，在血管生长或再生时可向平滑肌细胞和成纤维细胞分化。

内皮细胞间的连接方式及组成同多数细胞一样，有黏附连接、紧密连接、缝隙连接及韧带连接，其中黏附连接为内皮细胞最为重要的连接方式，系由膜钙黏附分子、胞内的连环蛋白（catenin）及肌动蛋白微丝相连而成的网，构成细胞膜间的连接，调控大分子物质和血细胞的渗出；紧密连接系不通透连接，存在于细胞侧面近游离缘的相邻面处，多呈带状、少数呈点状环绕细胞膜，只允许水分子及离子透过，大分子物质难以通透；缝隙连接由转膜亲水性和允许相邻细胞间离子及小分子物质直接交换的通道形成体构成，对内皮细胞与肌细胞或与巨噬细胞间的交换有重要意义；韧带连接的构成方式同黏附连接（图 2-23~ 图 2-25）。

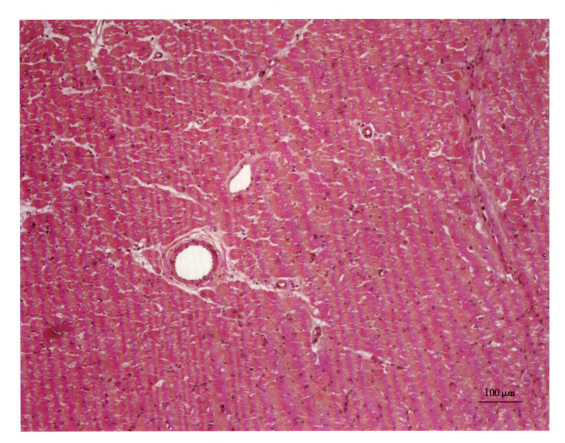

图 2-23
心肌组织中的滋养血管，HE 染色

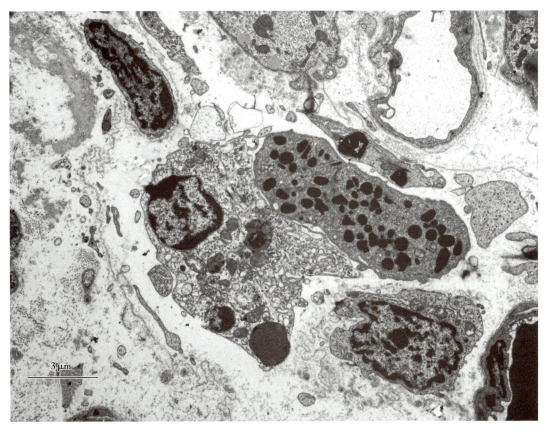

图 2-24
间质内的分泌颗粒细胞

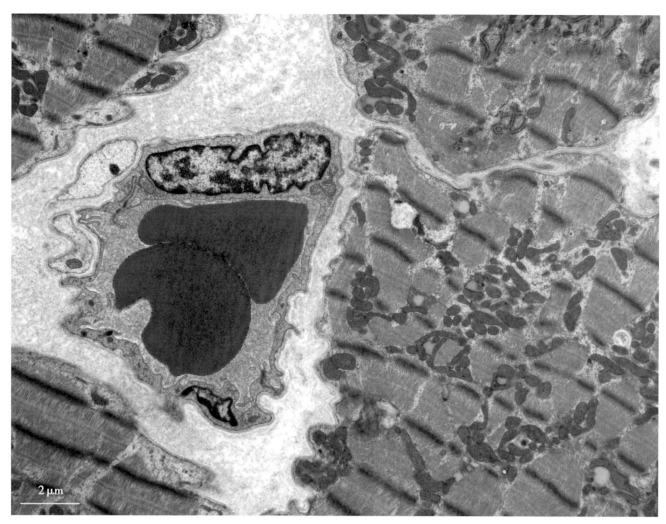

图 2-25
心肌细胞间的毛细血管

第四节　心肌细胞退行性变

心肌细胞损伤、变性常见的形态学变化：细胞核形状不规则，核内染色质聚集、核膜溶解消失；线粒体排列紊乱，呈空泡状肿胀、外膜残缺、嵴断裂、消失，线粒体破裂溶解；心肌细胞肌丝束断裂凝聚、肌节结构不清晰、Z 线断裂、可见异常收缩带；肌浆网扩张；核周及肌丝间未见糖原颗粒等。而细胞碎裂、肌纤维溶解等常代表心肌坏死（图 2-26~图 2-32）。

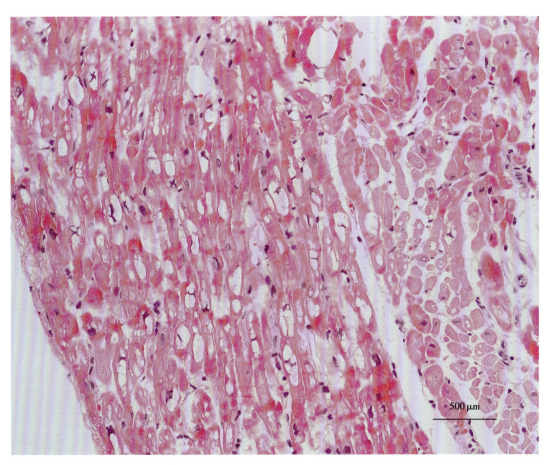

图 2-26
肥大、空泡变性的心肌细胞，HE 染色

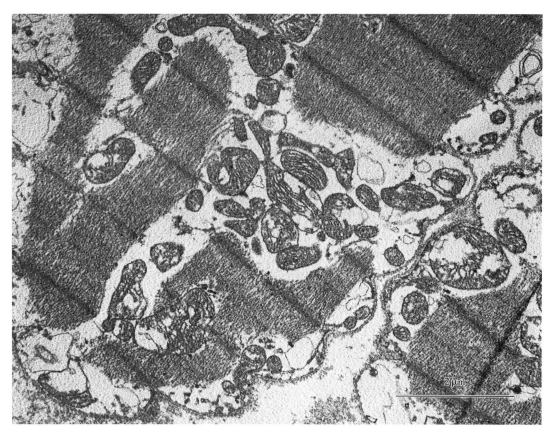

图 2-27
心肌细胞水肿,肌浆网扩张,线粒体空泡变性,肿胀,嵴分散

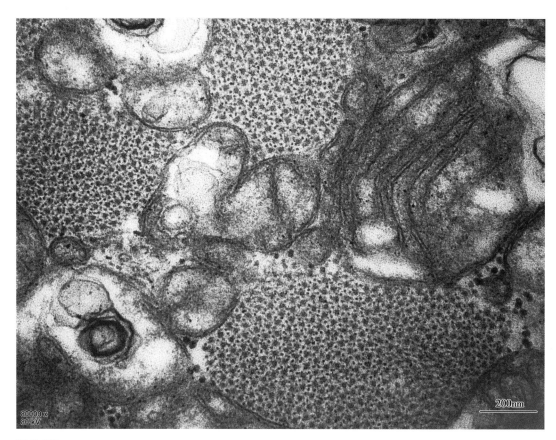

图 2-28
心肌细胞线粒体肿胀变性,嵴消失、髓鞘样变

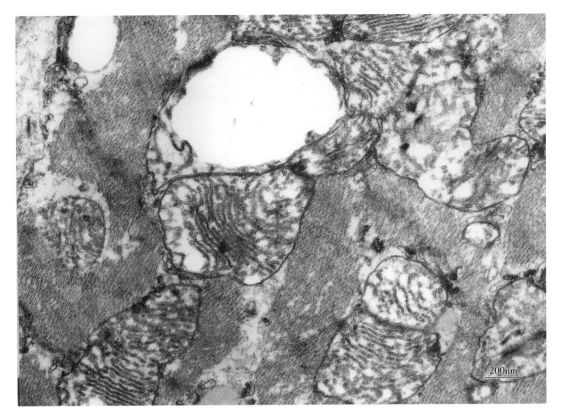

图 2-29
心肌线粒体气球样变，肿胀，嵴分散

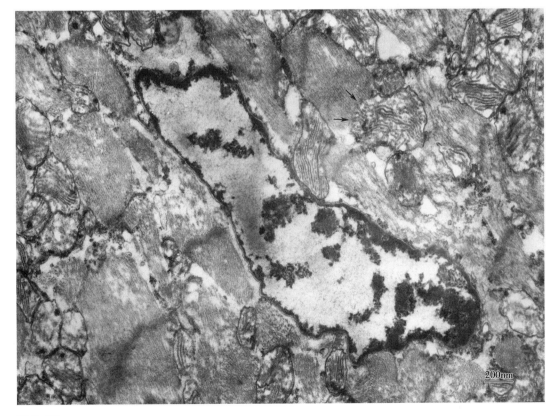

图 2-30
心肌细胞核染色质边聚

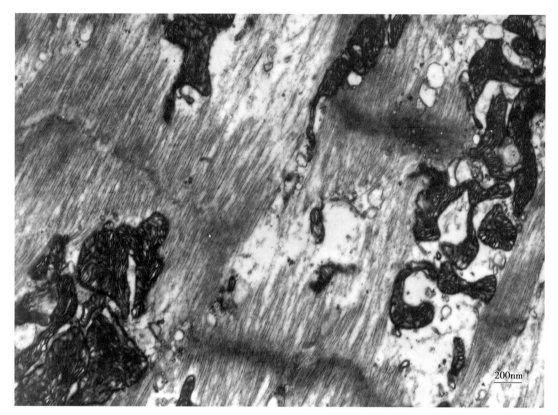

图 2-31
心肌细胞肌丝束断裂凝聚,线粒体固缩

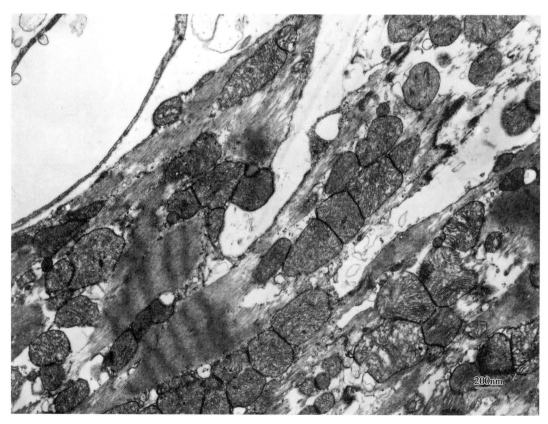

图 2-32
肌丝束过度收缩,并有断裂凝聚带形成

参考文献

1. Wilcox, BensonR.Surgical anatomy of the heart.2nd ed.New York: Gower medical Publishing,1992.
2. 朱晓东.心脏外科解剖学.北京:人民卫生出版社,2011.
3. 宋一璇,姚青松.心脏传导系统病理图谱.广州:广东科技出版社,2012.
4. 高英茂,李和.组织学与胚胎学.第2版.北京:人民卫生出版社,2010.
5. 郭志坤.正常心脏组织学图谱.北京:人民军医出版社,2005.
6. Rienks M,Papageorgiou AP,Frangogiannis NG,et al.Myocardial extracellular matrix:an ever-changing and diverse entity.Circulation Research,2014,114(5):872-888.
7. Goldsmith EC,Bradshaw AD,Zile MR,et al.Myocardial fibroblast-matrix interactions and potential therapeutic targets.Journal of Molecular & Cellular Cardiology,2014,70(9):92-99.
8. Frangogiannis NG.The extracellular matrix in myocardial injury,repair,and remodeling.Journal of Clinical Investigation,2017,127(5):1600.
9. Cross PC,Mercer KL.Cell and tissue ultrastructure,a functional perspective.Nature Genetics,1993,3(4):283-291.
10. Mcnutt NS.Ultrastructure of the myocardial sarcolemma.Circulation Research,1975,37(1):1.
11. Shperling I D.Size of myocardial sarcomeres and their potential use in the histological diagnosis of acute myocardial infarct.Arkh Patol,1981,43(1):24-29.
12. Spotnitz WD,Spotnitz HM,Truccone NJ,et al.Relation of ultrastructure and function.Sarcomere dimensions,pressure-volume curves,and geometry of the intact left ventricle of the immature canine heart.Circulation Research,1979,44(5):679.
13. Cross PC,Mercer KL.Cell and tissue ultrastructure,a functional perspective.nature genetics,1993,3(4):283-291.
14. Price RL,Borg TK,Buggy J,et al.Chapter 10.The role of the extracellular matrix (ECM)in cardiac development.//Michael Artman,D.Woodrow Benson,Deepak Srivastava.Cardiovascular development and congenital malformations:molecular & genetic mechanisms.Hoboken:Blackwell Publishing Ltd,2007:41-43.
15. Kaprielian RR,Stevenson S,Rothery SM,et al.Distinct patterns of dystrophin organization in myocyte sarcolemma and transverse tubules of normal and diseased human myocardium.Circulation,2000,101(22):2586-2594.
16. Seidel T,Sankarankutty AC,Sachse FB.Remodeling of the transverse tubular system after myocardial infarction in rabbit correlates with local fibrosis:A potential role of biomechanics.Progress in Biophysics & Molecular Biology,2017.
17. Feron O,Belhassen L,Kobzik L,et al.Endothelial nitric oxide synthase targeting to caveolae.Specific interactions with caveolin isoforms in cardiac myocytes and endothelial cells.Journal of Biological Chemistry,1996,271(37):22810.
18. Feron O,Dessy C,Opel DJ,et al.Modulation of the endothelial nitric-oxide synthase-caveolin interaction in cardiac myocytes Implications for the autonomic regulation of heart rate.Journal of Biological Chemistry,1998,273(46):30249.

19. Pinali C, Bennett H, Davenport JB, et al. Three-dimensional reconstruction of cardiac sarcoplasmic reticulum reveals a continuous network linking transverse-tubules: this organization is perturbed in heart failure. Circulation Research, 2013, 113 (11): 1219.

20. Wayner EA, Carter WG. Identification of multiple cell adhesion receptors for collagen and fibronectin in human fibrosarcoma cells possessing unique alpha and common beta subunits. Journal of Cell Biology, 1987, 105 (4): 1873-1884.

21. Kuropka P, Dobrzyński M, Gamian A, et al. Effect of glucocorticoids on ultrastructure of myocardial muscle in the course of experimentally induced acute myocardial ischemia. Biomed Pharmacother, 2017, 94: 589-597.

22. Bouvagnet P, Leger J, Pons F, et al. Fiber types and myosin types in human atrial and ventricular myocardium. An anatomical description. Circulation Research, 1984, 55 (6): 794-804.

23. Carver W, Terracio L, Borg TK. Expression and accumulation of interstitial collagen in the neonatal rat heart. Anatomical Record, 1993, 236 (3): 511.

24. Roy P E, Morin P J. Dilatations of transverse tubules and of the intercalated disk in human cardiac muscle. Journal of Molecular & Cellular Cardiology, 1972, 4 (4): 337-343.

25. Sallé L, Brette F. T-tubules: a key structure of cardiac function and dysfunction. Archives Des Maladies Du Coeur Et Des Vaisseaux, 2007, 100 (3): 225.

26. Kemi OJ, Hoydal MA, Macquaide N, et al. The effect of exercise training on transverse tubules in normal, remodeled, and reverse remodeled hearts. Journal of Cellular Physiology, 2011, 226 (9): 2235.

27. Fabiato A. Calcium-induced release of calcium from the cardiac sarcoplasmic reticulum. American Journal of Physiology, 1983, 245 (1): 1-14.

28. Holmberg SR, Cumming DV, Kusama Y, et al. Reactive oxygen species modify the structure and function of the cardiac sarcoplasmic reticulum calcium-release channel. Cardioscience, 1991, 2 (1): 19.

29. Orchard C, Brette F. t-Tubules and sarcoplasmic reticulum function in cardiac ventricular myocytes. Cardiovascular Research, 2008, 77 (2): 237.

30. Lee H, Adams WJ, Alford P W, et al. Cytoskeletal prestress regulates nuclear shape and stiffness in cardiac myocytes. Experimental Biology & Medicine, 2015, 240 (11): 1543.

31. Dahl KN, Ribeiro AJS, Lammerding J. Nuclear shape, mechanics, and mechanotransduction. Circulation Research, 2008, 102 (11): 1307.

32. Severs N J. Intercellular junctions and the cardiac intercalated Disk. Adv Myocardiol, 1985, 5: 223-242.

33. Gherghiceanu M, Popescu LM. Cardiac telocytes —their junctions and functional implications. Cell & Tissue Research, 2012, 348 (2): 265-279.

34. Zhao B, Shang C, Liu J, et al. Cardiac telocytes were decreased during myocardial infarction and their therapeutic effects for ischaemic heart in rat. Journal of Cellular & Molecular Medicine, 2013, 17 (1): 123-133.

35. Bei Y, Zhou Q, Fu S, et al. Cardiac telocytes and fibroblasts in primary culture: different morphologies and immunophenotypes. Plos One, 2015, 10 (2): e0115991.

36. Okada H, Takemura G, Suzuki K, et al. Three-dimensional ultrastructure of capillary endothelial glycocalyx under normal and experimental endotoxemic conditions. Crit Care, 2017, 21 (1): 261.

37. Kühl S J, Kühl M.Improving cardiac regeneration after injury: Are we a step closer? Bioessays News & Reviews in Molecular Cellular & Developmental Biology, 2011, 33(9):669.
38. Richter M, Kostin S.The failing human heart is characterized by decreased numbers of telocytes as result of apoptosis and altered extracellular matrix composition.J Cell Mol Med, 2015, 19(11):2597-2606.
39. Böning A, Rohrbach S, Kohlhepp L, et al.Differences in ischemic damage between young and old hearts—Effects of blood cardioplegia.Exp Gerontol, 2015, 67:3-8.

第三章

心脏和心肌组织的光镜及透射电镜检查方法

第一节　心肌标本的获取及处理 / 46

一、大体标本的解剖、取材及固定 / 46

（一）心脏大体解剖方法 / 47

（二）取材及固定 / 47

二、透射电镜样本 / 48

三、心内膜心肌活检样本 / 48

第二节　心肌组织染色和透射电镜检查技术及临床意义 / 49

一、组织化学染色技术在心肌病中的应用 / 49

（一）HE 染色 / 49

（二）PTAH 染色 / 50

（三）Masson 三色染色 / 51

（四）ET+VG 染色 / 53

（五）刚果红染色 / 55

（六）PAS 染色 / 58

（七）细菌染色 / 59

（八）苦味酸 - 天狼星红染色 / 60

二、透射电镜检查技术在心肌病研究及诊断中的应用 / 60

三、其他病理组织学技术在心肌病研究中的应用 / 61

（一）免疫组织化学在心血管疾病诊断及研究中的应用 / 61

（二）原位杂交技术 / 61

（三）DNA 测序技术 / 62

（四）原位多聚酶链式反应技术 / 62

（五）激光扫描共聚焦显微术 / 62

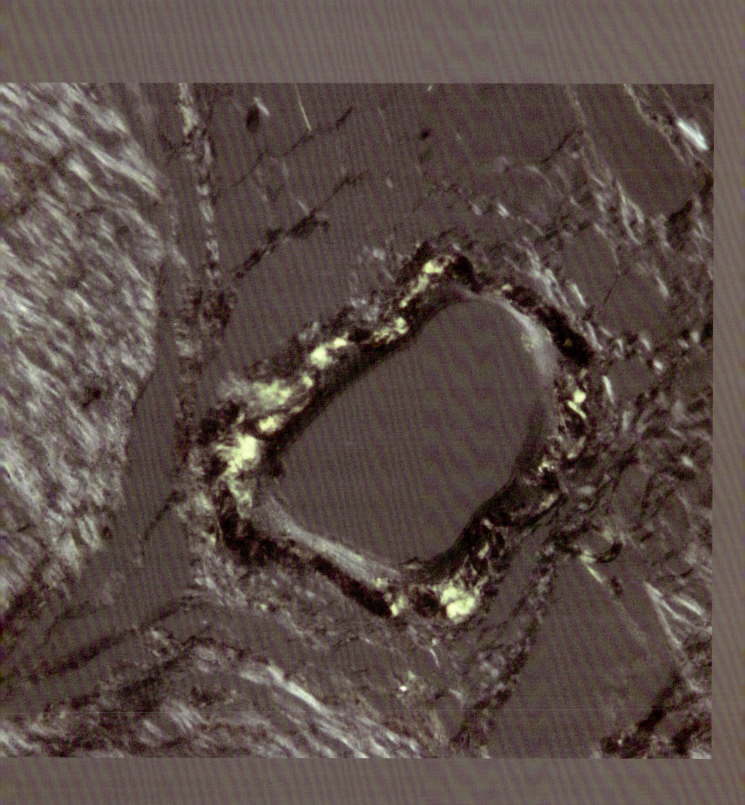

第三章 心脏和心肌组织的光镜及透射电镜检查方法

随着医学和生物技术的迅速发展，光镜和透射电镜检测技术的完善和更新，以及分子病理技术的运用，人们对细胞的结构、形态及功能有了更深入的认识。心脏是个结构和功能都非常复杂的泵器官。迄今人们对特发性心脏疾病，尤其对原发性心肌病的认识还非常有限，对心肌病心肌组织和心肌细胞的光镜及透射电镜的病理表型观察尚不充分，对心肌的组织结构及超微结构的改变与心脏大体形态及电生理功能间的关系尚未充分了解。为进一步认识心肌细胞及间质成分的形态特征、超微表型与相关功能，以及对原发性心肌病的组织结构及超微特点的关系，需要根据观察目的选择适当的技术方法。常用技术方法介绍如下。

第一节 心肌标本的获取及处理

尸检、心脏移植及心内膜心肌活检是获取心肌标本的主要手段。

完整心脏标本需及时剖解并充分固定，如果需同时留取新鲜冻存样本，就应在冰上低温下剖切并拍照、观察、记录、测量，发现病变是检查重点。固定液的选择依观察目的而定，尤其强调透射电镜样本离体后，在尽可能短的时间内固定，避免超微结构发生非病变所致的变性改变。如果遇有传染性疾病，标本需充分固定后再行剖检。

一、大体标本的解剖、取材及固定

对心脏标本进行正确的取材，应熟悉心脏的解剖结构，并理解心脏病变的病理生理学基础。因原发性心肌病相对少见，且需与种类众多的其他心脏疾病（如心肌炎、缺血性心肌病等）及继发性心肌病相鉴别，病理医师在接收心脏移植受体前，需要查阅患者的相关临床资料，对疾病类型做出可能的预判，根据疾病类型及心脏大体表现，选择适当的剖切方法，以便充分展露和观察病变。

（一）心脏大体解剖方法

1. 常用标准剖切法　即循血流回心和出心的方向依次打开各心腔，从右心房到右心室，从右心室到肺动脉，从左心房到左心室，从左心室到主动脉进行分段剖切。需注意的是，在剖切操作之前，建议预览心脏影像学检查，以除外先天性心脏畸形。

2. 心脏短轴横向剖切法　若病变不明显或分散分布，可进行心脏短轴水平的节段补充取材。对于某些特殊疾病，如左心室致密化不全，此方法便于更好地评价小梁层与致密层的比例及范围。从心尖至心底部横向片层状切开，每片厚度1.5~2cm（图3-1）。

3. 平行长轴冠状面剖切法　展示四心腔的关系、瓣膜位置、心腔大小、不同部位心壁增厚情况、乳头肌和肌小梁肥厚、梗死情况等（图3-2）。

（二）取材及固定

心脏标本应在肉眼观察的基础上全面取材，包括心房、心室各壁、室间隔，3支冠状动脉的近中远段，肉眼所观察到的病变区重点取材。10%中性福尔马林（4%甲醛溶液）固定，用于光镜观察。

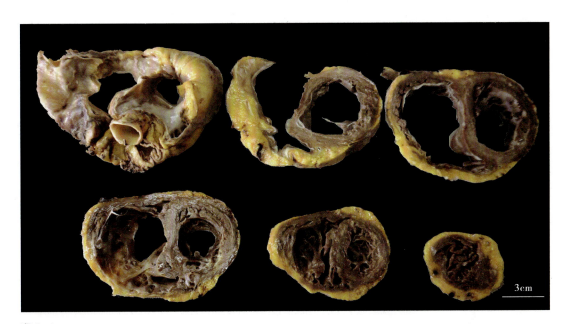

图3-1
心脏短轴横向切面

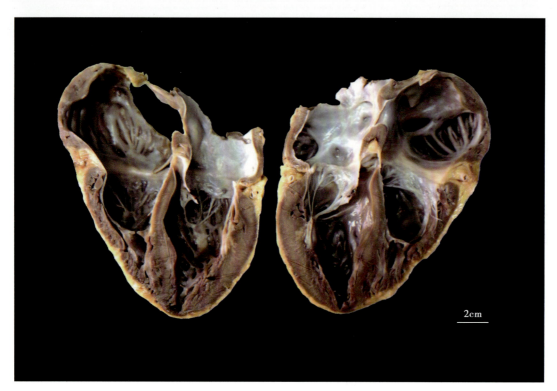

图 3-2
心脏平行长轴冠状切面

二、透射电镜样本

透射电镜样本的取材应及时、快速，手法轻巧，避免钳夹挤压。标本离体后立即在需要观察的部位切取心肌组织，样本大小一般为 $1mm^3$，缓冲液洗涤后，置入 4℃ 冰箱预冷的 2.5% 戊二醛液（pH 7.2），并置于 4℃ 冰箱内固定、保存，1% 锇酸后固定，梯度丙酮脱水、包埋、聚合，半薄切片定位，超薄切片机（ultramicrotome）制成超薄切片，醋酸铀和枸橼酸铅双重电子染色，透射电镜观察、摄片。

三、心内膜心肌活检样本

临床医师将活检钳经导管送入心室腔，夹取心肌组织，根据病情需要决定活检部位（左或右心室壁、室间隔）。有研究表明，心肌活检组织的块数直接影响阳性病变的检出率。心脏移植术后排异反应的检测，按照国际惯例送检组织 4~6 块。获取的心内膜心肌组织分别置入光镜及透射电镜的固定液固定。

第二节 心肌组织染色和透射电镜检查技术及临床意义

一、组织化学染色技术在心肌病中的应用

(一) HE 染色

苏木精-伊红（hematoxylin-eosin，HE）染色是组织学最常用的染色方法。细胞核被苏木精染成鲜明的蓝黑色，钙盐颗粒、软骨基质呈深蓝色，黏液呈灰蓝色；细胞质被伊红染成深浅不同的粉红色至桃红色，胞质内嗜伊红性颗粒呈反光强的鲜红色；胶原纤维呈淡粉红色，弹力纤维呈亮粉红色，红细胞呈橘红色，蛋白性液体呈粉红色（图 3-3）。虽然 HE 染色有相当多的优点，如样本制作快速、经济、简便等，但是对于心血管标本进行病因学诊断、组织发生及发病机制推断时常显不足，因此心血管疾病的诊断和研究常需要辅助其他染色方法。

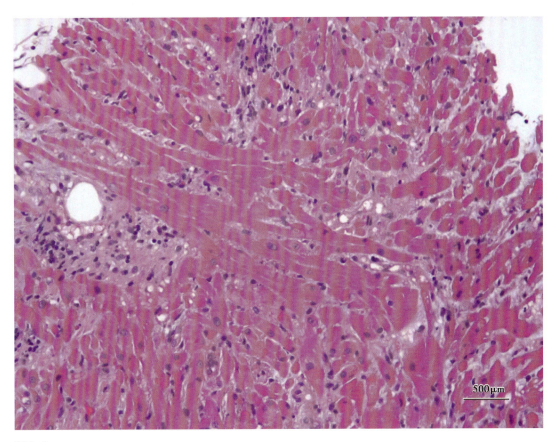

图 3-3
心肌组织，HE 染色

(二) PTAH 染色

Mallory 磷钨酸苏木精（phosphotungstic acid hematoxylin，PTAH）染色法能较好地显示心肌横纹。正常心肌肌丝束呈清晰的蓝色横纹，变性肌纤维的颗粒、团块和收缩带呈深蓝色，神经胶质纤维、纤维素、线粒体、黏液物质等呈深蓝色，间质结缔组织呈浅红色或不着色，胶原纤维、网状纤维、骨及软骨基质等呈粉红色或棕红色，细胞核、弹力纤维呈紫蓝色，有缺血缺氧早期病变的心肌呈紫蓝色或棕黄色（图3-4，图3-5）。

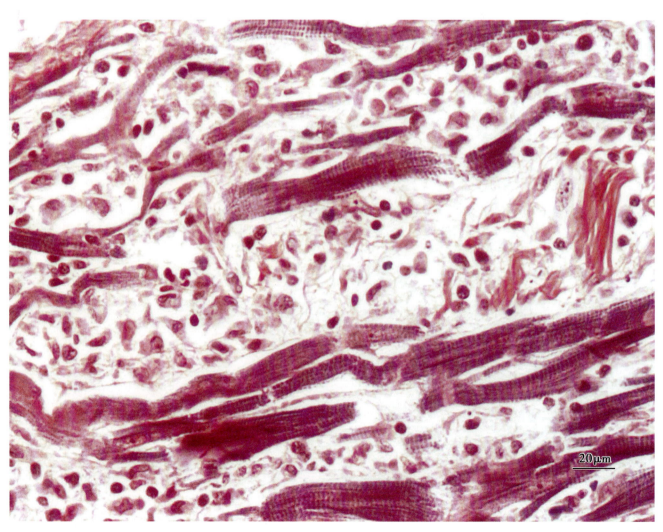

图 3-4
心肌炎病例，心肌细胞呈紫蓝色，可见横纹，PTAH 染色

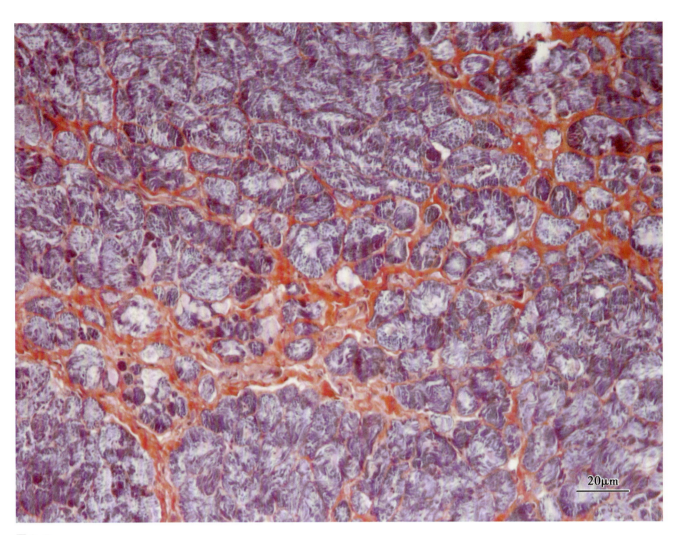

图 3-5
扩张型心肌病病例，心肌细胞呈紫蓝色，胶原纤维呈棕红色，PTAH 染色

（三）Masson 三色染色

Masson 三色染色时 I 型、III 型胶原、黏液、软骨呈蓝色（被苯胺蓝所染）或绿色（被亮绿所染），肌纤维、纤维素呈红色（被酸性品红和丽春红所染），红细胞呈橘黄色，胞核染蓝黑色（图 3-6，图 3-7）。

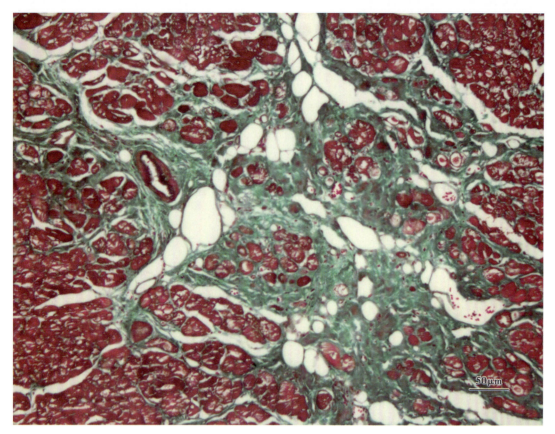

图 3-6
心肌组织 Masson 三色染色，胶原纤维呈绿色（被亮绿所染）

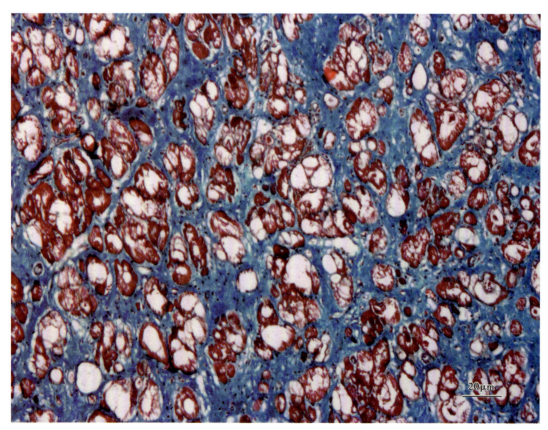

图 3-7
心肌组织 Masson 三色染色，胶原纤维呈蓝色（被苯胺蓝所染）

(四) ET+VG 染色

ET 染色法 (Weigert 铁苏木素法) 将弹力纤维染成棕褐色至黑色, VG 染色法 (Van Gieson 苦味酸酸性复红法) 将胶原纤维染成红色至粉红色, 肌纤维染成黄色。ET+VG 染色是用 Weigert 液染色、水洗后, 使用 Van Gieson 染色。ET+VG 染色用来区分弹力纤维、胶原纤维和肌纤维。这一染色如果同时加用铁苏木素来显示细胞核, 效果更加突出, 组织成分更易区分 (图 3-8~ 图 3-10)。

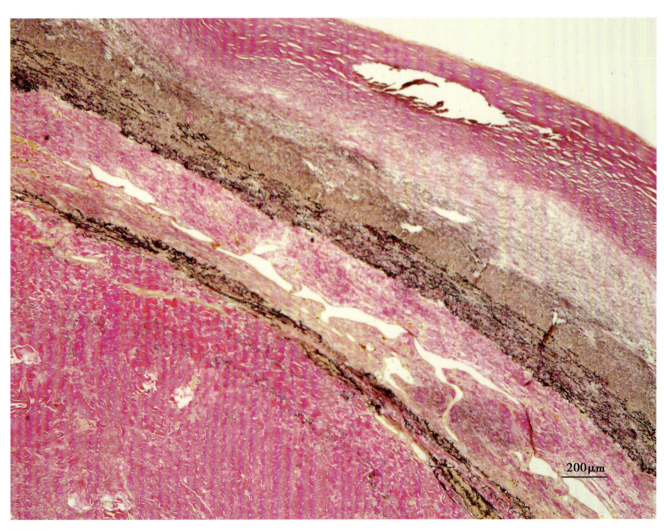

图 3-8
主动脉夹层动脉瘤 ET+VG 染色, 胶原呈红色, 弹力纤维呈棕褐色, 平滑肌呈黄色

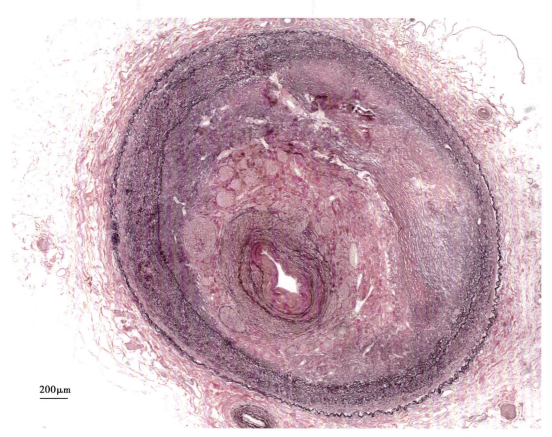

图 3-9
冠状动脉结构不良,管腔狭窄闭塞。ET+VG 染色,弹力纤维呈棕褐色,胶原呈红色

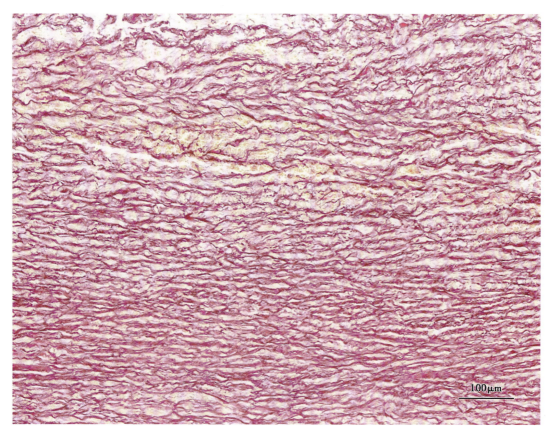

图 3-10
主动脉壁 ET+VG 染色,弹力纤维呈棕褐色,平滑肌呈黄色

(五)刚果红染色

淀粉样物质是一种无固定形状的细胞外嗜酸性物质,可存在于不同的组织、器官,导致的病变称为淀粉样变。淀粉样物质主要是由蛋白质构成,该蛋白质大部分排列成反向的β-折叠层结构。经典且有效的方法是刚果红染色,淀粉样物质、弹力纤维、嗜伊红颗粒呈粉红色,细胞核呈蓝色。淀粉样纤维在刚果红染色偏振光下呈现苹果绿色双折光(图3-11~图3-14)。

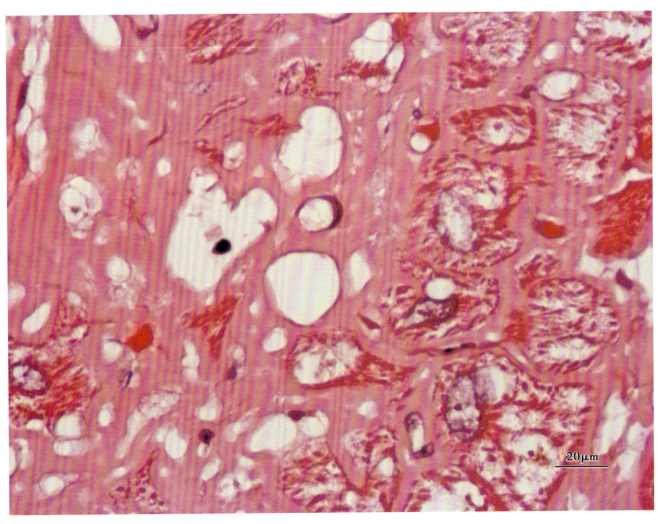

图3-11
心肌间质均匀粉染的淀粉样物质,HE染色

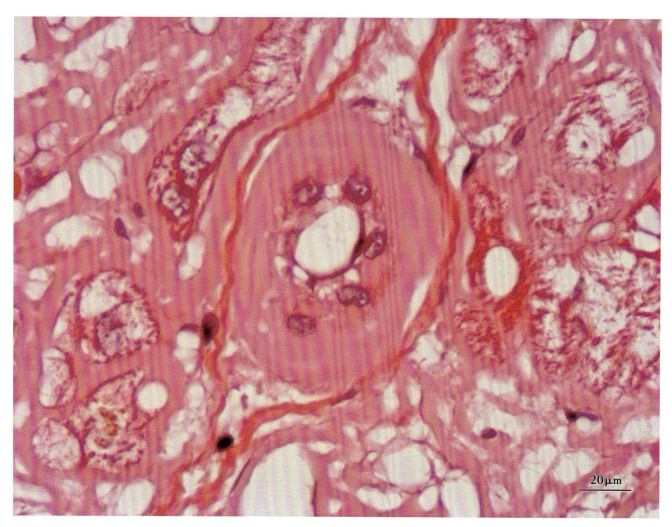

图 3-12
心肌间小动脉壁均匀粉染的淀粉样物质，HE 染色

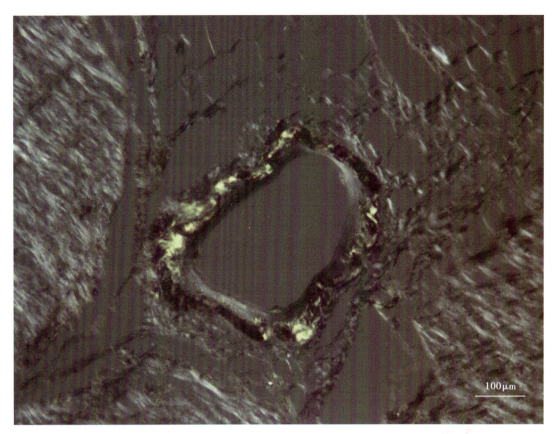

图 3-13
小动脉壁刚果红染色偏振光显微镜观察呈黄绿色双折光

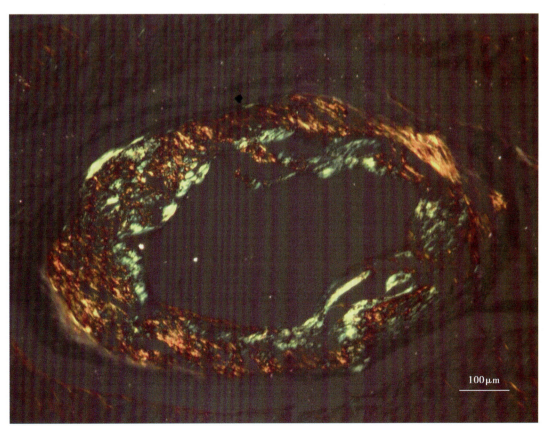

图 3-14
小动脉壁刚果红染色偏振光显微镜观察呈黄绿色双折光

（六）PAS 染色

过碘酸雪夫（schiff periodic acid shiff，PAS）染色又称糖原染色，在组织学上，主要用来检测组织中的糖原和其他多糖物质。过碘酸把糖类相邻两个碳上的羟基氧化成醛基，再用 Schiff 试剂和醛基反应使呈现紫红色化合物。糖原染成紫红色，定位于胞质，细胞核呈蓝色（图 3-15）。因糖原为水溶性物质，组织宜用 Carnoy 固定液（纯酒精 60ml，冰醋酸 10ml，氯仿 30ml），也可以选用 75% 酒精固定。

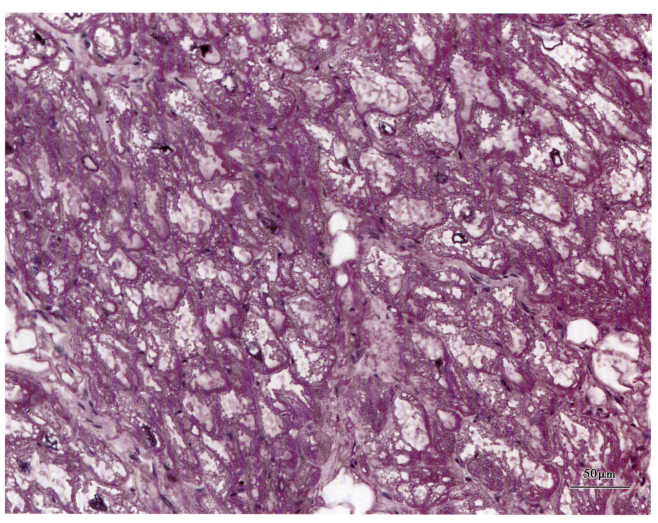

图 3-15
心肌细胞胞质内糖原颗粒 PAS 染色阳性

（七）细菌染色

日常的病理诊断及研究中需特染证实的病原微生物主要是细菌和真菌，其次是病毒包涵体及与病毒有关的乙型肝炎表面抗原染色等。细菌染色分为一般细菌和抗酸菌两大类，前者在心血管病理中较为常用，即经典革兰细菌染色法，可将一般细菌分别染成不同的颜色，紫蓝色为革兰阳性菌（图 3-16），红色为革兰阴性菌。

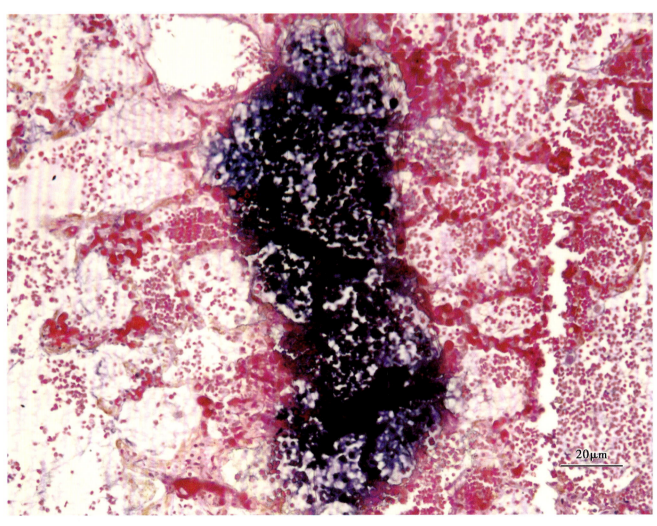

图 3-16
肺组织细菌染色，革兰阳性细菌呈紫蓝色

（八）苦味酸－天狼星红染色

胶原蛋白类型有 19 种之多。不同类型的胶原分别由不同的结构基因所决定。Ⅰ、Ⅱ、Ⅲ、Ⅴ、Ⅺ型可形成纤维，故称胶原纤维。其他 14 型不能形成纤维，故称非胶原纤维。心肌组织中的胶原主要是Ⅰ、Ⅲ、Ⅳ型，其他类型含量甚微。苦味酸－天狼星红（picro—siruvs staining）染色，在偏光显微镜下观察，4 种类型胶原显出多种不同色彩，清楚可辨：Ⅰ型胶原纤维紧密排列呈黄色，Ⅲ型胶原纤维呈纤细的绿色，Ⅳ型胶原纤维呈弱浅黄色。苦味酸－天狼星红染色使心肌瘢痕、胶原增生等病变易于观察。

二、透射电镜检查技术在心肌病研究及诊断中的应用

透射电镜可以直观观察心肌的亚微结构。透射电镜检查对心肌病研究及临床诊断中的主要作用在于：①辅助诊断心肌炎：为光镜检查疑有炎细胞浸润的患者提供超微形态证据；通过观察细胞的超微结构特征剔除假阳性，因为肿胀的内皮细胞在光镜下与炎细胞很相似，而透射电镜却较易将其识别（这种情况在阜外医院接诊患者中约占 20%）。②诊断贮积性心肌病：如血色素沉着病、尼曼匹克病、Fabry 病、糖原贮积症等。③诊断浸润性心肌病：如淀粉样变性、Gaucher 病等。④为特发性和家族性心肌病提供心肌发育不良证据。⑤发现未见报道的心肌超微结构异常，以及引起功能异常的结构基础。

然而，透射电镜在心肌病研究及形态诊断中具有以下局限性：①样本体积非常小，难以观察到病变全貌；受取材部位所限，很难保证取到典型病变区域，甚至仅取到非病变区。②原发性心肌病异质性较低，缺乏特异性超微结构特征。③可能将疾病的继发性改变误认为是疾病的特异性改变。为弥补透射电镜观察的局限性，加大样本观察量是无可非议的。若病理医师能全面了解透射电镜的潜在优势和局限性并有选择地巧妙应用，这项技术无论对于诊断还是对于研究都具有很大价值。当病理医师遇到一个通过临床资料、大体检查以及光镜检查仍无法提供诊断方向的标本，希望通过透射电镜检查发现一些有诊断价值的特征时，其结果多半令人失望。选择使用透射电镜的最好前提是：病理医师在光镜水平已将疾病的鉴别诊断确定在两三个方向之间，然后进行超微结构检测以期寻找每种疾病的特异性结构或标志物。

为使透射电镜技术得到充分合理的运用，操作者要具有解剖病理学经验，研究过病例的光镜标本，懂得透射电镜检查的含义和目的，亲自观察半薄切片，为超薄切片做好定位。只有当与光镜特征紧密联系时，诊断性的透射电镜观察才能提供完整的信

息，正如光镜表现要与大体病理和临床特征相结合才具有完整的意义一样。

三、其他病理组织学技术在心肌病研究中的应用

病理学新技术、新方法不断涌现，进一步拓宽了病理学研究的新领域，深化对疾病的发生机制和发展规律的认识。心肌病的临床诊断及基础研究在常规大体检查、常规 HE 染色组织学观察、透射电镜超微结构观察的基础上常需要运用分子生物学、细胞和分子遗传学技术，从而更准确地诊断疾病，更深刻地解释疾病发生、发展的原因，为患者提供精准医疗。

（一）免疫组织化学在心血管疾病诊断及研究中的应用

免疫组织化学（immunohistochemistry，IHC）技术利用抗原抗体特异性结合的原理，对组织细胞内抗原（多肽和蛋白质）进行定位、定性及定量研究。IHC 不仅有较高的敏感性、特异性、简便性等优点，还能将形态学改变与功能、代谢变化相结合，基因水平和蛋白质水平检测相结合，细胞水平和超微结构水平检测相结合，因此，在所有新技术中，免疫组织化学技术是非常重要并且具有影响力的一种特殊染色方法。

免疫组织化学技术已常规应用于心脏移植排异反应的病理诊断，用于体液排异和细胞排异的评级。在应用免疫组化技术之前，急性排异反应的组织形态学表现较难与多次活检钳夹损伤的改变相鉴别。使用免疫标记物标记淋巴细胞、免疫母细胞、IgG 及补体等对排异反应的诊断及鉴别诊断很有意义。

免疫组织化学技术对认识心脏发育起着重要作用，采用大动脉、冠状动脉、瓣膜、传导系统及神经支配的不同标记物，使我们进一步认识了不同组织的起源。免疫组织化学技术也非常广泛地应用于疾病模型的研究，对观察疾病的发生、发展过程具有一定辅助作用。例如，使用免疫组织化学技术标记脂质、巨噬细胞抗原、血管内皮、平滑肌、C-反应蛋白等标志物，使我们更全面地认识了动脉粥样硬化的形成过程。

由于原发性心肌病病因尚不明确（常见原因可能与炎症性、心肌毒素和心脏蛋白的基因突变等有关），对发病机制的认识尚处于研究阶段，目前尚无成熟的、能够明确支持临床诊断所使用的免疫组织化学标志物。不同类型原发性心肌病的病因不同、疾病特点不同，因此使用免疫组织化学标记物有可能为疑难病例的鉴别诊断提供思路。常使用的免疫组织化学标记物有线粒体标记、炎细胞及炎性因子标记、凋亡相关蛋白标记、血管标记、间质中各型胶原标记、特殊病原体标记及胚胎期特异性物质的标记等。

（二）原位杂交技术

原位杂交（in situ hybridization，ISH）是以标记的已知序列核苷酸片段作为探针，通过杂交直接在组织切片上检测和定位某一特定的靶 DNA 或 RNA。该方法具有 2 个

特点：①基因水平的检测，即直接检测 DNA 或 RNA；②可以明确定位，在保存组织结构的同时揭示组织细胞的异质性、细胞基因表达的异质性和在细胞器中的定位。原位杂交与免疫组织化学在具体实验操作中有许多相似之处，但原位杂交技术在病毒检测、凋亡检测、miRNA 检测以及染色体病方面较免疫组织化学更有优势。使用原位杂交技术，已经在心肌病中发现了许多新的致病原因，特别是 IDC。由于心肌病病因复杂、诊断困难，因此原位杂交技术也是一项重要的辅助诊断及鉴别诊断技术。

（三）DNA 测序技术

DNA 测序技术是现代分子生物学研究中最常用的技术之一。从 1977 年第一代测序技术的出现，经过 40 多年的发展，DNA 测序技术取得重大进展，以高通量为特点的第二代测序技术目前已逐渐成为分子病理的主流技术，以单分子测序为特点的第三代测序技术也已逐步成熟。心血管疾病是高度遗传性疾病，遗传变异非常复杂，已确认原发性心肌病的 5 种不同类型均与遗传因素有关。目前许多遗传性心血管疾病已开展临床基因检测，包括心肌病、心律失常（如 Brugada 和长 QT 综合征）和大血管疾病（如马凡综合征）。多数临床基因检测采用二代测序及一代 Sanger 测序验证。HCM 和 IDC 发病率较高，遗传模式多样，主要表现为常染色体显性遗传与可变的表现型和外显率。HCM 主要与突变基因编码的肌节蛋白有关，一半以上患者可检测到致病突变。DCM 有 50 多个不同的基因参与发病。由于基因组中存在大量变异基因，这些变异可能是致病性的，也可能是良性的，临床实验室需要考虑突变基因是否有功能、是否有生物证据支持其致病性等。目前，有能力开展心肌病基因检测的临床实验室还不多。

（四）原位多聚酶链式反应技术

原位多聚酶链式反应技术（polymerase chain reaction，PCR）是将在冷冻或石蜡包埋组织切片、细胞涂片中的核酸片段进行高效扩增，来检测细胞内单一拷贝或低拷贝的待测核酸序列，主要应用于病原体检测，内源基因检测，基因突变、基因重排和染色体易位。PCR 技术在炎症性心肌病病原学检查方面有独特的优势，有助于进行病因学诊断。在原发性心肌病中，由于异常基因位点复杂，存在多态性和异质性，因此对致病基因的检测，目前还处于研究阶段。

（五）激光扫描共聚焦显微术

激光扫描共聚焦显微镜（laser scanning confocal microscopy，LSCM）是以激光作为光源，在传统光学显微镜基础上采用共轭聚焦原理和装置，并利用计算机对所观测的对象进行数字图像处理的一套观察、分析和输出系统。LSCM 技术可进行定性、定量、定时、定位的分析测量及三维重建。作为一种高灵敏度、高分辨技术，

LSCM 在心血管研究领域，心脏信号通路、毛细血管改建、代谢等方面，以及在心肌病中有关离子通道、Ca^{2+} 超载与心肌肥大、线粒体研究等广泛使用。

参考文献

1. 王海杰.实用心脏解剖学.上海:复旦大学出版社,2007.
2. 陈杰.病理标本的检查及取材规范.北京:中国协和医科大学出版社,2013.
3. 中华医学会病理学分会心血管疾病学组.中国心血管疾病临床病理标本处理与检测规范.中华病理学杂志,2017,46(6):369-372.
4. 凌启波.实用病理特殊染色和组化技术.广州:广东高等教育出版社,1989.
5. 周庚寅,张庆慧,张廷国,等.组织病理学技术.北京:北京大学医学出版社,2006.
6. 王德田,董建强.实用现代病理学技术:现代病理学技术.北京:中国协和医科大学出版社,2012.
7. 付洪兰.实用电子显微镜技术.北京:高等教育出版社,2004.
8. 徐柏森,杨静.实用电镜技术.南京:东南大学出版社,2008.
9. 孙洋,赵红.形态学检验方法在心肌组织样本中的应用.解剖学报,2017(2):225-229.
10. 孙洋,赵红.电镜在心脏疾病中的研究及诊断意义.临床与病理杂志,2017,37(7):1524-1528.
11. Chang D,Wen Z,Wang Y,et al.Ultrastructural features of ischemic tissue following application of a bio-membrane based progenitor cardiomyocyte patch for myocardial infarction repair.PLoS One,2014,9(10):e107296.
12. Fidziańska A,Walczak E,Glinka Z,et al.Ultrastructural evidence of myocardial capillary remodeling in peripartum cardiomyopathy.Med Sci Monit,2010,16(5):CS62-66.
13. 孙洋,江勇,段雪晶,等.心脏炎性肌纤维母细胞瘤临床病理分析.中国循环杂志,2014(z1):25.
14. Eghbali M,Blumenfeld OO,Seifter S,et al.Localization of types Ⅰ,Ⅲ and Ⅳ collagen mRNAs in rat heart cells by in situ hybridization.Journal of Molecular & Cellular Cardiology,1989,21(1):103-113.
15. Kostareva A,Kiselev A,Gudkova A,et al.Genetic Spectrum of Idiopathic Restrictive Cardiomyopathy Uncovered by Next-Generation Sequencing.PLoS one,2016,11(9):e0163362.
16. Barton PJ,Moscoso G,Thompson RP.Detection of myosin gene expression in the developing heart using probes derived by polymerase chain reaction.International Journal of Cardiology,1991,30(1):116-118.
17. Brissova M,Fowler MJ,Nicholson WE,et al.Assessment of human pancreatic islet architecture and composition by laser scanning confocal microscopy.Journal of Histochemistry & Cytochemistry Official Journal of the Histochemistry Society,2005,53(9):1087.

第四章

肥厚型心肌病病理组织形态与超微结构

第一节　定义及研究进展 / 66

第二节　形态学特点 / 67
　一、大体表现 / 67
　二、组织学表现 / 69
　　（一）心肌细胞肥大 / 69
　　（二）心肌细胞排列紊乱 / 70
　　（三）小血管病变 / 70
　　（四）心肌间质纤维化 / 70
　　（五）病理与病理生理间的联系 / 70

第三节　超微形态学特点 / 76

一、心肌细胞肌丝束结构和排列异常的超微形态特征 / 76

（一）肌节结构异常 / 77

（二）肌丝束极向紊乱 / 89

二、心肌肥大 / 115

（一）心肌细胞肥大的超微表现 / 115

（二）心肌细胞核改变 / 119

（三）线粒体改变 / 140

三、细胞膜、T 管、肌浆网系统异常 / 146

（一）细胞膜内陷、扩张 / 147

（二）细胞膜内陷与闰盘的关系 / 147

（三）扩张的肌浆网 –T 管系统 / 157

（四）间质分隔心肌细胞 / 160

四、心壁内微循环的改变 / 166

（一）正常毛细血管的超微形态特征 / 166

（二）HCM 微循环的异常表型 / 167

五、心肌发育不全和发育不良 / 180

（一）心肌细胞的多种幼稚表型及发育不同步表现 / 180

（二）线粒体发育不全的表现 / 188

六、闰盘异常 / 192

（一）心肌细胞端部闰盘结构消失代之以扇贝样凸起 / 192

（二）幼稚心肌细胞的发育不良闰盘 / 196

（三）闰盘的结构、形态及与其他细胞器关系异常 / 201

七、心肌细胞衰老 / 219

（一）细胞膜系统的改变 / 219

（二）不溶性脂质及蛋白质增多的改变 / 234

（三）线粒体退变 / 236

八、心肌的继发性改变 / 244

（一）心肌细胞变性及退变 / 244

（二）心肌间质改变 / 255

第四节　诊断与鉴别诊断 / 270

一、诊断 / 270

二、鉴别诊断 / 270

（一）心脏超压力负荷造成的心壁肥厚 / 270

（二）系统性疾病的心壁肥厚性病变 / 271

（三）心壁假性肥厚 / 273

（四）其他原发性心肌病 / 273

第四章

肥厚型心肌病病理组织形态与超微结构

第一节 定义及研究进展

肥厚型心肌病（HCM）为在无异常负荷因素（高血压、瓣膜病）影响下发生的心室壁增厚及质量增加，是一种以心肌进行性肥厚、心室腔进行性缩小为病理特征，以左心室血液充盈受阻、舒张期顺应性下降为基本病理生理特点的心肌疾病。

HCM 的自然人群发病率约为 0.2%，男：女为 2：1，任何年龄均可发病（平均 38±15 岁），病死率 1%~2%。HCM 多为常染色体显性遗传，55% 以上患者有家族史。目前认为，HCM 的分子病理基础主要为编码肌节蛋白、细胞骨架蛋白和核膜蛋白的基因突变，包括 β 肌球蛋白重链（β-MHC）、α 原肌球蛋白、肌钙蛋白 T、肌钙蛋白 I、肌球连接蛋白 C、肌球蛋白必需轻链和调节轻链、肌动蛋白和巨丝蛋白等。其中，编码 β 肌球蛋白重链基因（MYH7）突变以及编码肌球蛋白结合蛋白 C 基因（MYBPC3）突变所致的 HCM，约占携带致病突变基因患者总数的 70%。近年来的研究发现，同一患者可同时携带多个突变基因；HCM 与其他类型心肌病的致病基因有相互重叠；HCM 中存在线粒体基因突变。

HCM 分为梗阻性、非梗阻性和隐匿性，约 25% 的患者出现左心室流出道（left ventricular outflow tract，LVOT）梗阻，称为肥厚型梗阻性心肌病（hypertrophic obstructive cardiomyopathy，HOCM）。HCM 起病隐匿，大多数患者早期没有症状，病程中常以心源性猝死为唯一表现。通常临床症状为胸痛、晕厥及不易被程序性电刺激诱发的心律失常。Holter 研究显示，大多数儿童及青少年患者为窦性心律；成年患者中，10%~35% 有稳定性房颤，30%~35% 有阵发性房颤或室上速。约 25% 的成年患者可有非持续性室性心动过速，而持续性室性心动过速并不常见。HOCM 临床症状出现早且严重，是年轻人，尤其是运动员猝死的首要原因，年平均病死率为 2%~4%。

心肌细胞的结构异常及排列紊乱是电不稳定性的病理基础，但心肌细胞排列异常与自发性心律失常和室颤阈值的精确关系尚不清楚。

HCM 病理形态学主要诊断依据：心脏重量增加。成人室间隔及左室壁厚度 ≥ 15mm；儿童左室壁厚度 ≥ 预测平均值 +2SD；若检测到 HCM 致病性基因突变，则左室壁某节段或多个节段厚度 ≥ 13mm。心肌细胞肥大及心肌细胞和肌丝束排列紊乱。心壁内小动脉管壁增厚。

近年来，在 HCM 领域的研究中，以预防为重点、逆转心肌肥厚为目标的实验室及临床研究均取得了很多进展。本章在 HCM 心脏大体及组织学观察的基础上，运用透射电镜对心肌细胞内细胞器的表型改变进行研究，以期更深入认识 HCM。

第二节　形态学特点

一、大体表现

HCM 患者心脏重量增加，可达正常心脏的 2 倍（约 600g），甚至超过 1000g；心室壁增厚，左心室腔变小。心室壁肥厚以左心室为显著，其肥厚的类型和表型个体差异较大，90% 为非对称性，即左心室不同区域心壁肥厚的程度不均。室壁肥厚主要累及室间隔、左心室游离壁及（或）右心室，通常室间隔和左室前侧壁较后壁为明显。其他少见特殊类型包括：①左心室向心性肥厚，表现为左心室对称性肥厚，即室间隔和左室游离壁均等受累，与男性运动员的生理性肥厚（可达 16mm）较难区别；②左室后壁显著肥厚，而室间隔厚度正常，患者年龄轻且症状重；③心尖部肥厚，多见于日本，约占日本 HCM 的 1/4，症状轻微，心血管造影显示左心室呈特征性的铲刀样构型，心电图胸前导联呈巨大倒置 T 波。另外，亦有更为少见部位的肥厚，如室间隔后部、左室游离壁后基底部及心室中部等。

心壁肥厚的程度与低龄相关，在胎儿时期即可出现左室壁肥厚，随年龄增长逐渐加重，而成年患者的心壁肥厚则不再有这种增龄性变化，老年后会有所恢复。其原因可能与严重心肌肥厚的年轻患者过早夭折，或心肌肥厚的程度随年龄增长进行性减退有关。因而，老年患者左室壁和室间隔的肥厚程度相对较轻，心脏外形及心腔大小基本正常，室间隔一般不凸向左室腔，但由于左室流出道狭窄及老年性主动脉瓣钙化，故老年患者左室流出道梗阻表现更为明显。

肉眼观察常见左心室流出道冲击斑，偶见二尖瓣脱垂；左心室游离壁及室间隔剖面见心内膜下、心壁间小灶瘢痕，偶尔呈大片状甚至累及全层。约 1/4 患者存在特发性肥厚型主动脉瓣下狭窄（idiopathic hypertrophic subaortic stenosis，IHSS）或主动脉瓣下肌性狭窄。部分病例可合并存在左心室流出道和右心室流出道的先天性隔膜狭窄。此外，亦可有二尖瓣瓣叶面积增大、厚度增加，腱索消失，乳头肌变异等（图4-1，图4-2）。

心房壁肥厚伴扩张。其原因部分为心室舒张功能不全造成心室充盈阻力高以及房室瓣反流；部分为心房肌细胞原发性肥大。因此，HCM伴发房颤的发生率约达20%，70岁以上患者高达40%。

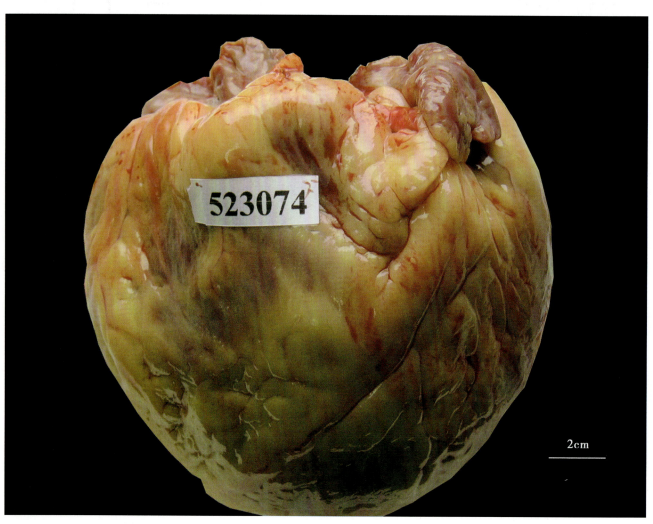

图4-1
HCM心脏正位，呈球形增大

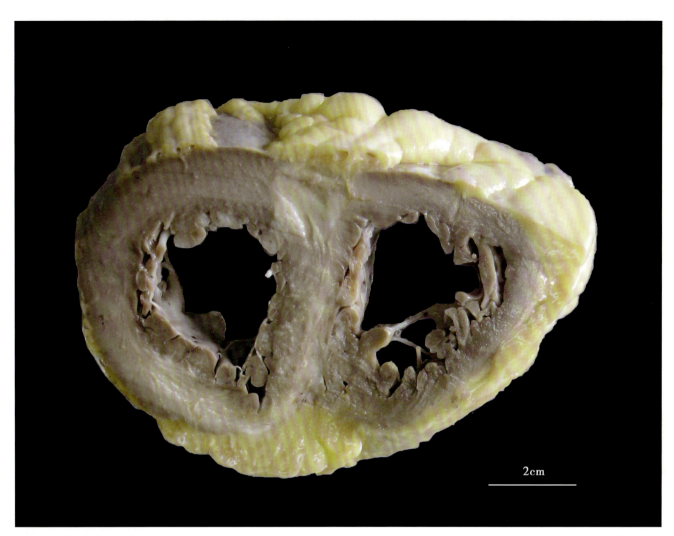

图 4-2
HCM 左心室游离壁及室间隔均显著肥厚

二、组织学表现

HCM 的病理改变涉及心肌细胞和心肌间质两方面。主要组织学特征为：心肌细胞肥大、排列紊乱、小血管病变。其他特征包括心肌细胞变性、间质纤维化、心内膜纤维性增厚等。

（一）心肌细胞肥大

正常心肌细胞直径 10~20μm，长 80~150μm。HCM 心肌细胞肥大表现为横径与长径均增加，胞核浓染、增大并畸形，胞质内空泡变性。肥大的可能原因为：①原发性：基因突变导致肌节蛋白不平衡，粗、细肌丝比例失常，异常肌丝束堆积。②继发性：心肌氧供不足而致代偿性肥大。

(二)心肌细胞排列紊乱

心肌细胞排列紊乱即心肌纤维极向紊乱或心肌细胞无序排列。典型表型为：心肌细胞及肌丝束交错排列，呈特征性的编席样、涡轮样及风车样结构；细胞形状异常，有异常分支及侧－侧连接。此特征存在于肉眼可见的心肌肥厚节段和相对正常的心肌节段内。排列紊乱病灶常散布于形态看似正常的心肌细胞群之间。由于组织形态学对排列紊乱的判断存在一定主观性，文献报道的检出率相差较大，因此，以在心肌细胞横切面（short-axis cuts）进行评估为宜。尸检数据显示，心肌细胞排列紊乱所占观察切片的面积，约半数患者超过25%，约1/4患者超过50%。以≥5%的心肌受累为评估标准，敏感性为86%，特异性为90%。心肌细胞排列紊乱并非HCM所特有，在各种获得性和先天性心脏疾病中亦可见到。HCM的心肌细胞排列紊乱与心肌坏死瘢痕修复所致紊乱不同，前者常呈漩涡状，中心区的间质较疏松，后者一般呈放射状，心肌间的间质纤维较致密。

(三)小血管病变

HCM成人尸检发现80%以上患者有心壁内小冠状动脉管壁增厚，主要为中膜肥厚，平滑肌细胞增生及极向紊乱，管腔内径缩小，甚至闭塞；婴儿尸检亦观察到相似的血管异常表型，提示心壁内小冠状动脉异常为HCM的先天发育异常之一。此种病变易伴发心肌间质纤维化。同时，在间质纤维化的心壁内，小血管病变亦十分突出。小血管病变可能为引起心肌缺血的原因。

(四)心肌间质纤维化

HCM心肌间质纤维化常较明显，有肉眼可见的局限性纤维瘢痕灶，亦有因胶原骨架增厚及结构无序而致的弥散性间质纤维化。纤维化病变可广泛分布，除造成心肌间质（基质）结缔组织成分增多外，在瓣膜、腱索等心脏结构中也可发生。若胶原纤维在房室结和希氏束周围沉积，将导致传导系统异常。

(五)病理与病理生理间的联系

HCM的主要病理生理特点是：舒张功能异常、左心室流出道压力阶差增高、心肌缺血和心律失常。心脏舒张功能不全的主要解剖学基础为心肌细胞排列紊乱，失去同向性有效舒张；心肌间质纤维化，使心室僵硬度增加，顺应性下降，致迟缓功能受损。伴发心肌缺血、心绞痛的主要原因为：左心室高压增加心肌耗氧量、高动力收缩压迫心肌内大的冠状动脉，以及心壁内小冠状动脉管壁增厚管腔狭窄，导致肥厚心肌的氧需与冠状动脉的氧供不平衡（图4-3~图4-12）。

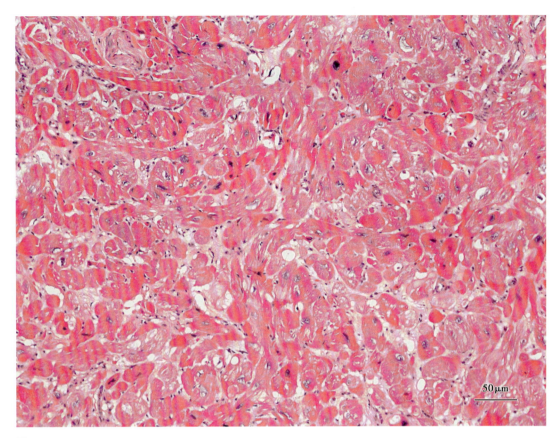

图 4-3
心肌细胞极向紊乱、交错排列，呈风车状表型，HE 染色

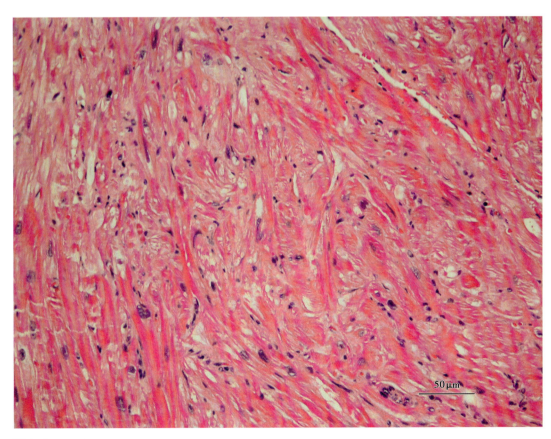

图 4-4
心肌细胞极向紊乱，纵横交错，似旋涡状，间质纤维增生，HE 染色

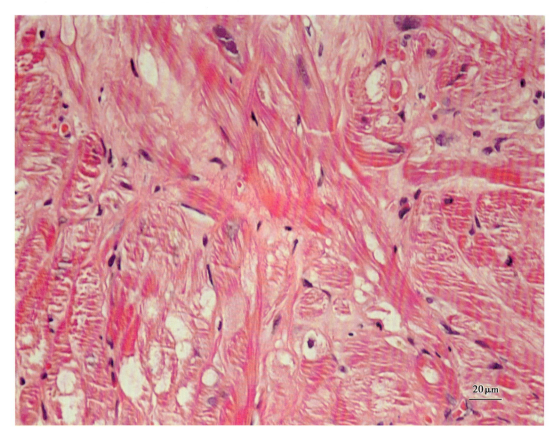

图 4-5
高倍放大示，心肌细胞极向紊乱，空泡变性，HE 染色

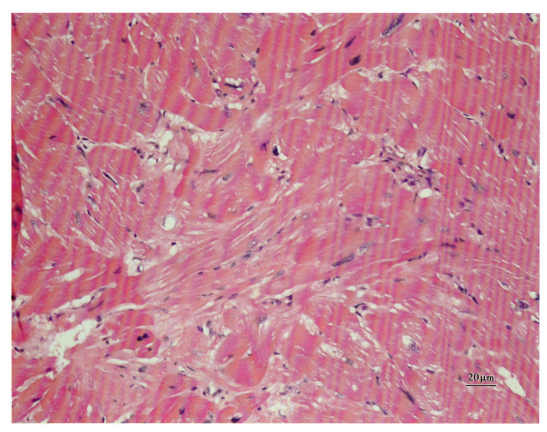

图 4-6
心肌细胞肥大，空泡变性，排列紊乱呈编席状表型，HE 染色

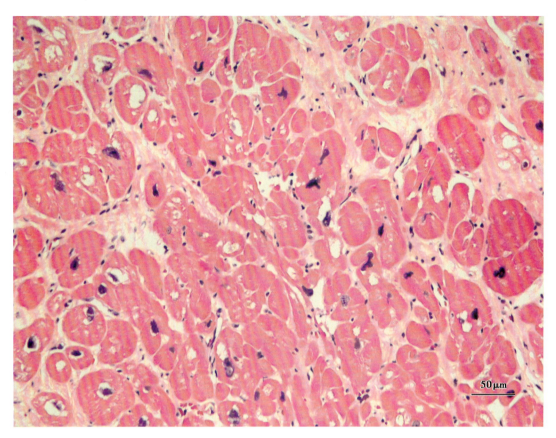

图 4-7
心肌细胞肥大伴空泡变性，排列紊乱呈纵横交错，胞核增大、畸形、深染，HE 染色

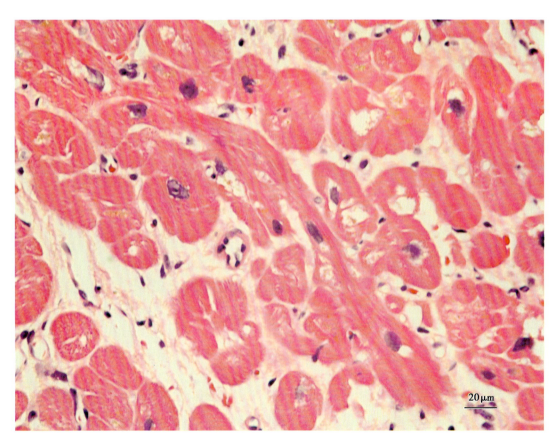

图 4-8
心肌细胞肥大伴空泡变性，排列紊乱呈纵横交错，胞核增大、畸形、深染，HE 染色

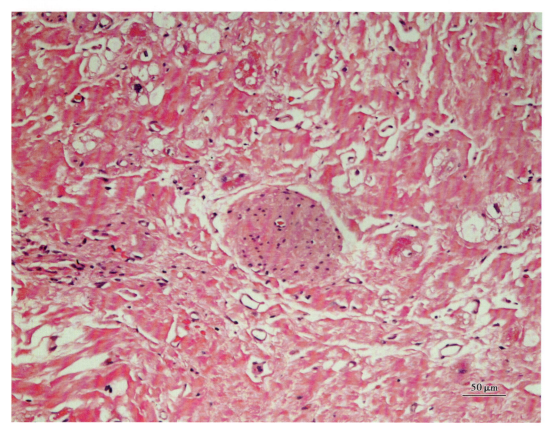

图 4-9
心壁内小冠状动脉管壁的中膜增厚，管腔严重狭窄，周围心肌细胞空泡变性，HE 染色

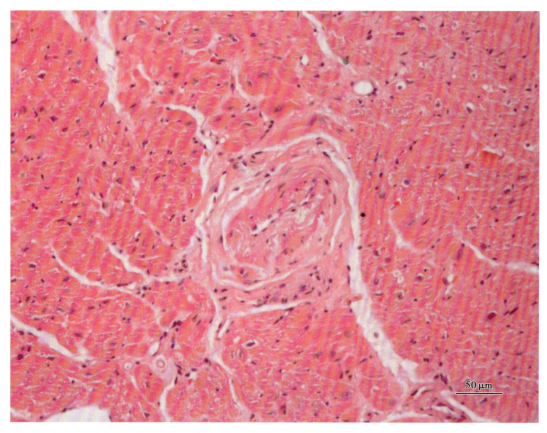

图 4-10
心壁内小冠状动脉管壁的中膜增厚，管腔狭窄，HE 染色

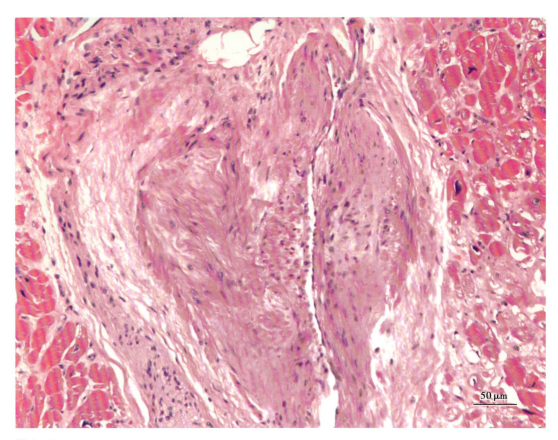

图 4-11
心肌间小冠状动脉中膜显著增厚,平滑肌细胞极向紊乱,管腔狭窄,HE 染色

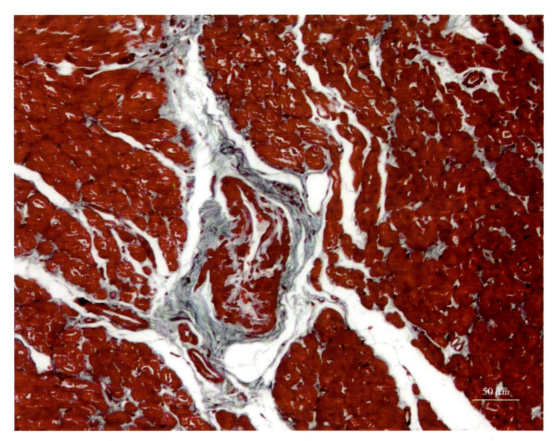

图 4-12
心肌间小动脉管壁增厚,管腔狭窄,Masson 染色

第三节 超微形态学特点

HCM 超微形态学表型包括心肌细胞内广泛的肌丝束排列紊乱，心肌细胞肥大并被间质分隔，心壁内小冠状动脉中膜的平滑肌细胞及毛细血管内皮细胞增生、基底膜增厚等。

透射电镜进一步观察到 HCM 心肌细胞内的结构异常：①肌节结构异常，如肌节中的标志性结构，即 Z 线、M 线、I 带、H 带、A 带等形态模糊、结构变异或缺失。②肌丝束极向紊乱，相邻肌丝束成直角排列，肌丝束之间和同一肌丝束内部形成广泛的分支状连接。这些异常在 HCM 中出现的概率较其他类型心肌病更高，病变范围更广泛。③较原发性心肌病其他类型表现更为突出的是，HCM 的间质成分经增宽的心肌细胞膜间隙及（或）T 管延伸入心肌细胞内，致使部分胞质被包裹并与细胞主体分离，甚至胞质被分隔成多个大小不等的岛状。④部分心肌细胞发育不良，但程度轻于致心律失常性右室心肌病、左室致密化不全。由于本组样本来自于终末期心脏，亦观察到超微结构的继发性改变。

近年来，HCM 的分子遗传学研究进展较快，基因改变影响其所表达蛋白的结构、表达量和功能，并由此引起从超微结构到组织结构以及大体形态的一系列异常改变，最终影响心脏功能。因此，HCM 心肌细胞超微结构表型的研究，为组织形态学与分子遗传学领域间的沟通搭建了桥梁，使更系统、更全面地认识 HCM 成为可能，为 HCM 的病因学及发病机制做出一定的解释。HCM 的主要遗传基础是编码肌节蛋白、细胞骨架蛋白和膜蛋白的基因突变。HCM 患者中约 58% 存在收缩相关蛋白或肌节骨架相关蛋白的基因突变，14% 为闰盘蛋白突变，7% 为其他突变。即突变基因编码的主要是结构蛋白，可直接表现为超微结构改变。本节将结合基因遗传学阐述超微形态学改变。

一、心肌细胞肌丝束结构和排列异常的超微形态特征

正常肌丝束由粗、细两种肌丝构成。约半数 HCM 患者可检测到致病基因，其中编码 β 肌球蛋白重链基因（*MYH7*）突变以及编码肌球蛋白结合蛋白 C 基因（*MYBPC3*）突变约占携带致病突变患者总数的 70%。*MYH7* 和 *MYBPC3* 均为构成肌丝的结构性蛋白，*MYBPC3* 基因的致病性突变主要为截短突变（truncated mutation）。截短突变可减少其蛋白产生。有研究者认为，组织中的突变蛋白可能转录翻译成结构异常的"毒性多肽"，它们混入肌节并破坏野生型蛋白的活性和（或）改变肌节的组装。亦有研究者支持单倍不足（haploinsufficiency）假说，突变能诱导无效

等位基因，造成正常肌节蛋白产物不足，产生粗肌丝与细肌丝间数量比例不平衡，从而改变肌节结构和功能。在果蝇飞行肌实验中，肌动蛋白或肌球蛋白单基因无效等位基因杂合子表现为肌丝束缺陷，而肌动蛋白和肌球蛋白双基因无效等位基因杂合子却能形成几乎正常的肌丝束，推测双基因无效等位基因杂合子是因化学计量的配比相对均衡而不影响肌丝束形成。还有学者认为，肌节内细胞骨架蛋白的基因突变导致肌丝束排列紊乱，影响心肌细胞动能的产生而出现左心室代偿性肥大。

HCM中肌丝束异常的超微形态学表现多样，然而，由于编码基因表达为蛋白质的过程中会受多种因素的调控和影响，目前心肌病中基因型与表现型之间尚未能找出确切的对应关系，通过基因型预测表现型还是一项重大挑战。

（一）肌节结构异常

如前所述，正常肌丝束的基本结构单位是肌节。两条Z线之间为一个肌节，含有一个完整的A带和两个1/2的I带。A带电子密度较高，又称暗带，A带中央有一条浅色窄带为H带，H带正中是一条深色M线，粗肌丝附着于M线，贯穿A带全长，两端游离。I带电子密度较低，又称明带，I带中央有一条深色的细线称Z线，细肌丝的一端附着在Z线上，另一端伸到粗肌丝之间，达H带的外缘。正常心肌细胞纵切面观察可见，肌节各个带、线等标志性结构清晰；横断面观察可见，每条粗肌丝周围排列6条细肌丝，而每条细肌丝周围有3条粗肌丝。在HCM心肌样本，透射电镜常观察到肌节的各种发育不良表现，涉及肌丝、肌节、肌丝束及各种标志性结构，有肌节成分的异常或缺失，Z线与肌丝方向不同，Z线、M线、H带、A带、I带缺失、增粗、模糊及形态不规则等，有肌节过度收缩及过度拉伸、断裂及肌节长短不一等表型。

1. 无肌节结构　HCM的遗传学病因为肌节蛋白基因突变。肌节内有粗、细两种肌丝，粗肌丝的主要成分为肌球蛋白（myosin），细肌丝则由肌动蛋白（actin）、原肌球蛋白（tropomyosin）和肌钙蛋白（troponins）组成。

在胚胎早期，心肌细胞内仅有少量肌丝样结构，之后出现排列不整齐的、相互呈角相交的肌节样结构，逐渐形成肌丝束。早期的肌节样结构无肌节标志，在发育过程中渐出现Z线，形成可辨认的肌节并呈同向规则排列状态。本组HCM心肌样本中，透射电镜观察到有些心肌细胞内或心肌细胞局部无肌节形成，形态及结构类似胚胎期的心肌细胞（图4-13，图4-14）。

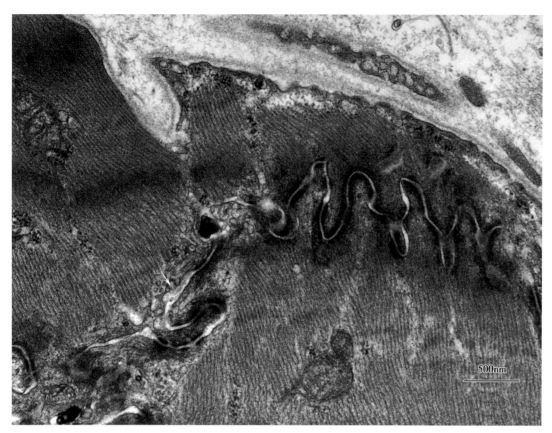

图 4-13
肌丝呈片状，Z 线及 M 线结构模糊断续，未形成肌节；闰盘间隙增宽（↑），中间连接增宽

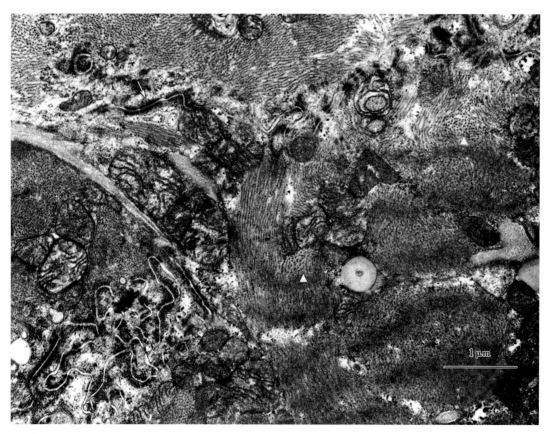

图 4-14
肌丝极向紊乱，纵向肌丝中夹杂横向成分（△），Z 线结构模糊不清，肌丝与其平行走向；闰盘中间连接减少，并缺乏肌丝附着（↑），部分肌丝与闰盘呈平行状态

2. 肌节标志性结构异常

（1）肌节标志性结构不清：胚胎期幼稚心肌细胞内肌丝的数量少，呈稀疏、散在状，细胞膜与Z线延续。肌节的各种标志性结构中，首先出现的是Z线，由不清晰、不整齐、不连续，逐渐发展成清晰、整齐、连续的Z线，之后逐渐出现M线及其他肌节结构。

在HCM心肌样本，透射电镜常观察到肌节结构不良，表现为肌节的标志性结构异常或缺失，即肌节的各种条、带形成不良，结构模糊；Z线增宽、形态变异、电子密度降低或增高；甚至标志性结构，包括Z线、M线、H带、A带及I带等缺失。与胚胎期幼稚心肌细胞不同的是，心肌细胞内肌丝的数量多、密集、增宽、成团块状（图4-15~图4-18）。目前尚不明确的是当肌丝所附着的结构缺乏时，将以何种方式存在及排列，可确定的是肌节标志性结构的缺失将导致心肌细胞舒缩功能受损。

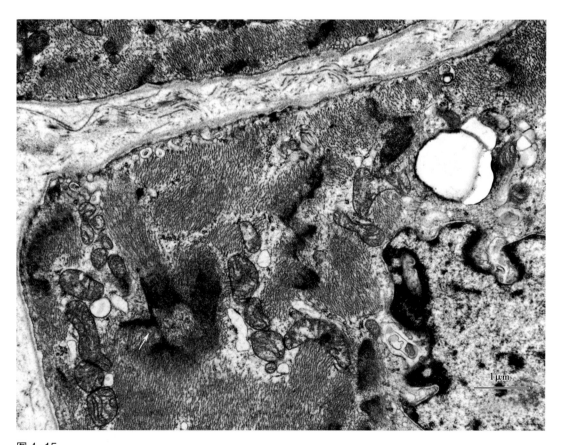

图4-15
纵切面，肌丝束极向紊乱，未形成肌节，几条增宽的似"Z"线的高电子致密带围成环状（↑），未见细胞膜内陷形成T管

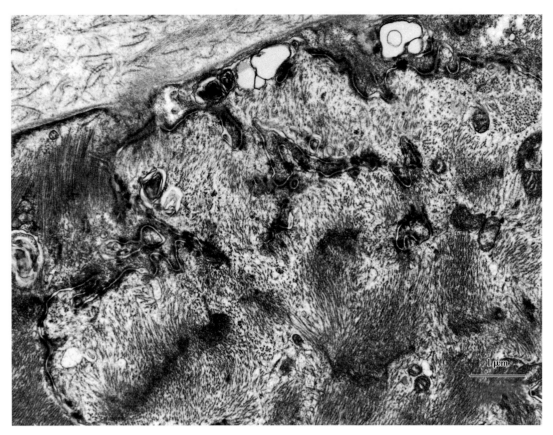

图 4-16
无肌节结构，Z 线模糊、形态异常，未见肌节的其他标志性结构。肌丝稀疏、排列紊乱，粗、细肌丝比例不良

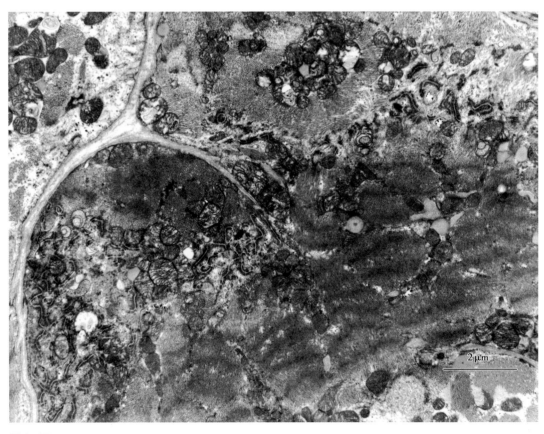

图 4-17
肌丝极向紊乱，呈纵横交错，肌节短缩，肌丝重叠，形成暗带，未形成具有明确结构的 Z 线

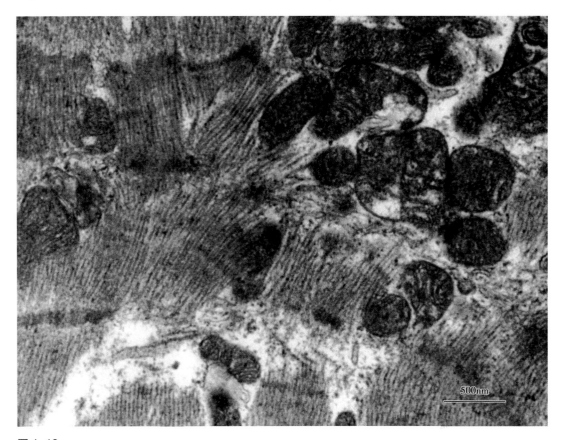

图 4-18
Z 线局部缺失，缺失处肌丝紊乱

（2）Z 线结构及形态异常：Z 线为肌节的重要结构，是由大量蛋白组成的复杂复合体，参与细胞骨架构成，通过肌动蛋白（α-actin）和肌联蛋白（titin）与细肌丝相连，并与细胞膜和细胞外基质连接，是维持肌丝束收缩、电传导结构稳定性和完整性的重要装置，也是肌节中最清晰易辨的结构。研究发现，Z 线结构异常的原因，部分为原发性 Z 线蛋白表达异常，部分继发于其他结构改变。因此，Z 线改变会引起与之相关的结构改变，反之相关结构改变也可导致 Z 线改变。HCM 中存在 Z 线蛋白的编码基因突变。然而 Z 线蛋白的表达异常与 Z 线结构和功能之间的关系目前尚不明晰。

在本组 HCM 心肌样本，透射电镜观察到 Z 线结构异常，呈增宽、形态不规则或结构模糊，甚至缺失，亦观察到 Z 线结构异常与细胞内其他结构异常并存的表型（图 4-19~ 图 4-25）。

（3）肌节中其他标志结构缺失：在 HCM 心肌样本，透射电镜观察到在 Z 线相对正常的肌节中存在其他结构缺失，包括 M 线、A 带、H 带及 I 带（图 4-26）。

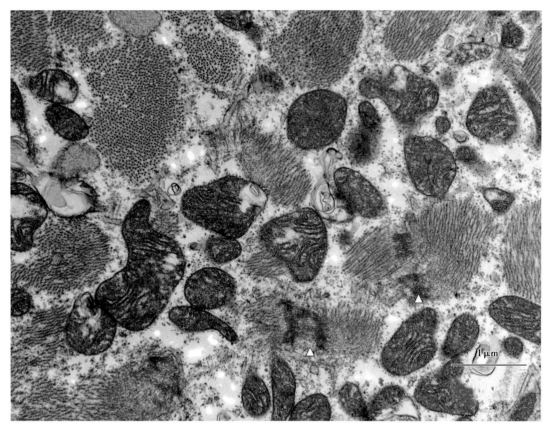

图 4-19
肌丝束片段,排列方向紊乱,纵向肌丝中有少量不规则的 Z 线样结构,两条 Z 线之间未形成肌节(△)

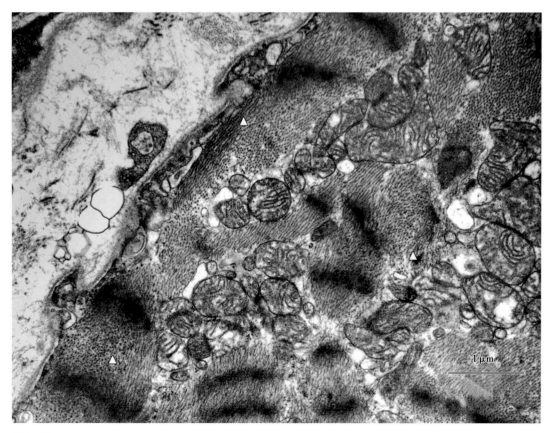

图 4-20
肌丝束极向紊乱,纵横交错(△);肌节长短不一;Z 线增宽,形状不规则

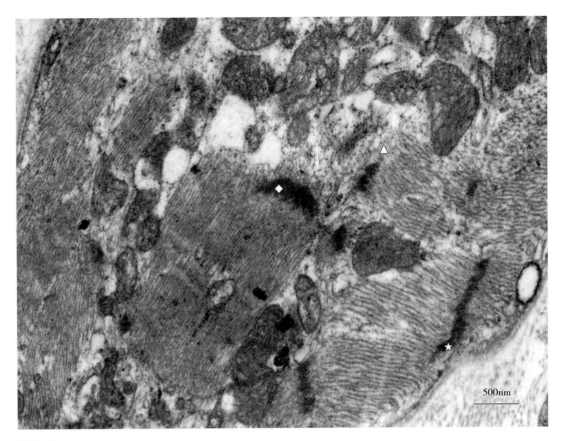

图 4-21
肌丝束纵横交错，Z 线与细胞膜呈斜角（☆），肌丝与细胞膜垂直附着，Z 线不完整（△），Z 线增粗（◇），肌丝束部分溶解（↑），线粒体空泡变性

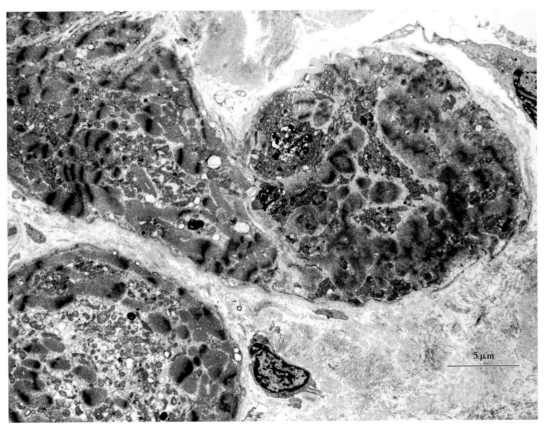

图 4-22
Z 线肥厚增宽，肌丝束呈短片状

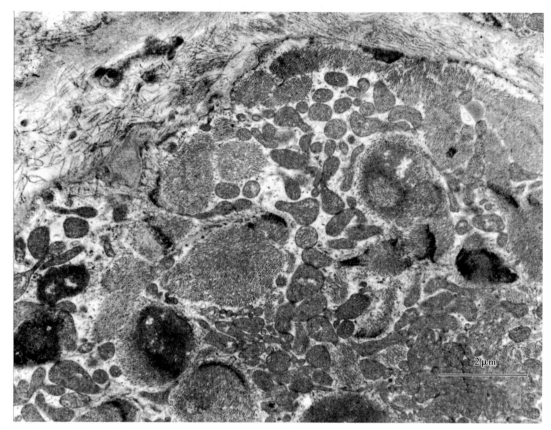

图 4-23
肌丝束极向紊乱，Z 线呈各种异常表型

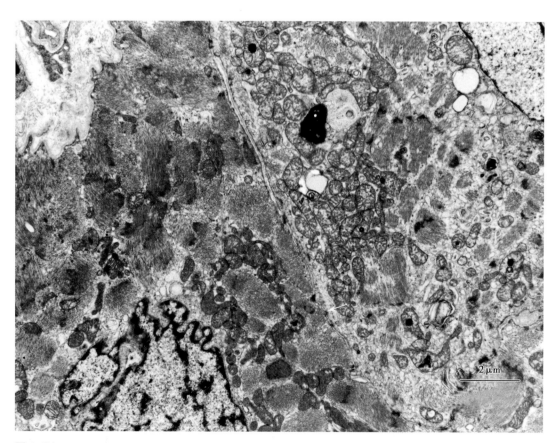

图 4-24
两个相邻的心肌细胞，肌节呈短小片段状，多极向排列，Z 线形状各异、不规则。两个心肌细胞的细胞膜相贴，未形成闰盘，上有高电子密度的桥粒样结构（↑）

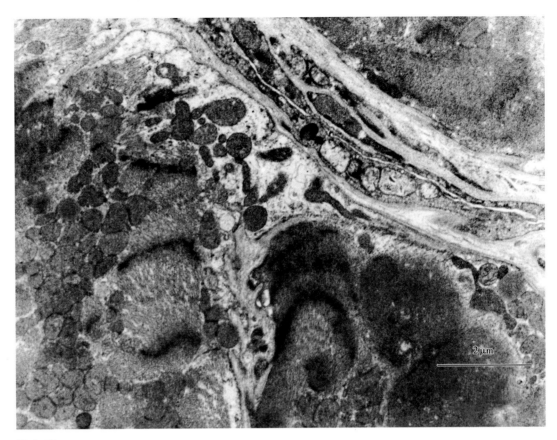

图 4-25
肌节结构异常，Z 线不规则，Z 线两侧肌丝束不同向，细胞膜下区基质增多疏松，I 带、A 带结构不清

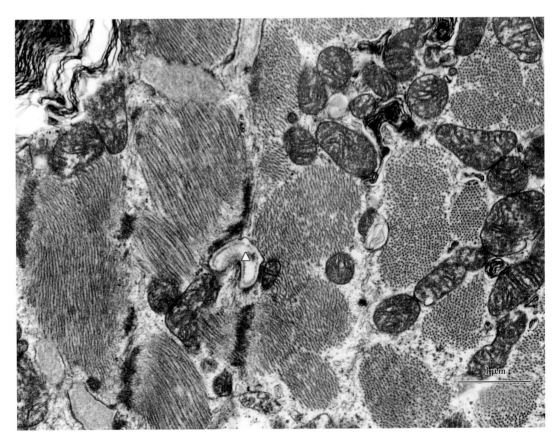

图 4-26
肌丝束纵横不同向，纵向肌节结构中未见 H 带、M 线，肌丝间距增宽，肌浆网扩张（△）

3. 粗、细肌丝比例异常　心肌细胞的结构蛋白有 5 种类别：①收缩蛋白，即参与构成粗、细肌丝的蛋白，包括肌球蛋白、肌动蛋白、原肌球蛋白和肌钙蛋白；②肌节骨架蛋白，包括肌联蛋白、肌球蛋白结合蛋白 C（myosin binding protein C，MYBPC）、α 辅肌动蛋白（α-actinin）、肌间蛋白（myomesin）、M 蛋白（M-protein）；③细胞骨架蛋白，即参与构成微管、微丝和中间丝的蛋白，包括微管蛋白（tubulin）、肌动蛋白和结蛋白（desmin）；④膜相关蛋白，包括肌营养不良蛋白（dystrophin）、血影蛋白（spectrin）、踝蛋白（talin）、黏着斑蛋白（vinculin）和锚蛋白（ankyrin）等；⑤闰盘蛋白，包括桥粒（desmosomes）、神经 - 钙黏附素（N-cadherin）、连环蛋白（catenins）、黏着斑蛋白（vinculin）和缝隙连接蛋白（connexin）。

HCM 分子遗传学最常出现的改变是结构蛋白的突变，主要为收缩蛋白中多个蛋白基因突变，并引起相应蛋白的表达或结构改变。超微结构表现为肌丝的部分成分缺失。在本组 HCM 心肌样本，透射电镜观察到粗、细肌丝缺失，粗、细肌丝比例及结构不良，由于肌丝成分失调致使肌节结构异常（图 4-27~ 图 4-32）。

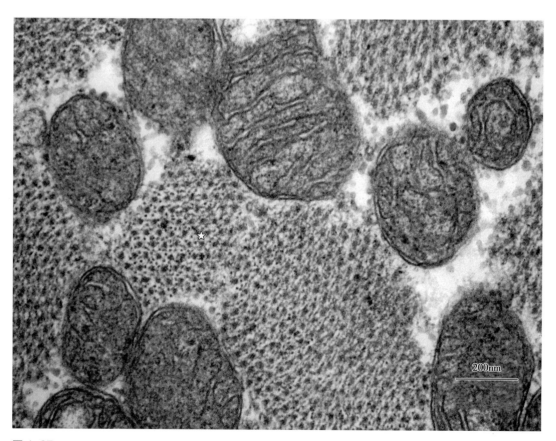

图 4-27
肌节的横断面，粗、细肌丝比例异常，每根粗肌丝周围的细肌丝 >6 条，粗肌丝直径粗细不等，细肌丝排列紊乱，未呈六角点阵排列（☆）

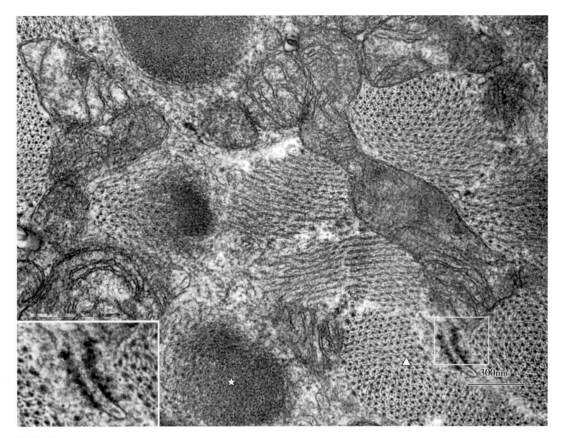

图 4-28
胞质内部分肌丝束粗、细肌丝比例异常，呈四角点阵排列（△）。细肌丝数量增多（☆）。胞质内有扩张的管状结构，其上可见类似中间连接的高密度电子颗粒。线粒体形态异常，体积巨大

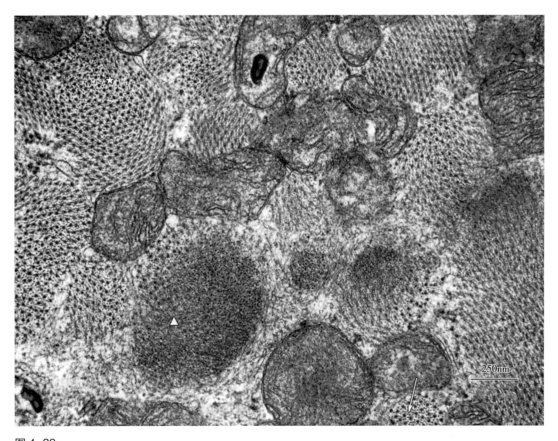

图 4-29
横断面，肌丝束直径粗细不等，极向不同，粗、细肌丝比例及分布异常，部分肌丝束仅由缠绕成团块的细肌丝组成（△），亦有粗肌丝呈六角点阵形态而细肌丝增多（↑）或减少（☆）的片段。线粒体嵴部分可见、部分模糊不清

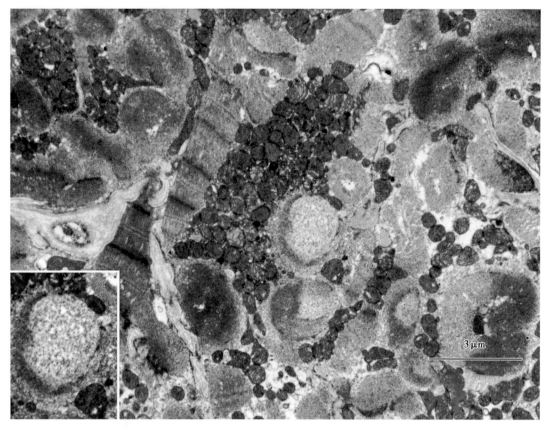

图 4-30
肌丝束极向紊乱，发育异常的肌节中粗、细肌丝比例失常，Z 线呈环形

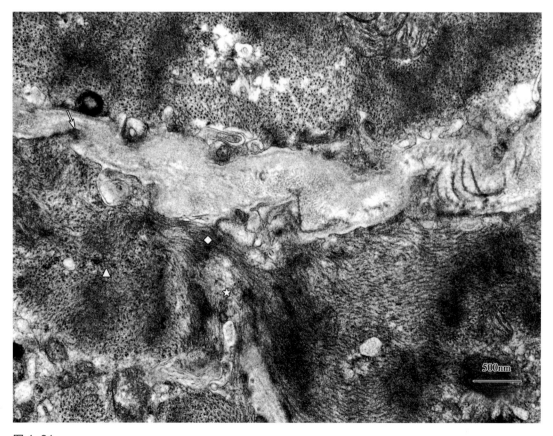

图 4-31
粗肌丝（◇）和细肌丝（☆）分别成片分布，肌丝纵横交错（△），粗、细肌丝未形成肌节，肌丝于细胞膜断裂处进入间质（↑）

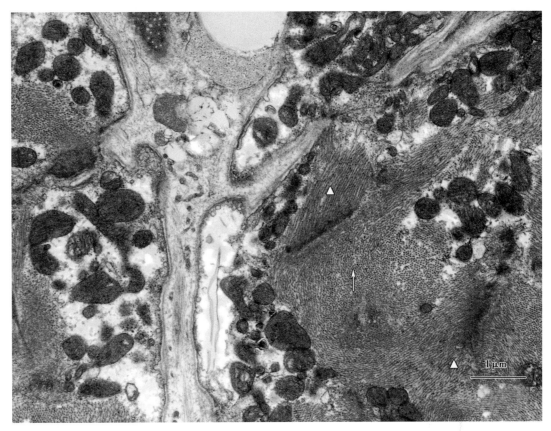

图 4-32
极向紊乱的肌丝，纵（△）横（↑）交错，横断面细肌丝减少，粗肌丝排列疏松，未形成肌丝束及肌节，在高电子密度的 Z 线样结构周围，肌丝呈垂直交错或辐射状排列；细胞膜内侧有多个吞饮泡，细胞膜下水肿

（二）肌丝束极向紊乱

如前所述，心脏发育早期，肌丝束的排列呈无序状，随着发育成熟，肌丝束排列的极向渐趋一致，即同向化（或同轴化），并形成肌节等特殊结构。在本组 HCM 心肌样本，透射电镜观察到肌丝束的异常表型与胚胎发育早期的心肌结构相似，由此推测肌丝束发育不成熟表现可能与心脏早期发育异常或基因突变有关。

透射电镜观察发现，HCM 肌丝束排列紊乱的范围广泛、程度严重，同一例患者存在多种不同形式的排列紊乱，排列紊乱即可单独存在，也可伴随心肌细胞内细胞骨架、T 管系统以及线粒体堆积等异常出现。推测肌丝束排列紊乱的复杂表型可能存在不同的发生机制，可确认的是原发性结构异常和继发性改变二者交织共存。

1. 肌丝束极向紊乱的不同超微形态学表型

（1）相邻心肌细胞内肌丝束不同向：HCM 的组织学特点为相邻心肌细胞呈纵横交错排列，透射电镜进一步观察到相邻心肌细胞内肌丝束的不同向表型（图 4-33，图 4-34）。

（2）肌丝束排列紊乱：在 HCM 心肌样本，透射电镜在同一心肌细胞内观察到肌丝束排列紊乱的多种表型（图 4-35，图 4-36）。

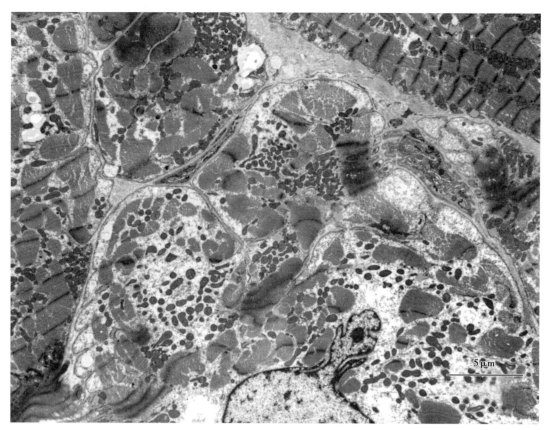

图 4-33
相邻的几个心肌细胞内肌丝束、肌节及肌丝的极向紊乱,胞质疏松、水肿,T 管扩张

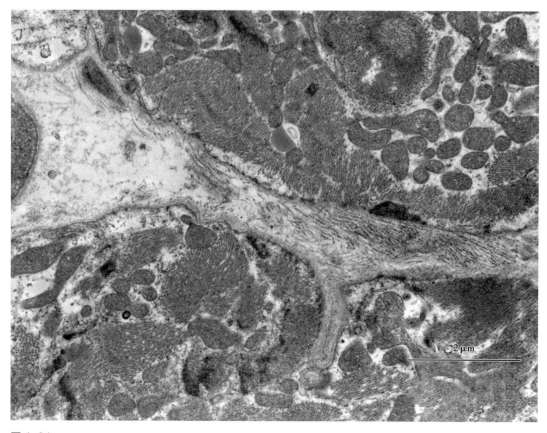

图 4-34
3 个相邻心肌细胞,细胞内及细胞间均表现为极向紊乱,间质胶原增多,其中较多平行粗大的 Ⅰ 型胶原纤维

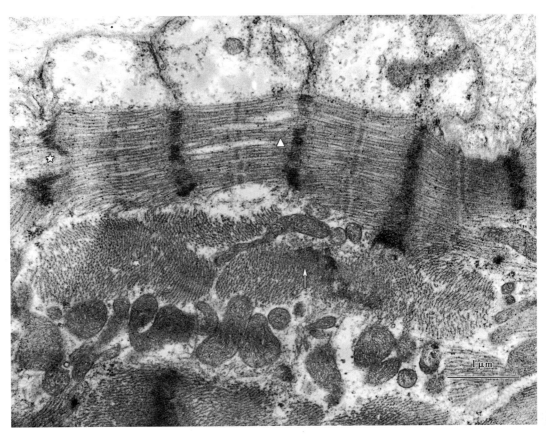

图 4-35
心肌细胞内肌丝束（↑）极向紊乱，不仅与细胞膜下的肌丝束相互垂直，且内部结构紊乱。细胞膜下纵向肌丝束（△）的 Z 线增宽、变形、断续（☆）

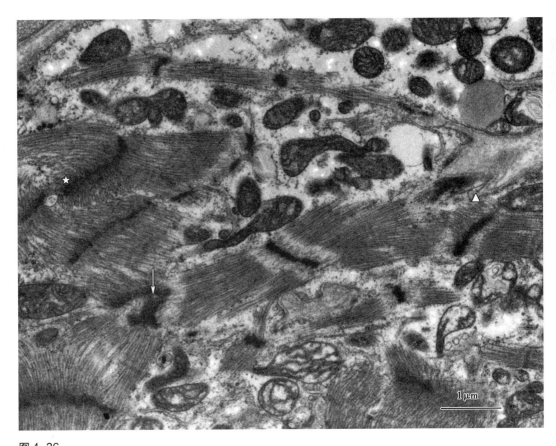

图 4-36
同一心肌细胞内呈现出多种形式的肌丝束排列紊乱，细胞膜内陷的 T 管扩张，扩张处（△）肌丝呈角交叉排列；细胞内 Z 线折叠（↑），周围三条肌丝束呈风车状排列，亦有呈漩涡状排列（☆）

（3）肌丝排列紊乱：在 HCM 心肌样本，透射电镜在同一肌丝束内观察到肌丝排列紊乱，未形成肌节结构（图 4-37~图 4-39）。

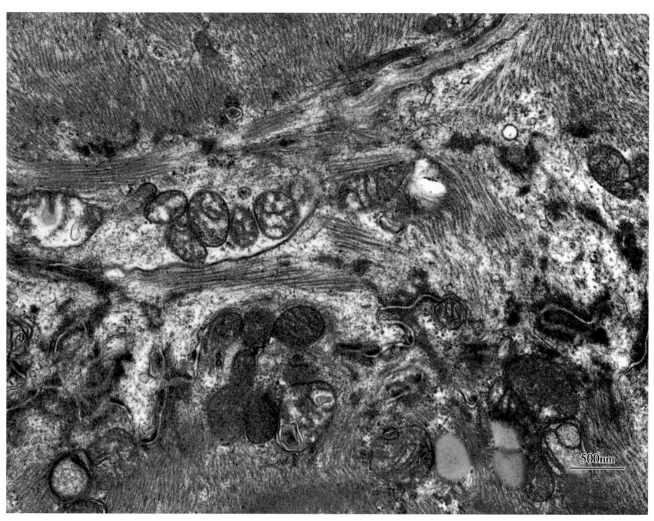

图 4-37
闰盘及细胞膜下的肌丝呈多极向未形成肌节，束状肌丝的成分为粗肌丝，而细肌丝缺失。

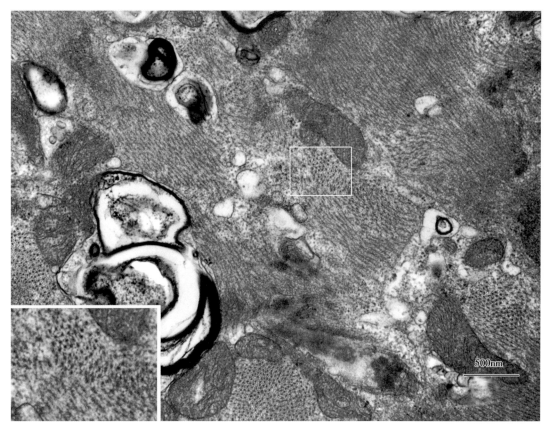

图 4-38
肌丝呈纵横交错,纵行的肌丝中有小片横行的肌丝,极向不同的肌丝未呈束状排列,未形成肌节。线粒体变性

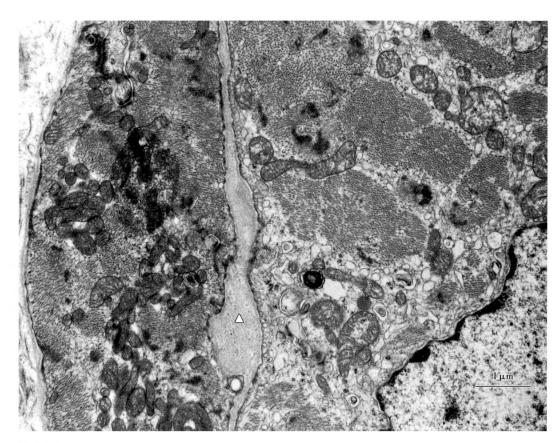

图 4-39
肌丝纵横交错,肌丝束间有较多大小不等的泡状结构。可见延伸入细胞内的细胞膜及间质(△),膜上有高电子密度颗粒,并有肌丝附着

2. 肌丝束排列紊乱与心肌细胞细胞膜的关系　正常心肌细胞闰盘位于细胞长轴一端，肌丝束锚定于闰盘，纵切面见肌丝束与闰盘垂直。若心肌细胞极向改变、细胞分支增多或闰盘位置及结构异常，均会导致肌丝束极向错乱。

在 HCM 心肌样本，透射电镜观察到心肌细胞膜附近肌丝束极向紊乱，紊乱不仅与闰盘位置和结构的多种异常并存，而且在非闰盘化的细胞膜附近亦观察到紊乱表型。

（1）闰盘位置或结构异常与肌丝束排列紊乱：HCM 可见闰盘呈平直状、围成小环状、密集成团块状等多种形态；或位于细胞长轴侧面的细胞膜处，与肌丝束平行；亦可见心肌细胞端－端连接处闰盘缺失；并伴有肌丝束扭曲、极向紊乱、纵横交错、与周围肌节呈角排列，肌丝无处附着，甚至溶解等。推测闰盘异常可能引起细胞骨架蛋白的变化，细胞骨架异常亦可导致闰盘形态、结构改变，致使肌丝束排列紊乱（图 4-40~ 图 4-53）。

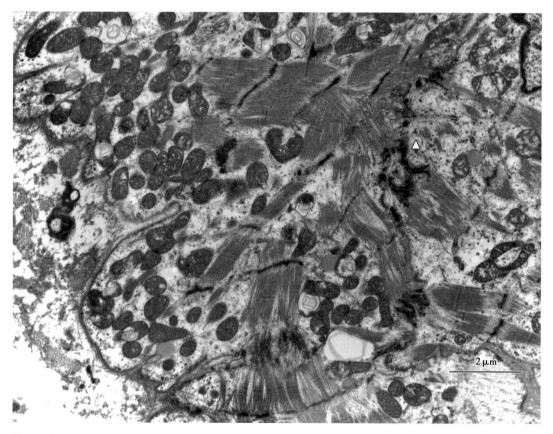

图 4-40
心肌细胞扭曲变形，两细胞连接处，闰盘平直，电子密度增高，闰盘的基本结构类型模糊不清（△），锚定于闰盘的肌丝束一侧排列紊乱，一侧溶解消失，胞质内的肌丝束纵横交错

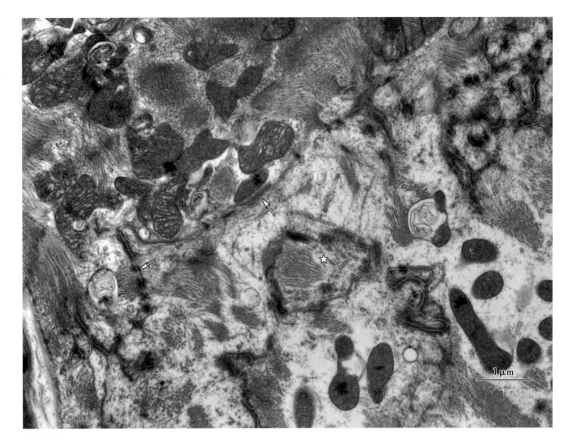

图 4-41
闰盘呈平直状（↑）或环形（☆），中间连接减少，肌丝、肌节极向紊乱、纵横交错，部分区域肌丝束溶解

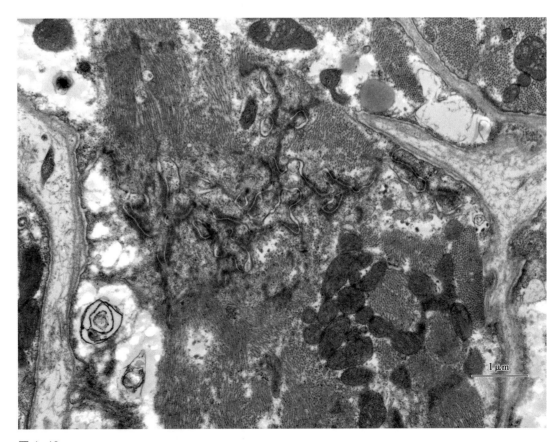

图 4-42
团状缠绕的闰盘，两侧肌丝束极向紊乱；细胞膜下水肿，线粒体变性

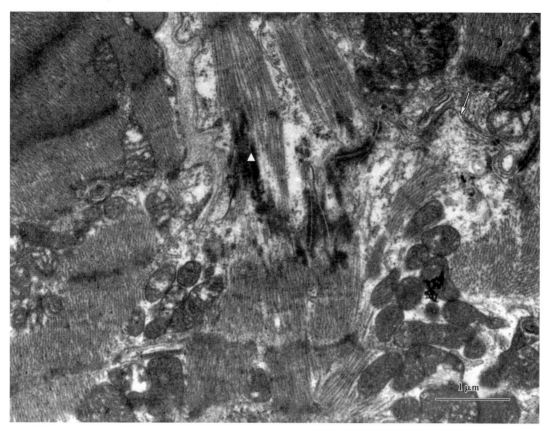

图 4-43
闰盘中间连接呈高电子密度的块状及粗颗粒状（△），分布不均，局部锐角折角，部分平直缺乏中间连接（↑），肌丝束不同向、溶解稀疏

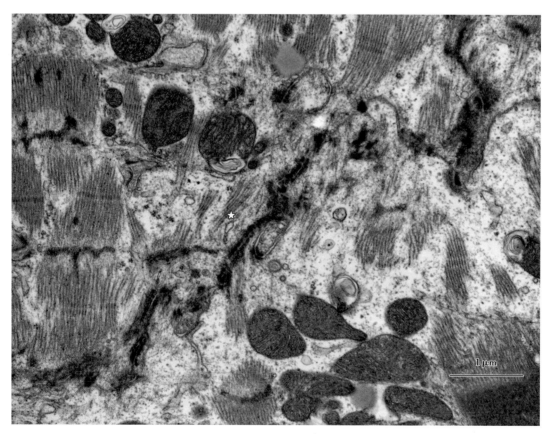

图 4-44
闰盘与肌丝束平行（☆），中间连接呈高电子密度块状，其上无肌丝，周围肌丝凌乱散落；线粒体大小悬殊

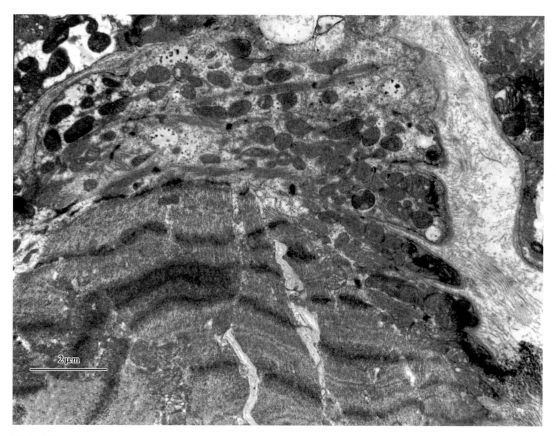

图 4-45
心肌细胞端部未见闰盘结构。近细胞膜处的肌丝束与中部肌丝束方向垂直,伴变性溶解

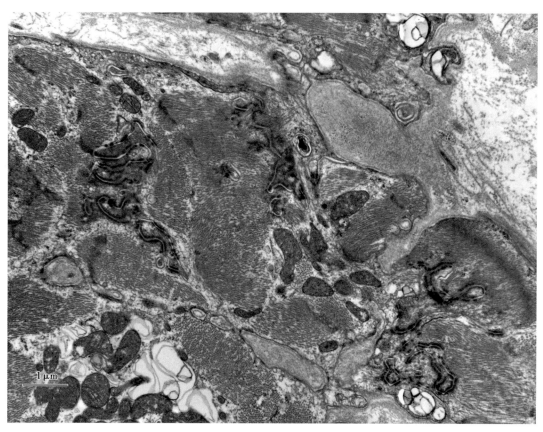

图 4-46
两闰盘之间不足两个肌节,肌丝束纵横交错,Z 线粗细不均

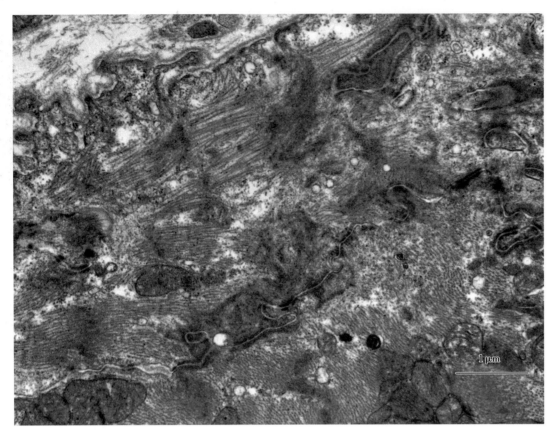

图 4-47
线状闰盘的中间连接结构不良,其左侧肌节结构不清晰,右侧为杂乱的肌丝

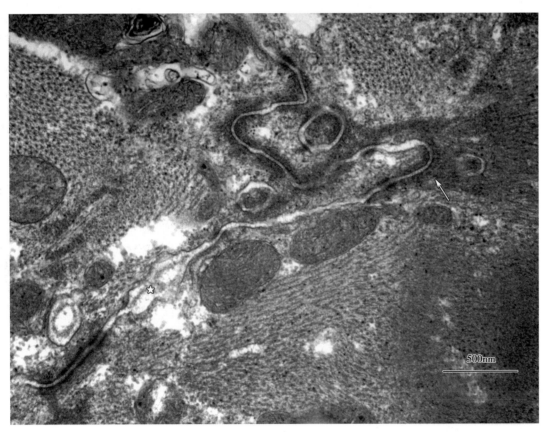

图 4-48
闰盘形态异常,呈直线状,非特化区扩张、破裂(☆),中间连接上的高电子密度物质或呈团块状(↑)或呈弥散状分布,肌丝束极向紊乱,与闰盘平行

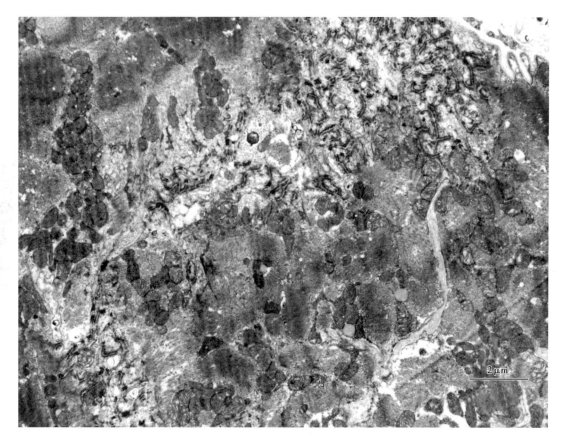

图 4-49
杂乱的闰盘与紊乱的肌节，闰盘与肌节连接处的肌丝溶解，细胞内肌节形成不良

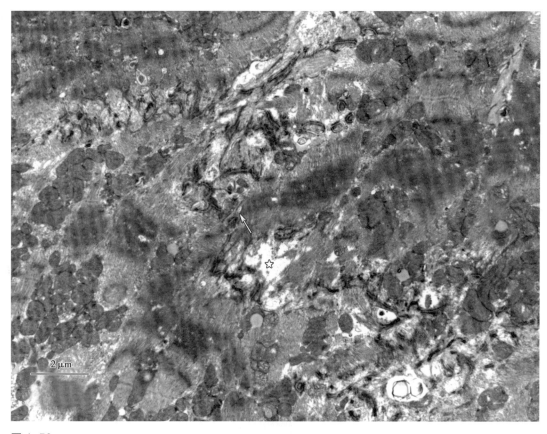

图 4-50
闰盘周围的肌丝束收缩状态不同，局部过度收缩而与闰盘分离，肌丝断裂变性消失（☆），受到牵拉作用的肌节，其 Z 线与闰盘呈垂直表现（↑）

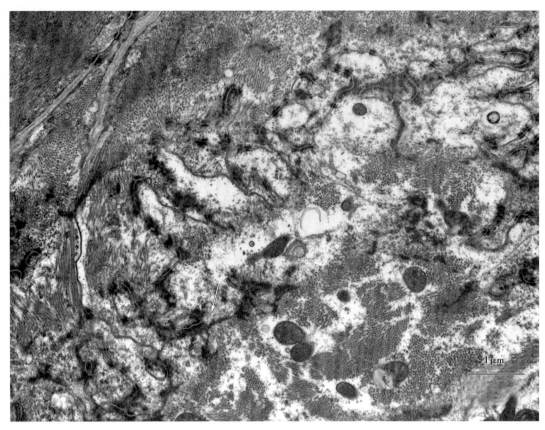

图 4-51
闰盘结构不良,中间连接显著减少,质膜断裂,其上的高电子密度物质松散脱离(↑),桥粒及缝隙连接相对增多。闰盘周围水肿,肌丝溶解,肌节形成不良,肌丝束排列紊乱

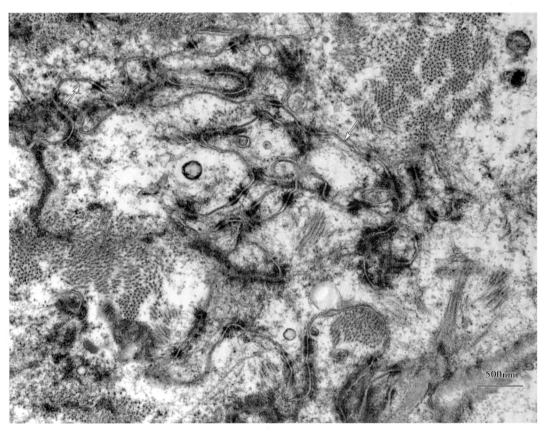

图 4-52
图 4-51 放大,闰盘形态异常,中间连接减少,高电子密度物质消失,残留质膜结构(↑),肌丝溶解消失

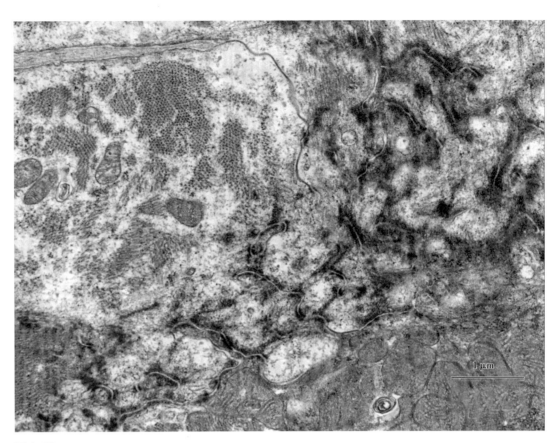

图 4-53
肌丝极向紊乱，肌节形成不良，肌丝束变性，闰盘中间连接上极少肌丝附着

（2）与闰盘相连的肌丝溶解、离散：肌丝束的形成和降解多从闰盘处开始，当闰盘结构破坏或受力不均匀时，肌丝失去所附着的结构，将会发生离散、溶解，以致出现排列紊乱。在 HCM 心肌样本，透射电镜观察到闰盘缺乏锯齿状结构，中间连接显著减少，肌丝呈溶解、离散状（图 4-54~图 4-56）。

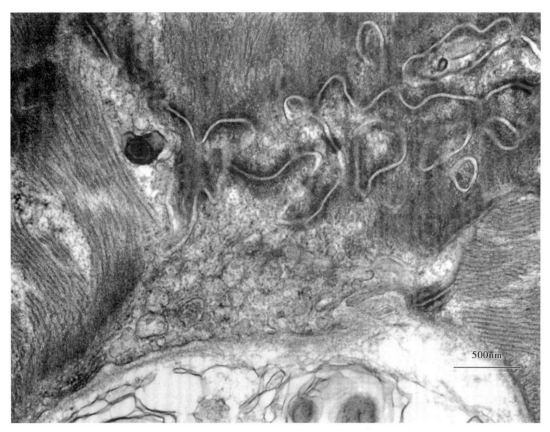

图 4-54
闰盘中间连接减少，间隙增宽，闰盘两侧有不同程度的肌丝溶解，一侧无肌丝，肌浆网似蜂窝状形态，散在肌丝飘落在胞质中

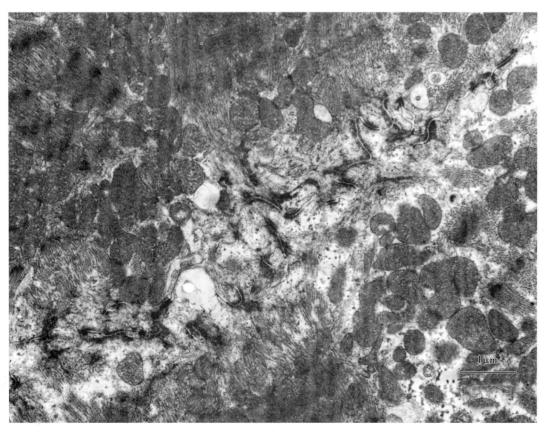

图 4-55
闰盘不规则，缺乏锯齿状形态。中间连接较少，未能与肌丝有效连接，肌丝束极向紊乱

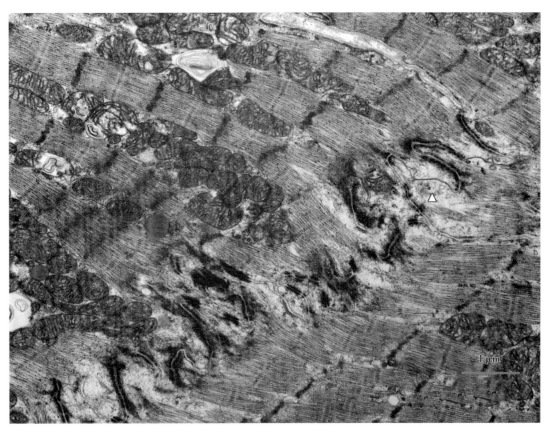

图 4-56
闰盘中间连接面积减少,肌丝束溶解(△),线粒体在闰盘处堆积

3. 肌丝束溶解与排列紊乱　肌丝束溶解与心脏发育过程中的细胞分裂等多种生理及病理过程有关,各类心肌病中常可观察到这一病理表现,由于肌丝束的完整性受到破坏,致心肌细胞收缩功能降低。在 HCM 心肌样本,透射电镜常观察到在肌丝束溶解区周围有残存的肌浆网和散乱的肌丝,亦观察到在较为严重的溶解区域内,残存的肌丝束小片段仍存在一定极向。导致肌丝束溶解的可能原因为,病变肌丝束中的粗、细肌丝比例异常及粗肌丝或细肌丝中的特定蛋白缺乏,致肌节结构不稳定易于降解,也可能由于 Z 线蛋白缺失导致肌丝束附着不良而引起降解。

(1)肌丝束溶解及破坏:在 HCM 心肌样本,透射电镜观察到肌丝束溶解破坏的多种表型,可为肌丝束中的一个肌节或相邻几个肌节的肌丝溶解,周围结构无明显异常;亦可呈肌丝束溶解,伴肌丝束间隙增宽,内有疏松的基质及黏液样物质;甚至肌丝束成片状的溶解,伴周围结构紊乱(图 4-57~图 4-63)。

(2)肌丝束溶解伴排列紊乱:在 HCM 心肌样本,透射电镜观察到心肌细胞内肌丝束溶解与排列紊乱二者共存的表型,但因果关系尚不明确(图 4-64~图 4-68)。

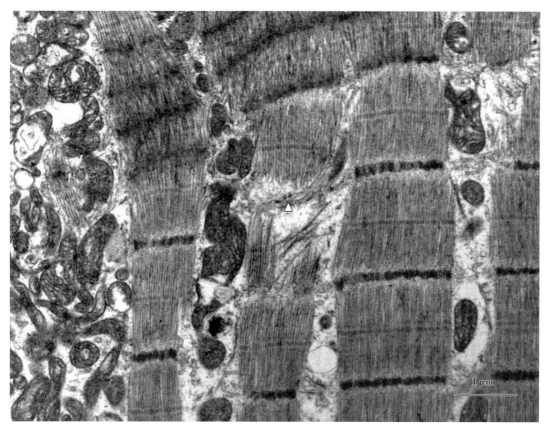

图 4-57
肌节部分溶解，Z 线（△）消失，肌丝缺乏附着点，散乱于肌节中，周围肌节过度收缩

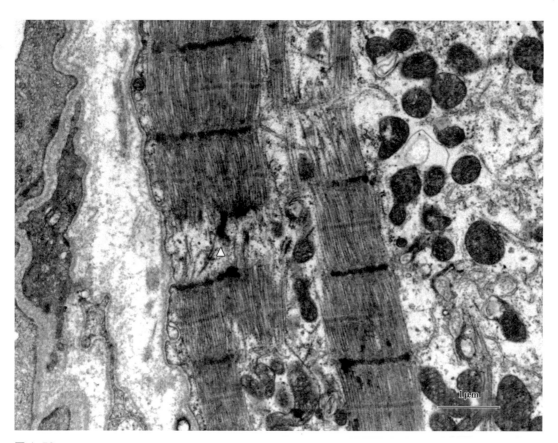

图 4-58
局部肌丝溶解。肌节（△）一端 Z 线尚可辨认，另一端 Z 线结构模糊，该肌节内的部分肌丝溶解消失，残存的肌丝排列杂乱

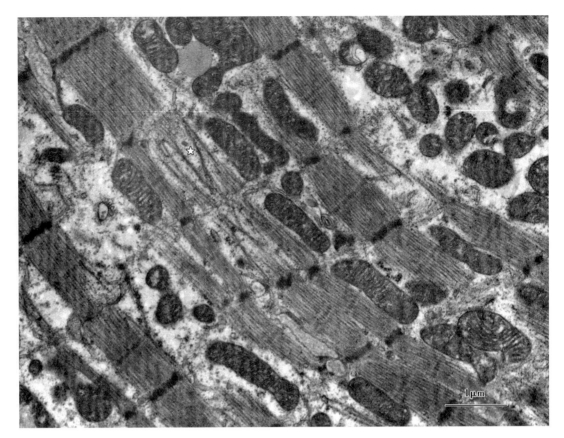

图 4-59
部分肌丝溶解，部分肌丝缠绕呈高电子密度（☆）

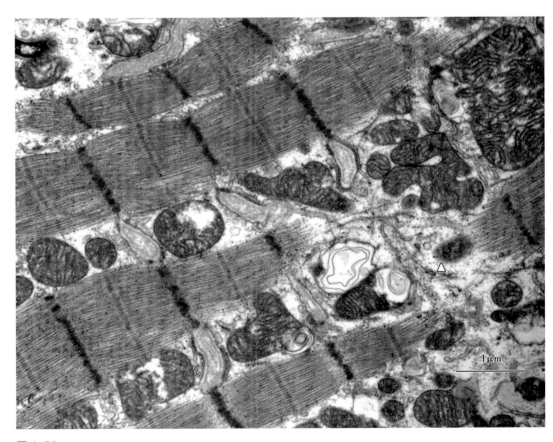

图 4-60
肌丝束间的 T 管呈片段状扩张；局部肌节结构破坏，Z 线消失，肌丝溶解（△）；线粒体大小悬殊、形状各异，髓鞘样变

第四章 | 肥厚型心肌病病理组织形态与超微结构

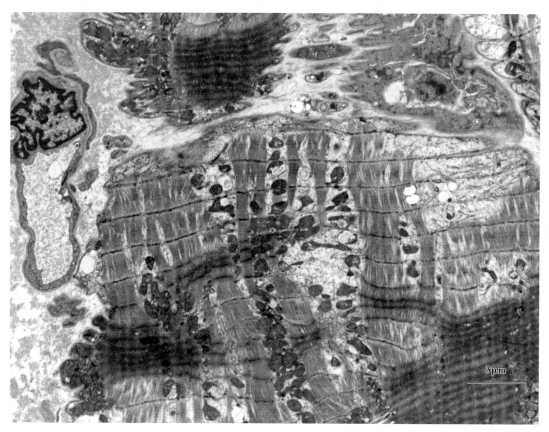

图 4-61
心肌细胞宽度增加，多处肌丝束溶解，肌节舒、缩状态不一，局部过度收缩

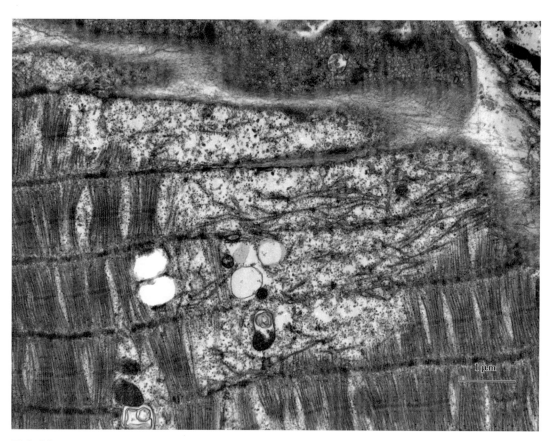

图 4-62
图 4-61 放大，示肌丝溶解区内残余散乱的肌丝、残留的 T 管，周围肌丝束结构存在，同极向

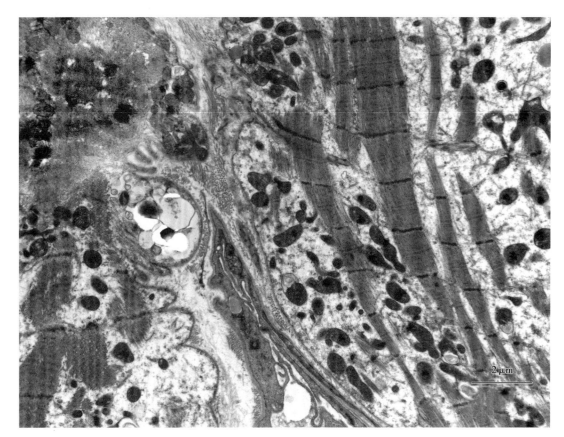

图 4-63
肌丝束溶解，伴肌丝束间隙增宽

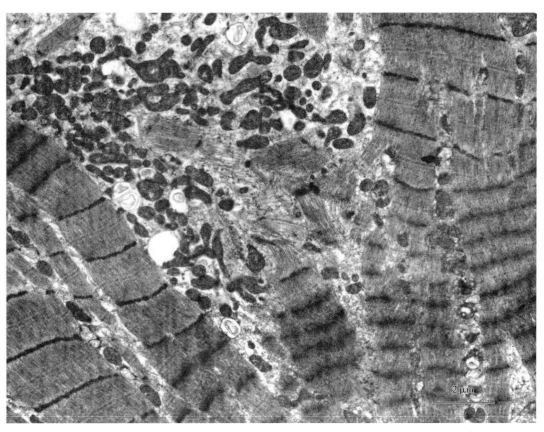

图 4-64
肌丝束溶解及排列紊乱

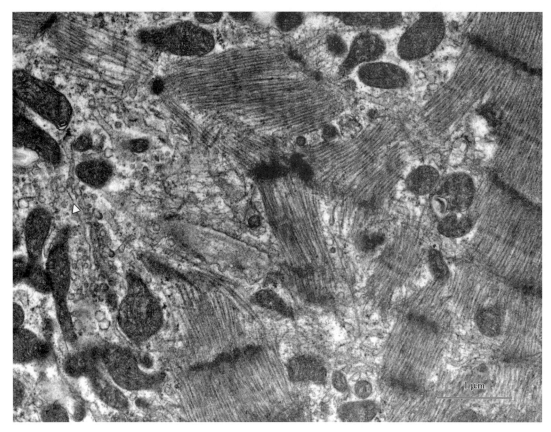

图 4-65
图 4-64 放大，肌丝束排列紊乱区内有残余的肌浆网（△），及小管状结构，散在或密集成片

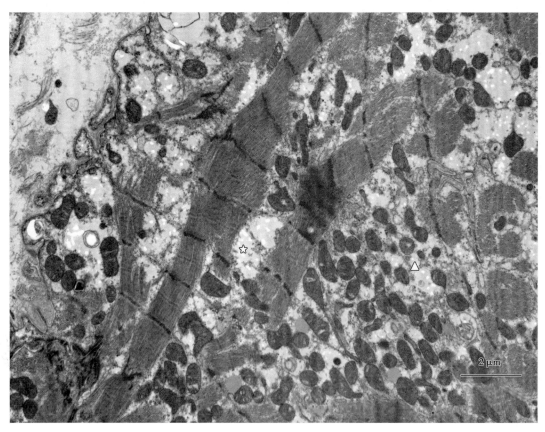

图 4-66
肌丝束呈片状溶解消失（△），肌节内肌丝溶解消失（☆），束间有黏液样物质

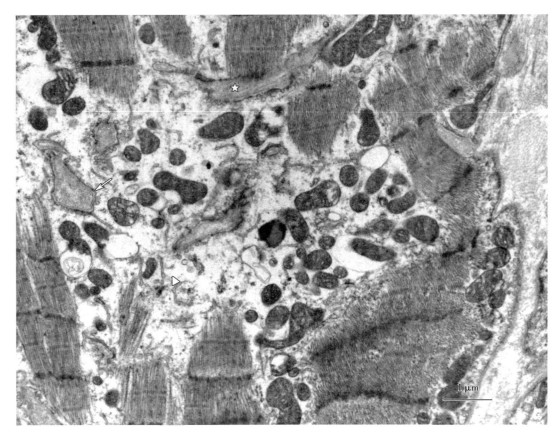

图 4-67
肌丝束溶解区及周围扩张的 T 管（☆），有的 T 管与 Z 线非平行走行（↑），周围的肌丝束呈角交叉，残余的肌浆网管状结构（△）呈散在分布，形状各异

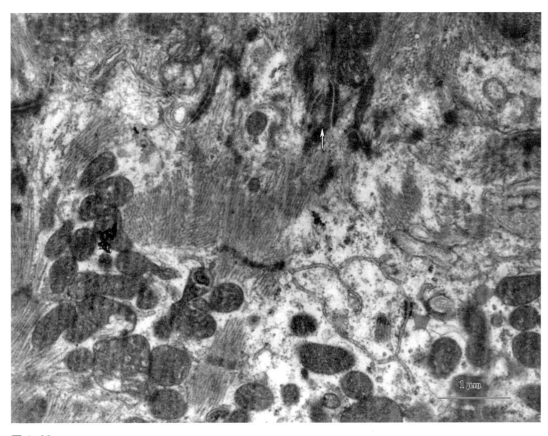

图 4-68
肌丝束溶解区有与 Z 线相连的肌浆网管状结构，周围肌丝束排列紊乱；闰盘（↑）折角 <30°，中间连接减少，分布不均匀，与肌丝未形成良好的连接，周围高电子密度区增宽，结构模糊不清

4. 肌丝束排列紊乱与线粒体堆积　如前所述，正常心肌细胞内，线粒体常呈单排分布于肌丝束间，以便为心肌细胞提供能量，肌浆网参与协调线粒体和肌丝束的排列。线粒体的排列方向为以长轴与肌丝束平行，与T管垂直，肌浆网位于线粒体和肌丝束之间犹如三明治样。正常心肌细胞的闰盘区无T管，少有线粒体。在HCM心肌样本，透射电镜观察到线粒体呈一定程度的无序排列，或局部呈团块状聚集，在聚集区常有肌丝束排列紊乱及溶解消失，两种表型出现的先后虽难以区分，但线粒体的聚集将致肌丝束被挤压，同时，肌丝束的溶解消失、内质网系统或细胞骨架结构的解体破坏，又可为线粒体聚集提供空间；还观察到闰盘附近存在线粒体聚集现象，提示闰盘处的肌丝束有解耦联，或有生长可能（图4-69，图4-70）。

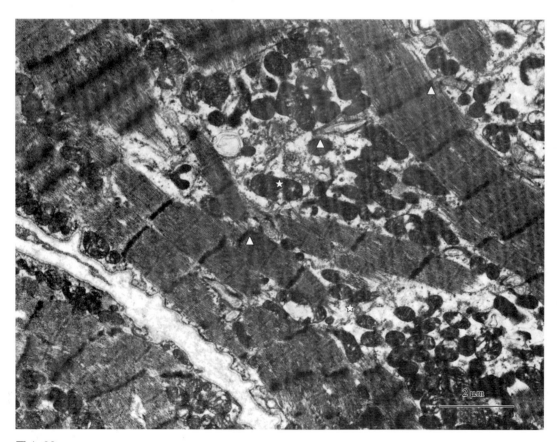

图 4-69
线粒体聚集，有髓鞘样变性；线粒体周围肌丝束不同向，肌丝束交错排列处的Z线位置见扩张的T管结构（△），管壁上有与Z线相同的高电子密度颗粒；部分肌丝束溶解，在溶解区有残余管泡状肌浆网（☆）

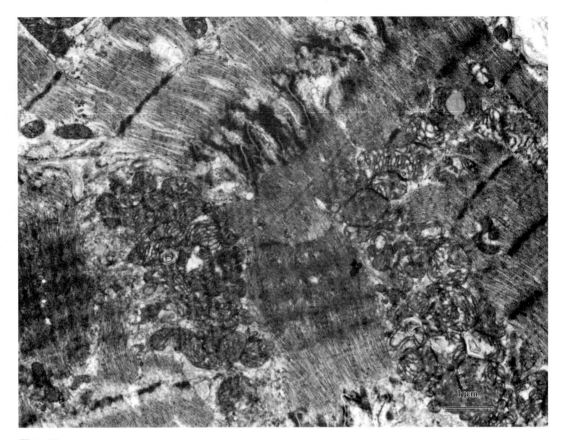

图 4-70
肌丝束增宽，周围线粒体堆积

5. T管及异常内陷的细胞膜与肌丝束排列紊乱　心肌细胞的T管（transverse tubules）系统是一种高度特化的亚细胞结构，在心肌细胞内构成立体管网状结构，与肌浆网共同构成三联管，是心肌兴奋-收缩耦联机制的重要作用单位，保证心脏收缩的同步性和协调性。T管与心肌细胞的细胞膜（sarcolemma）相连，为沿细胞长轴的细胞膜在Z线上规则内陷（参见第二章相关内容）。T管与Z线的位置固定，不受心肌细胞收缩与舒张的影响，说明两种结构整合存在，提示T管的形状、结构、方向和位置的改变会影响肌丝束的排列方向。新生儿心室肌细胞几乎无T管。实验发现，体外培养的心肌细胞T管系统会逐渐消失。在心脏肥大到心力衰竭过程中，存在T管系统的重构，与多种蛋白相关，发生机制复杂，目前尚不甚明了。在HCM心肌样本，透射电镜观察到T管和异常内陷的细胞膜与肌丝束排列紊乱同时存在的表型，但其间的因果关系不清，可能由于肌丝束机械力的牵拉使T管扩张扭曲、细胞膜内陷，抑或因T管、细胞膜异常致使肌丝束排列紊乱，尚难明确（图4-71~图4-75）。

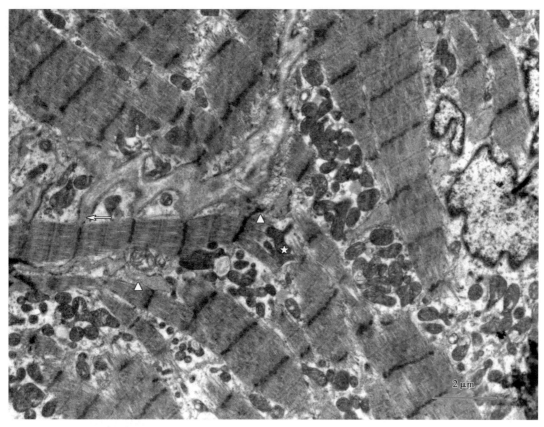

图 4-71
细胞膜呈扇贝状，T 管受牵拉，其与 Z 线相连处高电子密度物质脱落（↑）；多处 T 管断裂移位（△）并插入肌丝束间，与细胞膜及 Z 线分离，相连肌节结构破坏（☆）。肌丝束溶解并排列紊乱

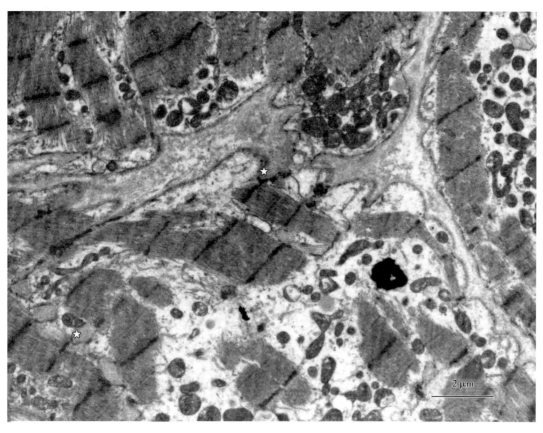

图 4-72
心肌细胞间隙增宽，细胞膜内陷入细胞内，与 Z 线移行的 T 管扩张（☆），内陷细胞膜和扩张的 T 管内的内容物相似，电子密度不均匀，其中可见纤细的 Ⅲ 型胶原；肌丝束溶解并排列紊乱

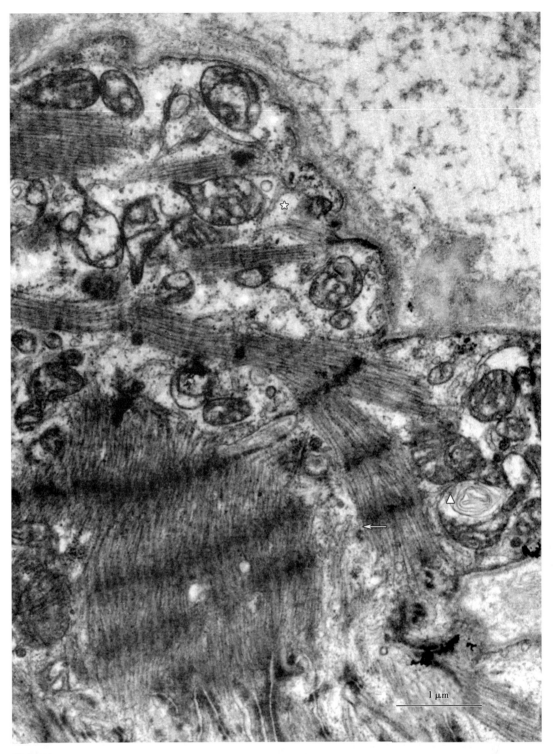

图 4-73
心肌细胞细胞膜下水肿，T 管结构不良（☆），未与 Z 线重合；细胞膜下肌丝束呈多极向，部分与细胞膜垂直，部分与细胞膜平行，与闰盘侧肌丝束不同向；胞质疏松区内可见折叠管状结构（↓），线粒体部分呈髓鞘样变（△）

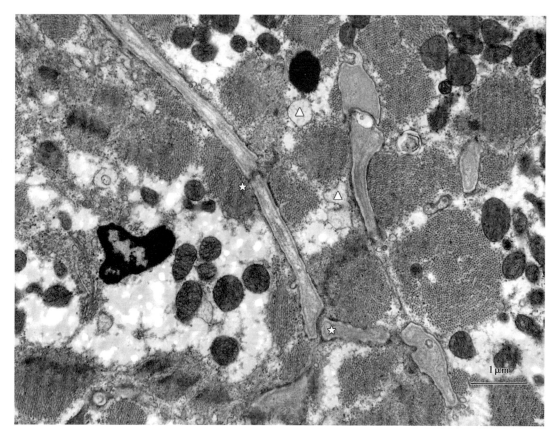

图 4-74
内陷的细胞膜间隙不宽,有盲端,两条相邻结构似关节状(☆);在肌丝束溶解区内多处见扩张的肌浆网(△)及次级溶酶体

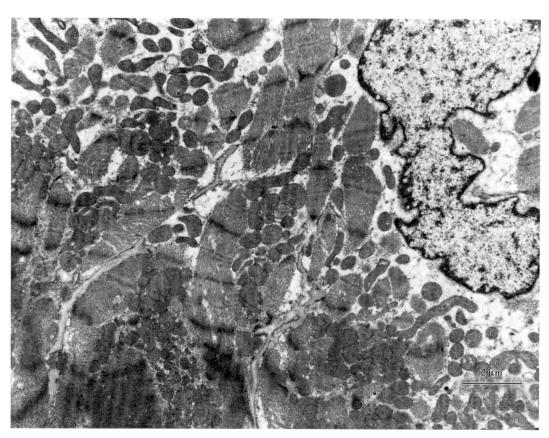

图 4-75
增生的间质随两条内陷的细胞膜延伸至胞质内并紧贴肌丝束,肌丝束排列不平行,伴肌丝溶解,胞核畸形

二、心肌肥大

如前所述，正常心肌细胞直径为 10~20μm。当心脏功能增强或工作负荷增加时，心肌细胞可出现适应性变化。在 HCM 心肌样本，透射电镜观察到心肌细胞肥大，表现为细胞的长度和宽度均增加，直径可达 20~30μm，长度亦因肌节数量的增多而增加。此外，肥大的心肌细胞还会发生一系列形态改变，包括胞核增大、深染、异形，线粒体及其他细胞器的改变等，亦可见心肌细胞呈大小不等。

（一）心肌细胞肥大的超微表现

心肌细胞的直径是决定心脏电传导的主要解剖因素。细胞直径与细胞内电阻呈反比关系，直径大则电阻小，局部电流大，电传导速度快。在透射电镜研究中，受组织样本取材的体积及样本制备等因素所限，所观察样本的范围常较局限，因此，很难直接准确地观察到心肌细胞的最大径，但可通过观察肌丝束的粗细和条数、心肌细胞的核/质比、心肌细胞与毛细血管的数量比、心肌细胞细胞膜张力及肌节数量等方面进行综合评估，以判断心肌细胞是否肥大。

本组 HCM 心肌样本中观察到细胞体积大小不等，肌丝束数量增多，以及肌丝束直径增宽等表现（图 4-76~ 图 4-83）。

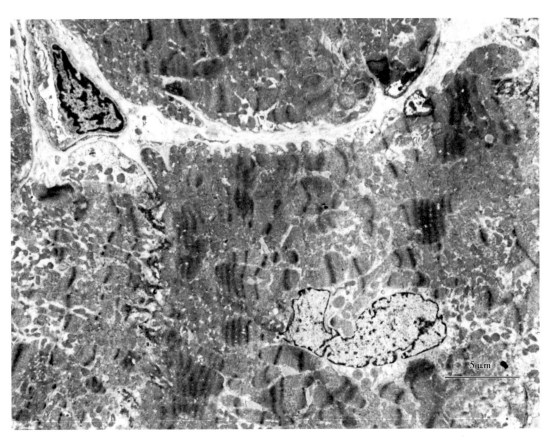

图 4-76
心肌细胞肌丝束的条数增加，胞核扭曲，出现深大而宽的切迹

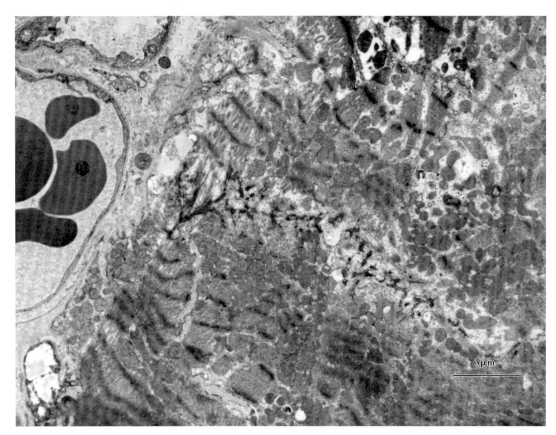

图 4-77
闰盘两侧的心肌细胞，宽度增加，肌丝束数量增多

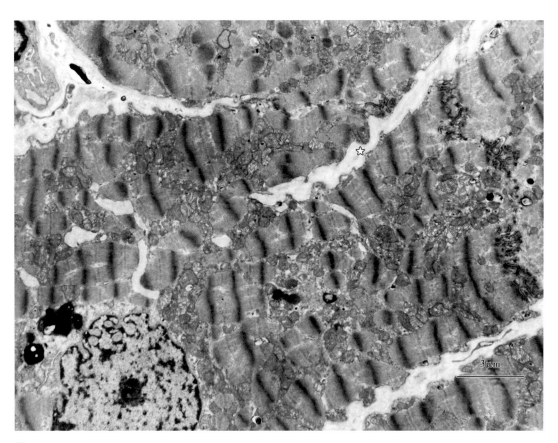

图 4-78
细胞肥大，肌丝束增多，一侧细胞膜平直，另一侧细胞膜内陷分隔肌丝束（☆），使心肌细胞形成异常分支；线粒体呈密集小片状无序分布

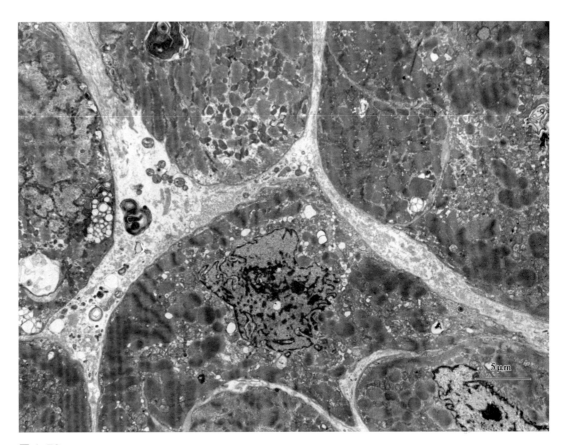

图 4-79
多个大小不等的心肌细胞，心肌细胞体积增大，形状怪异，核大、异形，细胞内线粒体增多，团块状聚集，并与周围细胞相互挤压

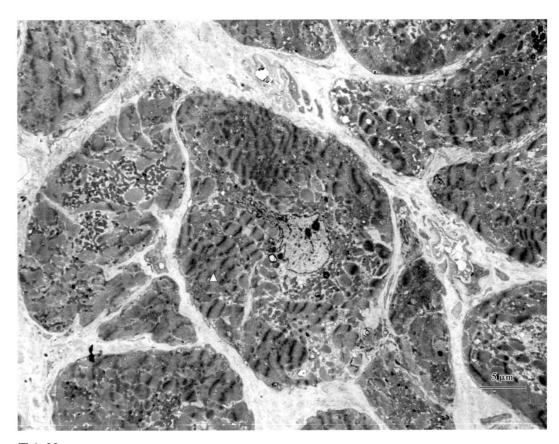

图 4-80
多个心肌细胞，大小不等。肥大的心肌细胞（△），直径 >20μm，肌丝束条数增多，胞核形状异常

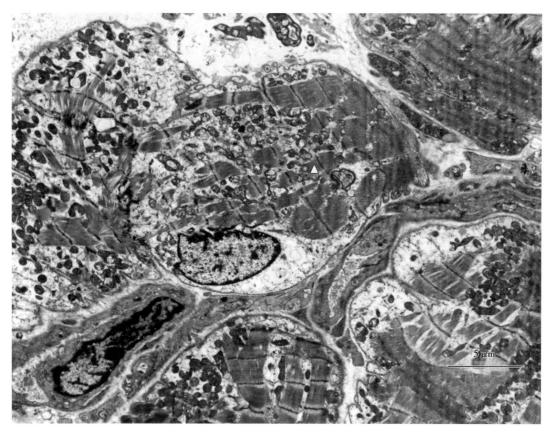

图 4-81
纵切面，心肌细胞大小不等，其中一个直径约 12μm，长径短小（△），胞核边位

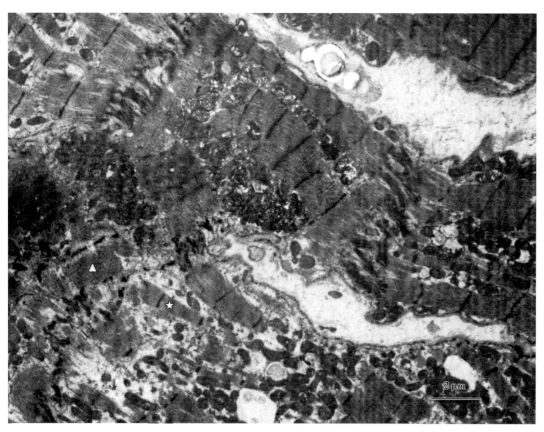

图 4-82
肌丝束宽窄不等，宽束（△）可为窄束（☆）的 4 倍。线粒体堆积，横断肌丝束，细胞间隙增宽

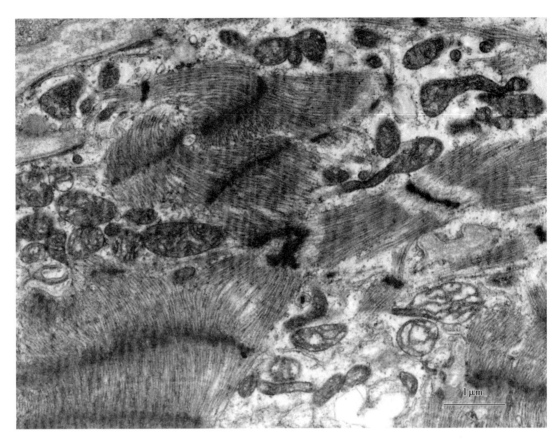

图 4-83
肌丝束增宽有多条分支，一条呈"U"形，在分支处 Z 线呈 45°折角，肌丝束极向紊乱

（二）心肌细胞核改变

细胞核是真核细胞内最大、最重要的结构，核内物质稳定存在于一定区域，以便为遗传物质建立稳定的活动环境。核基质、核纤层和细胞骨架共同构成了细胞核的形状。细胞核占细胞总体积的 10% 左右，但在不同生物及不同生理状态下有所差异。HCM 的组织学常观察到心肌细胞核大、浓染，纵切面上核的两端由圆变方，呈马蹄形、鹿角形或哑铃形等多种奇异形状，核膜呈深陷的纵沟；还可见双核乃至多核，与心肌再生时的多核心肌细胞类似。有研究认为，这是心肌细胞无丝分裂的表现，即属于心肌细胞的增生。在 HCM 病例，透射电镜可观察到与组织学相类似的表现，常见胞核畸形、核数量异常、核膜内陷、核内染色质形态异常及多个核仁等改变。

1. **核畸形** 由于超薄切片角度不同，透射电镜下较难准确评估细胞核的大小和极向，但可对胞核形态进行观察。HCM 中畸形核易见，表现为各种形状，直径 5~15μm；染色质可呈团块状分布，亦可疏松分布；核膜内陷（invagination）程度深浅不等。

核的形状由核骨架和细胞骨架共同决定。核骨架由核基质、核纤层、核孔复合物和核仁组成。核基质是充满整个核内空间的以纤维蛋白成分为主的纤维蛋白网架，粗细不一，直径为3~30nm。核纤层（lamins）是位于核膜内侧与染色质之间的一层由高电子密度纤维蛋白组成的网络片层结构，一般厚10~20μm，核纤层蛋白可与染色质上的一些特殊位点相结合，为染色质提供结构支架。核纤层与染色质的相互作用有助于维持和稳定间期染色质高度有序的结构，对基因表达的调控十分重要。核膜是不对称的双层膜结构。外核膜的外表面有中间纤维、微管形成的细胞骨架网络。细胞骨架起着固定细胞核并维持其形态的作用。HCM中观察到的核畸形一方面反映了心肌细胞代谢异常，另一方面提示心肌细胞内骨架以及核骨架系统发生了改变（图4-84~图4-89）。

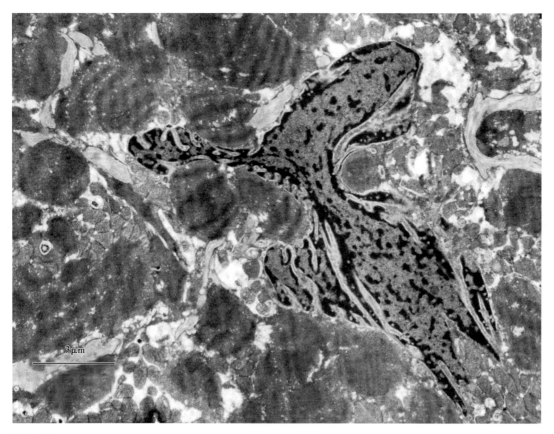

图 4-84
形状怪异的心肌细胞核

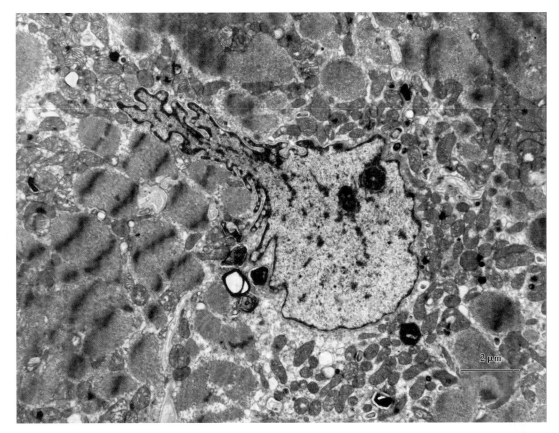

图 4-85
畸形的胞核，内有两个距离较近的核仁

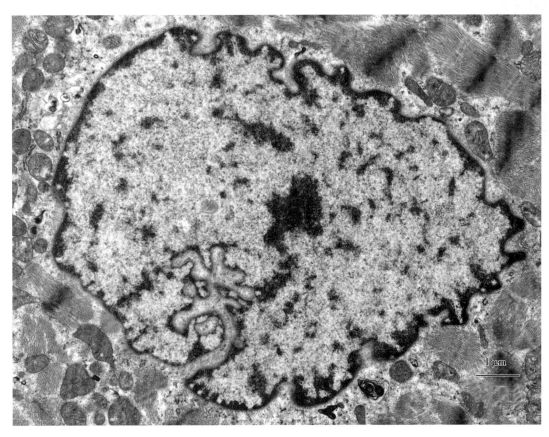

图 4-86
胞核畸形，核膜卷曲内陷，中心有核仁

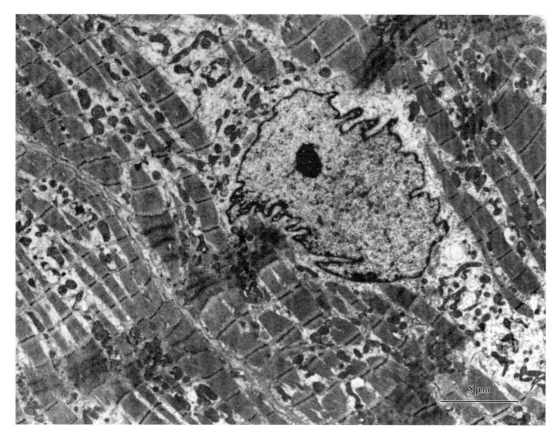

图 4-87
核大异形，核仁清晰，核膜多皱褶内陷

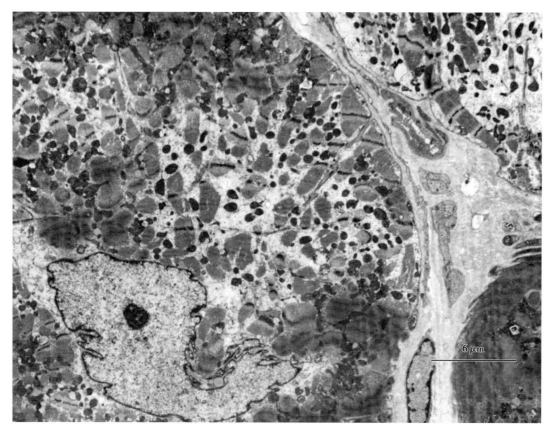

图 4-88
核大畸形，核仁明显

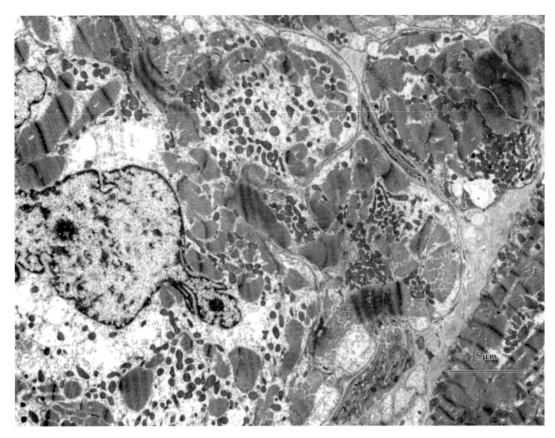

图 4-89
核大畸变，两个核仁，分别位于胞核两端，核周及局部胞质肿胀

2. 核周结构与核形状的关系　有研究发现，细胞培养所用材料表面的拓扑结构会影响细胞核的形态，原因可能为细胞核根据基底物质的形状特征主动对自身形态进行调整，或者是细胞核在细胞骨架应力作用下被迫改变形态。不同类型的细胞其细胞核变形程度不同。由此推测，细胞外基质对细胞核的形状亦可能产生影响。

本组 HCM 心肌样本，透射电镜观察发现，心肌细胞核的形状与核周物质有一定关系，有些胞核的畸形和核膜内陷是核周的胞质内容物"挤压"所致。然而，核周物质并未显示出共同点，有核周水肿、中等电子密度物、类似肌浆网的团状小管状物、紧密排列的肌丝束等（图 4-90~ 图 4-96）。

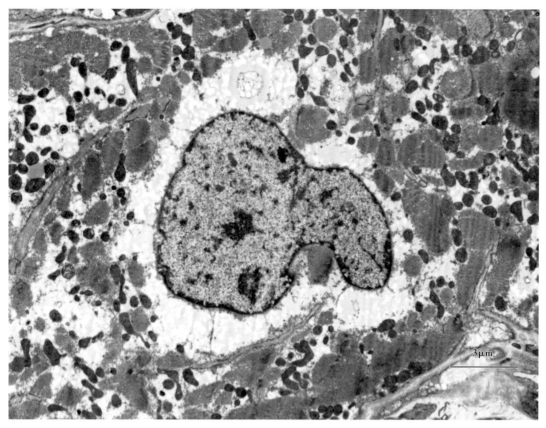

图 4-90
核畸形，内有两个核仁，核周水肿，凹陷处见肌丝束片段，核周围内质网管状扩张，伸向细胞凹陷处，扩张的内质网内有基质样物

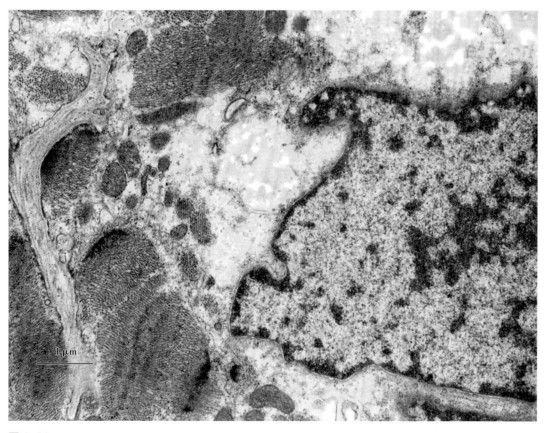

图 4-91
核旁水肿，核周见碎片状肌丝及扩张的肌浆网，核膜可见核孔；内陷的细胞膜呈管状至细胞核附近，内有粗大的 I 型胶原纤维

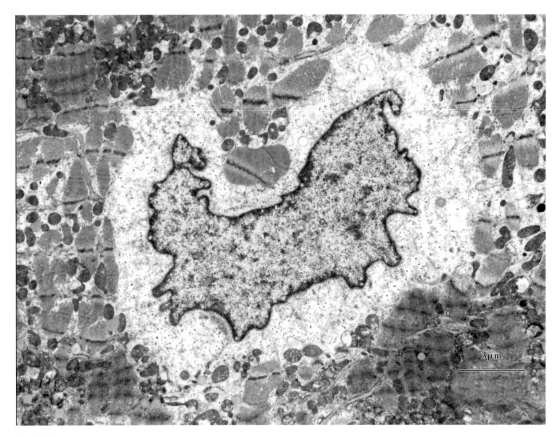

图 4-92
畸形细胞核,核周为中等电子密度的细颗粒状物

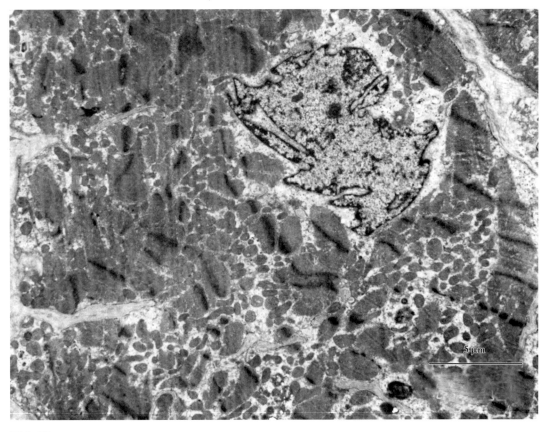

图 4-93
胞核形状怪异,肌节极向紊乱

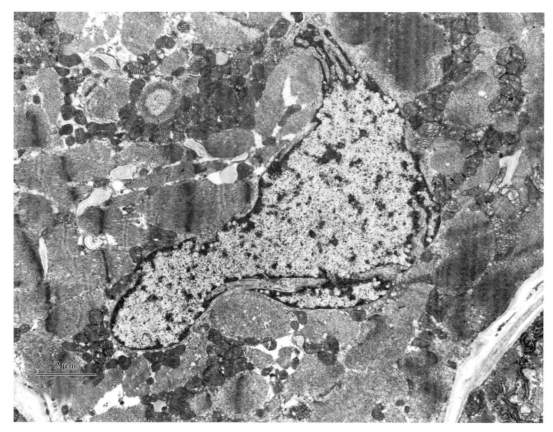

图 4-94
心肌细胞胞核形状怪异，核周空晕消失，肌丝束紧邻其周

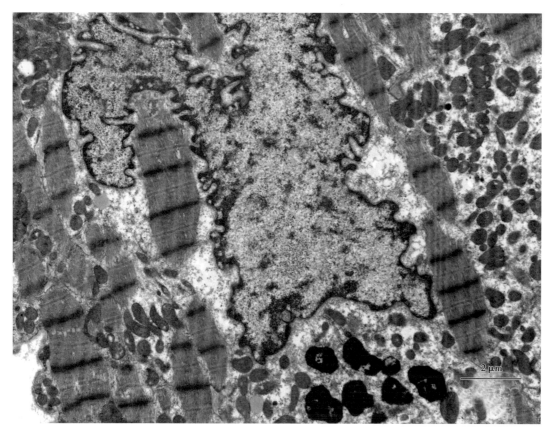

图 4-95
胞核畸形，肌丝束位于内陷核膜处

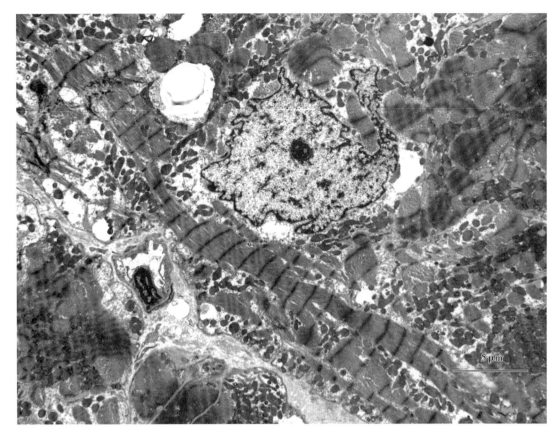

图 4-96
胞核大、畸变，核中部可见一个核仁，核仁纤维中心较小，致密纤维组分较多。肌丝束挤压胞核

3. 染色质改变　细胞核由外周的核膜以及膜内的染色质构成，染色质由 DNA 链和蛋白质组成。当 DNA 链呈卷曲状，即处于功能不活跃状态，HE 染色为蓝色团块状颗粒，称为异染色质（heterochromatin）；当 DNA 链呈伸展状，即处于功能活跃状态，HE 染色为疏松浅染颗粒，称为常染色质（euchromatin）。因此，光镜下的核内异染色质颗粒表明 DNA 功能不活跃，而常染色质颗粒表明 DNA 功能活跃。光镜下的核膜增厚，实际为异染色质成分贴附于核膜，并非真正的核膜增厚。

在 HCM 心肌样本，透射电镜较常观察到心肌细胞胞核内疏松的常染色质，提示心肌细胞 DNA 功能活跃；亦可观察到高电子密度的致密块状染色质，染色质的固缩直接降低 DNA 的转录活性（图 4-97~ 图 4-100）。

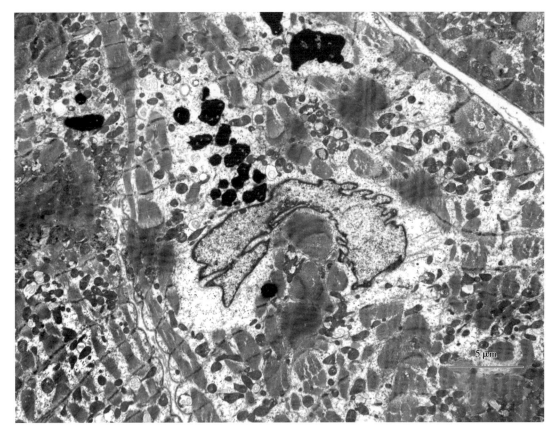

图 4-97
细胞核畸形，染色质疏松细颗粒状，胞核旁较多溶酶体，细胞内水肿

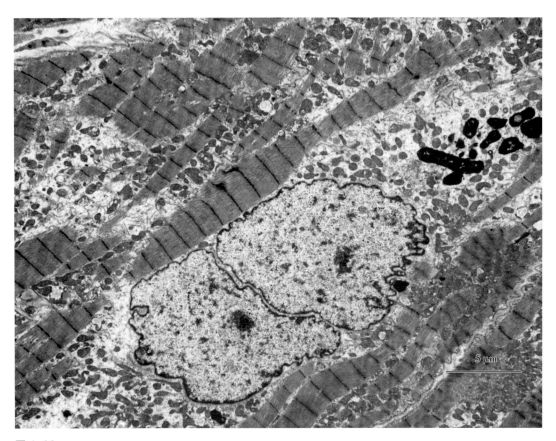

图 4-98
心肌细胞核肿大，直径约 10μm，染色质疏松；细胞核端脂褐素堆积，肌丝束部分溶解

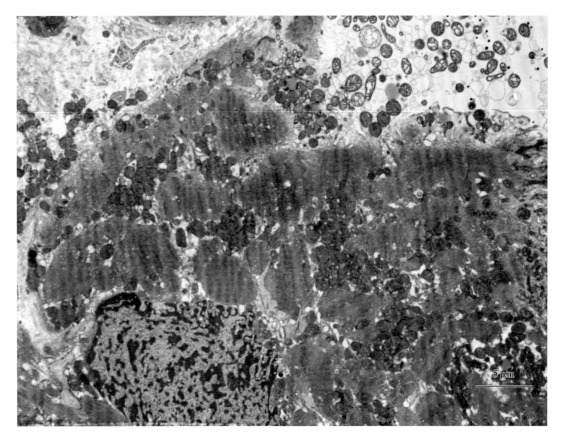

图 4-99
心肌细胞胞核紧邻细胞膜，胞核增大，核内染色质呈高电子密度的块状，核膜皱褶多切迹；细胞膜破损，线粒体等细胞器进入间质

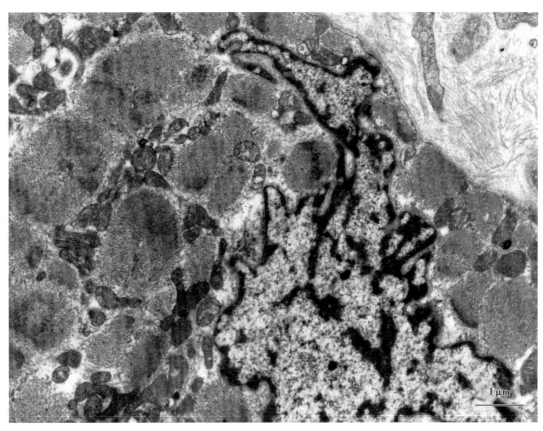

图 4-100
位于心肌细胞细胞膜下的畸形胞核，染色质呈粗团块状

4. 核仁 是细胞核内裸露无膜的纤维网状结构，主要为 rRNA 合成、加工及核糖体亚基装配的场所。核仁的形状、大小、数量取决于细胞的种类、形状和生理状态，一般每个细胞核有 1~2 个核仁，亦可多个。生长活跃细胞的核仁较大。核仁包括 3 个相互关联的组分，即纤维中心（fibrillar center，FC）、致密纤维组分（dense fibrillar component，DFC）、颗粒组分（granular component，GC）。3 种组分均存在于核仁基质中。核仁基质为核仁区内无定形的蛋白质性液态物质，电子密度低，核仁基质与核基质互相连通。FC 由直径 10nm 的纤维组成，位于核仁中央浅染的低电子密度区，被包埋于核仁的颗粒组分内，为 rDNA 的存在部位。rDNA 是从染色体上伸出的 DNA 袢环，袢环上的 rRNA 基因成串排列，通过转录产生 rRNA，组织形成核仁。DFC 呈紧密排列的细纤维丝，纤维直径 4~10nm，长度 20~40nm，位于 FC 周围的高电子密度区，染色深，呈环形或半月形分布，构成核仁的海绵状网架，主要含有正在转录的 rRNA 分子、核糖体蛋白及某些特异性的 RNA 结合蛋白。GC 是电子密度较大的颗粒，直径为 15~20nm，密布于核仁纤维骨架之间，或围绕在其外侧。该区域是 rRNA 基因转录产物加工、成熟的场所，主要有处于不同加工及成熟阶段的核糖体亚基前体。

在 HCM 心肌样本，透射电镜常观察到核仁，甚至巨大核仁及其内的多个纤维中心，提示 HCM 心肌细胞的合成代谢功能较活跃（图 4-101~图 4-106）。

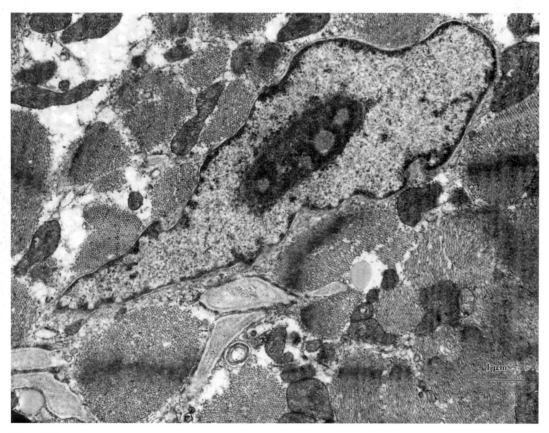

图 4-101
胞核形状怪异，内有巨大核仁，核仁中有多个纤维中心

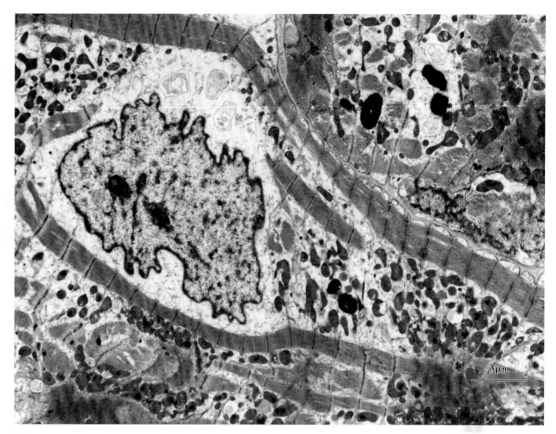

图 4-102
增大畸形的胞核内有双核仁,核周基质增多,较多线粒体堆积于胞核两端,肌丝束被挤向周边

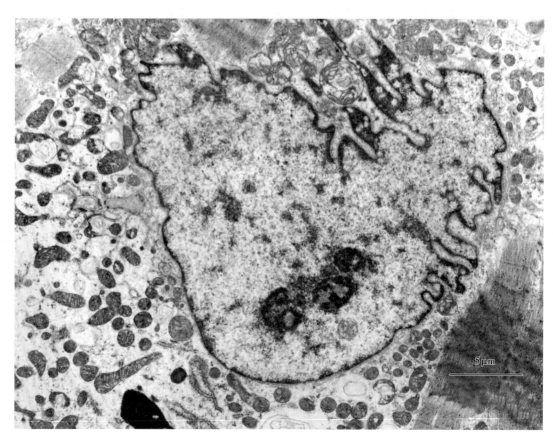

图 4-103
畸形的胞核,多个核仁,核仁内纤维中心比例较大,核膜多皱褶切迹

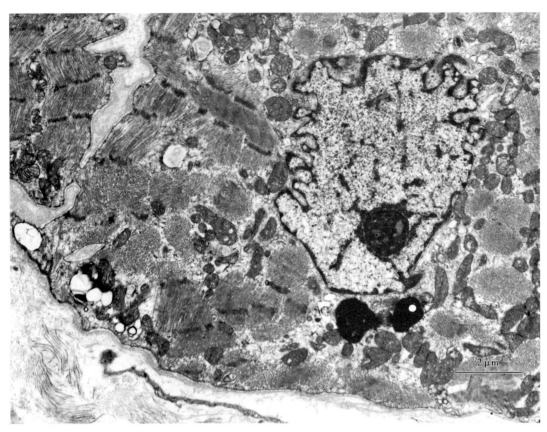

图 4-104
异形胞核、核膜显著内折,核内有巨大核仁,核仁中的纤维中心大而显著。肌节极向紊乱

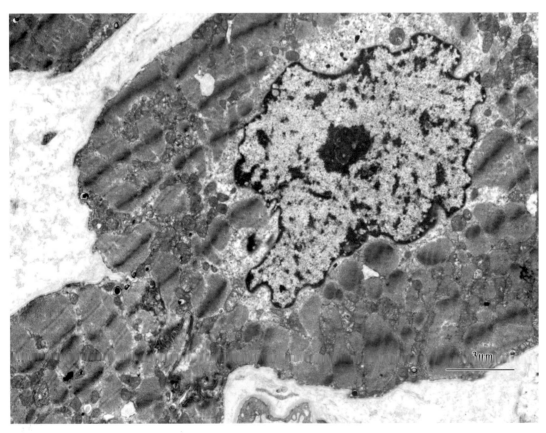

图 4-105
心肌细胞形状不规则,在增大的胞核内见大核仁,核仁内主要为致密纤维组分,核仁周围有较多呈团块状的异染色质

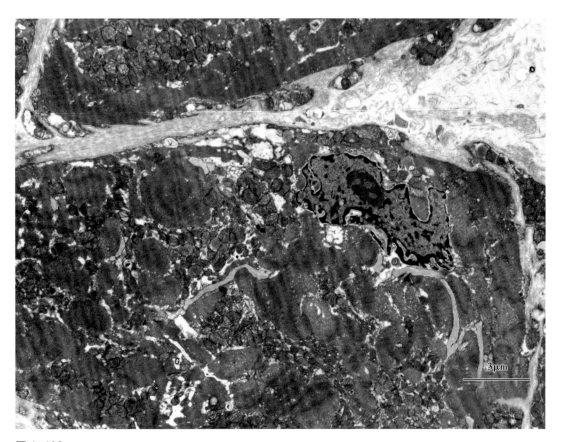

图 4-106
心肌细胞核偏位于细胞膜处，大而畸形，在巨大的核仁内有多个纤维中心，周围的致密纤维组分电子密度较异染色质低，核膜周围异染色质呈团块状聚集；心肌间质纤维增生

5. 核在细胞内的位置异常　正常心肌细胞的胞核位于细胞中央，肌丝之间。在 HCM 心肌样本，透射电镜较常观察到胞核偏位于细胞一侧，或邻近细胞膜下，或位于细胞一端邻近闰盘处（图 4-107~ 图 4-111）。

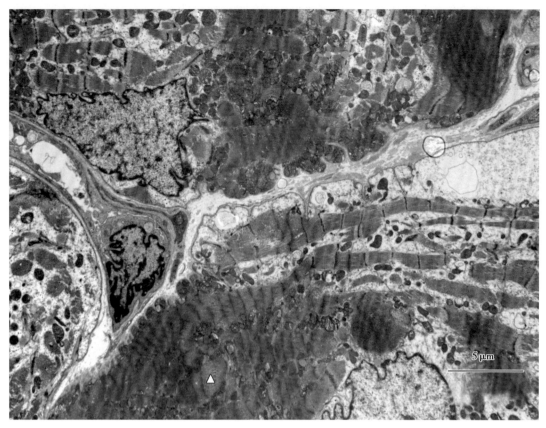

图 4-107
一个心肌细胞胞核偏位，紧邻细胞膜；一个心肌细胞细胞膜下肿胀，在发育较为成熟的肌节中有发育不良肌节（△）

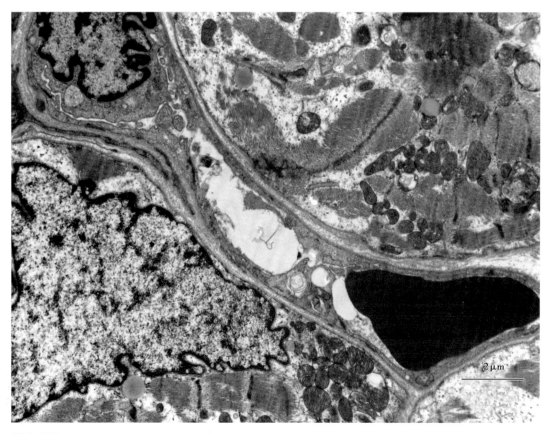

图 4-108
图 4-107 放大，巨大的心肌细胞核，位于细胞膜下，紧邻毛细血管；另一心肌细胞肿胀，肌丝束溶解

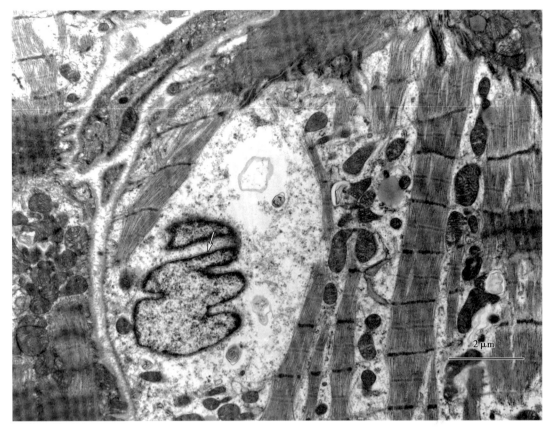

图 4-109
形状怪异的心肌细胞胞核，偏位于细胞膜下，核膜深大切迹（↑），核周水肿，心肌细胞收缩带

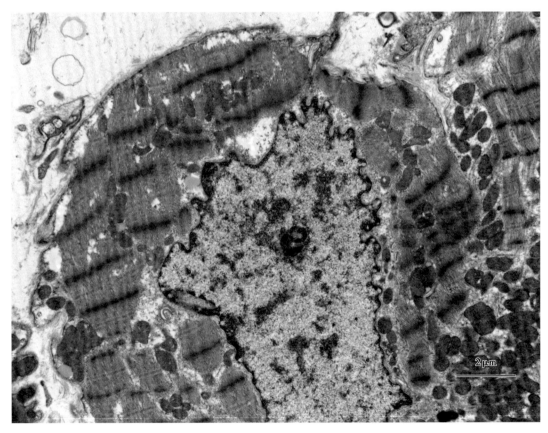

图 4-110
胞核位于心肌细胞一端

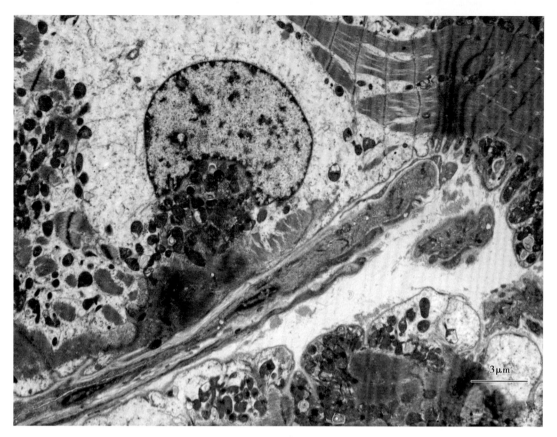

图 4-111
变性的心肌细胞,细胞核偏位邻近细胞膜,一侧密集线粒体挤压胞核变形,核周水肿

6. 双核　通常认为,具有 2 个以上核的心肌细胞是由于细胞增生分裂时,核/浆分裂不匹配,仅有核的分裂,而浆未分裂所致。在 HCM 心肌样本,透射电镜较易观察到具有双核的心肌细胞,双核的形态可相同或不同,胞核异形性较大,可为圆形亦可呈长杆形,胞核体积可正常,也可增大(图 4-112~ 图 4-114)。

7. 核内异常物质　在 HCM 心肌样本,透射电镜观察到心肌细胞胞核内有不明杆状物或包涵体样物。有学者认为,此种表现可能与细胞核退变有关(图 4-115~ 图 4-117)。

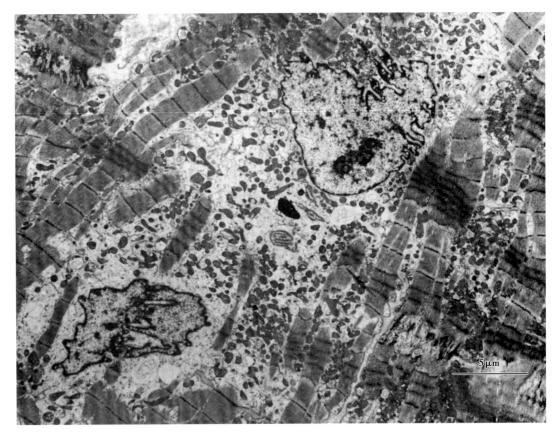

图 4-112
双核心肌细胞,核大,胞核形态不一致,核膜皱褶深陷,有大核仁,双核间的间距较大(>10μm);肌丝束稀疏;核周水肿,内有粗面内质网及退变的管状物

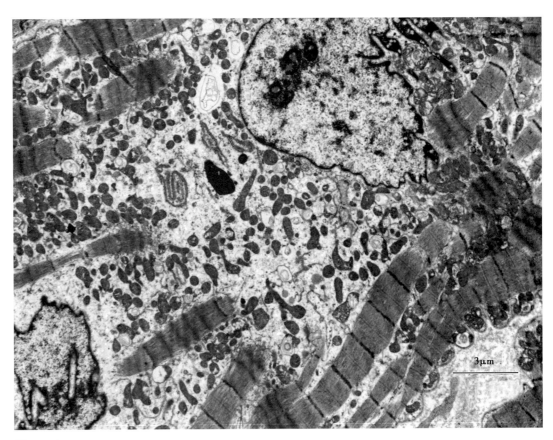

图 4-113
图 4-112 放大,两核之间胞质水肿,核周肌丝束稀疏,可见粗面内质网

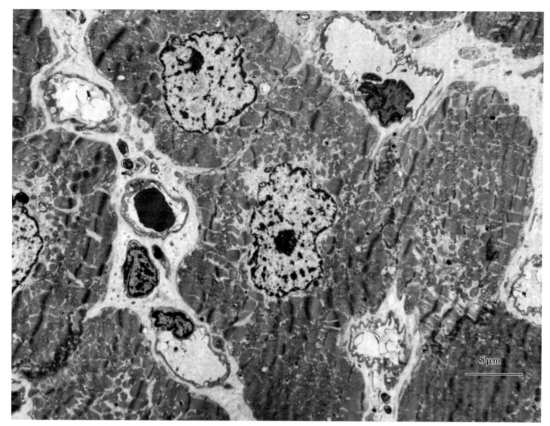

图 4-114
心肌细胞核大,核仁明显、形状不规则、有深切迹,核仁内致密纤维组分较多

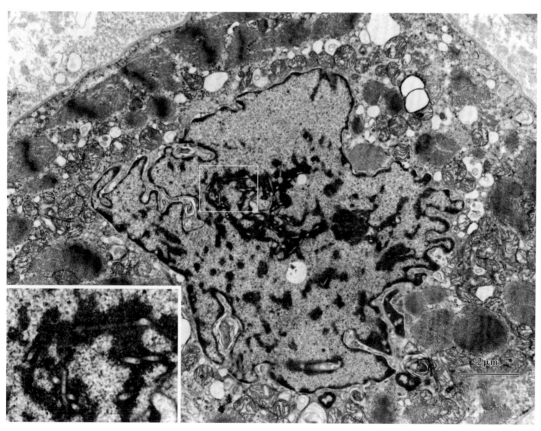

图 4-115
心肌细胞核膜皱褶深陷,染色质呈团块状聚集,染色质中可见小管样结构。左下角放大,示核内不明杆状结构

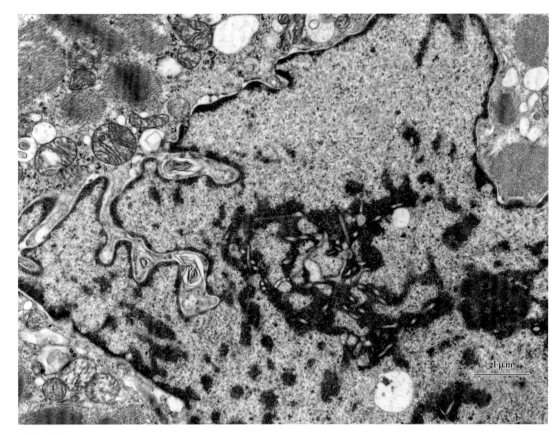

图 4-116
图 4-115 放大,深陷的核膜皱褶内有髓鞘样变物

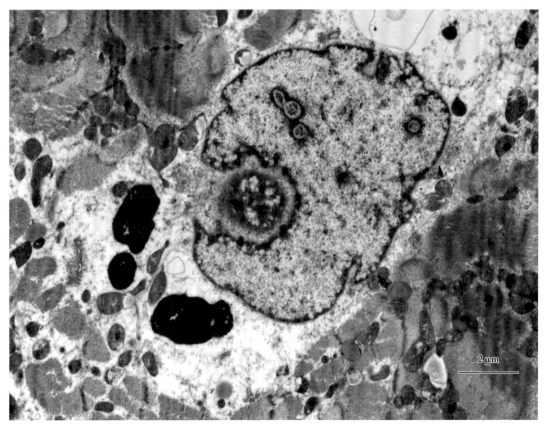

图 4-117
心肌细胞核核膜切迹深陷,核内有包涵体样结构

第四章 | 肥厚型心肌病病理组织形态与超微结构

(三)线粒体改变

已有研究发现,HCM 中存在线粒体 DNA(mitochondrial DNA,mtDNA)的突变,mtDNA 是承载线粒体遗传密码的物质。1990 年,Ozawa 等人首先报道 HCM 的心肌细胞存在 mtDNA 多重缺失。随后,Zeviani 首次明确提出突变位点,即在一母系遗传性 HCM 且不伴有神经系统异常的家系中,发现 mtDNA-tRNA3260 位点的 A → G 突变。此后,在 HCM 的研究中相继发现多个突变位点。因此,有理由认为,部分 HCM 的发生与 mtDNA 突变有关。与核基因的传递方式不同,mtDNA 突变与表型的关系往往由 mtDNA 中突变型与野生型的相对比例所决定。

虽然已确定部分 HCM 的发生与 mtDNA 突变有关,但在 HCM 中线粒体超微结构的相关研究较少。在本组 HCM 心肌样本,透射电镜观察发现,线粒体存在形态、数量及分布等异常表型。

1. 幼稚的小线粒体　胎儿期线粒体的体积较小,嵴少而短,随着心肌细胞的发育成熟,线粒体的体积逐渐增大,数量逐渐增多,嵴逐渐变长并呈板层状嵴。本组 HCM 心肌样本均取自成人,透射电镜观察到心肌内有较多未发育成熟的小线粒体(图 4-118~图 4-120)。

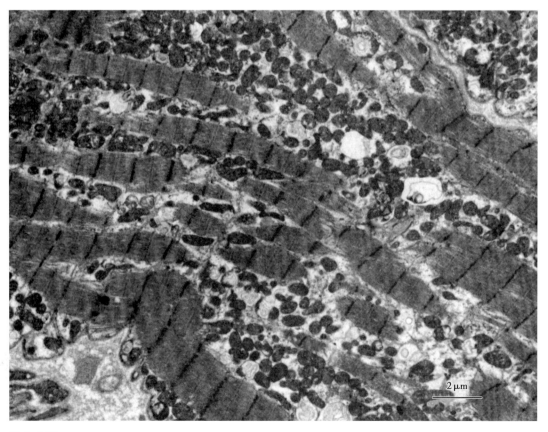

图 4-118
心肌细胞内有较多幼稚的小线粒体,体积小、电子密度高,不规则堆积于肌丝束间

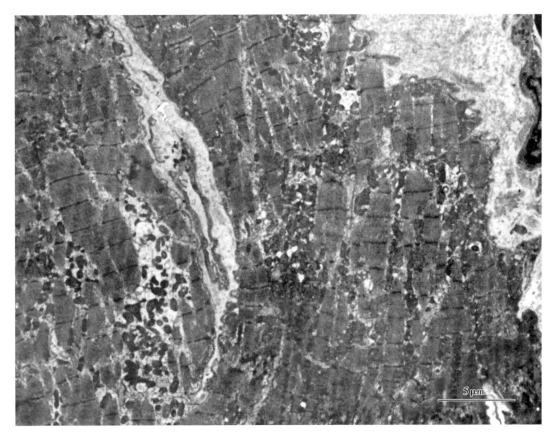

图 4-119
心肌细胞内线粒体数量增多,呈片状堆积,其中部分为体积较小的幼稚线粒体

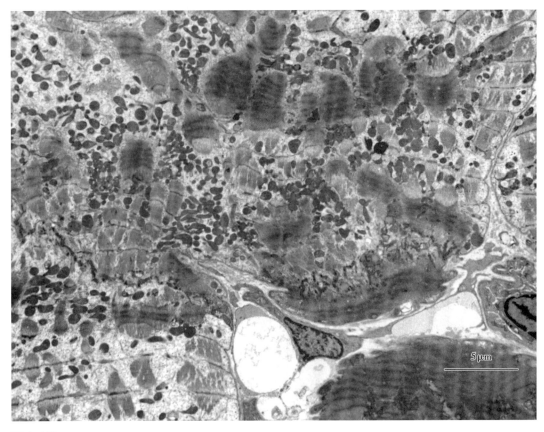

图 4-120
心肌细胞内有较多幼稚的小线粒体,呈无序排列及片状堆积

2. 线粒体增大、畸形　线粒体体积的大小与细胞代谢水平有关，不同组织在不同条件下可能产生体积异常膨大的线粒体，称为"巨型线粒体"（megamitochondria）。在 HCM 心肌样本中，透射电镜常观察到增大、畸形的线粒体（图 4-121，图 4-122）。

3. 线粒体的位置异常，平均面积增大　关于 HCM 发病机制，较公认的学说之一是，任何线粒体基因型的突变均可导致心肌能量储备的耗竭。心肌细胞的收缩和离子泵的工作均有赖于三磷酸腺苷（adenosine triphosphate，ATP）的持续足量供应。线粒体是产生 ATP 的主要细胞器。正常情况下，为向心肌细胞提供足够的 ATP，线粒体的数量需达到心肌细胞体积的 22%~35%。同时，线粒体存在的位置及分布也将影响其向心肌细胞提供能量。

透射电镜观察到，HCM 心肌细胞内的线粒体并非呈单层线性排列于肌丝束之间的间隙内，而是成片、成簇地堆积于细胞膜下、肌节间，甚至闰盘处。此种分布特点提示，HCM 中心肌细胞对能量的获取及利用存在异常（图 4-123~ 图 4-127）。

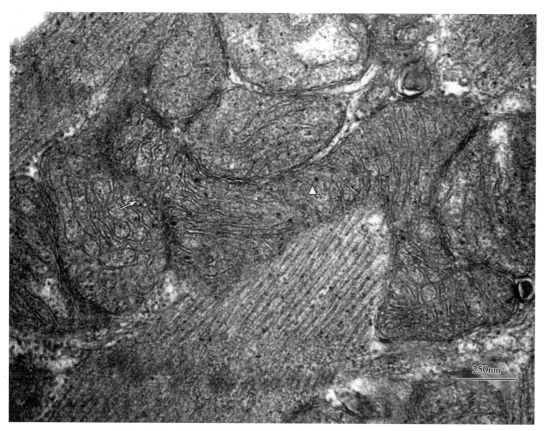

图 4-121
畸形的大线粒体（△），一端与其旁的线粒体膜融合（↑）

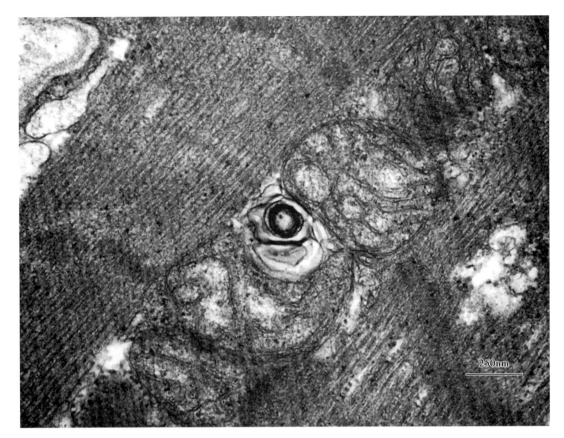

图 4-122
线粒体体积增大，可见髓鞘样变

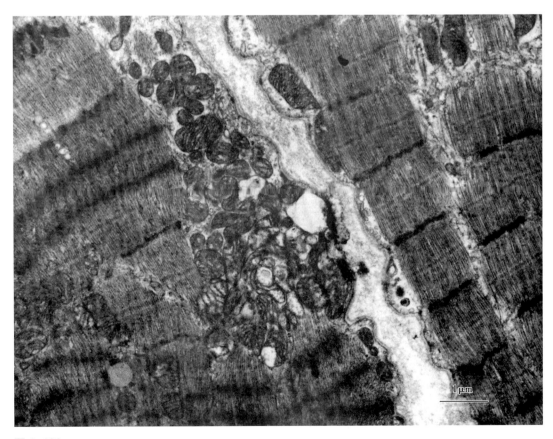

图 4-123
细胞膜下线粒体堆积

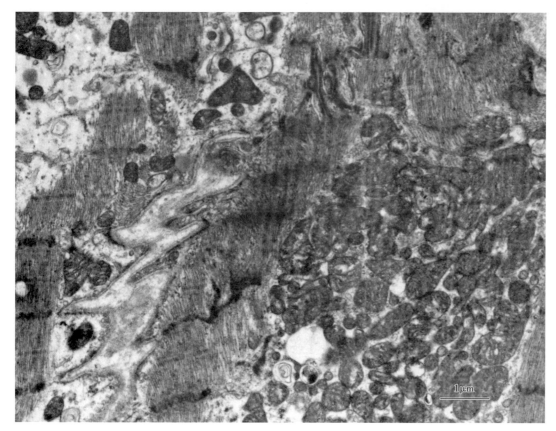

图 4-124
肌丝束间隙增宽，线粒体大片状堆积，其中见一些电子密度高的小线粒体

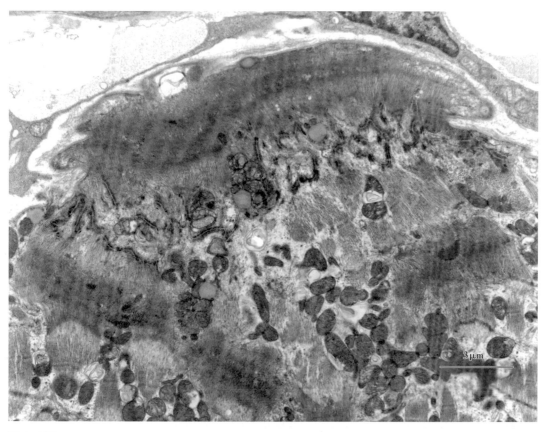

图 4-125
闰盘靠近心肌细胞一端，成团密集的线粒体与其紧邻；闰盘走行呈折角，与闰盘连接处的肌丝束均与闰盘垂直，导致闰盘两侧肌丝束呈角排列

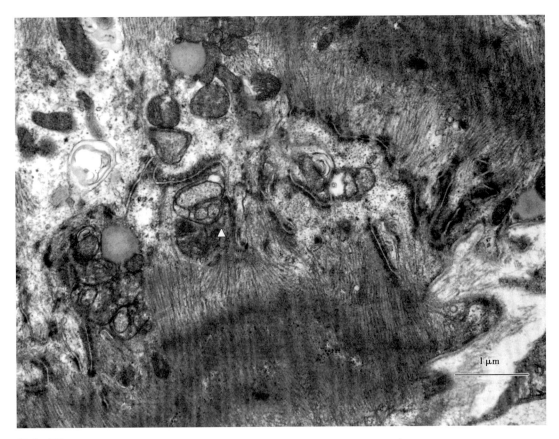

图 4-126
图 4-125 放大，闰盘样物（△）环绕成多环状，闰盘中有线粒体和脂滴

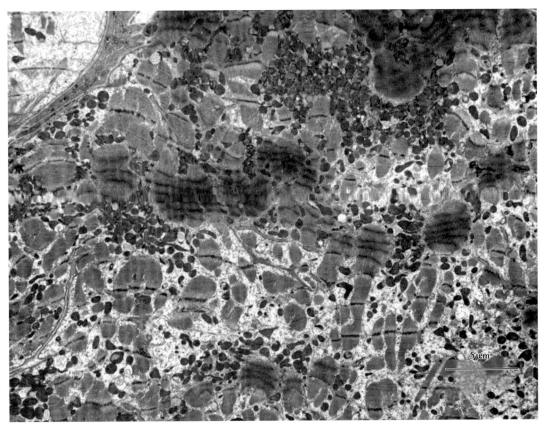

图 4-127
胞质内基质增多，肌丝束疏松状，大部分线粒体异常地堆叠于肌节间，线粒体体积较小

三、细胞膜、T 管、肌浆网系统异常

心肌细胞的脂质双层膜状结构主要包括细胞膜、T 管和肌浆网系统。T 管是心肌细胞细胞膜内陷形成的闭合管道，与细胞膜相连续，组织结构与细胞膜相似，为脂质双分子层及蛋白构成的弹性结构，具有主动变形和抵抗被动变形的能力。目前的研究提示，T 管的形成不是简单的细胞膜内陷。T 管与细胞膜的不同之处在于：①分子水平，T 管的蛋白质和脂质成分有别于细胞膜。T 管富含胆固醇，与细胞膜的小窝成分相似。利用蛋白的差异表达可区分 T 管和细胞膜。② T 管位于 Z 线水平。

T 管的形态由细胞内骨架和细胞外基质共同作用而维持。有研究发现，影响 T 管形态的原因：①细胞骨架异常：无论参与构成细胞骨架结构的蛋白异常，如 T 管膜上表达的 Vinculin 和 Talin 蛋白与 Actin 形成 Vinculin-Talin-Actin 黏附复合物异常，影响了细胞骨架的构成；还是肌节形成不良，如粗、细肌丝结构蛋白突变，导致肌节结构异常甚至不形成肌节，都会造成 T 管骨架异常，导致 T 管扩张。②机械牵张力异常：肌节蛋白异常、心肌细胞肥大和排列紊乱等均可造成异常的机械牵张力，导致心肌细胞产生非正常的生物学效应，致使脂质双分子层及膜蛋白的构象改变和活性异常，进一步激活多种信号传导途径，最终表现为 T 管扩张和基质成分在 T 管内聚集。③心肌缺血：在心肌缺血模型中观察到心肌细胞的 T 管紊乱和缺失，T 管密度及 T 管与肌浆网耦联结构的密度显著下降。

内陷的细胞膜和（或）扩张的 T 管内均有中等电子密度物，形态与基底膜（basement membrane，BM）相似。早在 1998 年，Kostin 等使用免疫电镜检测到 T 管内存在Ⅳ型胶原、纤连蛋白（fibronectin）和层粘连蛋白等 BM 成分，并观察到 T 管膜上有细胞 - 基质焦点黏附分子（cell-matrix focal adhesion molecules，FAMs）和膜相关蛋白（membrane-associated proteins，MAPs）。由此认为，T 管内物质与细胞外基质相通，T 管扩张后细胞外基质可主动或被动进入 T 管内。

在正常成熟心肌细胞，透射电镜观察到 T 管走行于 Z 线水平，纵切面二者呈重合状，横切面二者呈点状分布于整个细胞；因 Z 线呈高电子密度，在纵切面时 T 管被掩盖而难以观察到，只有当 Z 线溶解消失时，T 管方裸露可见。肌浆网是围绕于肌丝束周围的单层网状囊泡结构，是肌纤维内特化的滑面内质网，位于 T 管之间，纵行包绕在每条肌原纤维周围，又称纵小管（肌小管），与 T 管共同构成二、三联体（肌浆网 -T 管系统），参与兴奋 - 收缩耦联。

在本组 HCM 心肌样本，透射电镜观察发现有广泛的细胞膜、肌浆网及 T 管异常，但因同时存在肌节及闰盘等结构的改变，增加了准确判定 T 管病变的难度，可通过观察位于 Z 线水平且与 BM 结构相伴行的内陷细胞膜对 T 管进行判断或借助分子手

段鉴别。HCM 主要为肌节蛋白基因突变、心肌细胞体积增大致机械张力异常及心壁内小血管管腔狭窄致心肌缺血、缺氧，推测 HCM 中 T 管结构的异常可能与这些因素有关。

（一）细胞膜内陷、扩张

在 HCM 心肌样本，透射电镜较易观察到心肌细胞细胞膜内陷的多种表现，呈深度不一、宽窄不等，其内有多种间质成分，包括Ⅰ型和Ⅲ型胶原，并与心肌细胞内细胞器的重构并存，尤其是肌节结构异常，因此较难在超微结构上区别是内陷的细胞膜抑或为 T 管，以及二者间的关系（图 4-128~图 4-135）。

（二）细胞膜内陷与闰盘的关系

在 HCM 心肌样本，透射电镜观察到心肌细胞膜内陷不仅发生在非特化的细胞膜侧面，还可见与闰盘相交叉、相延续，甚至与闰盘相融合等表现（图 4-136~图 4-147）。

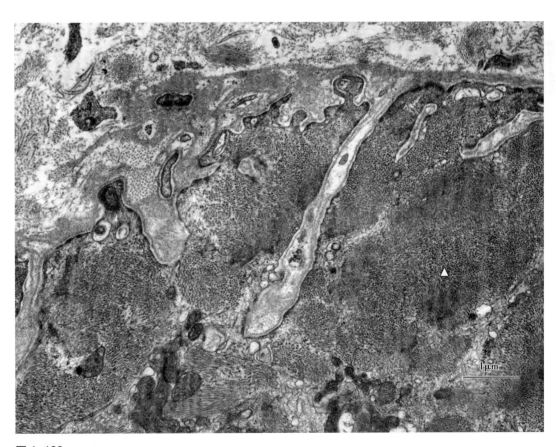

图 4-128
断面，细胞膜内陷，其内可见Ⅰ型和Ⅲ型胶原及其他间质成分，肌丝束排列紊乱，横断面处未呈六角点阵排列（△），粗肌丝周围缺乏细肌丝，局部纵横交错

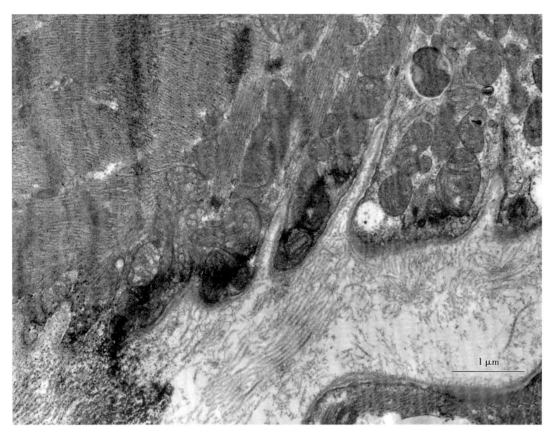

图 4-129
肌节极向紊乱。间质经细胞膜延伸入心肌细胞内，与肌丝平行，内陷细胞膜的表面有中高电子密度的基底膜及粗大平行的Ⅰ型胶原纤维

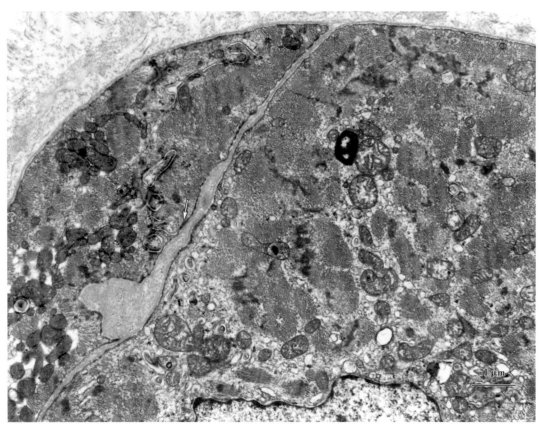

图 4-130
内陷的细胞膜延伸入心肌细胞内，与Z线或垂直或成角状，与临近细胞膜的闰盘平行，一处二者紧密相贴（↑），内陷的细胞膜宽窄不一，局部膨大呈球状

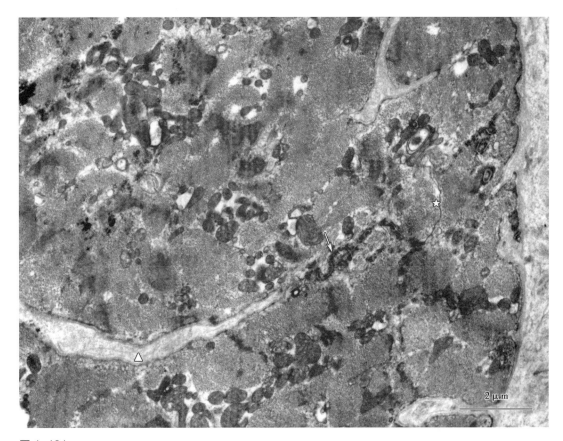

图 4-131
心肌细胞内陷的细胞膜（△），膜周呈高电子密度，其内有粗大的Ⅰ型胶原纤维；内陷细胞膜的端部与一条呈线状高电子密度的闰盘相接（↑），闰盘一端有冗长的缝隙连接（☆）

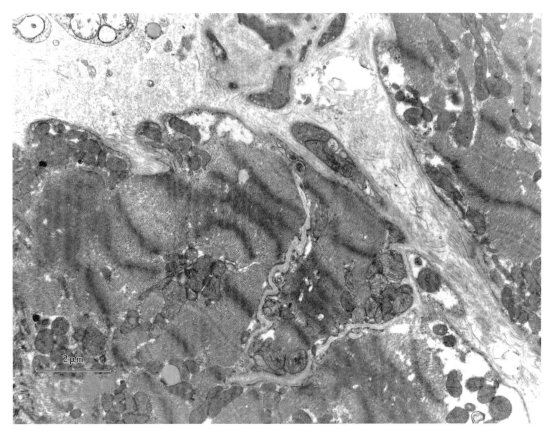

图 4-132
两条内陷的细胞膜似管道样形态，相交分隔心肌细胞；与间质相连的内陷细胞膜其方向与 Z 线垂直，内为中等电子密度不均匀物

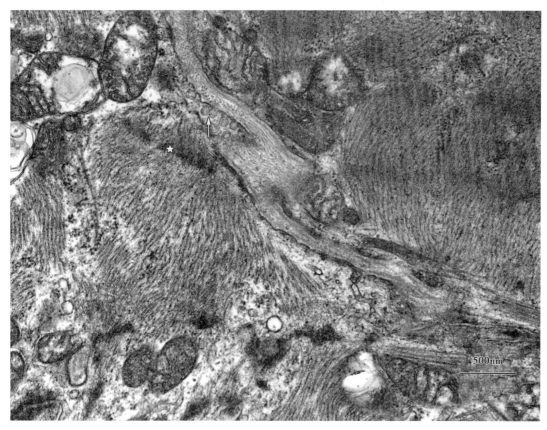

图 4-133
内陷的细胞膜呈管状，未走行于 Z 线上（☆），管状结构内有粗大的 I 型胶原纤维，周围有内陷的小窝（↑）；管周肌节形成不良

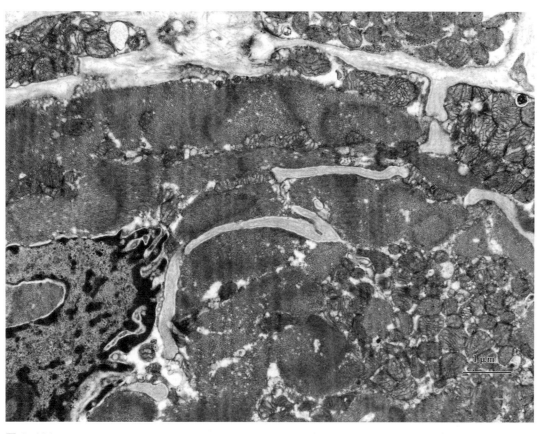

图 4-134
行走于肌丝束间的内陷细胞膜，或与 Z 线垂直或介于 Z 线之间，内有细腻的中等电子密度颗粒状物；核膜皱褶，染色质边聚；肌丝束极向紊乱、纵横交错，未形成肌节

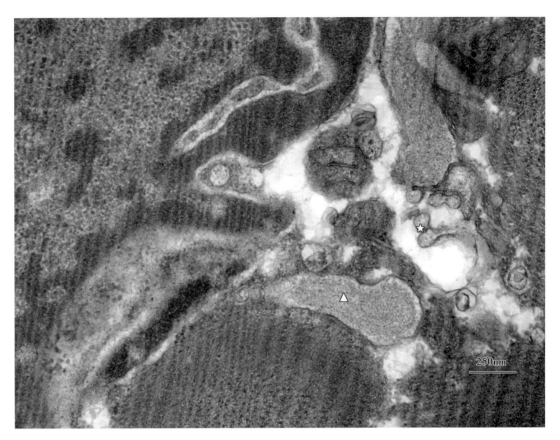

图 4-135
图 4-134 放大,示胞核核膜高度皱褶,周围有深达胞核的宽大内陷细胞膜(△)及扩张的肌浆网(☆),肌丝束极向紊乱

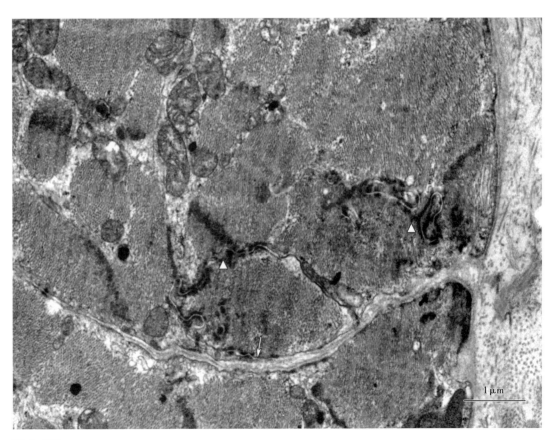

图 4-136
心肌细胞横切面,细胞膜样内陷(↑)与闰盘(△)相连

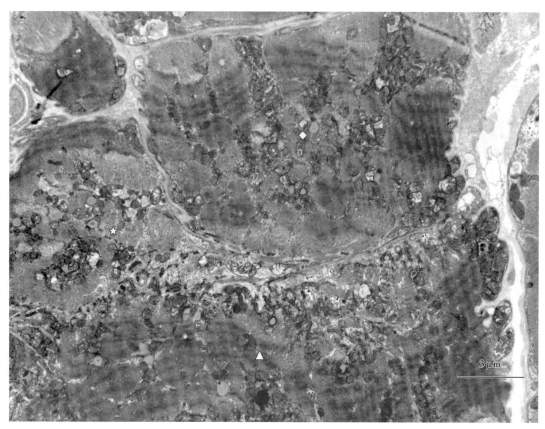

图 4-137
3 个相邻心肌细胞的两种连接。闰盘清晰可见，形态不规则，闰盘将下方（△）和左上方（☆）两个细胞相连接。下方细胞的横径增宽，左上方细胞肌丝束不同向。上方心肌细胞（◇）的侧面有间质长入，以细胞膜的侧 - 侧连接方式与闰盘毗邻

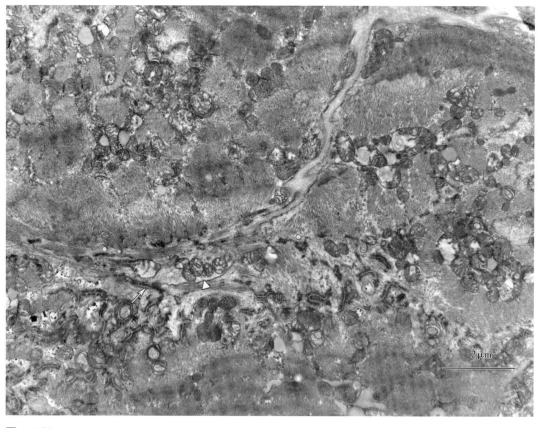

图 4-138
图 4-137 放大，内陷细胞膜的两侧肌丝束极向紊乱纵横交错，内陷的细胞膜与闰盘（↑）相连，（△）示缝隙连接

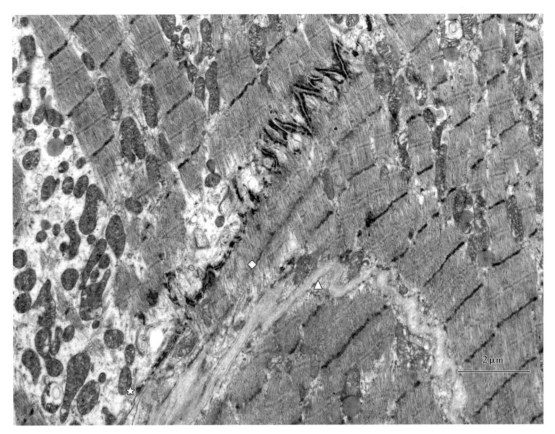

图 4-139
闰盘变异，部分呈直线形；内陷细胞膜呈阶梯状走行，横位位于 Z 线上（△），在距闰盘 2~3 个肌节处转折并与闰盘平行，至闰盘处与闰盘质膜有移行（☆）；闰盘一侧肌丝溶解，另侧肌丝附着于内陷细胞膜（◇），不足一个肌节长度

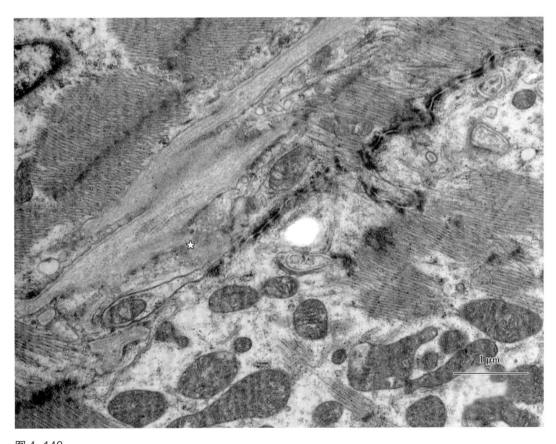

图 4-140
图 4-139 放大，示闰盘与细胞膜内陷移行处（☆）闰盘质膜及内陷细胞膜均模糊不清，两者相交周围多个小囊泡，细胞膜内见 I 型及 III 型胶原

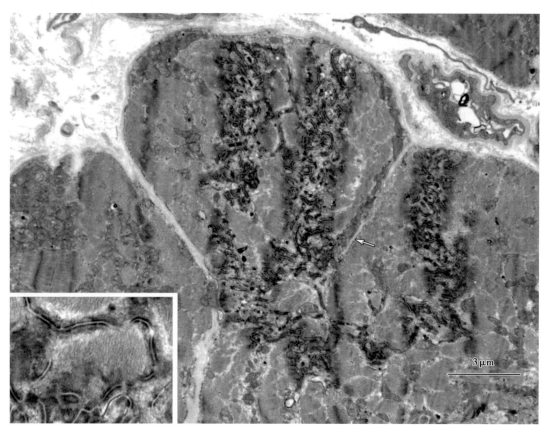

图 4-141
一个心肌细胞内三条密集而不规则的闰盘,内陷的细胞膜(↑)与闰盘相交叉;闰盘多处绕成环形,内有小片肌丝与两端相连(左下角图示);肌丝束纵横交错

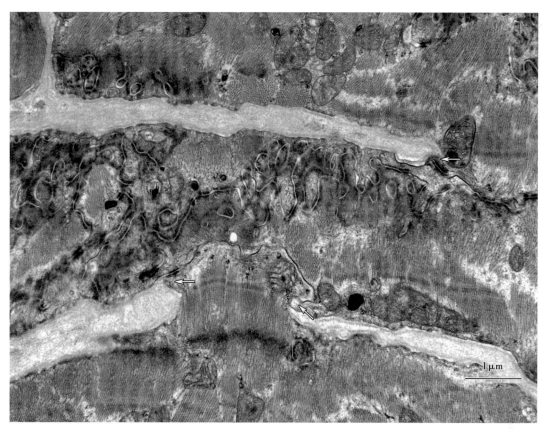

图 4-142
团块状折叠的闰盘位于多条内陷的细胞膜之间,内陷细胞膜端部均与闰盘相延续(↑);内陷细胞膜上有肌丝附着

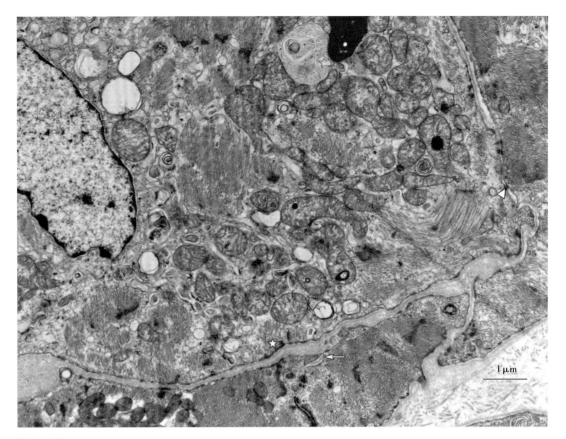

图 4-143
心肌细胞内管状结构包绕分隔部分心肌，并与闰盘移行（↑），扩张的管内有均质低密度物，管膜上可见高电子密度颗粒，电子密度增高处的细胞膜有肌丝附着（☆），肌丝束呈多极向排列，细胞膜局部有桥粒样结构（△）

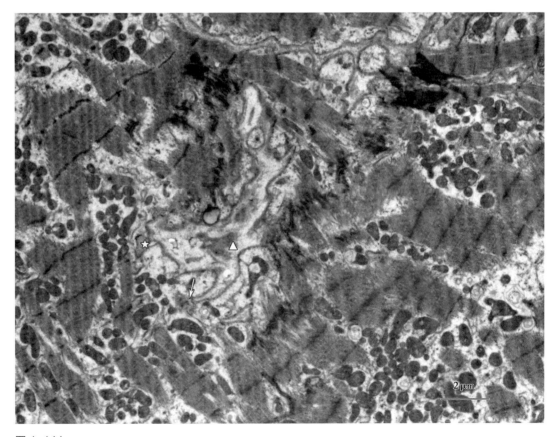

图 4-144
肌丝束间的细胞膜（△），内有高电子密度物，细胞膜在 Z 线处内陷形成 T 管（↑），有 T 管扩张（☆）；闰盘形态异常，呈高电子密度，结构模糊；肌丝溶解

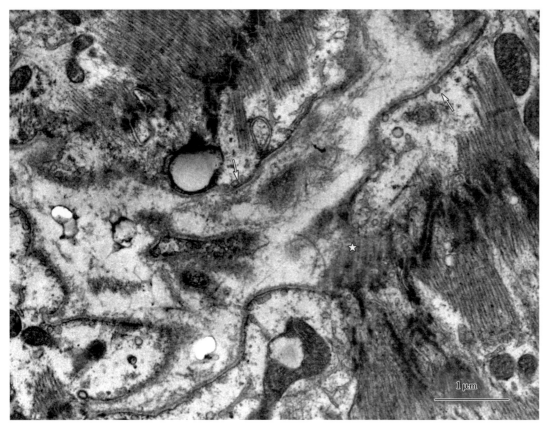

图 4-145
图 4-144 放大,两个相邻心肌细胞的细胞膜,膜内侧有吞饮小泡(↑),一处细胞膜与闰盘相融合(☆),增宽的间质内其高密度团块为纤细的Ⅲ型胶原纤维等丝状物

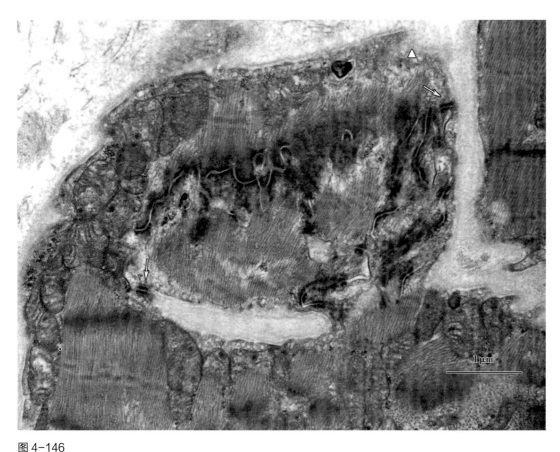

图 4-146
心肌细胞细胞膜破坏(△),间质的基质与胞质交通;闰盘位于心肌细胞一端,与肌丝束垂直,与之相邻肌丝束的肌节形成不完整;闰盘与延伸入胞内的细胞膜样结构相连续(↑),细胞膜样结构内物质的电子密度略高于心肌间质

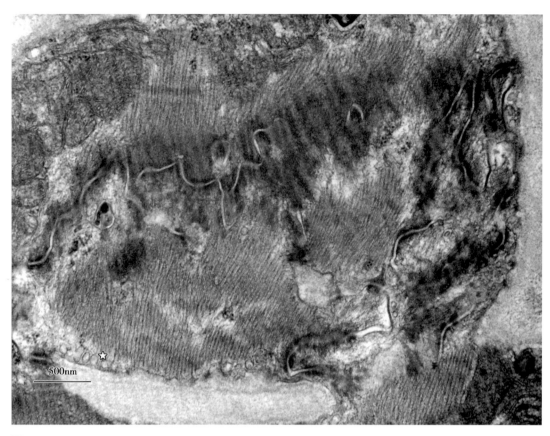

图 4-147
图 4-146 放大,细胞膜样结构的胞内侧有多个吞饮小泡(☆)

(三)扩张的肌浆网-T 管系统

透射电镜观察到 HCM 心肌细胞内有较多管状及泡状的结构,其形态、大小、分布以及与周围细胞器的关系皆不相同。其中部分扩张的管状结构是肌浆网-T 管系统,呈平行于肌丝束的纵小管扩张,或走行于 Z 线的 T 管扩张(图 4-148~图 4-151)。

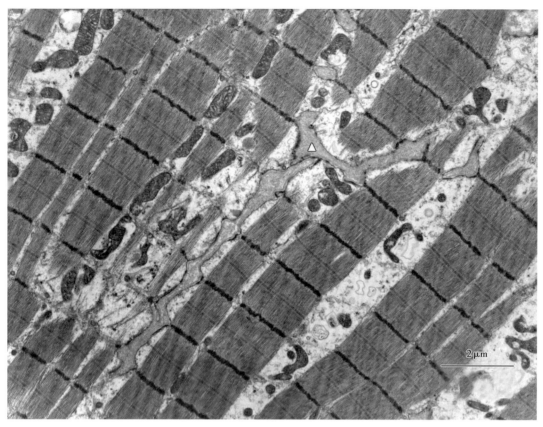

图 4-148
走行于 Z 线的 T 管膨大形状异常（△），管内有中等电子密度物，膨大处与肌丝束的连接消失；肌丝束间多个扩张的肌浆网

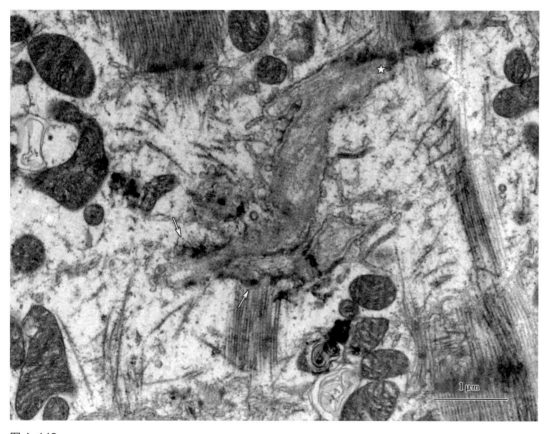

图 4-149
肌丝束溶解消失，两条增宽扩张的 T 管断离移位并紧密相贴，T 管膜上的电子密度物与 Z 线相近，上有肌丝附着（↑），其中一条 T 管连于 Z 线（☆）；可见形态不同的肌浆网

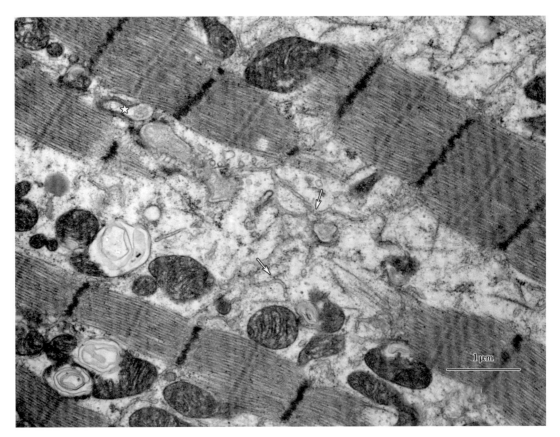

图 4-150
在肌丝束溶解区内肌浆网 -T 管系统呈网状,见纵行肌浆网与肌丝束平行(↑)或斜向,Z 线处扩张的 T 管

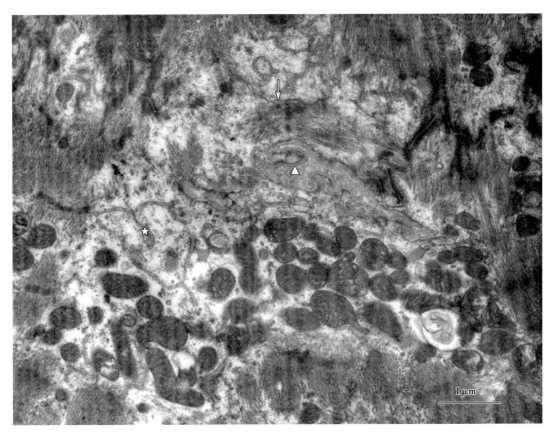

图 4-151
肌节结构破坏,肌丝溶解、极向紊乱;肌溶解区有残留类似肌浆网(☆)的管网状结构;有一片内陷的细胞膜(△);闰盘结构异常,形态模糊,高电子密度物质增多,缝隙连接(↑)位于闰盘的横向呈平直形态

第四章 | 肥厚型心肌病病理组织形态与超微结构

（四）间质分隔心肌细胞

在 HCM 心肌样本，透射电镜观察到，心肌间质随内陷细胞膜延伸入胞质内并分隔心肌细胞，被分隔的小片心肌细胞胞质呈变性表现（图 4-152~ 图 4-161）（参见第五章、第八章相关内容）。

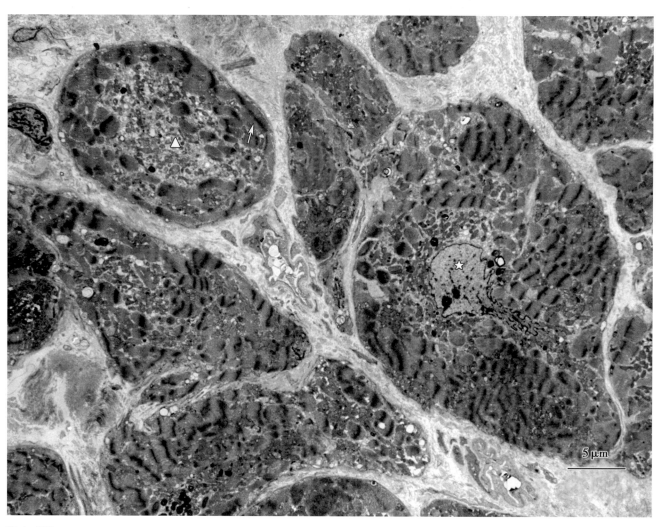

图 4-152

多个被纤维间隔分隔的心肌细胞，体积小，形状不规则。一个细胞内可见畸形胞核（☆），核仁明显，核周线粒体堆积，有溶酶体；一个细胞的中部较多线粒体堆积（△），边缘小片肌丝束的 Z 线与细胞膜平行排列（↑）

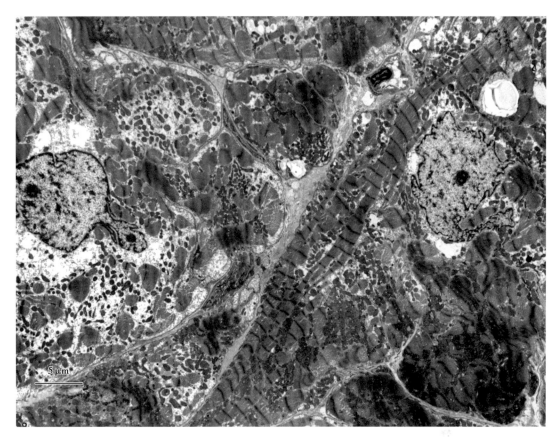

图 4-153
多个相邻心肌细胞，极向紊乱，肌丝束溶解、肿胀。左侧心肌细胞胞质被间质分隔成数个小块状

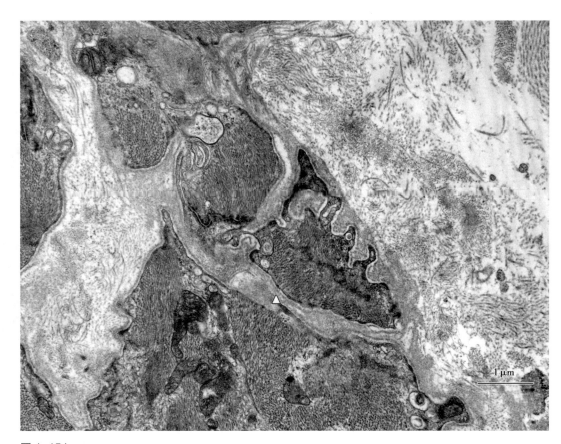

图 4-154
间质增生向心肌细胞内延伸，一处（△）穿过细胞全层，内有Ⅲ型胶原纤维，心肌细胞被分隔成大小不等的片状，肌丝极向紊乱

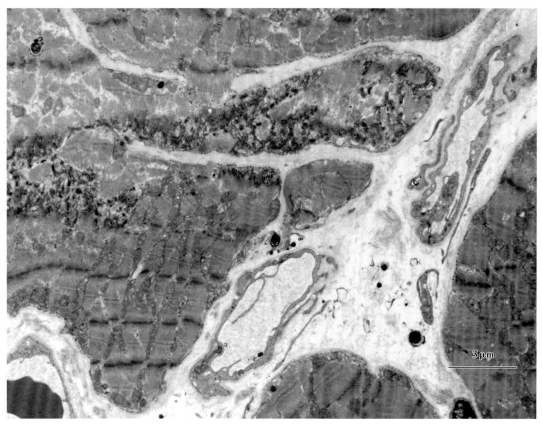

图 4-155
心肌间质经内陷的细胞膜延伸入细胞内，心肌细胞被分隔成孤立的团状闰盘及与胞体分离的小块胞质，内陷细胞膜中有基底膜及Ⅰ型胶原纤维成分

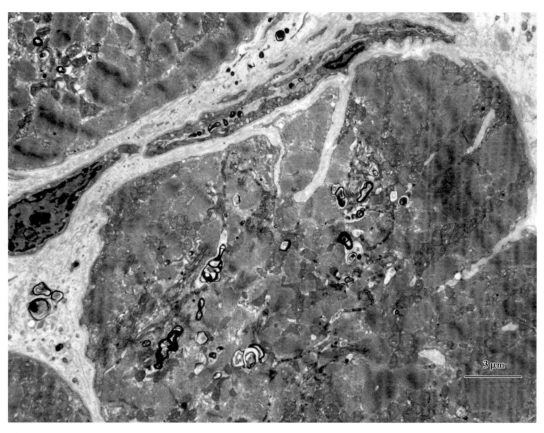

图 4-156
心肌细胞细胞膜 3 处内陷，其中两处相互接近，间质随内陷细胞膜延伸入心肌细胞。细胞内有两条形状不规则的闰盘均与 Z 线呈垂直状，其中一条位于心肌细胞一端

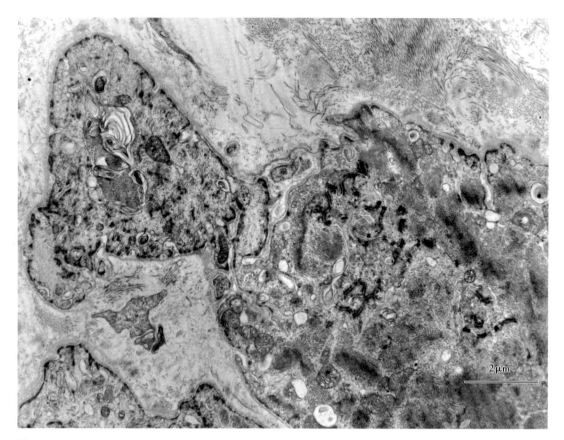

图 4-157
心肌细胞被增生的间质分隔成不规则状,闰盘结构模糊,中间连接乏肌丝附着,肌丝束极向紊乱;凸起的小团胞质肌丝稀疏变性

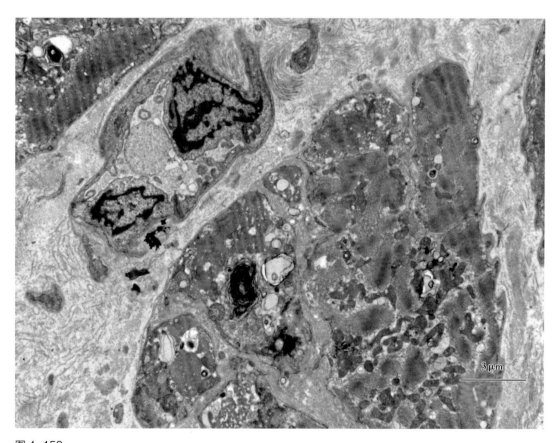

图 4-158
心肌细胞细胞膜间隙增宽,内有丰富的基底膜样物质,分隔心肌细胞呈成大小不等的片段伴变性;间质纤维组织增生,毛细血管内皮细胞核凸入血管腔,腔内有不明小泡

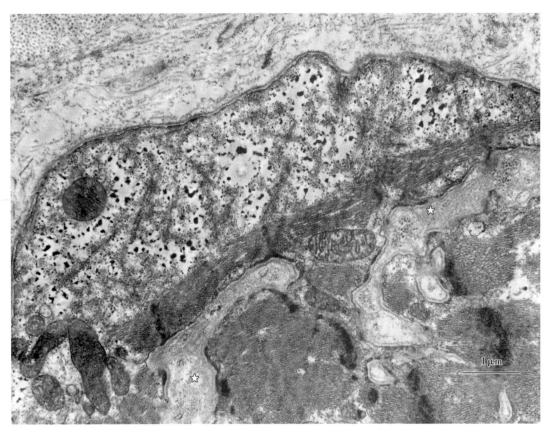

图 4-159
细胞膜内陷分隔心肌细胞（☆），被分隔远端细胞膜下肌丝束溶解，唯近内陷细胞膜处尚见一条肌丝束，其Z线极向与近端Z线同向、与膜性结构垂直。间质Ⅲ型胶原纤维增生

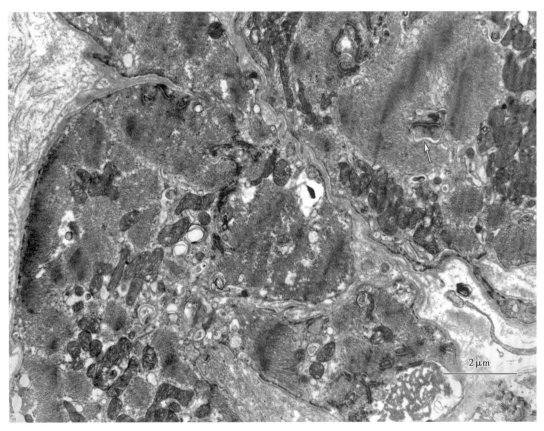

图 4-160
间质沿内陷的细胞膜进入心肌细胞，并分隔胞质；心肌细胞内局部溶解，并见髓鞘样退变结构，闰盘短小散在分布，非特化区增多（↑）

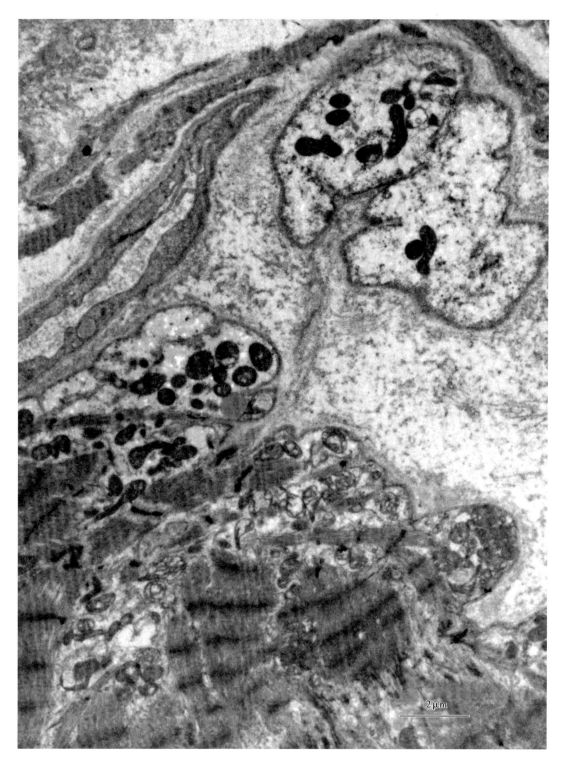

图 4-161
图右上示增宽的间质内有两小片水肿的心肌细胞胞质，间质中较多低密度物及稀疏的 III 型胶原纤维；心肌细胞膜内陷处的胞质呈水肿状；线粒体髓鞘样变

四、心壁内微循环的改变

微循环承担血液与组织液之间氧、营养和代谢产物的交换及能量、信息传输，以及一系列反馈调节、内环境稳定等。心壁内微循环状态的改变直接影响心肌细胞的氧和营养供应。微循环主要指直径<100μm 的血管，包括细动脉（arteriole），直径 60~100μm；终末细动脉（terminal arteriole），直径 15~50μm；前毛细血管（precapillary），直径 9~15μm；毛细血管（capillary），直径 6~9μm；毛细血管后细静脉（postcapillary venules），直径 9~30μm；集合细静脉（collecting venules），直径 30~50μm；肌性细静脉（muscular venules），直径 50~100μm。以往对心肌微循环的透射电镜观察，多数情况下仅能见到毛细血管的完整管腔。在HCM心肌样本，透射电镜观察到微循环的血管内皮细胞肿胀、管腔狭窄，基底膜增厚等。微血管的异常表型直接导致心肌组织氧及营养供应不足，代谢产物滞留。

（一）正常毛细血管的超微形态特征

生理状况下，心肌间质毛细血管与心肌细胞的比例为 1∶1，当心肌细胞病理性肥大时，单位面积内毛细血管密度下降。

如第二章所述，透射电镜下正常心肌内为连续性毛细血管（continuous capillary），内皮细胞间主要为黏附连接，基底膜完整，只允许小分子物质通过。内皮细胞（endothelium cell）呈扁平梭形，中央略隆起，细胞的宽部与窄部镶嵌排列，其长轴与血流方向一致；腔面的胞质有稀疏而大小不等的绒毛状突起，表面覆以厚 30~60nm 的细胞衣。胞核居中、淡染，以常染色质为主，核仁大而明显。胞质内有发达的高尔基复合体、粗面内质网及滑面内质网，并有丰富的质膜小泡，可见成束的微丝和一种内皮细胞所特有、外包单位膜的杆状细胞器，称 weibel-palade 小体（W-P 小体），长约 3μm，直径 0.1~0.3μm，内有 6~26 条直径约 15nm 的平行细管，其功能可能是一种合成和储存与凝血有关的第Ⅷ因子相关抗原结构以及穿内皮性小管（transendothelial channel），由质膜小泡相互连通而成，进行血管内外物质的输送和膜储备（图 4-162）。

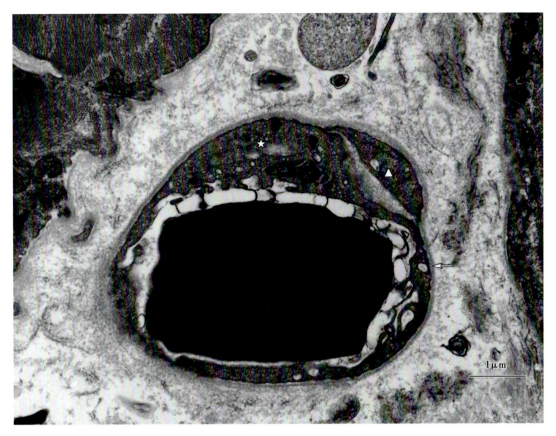

图 4-162
毛细血管的内皮细胞（☆），周细胞（△），基底膜（↑）

（二）HCM 微循环的异常表型

透射电镜观察到 HCM 微循环的多种异常表型：①毛细血管内皮细胞增生，数量增多且密集，致管腔狭窄。②内皮细胞形态改变，内皮细胞游离面伸出较多形态多样的胞质突起，如微绒毛状、片状、瓣状或圆柱状等，致管腔闭塞；出现类似于胃肠黏膜、某些内分泌腺和肾血管球等处的有孔毛细血管（fenestrated capillary）表型，在内皮细胞不含胞核处的胞质上出现贯穿细胞的孔，孔间距为 60~80nm，孔上有 4~6nm 厚的隔膜（diaphragm）封闭，能透过液体和大分子物质。③内皮细胞胞核形态改变，胞核增大突入管腔，引起管腔狭窄。④内皮细胞胞质成分改变，主要为胞质内出现丰富的吞饮小泡。⑤基底膜增厚且断续，既不利于心肌细胞氧和营养的供应，又难以防止大分子物质进入管腔。⑥微血管周围纤维组织增生。⑦毛细血管腔严重狭窄及闭塞区域的心肌细胞水肿。⑧毛细血管腔内有性质及来源不明的物质。微循环的异常表型若程度严重及范围广泛将进一步加重已病损心肌细胞的损伤，对心肌细胞的代谢产生不利影响。关于内皮细胞增生的机制尚不清楚，可能与心肌细胞肥大、单位面积的氧供减少、缺氧等因素有关（图 4-163~ 图 4-186）。

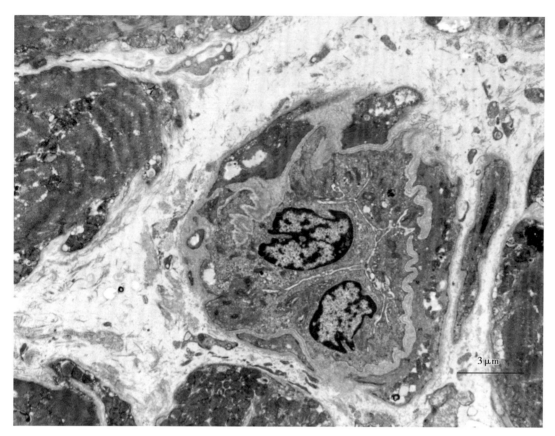

图 4-163
毛细血管内皮细胞增生（>3 个），管腔极度狭窄，呈裂隙状；基底膜增厚，厚薄不均

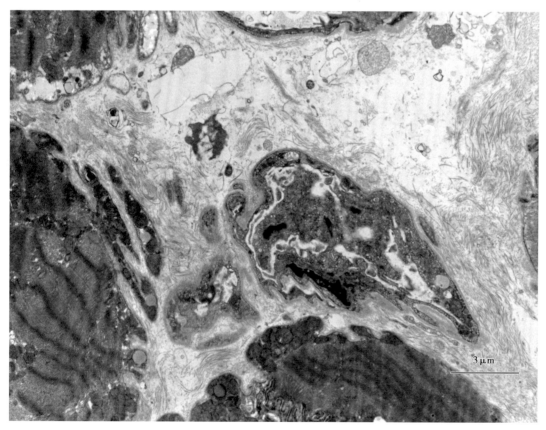

图 4-164
心肌间质内多个管腔直径不等的微小血管，血管内皮细胞的胞质内均有丰富的吞饮小泡，内皮细胞增生

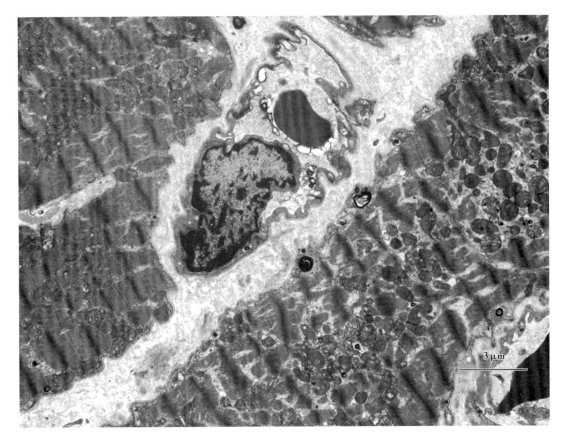

图 4-165
小静脉，细胞核增大，凸入血管腔

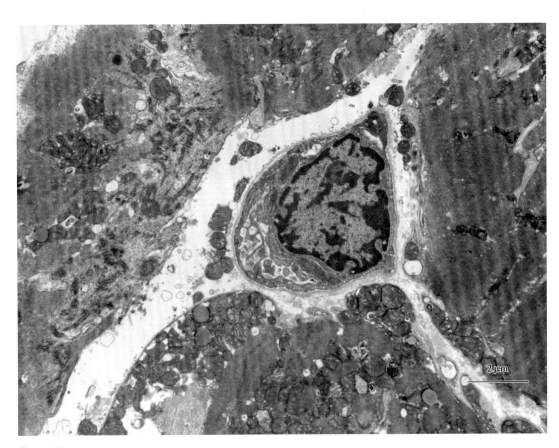

图 4-166
间质毛细血管管腔狭窄，内皮细胞核大隆起，凸入管腔，染色质呈粗团块状，有胞质突起，血管腔狭窄

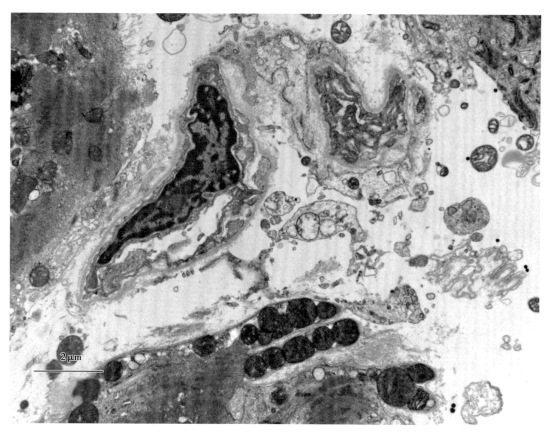

图 4-167
毛细血管内皮细胞胞核凸入管腔,核增大(长径 >5μm),胞质突起粗大,血管腔狭窄

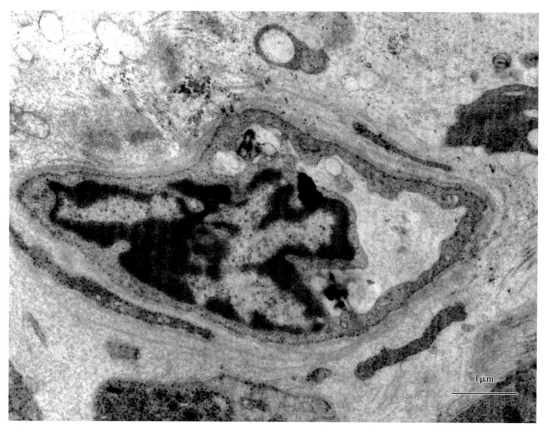

图 4-168
由一个内皮细胞围成的毛细血管,胞核增大,染色质粗大块状,周围纤维化

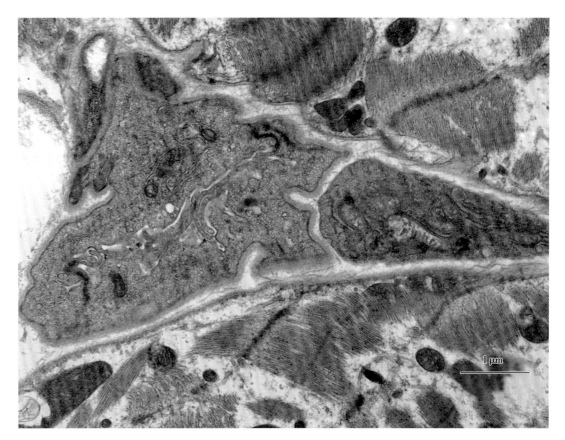

图 4-169
毛细血管内皮细胞丰富的胞质,管腔闭塞,血管周围间质增生

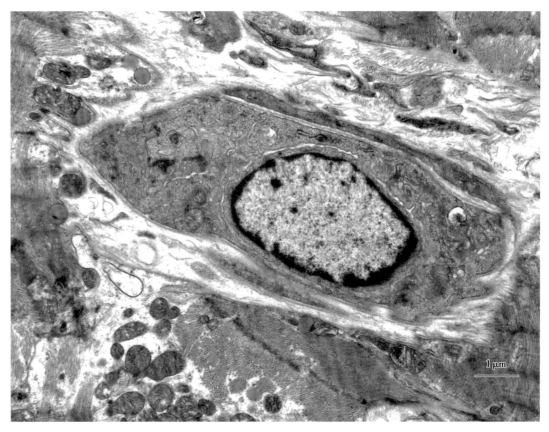

图 4-170
毛细血管内皮细胞胞核隆起及丰富的胞质,管腔几乎闭塞

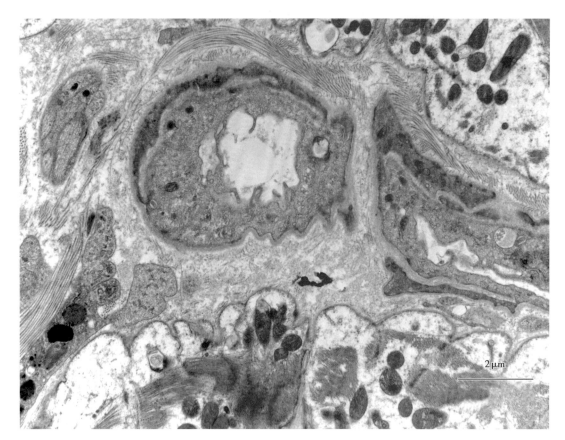

图 4-171
毛细血管内皮细胞胞质增多,管腔狭窄

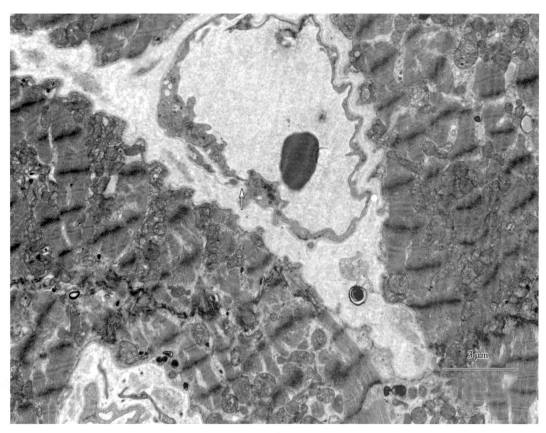

图 4-172
毛细血管内皮细胞胞质很薄,带隔膜的孔(↑),隔膜薄于胞膜;内皮细胞基底面有连续的基底膜。心肌细胞闰盘平直

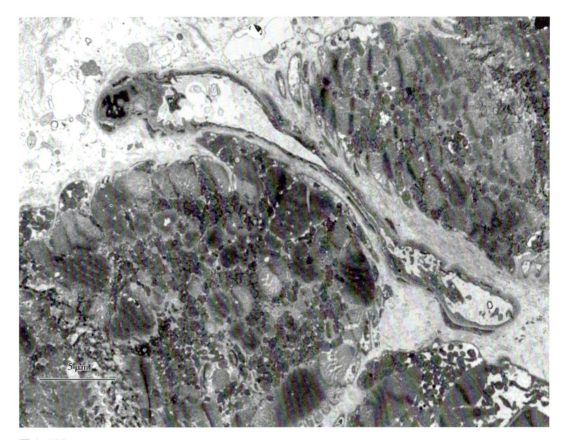

图 4-173
间质毛细血管内皮细胞很薄,有许多贯穿细胞的孔,内皮细胞基底面有连续的基底膜

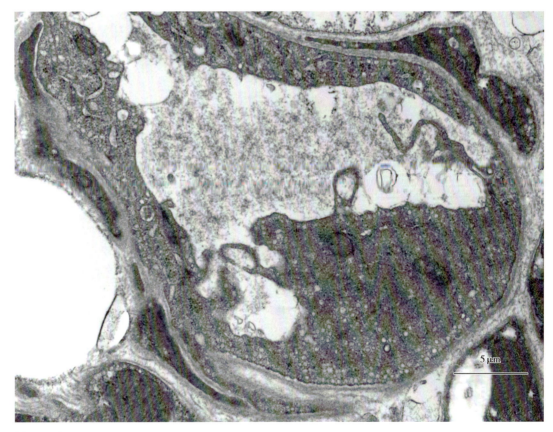

图 4-174
毛细血管内皮细胞胞质突向管腔,胞质内较多吞饮小泡,在细胞的基底面较为密集

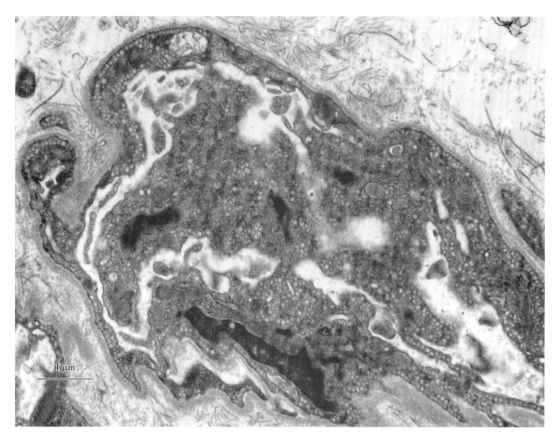

图 4-175
内皮细胞胞质突入管腔，胞质内丰富的吞饮小泡

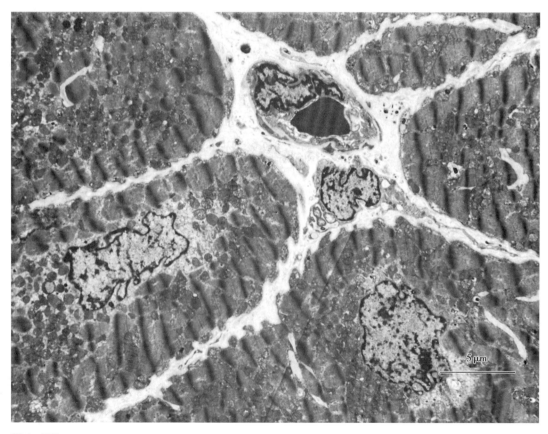

图 4-176
多个心肌细胞，胞核形态各异，血管内皮细胞肿胀，基底膜增厚

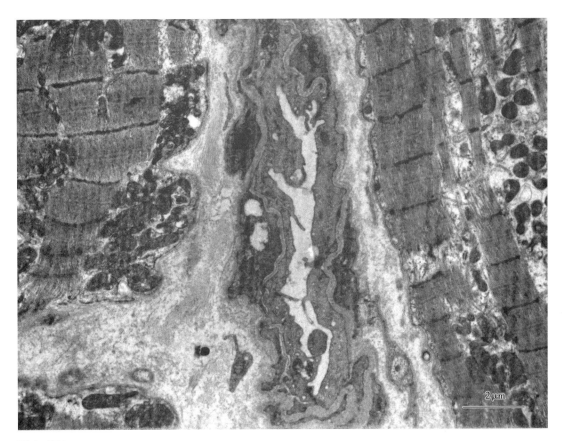

图 4-177
毛细血管基底膜增厚

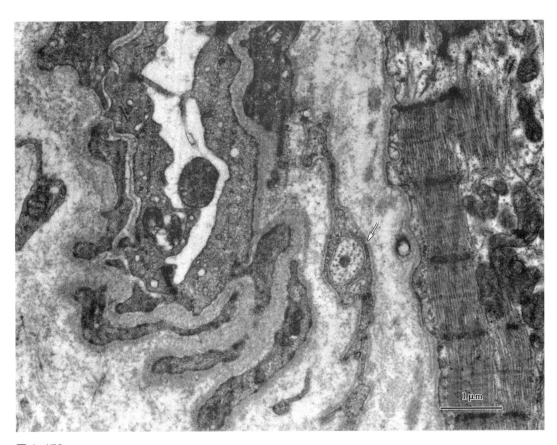

图 4-178
毛细血管基底膜增厚。在毛细血管与心肌细胞间可见 Telocyte，主体呈小椭圆形（↑），Telopode 细长，随心肌细胞长轴方向延伸

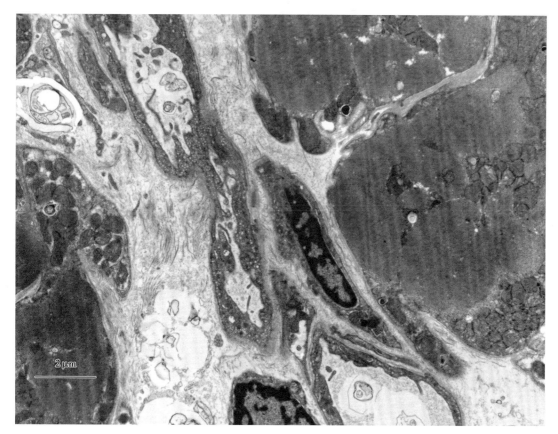

图 4-179
间质微静脉血管周围间质增生，其中见粗大的Ⅰ型胶原纤维

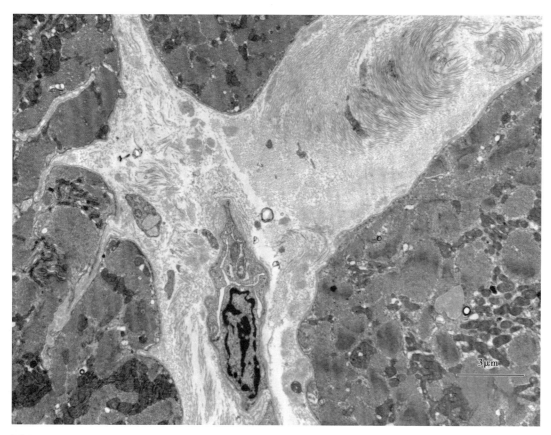

图 4-180
心肌间质纤维化，以粗大Ⅰ型胶原纤维为主；其中见毛细血管，内皮细胞胞核增大凸入血管腔，核仁大而清晰，管腔狭窄

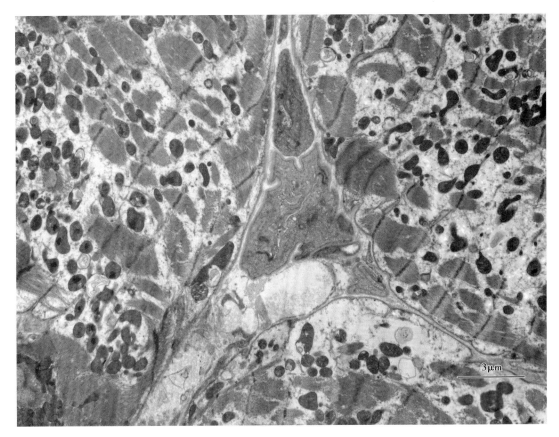

图 4-181
毛细血管管腔几乎闭塞,周围心肌细胞水肿

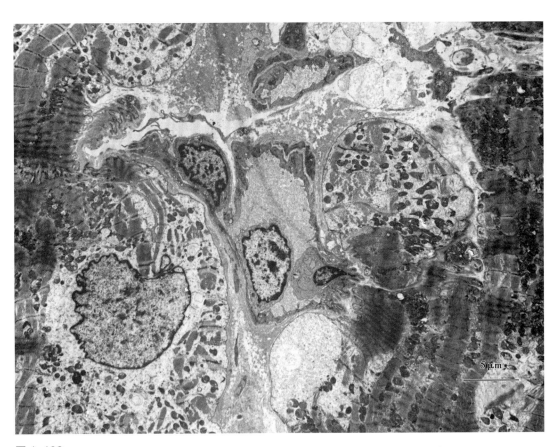

图 4-182
心肌细胞核周及细胞膜下肿胀,毛细血管内皮细胞凸向管腔

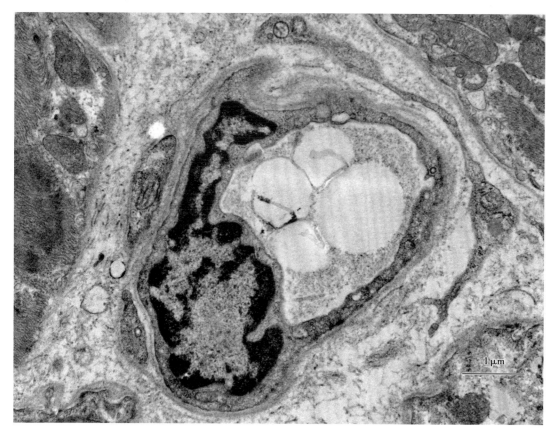

图 4-183
毛细血管管腔内的异常泡状物，呈微细颗粒状低电子密度

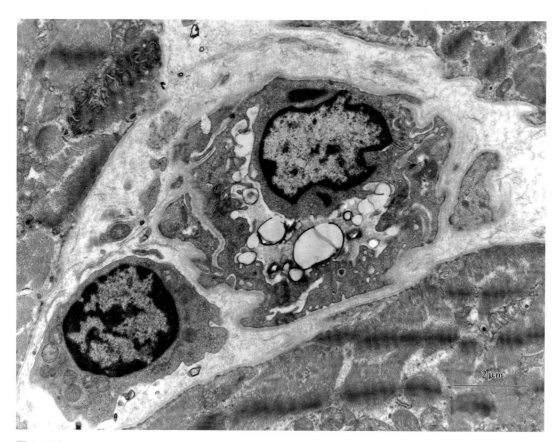

图 4-184
毛细血管内皮细胞肿胀，管腔狭窄，腔内脂质样泡状物，呈均质低电子密度、年轮样小体，周边呈高电子密度

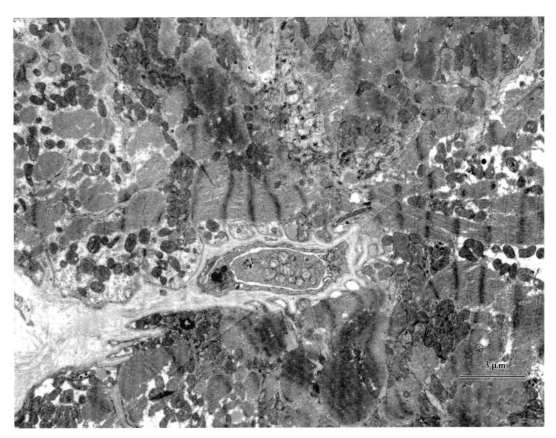

图 4-185
毛细血管管腔内一个细胞的部分胞质成分，其中有大量线粒体

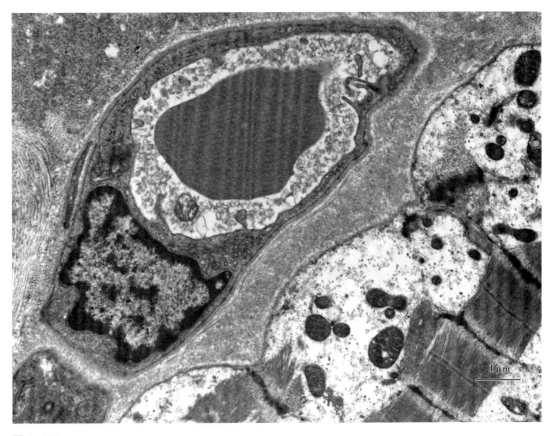

图 4-186
心肌细胞旁的毛细血管，管腔内有红细胞及一个孤立的线粒体。细胞膜下肿胀，肌节极向紊乱，Z 线增宽，肌丝与 Z 线方向平行，T 管扩张

五、心肌发育不全和发育不良

（一）心肌细胞的多种幼稚表型及发育不同步表现

胎儿期的心血管系统是一个独特、动态和复杂的系统，心肌细胞的形态亦不同于成人。透射电镜在成人 HCM 中观察到心肌细胞发育不成熟的表现，包括：①心肌细胞存在胚胎期及发育早期不同阶段的未成熟表型；②未发育成熟的心肌细胞在病理因素影响下超微结构呈多样化表型。

1. 幼稚心肌细胞　胎儿期的心肌细胞呈梭形，具有有丝分裂的能力；肌丝束数量少，排列无一定极向；胞质内细胞器较疏松，胞核附近有较多高尔基复合体，其表面有大量的分泌小泡；糖原颗粒丰富；可见粗面内质网，肌浆网不发达，呈囊泡状聚集在细胞膜下；线粒体嵴少而短，散在分布于核的周围及肌丝束之间。随着发育成熟，心肌细胞长度逐渐增加，细胞膜表面的囊泡逐渐凹陷形成横管系统；肌丝束增长并呈束状规则排列，出现肌节及横纹；线粒体规则分布于肌丝束间；内质网及高尔基复合体消失。

在 HCM 心肌样本，透射电镜观察到心肌细胞存在发育不成熟表型，如细胞短小，分支少，胞质电子密度低，肌丝束含量较低，肌节和横纹数量较少，肌浆网不发达，线粒体体积小、数量少等（图 4-187~ 图 4-191）。

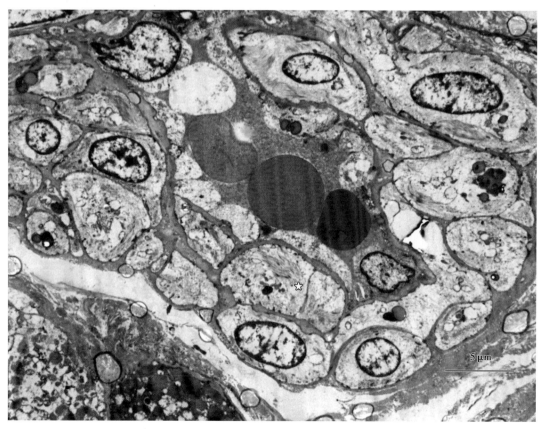

图 4-187
发育较早期阶段的心肌细胞，聚集成片，有的胞质内可见束状肌丝及雏形肌节（☆）

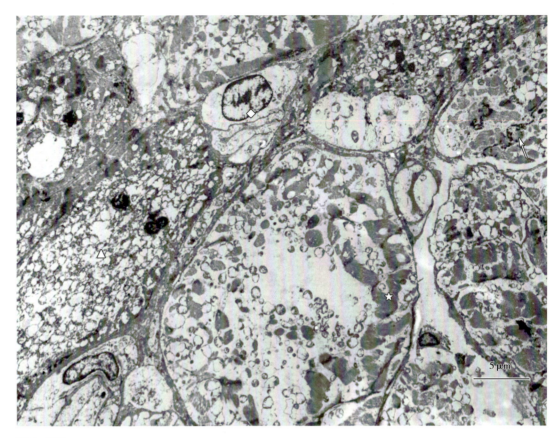

图 4-188
密集的低发育阶段的心肌细胞群,细胞间发育程度不同。发育早期阶段的细胞呈多种表型,核大胞质少(◇);不成熟肌节结构(☆),胞质基质样物丰富;大量肌浆网(△);有类似闰盘样结构(↑)等

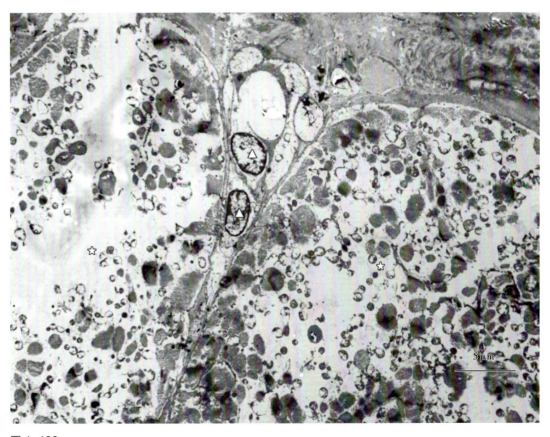

图 4-189
多个发育不成熟心肌细胞,两个细胞胞质的基质样物丰富,内有肌节样结构(☆);另两个为低发育阶段的心肌细胞(△),有变性

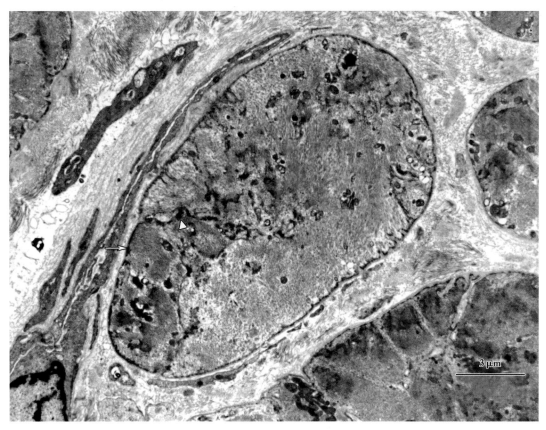

图 4-190
发育不成熟的心肌细胞,未形成肌节,有少量 Z 线样物;细胞膜上见均匀分布的、有肌丝附着的高电子密度物(↑),似与胞质内的小段闰盘样结构(△)相连

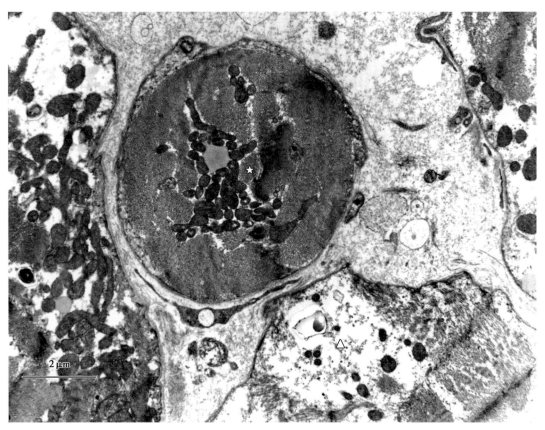

图 4-191
发育程度较低的心肌细胞(☆),肌丝束变性消失(△)

2. 心肌细胞内不同发育阶段的幼稚细胞器

（1）肌浆网：如前所述，成熟心肌细胞内主要为滑面内质网（即肌浆网），与T管共同构成二联体或三联体，彼此接近但不连通，在每一条肌丝束中连成一网状单位，构成一个连续的三维管网系统。肌浆网常因心肌细胞发育阶段的不同及生理功能状态的不同而呈现出形态结构、数量分布及发育程度的差别。胚胎期幼稚心肌细胞的肌浆网不发达，呈环形或团簇状、不规则形排列，主要分布在胞质的外周，与细胞膜直接形成耦联，肌浆网与细胞体积及肌丝体积的比值均较低，至5月胎龄时，逐渐形成管网状结构，成熟心肌细胞内罕见管、泡状肌浆网。在胚胎期及心肌细胞再生时，粗面内质网可增多。

在HCM心肌样本中，透射电镜观察到类似幼稚心肌细胞的肌浆网形态，即呈环状、不规则形排列的双层膜状结构，并可观察到粗面内质网。由于肌浆网是极为敏感的细胞器，许多不良因素都会引起其形态、结构改变，并导致功能异常。因此，幼稚的肌浆网不能作为评估幼稚心肌细胞的唯一表征，尚需结合其他超微表型综合判断（图4-192~图4-194）。

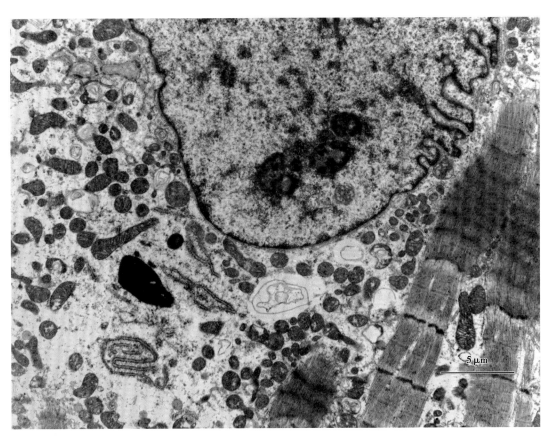

图4-192
核周较多粗面内质网，呈管状排列的双层膜结构，膜上可见核糖体颗粒

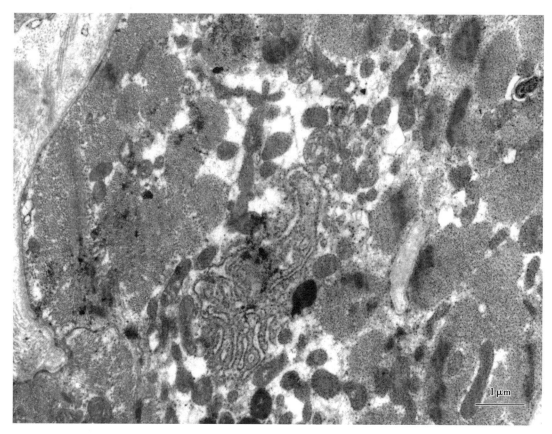

图 4-193
心肌细胞内的团状粗面内质网；肌节结构不成熟

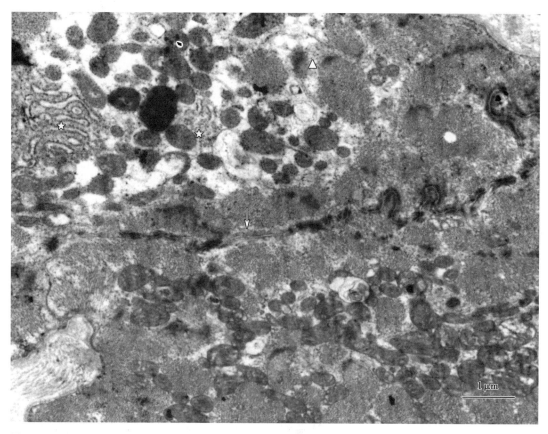

图 4-194
心肌细胞内有多种异常超微结构，粗面内质网（☆），闰盘呈直线状（↑），中间连接减少；肌节短小极向紊乱，Z 线形态不规则（△）；线粒体体积小电子密度高

（2）高尔基复合体：高尔基复合体的数量和发达程度因细胞生长发育、分化程度和细胞的功能类型不同而存在较大差异，并且会随着细胞的生理状态而变化。作为内膜系统的主要组成结构之一，高尔基复合体不仅是胞内物质合成、加工的重要场所，而且和内膜系统的其他结构组分一起构成了胞内物质转运的特殊通道。

幼稚心肌细胞的蛋白质合成旺盛，高尔基复合体较发达。一般而言，胚胎中晚期心肌细胞中仍偶见高尔基复合体，但在正常成熟心肌细胞中则很难见到。而在 HCM 心肌样本，透射电镜较易观察到心肌细胞中高尔基复合体的存在（图 4-195，图 4-196）。

3. 幼稚的心肌细胞核　在 HCM 心肌样本，透射电镜可见心肌细胞胞核形态不规则，染色质细腻淡染，核膜凹陷，有 2~3 个核仁（图 4-197~ 图 4-200）。

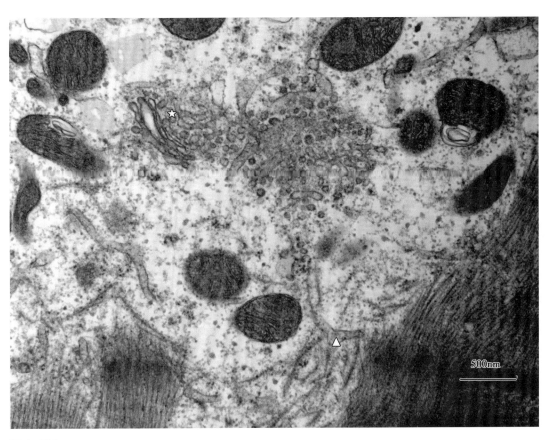

图 4-195
肌节溶解区见高尔基复合体（☆）、扩张的肌浆网（△）、髓鞘样变的线粒体

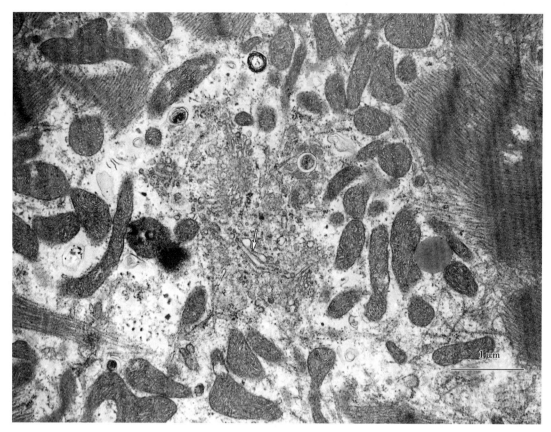

图 4-196
高尔基复合体（↑）位于肌丝束变性消失区，呈扁平囊泡状，周围有密集的管、泡状结构

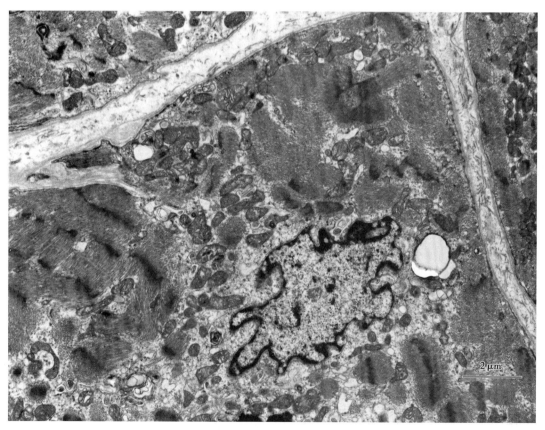

图 4-197
心肌细胞核的核膜皱褶多切迹，核内染色质疏松细腻，有两个小核仁；周围肌节结构不良

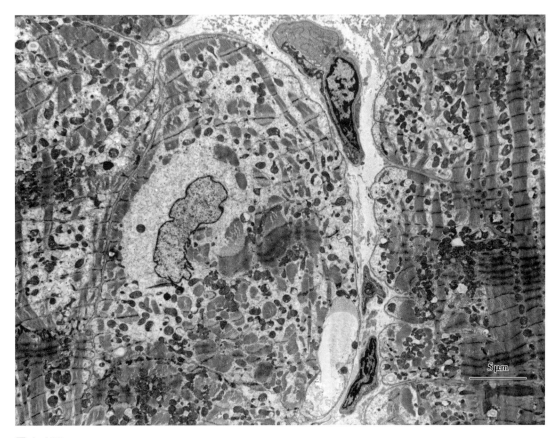

图 4-198
心肌细胞胞核呈杆状，染色质细腻；心肌细胞水肿，核周空晕，细胞膜呈扇贝样突起宽度增加，甚至平直，胞内多片低电子密度无结构区，细胞体积增大

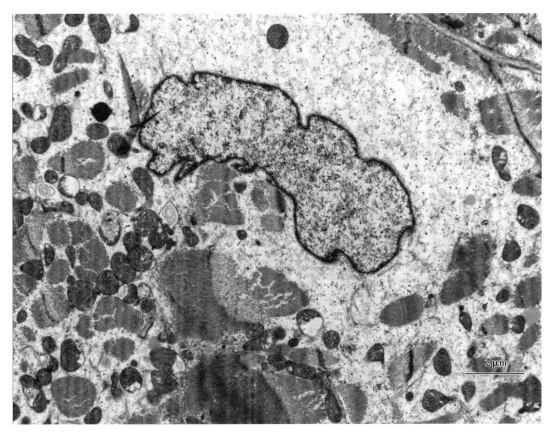

图 4-199
图 4-198 放大，幼稚的心肌细胞胞核，核形态不规则，染色质细腻淡染，核膜凹陷

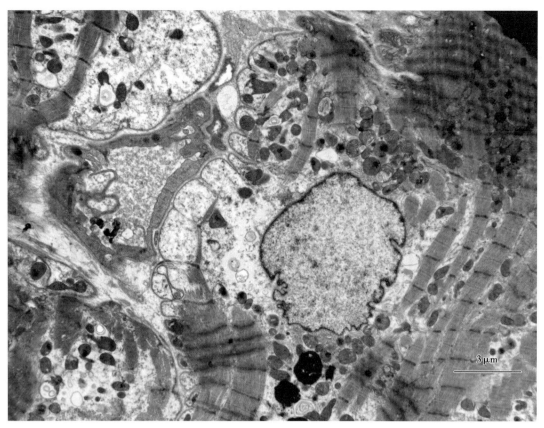

图 4-200
3 个相邻的心肌细胞肿胀,其中一个可见胞核呈偏位状,一侧肌丝束溶解

(二)线粒体发育不全的表现

正常心肌细胞的线粒体具有相对独立的 DNA 系统及独特的发育学特征,在胎儿出生后短时间内即发育成熟,进行氧化代谢。线粒体发育主要分为增生和分化两个过程。增生为线粒体数量增多,分化则为线粒体的功能成熟。线粒体发育障碍影响细胞、组织及器官的整体发育。正常线粒体在肌丝束间单排排列及紧邻肌浆网分布,利于为心肌细胞的收缩提供能量;或散在分布于胞核周围为蛋白质合成提供能量。闰盘附近很少出现线粒体。

在 HCM 心肌样本,透射电镜观察到形态幼稚的线粒体,体积小、呈球形,嵴少而短,基质电子密度高,功能不活跃;线粒体堆积于闰盘附近或在闰盘锯齿状结构内,对闰盘的正常结构产生不利影响,另外推测此分布特点也可能是为了给肌节的重构或再生提供能量(图 4-201~ 图 4-207)。

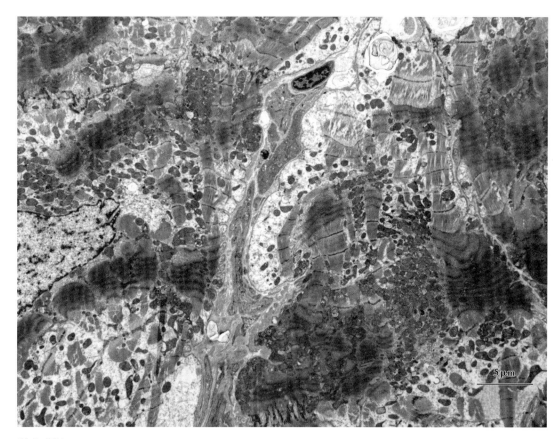

图 4-201
心肌细胞内见不规则片状分布的线粒体，其中有较多幼稚线粒体，呈小圆形、高电子密度、嵴不清晰；肌丝束可见收缩带

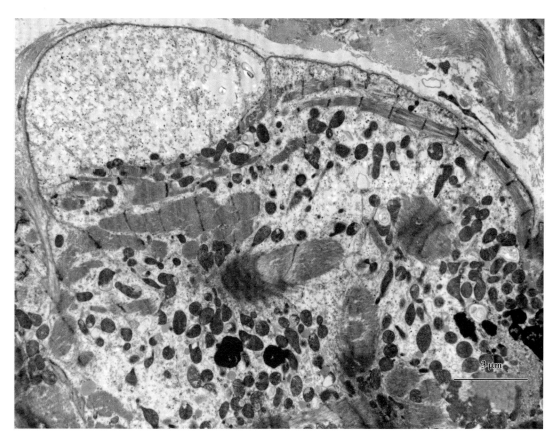

图 4-202
心肌细胞大片肌丝束溶解，其中见较多幼稚的小线粒体，细胞膜下呈空化状，内有少许残留肌丝

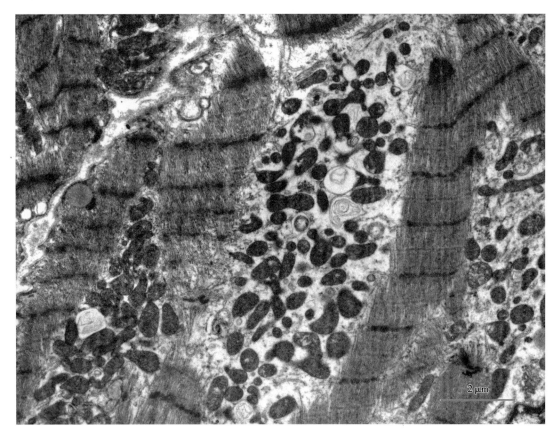

图 4-203
线粒体数量增多，以幼稚为主，呈小圆形，高电子密度；肌丝束局部溶解

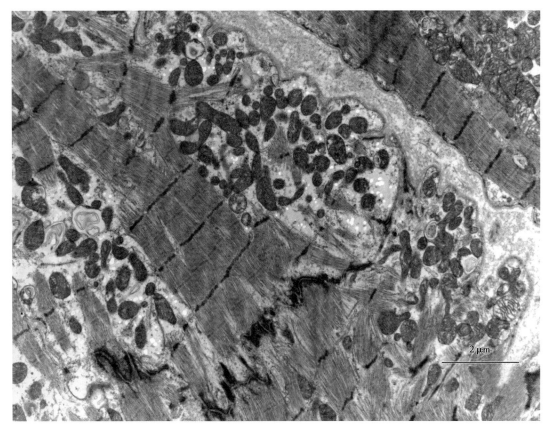

图 4-204
细胞膜下线粒体堆积，其中部分为小圆形幼稚线粒体；肌丝束极向紊乱、溶解

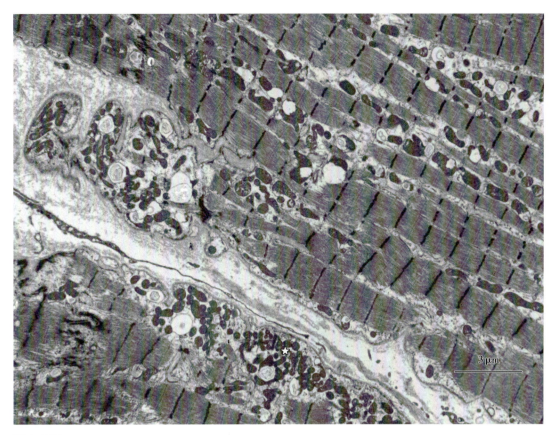

图 4-205
线粒体空泡变性、髓鞘样变,心肌细胞胞膜下聚集较多幼稚线粒体(☆),体积小、圆形、电子密度高

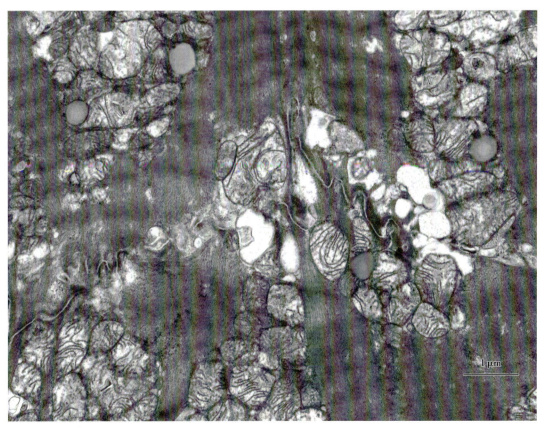

图 4-206
密集的线粒体位于闰盘锯齿状结构内

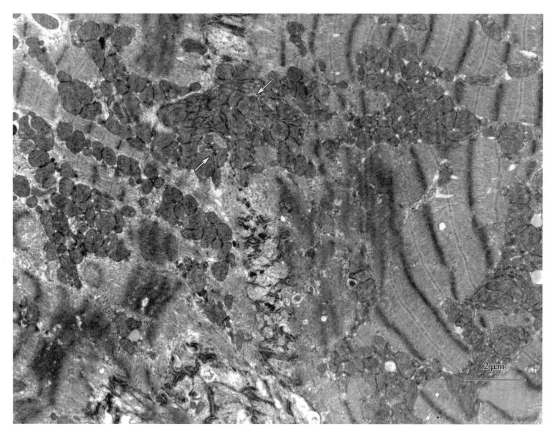

图 4-207
心肌细胞端－端相接的闰盘（↑），密集成片的线粒体将其围绕包裹

六、闰盘异常

胚胎早期，心肌细胞间无闰盘结构。胎儿期闰盘的盘块极小，盘内只有数十个小突起。新生儿期已有发育较好的闰盘，盘块内可有数十个指状突起，阶梯开始形成。成熟心肌细胞闰盘呈典型的阶梯状，盘块间阶梯整齐、层次分明，盘块内的突起排列整齐密集，部分突起呈膜片状，可有数百个指状突起。发育成熟的闰盘保证了心肌细胞间的正常机械连接及心电传导。

（一）心肌细胞端部闰盘结构消失代之以扇贝样凸起

如前所述，正常成熟心肌细胞的长轴端部具有闰盘结构而形成端－端连接，其侧面细胞膜有沿心肌横纹排列方向走行的膜嵴和膜沟。膜嵴突出于膜的表面，形成有规律的扇贝样排列，每相邻两嵴间为膜沟凹陷区，凹陷区内可有 T 管开口。

在 HCM 心肌样本，透射电镜观察到心肌细胞长轴端的端部呈发育不良表型。该处闰盘未发育，纵切面心肌细胞端部的细胞膜突出形成类似扇贝样凸起，其内可有线粒体、肌浆网、小囊泡及少量肌丝等细胞器，偶见心肌细胞侧面的细胞膜呈绒毛状突起表现，邻近有异常结构的闰盘（图 4-208~ 图 4-213）。

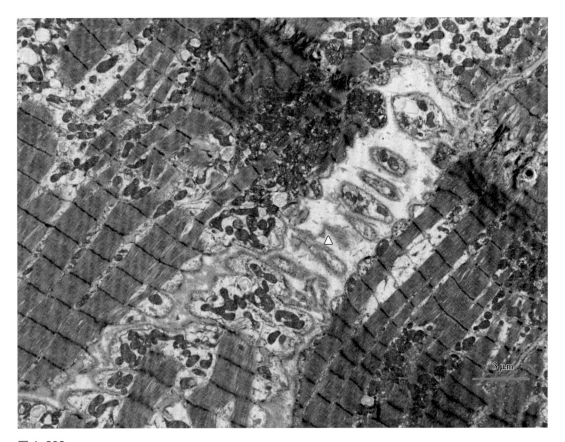

图 4-208
心肌细胞端部发育不良，纵切示细胞长轴端部未形成闰盘连接，而是细胞边缘处细胞膜的扇贝样凸起的断面（△）

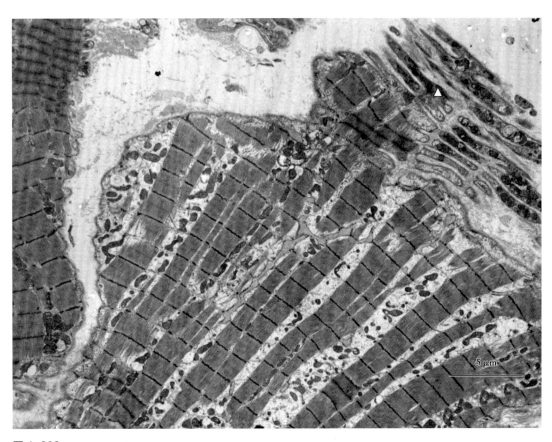

图 4-209
心肌细胞端部发育不良，纵切显示细胞长轴末端未形成闰盘连接，而是由细胞膜突出形成扇贝样凸起（△）

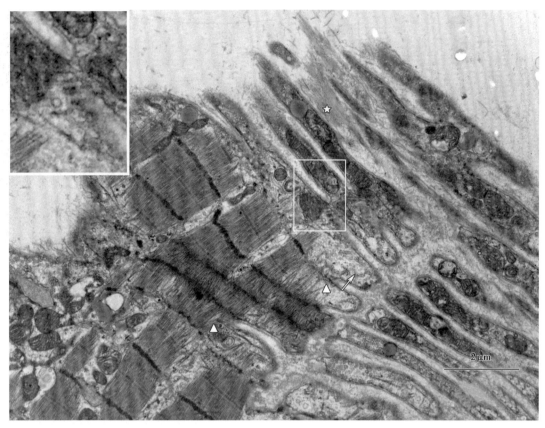

图 4-210
图 4-209 放大，扇贝样凸起是细胞膜在 Z 线上的内陷（△），其内有线粒体、肌浆网、小囊泡及少量肌丝等细胞器。绒毛状的间隙内有以 I 型为主的胶原纤维组织（☆），扇贝样凸起内部有肌浆网（↑）等管网状结构，并有细胞膜内陷形成的许多小囊泡，线粒体长轴与扇贝样凸起平行，而与肌丝束垂直

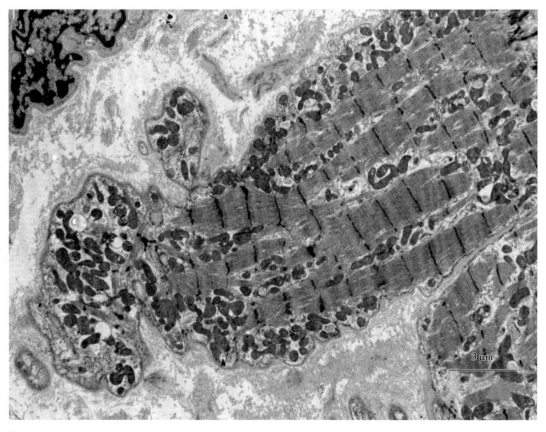

图 4-211
心肌细胞的一端发育不良，细小的肌束极向紊乱，长轴端未见闰盘结构；线粒体密集

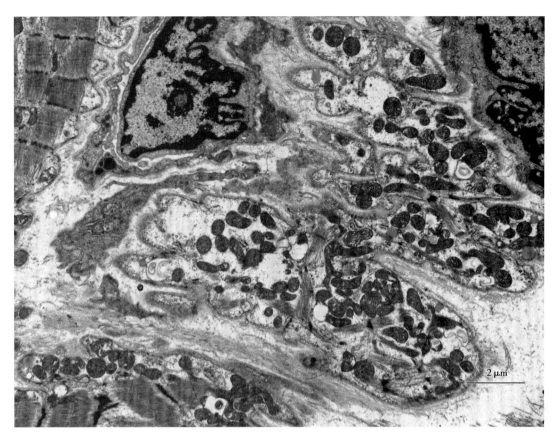

图 4-212
心肌细胞端部发育不良,未见闰盘结构,细胞膜深陷,其中有少量凌乱散布的不完整肌节

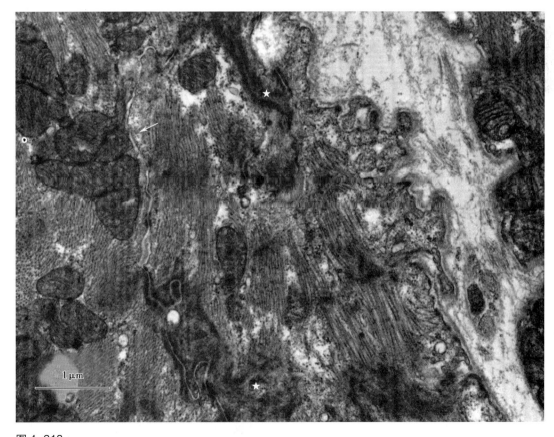

图 4-213
心肌细胞侧面细胞膜似绒毛状隆起,内为胞质的基质样物;细胞膜下的闰盘与肌丝束呈平行状,基本结构类型异常,非特化区冗长(↑),中间连接模糊不清,质膜间隙增宽(☆)(高倍)

(二)幼稚心肌细胞的发育不良闰盘

在 HCM 心肌样本中,透射电镜观察到心肌细胞内类似胚胎期的细胞间连接,仅有一些特化结构,缺乏成熟闰盘形态,肌丝与其连接不良,甚至肌节结构紊乱(图 4-214~ 图 4-222)。

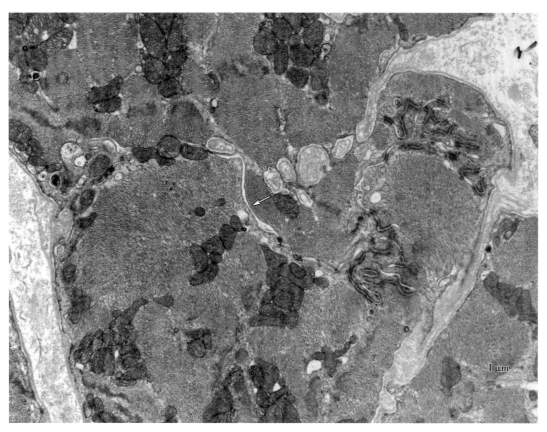

图 4-214
闰盘结构不良,部分呈平直状,以非特化区结构为主(↑),从肌丝间穿过;另有两小团闰盘邻近细胞膜,其内非特化区结构的比例增多;心肌细胞内未见肌节形成

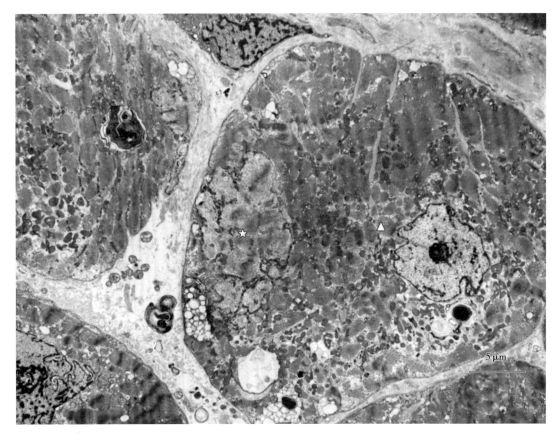

图 4-215
多个相邻心肌细胞呈发育不平衡表现。发育相对较低的细胞（△），胞核畸形、染色质细腻、核仁明显；肌节短小、Z 线模糊、极向紊乱；闰盘呈不规则环形，位于细胞膜下（☆），环内肌丝稀疏，无明确肌节结构

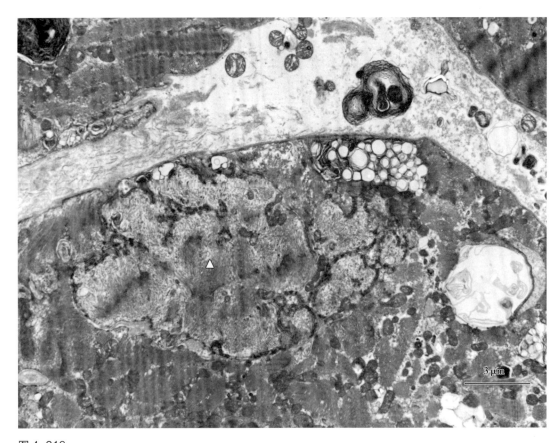

图 4-216
图 4-215 放大，心肌细胞内异常闰盘圈出部分心肌细胞的轮廓，闰盘内的肌节成分及结构异常（△），且与闰盘外方向不一致

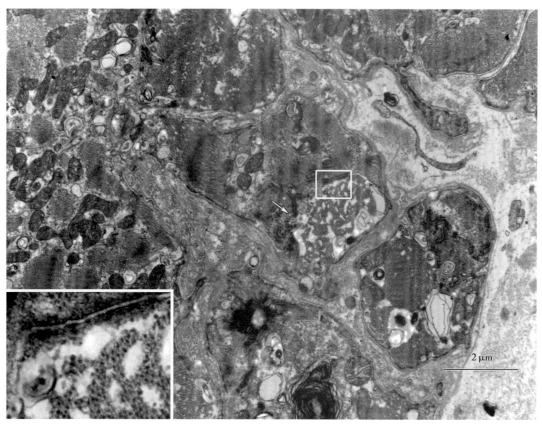

图 4-217
发育不良的心肌细胞被延伸的间质分隔成小团块状，低发育的肌节极向紊乱，闰盘环绕细胞或偏于细胞膜侧或呈高电子密度的环形（↑），中间连接结构模糊，缺乏肌丝附着，胞质内细胞器变性

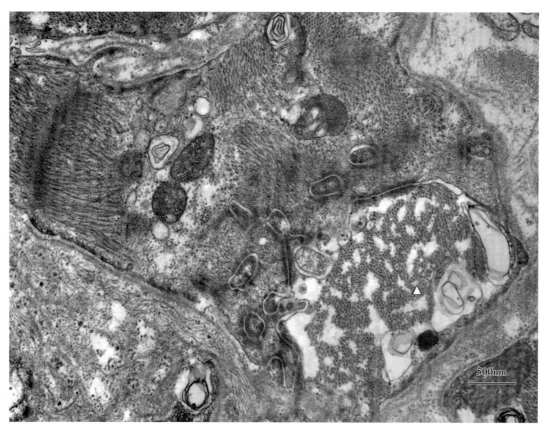

图 4-218
图 4-217 放大，形状不规则的闰盘邻近心肌细胞的端部，间隙增宽，被闰盘分隔出的一小部分肌丝束变性溶解（△），出现各种空泡；闰盘左侧心肌细胞内的肌丝束极向紊乱，纵横交错、灶状溶解消失。线粒体髓鞘样变性

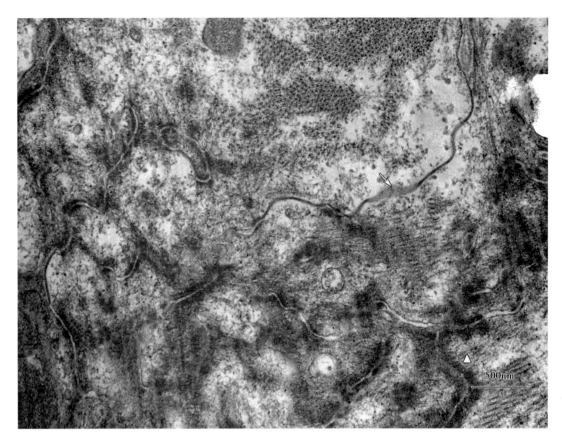

图 4-219
闰盘的基本结构类型发育不良,中间连接数量减少、结构模糊及间隙增宽(△),缝隙连接冗长,电子密度减低,结构模糊(↑)。闰盘周围肌丝散乱,极向有纵有横

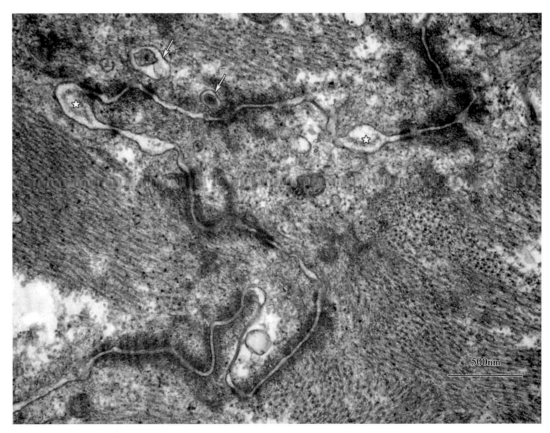

图 4-220
非特化区所占闰盘的比例增多,间隙增宽(☆)。闰盘旁的包涵体样结构(↑)呈单层质膜包裹,内有丝状物;闰盘周围肌丝纵横交错

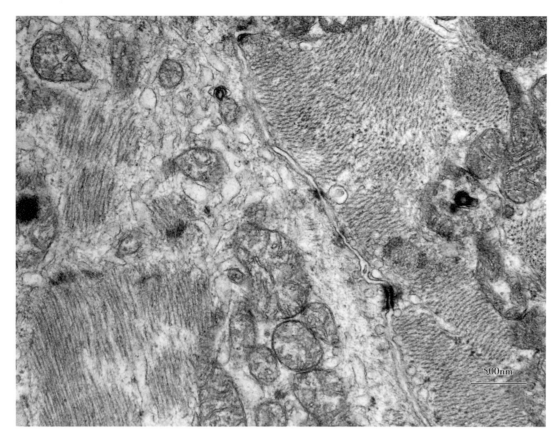

图 4-221
细胞膜与左侧肌丝束平行，与右侧肌丝束垂直，细胞膜上有桥粒结构

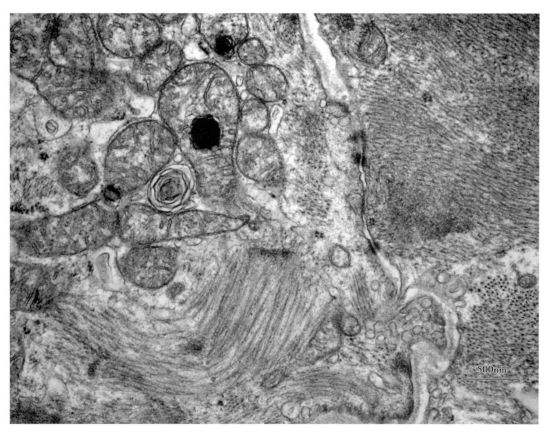

图 4-222
两细胞膜间隙增宽，细胞膜上可见桥粒样结构，无中间连接，周围有较多小泡状结构，右侧细胞内肌丝束不同向，左侧细胞内见结构异常的肌节，漩涡状排列的肌丝未能有效形成肌节

（三）闰盘的结构、形态及与其他细胞器关系异常

1. **闰盘位置异常** HCM 中常观察到闰盘或闰盘成分位于异常位置，其可能的影响因素有：心肌细胞发育异常导致非连接处的细胞膜形成闰盘样结构；间质增生向心肌细胞内延伸将其分隔造成闰盘位置异常；或当心肌细胞排列紊乱时，在二维的切面上有可能看到闰盘位置和其功能不相一致。总之，闰盘的位置异常将影响心肌细胞的收缩功能，而心肌细胞的发育不良亦会导致闰盘异常。

HCM 的透射电镜观察到心肌细胞有"端部游离"形态，而闰盘位于细胞游离端的细胞膜下或胞质内，但并未形成两个心肌细胞端部相连的结构。关于心肌细胞端部的游离表现，Liu 等用成年大鼠心肌细胞培养的模型，使用定制的双光子激发荧光和二次谐波成像系统，分析收缩成像，观察肌丝束分解过程及粗细肌丝的相互作用。结果表明，分解过程起始于被破坏闰盘处的心肌细胞游离端，游离端附近的 desmin 网络被破坏，释放单条肌丝束。力学研究分析表明，闰盘受损造成 Z 线两侧力量失衡，对肌丝束的分解起了重要作用（图 4-223~图 4-227）。

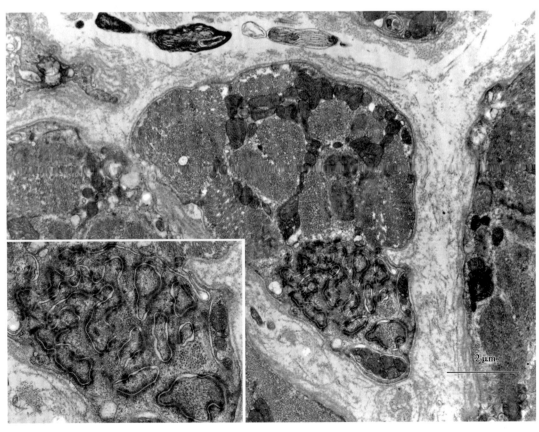

图 4-223
横切面，团状闰盘，位于心肌细胞一端

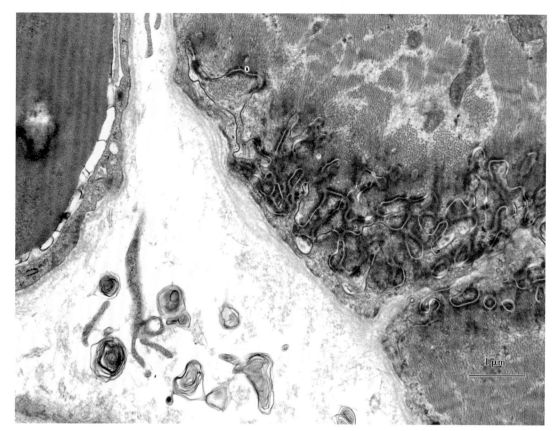

图 4-224
团块状闰盘位于细胞边缘,肌丝束纵横交错

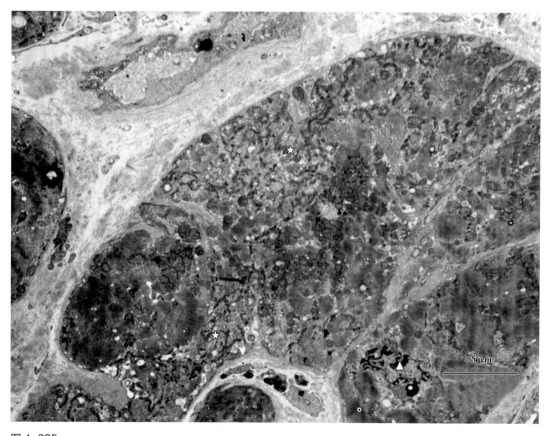

图 4-225
闰盘形状不规则,呈大片状,紧邻细胞膜(☆);细胞膜外间质成分沿内陷的细胞膜延伸入心肌细胞内;畸形的胞核(△)位于心肌细胞周边

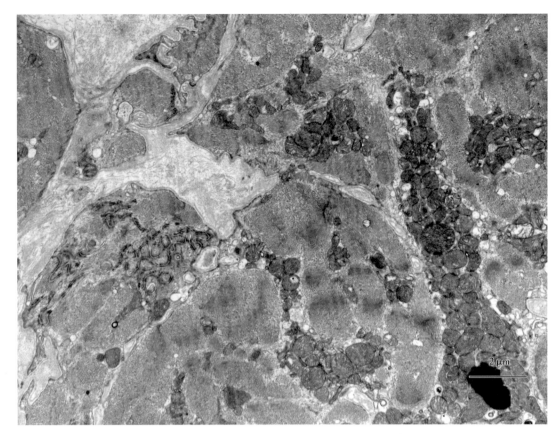

图 4-226
闰盘位于心肌细胞隆起的一小片胞质内

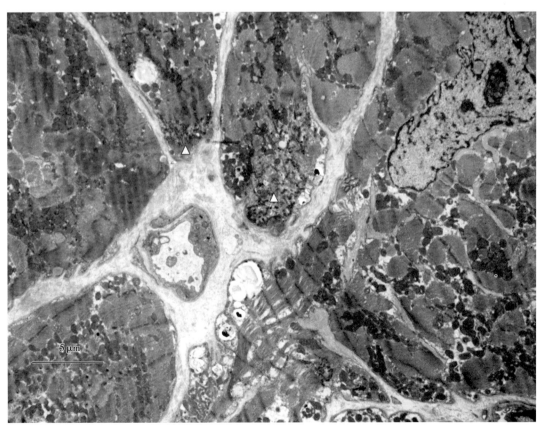

图 4-227
闰盘位于心肌细胞的游离端（△）

2. 闰盘增多并在细胞内呈团块状聚集　在 HCM 心肌样本，透射电镜在形状畸形、大小悬殊的心肌细胞内观察到闰盘的数量增多，呈密集且形态不规则的表型（图 4-228~图 4-233）。

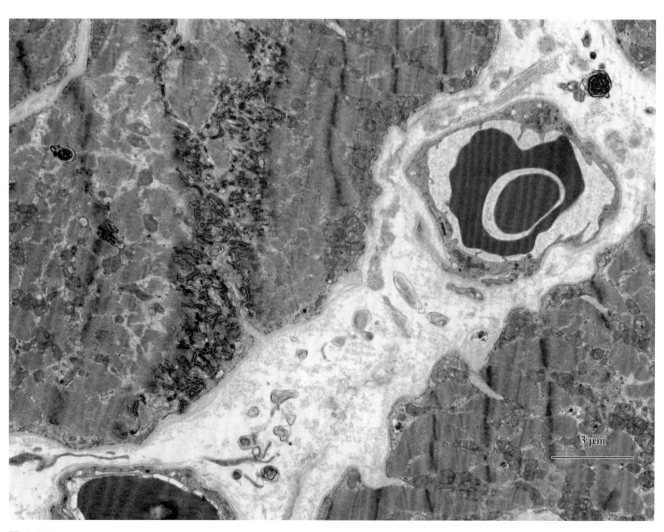

图 4-228
心肌细胞纵切面，团块状盘绕的闰盘位于两个细胞连接处，较正常闰盘宽、面积增大，几乎占据一个肌节的位置

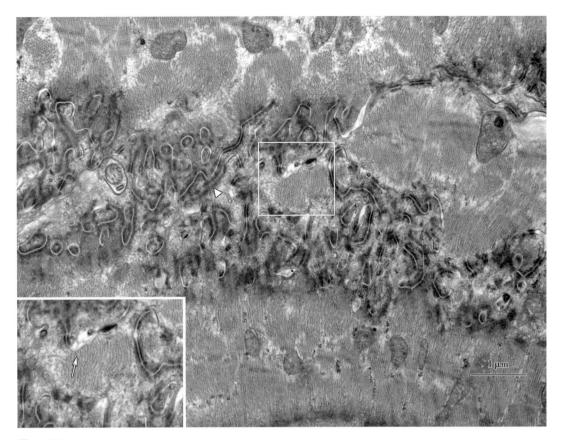

图 4-229
纵切面,团块状闰盘,呈盘旋缠绕形态,小片肌丝两端均与闰盘相连。中间连接间隙增宽(△)、电子密度降低,一侧的质膜上有肌丝附着(↑),但未见中间连接结构

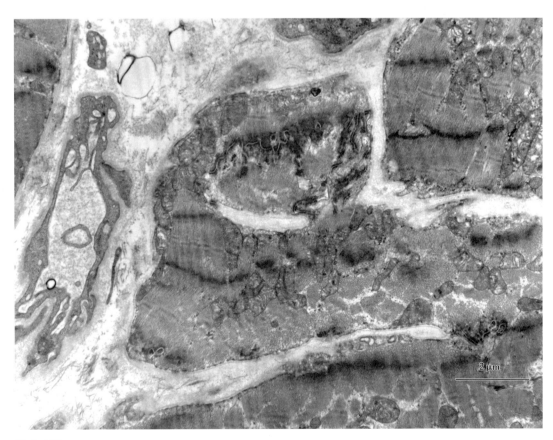

图 4-230
心肌细胞被间质分隔成不规则状,位于细胞内的小团呈高电子密度的闰盘距端部仅半个肌节

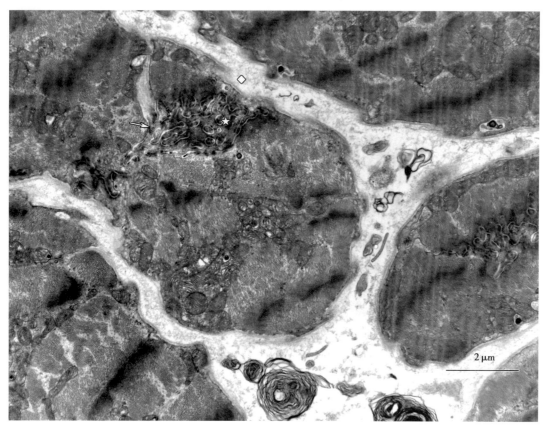

图 4-231
心肌间质增宽,心肌细胞被分隔,大小不等、形状不同。盘绕成球状的闰盘位于细胞膜下 Z 线上(☆),一处与内陷的细胞膜样结构相连接(↑),距细胞游离端约两个肌节;细胞膜断裂(◇),肌节发育不良,肌丝极向紊乱

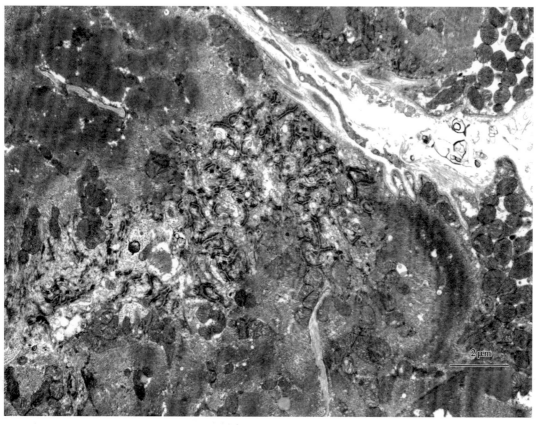

图 4-232
闰盘侧位缠绕成密集的团状

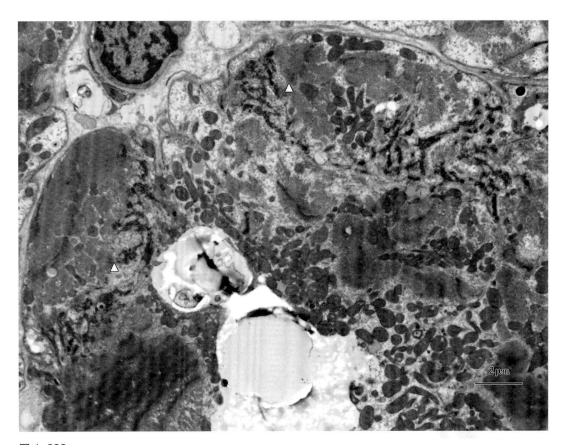

图 4-233
闰盘位于心肌细胞端侧（△），肌节形成不良，极向紊乱；胞质内空泡变性

3. 闰盘与 T 管的关系　如前所述，闰盘是心肌细胞膜的特化结构，位置与 Z 线相平行，并具有与 Z 线相同的功能，即连接细肌丝。T 管是细胞膜在 Z 线位置的内陷，T 管与 Z 线结构整合存在。在 HCM 心肌样本中，透射电镜观察到一个特殊现象，即闰盘与 Z 线和 T 管的交集表型，既有位于 Z 线位置的，亦有与 T 管相连的，推测位于 Z 线或连接 T 管的类似闰盘的结构，可能是由于 T 管细胞膜表达了某些与闰盘细胞膜特化区相似的特殊蛋白，以致其形态与闰盘相似（图 4-234～图 4-236）。

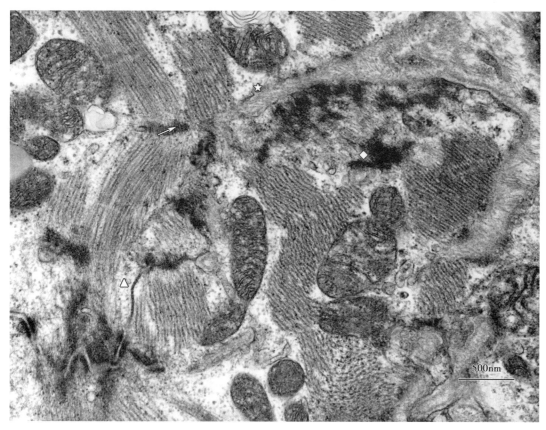

图 4-234
闰盘、T 管、Z 线的关系。间隙增宽的 T 管（☆）与 Z 线相连，细胞膜内侧有与 Z 线相近的团块状高电子密度物（◇）；闰盘形态异常，质膜断裂，可见缝隙连接穿行于 Z 线（△），并与 T 管处的高电子密度物相接续（↑）

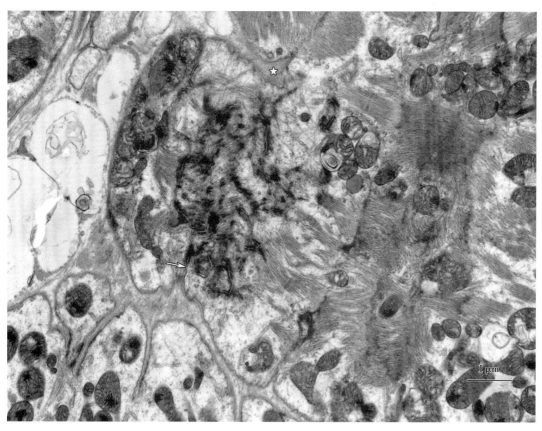

图 4-235
位于细胞膜下的小团闰盘样结构，与 T 管（☆）毗邻，与内陷的细胞膜相连（↑），呈团状缠绕形态、高电子密度，结构模糊，上有细肌丝附着，极向紊乱，邻近肌节结构异常

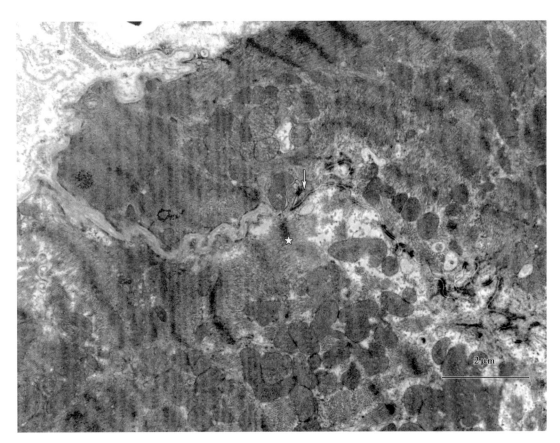

图 4-236
内陷的细胞膜、Z 线（☆）及闰盘（↑）三者交汇，闰盘平直，中间连接减少，周围的肌丝束溶解，闰盘与肌丝束非垂直关系

4. 闰盘结构异常　正常闰盘结构参见第六章相关内容。在 HCM 心肌样本中，透射电镜常观察到闰盘结构异常，表现为锯齿状形态消失，中间连接减少，非特化区增多，闰盘间隙增宽等，并有肌丝极向紊乱表现。

（1）闰盘形态异常：在 HCM 心肌样本，透射电镜观察到闰盘位于心肌细胞膜的侧面，形态平直，中间连接结构不良、数量减少，非特化区占比增多，质膜间隙增宽；闰盘附近的肌节长短不一，Z 线粗细不等，细胞外间质增宽，其中有较多 III 型胶原纤维（图 4-237~图 4-247）。

（2）闰盘与肌丝连接不良：在 HCM 心肌样本，透射电镜观察发现闰盘质膜的电子密度增高，中间连接结构模糊不清，部分区域未见肌丝附着（图 4-248~图 4-254）。

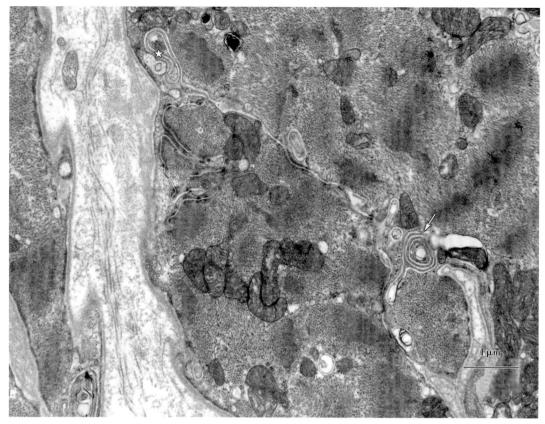

图 4-237
细胞膜结构不完整，紧邻细胞膜的闰盘平直，多处呈环形（☆）及多层套环（↑）状，中间连接减少，非特化区增多，闰盘间隙增宽，肌丝极向紊乱，与闰盘平行；闰盘内有电子密度稍高于间质的基质样物、小泡状物和电子密度不均的块状物

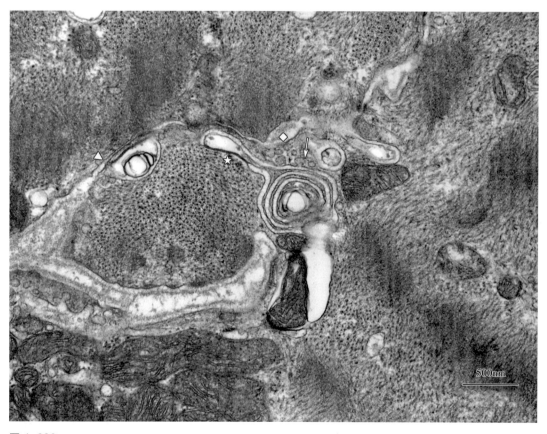

图 4-238
图 4-237 放大，示闰盘非特化区呈多层套环状，外环表面有多个吞饮小泡（↑），可见缝隙连接（☆），环周有扩张的非特化区（◇）。闰盘一端与间质内陷的细胞膜管相连接（△）

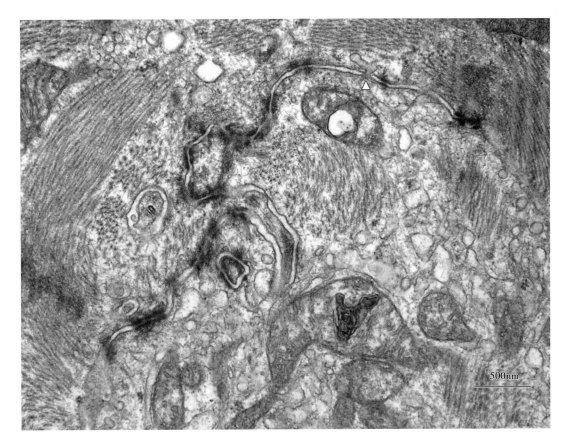

图 4-239
闰盘以非特化区为主,间隙增宽,一处呈出芽状凸起(△);线粒体髓鞘样变

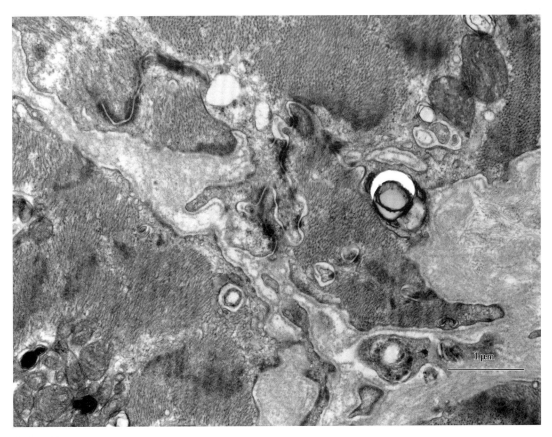

图 4-240
心肌细胞指状突起处的闰盘,非特化区较多并扩张

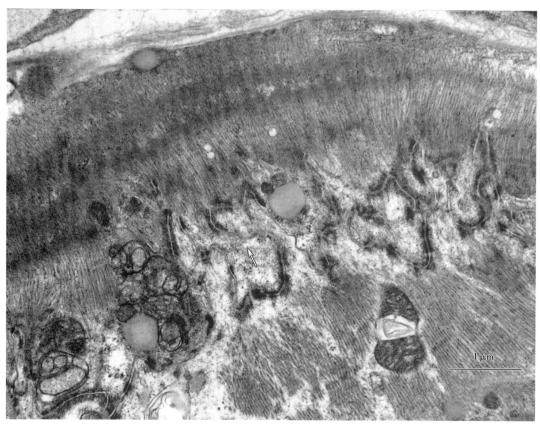

图 4-241
闰盘中间连接结构不良（↑），质膜和其上的电子密度物质消失，肌丝极向紊乱，闰盘内可见脂滴

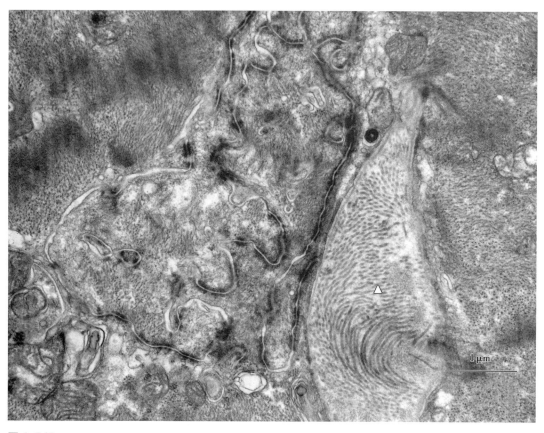

图 4-242
位于细胞膜侧的闰盘，呈平直形态，中间连接减少，非特化区占比增多，闰盘间隙增宽；Z 线粗细不等，肌节长短不一，极向紊乱；细胞外间质增宽，其中有较多 I 型胶原纤维（△），可见横纹

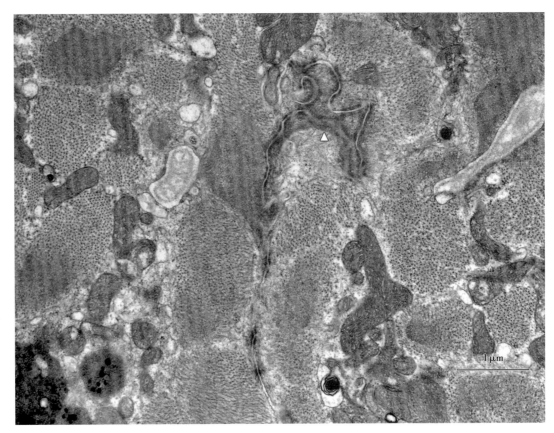

图 4-243
肌丝束横切面，闰盘形态异常，呈直线形，中间连接少，间隙增宽（△）

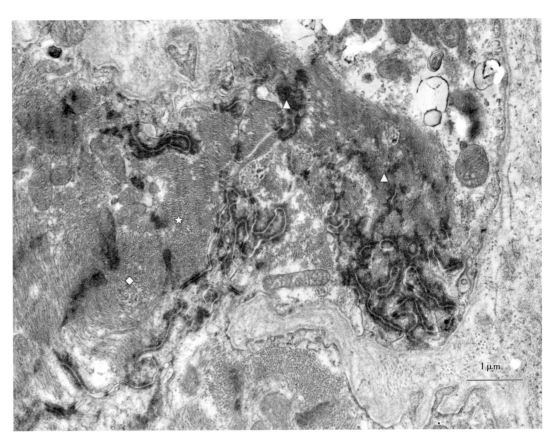

图 4-244
闰盘位于细胞膜下，闰盘质膜的高电子密度物松散弥散（△），肌丝与闰盘平行（☆），肌节结构不良，肌丝呈旋涡状排列（◇）

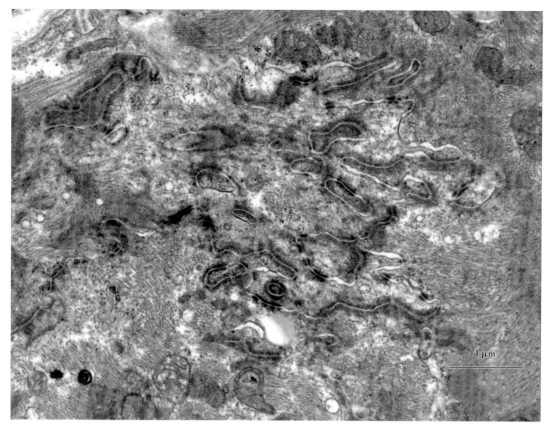

图 4-245
闰盘形态异常，多盘绕成环形，间隙增宽，周围肌节发育不良，肌丝极向紊乱

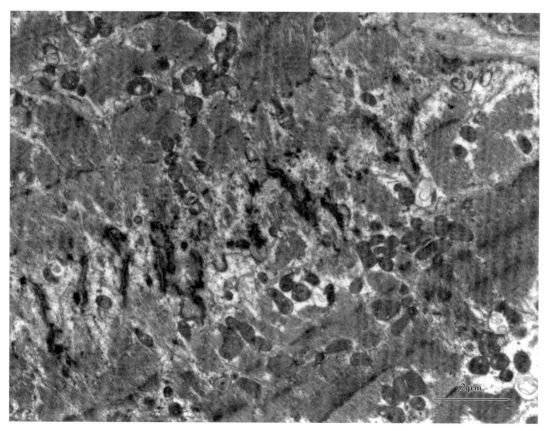

图 4-246
闰盘畸形，呈 <30° 的锐角，中间连接电子密度增高，呈团块状

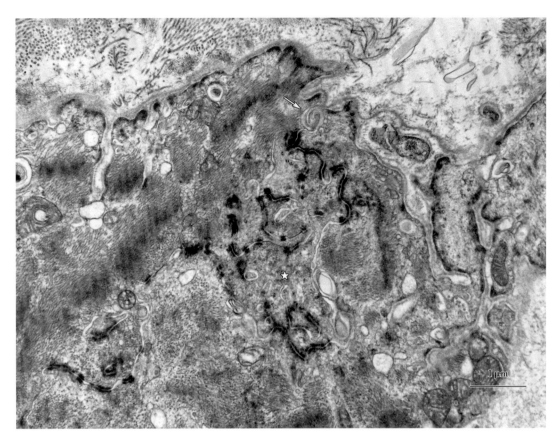

图 4-247
心肌间质的基质样物沿细胞膜向细胞内延伸,结构异常的闰盘位于近细胞膜处,一端与内陷的细胞膜相连(↑),非特化区增多并扩张(☆),中间连接发育不良,其上缺乏肌丝附着;肌丝束极向紊乱

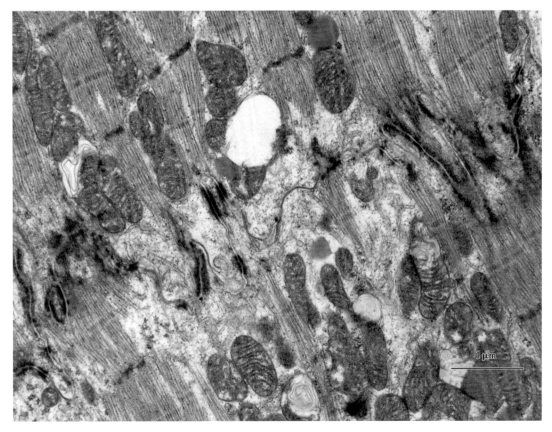

图 4-248
闰盘处肌丝束溶解,中间连接减少、质膜间隙增宽,无肌丝附着

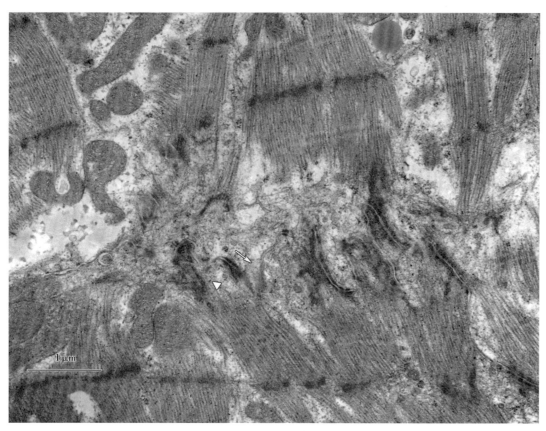

图 4-249
闰盘结构破坏，中间连接的质膜消失（△）或轮廓尚存（↑），其上的电子密度物质减淡，甚至消失，与闰盘相连的肌丝束变性、溶解、消失

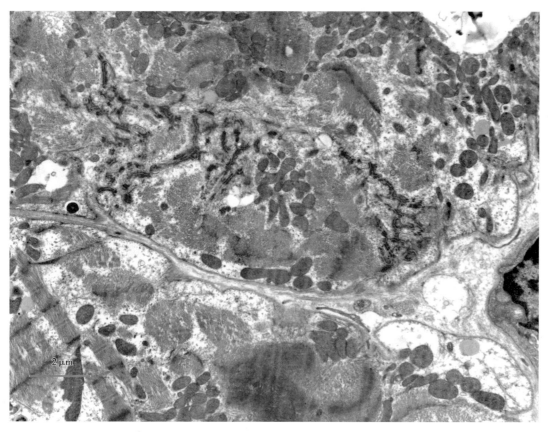

图 4-250
闰盘形状不规则，位于细胞端侧，中间连接数量减少，肌丝束稀疏、溶解

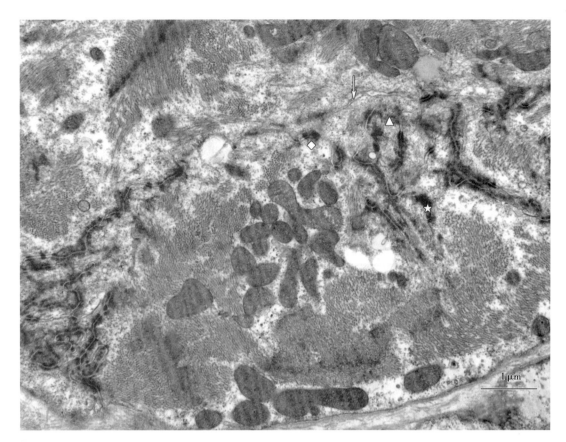

图 4-251
图 4-250 放大,闰盘结构破坏,质膜及高电子致密物几近消失(↑),部分质膜上的高电子密度物聚集成块状(☆)或呈弥散状(△);中间连接结构不良,呈短小形态(◇)或结构不清;非特化区增宽。肌丝束极向紊乱溶解

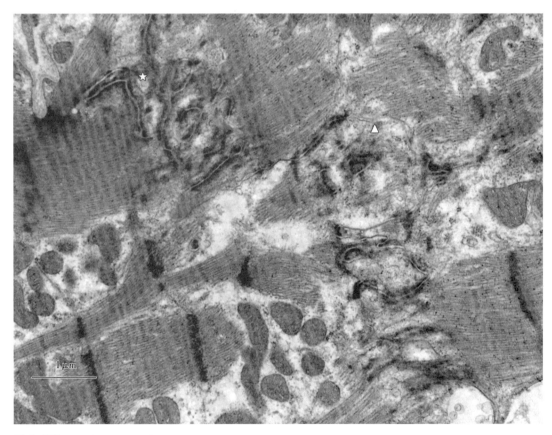

图 4-252
闰盘的部分结构呈间隙增宽表现(☆),部分有质膜结构不完整及电子密度物消失(△),肌丝束松散断裂、溶解消失

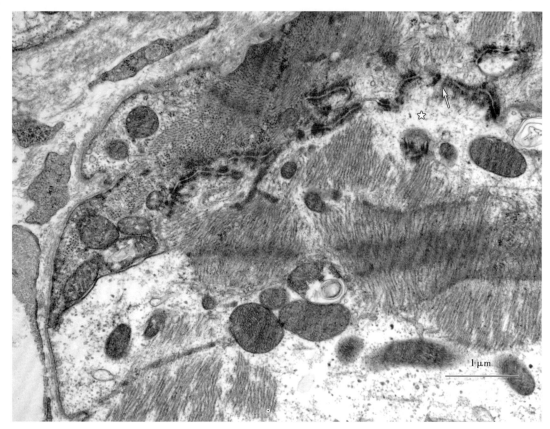

图 4-253
闰盘两侧肌丝的极向不同,但均与闰盘连接不良。闰盘中间连接电子密度增高成块状(↑),肌节溶解(☆)

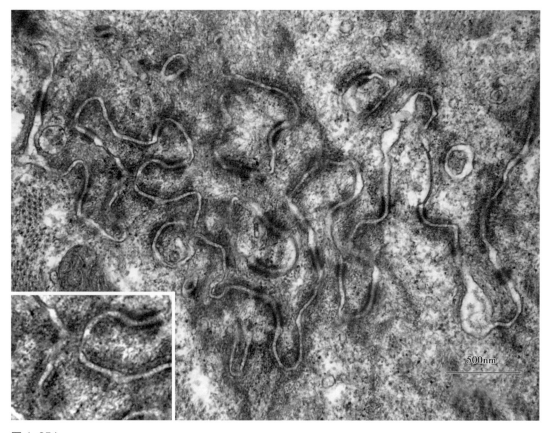

图 4-254
闰盘与肌丝的连接关系异常,在闰盘的 2 个中间连接间有肌丝相连

七、心肌细胞衰老

心肌疾病时，随年龄增长及病程进展，受原发性疾病及继发性改变的影响，心肌细胞的生理功能逐渐下降，最终反映于细胞形态和代谢功能的改变。HCM心肌细胞的某些超微结构改变与衰老表现相似，推测与心肌细胞受到各种异常因素的作用而致负荷过重有关。

（一）细胞膜系统的改变

内质（肌浆）网的变化。在衰老的心肌细胞中肌浆网数量减少，排列无序，膜膨胀扩大甚至崩解，呈空泡状表现。

在HCM心肌样本，透射电镜观察到一个特征性表型，即年轮样小体，呈多种形态、高电子密度、似年轮样的层状"膜"性结构。该小体存在于心肌细胞内、血管里及间质中。该物质广泛分布，对其来源较难推测，是心肌细胞膜系统的退行性变及心肌细胞内代谢不全的脂质类物质，还是非自体物质的代谢产物（如药物等）？更难判断的是，该物质是由心外器官经循环系统运至心肌间质，再经闰盘非特化区进入心肌细胞内；还是从心肌细胞内产生，经非特化区进入间质，再经循环系统运离心脏？总之，考虑到样本来自HCM终末期患者，可以大胆推测的是该物质与细胞器衰老有关，但其真正的意义尚不明确。

1. 年轮样小体的形态　在HCM心肌样本，透射电镜观察到年轮样的层状"膜"性结构，呈大小不等的圆形、卵圆形、蝌蚪形或不规则形，高电子密度，可表现为稀疏而层次清楚，也可为中心部呈高电子密度，而分层不清（图4-255~图4-258）。

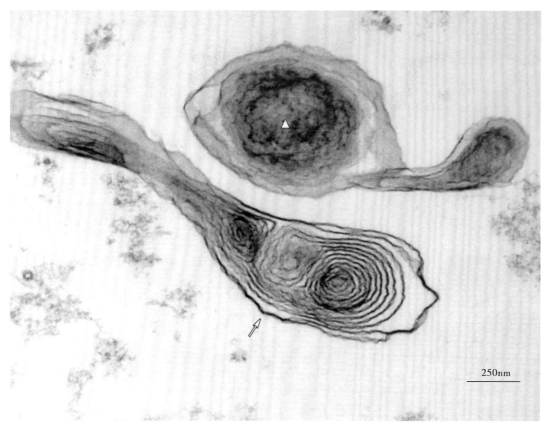

图 4-255
年轮样小体，"膜"状结构似年轮样，致密、层次分明（↑）；蝌蚪形（△），中心电子密度较高，分层不清

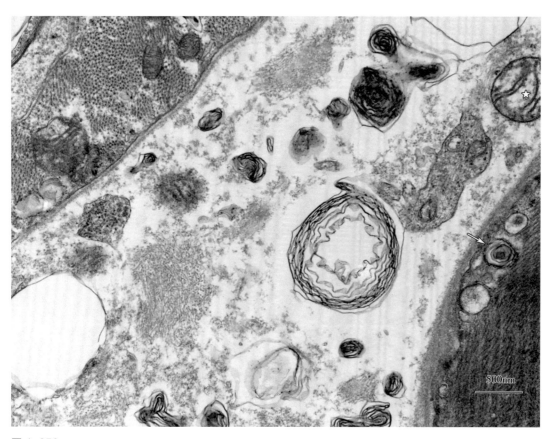

图 4-256
形状不同、大小不等的年轮样小体，位于心肌间质及细胞膜下（↑），间质内有变性线粒体（☆）

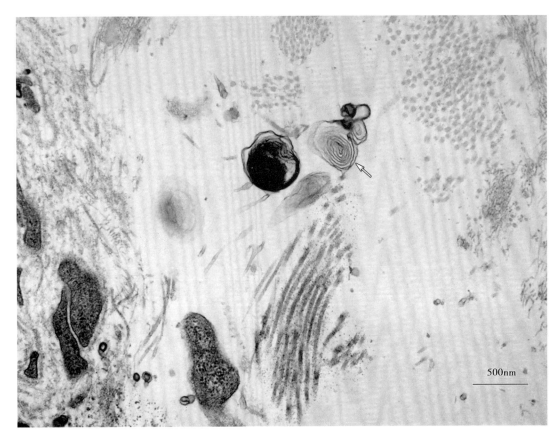

图 4-257
间质中锥形的年轮样小体（↑），高电子密度，如同树的年轮

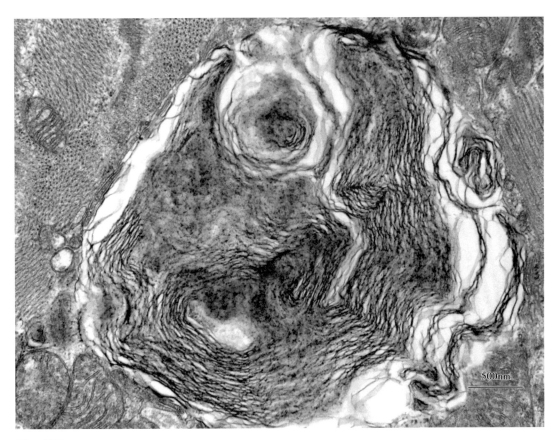

图 4-258
年轮样小体呈环形层状，高电子密度，位于肌丝束间

2. 年轮样小体的位置　透射电镜观察中见 HCM 的年轮样小体广泛分布于心肌细胞肌丝束间、线粒体内、闰盘非特化区间隙、血管内及间质中。血管腔内的年轮样小体体积小、年轮分层不清晰。

（1）血管内的年轮样小体：在 HCM 心肌样本，透射电镜观察到年轮样小体存在于小血管内（图 4-259，图 4-260）。

（2）间质中的年轮样小体：年轮样小体存在于心肌间质中（图 4-261~图 4-265）。

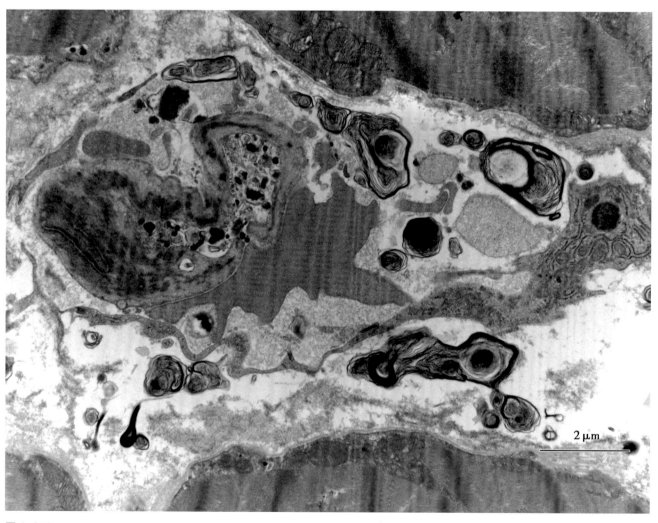

图 4-259
年轮样小体位于心肌间质的血管内、血管外及血管壁上

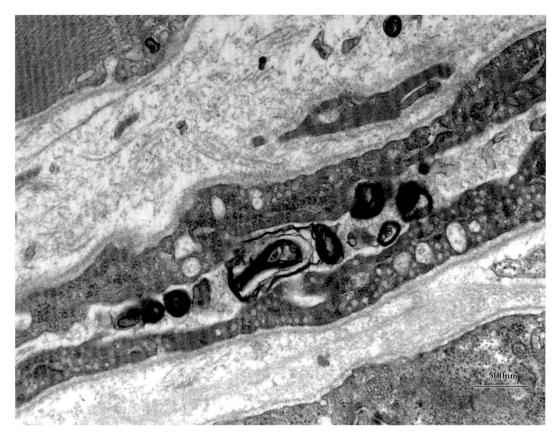

图 4-260
毛细血管内的年轮样小体,内皮细胞胞质中有丰富的吞饮小泡

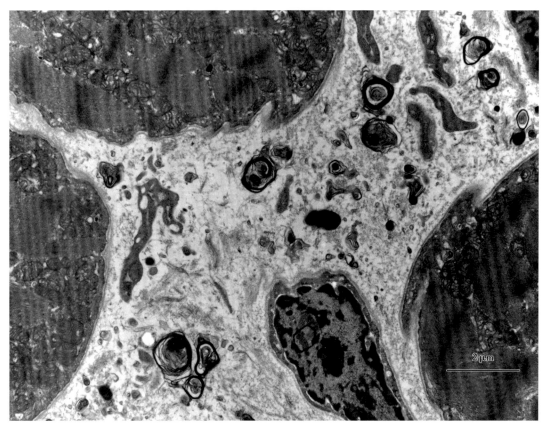

图 4-261
心肌间质内多个散在分布、大小不等的年轮样小体

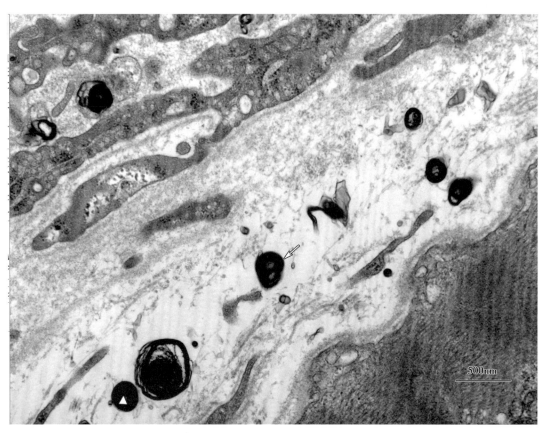

图 4-262
间质血管与心肌细胞间的年轮样小体,圆形,大小悬殊,电子密度或呈均匀性增高(△),或呈中心低周边高(↑)

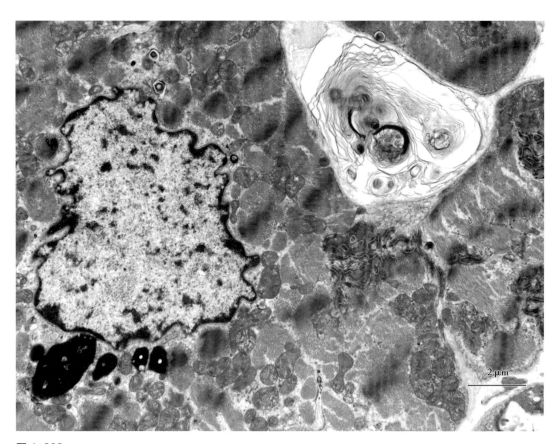

图 4-263
细胞核大,闰盘增多盘绕。心肌细胞间质内环形丝状物,中心电子密度增高

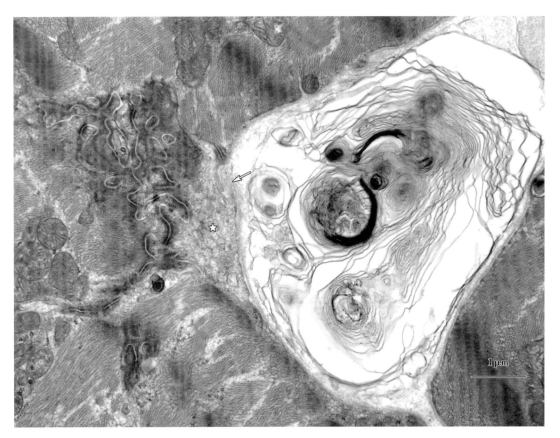

图 4-264
图4-263放大,闰盘呈团状盘绕邻近细胞膜,细胞膜断续不完整(↑),细胞膜下肌丝束溶解,较多肌浆网(☆)。心肌细胞间质内髓鞘样结构,为低电子密度的多层环形细丝状,中心区电子密度增高呈小圆形或月牙形,外环与心肌细胞基底膜相邻

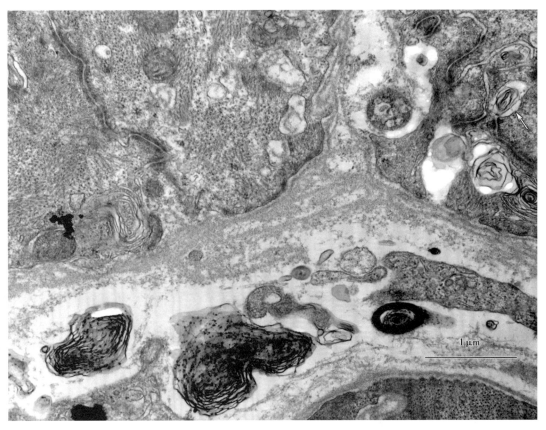

图 4-265
心肌间质中及闰盘扩张的非特化区内的年轮样小体(↑)

（3）闰盘与年轮样小体：闰盘是心肌细胞膜的特化区。当细胞衰老时细胞间的连接减少，细胞间的代谢协作亦降低。在HCM心肌样本，透射电镜观察到年轮样小体存在于闰盘部位（图4-266~图4-270）。

（4）心肌细胞内的年轮样小体：在HCM心肌样本，透射电镜观察发现年轮样小体存在于发育正常、发育不良及变性的心肌细胞内，分布于细胞膜下、肌丝束间等，周围肌丝被推挤（图4-271~图4-277）。

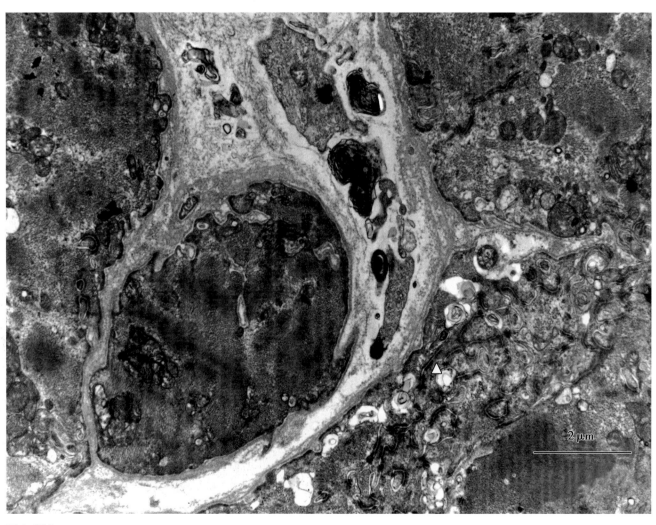

图4-266
闰盘位于细胞膜下（△），周围较多年轮样小体；间质内有小团心肌细胞被纤维包裹；间质中见多个年轮样小体

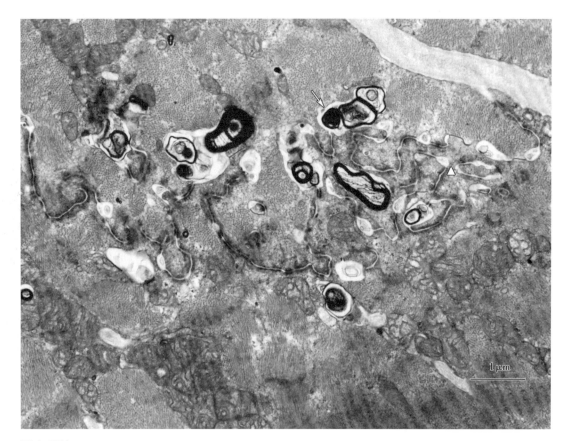

图 4-267
闰盘呈平直状，周围较多年轮样小体；非特化区多处明显扩张，内有年轮样小体（↑）；中间连接的电子密度明显减低（△）

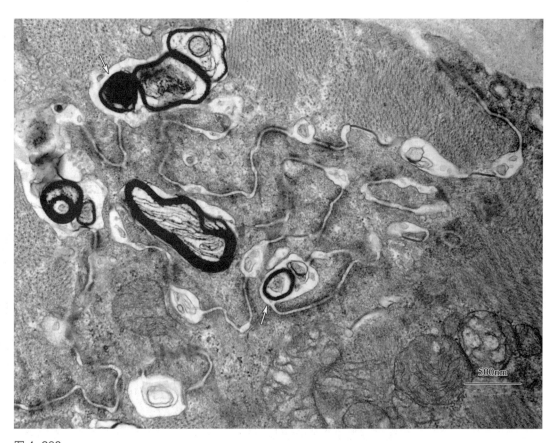

图 4-268
图 4-267 放大，闰盘质膜间隙呈节段性扩张，内有大小不等、电子密度高低不同、数量不一、形态各异的年轮样小体（↑）

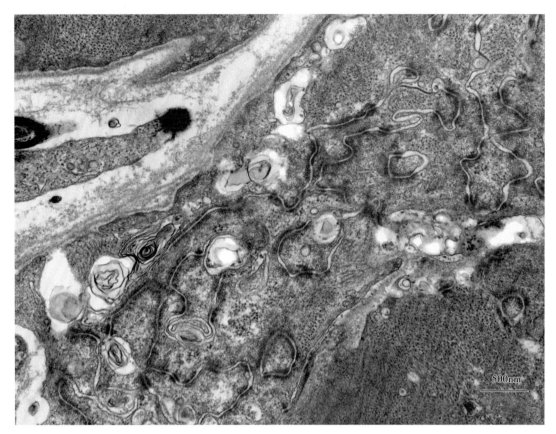

图 4-269
细胞膜下的闰盘，年轮样小体位于扩张的非特化区内

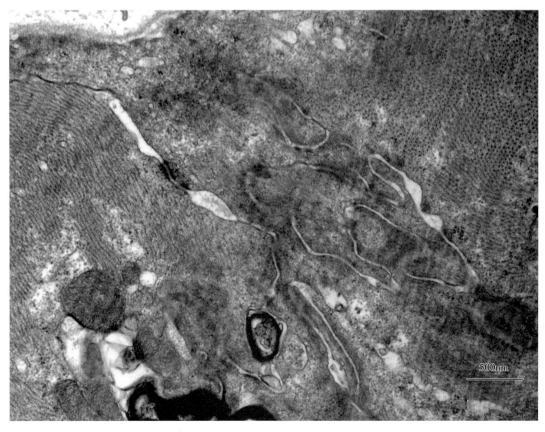

图 4-270
闰盘两侧肌丝垂直，闰盘非特化区扩张，内有年轮样小体

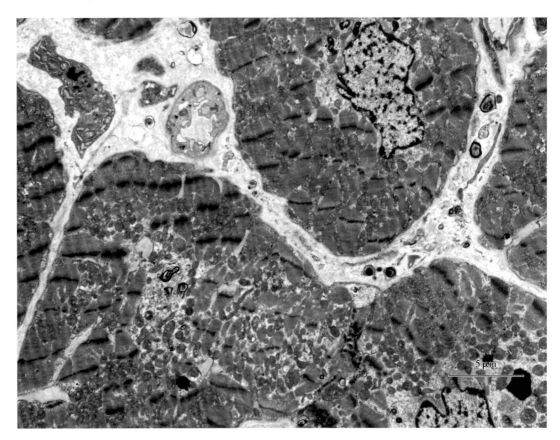

图 4-271
心肌细胞肌丝束排列较规则,胞质内及间质中多个散在类圆形、不规则形年轮样小体

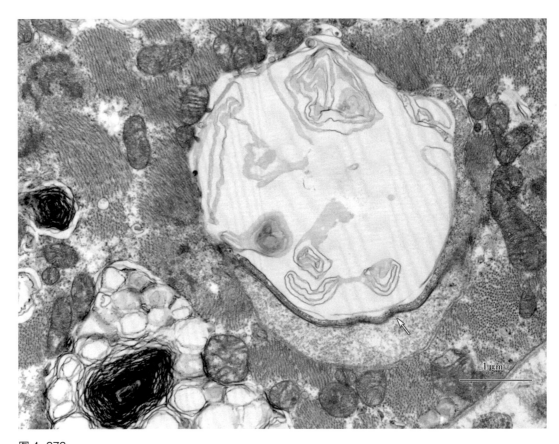

图 4-272
肌丝极向紊乱,心肌细胞内扩张的泡状结构,将肌丝束向一侧挤压(↑),泡内有多个不规则、多层环形的"膜片"状结构,呈中低电子密度,可能是源自膜系统的雏形年轮样小体

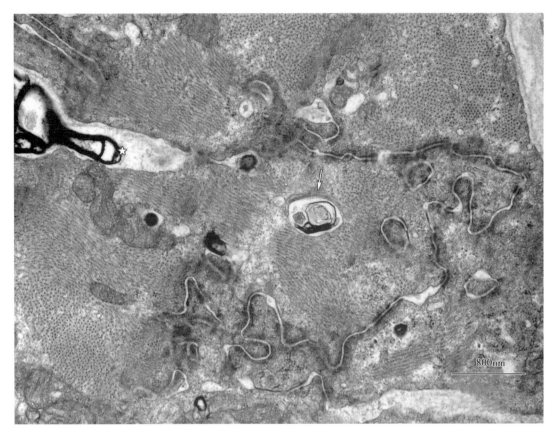

图 4-273
细胞间的年轮样小体（☆）；闰盘形态平直间隙增宽，肌丝极向紊乱，肌丝间的年轮样小体向周边挤压肌丝（↑）

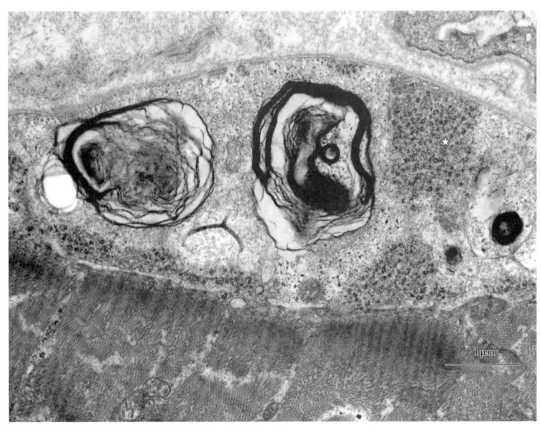

图 4-274
细胞膜下的年轮样小体，胞质中有成簇存在的 α 糖原颗粒（☆）及分散的 β 糖原颗粒

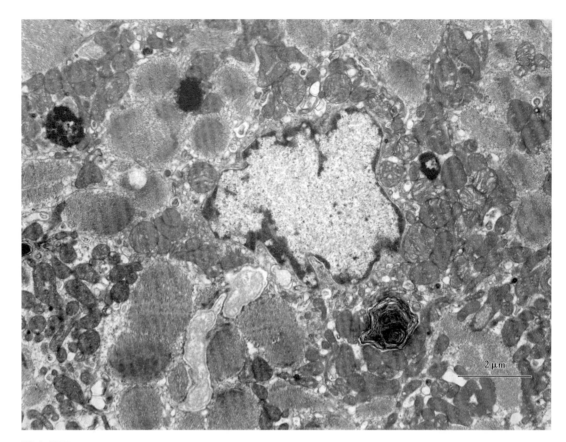

图 4-275
心肌细胞肌节形成不良，胞核常染色质细腻，核旁年轮样小体

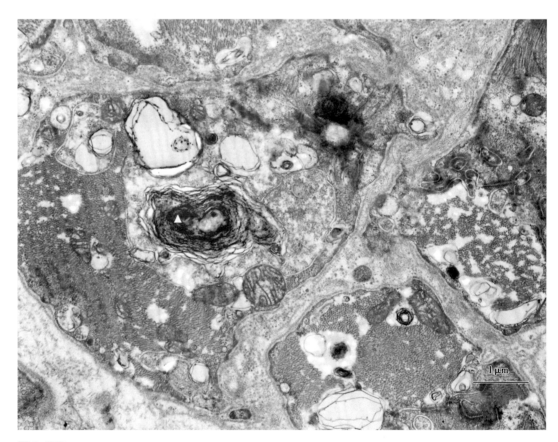

图 4-276
发育不同阶段的退变心肌细胞内有年轮样小体自噬体（△），双层质膜，包裹有肌丝

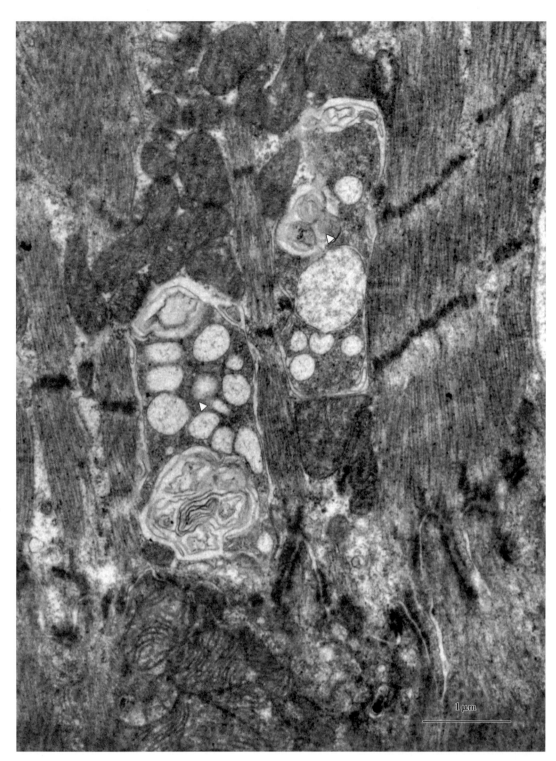

图 4-277
心肌细胞内的自噬体（△），内有年轮样小体、肌丝及扩张的肌浆网

（5）年轮样小体与心肌细胞细胞膜破裂：细胞膜的功能状态与膜的流动性密切相关，功能健全的细胞膜表现出极大的生物学活性，衰老细胞膜的黏滞性增加，膜流动性降低、脆性高，易在机械刺激或压迫条件下出现裂隙、渗漏，外界钙离子大量进入细胞内，引起磷脂降解，细胞膜崩解。在 HCM 心肌样本，透射电镜观察到心肌细胞内的细胞器、退变不全的细胞碎片及年轮样小体等散落于间质中。推测可能的原因与心肌细胞膜脆性增加，细胞膜内陷间质长入细胞内破坏了心肌细胞的稳定性，以及被间质分隔形成的小片胞质的胞膜缺乏稳定性、易崩解等有关（图 4-278，图 4-279）。

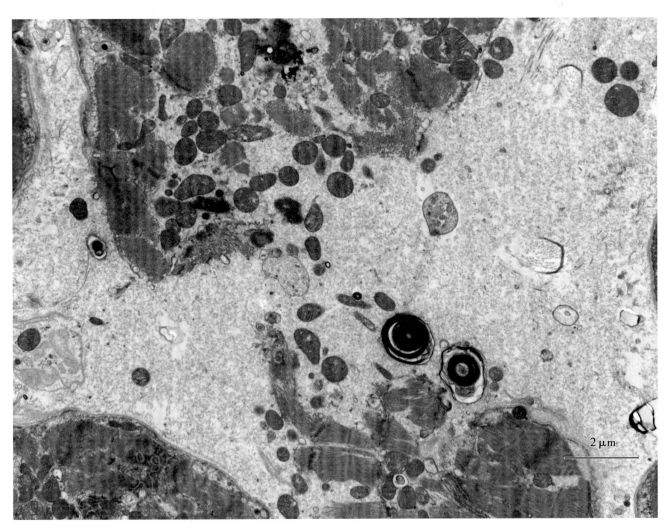

图 4-278
心肌细胞破裂，细胞内基质与胞外基质相通，间质内可见年轮样小体及肌节、线粒体等

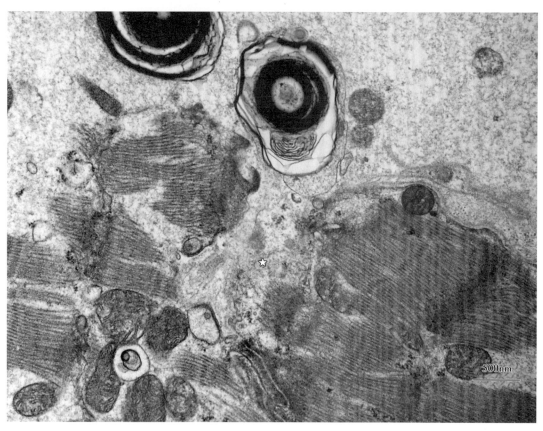

图 4-279
图 4-278 放大，心肌细胞细胞膜消失（☆），肌节、线粒体、肌浆网散落入间质，并有年轮样小体

（二）不溶性脂质及蛋白质增多的改变

衰老细胞的代谢速度减慢，不溶性蛋白质增多，脂褐素堆积，细胞硬度增加而趋于老化。脂褐素是氧自由基诱发的脂质过氧化作用的产物，是一种不溶性脂蛋白颗粒。衰老溶酶体功能降低，不能将摄入的生物大分子全部分解而滞留在细胞内，导致细胞内残余体累积（参见第八章相关内容）。

HCM 的透射电镜观察可见，脂褐素多位于心肌细胞胞核端部，为由单位膜包裹形成的不规则小体，电子密度较高，常含有浅亮的脂滴和膜结构（图 4-280~图 4-282）。

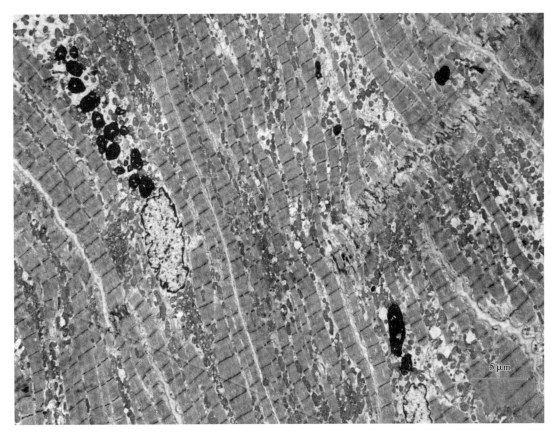

图 4-280
心肌细胞的核端有多个大块脂褐素,心肌细胞内局部肌丝束溶解

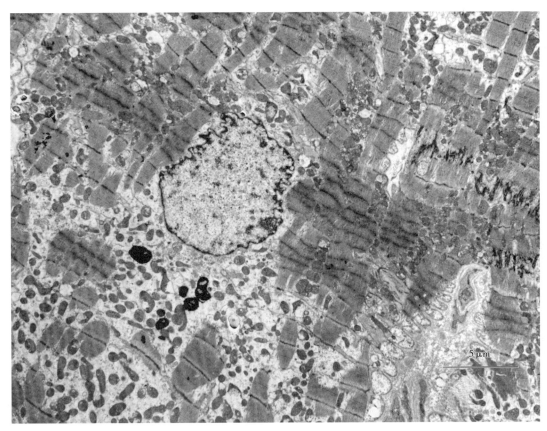

图 4-281
核周脂褐素及线粒体,细胞内部分肌丝溶解

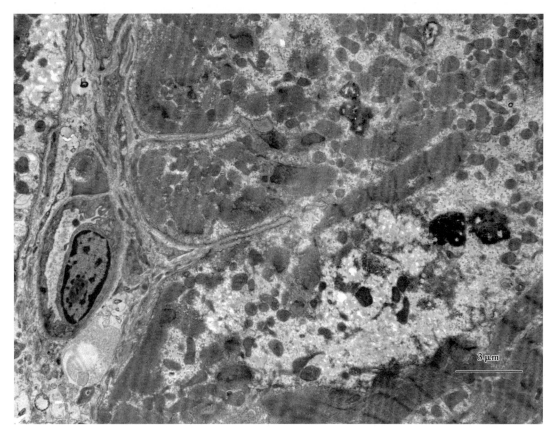

图 4-282
心肌细胞变性，在肌丝束溶解区有脂褐素及散落的 Z 线样物

（三）线粒体退变

线粒体的变化是反映细胞衰老的主要指标之一，表现在数量、体积和形态三方面。随年龄增长，线粒体的数量与体积成反比关系，即数量减少而体积增大。衰老细胞内线粒体平均体积的增大，是对其数量减少的一种代偿性反应。衰老心肌细胞线粒体的超微表型异常：①线粒体嵴改变，内膜内陷减轻致使嵴变短小，或形成髓鞘样结构；②体积增大、形状怪异；③电子密度增高，可能因氧化修饰的脂质、蛋白质、碳水化合物等堆积所致。由于线粒体的数量减少和结构改变，细胞氧化产能的功能下降，提示心肌老化的线粒体对活性氧自由基的承受能力减低。

1. 线粒体嵴改变　线粒体损伤时，根据细胞损伤的种类和性质，可在线粒体基质或嵴内形成病理性包含物，病理性物质的出现导致嵴形态异常。在 HCM 心肌样本，透射电镜下观察到嵴间出现无定形的高电子致密物或环形膜状结构、嵴间隙增宽、部分嵴溶解（图 4-283~图 4-286）。

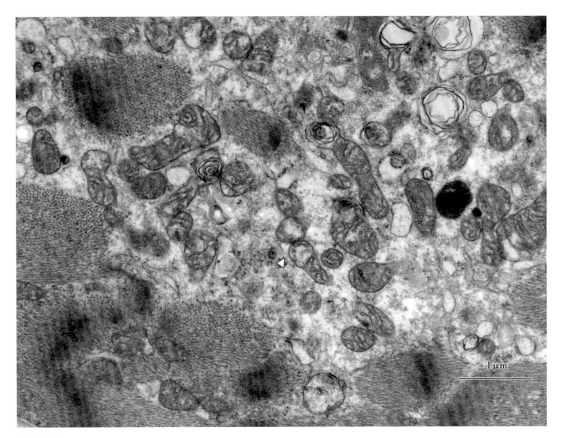

图 4-283
线粒体嵴溶解（△）、肿胀

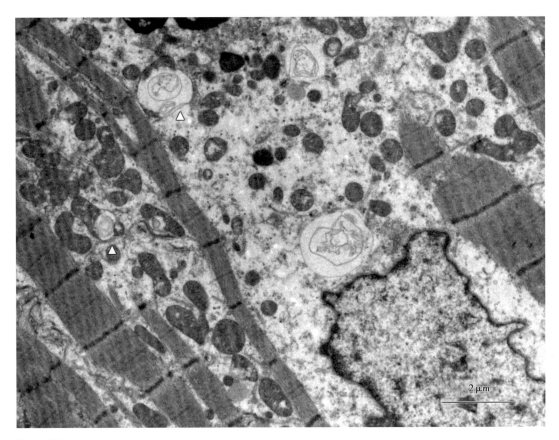

图 4-284
肌丝束间隙增宽，内有散在退变的线粒体（△），体积增大，局部呈空泡状，内含环形膜状结构

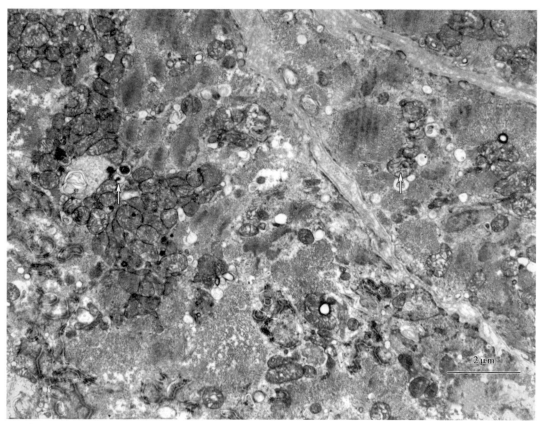

图 4-285
细胞内线粒体分布不均,成堆线粒体与排列紊乱的肌丝束交错,线粒体内部可见无定型的致密电子颗粒物(↑)

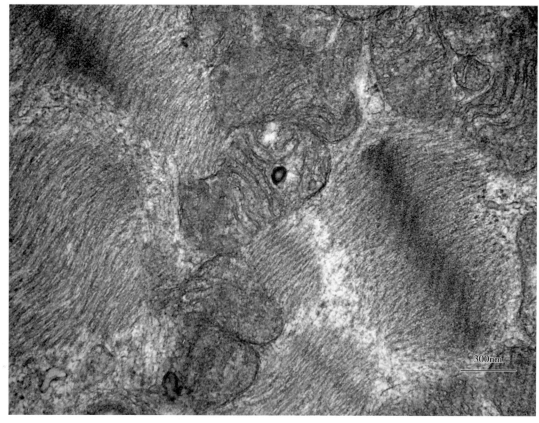

图 4-286
线粒体内可见高电子密度颗粒

2. 线粒体体积增大，形状怪异　透射电镜观察到 HCM 心肌细胞内有体积增大、形状怪异的线粒体（图 4-287，图 4-288）。

3. 线粒体电子密度增高　在 HCM 心肌样本，透射电镜观察到线粒体内有高电子密度颗粒、线粒体膜及嵴的电子密度增高等表现（图 4-289，图 4-290）。

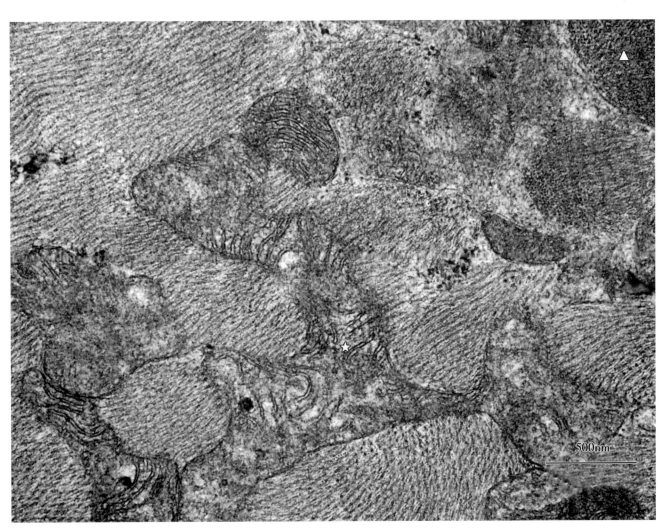

图 4-287
线粒体体积大而形状怪异（☆），肌丝垂直于线粒体表面，线粒体膜不清晰；肌丝纵横交错，局部粗、细肌丝极向及比例关系异常（△）

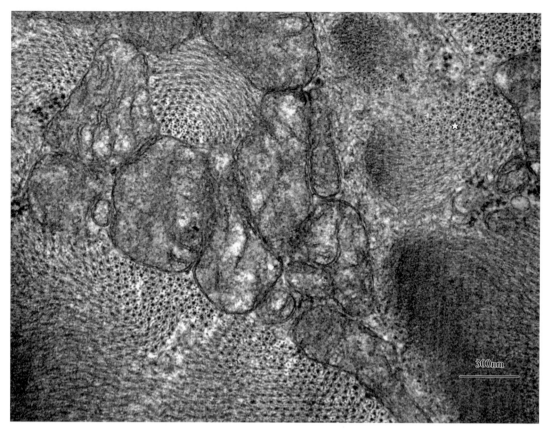

图 4-288
线粒体密集、大小悬殊并形状各异。粗、细肌丝呈四角点阵排列（☆），细肌丝数量较多，二者的数量比例关系异常

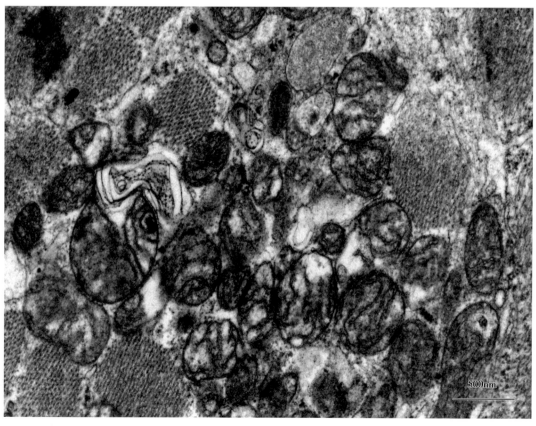

图 4-289
线粒体膜及嵴的电子密度增高

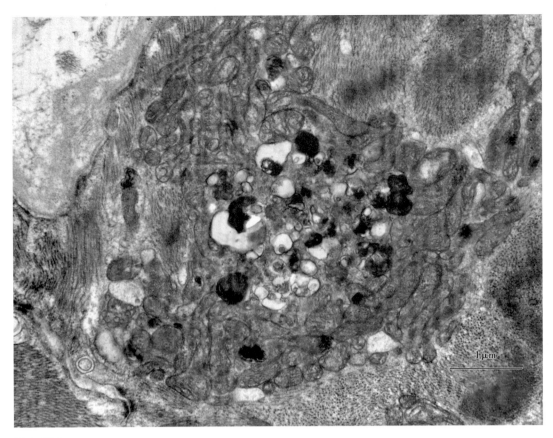

图 4-290
线粒体膜电子密度增高，线粒体内无定型高电子致密物；线粒体空泡变性，较多溶酶体

4. 线粒体髓鞘样变　在 HCM 心肌样本，透射电镜观察到线粒体髓鞘样变的形态及电子密度的改变与年轮样小体相似，主要位于线粒体内以及肌丝束间的线粒体分布区，与线粒体关系密切，由此推测年轮样小体可能与线粒体膜的退变有关（图 4-291～图 4-294）。

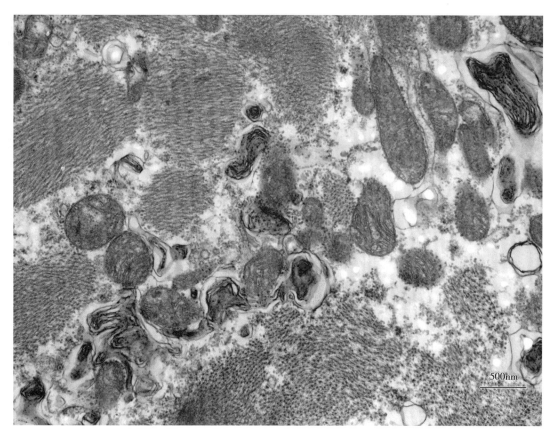

图 4-291
年轮样小体散布于线粒体及肌丝束间

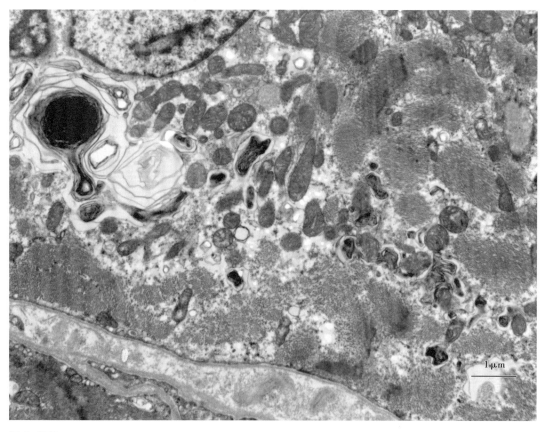

图 4-292
位于心肌细胞胞核旁的年轮样小体，中心高电子密度；肌丝束间呈片状的年轮样小体与线粒体相聚集

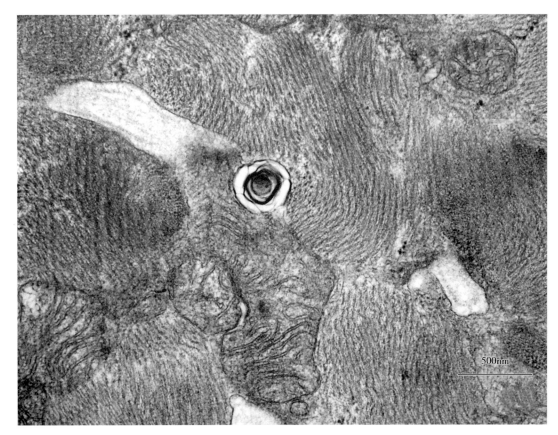

图 4-293
线粒体与肌丝间年轮样小体

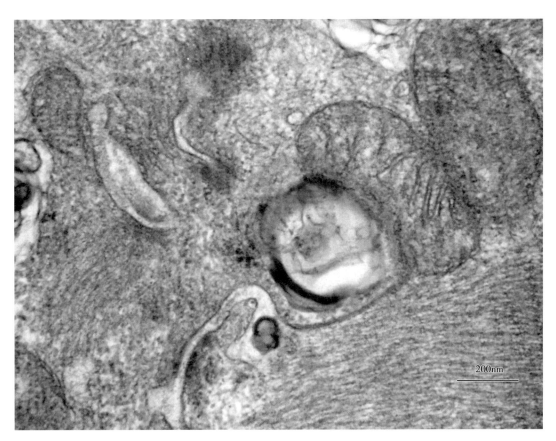

图 4-294
线粒体内的年轮样小体

八、心肌的继发性改变

心肌细胞的形态受遗传基础和环境因素共同作用,虽然 HCM 和继发性左心室肥厚的发病机制不同,但引起继发性左心室肥厚的信号传导通路也可能参与 HCM 的疾病过程。当心肌细胞受到外界的机械张力刺激或神经体液调节时,细胞能通过内分泌、旁分泌或自分泌等形式释放各种因子,并与心肌细胞膜上的相应受体相互作用,启动心肌细胞肥大的反应过程。本组 HCM 心肌样本中,透射电镜观察到较多继发性改变以及同一细胞内存在多种超微结构的异常表型。

(一)心肌细胞变性及退变

变性(degeneration)即细胞或细胞间质的一系列形态学改变,并伴有结构和功能变化,表现为细胞或间质内出现异常物质或正常物质数量增多。HCM 中心肌细胞变性的组织学表现为体积增大,胞质部分呈空泡状;透射电镜下表现为胞质疏松、低电子密度,细胞器悬浮其中,呈水肿状表型,亦见肌丝束溶解后的胞质弥漫空化,以及细胞器退变表型。

1. 心肌细胞变性

(1)心肌细胞内水肿:心肌细胞内的肌浆网系统丰富,如细胞膜 Na^+-K^+ATP 酶障碍或肌浆网 Ca^{2+}ATP 酶等异常,有可能导致心肌细胞内水分聚集,形成水肿。细胞内的膜系统及骨架系统复杂,若广泛破坏,将致细胞弥漫水肿;若局灶性损伤,多呈局限性水肿。在 HCM 心肌样本,透射电镜较易观察到心肌细胞的多种水肿表型(图 4-295~ 图 4-299)。

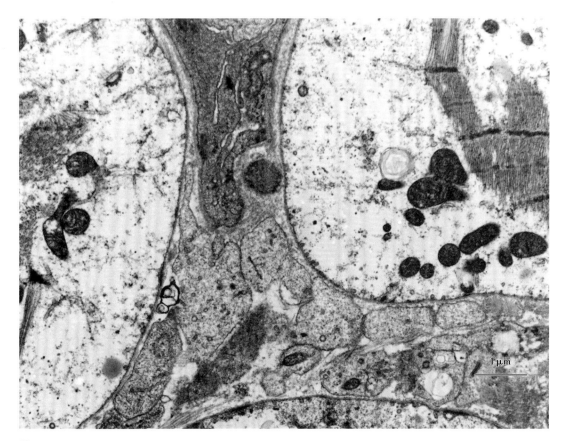

图 4-295
两个相邻的心肌细胞变性、胞质水肿，低电子密度，肌丝束溶解稀疏，基底膜变薄；间质见管腔闭塞的毛细血管及多个成纤维细胞的胞质

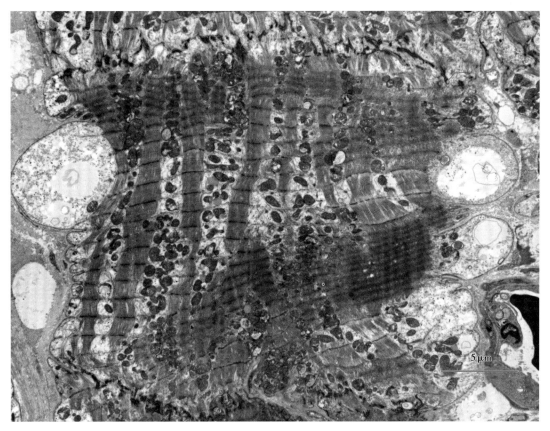

图 4-296
心肌细胞细胞膜下泡状水肿，肌丝束间隙增宽疏松，闰盘附近线粒体堆积

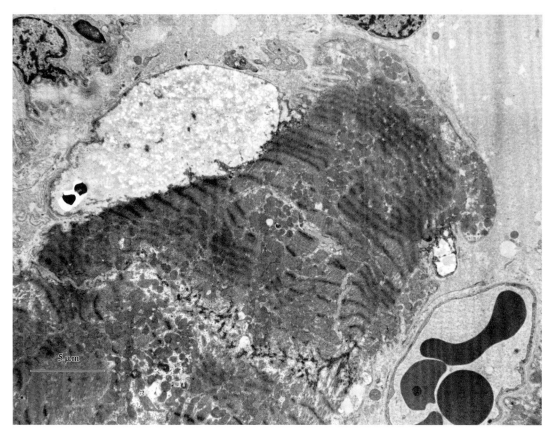

图 4-297
心肌细胞细胞膜下肿胀，呈局限性泡状隆起，内有大量基质样物

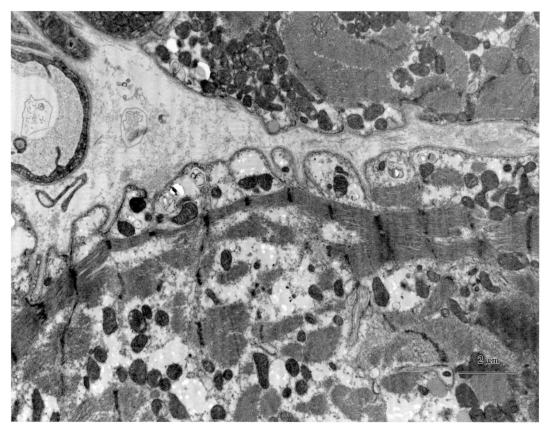

图 4-298
心肌细胞细胞膜呈扇贝状隆起，细胞膜下及胞质水肿，肌丝束溶解

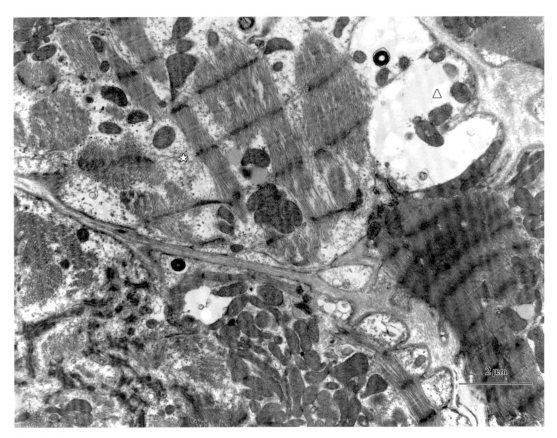

图 4-299
变性心肌细胞,细胞膜下呈均匀低电子密度的"水泡"状(△),肌丝束被挤向周边,肌丝束溶解(☆)

(2)心肌细胞内肌丝束溶解空化:在 HCM 心肌样本,透射电镜观察到心肌细胞内广泛性肌丝束溶解,呈胞质疏松、低电子密度的弥漫空化区,其内有残留的肌节及 Z 线片段、散在的变性线粒体、形状各异的肌浆网及 T 管等管网状结构(图 4-300~图 4-307)。

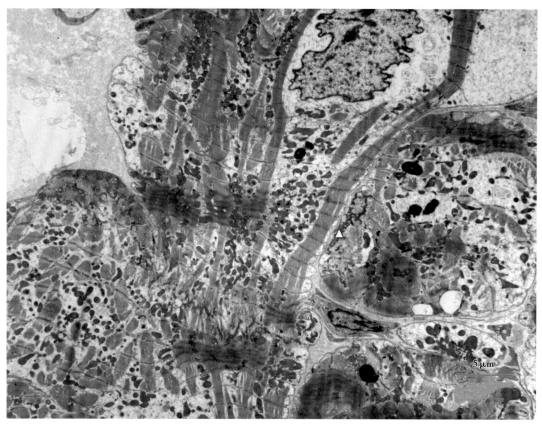

图 4-300
发育异常的心肌细胞变性表现。相邻心肌细胞不同向，闰盘偏位（△），核大、畸形，胞质疏松，肌丝束间隙增宽，部分肌丝束溶解

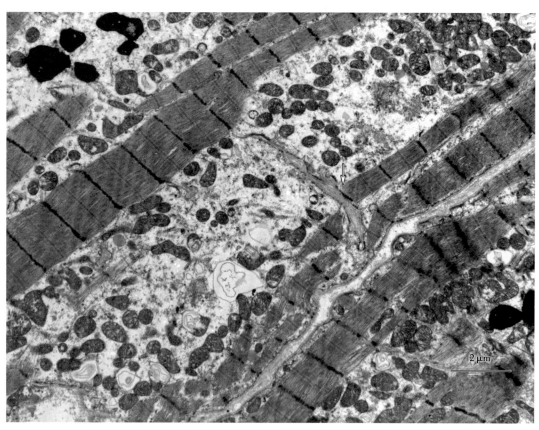

图 4-301
发育较成熟的心肌细胞内大片肌丝束溶解消失，残存 T 管扩张（↑）

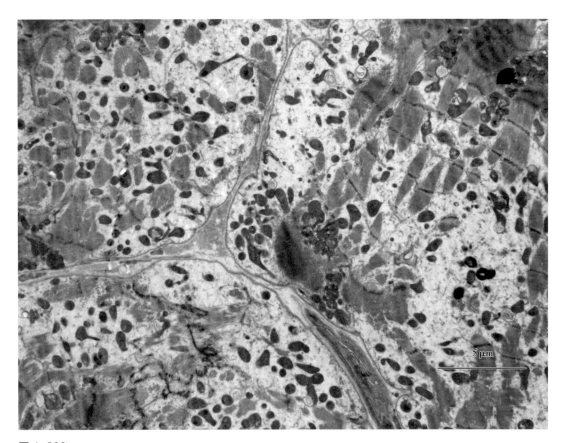

图 4-302
3 个变性的心肌细胞,肌丝束溶解消失,胞质呈空化状,内有短小、稀疏的肌节片段极向紊乱,散在分布的线粒体大小不等、形状各异,高电子密度;闰盘结构模糊。推测此心肌细胞发育不良伴变性

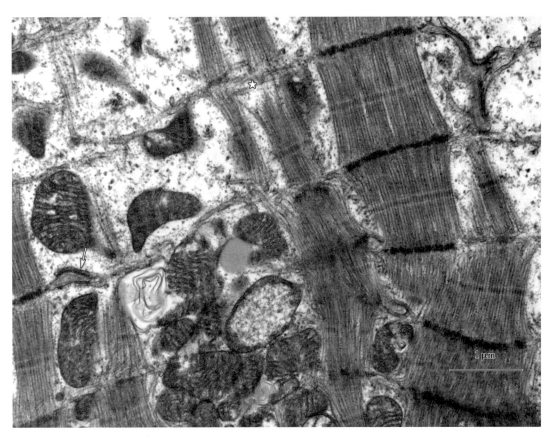

图 4-303
肌丝溶解,Z 线消失区管网状结构裸露(☆),有扩张的 T 管(↑)

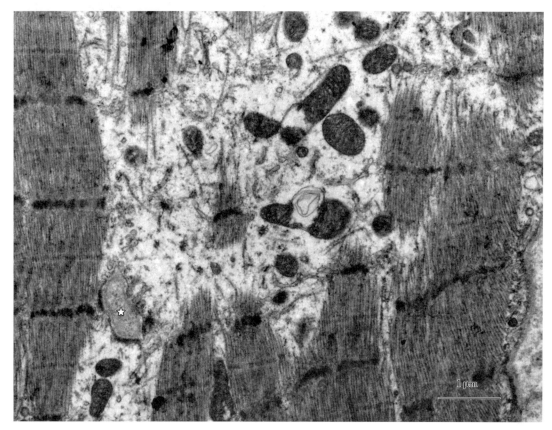

图 4-304
肌丝溶解的空化区内,有散落的肌丝、残留的肌浆网、变性的线粒体和扩张并断离移位的 T 管(☆)

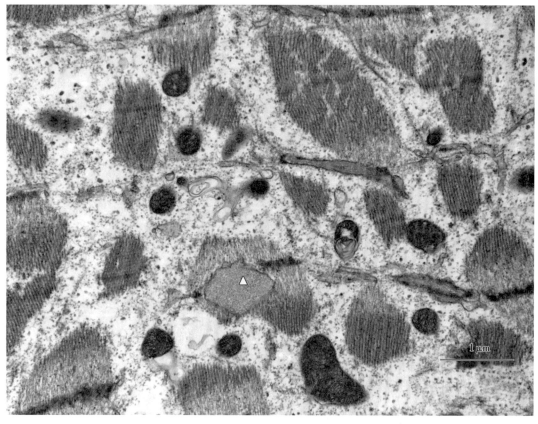

图 4-305
肌丝束溶解区内扩张的 T 管(△)及残留的肌浆网;肌节呈碎片状稀疏分布

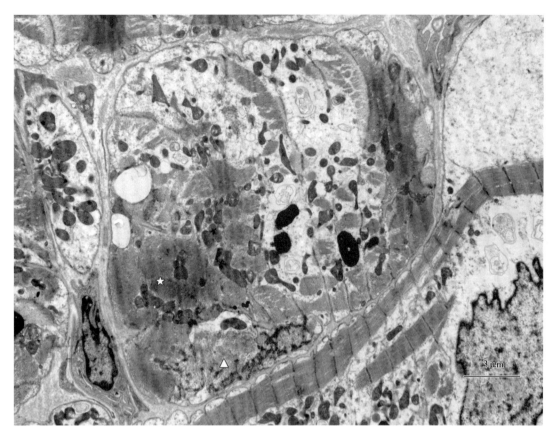

图 4-306
肌丝束部分呈变性表现,结构模糊不清(☆),大部分溶解消失,闰盘位置异常紧邻细胞膜(△)

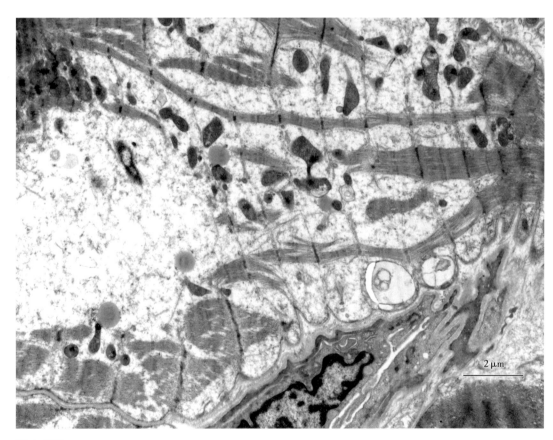

图 4-307
心肌细胞内水肿,肌丝束溶解消失,残留 Z 线痕迹,心肌细胞内成空化状

2. 心肌细胞退变

（1）心肌细胞退行性变：透射电镜在 HCM 病例发育成熟或不成熟的心肌细胞内，均观察到多种细胞器的退变表现（图 4-308~ 图 4-310）。如此广泛的改变可能与病程处于终末期有关。

（2）溶酶体：透射电镜观察常见 HCM 病例心肌细胞内有大量溶酶体及脂褐素的堆积，多位于胞核两端（图 4-311~ 图 4-313）（参见第八章相关内容）。

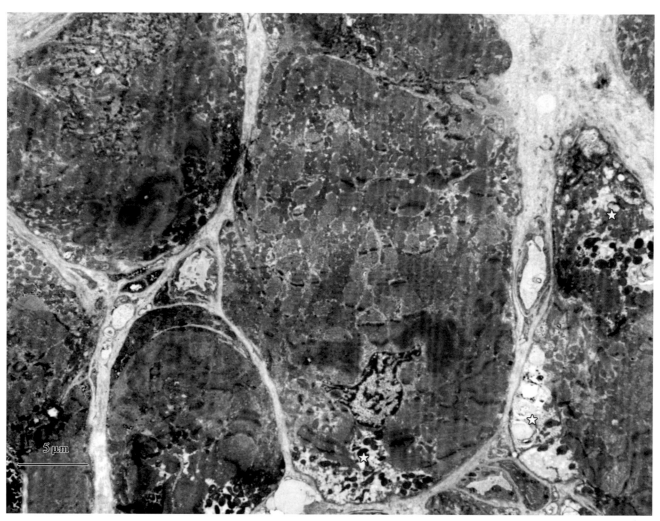

图 4-308
肌丝束近细胞膜处呈多灶性变性（☆）

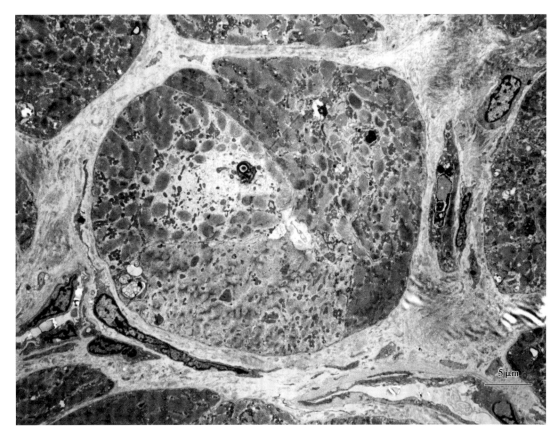

图 4-309
变性的心肌细胞，胞质内基质增多，周围间质增生

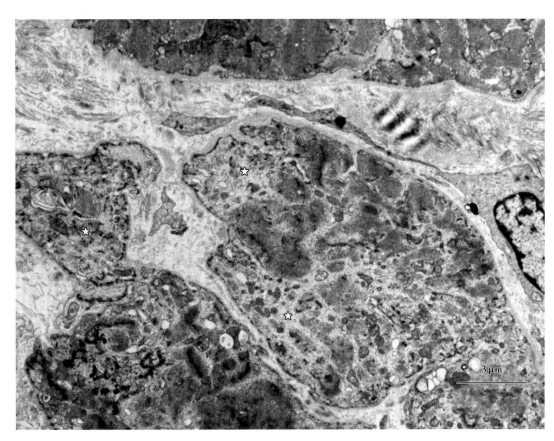

图 4-310
心肌细胞被增生的间质分隔呈不规则状，肌丝变性溶解、肌节消失（☆），间质中有丰富的粗大Ⅰ型胶原纤维

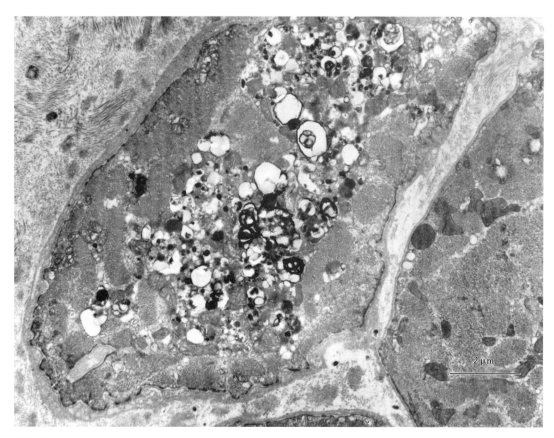

图 4-311
胞质内大量聚集的溶酶体

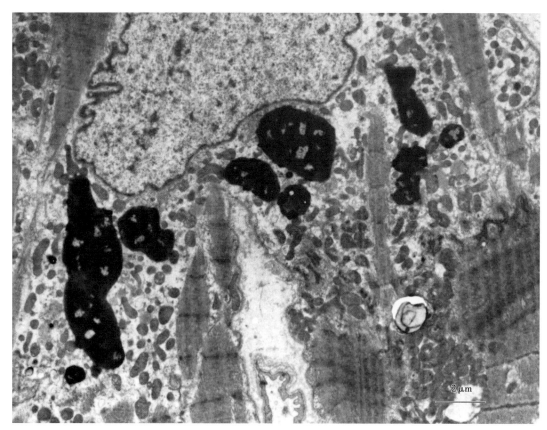

图 4-312
心肌细胞核周围大块的次级溶酶体

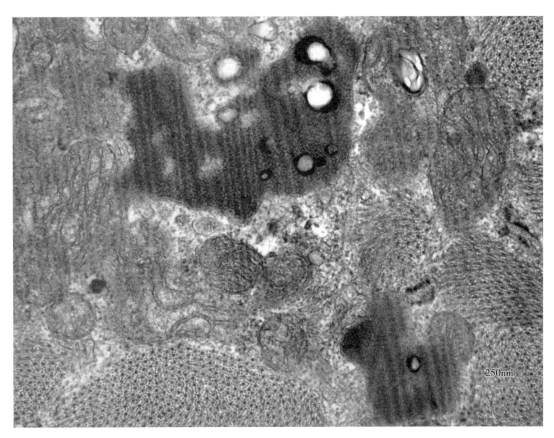

图 4-313
横切,心肌细胞内溶酶体

(二)心肌间质改变

1. 间质水肿及泡状表现　透射电镜观察到 HCM 病例心肌间质的水肿表现,主要为间质增宽,呈低电子密度(图 4-314~图 4-319)。

2. 间质纤维组织增生　透射电镜观察到 HCM 病例心肌间质纤维性增生,主要为 Ⅰ、Ⅲ型胶原纤维的沉积(图 4-320~图 4-323)。

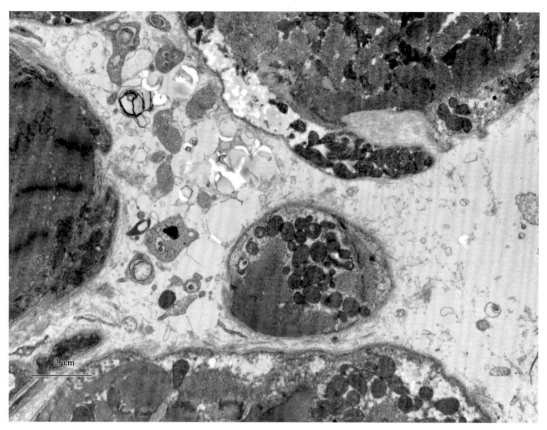

图 4-314
心肌间质增宽，呈均匀的低电子密度，内有多个泡状物，间质中有心肌细胞的小片胞质；细胞膜下肿胀，肌丝束变性

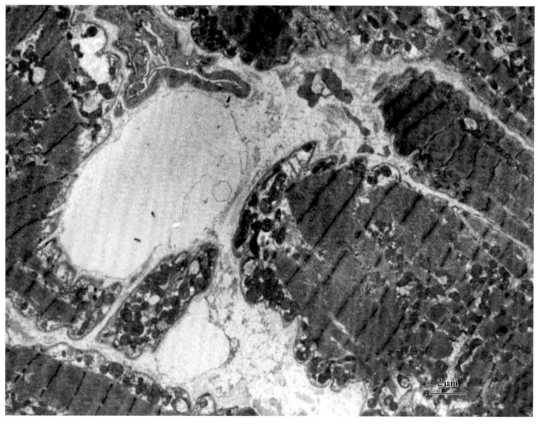

图 4-315
心肌细胞间质空泡，充满低电子密度基质

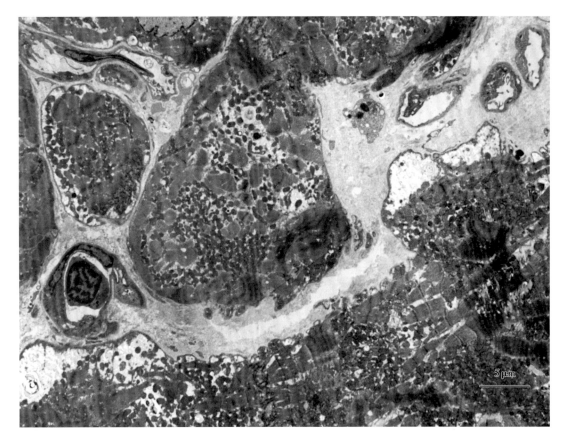

图 4-316
间质疏松，心肌细胞细胞膜下广泛肿胀

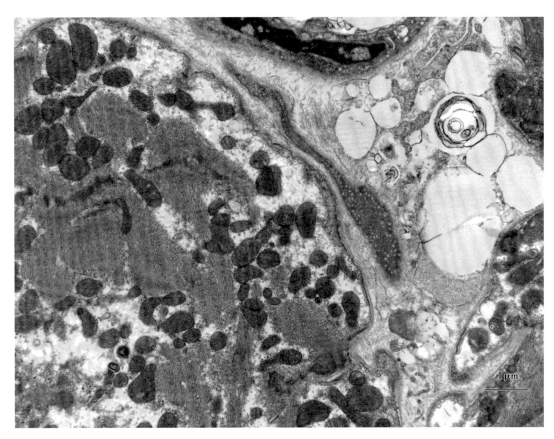

图 4-317
间质内多个泡状物，其中有髓鞘样物

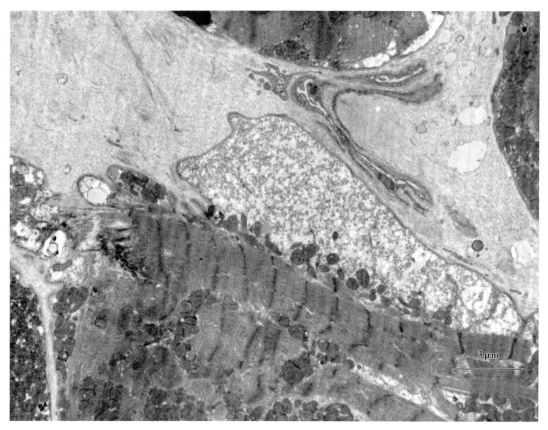

图 4-318
疏松的间质中见胶原纤维；细胞膜肿胀呈泡状隆起

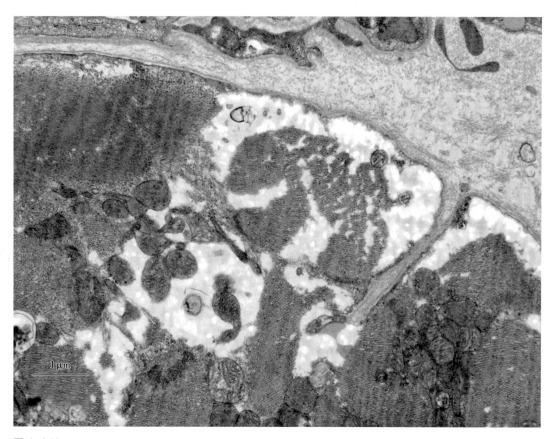

图 4-319
肌丝束变性溶解，间质疏松，内有纤细的细丝状物

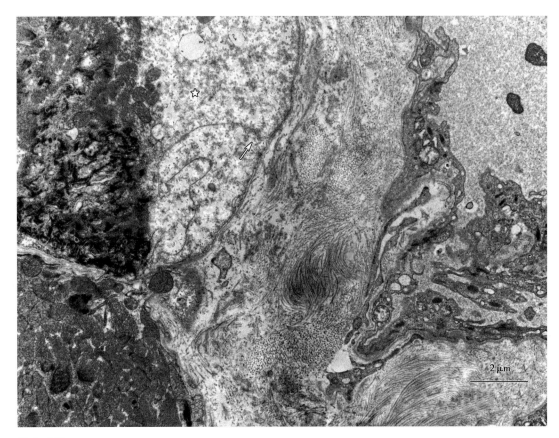

图 4-320
间质增宽，较多粗大Ⅰ型胶原纤维增生。细胞膜下肿胀（☆），结构模糊的团状闰盘位于细胞膜下，伸出一条弯曲的缝隙连接至细胞膜表面（↑）

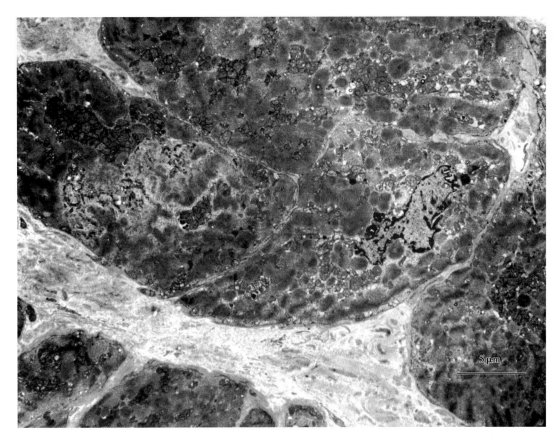

图 4-321
心肌细胞间质大量纤维组织增生，多为粗大的Ⅰ型胶原纤维

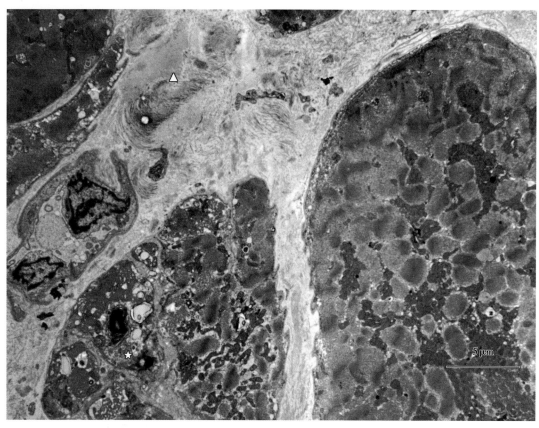

图 4-322
心肌间质增宽，较多粗大的Ⅰ型胶原纤维沉积，成大片状（△）。图左下为几个小团被细胞膜内陷的间质分隔后的心肌细胞胞质，呈变性表现（☆）

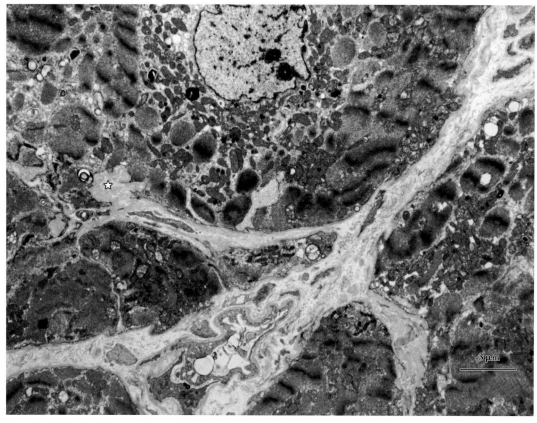

图 4-323
心肌间质增生，并向心肌细胞内延伸（☆），心肌细胞间隙增宽

3. 增生的间质成分　心肌间质增生的成分较复杂，以胶原类为主，而胶原涵盖了一类宽泛的分子，其主要空间结构都是三股螺旋构型。在 HCM 心肌样本，透射电镜观察到心肌间质的胶原以 I 型和 III 型为主，I 型胶原纤维平行排列成较粗大的束，直径 50~200nm，长 150nm 至数微米，其上有约 67nm 间隔的横纹；III 型胶原纤维较纤细，多分散分布；还有少量的 IV 型胶原，呈基质样无结构状，为心肌细胞基底膜的主要成分。另外，间质中还有细胞器碎片和结构不明的物质等（图 4-324~图 4-329）。

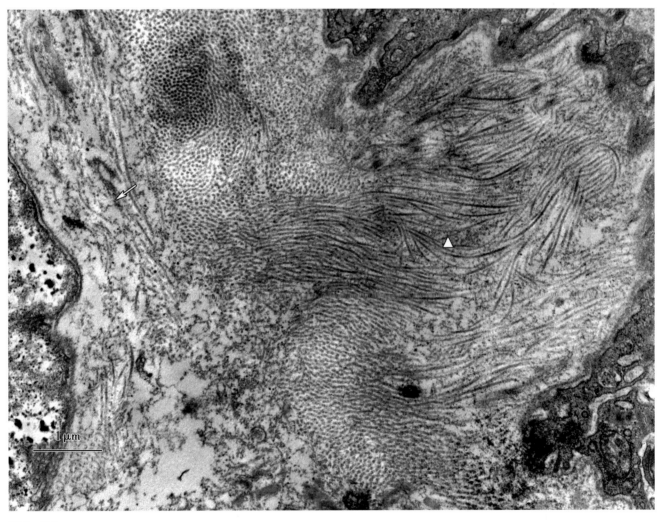

图 4-324
间质中增生的 I 型和 III 型胶原纤维，其中明暗相间的 I 型胶原纤维粗而长，平行排列，并成大片状（△），III 型胶原纤维数量较少、纤细而分散，电子密度低于 I 型（↑）

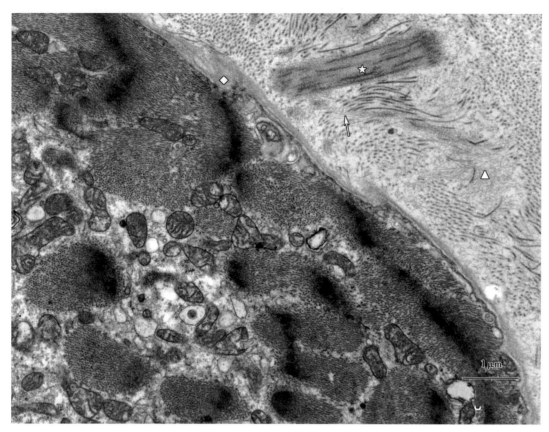

图 4-325
心肌细胞基底膜局部增厚，细胞膜消失（◇），肌丝变性溶解。间质较多，粗大的纵横交错的 I 型胶原纤维，并聚集成束状（☆），在 I 型胶原纤维间有稀疏纤细的 III 型胶原纤维（↑），一处密集成小片状（△）

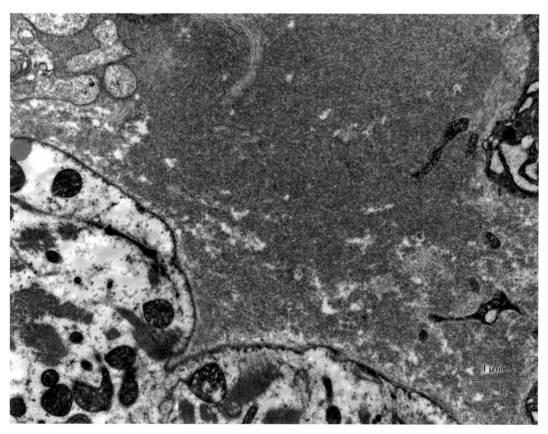

图 4-326
细胞膜下肿胀、肌丝束溶解、间质颗粒状高电子密度物质，其中有束状的 I 型胶原纤维，近细胞膜处有 III 型胶原纤维

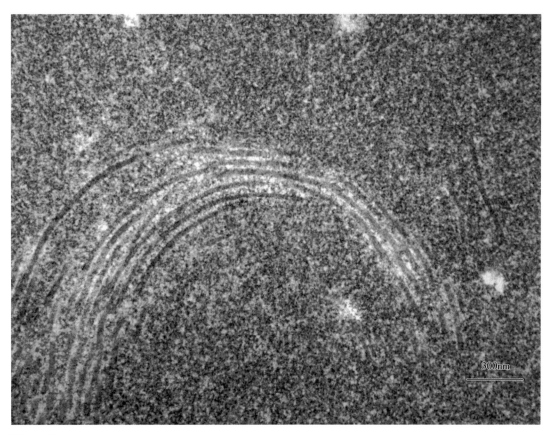

图 4-327
图 4-326 放大，呈抛物线状的 I 型胶原纤维以及大量密集的颗粒状高电子密度物质

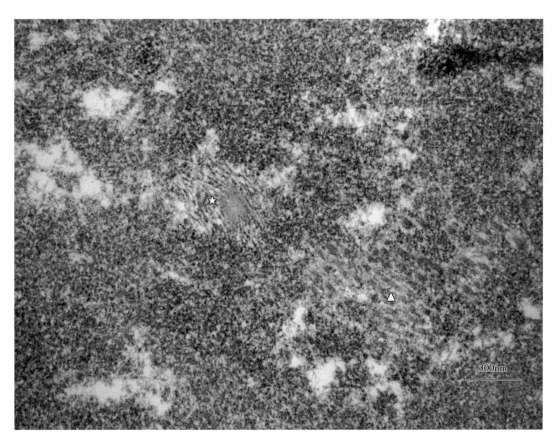

图 4-328
心肌间质高电子密度物质，其中可见小片 I 型胶原纤维（△）及小片 III 型胶原纤维（☆）

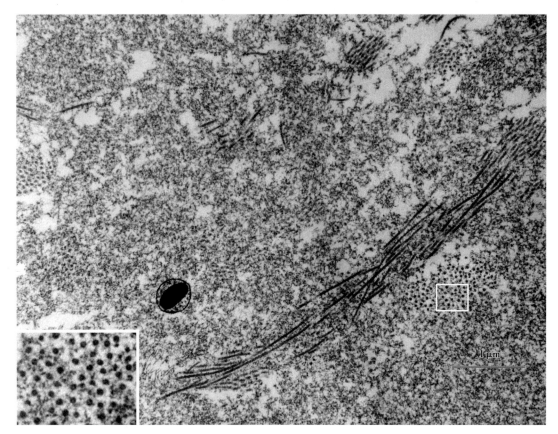

图 4-329
心肌间质Ⅰ型胶原纤维纵横交错，横断面见Ⅰ型胶原纤维呈圆形，周围有低电子密度物，间质内见退变的细胞器

4. 间质内的细胞成分　在 HCM 心肌样本，透射电镜观察到心肌间质内有多种间质细胞，包括纤维细胞及成纤维细胞、Telocyte（TC）、肥大细胞等。HCM 间质内的 TCs 多呈短小线形，独立存在，与其他类型原发性心肌病相比较少观察到（图 4-330~图 4-339）。

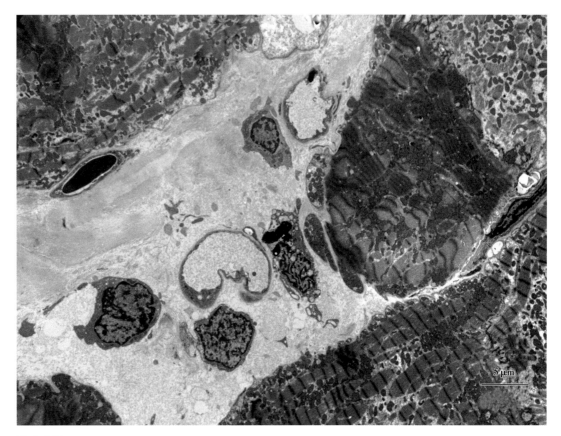

图 4-330
心肌间质增宽，内有成纤维细胞

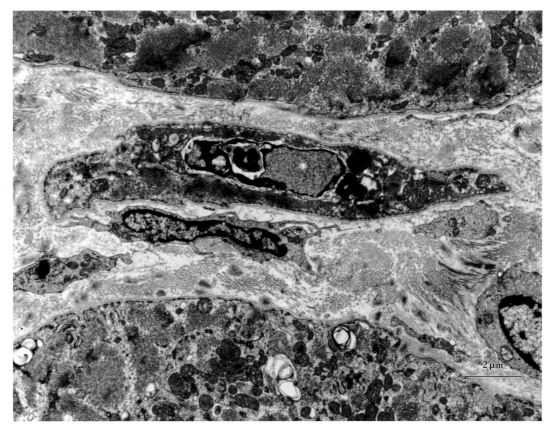

图 4-331
心肌间质大量胶原纤维中的多个成纤维细胞

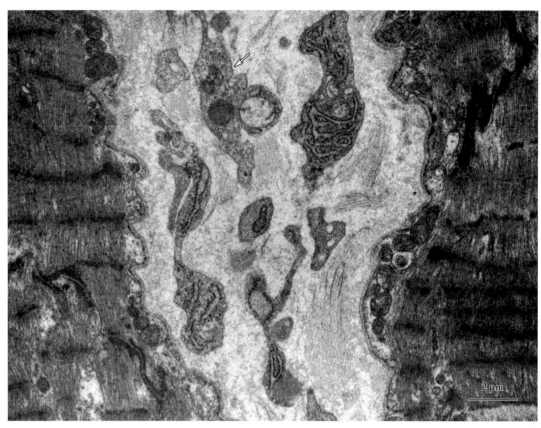

图 4-332
间质中成纤维细胞的胞质内有较多的粗面内质网，其旁有 TC（↑）

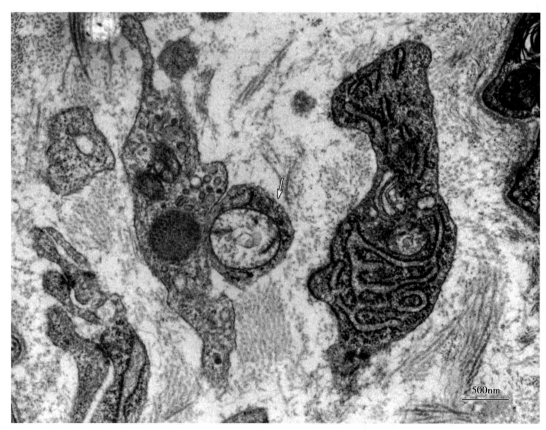

图 4-333
图 4-332 放大，TC 的胞质及分泌囊泡（↑），成纤维细胞内的粗面内质网

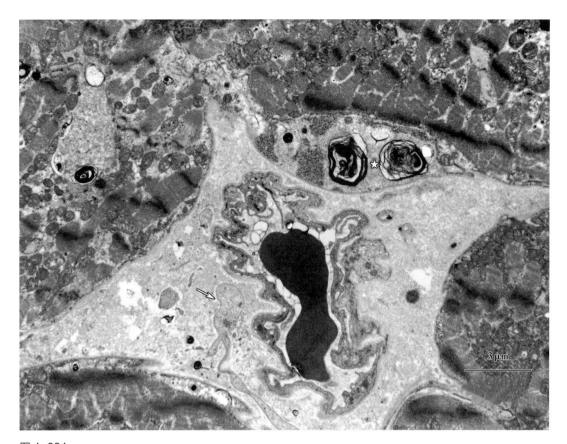

图 4-334
心肌细胞与毛细血管间的一个 TC（↑），端部增粗、胞质宽广、分泌较多微囊泡，有伪足。年轮样小体位于心肌细胞细胞膜下，胞质内有颗粒状基质样物，肌丝束受推挤，细胞膜隆起状（☆）

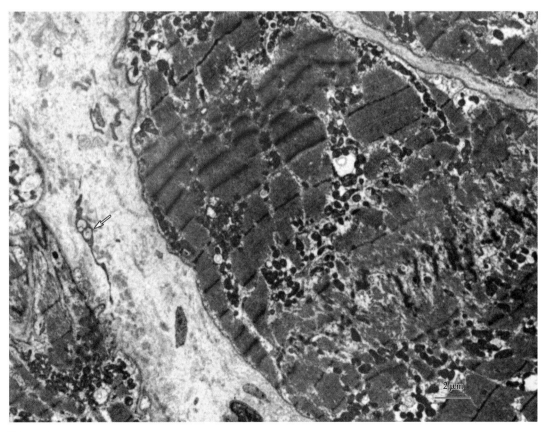

图 4-335
心肌间质纤维增生，间质内有 TC 的突触及突起的囊泡（↑）

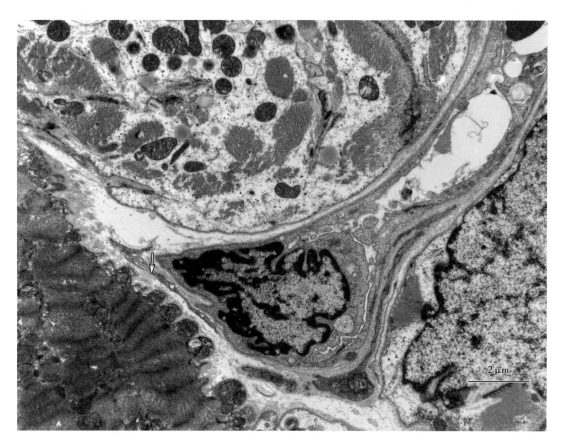

图 4-336
毛细血管周的 TC（↑）

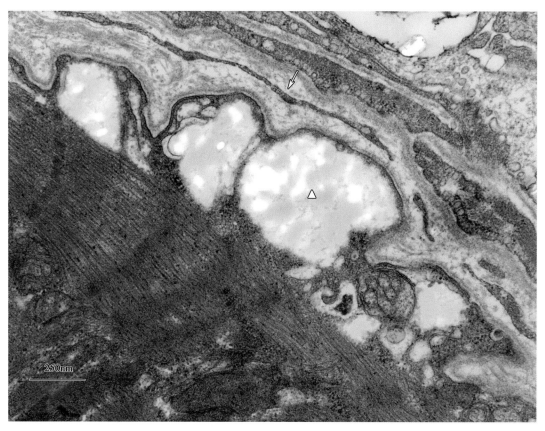

图 4-337
心肌细胞细胞膜下肿胀，呈空化状（△）；肌丝极向不同，间质有 TC（↑）

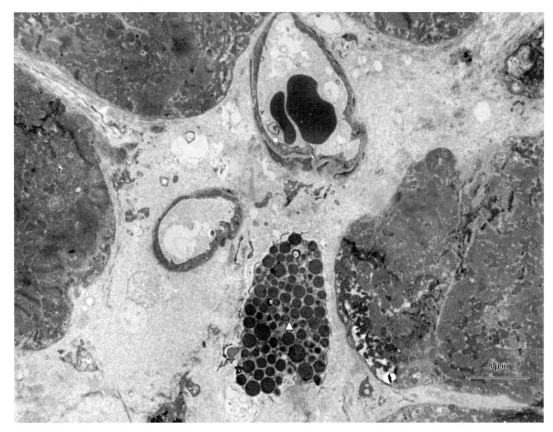

图 4-338
心肌间质内基质样物增多,一个肥大细胞(△),位于心肌细胞旁

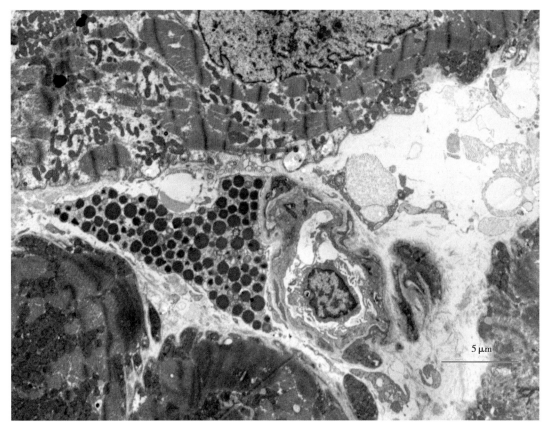

图 4-339
心肌间质内紧邻心肌细胞及毛细血管的肥大细胞

第四节 诊断与鉴别诊断

一、诊断

2014年欧洲心脏病学会（European Society of Cardiology，ESC）肥厚型心肌病诊断和治疗指南中，将成人HCM定义为：任意成像手段（超声心动图、心脏磁共振成像或计算机断层扫描）检测显示，并非由心脏负荷异常而引起的左室心肌某节段或多个节段室壁厚度≥15mm；儿童左室壁厚度≥预测平均值+2SD；检测到HCM致病性基因突变的患者左室壁某节段或多个节段厚度≥13mm，即可确诊HCM。

HCM组织形态学诊断标准：①心壁肌性肥厚，主要因肌丝束增多、增粗构成的心肌细胞肥大，而非肿胀、变性，或非细胞成分在细胞内堆积造成的细胞外形变大。②排列紊乱，包括心肌细胞及肌丝束的排列紊乱。排列紊乱源自发育性错构，而非瘢痕收缩，表现为心肌细胞失去长方形外形，排列无序。③心壁肌间小动脉管壁增厚、管腔狭窄，主要为中膜平滑肌细胞增生，外周纤维组织增多，由此引起的心肌供血障碍可造成心肌间质纤维化，甚至小灶性心肌坏死和小瘢痕形成。

非对称性肥厚型心肌病的诊断，尤其是肥厚型梗阻性心肌病的诊断相对简单。原发性对称性肥厚型心肌病的诊断，需结合临床表现、心电图、超声心动图、家族史、基因检测、病理形态学，甚至酶学检查及透射电镜等综合分析。若基因突变携带者出现非特异性心电图表现，虽未检出明确的异常形态学表型，仍不能完全排除HCM。

二、鉴别诊断

引起心壁肥厚的疾病较多，病理诊断HCM时需与以下疾病鉴别：

（一）心脏超压力负荷造成的心壁肥厚

这类原因造成的心壁肥厚一般为对称性，早期有心腔容量的减少，中晚期可伴有程度不等的心肌间质纤维化。

1. 心脏瓣膜病导致心壁代偿性肥厚　房室瓣和动脉瓣的瓣膜因风湿热、黏液变性、退行性改变、先天性畸形、缺血性坏死、感染或创伤等出现病变，影响血流运动，致使心脏压力负荷增加，表现为心壁的代偿性肥厚。通过对瓣膜形态结构和功能认真检查，可与HCM鉴别。

2. 高血压性心脏病　高血压性心脏病是因长期持续的血压升高使左心室负荷加

重，左心室代偿而致心室壁逐渐肥厚。患者年龄偏大，多年高血压病史及家族性高血压史，随病程进展可并发眼底动脉变细或视乳头水肿、肾功能下降及蛋白尿。HCM发病年龄相对年轻，且多不出现眼底及肾血管并发症。

3. 先天性心脏病　先天性心脏病往往伴有心脏压力负荷增加，如主动脉瓣下隔膜导致左室流出道狭窄，致心壁代偿性肥厚，需与HCM鉴别。

（二）系统性疾病的心壁肥厚性病变

某些系统性疾病会出现左心室肥厚，包括内分泌疾病（甲状腺功能亢进、甲状腺功能减低、糖尿病、肢端肥大症和嗜铬细胞瘤等）、代谢性疾病（线粒体病、糖原贮积症、Danon病、溶酶体病、Noona综合征）、淀粉样变性以及神经系统疾病（Friedreich共济失调、各种类型肌营养不良、多发性神经纤维瘤），心脏影像学表现及血流动力学有时酷似HCM，亦可呈非对称性肥厚表现、左室流出道梗阻，易被误诊为HCM。

临床表现酷似HCM的系统性疾病的心脏病变种类较多，其病理改变早期呈心壁肥厚及心肌肥大，有与HCM相似之处，后期出现心肌间质纤维化，心腔扩张，又类似扩张型心肌病，但在组织形态学和分子病理学方面各具特征，所以除常规病理检查外，组织化学、免疫组织化学、透射电镜等检查有助于诊断及鉴别诊断。

系统性疾病累及心脏时，需与HCM进行鉴别的几种较常见疾病如下：

1. 溶酶体病　由于基因缺陷使溶酶体中缺乏某种水解酶，致使相应的作用底物不能被降解而积蓄在溶酶体内，造成细胞代谢障碍，进一步导致溶酶体在细胞内堆积（详见第八章相关内容）。其中较为常见的是Fabry病，即一种人体内缺乏α-半乳糖酶A造成的X连锁显性遗传病。由于α-半乳糖酶A的缺乏，神经鞘脂类化合物不能正常分解而在心、肝、肾、眼、脑及皮肤中的神经、血管等多种组织内的细胞溶酶体中堆积。心脏病损可累及心肌、心瓣膜和传导系统，表现为心壁增厚、心肌细胞肥大、间质纤维化、心脏瓣膜病、房室传导异常、高血压、心肌梗死等。心肌组织透射电镜检查可见心肌细胞、小血管壁和内皮细胞的溶酶体大量增加，相互融合成大片状，并呈嗜锇的同心圆板层状（髓鞘样结构）（图4-340）。

2. Danon病　是X连锁显性遗传病，是LAMP2基因突变导致溶酶体相关膜蛋白-2（LAMP-2）缺陷造成的骨骼肌和心肌病变，以肥厚型心肌病、骨骼肌病和智力障碍三联征为主要临床表现，其心肌病变与典型的HCM相似。细胞内出现来自溶酶体、带有细胞膜特征的自噬体空泡，类脂质小体。本病多见于儿童。

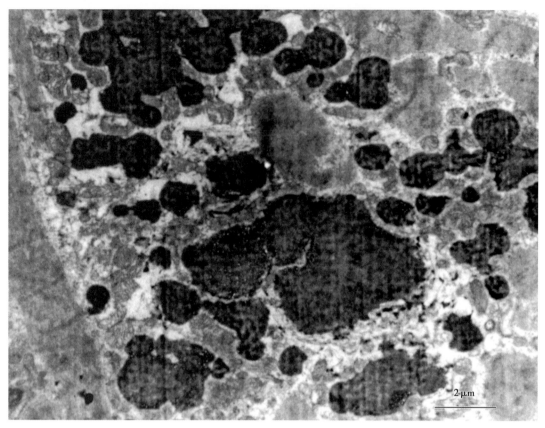

图 4-340
溶酶体病，心肌细胞内肌丝束间大量溶酶体堆积，大小不等，相互融合成块状，肌丝束被破坏

3. 糖原贮积症　Ⅱ型（Pmope 病）是溶酶体 α-1,4 糖苷酶缺乏，心肌细胞因糖原贮积而增大，Ⅲ型（即 Gori 病，又称 Forhe 病）为葡萄糖脱分支酶缺乏，造成葡萄糖水解障碍所致。糖原在细胞内堆积，致婴儿心肌病变和严重的肌无力。Ⅱ型表现为心壁肥厚、心肌细胞变性，贮积在溶酶体的糖原可扩展到肌细胞外，形成吞噬小泡，间质纤维化。Ⅲ型则因间质纤维化致心脏活动受限而呈限制型心肌病表现（参见第八章相关内容）（图 4-341）。

4. 线粒体病　是细胞氧化磷酸化障碍导致线粒体呼吸链异常的多器官疾病。由于糖原和脂肪酸不能进入线粒体内进行氧化磷酸化，导致能量代谢障碍，主要影响有氧代谢需求高的脑、骨骼肌、心肌、中枢神经系统和外周神经系统及内分泌系统等。心脏早期表现为心壁肥厚、心肌细胞内线粒体异常聚集、嵴排列紊乱、糖原和脂滴堆积，进而心肌空泡变性；后期出现心脏扩张。因病变在线粒体，所以心内膜心肌活检的透射电镜检查有助诊断。

5. Fredreich 共济失调　是一种常染色体隐性遗传病，表现为线粒体蛋白 frataxin 水平降低，铁硫簇合成异常，铁过负荷导致线粒体功能紊乱。心脏表现心壁肥厚、心肌细胞变性、间质纤维化、心肌细胞内铁大量堆积、乌头酸酶活性降低。

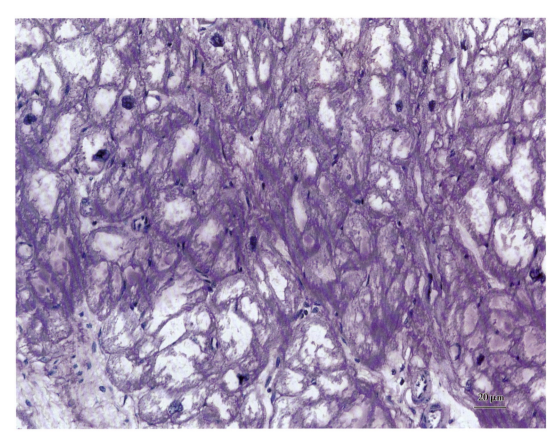

图 4-341
糖原贮积症，心肌细胞内显著空泡变性，PAS 染色

（三）心壁假性肥厚

1. 进行性肌营养不良　X 连锁隐性遗传病为原发性骨骼肌疾病。病因为横纹肌细胞膜上起支持和抗牵拉功能的抗肌萎缩蛋白异常。病变主要侵犯面肌、肩胛带及上臂肌群。心肌受累较罕见。早期常因心肌变性肿胀出现心壁的假性增厚，后期心肌萎缩致心脏扩张。

2. 其他疾病　如淀粉样变性、间质过度的纤维性增生等非肌性成分在心壁肌间堆积或心壁的发育性错构等都可导致心壁的假性肥厚。这些异常成分可通过病理组织学的特殊染色进行鉴别。

（四）其他原发性心肌病

1. 扩张型心肌病　HCM 的病程后期阶段，当肥大的心肌失代偿时可出现心肌细胞的变性，甚至坏死，相继发生心肌间质纤维化和（或）大小不一的瘢痕，心功能损伤以致心腔扩张，呈扩张型心肌病样表现。但 HCM 典型的病理生理异常为舒张功能不全，有别于扩张型心肌病；病理形态学特点是左心室壁，尤其是室间隔肥厚，心肌细胞肥大、排列紊乱；典型者左心室容量正常或降低，常有收缩期压力阶差。而扩张型心肌病则表现为心壁变薄、心腔显著扩张及间质的小片状纤维化。

2. 限制型心肌病 HCM 的中晚期阶段，心肌间质纤维化的分布范围较广泛，累及心室游离壁，甚至全心，临床可呈限制型表现，与限制型心肌病较难区分。HCM 的病变特点为心室壁增厚，心肌细胞排列紊乱及灶性间质纤维化，以室间隔为突出，而限制型心肌病的间质纤维化以左心室为重，呈广泛包绕心肌细胞的蜂巢状表型，二者可行鉴别。

参考文献

1. American College of Cardiology Foundation/American Heart Association Task Force on Practice, American Association for Thoracic Surgery, American Society of Echocardiography, American Society of Nuclear Cardiology, Heart Failure Society of America, et al.2011 ACCF/AHA guideline for the diagnosis and treatment of hypertrophic cardiomyopathy:a report of the American College of Cardiology Foundation/American Heart Association Task Force on Practice Guidelines.J Thorac Cardiovasc Surg,2011,142(6):e153-203.

2. Task Force m, Elliott PM, Anastasakis A, et al.2014 ESC Guidelines on diagnosis and management of hypertrophic cardiomyopathy:the task force for the diagnosis and management of hypertrophic cardiomyopathy of the European Society of Cardiology(ESC).European heart journal,2014,35(39):2733-2779.

3. Maron BJ, Towbin JA, Thiene G, et al.Contemporary definitions and classification of the cardiomyopathies: an american heart sssociation scientific statement from the council on clinical cardiology, heart failure and transplantation committee; quality of care and qutcomes research and functional genomics and translational biology interdisciplinary working groups; and council on epidemiology and prevention.Circulation,2006,113(14):1807-1816.

4. Maron BJ, Gottdiener JS, Epstein SE.Patterns and significance of the distribution of left ventricular hypertrophy in a large population of patients with hypertrophic cardiomyopathy:A wide-angle two-dimensional echocardiographic study.American Journal of Cardiology,1980,45(2):491.

5. Corrado D, Basso C, Schiavon M, et al.Screening for hypertrophic cardiomyopathy in young athletes.N Engl J Med,1998,339(6):364-369.

6. Elliott P M, Poloniecki J, Dickie S, et al.Sudden death in hypertrophic cardiomyopathy:identification of high risk patients.Journal of the American College of Cardiology,2000,36(7):2212-2218.

7. Seggewiss H, Blank C, Pfeiffer B, et al.Hypertrophic cardiomyopathy as a cause of sudden death.Herz,2009,34(4):305-314.

8. Maron BJ, Roberts WC, Epstein SE.Sudden death in hypertrophic cardiomyopathy:a profile of 78 patients. Circulation,1982,65(7):1388-1394.

9. Maron BJ, Ommen SR, Semsarian C, et al.Hypertrophic cardiomyopathy:present and future, with translation into contemporary cardiovascular medicine.J Am Coll Cardiol,2014,64(1):83-99.

10. Mckenna WJ, Counihan PJ, Chikamori T.Sudden Death in Hypertrophic Cardiomyopathy:Identification and Management of High Risk Patients.//Baroldi G, Camerini F, Goodwin JF.Advances in Cardiomyopathies. Heidelberg:Springer,1990:72-80.

11. Bottillo I, D'Angelantonio D, Caputo V, et al.Molecular analysis of sarcomeric and non-sarcomeric genes

in patients with hypertrophic cardiomyopathy.Gene,2016,577(2):227–235.

12. Kostin S,Hein S,Arnon E,et al.The cytoskeleton and related proteins in the human failing heart.Heart Fail Rev,2000,5(3):271–280.

13. Geisterfer-Lowrance AA,Kass S,Tanigawa G,et al.A molecular basis for familial hypertrophic cardiomyopathy:a beta cardiac myosin heavy chain gene missense mutatio.Cell,1990,62(5):999.

14. Muraishi A,Kai H,Adachi K,et al.Malalignment of the sarcomeric filaments in hypertrophic cardiomyopathy with cardiac myosin heavy chain gene mutation.Heart,1999,82(5):625–629.

15. Tanigawa G,Jarcho JA,Kass S,et al.A molecular basis for familial hypertrophic cardiomyopathy:an alpha/beta cardiac myosin heavy chain hybrid gene.Cell,1990,62(5):991–998.

16. Weissler-Snir A,Hindieh W,Gruner C,et al.Lack of phenotypic differences by cardiovascular magnetic resonance imaging in MYH7（β-myosin heavy chain）-versus MYBPC3（myosin-binding protein C）-related hypertrophic cardiomyopathy.Circulation Cardiovascular Imaging,2017,10(2):e005311

17. Thierfelder L,Watkins H,Macrae C,et al.Alpha-tropomyosin and cardiac troponin T mutations cause familial hypertrophic cardiomyopathy:a disease of the sarcomere.Cell,1994,77(5):701.

18. Kimura A,Harada H,Park JE,et al.Mutations in the cardiac troponin I gene associated with hypertrophic cardiomyopathy.Nature Genetics,1997,16(4):379.

19. Watkins H,Seidman CE,Seidman JG,et al.Expression and functional assessment of a truncated cardiac troponin T that causes hypertrophic cardiomyopathy.Evidence for a dominant negative action.Journal of Clinical Investigation,1996,98(11):2456.

20. Liu H,Henein ME,Anillo M,et al.Cardiac actin changes in the actomyosin interface have different effects on myosin duty ratio.Biochemistry & Cell Biology-biochimie Et Biologie Cellulaire,2018,96(1):26–31.

21. Maron BJ,Mckenna WJ,Danielson GK,et al.American college of cardiology/European society of cardiology clinical expert consensus document on hypertrophic cardiomyopathy:a report of the American college of cardiology foundation task force on clinical expert consensus documents and the Europe.European Heart Journal,2003,42(9):1687.

22. Hochman JS,Kaul S.American college of cardiology/European society of cardiology clinical expert consensus document on hypertrophic cardiomyopathya report of the American college of cardiology foundation task force on clinical expert consensus documents and the European society of cardiology committee for practice guidelines.European Heart Journal,2003,24(21):1965–1991.

23. Yancy CW,Jessup M,Bozkurt B,et al.2013 ACCF/AHA Guideline for the management of heart failure:executive summary:a report of the American college of cardiology foundation/American heart association task force on practice guidelines.Circulation,2013,128(16):1810–1852.

24. Elliott PM,Anastasakis A,Borger MA,et al.2014 ESC Guidelines on diagnosis and management of hypertrophic cardiomyopathy.The task force for the diagnosis and management of hypertrophic cardiomyopathy of the European society of cardiology(ESC).European Heart Journal,2015,68(1):2733.

25. Maron BJ,Maron MS,Semsarian C.Genetics of hypertrophic cardiomyopathy after 20 years:clinical perspectives.Journal of the American College of Cardiology,2012,60(8):705–715.

26. Wang L,Seidman JG,Seidman CE.Narrative review:harnessing molecular genetics for the diagnosis and management of hypertrophic cardiomyopathy.Annals of Internal Medicine,2010,152(8):513.

27. Finocchiaro G,Haddad F,Pavlovic A,et al.How does morphology impact on diastolic function in hypertrophic cardiomyopathy？ A single centre experience.Bmj Open,2014,4(6):e004814.

28. Wijnker PJ,Friedrich FW,Dutsch A,et al.Comparison of the effects of a truncating and a missense MYBPC3 mutation on contractile parameters of engineered heart tissue.Journal of Molecular & Cellular Cardiology,2016,97：82-92.

29. Wilding BR,McGrath MJ,Bonne G,et al.FHL1 mutants that cause clinically distinct human myopathies form protein aggregates and impair myoblast differentiation.J Cell Sci,2014,127(Pt 10):2269-2281.

30. Zou Y,Wang J,Liu X,et al.Multiple gene mutations,not the type of mutation,are the modifier of left ventricle hypertrophy in patients with hypertrophic cardiomyopathy.Molecular biology reports,2013,40(6):3969-3976.

31. Maron BJ,Casey SA,Poliac LC,et al.Clinical course of hypertrophic cardiomyopathy in a regional United States cohort.Jama,1999,281(7):650.

32. Ho CY.Myocardial fibrosis as an early manifestation of hypertrophic cardiomyopathy.New England Journal of Medicine,2010,363(6):552-563.

33. Naidu SS.Hypertrophic Cardiomyopathy.Basel：springer,2015.

34. Hughes SE.The pathology of hypertrophic cardiomyopathy.Histopathology,2004：412-427.

35. Davies MJ.The cardiomyopathies：an overview.Heart,2000,83(4):469-474.

36. Agarwal A,Yousefzai R,Jan MF,et al.Clinical Application of WHF-MOGE(S) Classification for Hypertrophic Cardiomyopathy.Global Heart,2015,10(3):209.

37. Muraishi A,Kai H,Adachi K,et al.Malalignment of the sarcomeric filaments in hypertrophic cardiomyopathy with cardiac myosin heavy chain gene mutation.Heart,1999,82(5):625.

38. Baxi AJ,Restrepo CS,Vargas D,et al.Hypertrophic cardiomyopathy from A to Z：genetics,pathophysiology,imaging,and management.Radiographics A Review Publication of the Radiological Society of North America Inc,2016,36(2):335.

39. Louie EK,Maron BJ.Hypertrophic cardiomyopathy with extreme increase in left ventricular wall thickness：functional and morphologic features and clinical significance.Journal of the American College of Cardiology,1986,8(1):57.

40. D'Amati G,Giordano C.Chapter 11-Cardiomyopathies.//L.Maximilian Buja,Jagdish Butany.Cardiovascular Pathology.London：Elesvier Inc,2016：435-483.

41. Maron MS,Finley JJ,Bos JM,et al.Prevalence,clinical significance,and natural history of left ventricular apical aneurysms in hypertrophic cardiomyopathy.Circulation,2008,118(118):1541-1549.

42. Nishi H,Kimura A,Harada H,et al.A myosin missense mutation,not a null allele,causes familial hypertrophic cardiomyopathy.Circulation,1995,91(12):2911-2915.

43. Nishii M,Inomata T,Takehana H,et al.Prognostic utility of B-type natriuretic peptide assessment in stable low-risk outpatients with nonischemic cardiomyopathy after decompensated heart failure.J Am Coll Cardiol,2008,51(24):2329-2335.

44. Niimura H,Bachinski LL,Sangwatanaroj S,et al.Mutations in the gene for cardiac myosin-binding protein C and late-onset familial hypertrophic cardiomyopathy.The New England journal of medicine,1998,338(18):1248-1257.

45. Ormerod JO, Frenneaux MP, Sherrid MV. Myocardial energy depletion and dynamic systolic dysfunction in hypertrophic cardiomyopathy. Nat Rev Cardiol, 2016, 13(11): 677-687.

46. Paolo Spirito M, Facc BJM, Facc ROB, et al. Severe functional limitation in patients with hypertrophic cardiomyopathy and only mild localized left ventricular hypertrophy. Journal of the American College of Cardiology, 1986, 8(3): 537-544.

47. Richard P, Charron P, Carrier L, et al. Hypertrophic cardiomyopathy. Distribution of disease genes, spectrum of mutations, and implications for a molecular diagnosis strategy. Circulation, 2003, 12(4): 2227.

48. Sequeira V, Witjas-Paalberends ER, Kuster DW, et al. Cardiac myosin-binding protein C: hypertrophic cardiomyopathy mutations and structure-function relationships. Pflugers Arch, 2014, 466(2): 201-206.

49. Somerville J, Becú L. Congenital heart disease associated with hypertrophic cardiomyopathy. British Heart Journal, 1978, 40(9): 1034.

50. Towe EC, Bos JM, Ommen SR, et al. Genotype-Phenotype Correlations in Apical Variant Hypertrophic Cardiomyopathy. Congenital Heart Disease, 2015, 10(3): E139-E145.

51. Teekakirikul P, Kelly MA, Rehm HL, et al. Inherited Cardiomyopathies Molecular Genetics and Clinical Genetic Testing in the Postgenomic Era. J Mol Diagn, 2013, 15(2): 158-170.

52. Waller TA, Hiser WL, Capehart JE, et al. Comparison of clinical and morphologic cardiac findings in patients having cardiac transplantation for ischemic cardiomyopathy, idiopathic dilated cardiomyopathy, and dilated hypertrophic cardiomyopathy. Am J Cardiol, 1998, 81(7): 884-894.

53. Watkins H, Conner D, Thierfelder L, et al. Mutations in the cardiac myosin binding protein-C gene on chromosome 11 cause familial hypertrophic cardiomyopathy. Nature Genetics, 1995, 11(4): 434-437.

54. Elliott PM, Gimeno Blanes JR, Mahon NG, et al. Relation between severity of left-ventricular hypertrophy and prognosis in patients with hypertrophic cardiomyopathy. Lancet, 2001, 357(9254): 420-424.

55. Francalanci P, Gallo P, Bernucci P, et al. The pattern of desmin filaments in myocardial disarray. Hum Pathol, 1995, 26(3): 262-266.

56. Varnava AM, Elliott PM, Sharma S, et al. Hypertrophic cardiomyopathy: the interrelation of disarray, fibrosis, and small vessel disease. Heart, 2000, 84(5): 476-482.

57. Maron BJ, Wolfson JK, Epstein SE, et al. Intramural ("small vessel") coronary artery disease in hypertrophic cardiomyopathy. Journal of the American College of Cardiology, 1986, 8(3): 545.

58. Ho CY. Myocardial fibrosis as an early manifestation of hypertrophic cardiomyopathy. New England Journal of Medicine, 2010, 363(6): 552-563.

59. Miyaji Y, Iwanaga Y, Nakamura T, et al. Interrelationship between the Myocardial Mass, Fibrosis, BNP, and Clinical Outcomes in Hypertrophic Cardiomyopathy. Intern Med, 2016, 55(10): 1261-1268.

60. Christiansen LB, Prats C, Hyttel P, et al. Ultrastructural myocardial changes in seven cats with spontaneous hypertrophic cardiomyopathy. Journal of Veterinary Cardiology, 2015, 17(Suppl 1): S220.

61. Legato MJ, Mulieri LA, Alpert NR. The ultrastructure of myocardial hypertrophy: why does the compensated heart fail? Eur Heart J, 1984, 5(Suppl F): 251-269.

62. Rosnowski A, Ruzyllo W. Myocardial ultrastructure in hypertrophic cardiomyopathy. Kardiologia Polska, 1981, 24(1): 41-48.

63. Callis TE, Jensen BC, Weck KE, et al. Evolving molecular diagnostics for familial cardiomyopathies: at the

heart of it all.Expert Rev Mol Diagn,2010,10(3):329-351.

64. Ackerman MJ,Priori SG,Willems S,et al.HRS/EHRA expert consensus statement on the state of genetic testing for the channelopathies and cardiomyopathies.Heart Rhythm,2011,8(8):1308-1339.

65. Alfares AA,Kelly MA,McDermott G,et al.Results of clinical genetic testing of 2,912 probands with hypertrophic cardiomyopathy:expanded panels offer limited additional sensitivity.Genetics in medicine: official journal of the American College of Medical Genetics.2015,17(11):880-888.

66. Bos JM,Towbin JA,Ackerman MJ.Diagnostic,prognostic,and therapeutic implications of genetic testing for hypertrophic cardiomyopathy.Journal of the American College of Cardiology,2009,54(3):201.

67. Heart Failure Society of America.Genetic evaluation of cardiomyopathy:HFSA 2010 comprehensive heart failure practice guideline.J Card Fail,2010,16(6):e1-194.

68. Selvi Rani D,Nallari P,Dhandapany PS,et al.Coexistence of digenic mutations in both Thin(TPM1) and thick(MYH7) filaments of sarcomeric genes leads to severe hypertrophic cardiomyopathy in a south Indian FHCM.DNA Cell Biol,2015,34(5):350-359.

69. Adalsteinsdottir B,Teekakirikul P,Maron B J,et al.Nationwide study on hypertrophic cardiomyopathy in Iceland:evidence of a MYBPC3 founder mutation.Circulation,2014,130(14):1158.

70. Barefield D,Kumar M,Gorham J,et al.Haploinsufficiency of MYBPC3 exacerbates the development of hypertrophic cardiomyopathy in heterozygous mice.Journal of Molecular & Cellular Cardiology,2015,79:234-243.

71. Liu X,Jiang T,Piao C,et al.Screening mutations of MYBPC3 in 114 unrelated patients with hypertrophic cardiomyopathy by targeted capture and next-generation sequencing.Scientific Reports,2015,5(2):915-929.

72. Marston S,Copeland O,Jacques A,et al.Evidence from human myectomy samples that MYBPC3 mutations cause hypertrophic cardiomyopathy through haploinsufficiency.Circ Res,2009,105(3):219-222.

73. Strande JL.Haploinsufficiency MYBPC3 mutations:another stress induced cardiomyopathy? Let's take a look! Journal of Molecular & Cellular Cardiology,2015,79:284-286.

74. van Velzen HG,Afl S,Oldenburg RA,et al.Clinical characteristics and long-term outcome of hypertrophic cardiomyopathy in individuals with a MYBPC3(Myosin-Binding Protein C) founder mutation.Circulation Cardiovascular Genetics,2017,10(4),DOI:10.1161/CIRCGENETICS.116.001660.

75. Barefield D,Kumar M,Gorham J,et al.Haploinsufficiency of MYBPC3 exacerbates the development of hypertrophic cardiomyopathy in heterozygous Mice.Journal of Molecular & Cellular Cardiology,2015,79:234-243.

76. Helms AS,Davis F,Coleman D,et al.Sarcomere mutation-specific expression patterns in human hypertrophic cardiomyopathy.Circulation Cardiovascular Genetics,2014,7(4):434.

77. Captur G,Lopes LR,Patel V,et al.Abnormal cardiac formation in hypertrophic cardiomyopathy:fractal analysis of trabeculae and preclinical gene expression.Circulation Cardiovascular Genetics,2014,7(3):241.

78. Luther PK.The vertebrate muscle Z-disc:sarcomere anchor for structure and signalling.J Muscle Res Cell Motil,2009,30(5-6):171-185.

79. Bang ML.Animal models of congenital cardiomyopathies associated with mutations in Z-line proteins.J Cell Physiol,2017,232(1):38-52.

80. Bennett PM,Ehler E,Wilson AJ.Sarcoplasmic reticulum is an intermediary of mitochondrial and

myofibrillar growth at the intercalated disc.J Muscle Res Cell Motil,2016,37(3):55-69.

81. Mayama T,Matsumura K,Lin H,et al. Remodelling of cardiac gap junction connexin 43 and arrhythmogenesis. Exp Clin Cardiol,2007,12(2):67-76.

82. Bonne G,Carrier L,Bercovici J,et al.Cardiac myosin binding protein-C gene splice acceptor site mutation is associated with familial hypertrophic cardiomyopathy.Nature Genetics,1995,11(4):438-440.

83. Liu H,Qin W,Wang Z,et al.Disassembly of myofibrils and potential imbalanced forces on Z-discs in cultured adult cardiomyocytes.Cytoskeleton(Hoboken),2016,73(5):246-257.

84. Perrot A,Tomasov P,Villard E,et al.Mutations in NEBL encoding the cardiac Z-disk protein nebulette are associated with various cardiomyopathies.Arch Med Sci,2016,12(2):263-278.

85. Frey N,Luedde M,Katus HA.Mechanisms of disease:hypertrophic cardiomyopathy.Nat Rev Cardiol, 2011,9(2):91-100.

86. Garcia-Pavia P,Vazquez ME,Segovia J,et al.Genetic basis of end-stage hypertrophic cardiomyopathy. European journal of heart failure,2011,13(11):1193-1201.

87. Geske JB,Bos JM,Gersh BJ,et al.Deformation patterns in genotyped patients with hypertrophic cardiomyopathy.European Heart Journal Cardiovascular Imaging,2014,15(4):456-465.

88. Huang W,Szczesna-Cordary D.Molecular mechanisms of cardiomyopathy phenotypes associated with myosin light chain mutations.Journal of Muscle Research & Cell Motility,2015,36(6):433-445.

89. Maron BJ,Roberts WC.Quantitative analysis of cardiac muscle cell disorganization in the ventricular septum of patients with hypertrophic cardiomyopathy.Circulation,1979,59(4):689-706.

90. Yang H,Borg TK,Schmidt LP,et al.Laser cell-micropatterned pair of cardiomyocytes:the relationship between basement membrane development and gap junction maturation.Biofabrication,2014,12;6(4): 045003.

91. Raeker MÖ,Shavit JA,Dowling JJ,et al.Membrane-myofibril cross-talk in myofibrillogenesis and in muscular dystrophy pathogenesis:lessons from the zebrafish.Front Physiol,2014,28(5):14.

92. Ahuja P,Perriard E,Perriard JC,et al.Sequential myofibrillar breakdown accompanies mitotic division of mammalian cardiomyocytes.J Cell Sci,2004,117(Pt 15):3295-3306.

93. Schlossarek S,Frey N,Carrier L.Ubiquitin-proteasome system and hereditary cardiomyopathies.Journal of Molecular & Cellular Cardiology,2014,71(1):25.

94. Brette F,Orchard C.T-tubule function in mammalian cardiac myocytes.Circ Res,2003,92(11):1182-1192.

95. Crocini C,Ferrantini C,Scardigli M,et al.Novel insights on the relationship between T-tubular defects and contractile dysfunction in a mouse model of hypertrophic cardiomyopathy.Journal of Molecular & Cellular Cardiology,2016,91:42.

96. Carozzi AJ,Ikonen E,Lindsay MR,et al.Role of cholesterol in developing T-tubules:analogous mechanisms for T-tubule and caveolae biogenesis.Traffic,2000,1(4):326-341.

97. Sukhacheva TV,Chudinovskikh YA,Eremeeva MV,et al.Proliferative potential of cardiomyocytes in hypertrophic cardiomyopathy:correlation with myocardial remodeling.Bulletin of Experimental Biology & Medicine,2016,162(1):1-10.

98. Wigle ED,Sasson Z,Henderson MA,et al.Hypertrophic cardiomyopathy.The importance of the site and the

extent of hypertrophy.A review.Progress in Cardiovascular Diseases,1985,28(1):1.

99. Sukhacheva TV,Chudinovskikh YA,Eremeeva MV,et al.Proliferative potential of cardiomyocytes in hypertrophic cardiomyopathy:correlation with myocardial remodeling.Bulletin of Experimental Biology & Medicine,2016,162(1):1-10.

100. Engel FB.Cardiomyocyte proliferation:a platform for mammalian cardiac repair.Cell Cycle,2005,4(10):1360-1363.

101. Ferrans VJ,Rodríguez ER.Evidence of myocyte hyperplasia in hypertrophic cardiomyopathy and other disorders with myocardial hypertrophy?//Kaltenbach M,Hopf R,Kunker B.New Aspects of Hypertrophic Cardiomyopathy.Heidelberg:Steinkopff,1988,33-41.

102. Júlia Daher Carneiro Marsiglia ACP.Hypertrophic cardiomyopathy:how do mutations lead to disease?Arq Bras Cardiol,2014,102(3):295-304.

103. Jacoby D,McKenna WJ.Genetics of inherited cardiomyopathy.Eur Heart J,2012,33(3):296-304.

104. Lopes LR,Syrris P,Guttmann OP,et al.Novel genotype-phenotype associations demonstrated by high-throughput sequencing in patients with hypertrophic cardiomyopathy.Heart,2015,101(4):294-301.

105. Luis R Lopes,Anna Zekavati,Petros Syrris,et al.Genetic complexity in hypertrophic cardiomyopathy revealed by high-throughput sequencing J Med Genet,2013,50(4):228-239.

106. Mirre C,Hartung M,Stahl A.Association of ribosomal genes in the fibrillar center of the nucleolus:a factor influencing translocation and nondisjunction in the human meiotic oocyte.Proceedings of the National Academy of Sciences of the United States of America,1980,77(10):6017.

107. Derenzini M,Farabegoli F,Trerè D.Localization of DNA in the fibrillar components of the nucleolus:a cytochemical and morphometric study.Journal of Histochemistry & Cytochemistry Official Journal of the Histochemistry Society,1993,41(6):829-836.

108. Wang Y,Herron A J,Worman H J.Pathology and nuclear abnormalities in hearts of transgenic mice expressing M371K lamin A encoded by an LMNA mutation causing Emery-Dreifuss muscular dystrophy. Human Molecular Genetics,2006,15(16):2479.

109. Choi Y,Lee JH,Cui MN,et al.Hypertrophic cardiomyopathy attributable to mitochondrial DNA mutation diagnosed by pathology and gene sequencing.Circulation,2016,133(13):1297-1299.

110. Govindaraj P,Khan NA,Rani B,et al.Mitochondrial DNA variations associated with hypertrophic cardiomyopathy.Mitochondrion,2014,16 :65-72.

111. Liu Z,Song Y,Li D,et al.The novel mitochondrial 16S rRNA 2336T>C mutation is associated with hypertrophic cardiomyopathy.J Med Genet,2014,51(3):176-184.

112. Sordahl LA,Crow CA,Kraft GH,et al.Some ultrastructural and biochemical aspects of heart mitochondria associated with development:fetal and cardiomyopathic tissue.Journal of Molecular & Cellular Cardiology,1972,4(1):1-10.

113. Franzini-Armstrong C.Simultaneous maturation of transverse tubules and sarcoplasmic reticulum during muscle differentiation in the mouse.Dev Biol,1991,146(2):353-363.

114. Kostin S,Scholz D,Shimada T,et al.The internal and external protein scaffold of the T-tubular system in cardiomyocytes.Cell Tissue Res,1998,294(3):449-460.

115. Lee E,Marcucci M,Daniell L,et al.Amphiphysin 2(Bin1)and T-tubule biogenesis in muscle.Science,

2002,297(5584):1193-1196.

116. McNary TG,Spitzer KW,Holloway H,et al.Mechanical modulation of the transverse tubular system of ventricular cardiomyocytes.Prog Biophys Mol Biol,2012,110(2-3):218-225.

117. Mitcheson JS,Hancox JC,Levi AJ.Action potentials,ion channel currents and transverse tubule density in adult rabbit ventricular myocytes maintained for 6 days in cell culture.Pflugers Arch,1996,431(6):814-827.

118. Lundgren E,Gullberg D,Rubin K,et al.In vitro studies on adult cardiac myocytes:attachment and biosynthesis of collagen type Ⅳ and laminin.J Cell Physiol,1988,136(1):43-53.

119. Shyu JJ,Cheng CH,Erlandson RA,et al.Ultrastructure of intramural coronary arteries in pigs with hypertrophic cardiomyopathy.Cardiovascular Pathology,2002,11(2):104-111.

120. Okayama S,Soeda T,Kawakami R,et al.Evaluation of coronary artery disease and cardiac morphology and function in patients with hypertrophic cardiomyopathy,using cardiac computed tomography.Heart & Vessels,2015,30(1):28-35.

121. Cecchi F,Olivotto I,Gistri R,et al.Coronary microvascular dysfunction and prognosis in hypertrophic cardiomyopathy.New England Journal of Medicine,2003,349(11):1027-1035.

122. Huang L,Han R,Ai T,et al.Assessment of coronary microvascular dysfunction in hypertrophic cardiomyopathy:first-pass myocardial perfusion cardiovascular magnetic resonance imaging at 1.5 T.Clinical Radiology,2013,68(7):676-682.

123. Krams R,Kofflard MJ,Duncker DJ,et al.Decreased coronary flow reserve in hypertrophic cardiomyopathy is related to remodeling of the coronary microcirculation.Circulation,1998,97(3):230-233.

124. Petersen SE,Jerosch-Herold M,Hudsmith LE,et al.Evidence for microvascular dysfunction in hypertrophic cardiomyopathy:New insights from multiparametric magnetic resonance imaging.Digest of the World Core Medical Journals,2007,115(18):2418.

125. Posey AD Jr,Swanson KE,Alvarez MG,et al.EHD1 mediates vesicle trafficking required for normal muscle growth and transverse tubule development.Dev Biol,2014,387(2):179-190.

126. Modesto K,Sengupta PP.Myocardial mechanics in cardiomyopathies.Progress in Cardiovascular Diseases,2014,57(1):111-124.

127. Maron BJ.Hypertrophic cardiomyopathy:a systematic review.Jama,2002,287(10):1308.

128. Ker J.A new phenotypic marker of hypertrophic cardiomyopathy.Lancet,2014,384(9956):1731.

129. Kaski J P,Limongelli G.Cardiomyopathy in children:importance of aetiology in prognosis.Lancet,2014,383(9919):781-782.

130. JL Jefferies,HR Martinez,JA Towbin. Genetics of Congenital and Acquired Cardiovascular Disease. London:Springer,2014:3-16.

131. Lipshultz SE,Orav EJ,Wilkinson JD.Cardiomyopathy in children:importance of aetiology in prognosis—authors'reply.Lancet,2014,383(9919):782.

132. Vasile VC,Edwards WD,Ommen SR,et al.Obstructive hypertrophic cardiomyopathy is associated with reduced expression of vinculin in the intercalated disc.Biochemical & Biophysical Research Communications,2006,349(2):709.

133. Masuda H,Yamauchi M,Yoshida M,et al.Side-to-side linking of myocardial cells in hypertrophic

cardiomyopathy:whole heart microscopic observation with tangential sections.Pathology International, 2005,55(11):677-687.

134. Vasile V,Ommen S,Edwards W,et al.A missense mutation in a ubiquitously expressed protein, vinculin,confers susceptibility to hypertrophic cardiomyopathy.Biochemical & Biophysical Research Communications,2006,345(3):998.

135. Volkmann N,Derosier D,Matsudaira P,et al.An atomic model of actin filaments cross-linked by fimbrin and its implications for bundle assembly and function.Journal of Cell Biology,2001,153(5):947-956.

136. Wei S,Guo A,Chen B,et al.T-tubule remodeling during transition from hypertrophy to heart failure.Circ Res,2010,107(4):520-531.

137. Kanzaki Y,Yamauchi Y,Okabe M,et al.Three-dimensional architecture of cardiomyocytes and connective tissues in hypertrophic cardiomyopathy:a scanning electron microscopic observation. Circulation,2012,125(5):738-739.

138. Tanaka A,Yuasa S,Mearini G,et al.Endothelin-1 induces myofibrillar disarray and contractile vector variability in hypertrophic cardiomyopathy-induced pluripotent stem cell-derived cardiomyocytes.J Am Heart Assoc,2014,3(6):e001263.

139. Mdaki KS,Larsen TD,Weaver LJ,et al.Age Related Bioenergetics Profiles in Isolated Rat Cardiomyocytes Using Extracellular Flux Analyses.PLoS One,2016,11(2):e0149002.

140. Ingles J,Burns C,Bagnall RD,et al.Nonfamilial Hypertrophic Cardiomyopathy:Prevalence,Natural History,and Clinical Implications.Circulation Cardiovascular Genetics,2017,10(2):839.

141. Millat G,Lafont E,Nony S,et al.Functional characterization of putative novel splicing mutations in the cardiomyopathy-causing genes.Dna & Cell Biology,2015,34(7):489.

142. Mcnally E,Barefield D,Puckelwartz M.The Genetic Landscape of Cardiomyopathy and Its Role in Heart Failure.Cell Metabolism,2015,21(2):174-182.

143. Li Q,Gruner C,Chan RH,et al.Genotype-positive status in patients with hypertrophic cardiomyopathy is associated with higher rates of heart failure events.Circ Cardiovasc Genet,2014,7(4):416-422.

144. Maron MS,Link MS,Udelson JE,et al.Response to letter regarding article,"hypertrophic cardiomyopathy is predominantly a disease of left ventricular outflow tract obstruction".Circulation, 2007,115(23):2232-2239.

145. Marian A J,Roberts R.Molecular genetic basis of hypertrophic cardiomyopathy.Journal of Molecular & Cellular Cardiology,2001,33(4):655-670.

146. Perloff JK,Goodwin JF,Sugrue DD,et al.Hypertrophic Cardiomyopathy//Goodwin JF.Heart Muscle Disease.Dordrencht:Springer,1985:7-56.

147. Richard P,Charron P,Carrier L,et al.Hypertrophic Cardiomyopathy.Acc Current Journal Review,2003, 12(4):2227-2232.

148. Fourey D,Care M,Siminovitch KA,et al.Prevalence and clinical implication of double mutations in hypertrophic cardiomyopathy:revisiting the gene-dose effect.Circulation Cardiovascular genetics,2017, 10(2):e001685.

149. Jiang J,Wakimoto H,Seidman JG,et al.Allele-specific silencing of mutant Myh6 transcripts in mice suppresses hypertrophic cardiomyopathy.Science,2013,342(6154):111-114.

150. Knöll R.Myosin binding protein C:implications for signal-transduction.J Muscle Res Cell Motil,2012,33(1):31-42.

151. Young AA,Kramer CM,Ferrari VA,et al.Three-dimensional left ventricular deformation in hypertrophic cardiomyopathy.Circulation,1994,90(2):854-867.

152. 3Rd CR,Rosing DR,Maron BJ,et al.Myocardial ischemia in patients with hypertrophic cardiomyopathy:contribution of inadequate vasodilator reserve and elevated left ventricular filling pressures.Circulation,1985,71(2):234-243.

153. O'Gara PT,Bonow RO,Maron BJ,et al.Myocardial perfusion abnormalities in patients with hypertrophic cardiomyopathy:assessment with thallium-201 emission computed tomography.Circulation,1987,76(6):1214-1223.

154. Maisch B,Mahrholdt H;European Society of Cardiology.The 2014 ESC guidelines on the diagnosis and management of hypertrophic cardiomyopathy:what is new? Herz,2014,39(8):919-930.

155. 中华医学会心血管病学分会.心肌病诊断与治疗建议.中华心血管病杂志,2007,35(1):5-16.

156. 中华医学会心血管病学分会.遗传性心脏离子通道病与心肌病基因检测中国专家共识.中华心血管病杂志,2011,39(12):1073-1082.

157. Choudhury L,Mahrholdt H,Wagner A.Myocardial scarring in asymptomatic or mildly symptomatic patients with hypertrophic cardiomyopathy.Journal of the American College of Cardiology,2003,12(2):2156.

158. Leatherbury L,Chandra RS,Shapiro SR,et al.Value of endomyocardial biopsy in infants,children and adolescents with dilated or hypertrophic cardiomyopathy and myocarditis.Journal of the American College of Cardiology,1988,12(6):1547-1554.

159. Davis J,Davis LC,Correll RN,et al.A Tension-Based Model Distinguishes Hypertrophic versus Dilated Cardiomyopathy.Cell,2016,165(5):1147-1159.

160. Elliott P,Andersson B,Arbustini E,et al.Classification of the cardiomyopathies:a position statement from the European society of cardiology working group on myocardial and pericardial diseases.Eur Heart J,2008,29(2):270-276.

161. Kubo T,Gimeno JR,Bahl A,et al.Prevalence,clinical significance,and genetic basis of hypertrophic cardiomyopathy with restrictive phenotype.Journal of the American College of Cardiology,2007,49(25):2419-2426.

162. Arad M,Maron BJ,Gorham JM,et al.Glycogen storage diseases presenting as hypertrophic cardiomyopathy.New England Journal of Medicine,2005,352(4):362.

163. Arad M,Benson DW,Perezatayde AR,et al.Constitutively active AMP kinase mutations cause glycogen storage disease mimicking hypertrophic cardiomyopathy.Journal of Clinical Investigation,2002,109(3):357.

164. Mao S,Medeiros DM,Wildman RE.Cardiac hypertrophy in copper-deficient rats is owing to increased mitochondria.Biol Trace Elem Res,1998,64(1-3):175-184.

165. Desnick RJ,Chimenti C,Doheny D,et al.Evolution of cardiac pathology in type 1 classic Fabry disease:Progressive cardiomyocyte enlargement leads to increased cell death and fibrosis,and correlates with severity of ventricular hypertrophy.Molecular Genetics & Metabolism,2016,117(2):S41.

166. 赵红,李莉,等.现代病理学在心脏移植手术中的作用——受体心脏的病理形态学研究.中国循环杂志,2005,20:444-445.

第五章

原发性限制型心肌病病理组织形态与超微结构

第一节　定义及研究进展 / 286

第二节　形态学特点 / 287
　一、大体表现 / 287
　二、组织学表现 / 290

第三节 超微形态学特点 / 296

一、原发性限制型心肌病间质纤维化的
　　超微结构特征 / 296
　　（一）间质纤维化的形态表现 / 296
　　（二）间质改变对心肌细胞的影响 / 323
二、影响心肌细胞舒缩性的超微结构表型 / 350
　　（一）与钙通道相关的损伤 / 350
　　（二）肌节形态异常与被动回缩 / 364
三、心肌细胞的发育不全和发育不良表型 / 368
　　（一）心肌细胞发育不全表型 / 368
　　（二）心肌细胞发育不良表型 / 411
　　（三）发育不完善心肌细胞的变性表型 / 465
　　（四）发育不完善心肌细胞存在的
　　　　可能原因探讨 / 481
四、心肌的继发性改变 / 483

第四节 诊断与鉴别诊断 / 493

一、诊断 / 493
二、鉴别诊断 / 493
　　（一）淀粉样变性 / 493
　　（二）Noonan 综合征 / 493
　　（三）家族性血色素沉着症 / 495
　　（四）嗜酸细胞增多症 / 495

第五章

原发性限制型心肌病病理组织形态与超微结构

第一节　定义及研究进展

原发性限制型心肌病（primary restrictive cardiomyopathy，PRCM）是一种少见类型的心肌病，主要临床表现为心脏舒张功能严重受损，心室充盈受限，舒张期容积减少，但室壁厚度和射血分数可正常或接近正常；主要病理组织学表现以心内膜及心肌间质纤维化为主。

PRCM 病因尚不明确，可能有基因改变。2006 年美国心脏协会（American Heart Association，AHA）将原发性心肌病重新定义并分为遗传性和混合性两类。PRCM 属于混合性类型。家族性 PRCM 约占 30%，现已发现 8 个肌节蛋白基因突变与 PRCM 有关，以 TNNT2、TNNI3、MYH7、ACTC1 突变为主，提示肌节蛋白基因突变是 PRCM 的重要遗传基础。另有报道，参与构成 Z 线的基因（如 BAG3、MYPN 等）以及构成细胞骨架的中间丝结蛋白基因等在家族性 PRCM 病例中也发现突变。研究表明，PRCM 中存在 BAG3 基因突变者发生心律失常的可能性显著增加；而由非肌节基因突变引起者，常伴有骨骼肌病和心脏传导系统疾病。PRCM 的发病除遗传因素外，还可能与表观遗传学、感染、自身免疫损伤、营养等有关。

流行病学数据显示，PRCM 呈世界性分布，多发于非洲、中美洲、南美洲和东南亚地区，中国及欧洲各国以散发病例为主。本病发病率明显低于扩张型和肥厚型心肌病，但确切的发病率各地报道不一。日本 Miura 等报道发病率为 0.2/10 万，复旦大学医学院附属中山医院报道的 74 例原发性心肌病患者中限制型占 10.8%。阜外医院 12 年间（2004—2016 年）进行心脏移植的 PRCM 病例占总移植例数的 4.8%（30/627），占原发性心肌病病例数的 6.5%（30/464）。

PRCM 的主要组织学表型为心内膜心肌纤维化，若纤维化病变累及传导系统，可导致心脏传导阻滞。组织学改变在心脏的分布可呈单侧心室受累或双侧心室均受累，其中仅左心室受累者占 10%~40%，仅右心室受累者占 10%~30%，双侧心室受累者占 50%~70%。病程晚期可表现为心腔闭塞。病变分布部位不同使得临床表现不同，如单纯左心室受累者，左心室舒张压高于右心室，左心房压高于右心房，二尖瓣反流及肺动脉高压严重；单纯右心室受累者，右心室舒张末压升高，三尖瓣反流严重，肺动脉压正常，右心室与肺动脉之间常存在舒张压差，导致舒张期右心室血液跨瓣流向肺动脉；双心室病变者，左、右室心内膜心肌纤维化虽常并存，但临床常显示以右心室病变所致的血流动力学改变为主。

本病总体预后较差，且栓塞并发症较多见。Ammash 等报道，PRCM 年死亡率约 10%，其中 1/3 为猝死或心律失常。右心室病变显著者预后较差。有心力衰竭症状，左心房直径达 60mm 以上或合并肺淤血者的预后更差。心力衰竭发生的时间及程度与预后有关，年龄越小，出现症状越早，预后越差。儿童 PRCM 相关研究报道，在各型心肌病中 PRCM 死亡率最高，2 年和 5 年死亡率分别为 50% 和 70%。PRCM 如能早期检出，早期干预，适时进行心脏移植，预后尚好。

在 2006 AHA 原发性心肌病分类中，明确将由于全身性疾病累及心脏而呈限制性表现者均归类为继发性心肌病，如：淀粉样变（原发性、家族性常染色体显性遗传性、老年性）、高歇病（Gaucher disease）、Hunter 病等归为继发性心肌病亚类的浸润性心肌病；心内膜纤维化、高嗜酸性粒细胞综合征（Lueffler's myocarditis）归为继发性心肌病亚类的心内膜疾病。另外，心脏移植后发生重度排异反应 6 次以上，心脏亦可能呈限制性表现。

第二节　形态学特点

一、大体表现

大体表现特点：外形常呈锥形、僵硬，体积及重量无明显增加。双心房扩张，尤以左房显著，心房内膜增厚呈瓷白色；左心室腔无扩张或狭小或轻度扩张，可有附壁血栓形成，心室内膜无增厚或明显增厚呈瓷白色，增厚区常位于心尖部及流入道，厚度可达正常人的 5~10 倍（4~5mm），可有钙化。纤维化较少累及流出道，但多波及二尖瓣后瓣或三尖瓣后瓣及间隔瓣，亦可波及乳头肌及腱索，导致严重的二尖瓣或（和）三尖瓣关闭不全。心壁切面可见小灶及弥漫灰白色纤细纹理，主要累及心壁的内 2/3 层；室壁无增厚或轻度增厚，室间隔厚度正常；心外膜及心包无异常。根据大体表现可将

PRCM 分为两型：左室心肌间质纤维化型（图 5-1，图 5-2）和左室心内膜心肌纤维化型（图 5-3）。前者以心室壁硬化为明显，心腔可有缩小；后者以心内膜增厚为显著。

PRCM 大体形态和病理生理学表现的不同，提示了该病处于疾病的不同发展阶段。早期常无明显的病理生理学改变，随着心肌间质纤维组织增生，心内膜增厚，心室顺应性随之明显下降，舒张受限，表现为舒张早期心室充盈迅速，但很快到达心室舒张的极限，心室内舒张压迅速升高，血液回流受阻；心室的收缩功能多不受明显影响。但随着纤维化程度的加重，心壁柔韧度的下降及心内膜血栓的不断形成和机化，心室腔缩小，甚至可近于闭塞，排血明显减少（图 5-1，图 5-2）。病变发展到终末期，心肌细胞数量显著减少，心室壁收缩无力，射血分数下降，搏出量减少，心腔内残余血量增多，心室腔反而可呈轻度到中度扩大（图 5-3）。

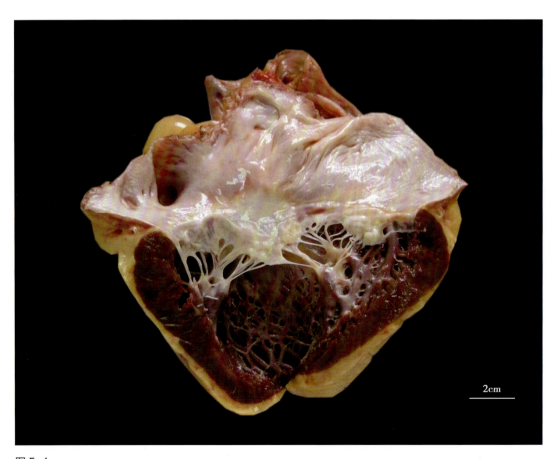

图 5-1
PRCM（左室心肌间质纤维化型）左心腔剖面：左心房扩张，内膜呈瓷白色；左心室腔缩小，室壁无增厚

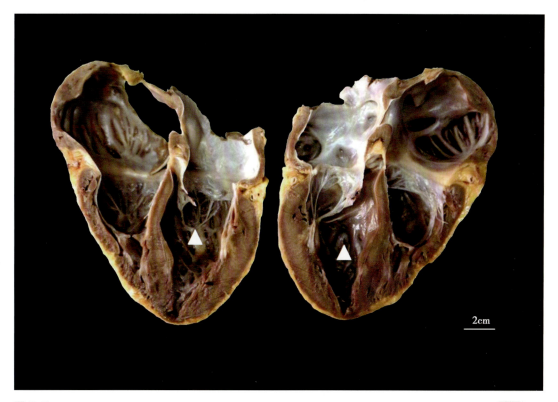

图 5-2
PRCM（左室心肌间质纤维化型）心脏冠状剖面：心脏呈锥形；左、右心房高度扩张；左室腔狭小（△），室壁无增厚

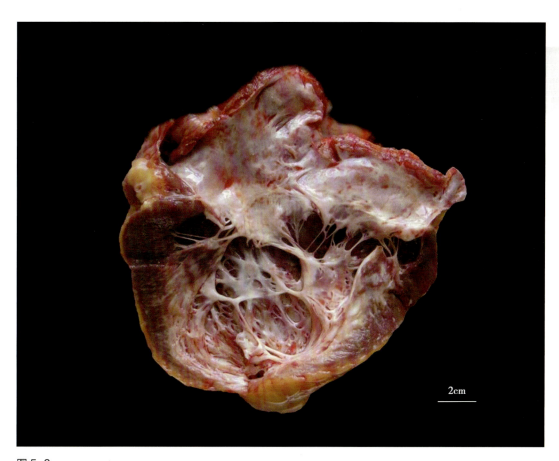

图 5-3
PRCM（左室心内膜心肌纤维化型）左心腔剖面：左心房扩张，内膜呈瓷白色；左室腔扩张，内膜呈瓷白色，室壁无增厚，切面见灰白色纤细条纹由内膜向肌壁穿插，累及心壁的内 2/3 层

二、组织学表现

PRCM 心脏组织学主要表现为心肌间质及心内膜的纤维化。心肌间质的纤维化可呈全心性，左、右心房纤维化的程度差别不明显，心室各部位纤维化程度不同，呈现左心室＞室间隔＞右心室的趋势；左心室壁病变程度常有前壁＞侧壁＞后壁的趋势。纤维化导致心肌细胞继发性改变的表现中，以心肌细胞萎缩、变性较为明显；代偿性肥大及因间质细小瘢痕牵拉所致的心肌细胞极向紊乱，与扩张型心肌病或肥厚型心肌病组织学表现虽有相似处，但性质不同。另外，非纤维化区存在心肌细胞排列紊乱，可能是原发改变，但范围小、数量少，此特点有别于肥厚型心肌病。

以心内膜心肌纤维化为主要表现者，心内膜纤维组织增生，并有向心肌内延伸和锚入现象。心内膜表层为玻璃样变的纤维组织，中层则以密集的胶原纤维为主，下层为较多的成纤维细胞及纤细的胶原，并插入心肌间，与其间的纤维化相连包绕心肌细胞，似蜂巢状。增生的纤维组织中可出现钙化、小血管增生及炎细胞浸润。心内膜下的心肌间质纤维化常局限于心壁的内 2/3 层。腱索、乳头肌、二尖瓣和三尖瓣常被增生的纤维组织所累及。

以心肌间质纤维化为主要组织学表现者，心内膜增厚不明显，心肌间质纤维组织大量增生，呈蜂巢状包绕心肌细胞，甚至可融合形成小灶瘢痕。心肌细胞常有变性及纤维分隔所致的极向紊乱。

左、右心房壁的全层均有较多增生的纤维组织，呈蜂巢状包绕心肌细胞。

心内膜心肌活检可见：①以胶原纤维性增生为主要改变；②心内膜炎细胞浸润；③心内膜下心肌细胞变性、坏死，间质蜂巢状纤维化；④部分患者可见附壁血栓。心内膜心肌活检对于心内膜心肌纤维化型的诊断准确率可达 90%；但对于左心室心肌间质纤维化，行右心室心内膜心肌活检，阳性检出率不高；心内膜下心肌纤维化病变呈散在、灶性者，心内膜心肌活检的确诊率很低（图 5-4～图 5-12）。

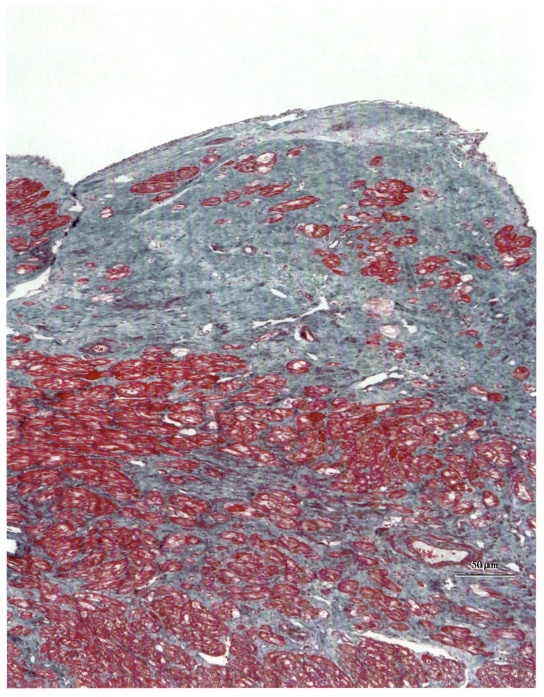

图 5-4
心内膜纤维化为主要表现,心内膜呈高度纤维性增厚,并向心肌内延伸和锚入,Masson 染色

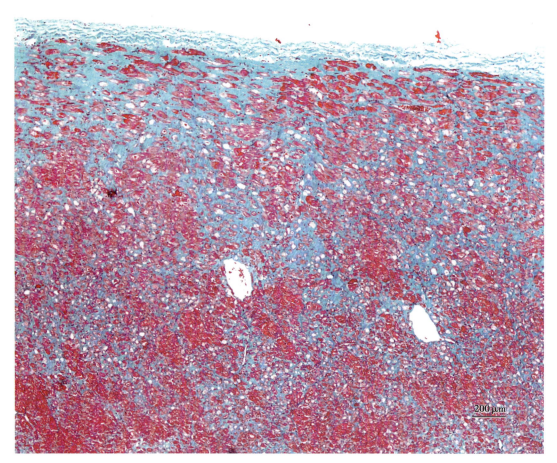

图 5-5
心肌间质纤维化为主要表现，增生的纤维组织呈蜂巢状包绕心肌细胞，心内膜无明显增厚，Masson 染色

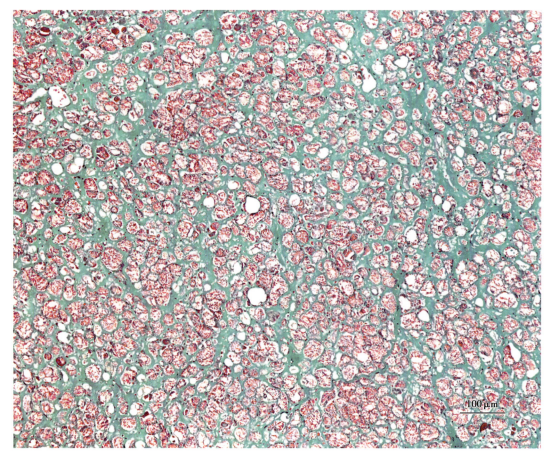

图 5-6
心肌间质纤维化为主要表现，增生的纤维组织呈蜂巢状包绕心肌细胞，Masson 染色（高倍）

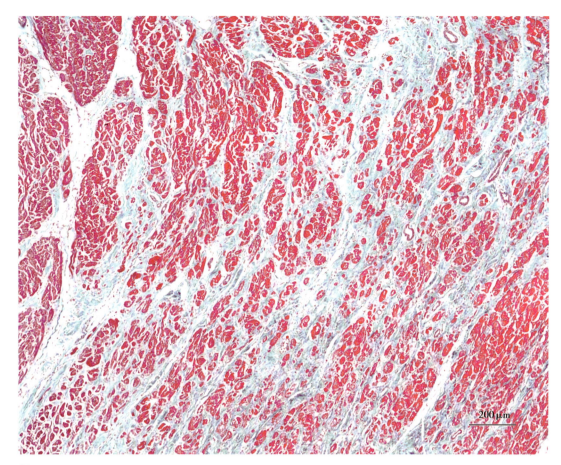

图 5-7
心肌间质纤维化为主要表现,大量增生的纤维组织融合成小片灶状,Masson 染色

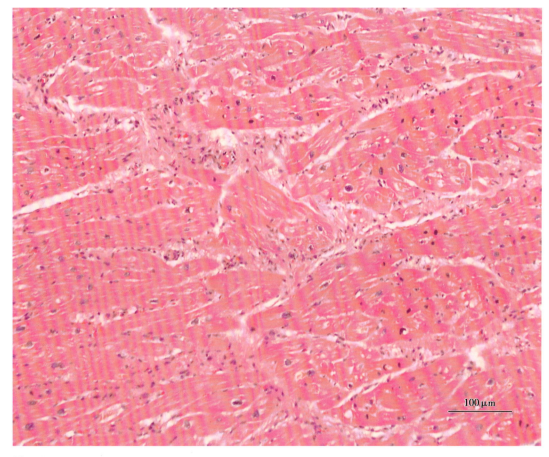

图 5-8
非纤维化区的心肌细胞极向紊乱,HE 染色

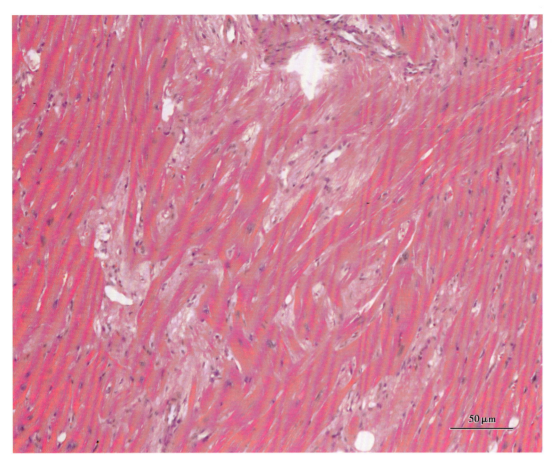

图 5-9
心肌间质增生的纤维组织牵拉挤压心肌细胞致极向紊乱，HE 染色

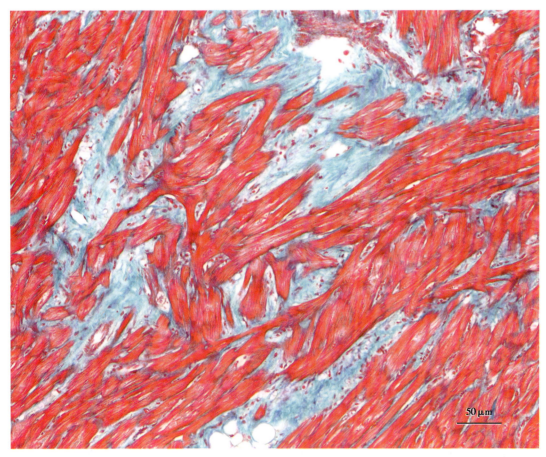

图 5-10
心肌间质增生的纤维组织牵拉挤压心肌细胞致极向紊乱，Masson 染色

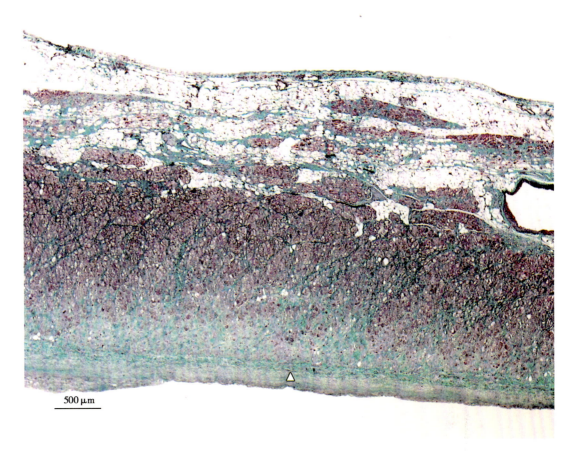

图 5-11
左心房壁心内膜纤维性增厚（△），并向心肌壁层锚入，心肌细胞被蜂巢状的纤维组织包绕，Masson 染色

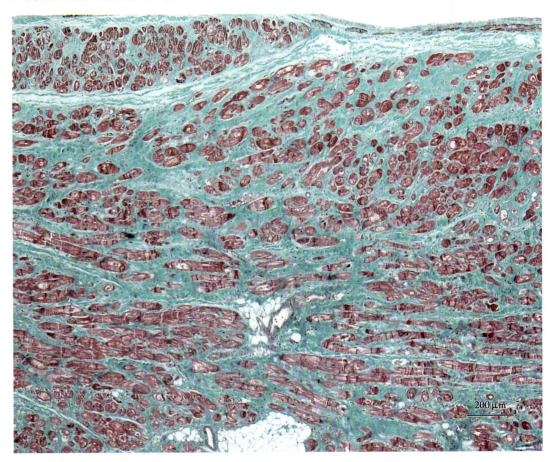

图 5-12
右心房壁增生的纤维组织包绕心肌细胞，并融合成片，Masson 染色（高倍）

第三节 超微形态学特点

PRCM超微结构形态表现多样，心肌细胞及间质成分的改变均较复杂，间质有不同类型胶原成分的沉积，心肌细胞存在继发性改变等，在我们的研究中还观察到心肌细胞超微结构的多种发育不良表现。

一、原发性限制型心肌病间质纤维化的超微结构特征

PRCM的组织学改变主要是细胞外基质过度沉积，心肌间质网络的构架发生变化，影响了心肌的舒张功能和血液循环。

正常心肌间质为一个多层次、多方位的立体网络状结构，包绕着每个心肌细胞，并连接相邻的心肌细胞、纤维细胞和毛细血管。网络状结构的纤维主要由粗大的Ⅰ型（80%）和纤细的Ⅲ型（10%）胶原组成，并包含少量基质糖蛋白、蛋白多糖（参见第二章、第四章相关内容）。成熟的胶原蛋白高度稳定，半衰期约100天。间质的合成和代谢受到严格调控，维持稳态。心肌肌束外有纵、横两种走行的粗纤维，纵向纤维与心肌细胞平行分布，横向纤维与心肌细胞近乎垂直分布，似腰带状把心肌细胞捆扎成束。横向纤维在走行上可以发出分支或斜行。粗纤维间有大量细纤维交织成网，细纤维一般比较短，在几个心肌细胞表面或跨越邻近的几个细胞。细纤维分支延伸为微细纤维，紧贴心肌细胞表面，排列紧密而细腻，形成心肌细胞的鞘膜，具有绝缘作用。此外，心肌细胞表面贴附一些散在的大小不等的纤维细胞，有些纤维细胞被悬吊在纤维网之间，形成了细胞外的三维空间结构。

PRCM时心内膜、心肌细胞及血管周围的间质成分大量增生，其中细胞成分较少，主要为均质的细胞外基质，散在粗大的Ⅰ型胶原纤维束，弯曲呈波浪形或呈线形分布，并相互交织，同时常出现胶原纤维断裂成短片状，以垂直或斜交的方式杂乱无序排列。细胞外基质中还可见小片状散在的Ⅰ型胶原。胶原纤维的片段化影响了心肌间质的强度和弹性。正常心肌细胞细胞膜表面有少量非纤维性的Ⅳ型胶原构成薄层基底膜，当基底膜增厚时影响心肌细胞电活动。

（一）间质纤维化的形态表现

心肌间质纤维化过程复杂，是由多种机制及细胞成分组成的复杂动态网络，涉及肾素-血管紧张素-醛固酮系统（renin-angiotensin-aldosteronesystem，RAAS）、免疫系统、细胞因子、炎症、凋亡、细胞信号通路等。已有多种心肌间质纤维化动物模型，包括压力超负荷诱导、免疫诱导、缺血诱导或高糖诱导的心肌间质纤维化模型等。这些病因均可导致心肌间质胶原显著增多或胶原容积分数（collagen volume fraction，CVF）显著高于正常值，但不同疾病的间质纤维化其发生的机制不同，纤维成分亦有区别。透射电镜观察心肌间质纤维化的组成成分、各种成分相互间的关系和作用及其对心肌细胞的影响，较其他研究方法更为细致和深入。

1. PRCM 心肌纤维化部位　Weber 分型法根据有无心肌细胞缺失、坏死和瘢痕形成将心肌间质纤维化分为修复性（替代性）纤维化和反应性纤维化。修复性纤维化指心肌细胞坏死并为纤维瘢痕组织所替代；反应性纤维化即心肌间质细胞增生及胶原纤维异常堆积，可分为间质纤维化和血管周围纤维化两种亚型，前者为原本无胶原的心肌间隙胶原增多，后者胶原主要沉积在心肌内的小冠状血管周围。

组织学观察发现，PRCM 与其他原发性心肌病相比较，其纤维化的特征以反应性纤维化为主，部分病例亦可呈修复性纤维化。透射电镜观察发现，PRCM 心肌间质胶原纤维沉积的部位包括心内膜下、小血管周围及心肌细胞间隙；增生的纤维成分以 I 型胶原纤维为主，方向杂乱。

（1）PRCM 心内膜下纤维化：透射电镜观察到 PRCM 心内膜下大量胶原沉积，其内见成纤维细胞（图 5-13~图 5-16）。

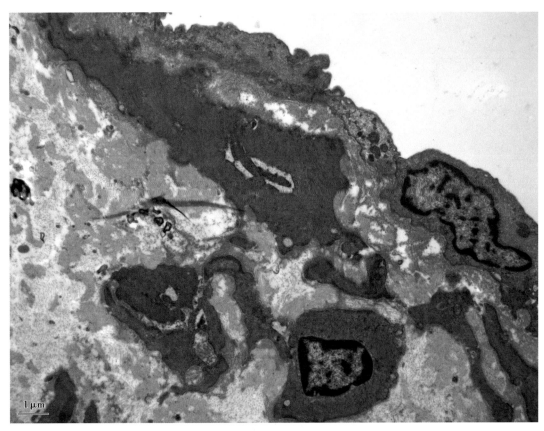

图 5-13
心内膜内皮细胞及其下的间质，其内见多个成纤维细胞

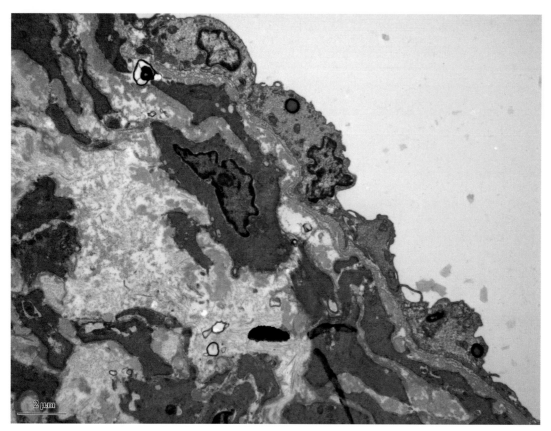

图 5-14
心内膜下间质内见多个成纤维细胞，胞质相互连接，周围大量胶原沉积

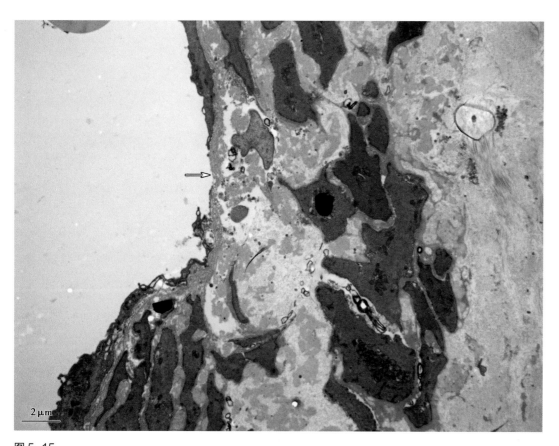

图 5-15
心内膜的内皮细胞间隙增宽（↑），内皮下胶原暴露，内膜中有整齐排列的粗大Ⅰ型胶原纤维，成片的间质细胞呈拼图样螯合

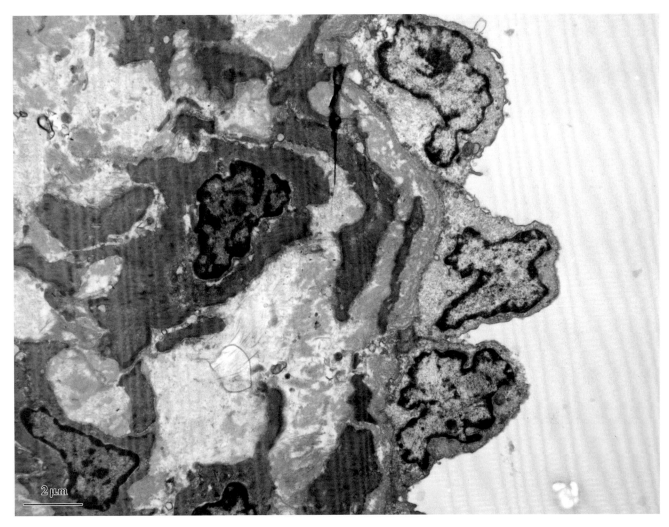

图 5-16
心内膜内皮细胞成立方形,内膜下间质增多,多个成纤维细胞

(2) PRCM 心肌细胞间纤维化:透射电镜观察到 PRCM 心肌细胞间的纤维化呈两种表型。一种为在心肌细胞的间隙内出现较多胶原纤维沉积,分隔相邻心肌细胞间的联系;另一种为随心肌细胞膜内陷进入细胞内,分隔心肌细胞胞质(图 5-17~图 5-22)。

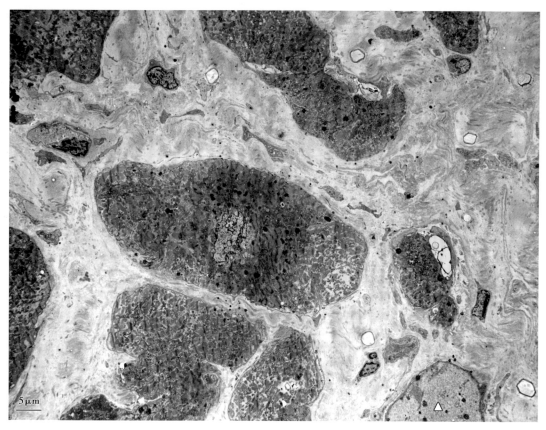

图 5-17
大量纤维围绕心肌细胞,将其分隔为孤立的单个细胞或细胞群,其间有幼稚心肌细胞(△),基质中散在少量间质细胞

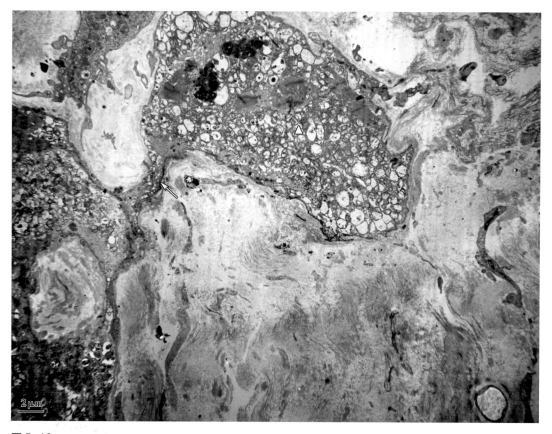

图 5-18
心肌细胞周围大量纤维增生并分隔胞质,其中一块被增生的间质包裹近乎孤立的变性胞质(△),内有大量溶酶体及空泡状线粒体,一处仍可见与主体细胞相连(↑);间质内Ⅰ型胶原与Ⅲ型胶原混合存在

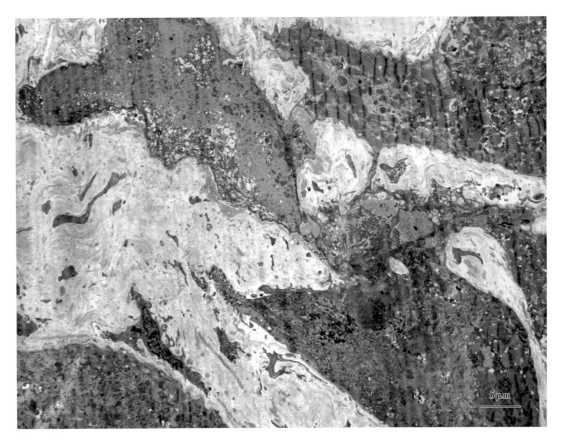

图 5-19
心肌细胞间隔增宽，间质以Ⅲ型胶原纤维增多为主，胶原纤维束呈波浪状，围绕形状不规则的变性心肌细胞

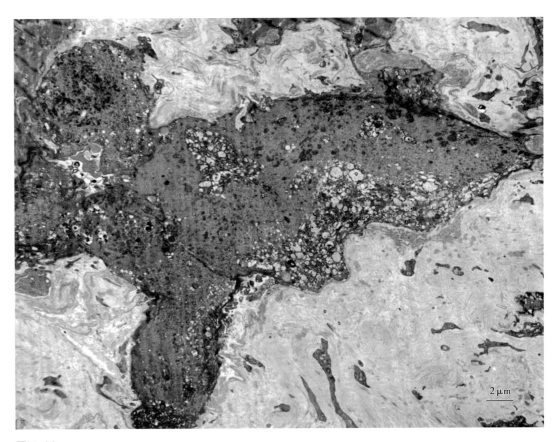

图 5-20
图 5-19 放大，变性心肌细胞的细胞膜下大量空泡状线粒体

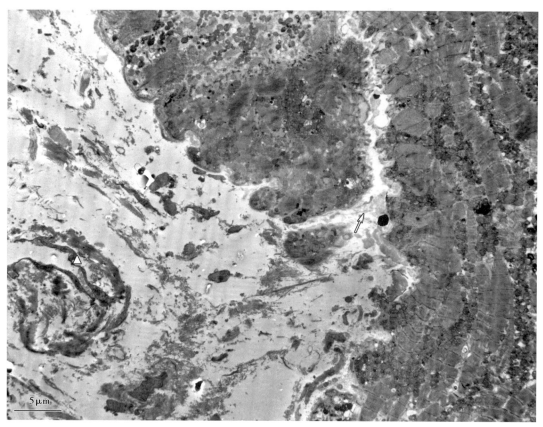

图 5-21
间质长入心肌细胞间隙（↑）；增生的间质成分复杂，包括多种胶原纤维、TCs 等（△）

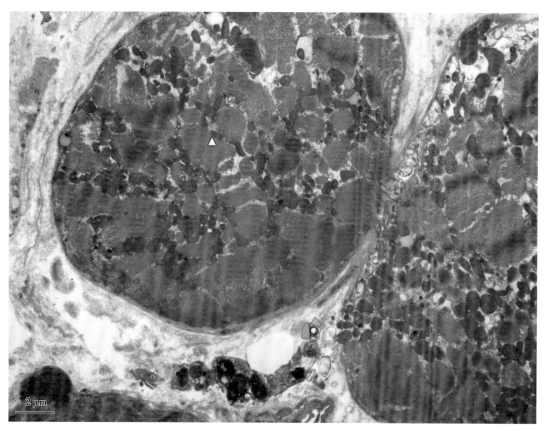

图 5-22
增生的间质将心肌细胞的部分胞质（△）包裹并与主体分隔，两者肌节不同向，之间尚有少量胞质相连

（3）PRCM血管周纤维化：血管改变在间质纤维化中亦具有重要作用。血管壁的平滑肌细胞能够直接分泌细胞外基质；内皮细胞能够通过自分泌或旁分泌的方式产生多种生物活性物质，其中血浆内皮素（endothelin，ET）能够促使基质金属蛋白酶（matrix metalloproteinases，MMP）释放，降解基底膜上的IV型胶原，使冠状血管对大分子的透过增加，大分子进入间质后激活各种生长因子（如TGF-β），进而趋化成纤维细胞增生及分泌胶原，形成血管周围和间质纤维化。

在PRCM心肌样本，透射电镜观察到血管周围大量成纤维细胞聚集和各种类型的胶原纤维沉积（图5-23~图5-27）。

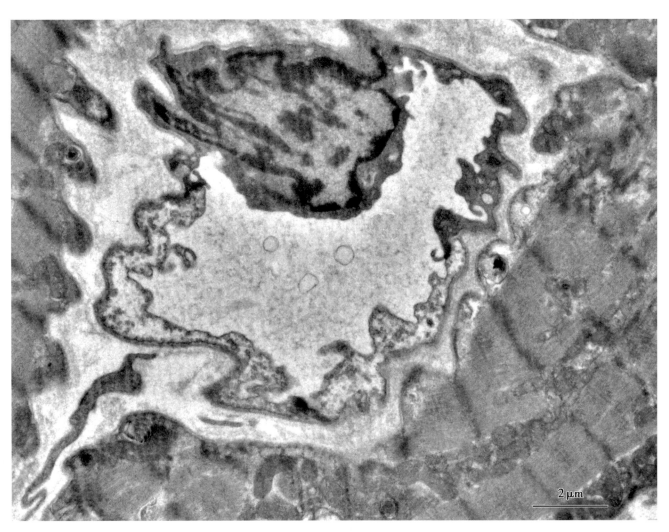

图5-23
相对正常的毛细血管，内皮稍肿胀，心肌细胞间隙内有少量疏松的间质成分

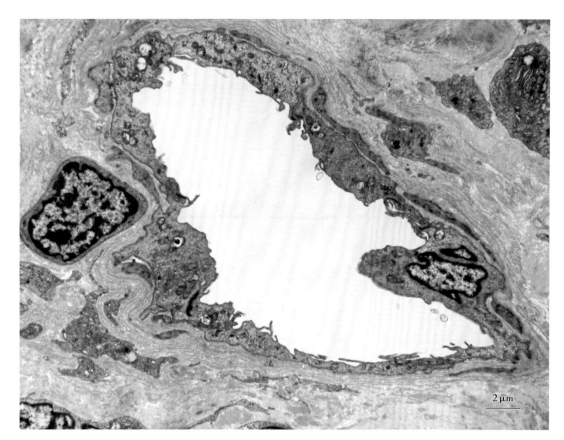

图 5-24
毛细血管周围纤维化，其间有淋巴细胞

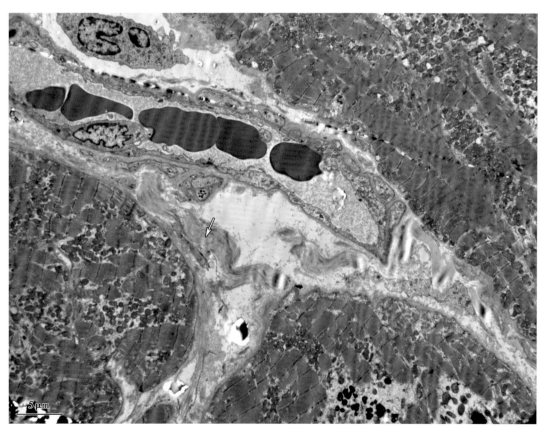

图 5-25
心肌细胞与毛细血管间有致密的 I 型胶原纤维束（↑），间质纤维化程度较轻，其旁的心肌细胞变性不明显

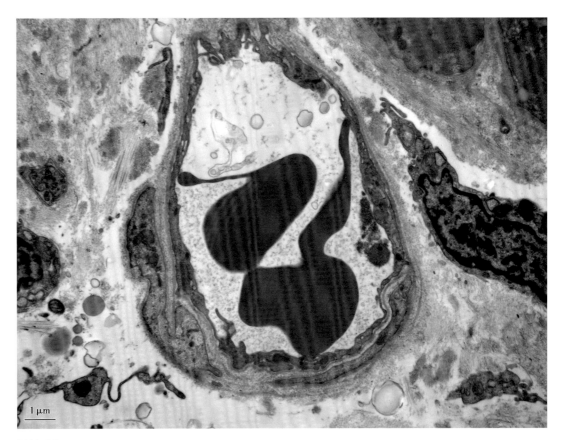

图 5-26
毛细血管周围纤维化，其中有成纤维细胞，管腔内见变形红细胞

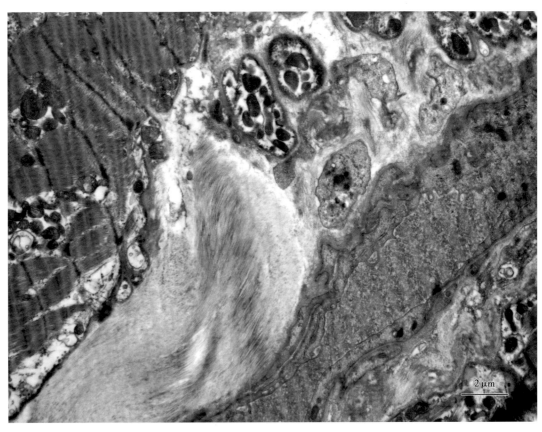

图 5-27
心肌细胞与小血管间大片粗大密集的Ⅰ型胶原纤维，可见横纹

2. 间质纤维成分　在间质纤维化过程中，胶原的形态、结构、生化特性等均发生改变。形态改变包括胶原的特性、构型、排列、与心肌细胞的位置关系、在心肌间质中的分布等；生化改变包括间质成分，Ⅰ、Ⅲ型胶原含量、浓度及Ⅰ／Ⅲ型胶原比值，胶原交联等（参见第四章相关内容）。

（1）间质纤维成分类型：在 PRCM 心肌样本，透射电镜观察发现，间质中增生的纤维成分以Ⅰ型胶原为主（图5-28~图5-36）。

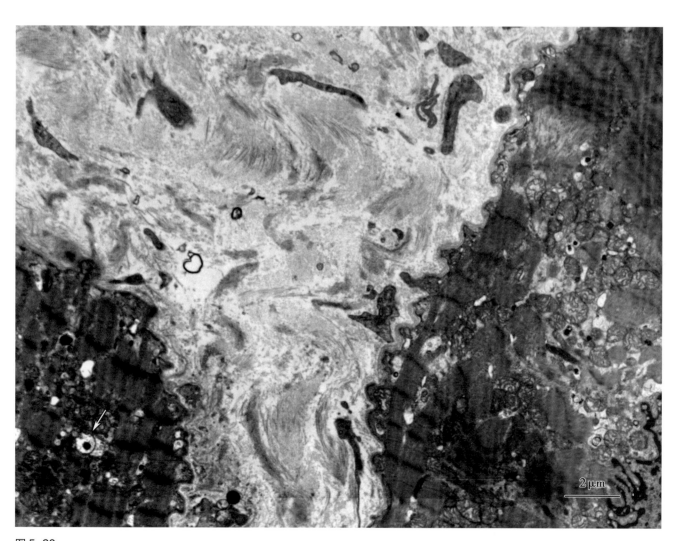

图 5-28
间质中散在粗大、呈波浪状排列的Ⅰ型胶原纤维束，分隔心肌细胞。肌丝束呈过度收缩状态，心肌细胞内出现有晕的高密度颗粒（↑）

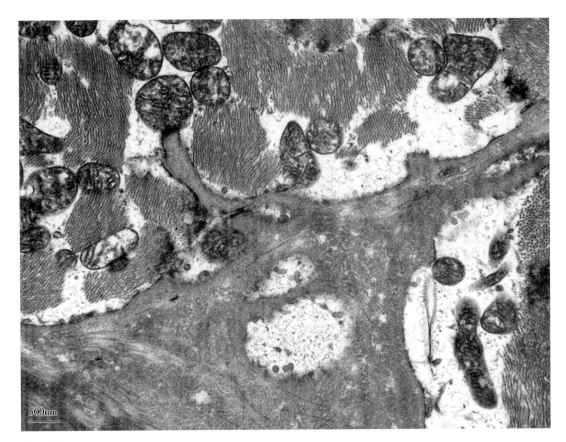

图 5-29
间质内束状排列的 I 型胶原纤维与散在纤细的 III 型胶原纤维交错排列

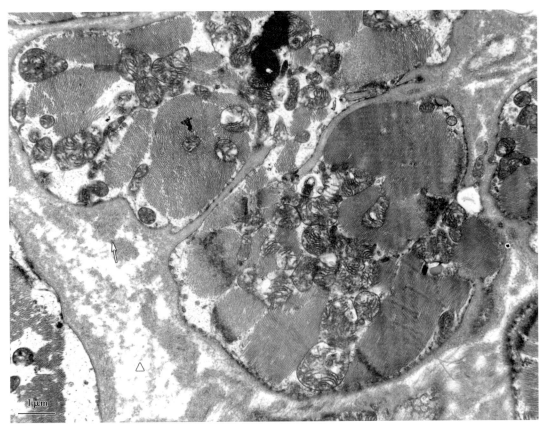

图 5-30
间质增多，局部可见 I 型胶原纤维（↑），部分间质水肿（△）

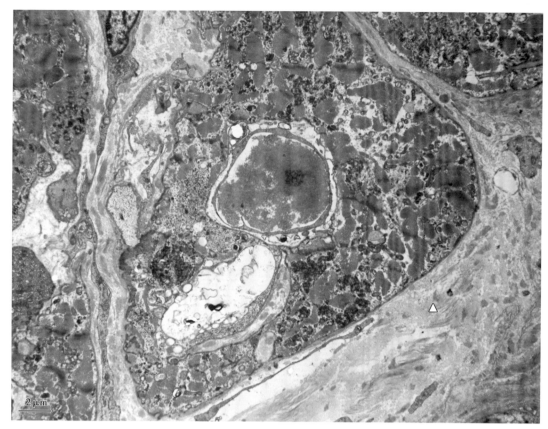

图 5-31
间质较多粗大的 I 型胶原纤维增生（△），包绕心肌细胞，心肌细胞变性

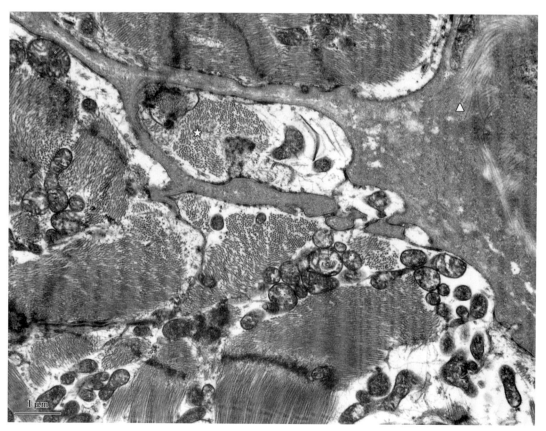

图 5-32
细胞膜表面高电子密度物质沉积，基底膜增厚；间质 I 型胶原纤维增生（△）；心肌细胞内肌丝排列不同向（☆）

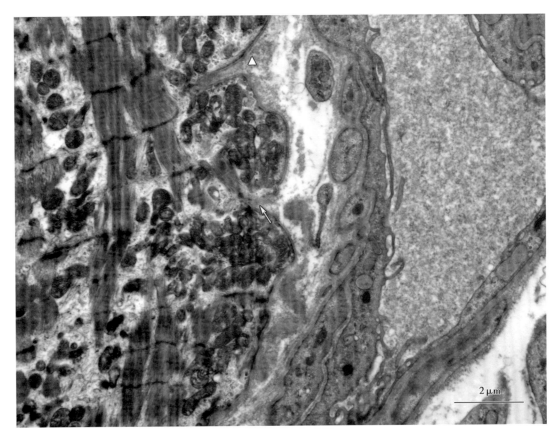

图 5-33
间质较多颗粒样物，是 I 型胶原的横断面，附着于细胞膜表面（△），有的细胞膜连续性缺失（↑）

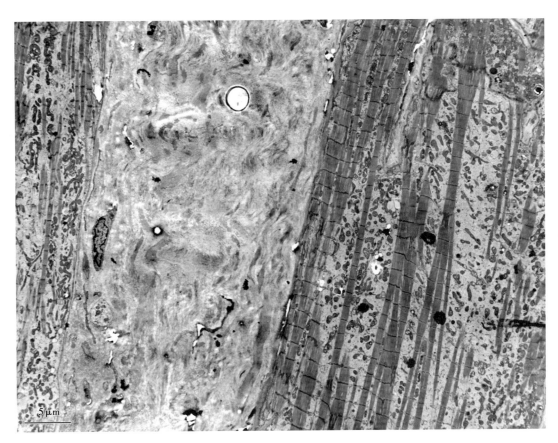

图 5-34
两心肌细胞间大量粗大、呈波浪状排列的 I 型胶原纤维束，其中有退变的纤维细胞；肌丝束部分溶解、间隙增宽

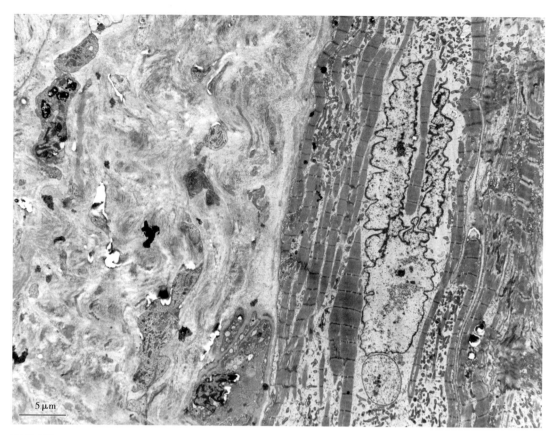

图 5-35
心肌细胞外间质大量增生，为粗大、呈波浪状排列的Ⅰ型胶原纤维束，其中见多个成纤维细胞；心肌细胞核畸形，包裹一条肌丝束

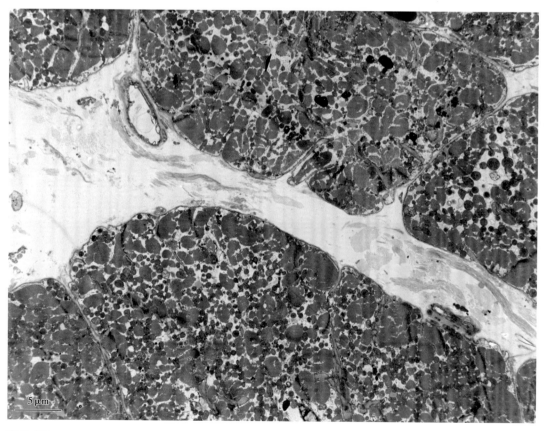

图 5-36
心肌细胞间隙增宽、疏松，小线粒体密集分布于肌丝束间

（2）间质纤维成分的极向：机械力可以通过调控细胞外基质成分的转录和翻译，以维持机体正常的生理功能。在适宜的机械力范围内，细胞外基质合成的增多是细胞对力刺激的适应性改变。正常心肌组织间质中成纤维细胞和胶原纤维分布具有极向性，与机械信号的方向相适应。结缔组织重构过程中，细胞外基质不仅决定心肌细胞的形状和大小，还会改变力的主要方向、频率和变化率及细胞负荷。心肌细胞也对其做出行为反应，包括形状、极性、运动以及蛋白质合成。基质中胶原纤维不同向或未形成能够传递、增强细胞信号的结构，将会降低心肌细胞的空间联络，从而降低心肌功能。

在 PRCM 心肌样本，透射电镜可观察到整齐呈束状排列的 I 型胶原纤维，亦可见呈交错排列或杂乱成团的胶原纤维（图 5-37~ 图 5-44）。

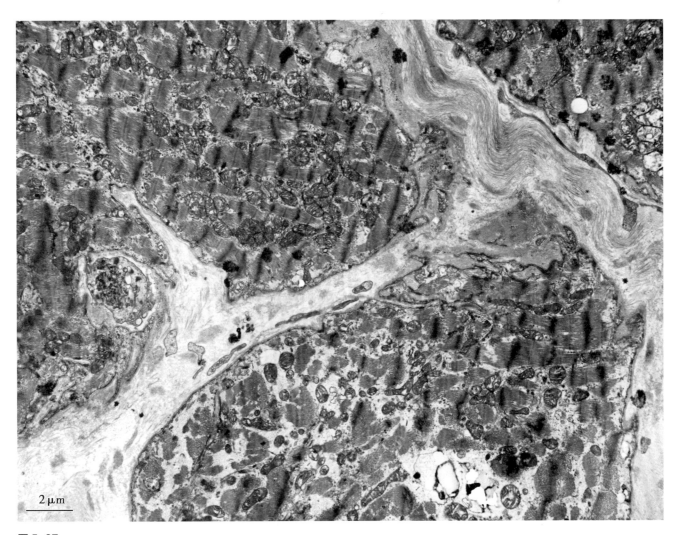

图 5-37
心肌细胞间隙增宽，间质增生的成分不同，有束状粗大的 I 型胶原、TC 及含 III 型胶原的疏松间质；间质随细胞膜内陷长入心肌细胞内

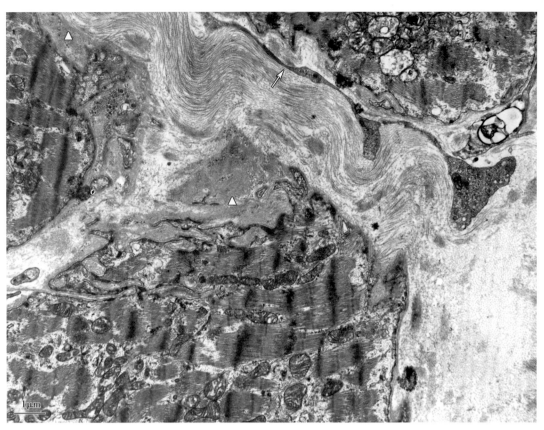

图 5-38
图 5-37 放大，心肌间质纤维化，主要为粗大的束状排列的 Ⅰ 型胶原纤维；紧邻细胞膜处 TC（↑），与心肌细胞长轴平行，基底膜无增厚；另两个心肌细胞与胶原纤维相接触，其基底膜显著增厚（△）

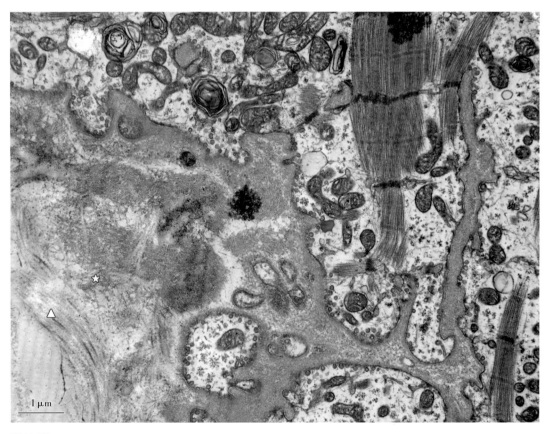

图 5-39
心肌间质束状排列的 Ⅰ 型胶原纤维（△）及散乱的 Ⅲ 型胶原纤维（☆），间质随细胞膜内陷进入心肌细胞内

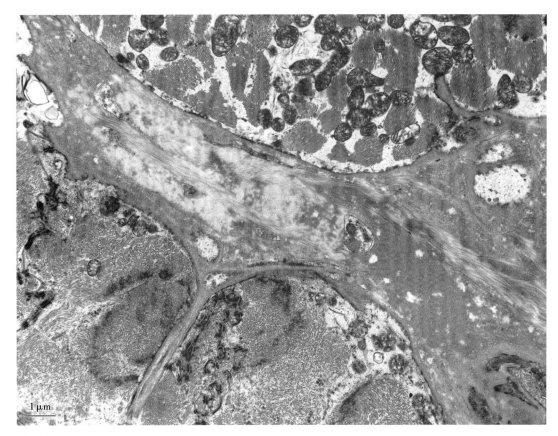

图 5-40
心肌细胞间粗大的Ⅰ型胶原纤维盘绕成团、交叉排列

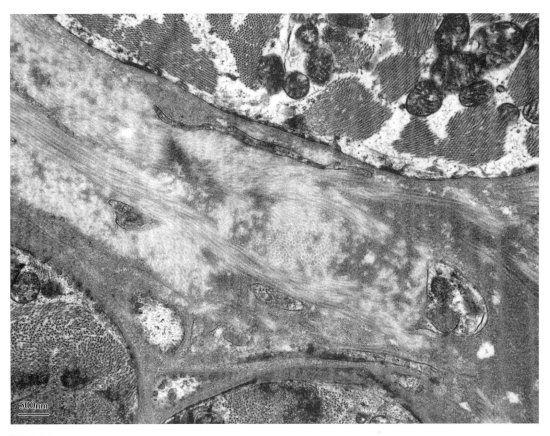

图 5-41
心肌间质纤维化,其中见少量间质细胞,Ⅰ型胶原纤维粗大、可见横纹,呈束交错排列,并相互交织形成高电子密度斑。细胞膜表面高电子密度物质沉积,基底膜增厚

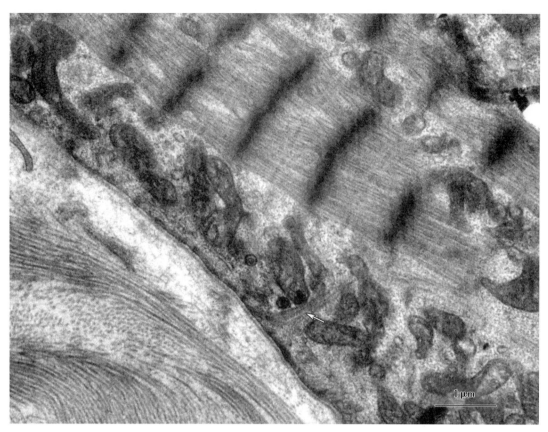

图 5-42
心肌细胞间质内粗大的 I 型胶原纤维极向不同，III 型胶原稀疏杂乱；心肌细胞内细胞膜下肌丝异常附着于侧面细胞膜（↑）

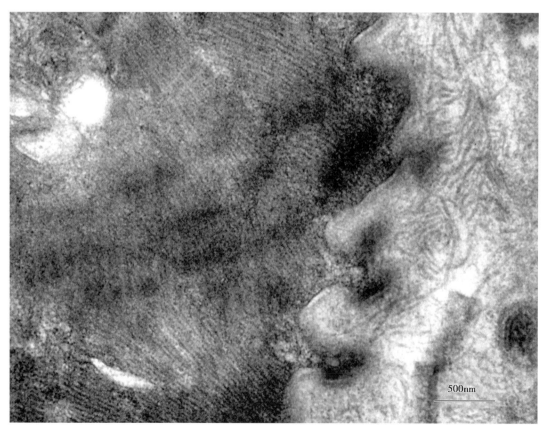

图 5-43
心肌细胞间质见杂乱的 I 型胶原纤维附着于心肌细胞基底膜上；肌丝束形成不良

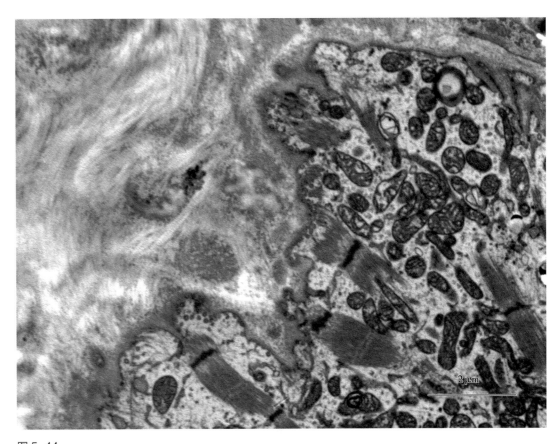

图 5-44
心肌细胞一端间质内有大量胶原纤维，成分复杂，排列紊乱；细胞膜下肌丝溶解、断裂，细胞膜内侧面较多小泡状结构

3. 心肌间质细胞成分

（1）间质成纤维细胞：正常心肌内成纤维细胞占心肌组织的细胞总数的 60%~70%，包绕心肌细胞，连接心肌细胞间质，产生 I 型胶原，参与合成细胞外基质。在炎症、免疫反应、缺氧等因素的刺激下，成纤维细胞被激活，表型改变，增生活性增强，激活并表达胶原蛋白、转化生长因子 β（transforming growth factor-β，TGF-β），促进心肌纤维网络重构（参见第二章相关内容）。

在 PRCM 心肌样本，透射电镜观察到间质内大量形态各异、成熟度不一的成纤维细胞，散在或聚集成团，周围有胶原分泌（图 5-45~图 5-47）。

（2）微血管改变：在本组 PRCM 样本，透射电镜观察到微血管内皮细胞周围基底膜增厚（图 5-48，图 5-49）。

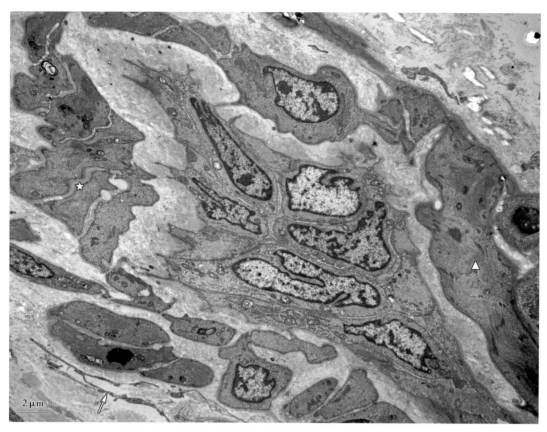

图 5-45
间质内成纤维细胞聚集成团,周围大量胶原纤维,其旁有肌源性细胞(△)及被间质延伸切割的肌源性细胞(☆),可见 TC(↑)

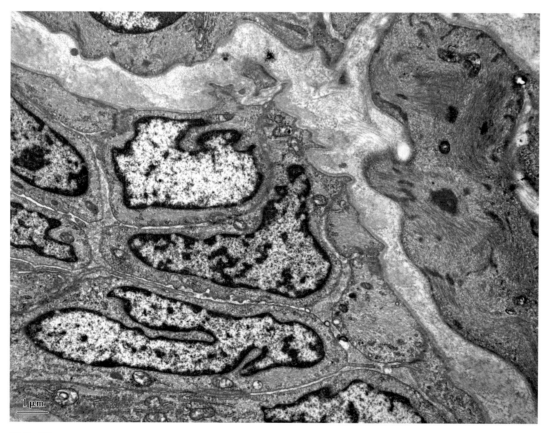

图 5-46
图 5-45 放大,成团的成纤维细胞及其旁的肌源性细胞

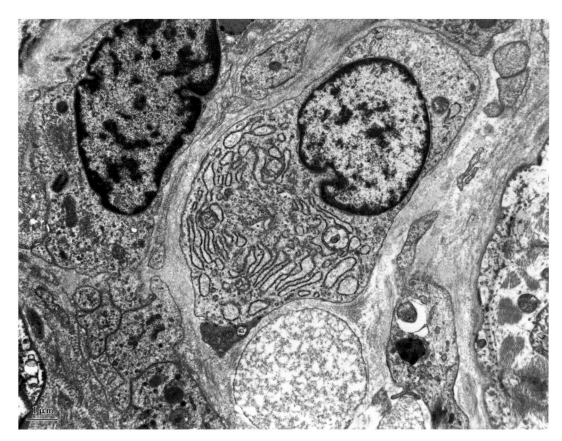

图 5-47
纤维化的间质内呈不同形态的成纤维细胞,其中一个胞质中有丰富扩张的粗面内质网

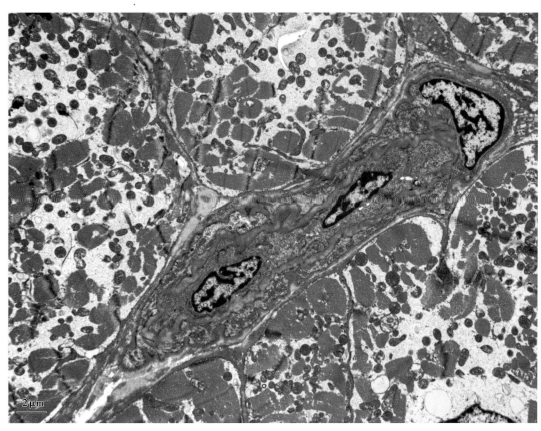

图 5-48
心肌细胞间血管,内皮细胞核较大,管腔闭塞,血管内皮细胞周围、周细胞外及心肌细胞外基底膜均增厚

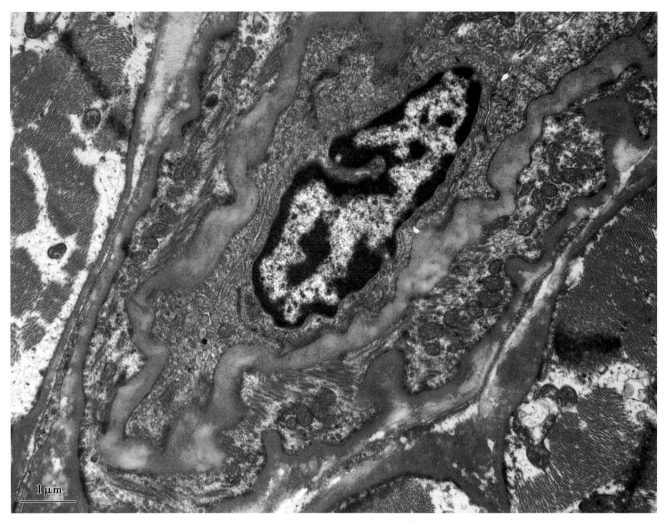

图 5-49
图 5-48 放大,内皮细胞核较大,管腔闭塞,血管内皮细胞周围、周细胞外及心肌细胞外基底膜均增厚

(3) 间质 Telocyte 和肥大细胞:透射电镜观察 PRCM 中的 Telocyte(TC)多呈细长无分支的管状结构,走行于心肌间质内或被间质分隔的心肌细胞间。生理情况下,肥大细胞(mast cell)广泛分布于皮肤及内脏黏膜下的微血管周围,分泌多种细胞因子,参与免疫调节。在各种类型原发性心肌病间质内均可见少量肥大细胞。PRCM 超微结构显示肥大细胞多位于毛细血管旁(图 5-50~ 图 5-56)。

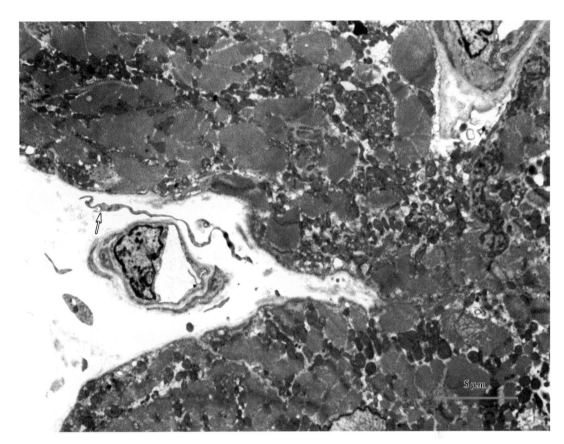

图 5-50
心肌间质内,心肌细胞与毛细血管间有细长弯曲条状的 TC(↑);心肌细胞形态不规则,肌丝束呈片段状,线粒体增生

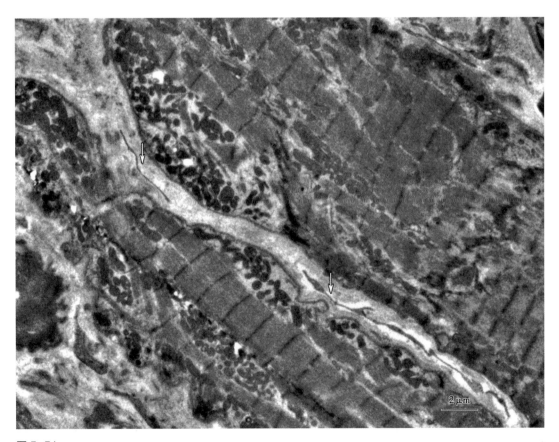

图 5-51
心肌细胞间的两个 TCs,胞体细长(↑),上有多处膨大,并有小胞突

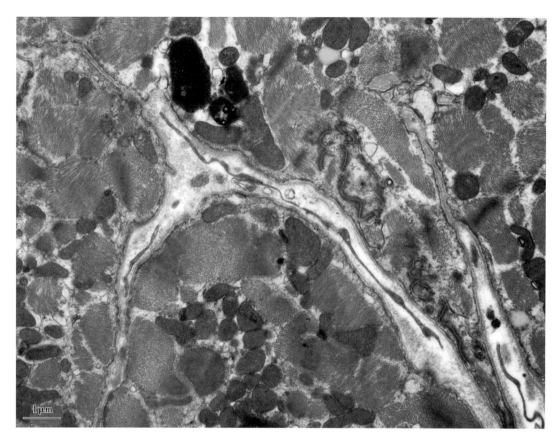

图 5-52
心肌细胞间的多条 TCs，胞体细长管状，膨大部分与细长部分相交替，呈串珠样外观

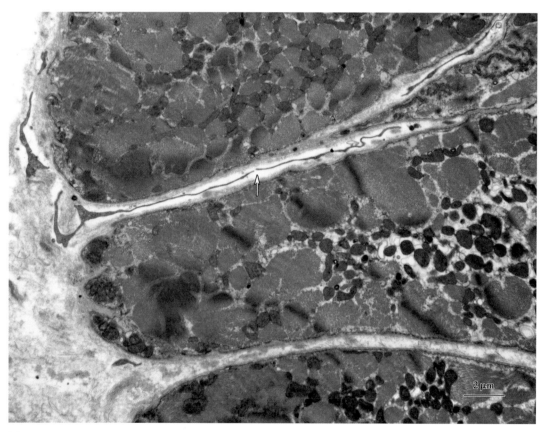

图 5-53
心肌细胞间及间质内多个 TCs，具有细长突起，相互之间接触形成连接结构（↑）

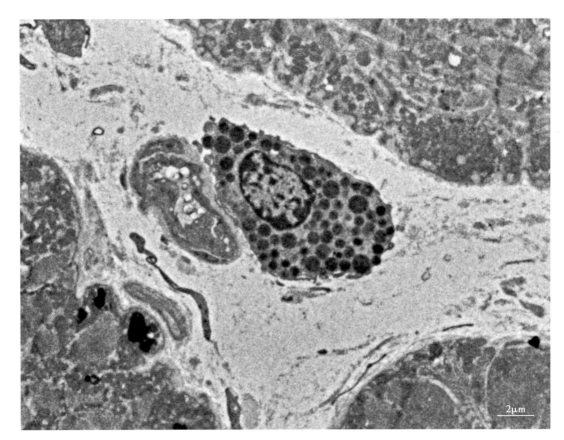

图 5-54
间质的毛细血管周围有 TC 和肥大细胞，肥大细胞胞质内含分泌颗粒

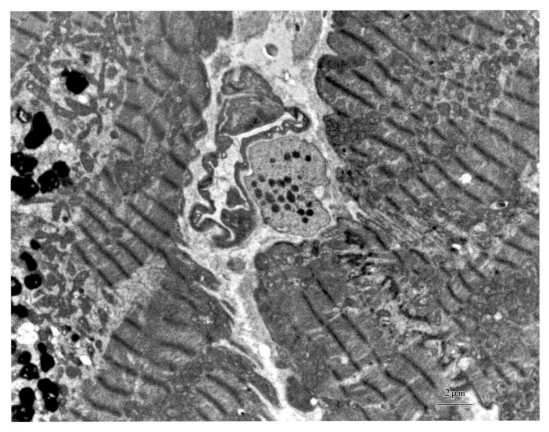

图 5-55
间质毛细血管旁的肥大细胞

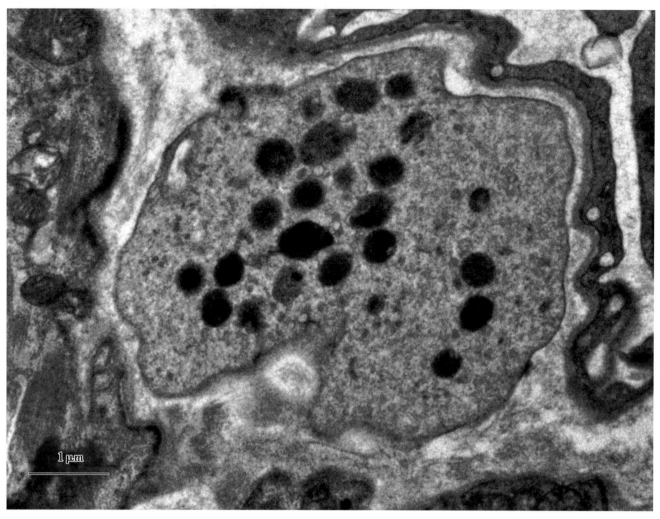

图 5-56
图 5-55 放大,肥大细胞内含有多个大小不等、电子密度不一的颗粒

（二）间质改变对心肌细胞的影响

心肌细胞和毛细血管间大量的致密胶原纤维束，将影响心肌细胞氧和营养的供应，对代谢产生负面作用，导致心肌细胞变性及退变。然而，PRCM 包绕心肌细胞生长的特征性间质纤维化，常与心肌细胞发育不良相伴存在，推测心肌细胞发育不良可能与间质胶原物质增生并沉积有关。

心肌间质纤维化的病因复杂。心肌间质细胞在维持细胞外基质稳态中起重要作用，间质效应细胞（包括成纤维细胞、肌成纤维细胞、平滑肌细胞、内皮细胞、周细胞等）的激活可以直接合成和分泌胶原，或间接刺激生成胶原的细胞活化，在心肌间质纤维化的过程中发挥关键作用。在 PRCM 心肌样本，透射电镜观察到间质细胞增多不明显，可能是本组样本均采自晚期病例，为疾病的终末期表现；但间质纤维化的发生是否为间质效应细胞激活导致基质及胶原纤维分泌增多而引起，有待进一步观察。

1. 间质分隔心肌细胞

（1）心肌细胞被间质分隔成小片状：PRCM 超微结构特点为心肌细胞被间质分隔成小片状，除观察到心肌细胞间大片纤维沉积外，还观察到心肌细胞内或心肌细胞间的微纤维化，表现为：间质成分随心肌细胞细胞膜的内陷，将心肌细胞分隔成多个不规则小片；心肌间质轻度增宽，间质轻度增生。纤维化及微纤维化均可使心肌细胞间的连接减少，导致电兴奋信号在传导时出现不同程度及不同空间的障碍或阻滞，传导途径迂回曲折，影响心肌细胞同步舒缩（图 5-57~图 5-67）。

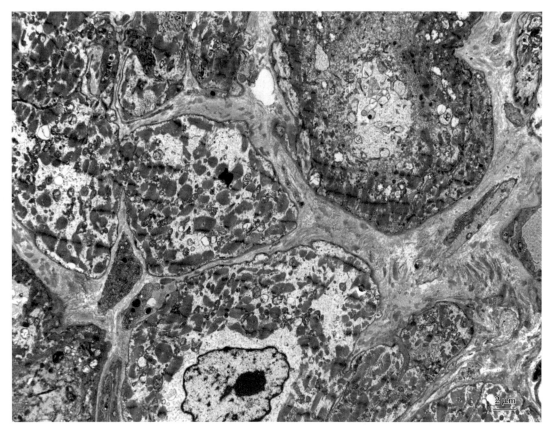

图 5-57
心肌细胞间有数量不等的粗大 I 型胶原纤维分隔，心肌细胞有程度不等的变性

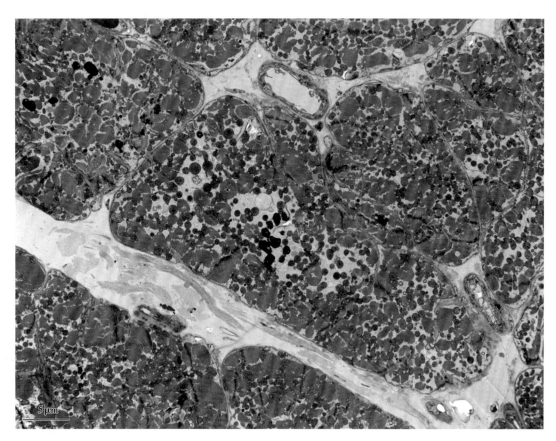

图 5-58
心肌细胞间质宽窄不一，上方心肌细胞被间质分隔成大小不一的小块状，肌丝束长轴端的细胞膜处缺乏闰盘，相邻细胞肌丝束排列方向不同；小片状的心肌细胞胞质内肌丝溶解，溶酶体增多，闰盘形态及位置异常

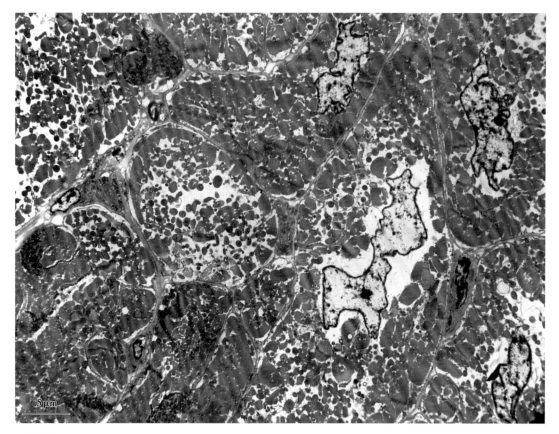

图 5-59
心肌细胞被间质分隔成大小不一的块状,体积较小,内见畸形细胞核、团状闰盘及极向紊乱的碎片状肌节

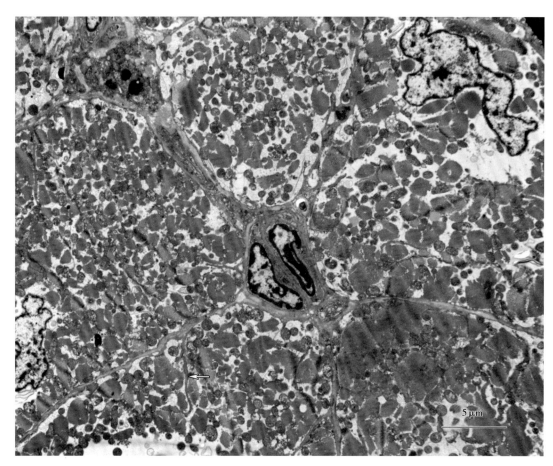

图 5-60
小血管周围及心肌细胞间间质轻度增生,延伸入心肌细胞内(↑),将心肌细胞分隔成小叶状

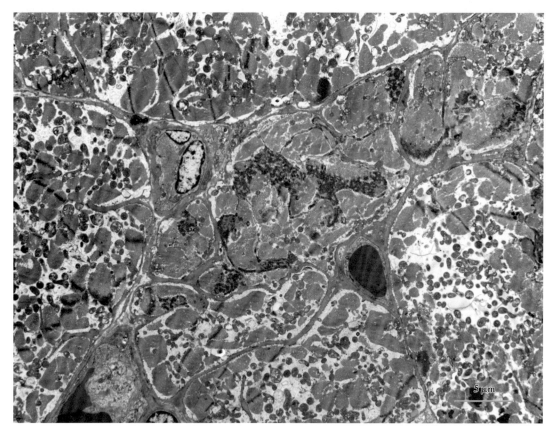

图 5-61
增生的间质随细胞膜内陷延伸入细胞内,将心肌细胞分隔成多个小片状,团块状闰盘被不规则分隔

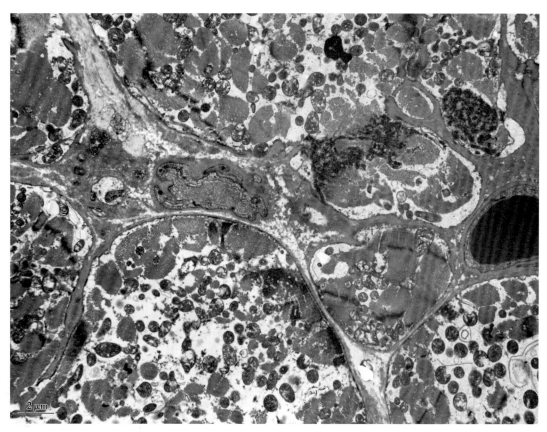

图 5-62
间质随内陷的细胞膜包绕并分隔心肌细胞,呈大小不等的片状,内有密集团状的闰盘

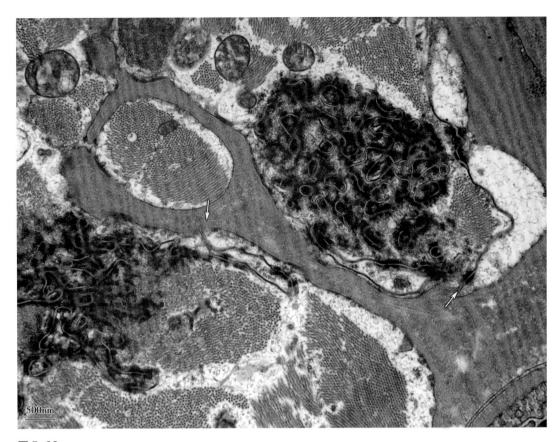

图 5-63
图 5-62 放大,示密集呈丛的闰盘。心肌细胞胞膜内陷扩张,两处呈盲端的端部几近"O"形闭合,包裹极向不同的肌丝;内陷的细胞膜旁有两处团块状闰盘,二者均与内陷细胞膜相连接(↑)

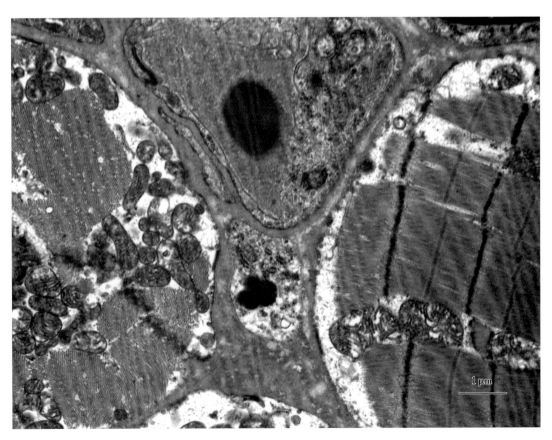

图 5-64
间质纤维成分沉积,包裹部分心肌细胞胞质

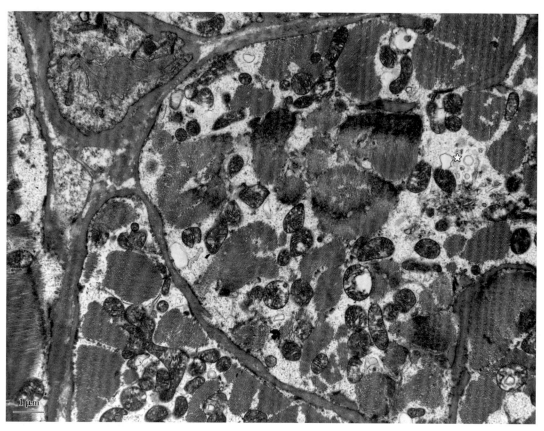

图 5-65
肌丝束极向紊乱,细胞膜间增生的纤维组织相互融合成网状,包裹小片心肌细胞胞质,肌丝溶解,见丛状扩张的肌浆网(☆)

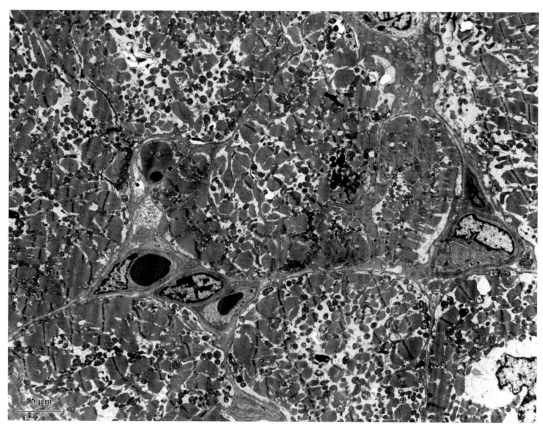

图 5-66
增生的间质成分宽窄不一,包绕并分隔心肌细胞呈大小不等的片状

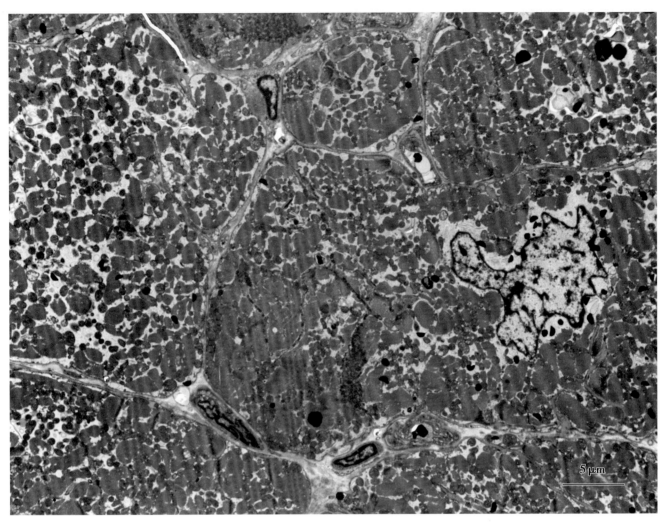

图 5-67
心肌细胞被增生的间质分隔成小片状,多处内陷的细胞膜尚未完全融合,胞质内有密集排列的闰盘,肌丝束排列方向不一致

（2）间质经内陷细胞膜或闰盘长入：PRCM 中增生的间质延伸入心肌细胞的方式可随细胞膜内陷，亦可沿闰盘间隙长入。与其他类型原发性心肌病不同，PRCM 中内陷细胞膜呈细条状进入心肌细胞，相互融合，将心肌细胞分隔成大小不等的片状，甚至仅包裹一个肌节。内陷细胞膜中的间质细腻，电子密度与基底膜相近，可见少许与长轴平行的纤维状结构。部分内陷细胞膜上附有肌丝，可能与闰盘或 Z 线结构相关（图 5-68~图 5-90）（参见第四章、第八章相关内容）。

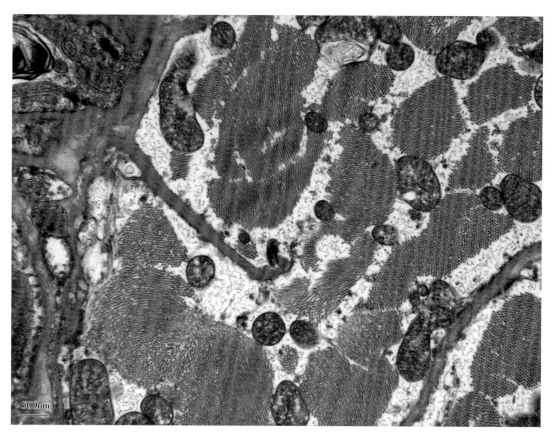

图 5-68
多处细胞膜内陷延伸入心肌细胞内,其内可见与长轴平行的纤维状结构;内陷细胞膜周围无肌丝附着,肌丝束的极向紊乱、间隙增宽

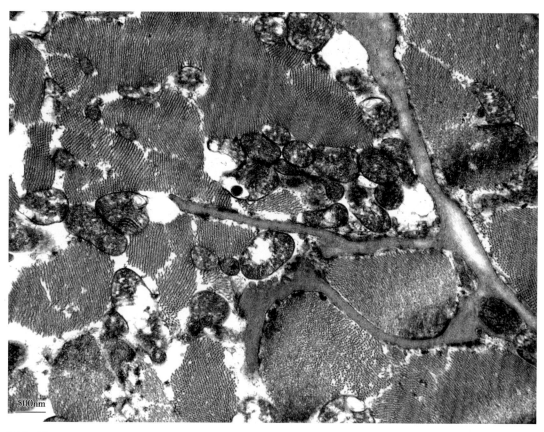

图 5-69
间质随内陷细胞膜延伸入心肌细胞内,分隔、包裹小片肌节,两处内陷的细胞膜间仅相距一个肌节

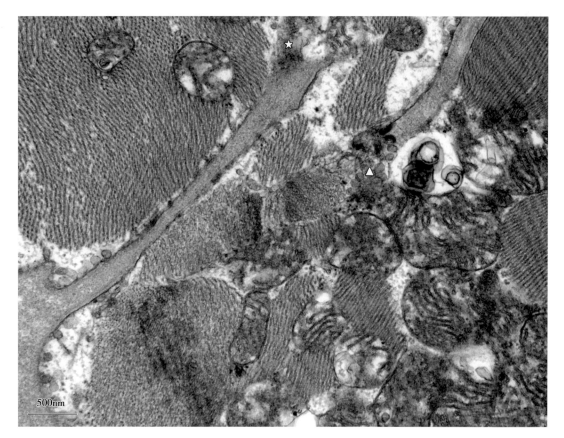

图 5-70
两处内陷细胞膜相向生长，一处端部呈小泡状（△），另一处端部呈丝状（☆）；内陷细胞膜的胞质侧有高电子密度斑块；细胞膜内见平行的细丝状结构

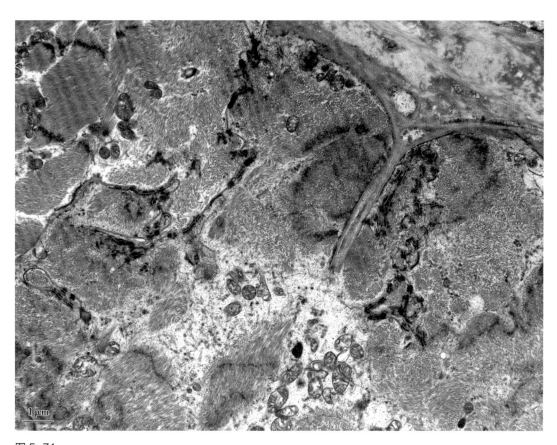

图 5-71
心肌细胞间质内粗大的束状胶原纤维增生，细胞膜内陷延伸入心肌细胞，细胞膜内的间质细腻与细胞外间质成分不同；多条闰盘形态及结构异常，并与内陷细胞膜平行，周围肌节 Z 线弯曲呈环形

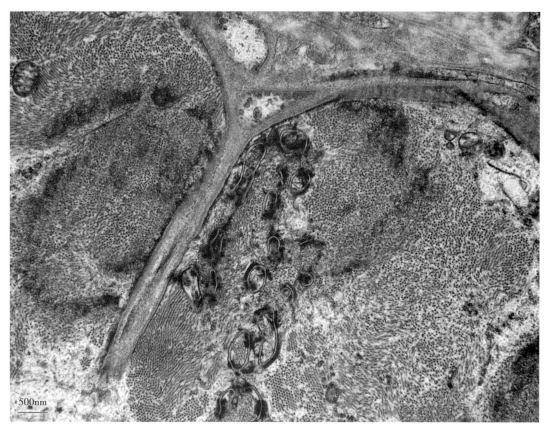

图 5-72
图 5-71 放大,内陷细胞膜与闰盘未相交,细胞膜内为细颗粒状高电子密度间质及纤细的纤维状间质

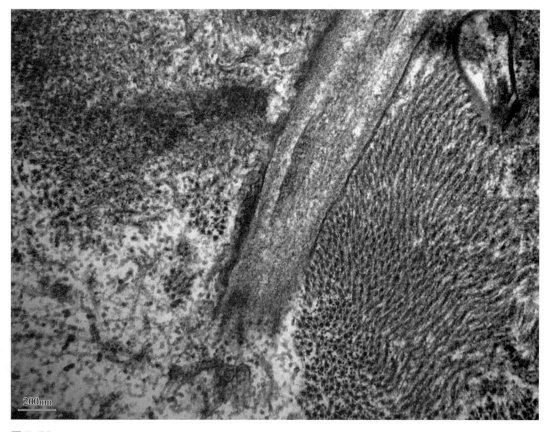

图 5-73
图 5-72 放大,内陷细胞膜端部开放状,呈细丝状延伸入胞质内

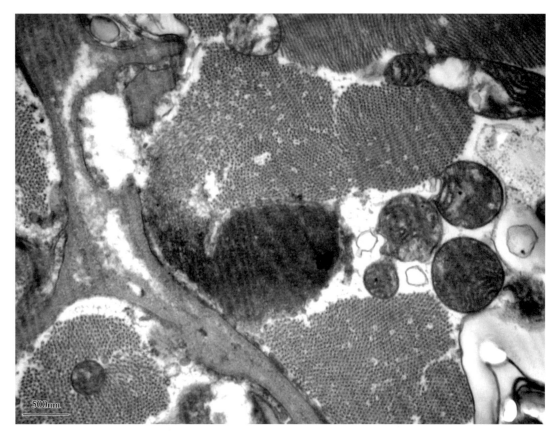

图 5-74
延伸入心肌细胞胞质内的内陷细胞膜,内见平行长轴的纤维状物

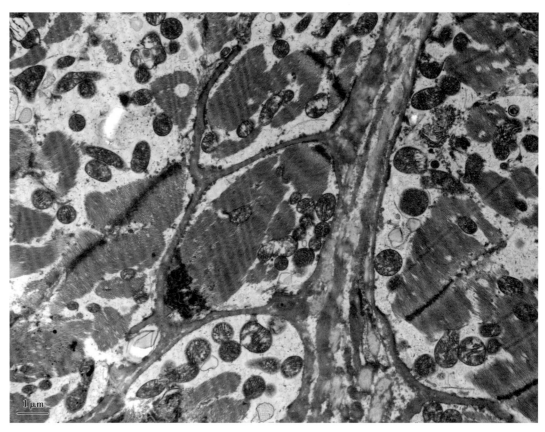

图 5-75
内陷细胞膜包裹、分隔肌丝束呈小片状,间质粗大的束状Ⅰ型胶原纤维增生

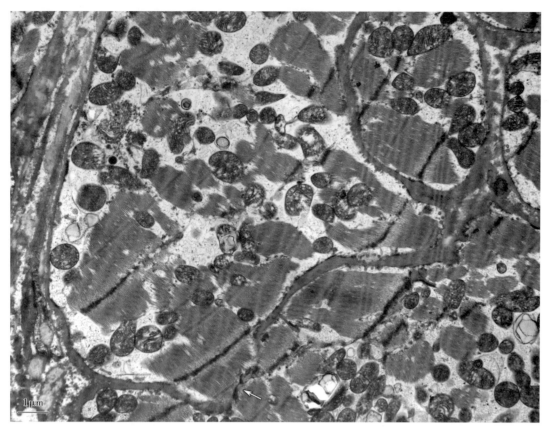

图 5-76
细长的内陷细胞膜及扩张的 T 管（↑）将心肌细胞分隔，间质纤维组织增生，沿细胞膜内陷长入心肌细胞

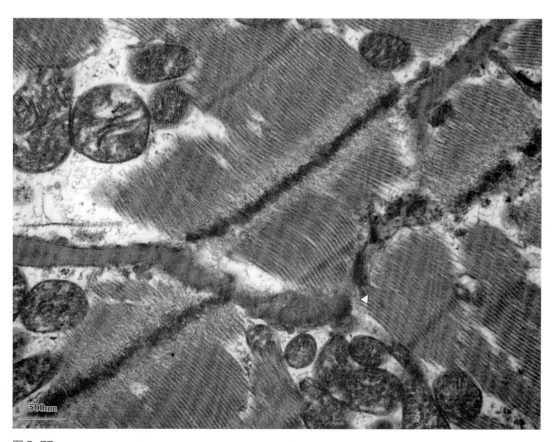

图 5-77
图 5-76 放大，内陷的细胞膜与位置异常的 Z 线相连（△），Z 线高电子密度物脱失，裸露管网状结构

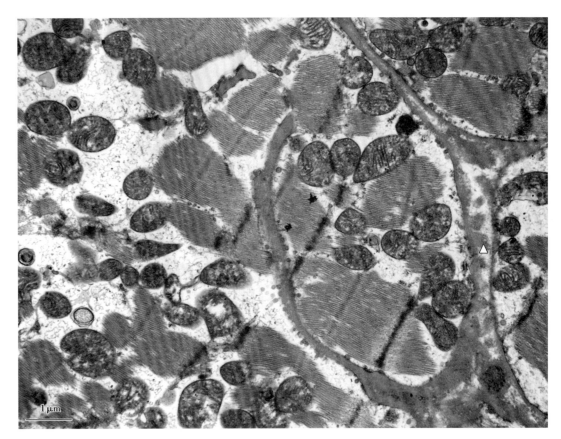

图 5-78
延伸入心肌细胞内的细胞膜内陷并斜穿过肌丝束，间质呈团块状增生（△）

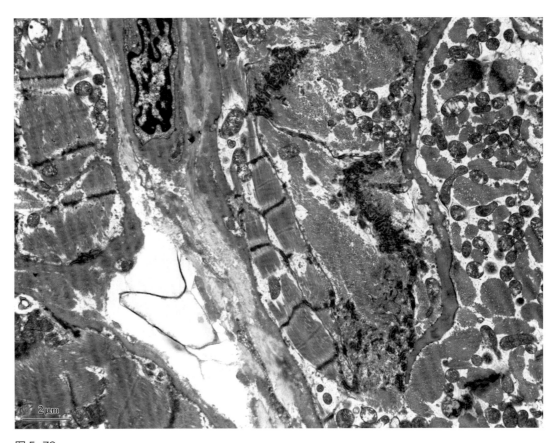

图 5-79
心肌细胞基底膜增宽，厚薄不一，电子密度不等，闰盘位置异常，延伸入心肌细胞的内陷细胞膜与闰盘相贴

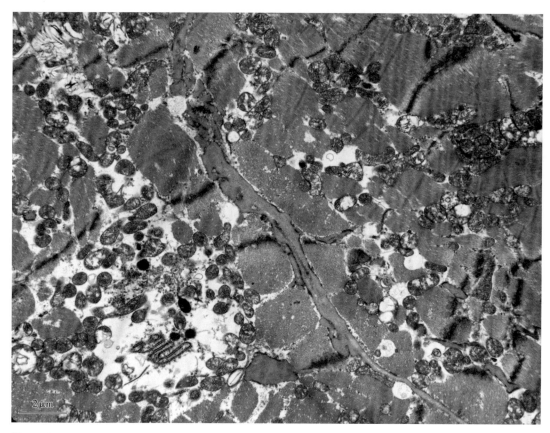

图 5-80
延伸入心肌细胞内的内陷细胞膜宽窄不一，行走于肌丝束间，并有多处不规则形分支，其内间质纤维组织增生；心肌细胞 Z 线形态不规则，部分肌丝溶解，溶解区内见粗面内质网及扩张的肌浆网

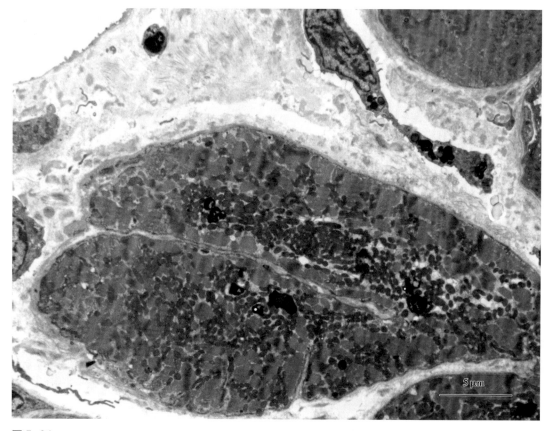

图 5-81
间质明显纤维化，但心肌细胞变性不明显，线粒体增多

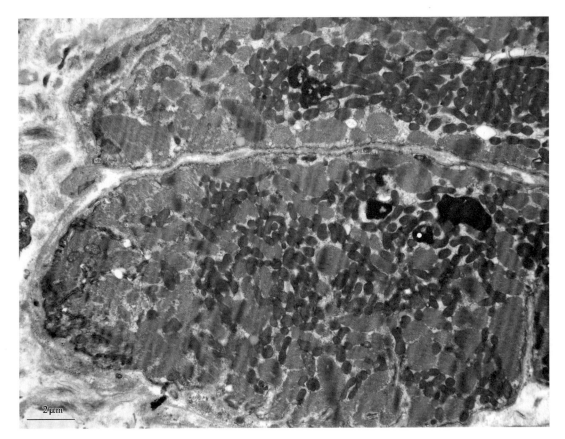

图 5-82
图 5-81 放大，细胞膜内陷深入心肌细胞内，其内电子密度不均匀

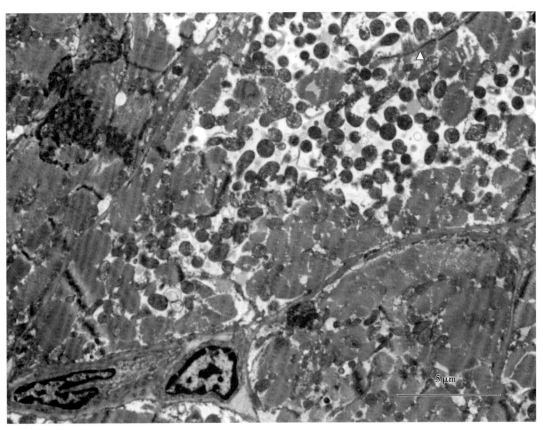

图 5-83
纤细的内陷细胞膜延伸入心肌细胞内，分隔心肌细胞；肌丝溶解区有残余 Z 线轮廓（△）

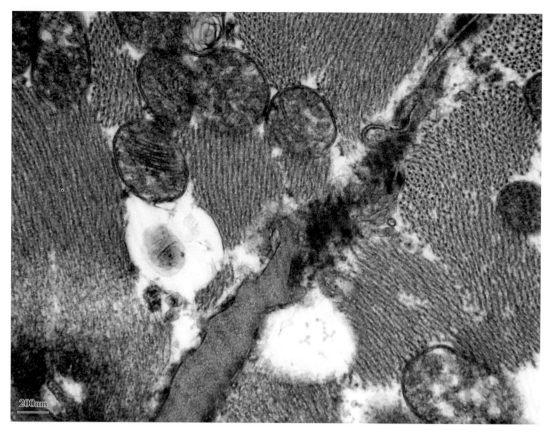

图 5-84
内陷细胞膜的端部与闰盘邻近,闰盘呈高电子密度的团块状、结构不清,周围肌丝极向不同,纵横交错

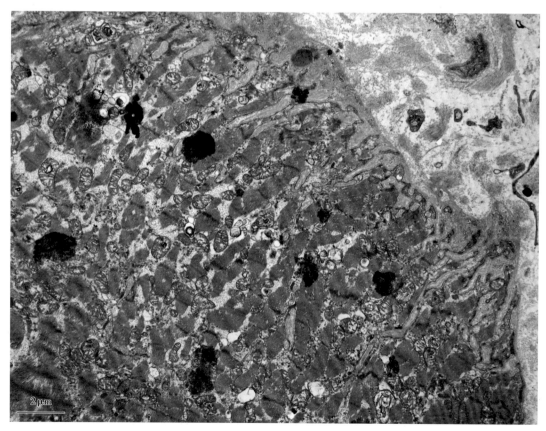

图 5-85
心肌细胞端部,未见闰盘结构,间质随内陷细胞膜似瀑布状纵向延伸入胞质内,行走于肌丝束间(图片有污染)

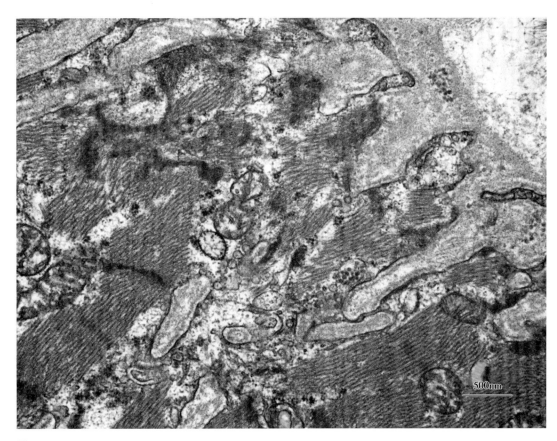

图 5-86
图 5-85 放大,内陷细胞膜的内侧与肌丝相连,外部纤维状结构呈平行或交错排列

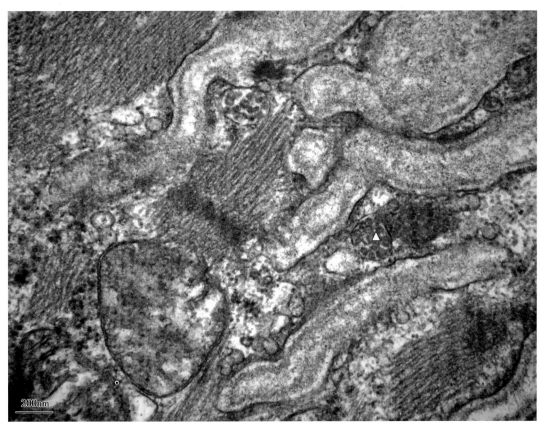

图 5-87
心肌细胞内陷细胞膜的端部与肌丝相连,胞质内有多个自噬体(△)

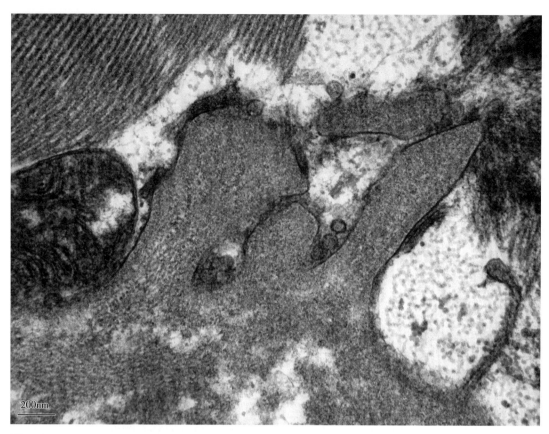

图 5-88
间质纤维组织沿内陷细胞膜延伸入心肌细胞胞质内，细胞膜的胞质侧有肌丝附着

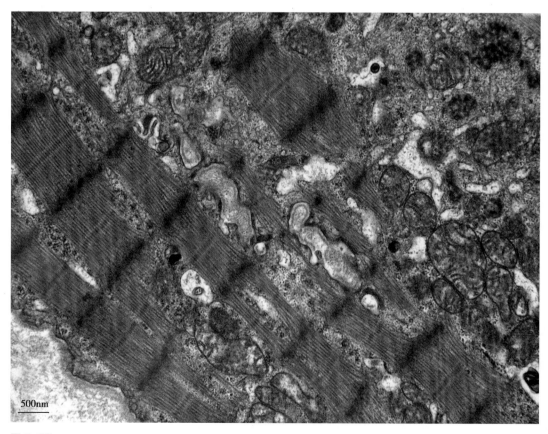

图 5-89
肌丝束间的小片内陷细胞膜，其内电子密度不均，局部见纤维状结构

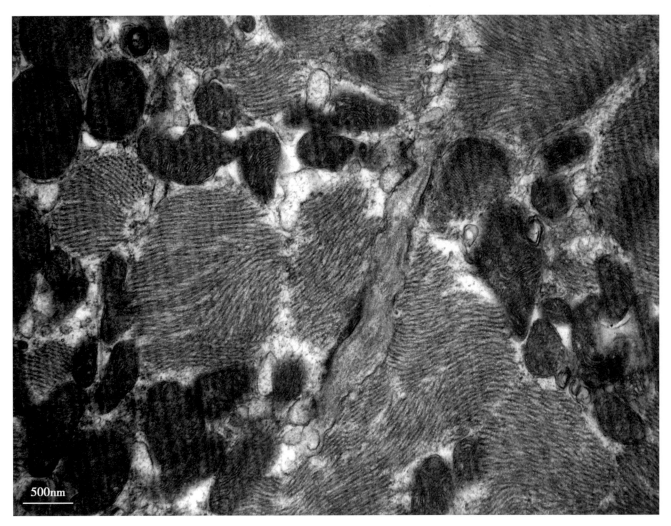

图 5-90
内陷细胞膜的两侧有高电子密度斑片，上附肌丝

2. 间质与发育不良的心肌细胞　心肌细胞从幼稚到成熟是一个连续而复杂的发育过程，需要周围的信号网络调控。间质中蛋白的梯度分布、细胞因子的浓度、周围细胞的相互接触都参与细胞的分化、发育及成熟。

透射电镜观察到在 PRCM 纤维化的间质中存在发育不良的心肌细胞（图 5-91~图 5-96）。

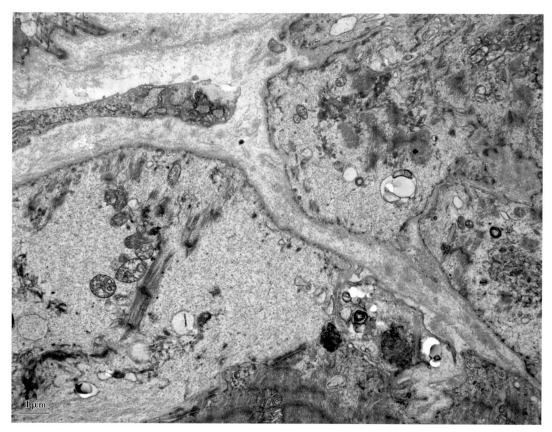

图 5-91
发育不良的心肌细胞,周围有较多细密的Ⅲ型胶原纤维包绕,间质增宽

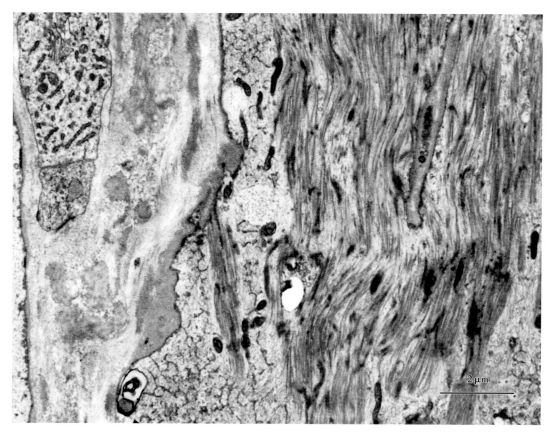

图 5-92
间质纤维组织增生,并随内陷细胞膜延伸长入心肌细胞内;结构不良的肌丝束斜向连于侧面细胞膜,胞质内有原始肌浆网结构,肌丝束纤细、弯曲、结构不良

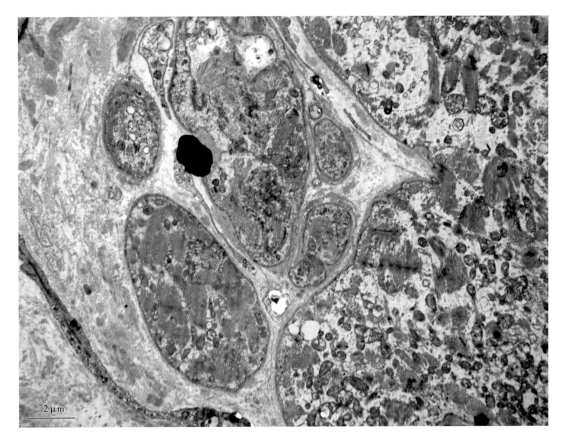

图 5-93
间质增生，包绕多个发育不良的心肌细胞，其间见 TC（图片有污染）

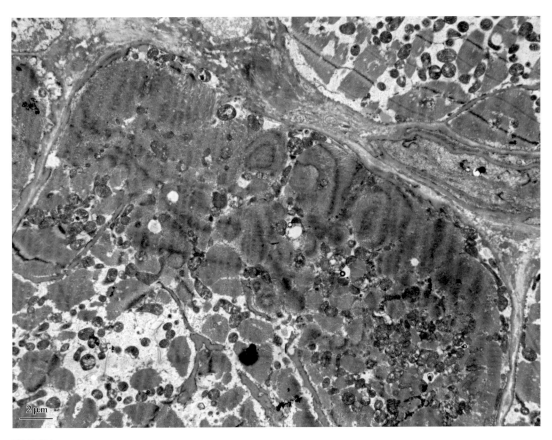

图 5-94
间质纤维组织增生，肌丝束结构异常，肌节及 Z 线成环形排列

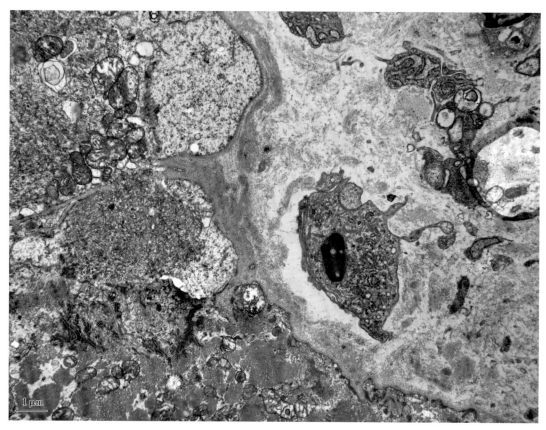

图 5-95
间质纤维组织增生，内有多个成纤维细胞；心肌细胞发育异常，胞质呈幼稚表型

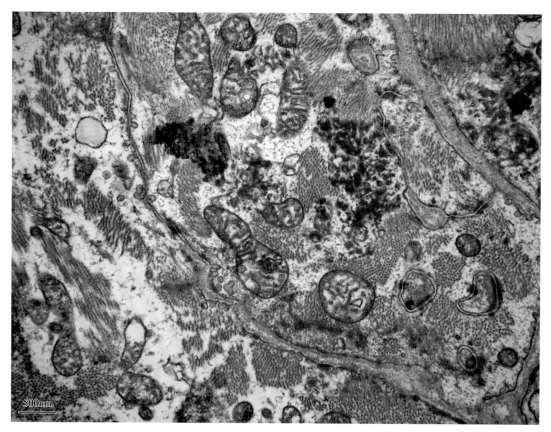

图 5-96
闰盘呈平直或环形，仅有少量中间连接，与内陷的细胞膜相连，局部增宽扩张；胞质内肌丝呈碎片状

3. 间质与心肌细胞的退变　PRCM 的间质纤维化对心肌细胞代谢产生不利影响，导致心肌细胞退变。例如，纤维化间质造成心肌细胞周围呈低氧环境；致密的胶原纤维阻碍心肌细胞与周围环境的物质交换，影响其合成和分解代谢；大量胶原纤维造成心肌细胞周围力学环境改变等。

在 PRCM 心肌样本，透射电镜观察到心肌细胞退变的表型呈两种方式：心肌细胞被间质分隔后的小片胞质退变及心肌细胞被间质包裹后的退变。

（1）被间质分隔的胞质退变：在 PRCM 心肌样本，透射电镜观察到，心肌细胞周围增生的间质或沿内陷细胞膜延伸入心肌细胞内的间质均能够分隔胞质，被分隔后的胞质呈现多种退变改变，包括肌丝溶解、线粒体空泡变性、胞质内出现大片密度不均匀的无结构区等（图 5-97~图 5-100）。

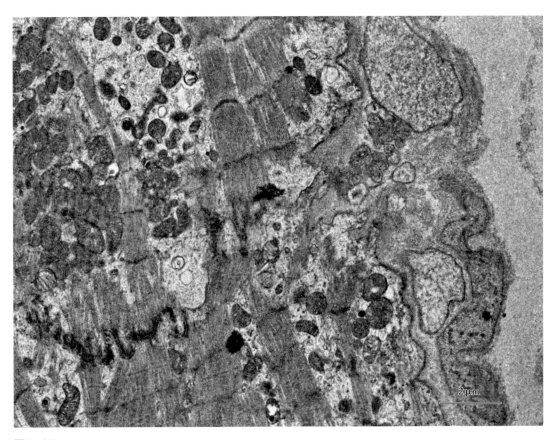

图 5-97
心肌细胞侧面间质增生，分隔胞质为多个大小不等的小片状，胞质内呈无结构退变状

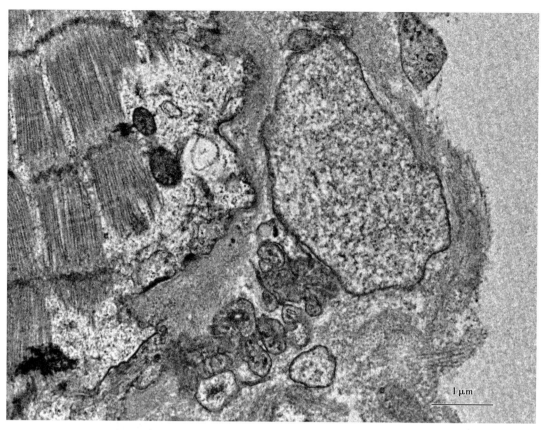

图 5-98
图 5-97 放大,被间质分隔的小团心肌细胞胞质,均有单层细胞膜包绕,其内结构不一,电子密度不等,周围间质内含大量 I、Ⅲ型胶原纤维

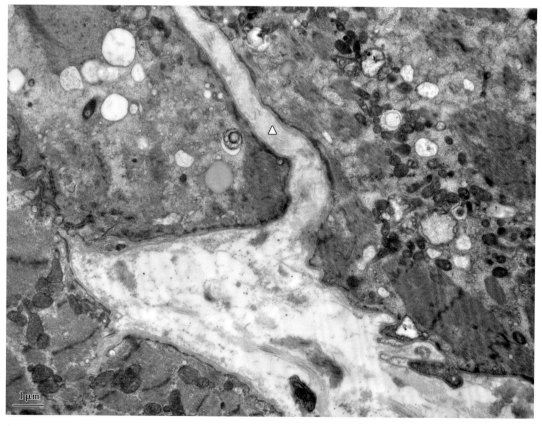

图 5-99
发育不良的心肌细胞,胞质被内陷细胞膜(△)分隔,胞质内有短小的发育不成熟的肌节,脂滴及不同程度扩张的肌浆网和 T 管

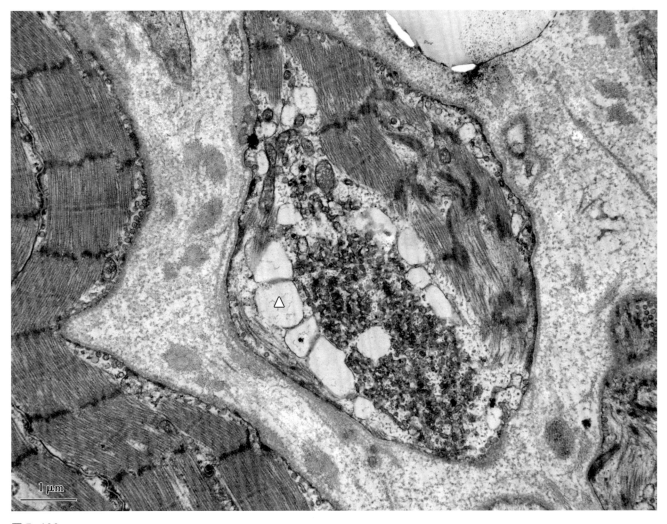

图 5-100
心肌细胞被间质分隔后的小片退变的胞质,肌节形态异常、结构不完整、Z 线变异,胞质内有多个空泡样结构(△),及片状高电子密度小囊泡

(2)被间质分隔包绕的心肌细胞退变:透射电镜观察到,PRCM 的间质增生主要以包绕单个心肌细胞为特点,分隔其与周围细胞的联系;被分隔的心肌细胞呈现不同程度的退变(图 5-101~ 图 5-104)。

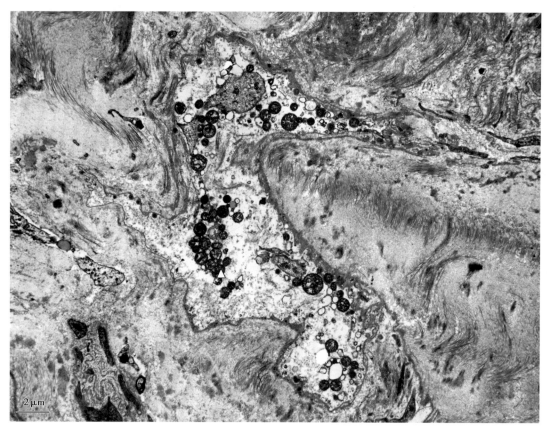

图 5-101
心肌细胞变性（△），周围有大量粗大的Ⅰ型胶原纤维包绕呈不规则束状，间质内滋养血管极少

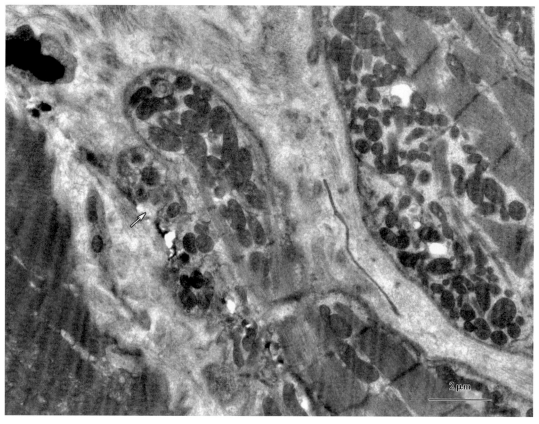

图 5-102
间质纤维增生，心肌细胞细胞膜不清晰、有缺失（↑）

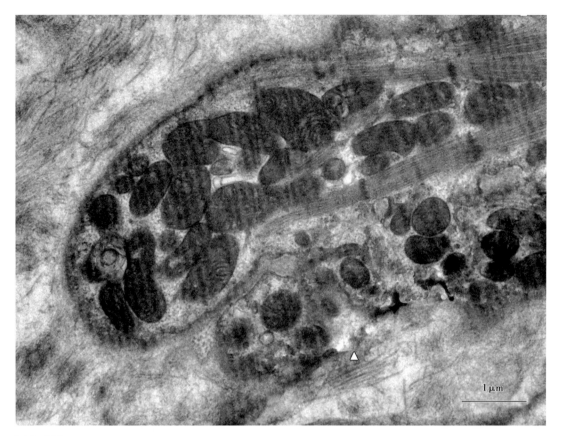

图 5-103
图 5-102 放大，心肌细胞细胞膜不完整（△），部分肌丝溶解，线粒体密集；周围间质内胶原增生

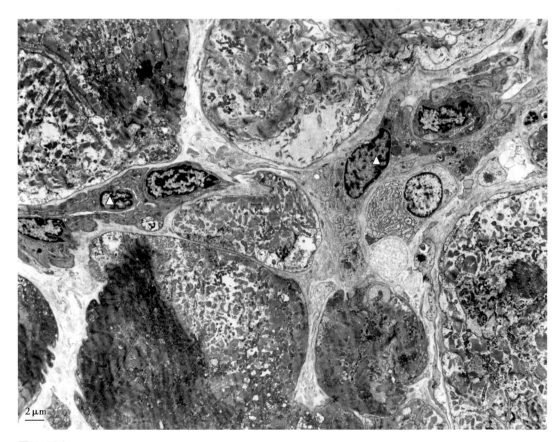

图 5-104
心肌间质多个成纤维细胞（△），增生的胶原纤维包绕着不同发育状态及不同退变程度的心肌细胞

二、影响心肌细胞舒缩性的超微结构表型

PRCM 是以舒张功能障碍为主的心力衰竭。影响心室舒张的因素包括：心室的松弛性、僵硬度、膨胀性，心房的收缩性，心包的膨胀性，动脉压，心率和心律等。心脏舒张分为 3 个阶段：心肌细胞进入细胞舒张期，左心室压力下降；二尖瓣开放，血液流入心室腔；心房收缩，心室进一步充盈，完成左心室的全部前负荷。任何一个环节发生异常均可能影响心脏的舒张功能。PRCM 形态学上，影响舒张功能障碍的因素既包括心肌细胞间及心肌细胞内的间质增生，还包括心肌细胞自身的舒张功能损害。

心室的舒张性包括主动耗能的弛张和被动回弹的顺应性两部分：正常心肌细胞的超微结构表现为与钙离子相关的肌丝滑动，即主动耗能过程；心肌细胞被动回弹力，即被动的顺应性。PRCM 时，肌丝滑动受到包括细胞膜、T 管和肌浆网病变的影响，导致细胞内钙离子浓度升高，使肌节处于收缩状态；心肌细胞回弹力受到包括由大分子 Titin 提供的被动回弹力异常的影响，致肌节变形扭曲。

（一）与钙通道相关的损伤

Ca^{2+} 信号调控着细胞内许多重要功能，短期效应包括细胞兴奋 – 收缩耦联和分泌功能，长期效应包括转录、增殖、分化以及凋亡。细胞内游离 Ca^{2+} 的浓度、上升速率、下降速率直接影响到心肌的收缩和舒张活动。生理情况下，肌浆网膜、细胞膜及线粒体膜等生物膜调节胞质内钙离子的浓度变化。在心肌细胞舒张期，位于肌浆网内的钙泵能将胞质中的钙离子快速重摄入肌浆网内，使胞质中钙离子浓度迅速降低，钙离子与肌钙蛋白解离，继而肌球蛋白头与肌钙蛋白复合体解离，肌小节恢复静息长度，实现心室肌的松弛。若肌浆网膜、细胞膜损伤，致钙泵功能直接受损；若线粒体膜损伤，抑制氧化磷酸化，ATP 减少，间接影响钙泵功能，导致肌浆网 Ca^{2+} 摄取减少。以上生物膜的损伤均可致使胞质内钙浓度持续升高，钙不能与肌钙蛋白解离，造成心肌细胞在整个舒张期的主动松弛受限，甚至持久性挛缩，出现舒张功能障碍。

另外，当上述生物膜损伤时，心肌细胞内的钙离子浓度增加，激活磷脂酶，促进膜磷脂降解，进一步加重膜结构的破坏，增加膜通透性，导致胞质 Ca^{2+} 浓度进一步升高。

在 PRCM 心肌样本，透射电镜常观察到处于收缩状态的肌节以及 T 管和肌浆网的破坏及扩张。

1. 收缩状态的肌节　与其他类型的原发性心肌病相比较，在 PRCM 心肌样本，透射电镜不易观察到过度收缩的肌节，但是多见处于正常收缩状态的肌节，I 带缩短，收缩肌节附近的胞质间隙增宽，推测呈收缩状态的肌节可能存在心肌细胞胞质内钙离子浓度升高（图 5-105~ 图 5-110）。

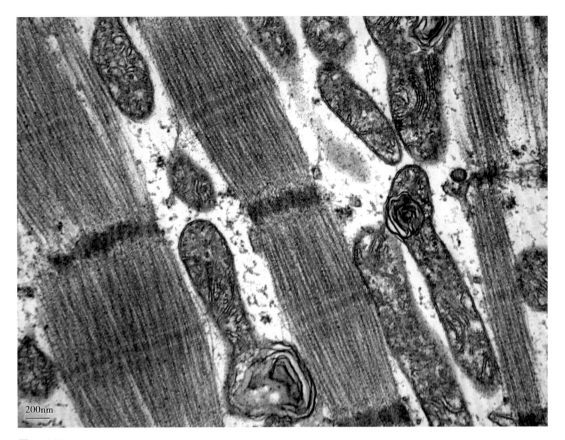

图 5-105
肌节呈收缩状态，I 带缩短，Z 线增宽，胞质间隙增宽，其间线粒体部分髓鞘样变

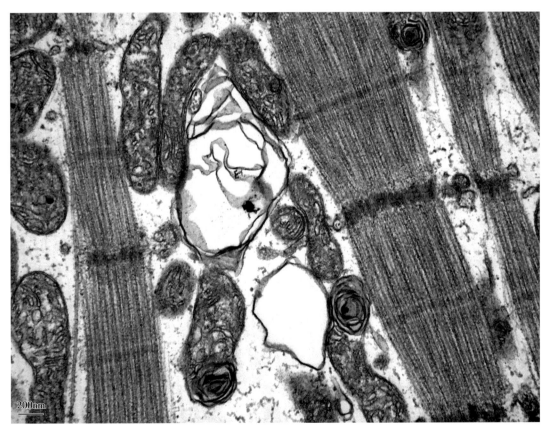

图 5-106
肌节呈收缩状态，I 带缩短，胞质间隙增宽，内有扩张的肌浆网

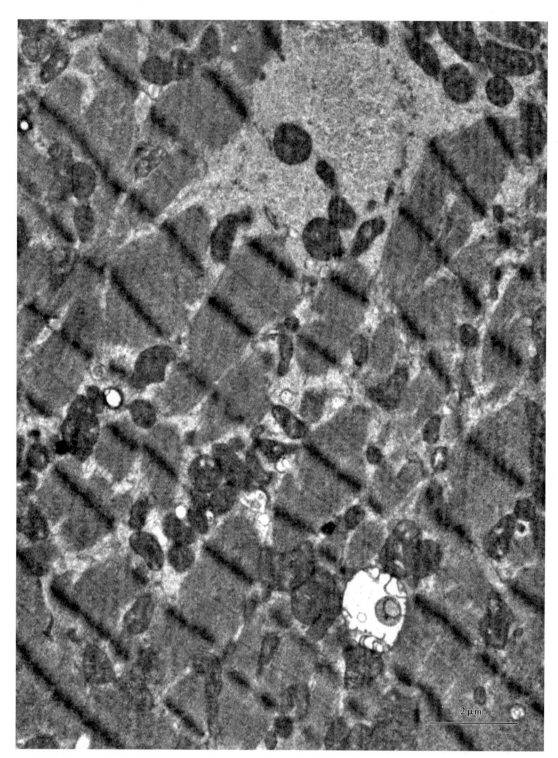

图 5-107
肌节呈收缩状态，I 带缩短，Z 线增宽，电子密度不均

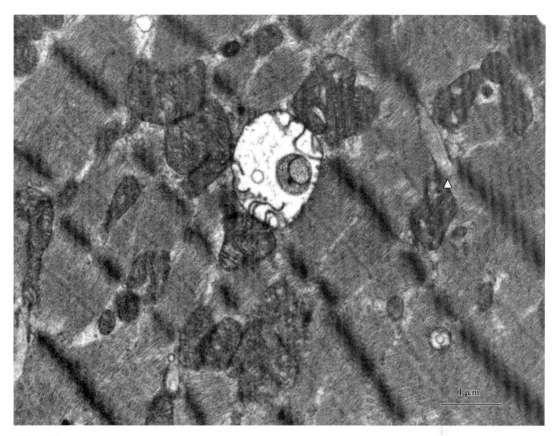

图 5-108
图 5-107 放大,肌节呈收缩状态,Z 线上的高电子密度颗粒脱失,T 管扩张(△),线粒体空泡样变

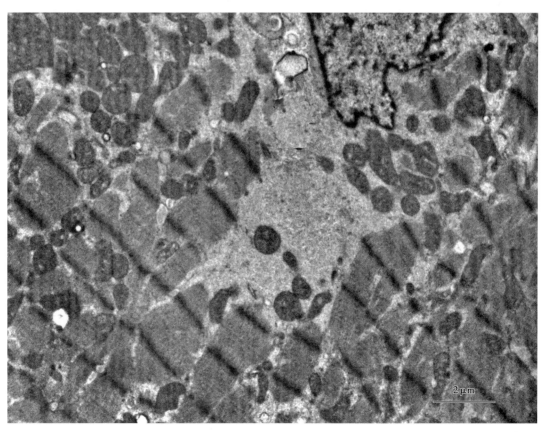

图 5-109
肌节呈收缩状态,肌丝束间及肌丝束内多个扩张的小囊泡状结构

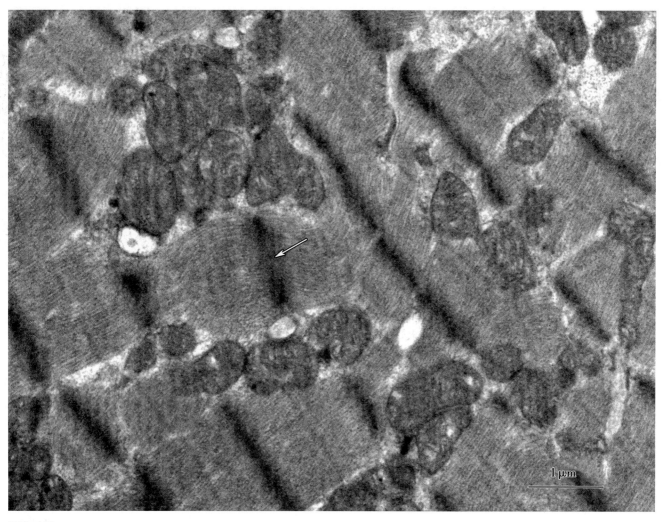

图 5-110
肌节呈收缩状态，Z 线编织状结构消失，代之以高电子密度颗粒，亦有呈局部性脱失（↑）

2. 细胞膜及 T 管膜改变　动作电位沿细胞膜和 T 管膜扩散，激活细胞膜和 T 管膜上的钙通道，引起少量 Ca^{2+} 内流，通过钙离子诱导钙释放（calcium-induced calcium release，CICR）机制，内流的 Ca^{2+} 激活肌浆网膜上的钙通道，进而使得肌浆网的 Ca^{2+} 释放入胞质，与肌钙蛋白作用，引起心肌收缩。T 管膜上的电压门控 L 型钙通道密度远高于细胞膜，因此，T 管膜损伤更易造成 Ca^{2+} 内流，诱导钙释放，影响心肌有效松弛。

在 PRCM 心肌样本，透射电镜观察到 T 管断裂、溶解、破坏，形成串珠状小泡状结构等（图 5-111~图 5-118）。

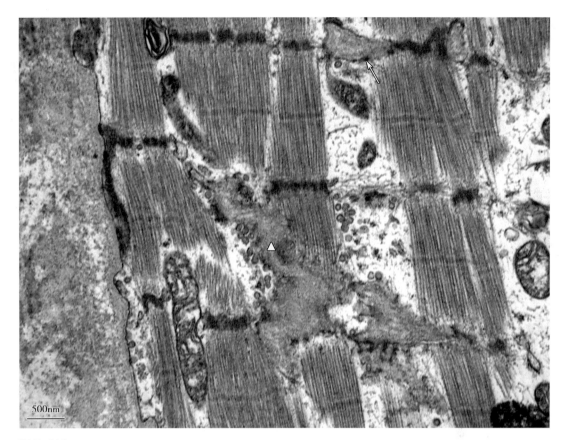

图 5-111
T 管扩张（↑）；细胞膜内陷斜向跨越肌节（△），至另一个肌节的 Z 线处

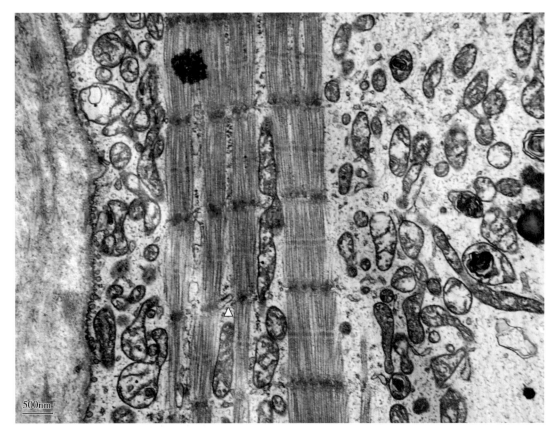

图 5-112
细胞膜与肌丝束的间隙增宽，其间未见 T 管结构，细胞膜内侧密集的吞饮小泡，细胞膜下肌丝束 Z 线电子密度减低，其内走行的 T 管（△）扩张、断裂并移位

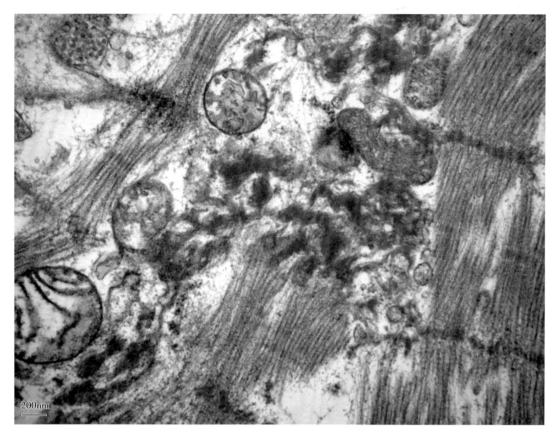

图 5-113
Z 线断裂,其旁有多个泡状结构,肌丝断裂处不规则团块状高电子密度物

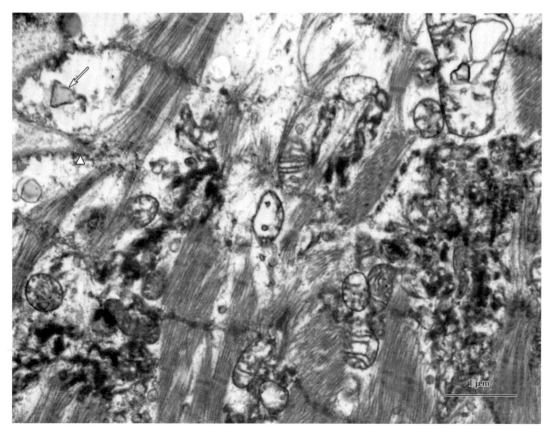

图 5-114
从细胞膜延伸向肌节 Z 线的 T 管(△)多处溶解、断裂成多个小泡结构(↑);肌丝溶解消失,肌节结构破坏

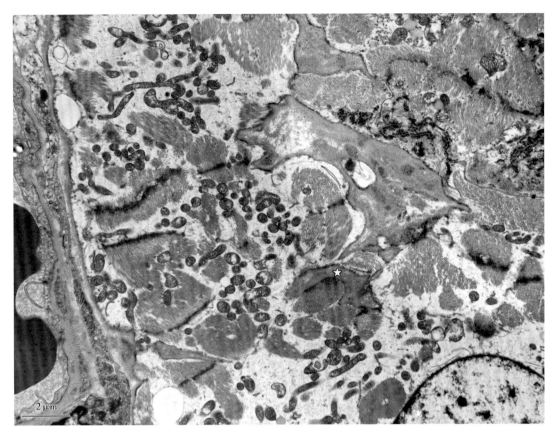

图 5-115
肌丝溶解，肌节极向不同，Z 线断裂，内陷细胞膜深陷入心肌细胞内，并跨越走行于 Z 线上（☆）

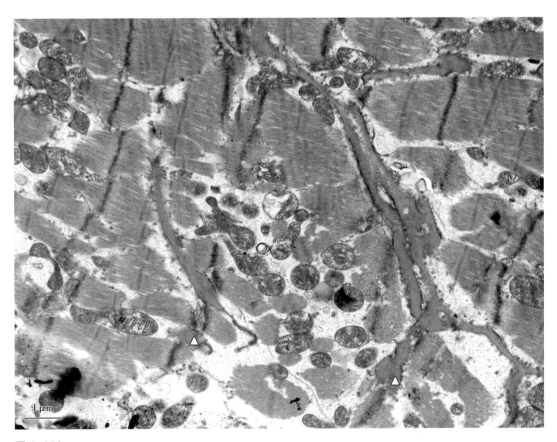

图 5-116
Z 线处形状不规则的 T 管扩张（△），心肌细胞内多条内陷细胞膜斜穿肌丝束或走行于 Z 线上

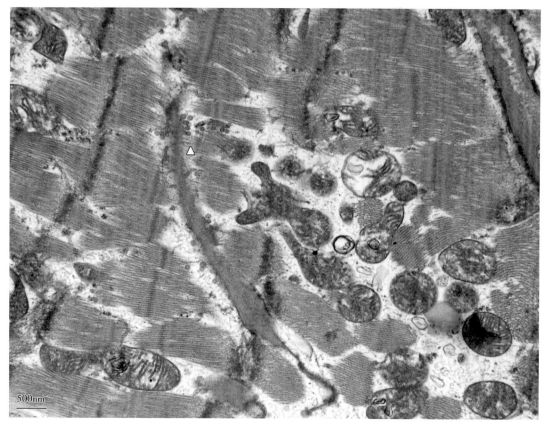

图 5-117
图 5-116 放大，内陷细胞膜一端止于 Z 线，形成多个小泡结构（△）

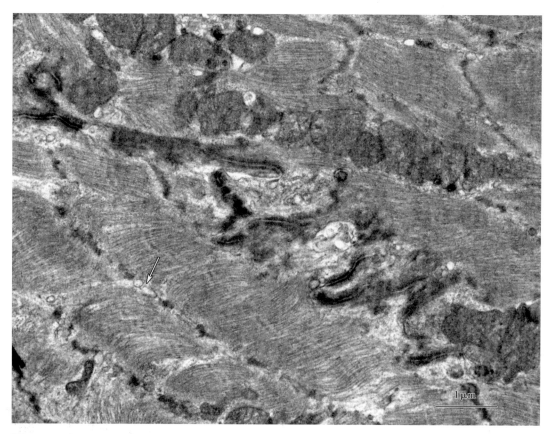

图 5-118
闰盘一侧肌节扭曲，Z 线上电子密度降低，不连续，Z 线位置有多个泡状结构（↑），闰盘两侧心肌细胞的极向不同

3. 肌浆网　RyR2 是存在于肌浆网上的钙通道，可被"触发钙"激活，进而将肌浆网内储存的大量 Ca^{2+} 释放，引起心肌细胞收缩。当 RyR2 被阻断后，心肌细胞的收缩力、钙瞬变幅度等均受到不同程度的抑制（参见第二章相关内容）。

肌浆网损伤，RyR2 功能异常导致心肌细胞出现肌浆网钙渗漏，胞质内钙浓度增高，Ca^{2+} 的动态平衡紊乱，导致收缩期钙释放瞬时峰值降低，舒张期心肌无法有效松弛。

透射电镜观察到 PRCM 心肌细胞胞质中肌浆网的扩张表型，或存在于变性心肌细胞内，或见于发育异常的心肌细胞中（图 5-119~ 图 5-127）。

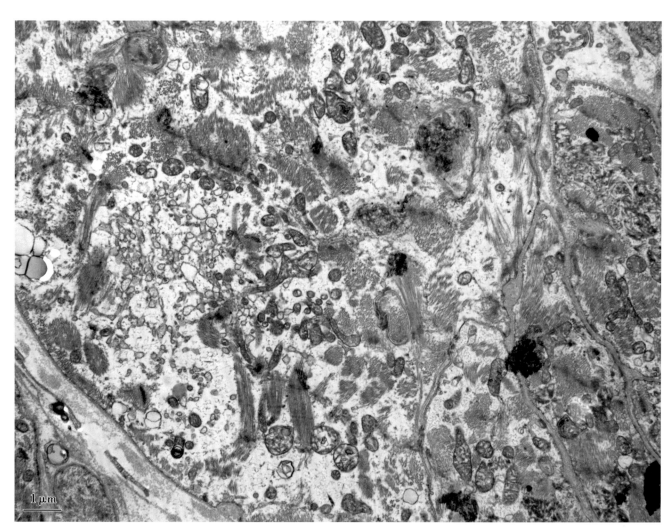

图 5-119
心肌细胞内肌丝溶解，残余大量肿胀、扩张的肌浆网结构

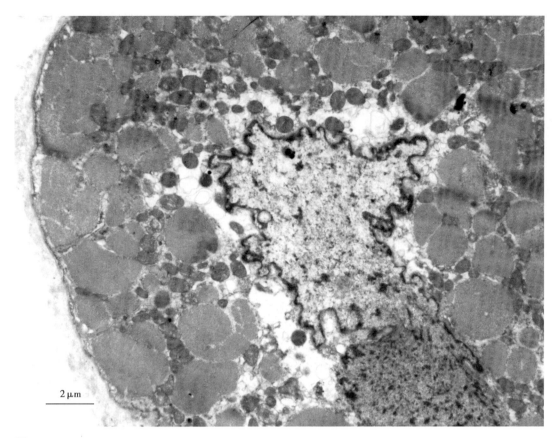

图 5-120
心肌细胞核周的扩张肌浆网

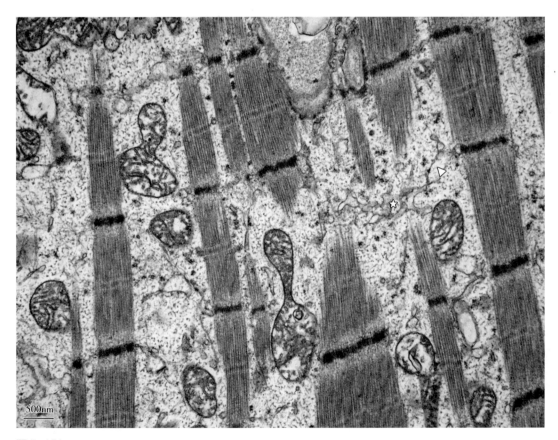

图 5-121
肌丝溶解，T 管扩张（△），鹿角形的肌浆网呈扩张状（☆）

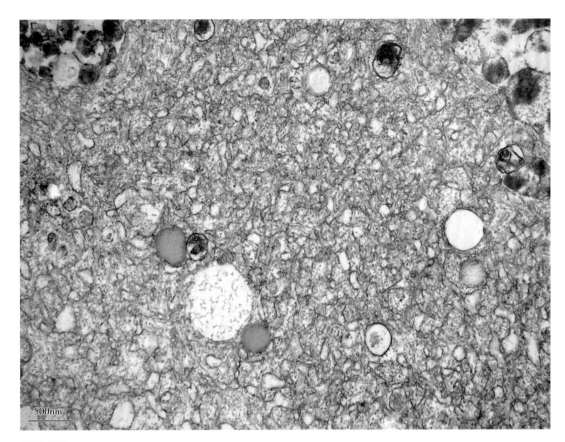

图 5-122
肌丝束大片缺失,仅见少量肌丝,残余大片扩张的管网状结构,另见脂滴及溶酶体

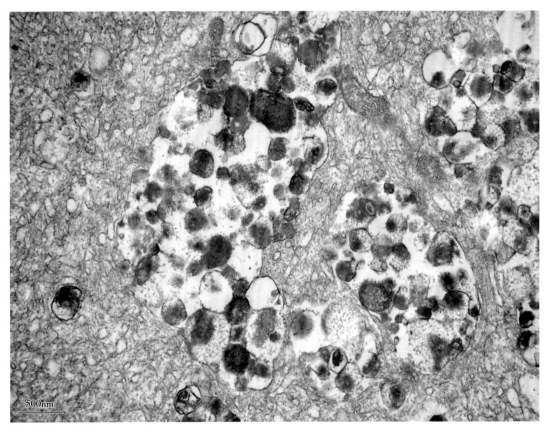

图 5-123
大片扩张的管网状结构内见多个包裹溶酶体

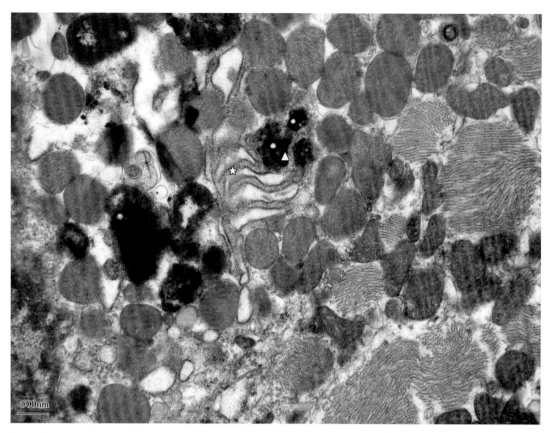

图 5-124
扩张的内质网（☆）与密集的线粒体、溶酶体（△）间有融合；肌丝排列不规则

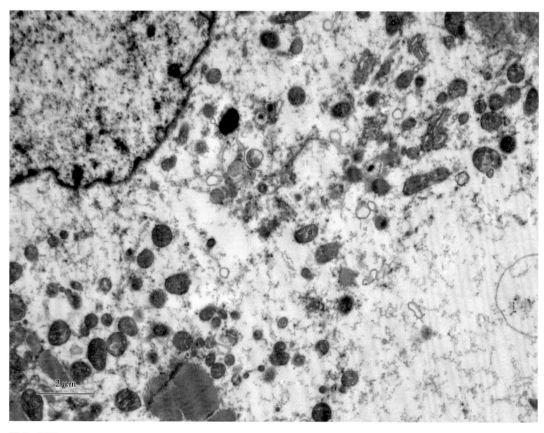

图 5-125
核周空晕区内，多个肿胀、扩张的肌浆网结构

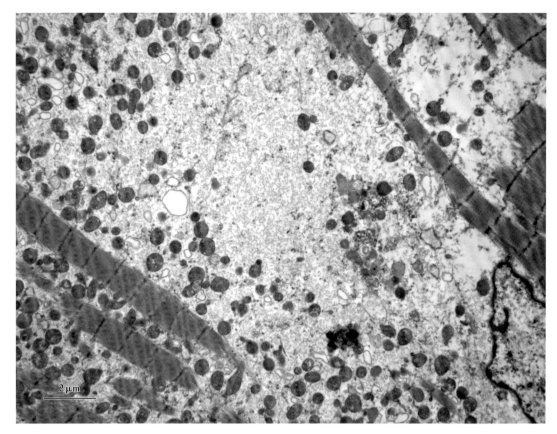

图 5-126
心肌细胞的肌丝溶解区中,有较多肿胀、扩张的肌浆网结构

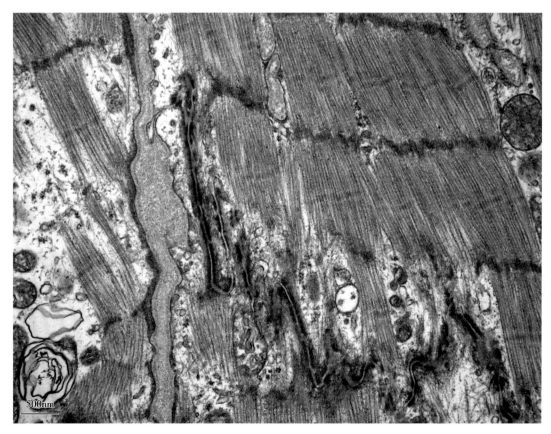

图 5-127
闰盘锯齿深大,跨越一个肌节,毗邻闰盘的肌节 Z 线呈断片状,肌丝稀疏散落,闰盘锯齿间有扩张的肌浆网

（二）肌节形态异常与被动回缩

心肌细胞被拉伸后（即舒张后）的回弹，需要被动回缩力的支持，这种回缩力不仅由细胞膜周围纤维结缔组织提供，也由心肌细胞及肌丝束内部提供。1954年，日本Jikeikai医学院的Reiji Natori发现，没有细胞外胶原蛋白的骨骼肌细胞被拉伸时也有回弹力，证明肌细胞内部存在静息弹性。这种静息弹性主要由肌联蛋白titin、nebulin和nebulette等组成的丝状物提供。Kuan Wang等建立结构模型，总结丝状物的性质如下：①平行于粗、细肌丝；②具有内在的弹性和（或）可扩展性，当其与肌节中其他不可扩展的结构交互作用时弹性消失；③长度达到两条Z线间距离；④固定在Z线和M线上；⑤titin和nebulin均为丝状物的组成部分并相互连接；⑥丝状物全长均具有内在弹性；⑦丝状物和细肌丝之间存在着较弱的相互作用模式，细肌丝不被拉伸；⑧丝状物在I带上有点状连接，能够稳定肌节的结构。

其中，titin的分子量接近3000kDa，约占肌丝束蛋白含量的10%，宽4~5nm，从M线到肌节的Z线，静息时长度为2.7μm，收缩时长度为1.3μm，含有近27 000个氨基酸，编码112个免疫球蛋白（Ig）和132个纤连蛋白Ⅲ型结构域，位于I带的区域由3个不同的部分组成——串联的IgA域、非重复序列及A带和I带附近的复杂结构域。

目前的研究普遍认为：titin分子是丝状物的主要成分，可将粗肌丝与Z线连接；作为一个分子弹簧，负责肌节的被动弹性；维持肌节中心A带的位置；在A带中titin分子可以作为控制粗肌丝长度的支架。另外，titin还是细胞内的机械传感器，参与M线和Z线的信号传递，以及心肌细胞信号通路、肌节的组装和维护、转录调控和蛋白质周转等反应。

在PRCM心肌样本，透射电镜观察到肌节形态异常，虽然标志性结构Z线及M线存在，但同一肌丝束中肌节弯曲、宽窄不一，肌丝疏密不等，可合并肌丝束断裂、溶解等，这些异常表型提示可能存在决定细胞回弹力的丝状物异常或断裂。导致断裂的原因可能为继发于心肌细胞过度收缩或舒张造成的机械性断裂，亦有Titin基因突变的研究报道，故推测titin蛋白含量的减少或结构不稳定有可能导致丝状物的断裂。总之，肌节的被动回弹力被破坏，将导致心肌细胞收缩及舒张功能障碍（图5-128~图5-133）。

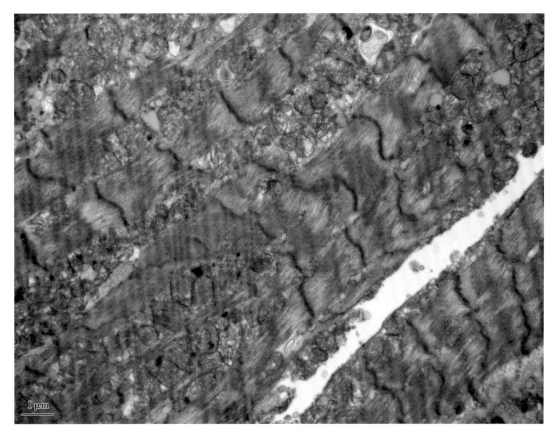

图 5-128
肌节形态各异，Z 线弯曲，同一肌节内宽窄不等，H 带及 A 带内电子密度不均匀

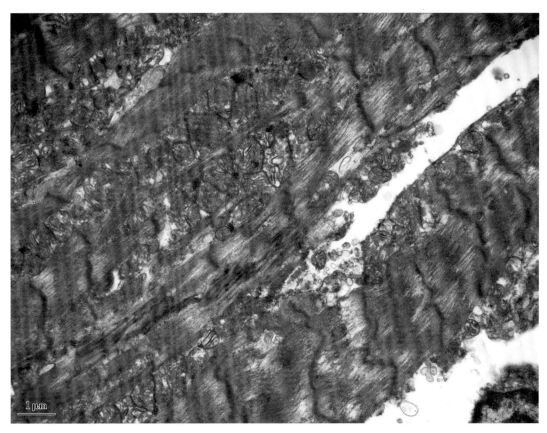

图 5-129
收缩状态的肌节，Z 线弯曲，H 带宽窄不一，肌丝部分溶解；肌浆网扩张

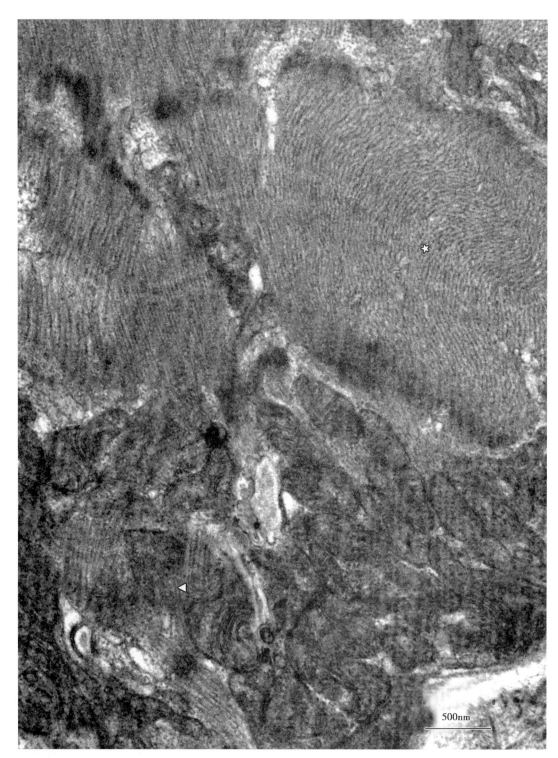

图 5-130
收缩状态肌节（☆），长度约 1.5μm，肌丝弯曲，粗肌丝贯穿整个肌节，局部 M 线消失；密集于线粒体间的纤细肌丝束纵横交错（△）

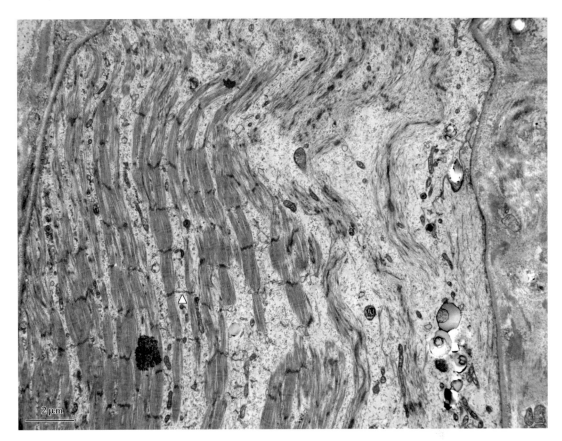

图 5-131
肌丝束部分发育不良、部分直径较窄；肌节呈收缩状态，Z 线增粗、弯曲，肌丝断裂；T 管裸露（△），肌浆网扩张

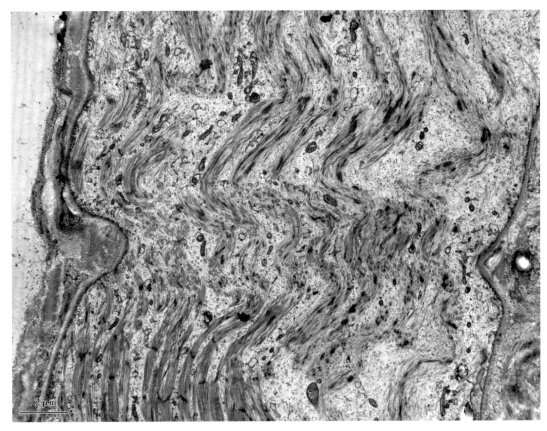

图 5-132
肌丝束发育不良，呈水波纹样的碎片状，肌浆网扩张

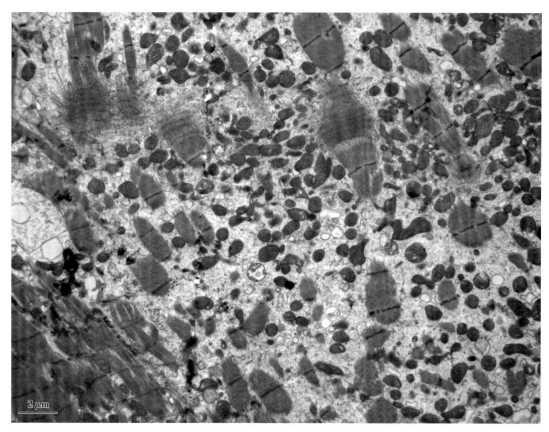

图 5-133
心肌细胞内肌丝溶解区，肌浆网扩张，周围肌丝束过度收缩

三、心肌细胞的发育不全和发育不良表型

根据文献，PRCM 中约 30% 患者有家族史，散发病例中也有相当一部分可以检测到肌节蛋白编码基因的突变。然而，基因遗传学的改变对 PRCM 超微形态学的影响，目前鲜有相关研究报道。

（一）心肌细胞发育不全表型

在 PRCM 病例中，甚至晚期病例中也能观察到多种不同发育阶段的心肌细胞存在，有幼稚的、发育较早期的，形态类似胚胎发育过程中的不成熟心肌细胞及相对成熟的等，即便在成熟心肌细胞内，也有发育不成熟的密集区域及多种幼稚的细胞器。这类幼稚状态的心肌细胞是发育不成熟细胞的残留，还是疾病过程中细胞的再生？超微形态学更多的证据提示存在心肌早期发育停滞的可能性。

1. 不同发育阶段心肌细胞并存的表型　在 PRCM 心肌样本，透射电镜观察到成熟心肌细胞区域存在幼稚形态的心肌细胞，发育相对成熟的心肌细胞内存在幼稚的区域及成熟心肌细胞内有幼稚的细胞器等。

（1）成熟心肌细胞区域存在幼稚形态的心肌细胞：透射电镜观察到 PRCM 存在心肌细胞发育不同步表型，即在发育较成熟的心肌细胞间存在形态幼稚的心肌细胞，如有的心肌细胞发育相对成熟，有明确肌节结构；有的心肌细胞较为幼稚，肌丝稀疏、仅见肌节雏形等（图 5-134~ 图 5-148）。

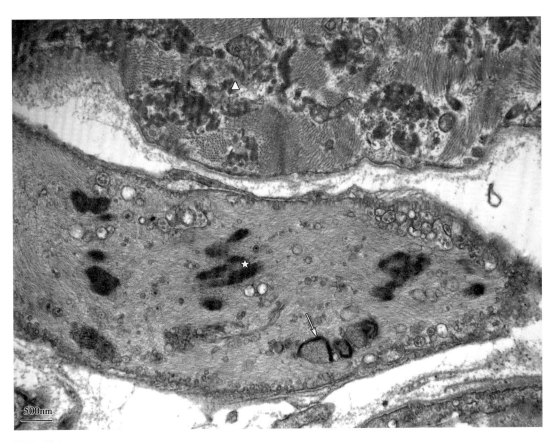

图 5-134
发育较成熟的心肌细胞（△）。幼稚的心肌细胞（☆），细肌丝密布及块状的 Z 线，闰盘样结构（↑）

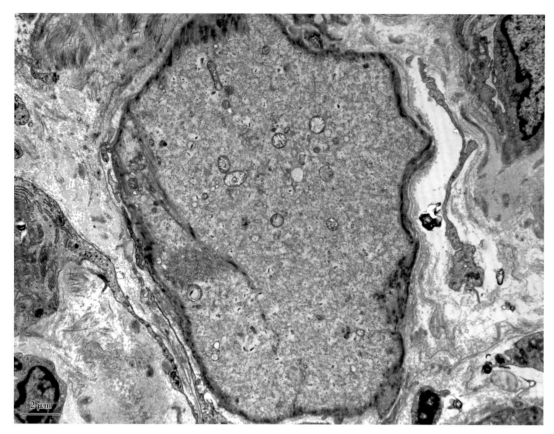

图 5-135
幼稚的心肌细胞，小圆形，未见成熟肌节，但有成束排列的粗、细肌丝，少许不典型的 Z 线样物质；细胞周围被拖着长尾足的成纤维细胞及胶原纤维包绕

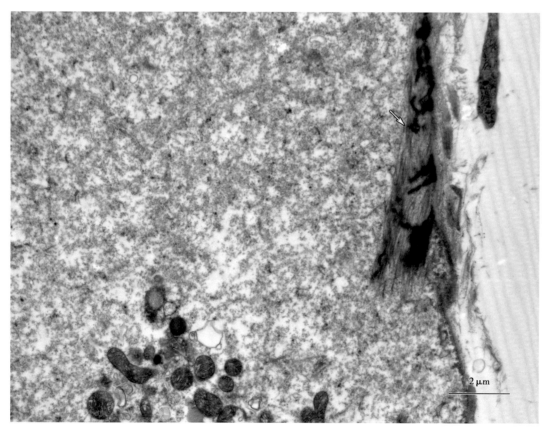

图 5-136
幼稚心肌细胞的胞质内有大量无定型基质，原始的中间丝-核糖体样结构；线粒体形态呈圆形及长椭圆形，嵴存在，部分空泡化；在细胞边缘细胞膜处见束状肌节样结构（↑），为凌乱的肌丝及不典型的 Z 线样物质

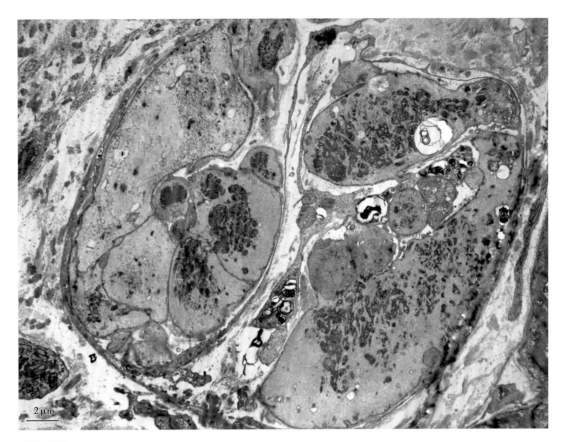

图 5-137
由 TCs 及间质的基质样成分包绕的小团状幼稚心肌细胞巢，胞质内见少量稀疏散落的肌丝和幼稚的线粒体

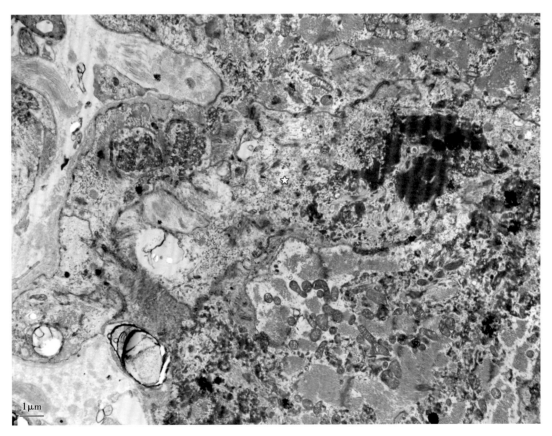

图 5-138
多个发育不同步的心肌细胞。图右下方及上方心肌细胞发育相对成熟，有明确肌节结构；图片中间的心肌细胞较为幼稚（☆），肌丝稀疏，仅见肌节雏形

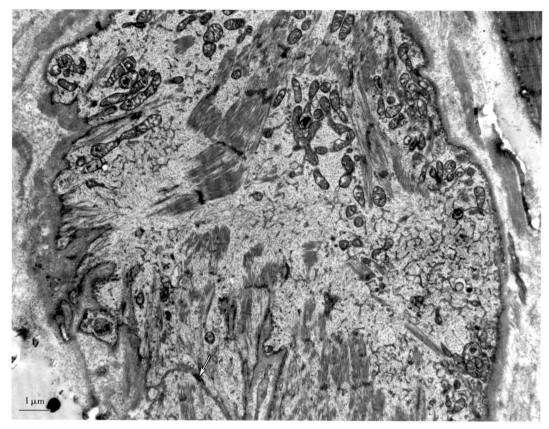

图 5-139
发育不成熟的心肌细胞，多处细胞膜内陷外形不规则，胞质内较多无定型基质，少量呈短小片段的不成熟肌节，Z 线扭曲；两个相邻细胞间有闰盘样结构（↑），肌浆网系统呈迷路样，未见三联体系统

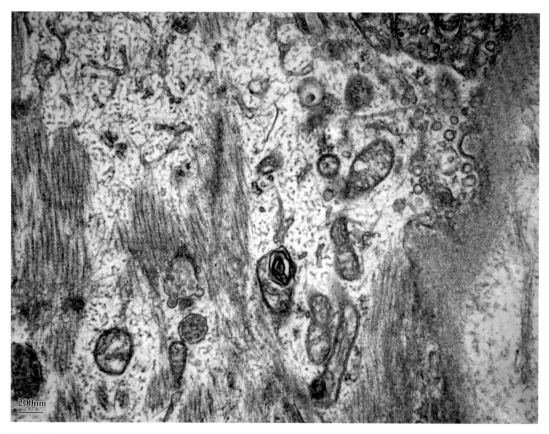

图 5-140
发育不成熟的心肌细胞，细胞膜内侧及胞质内密集吞饮小泡，胞质内较多无定型基质，少量呈短小片段的不成熟肌节，分支管状肌浆网系统呈鹿角样或迷路样形态

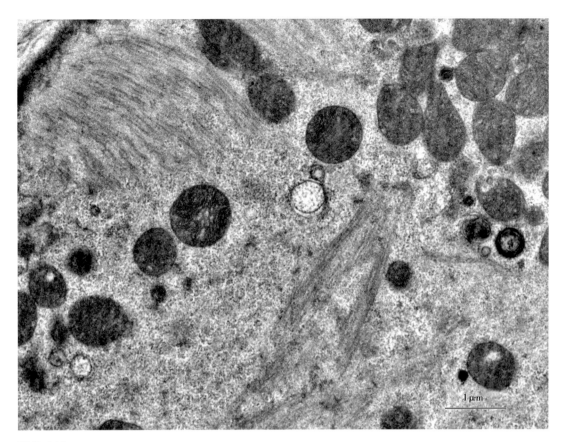

图 5-141
发育较早期的心肌细胞,稀疏小片及束状的肌丝,无序排列

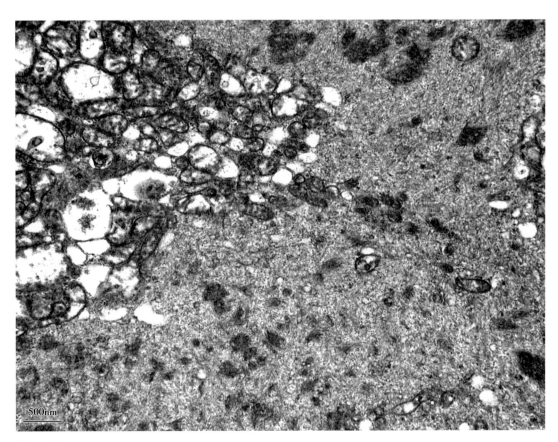

图 5-142
心肌细胞内片状无结构区,内见散在肌丝及高电子密度斑片,一侧团状线粒体空泡样变

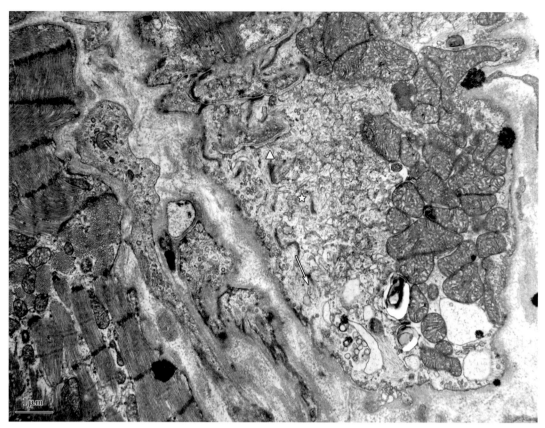

图 5-143
在发育正常的心肌细胞中见散在成团发育不良的心肌细胞群嵌入（☆）。这些细胞胞质内有较密集的肌浆网和肌丝样结构（↑），未形成肌节，细胞间有闰盘间隔（△），线粒体未见明显异常，细胞膜内侧较多吞饮小泡形成并脱落至胞质中

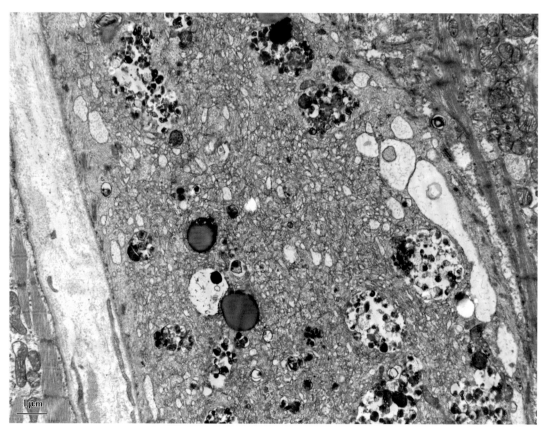

图 5-144
相邻细胞发育和分化程度不一，两侧的两个细胞内有明显的肌节形成，而中间的细胞内除少量肌丝状物，主要是管状物和溶酶体

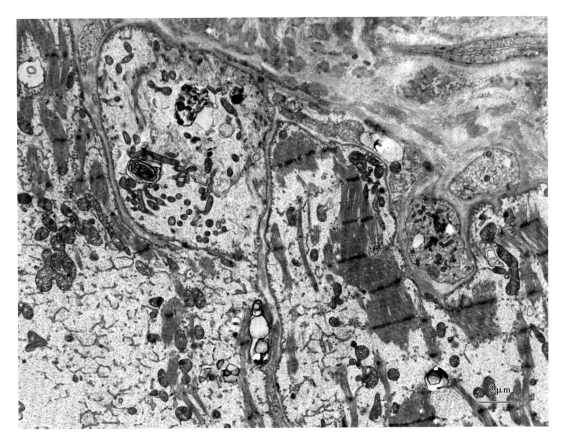

图 5-145
相邻多个不同发育阶段的心肌细胞,其基质内有短束状不规则的肌束,或仅有肌丝;少有较为成熟的肌节;线粒体大小不等,形状各异,杆状、哑铃状、多头芽孢状;细胞间隙增宽,内有间质增生,胶原沉积

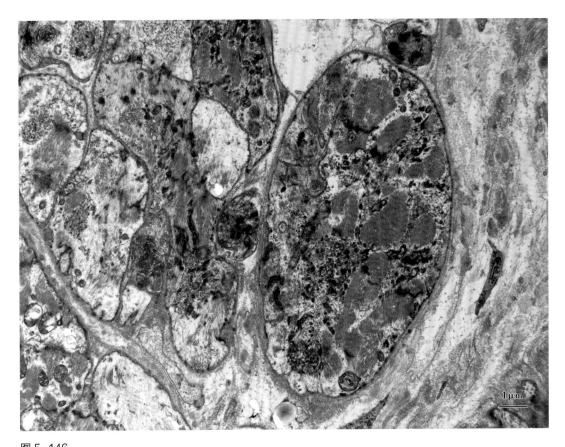

图 5-146
一束肌纤维内多个不同发育阶段的心肌细胞,较多基质样物,其中见散在肌丝,碎片状幼稚肌节,少量线粒体,闰盘形态异常,呈团状、线状及环状,位于细胞膜一侧

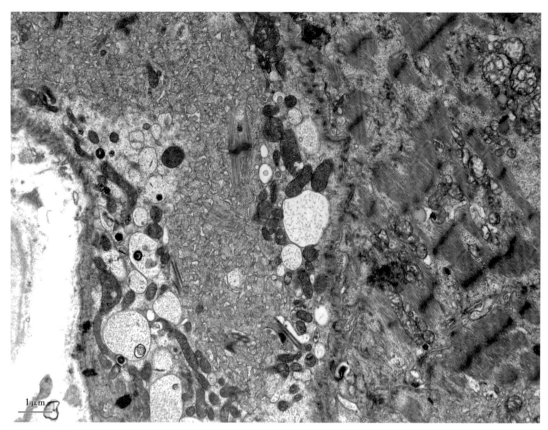

图 5-147
闰盘两侧相邻心肌细胞处于不同的发育阶段,右侧成熟,左侧肌浆网呈迷宫样结构,内有小片未成熟肌节;闰盘较平直,锯齿状折叠减少,电子密度减低

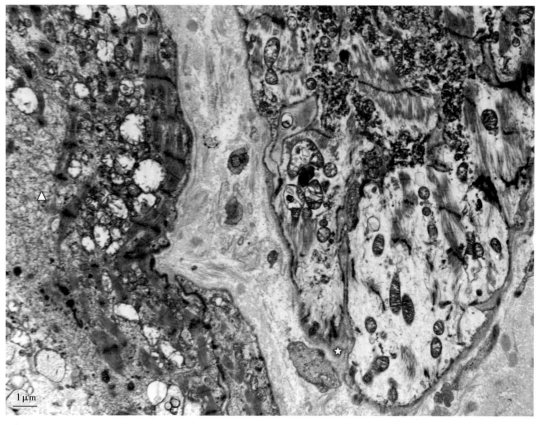

图 5-148
两个发育不良并退变的心肌细胞,右侧胞质内部分肌丝溶解伴肌浆网扩张,左侧胞质内散乱的肌丝未形成肌丝束(△);心肌细胞周围间质纤维化,间质内可见含细胞器的胞质碎片,内陷细胞膜延伸入心肌细胞内(☆)

（2）发育相对成熟的心肌细胞内存在幼稚区域：透射电镜在 PRCM 发育相对成熟的单个心肌细胞内观察到局灶性的发育不良区域（图 5-149~图 5-155）。

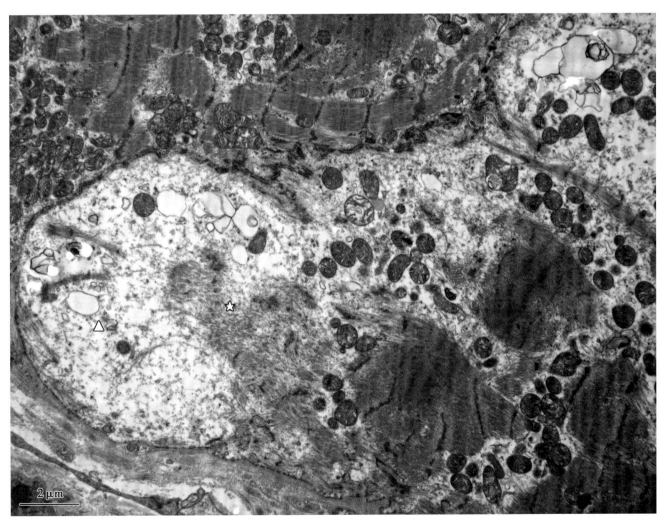

图 5-149
两个相邻的心肌细胞：图片上方的心肌细胞发育较正常，其下方的心肌细胞发育不良（△），仅有少量肌节样结构（☆），两细胞间仍有较正常的闰盘连接，呈端侧状，闰盘中仅见小段缝隙连接

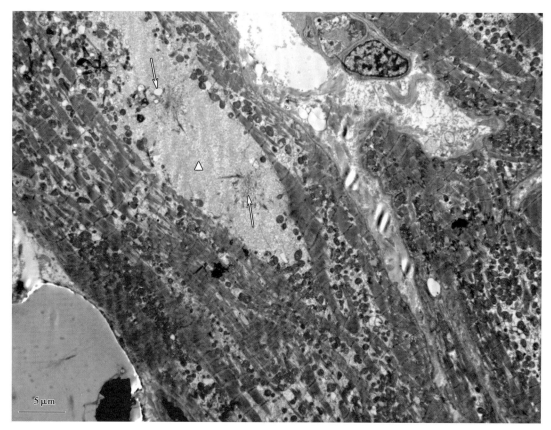

图 5-150
心肌细胞局部发育不良，大片湖状基质（△），中有少量肌丝呈星芒状（↑）

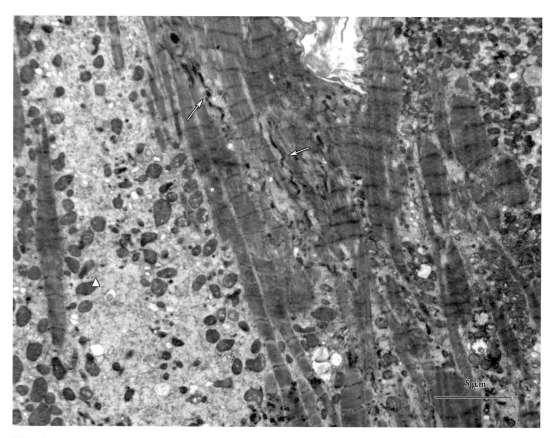

图 5-151
心肌细胞部分区域基质呈湖样（△），部分区域肌丝束交织排列，闰盘与肌丝束平行走向（↑）

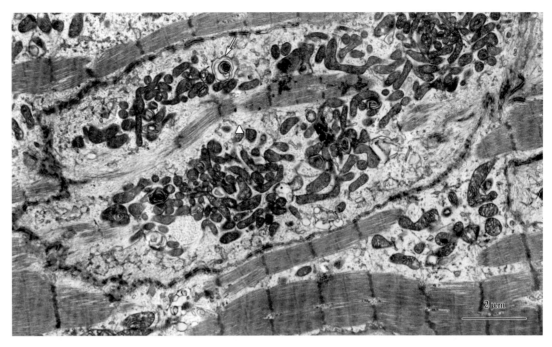

图 5-152
在发育较正常的心肌细胞中,有一个发育阶段较低的心肌细胞(△),两者间有闰盘分隔,闰盘结构主要为桥粒。低发育的心肌细胞中线粒体形状各异,散布于基质中,可见髓鞘样结构(↑)

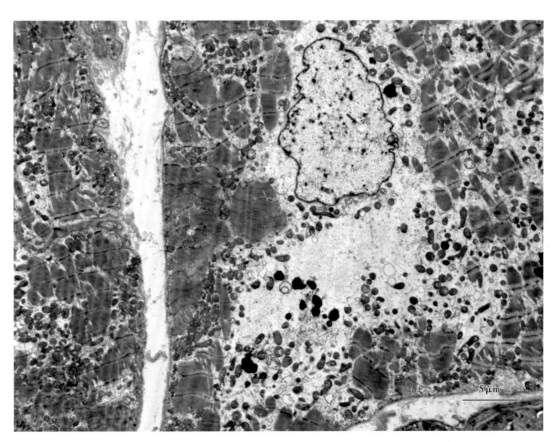

图 5-153
发育较早期阶段的心肌细胞,核异染色质少,核周巨大空晕,线粒体体积小而密集

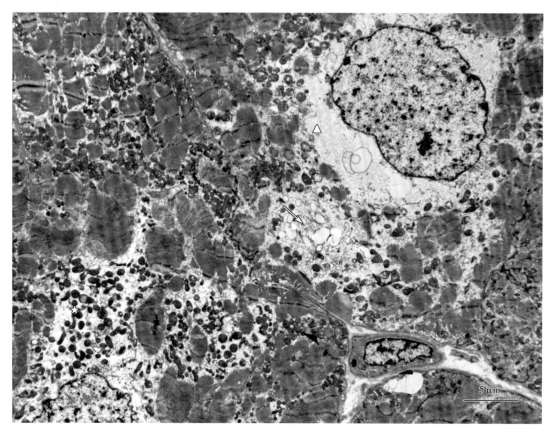

图 5-154
发育相对成熟阶段的心肌细胞,核周空晕(△),幼稚的小线粒体密集(☆),肌浆网扩张(↑)

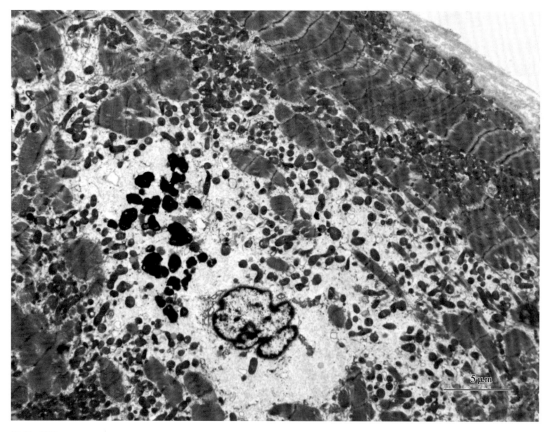

图 5-155
发育较为成熟阶段的心肌细胞,核周巨大空晕,核旁较多次级溶酶体聚集,线粒体小而密集

（3）成熟心肌细胞内的幼稚细胞器：透射电镜观察到 PRCM 成熟心肌细胞基质成分增多区内存在多种幼稚细胞器，如高尔基复合体及小线粒体等（图 5-156~图 5-160）。

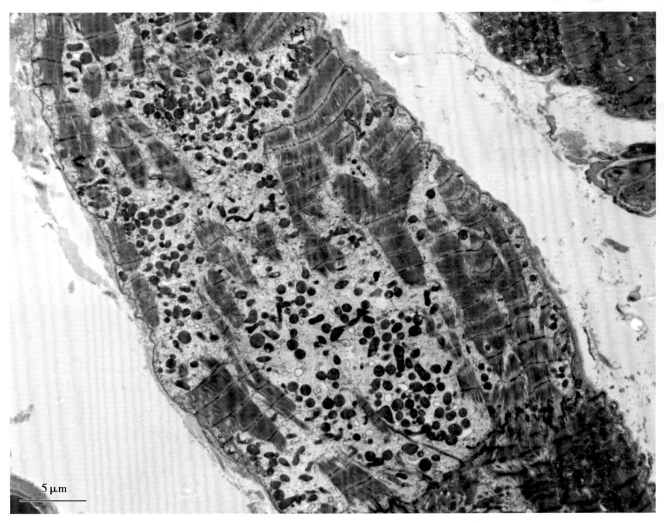

图 5-156
心肌细胞的基质湖样区，小线粒体散在于胞质中

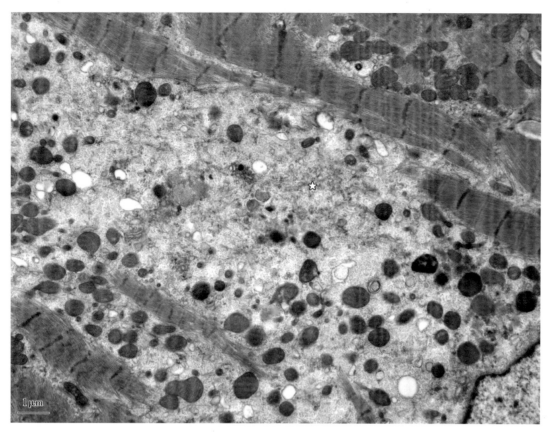

图 5-157
基质湖样区的放大,内有高尔基复合体(☆)、肌浆网、肌丝、扩张的管状结构、小而密集的线粒体伴髓鞘样变

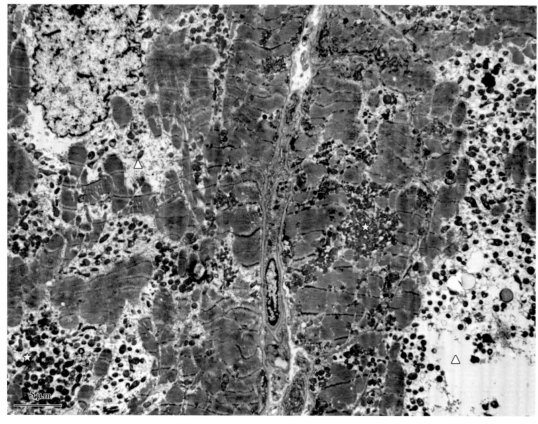

图 5-158
两个相邻心肌细胞内的基质湖样区(△),内有小而密集的线粒体散布(☆)

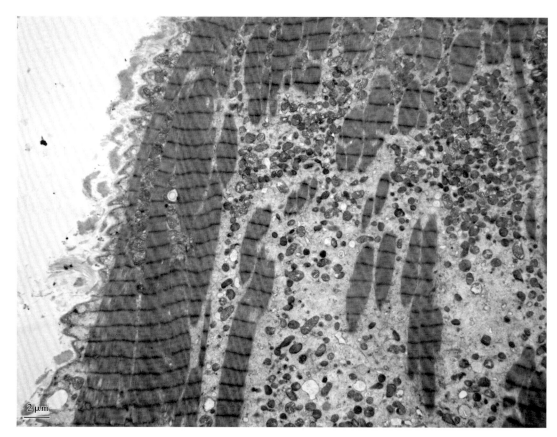

图 5-159
基质湖样区中散在的肌丝、扩张的小管及小线粒体

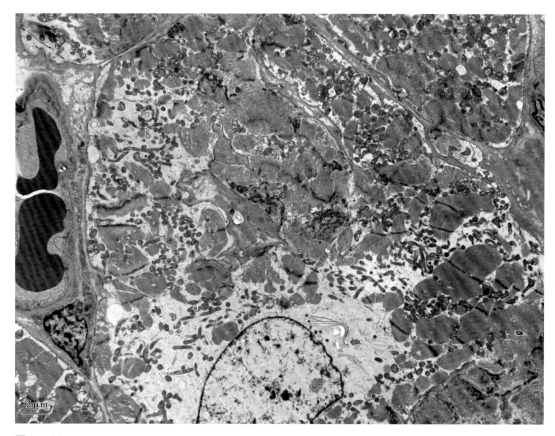

图 5-160
心肌细胞发育相对成熟,基质样成分较多,胞核常染色质为主,小团状闰盘位于发育不良的肌节间,线粒体体积小、形态多样

2. 不同发育阶段心肌细胞的形态特征 在本组心肌样本中，透射电镜观察到未发育的心肌细胞，并观察到心肌细胞内的细胞器存在不同程度的发育不良或结构异常。这些异常表型可见于相邻的多个细胞或孤立的单个细胞，可以是整个细胞的异常或同一细胞内正常与异常并存。

（1）幼稚的细胞：幼稚的心肌细胞表现为胚胎性或胎儿性心肌细胞，胞质内有大量无定型基质；肌丝束少，粗、细肌丝成束状排列，Z线扭曲、缺失，H带不清晰，未形成规则的肌节；核/浆比较大，核仁清晰；线粒体体积小而密集（图5-161~图5-180）。

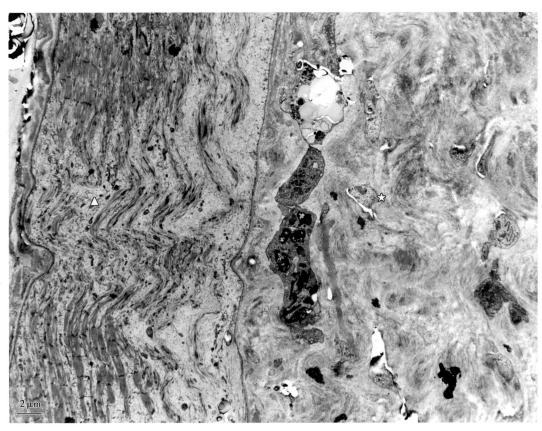

图 5-161
发育不良的心肌细胞，细胞内的肌丝束与细胞长轴平行排列，呈波浪状有的肌节成熟，但大部分不成熟（△），肌丝束间有较多量无定型基质。间质纤维化区大量密集的胶原纤维（☆）

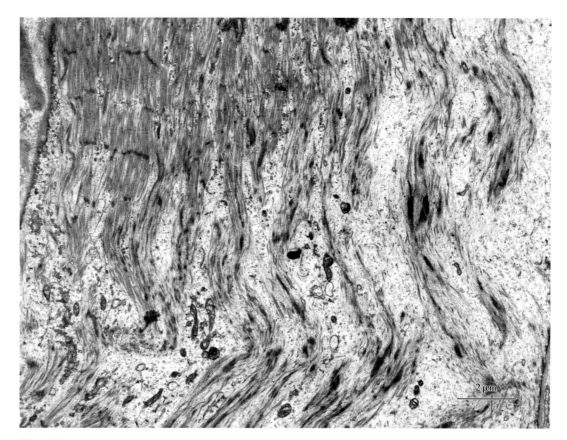

图 5-162
图 5-161 放大，发育不良的心肌细胞。粗、细肌丝成束状排列，Z 线扭曲，部分呈团块状，大部分未形成规则的肌节。肌丝束间有大量无定型物质

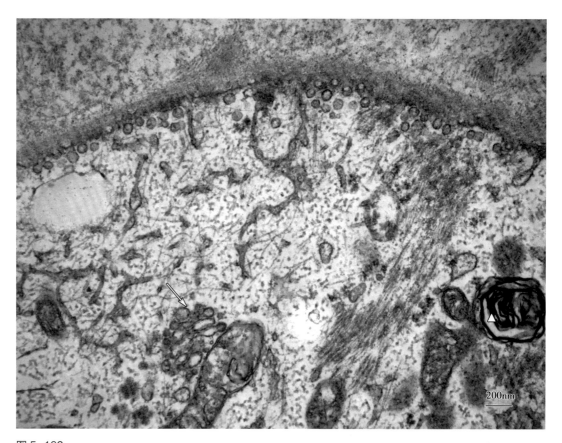

图 5-163
发育不成熟的心肌细胞，细胞膜内面密集吞饮小泡，部分脱落至胞质中，线粒体旁见高尔基复合体样结构（↑），胞质内稀疏散落肌丝，髓鞘样结构（△）

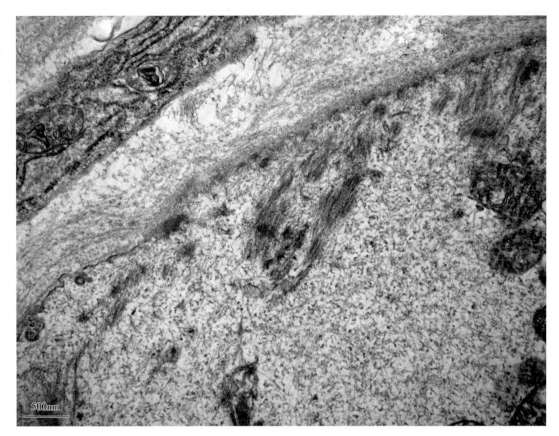

图 5-164
发育不成熟的心肌细胞,胞质内大量无定型基质,肌丝稀疏散落,少许雏形肌节

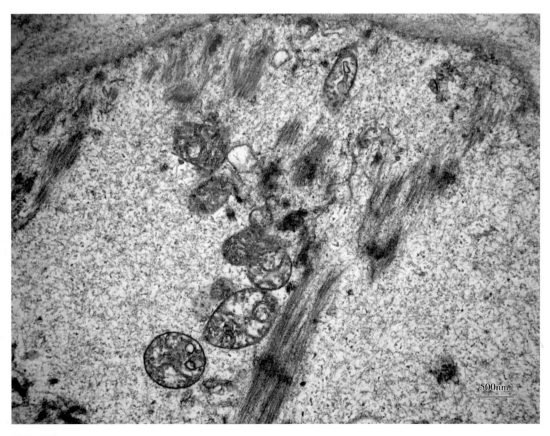

图 5-165
发育不成熟的心肌细胞,胞质内大量无定型基质,肌节多呈雏形,不规则形状,Z 线、M 线、H 带等结构不完整,周围肌丝稀疏散落

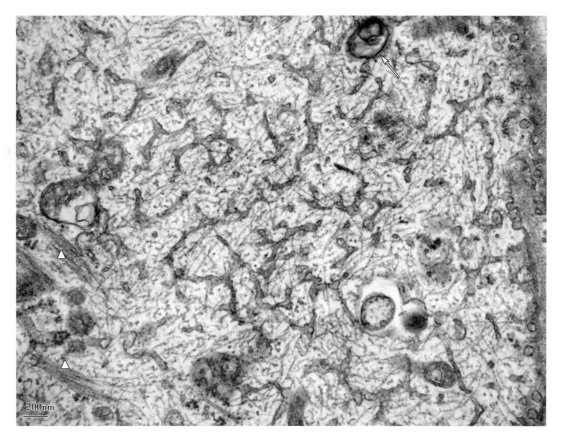

图 5-166
不成熟心肌细胞，胞质内有大量中间丝 – 核糖体结构；较多细肌丝散乱于胞质内，少量呈束状平行排列（△），未形成肌节；线粒体嵴溶解、空化，髓鞘样结构（↑）；肌浆网似鹿角状，排列紊乱，细胞膜内侧较多吞饮小泡

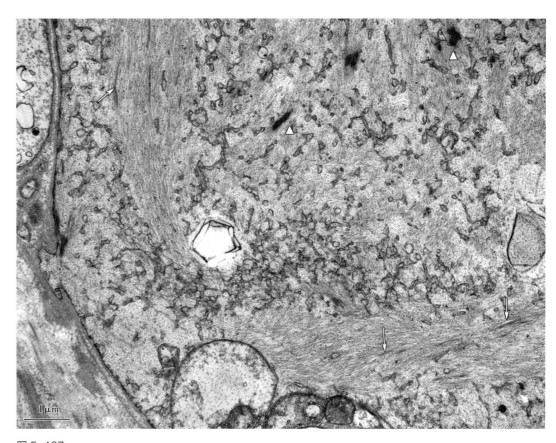

图 5-167
细胞膜内侧面肌丝呈环状带形分布，其中见与肌丝平行的线状 Z 线样物质（↑），亦见块状 Z 线样物（△），未形成成熟肌节，紧邻带形肌丝处见密集肌浆网。表明这类细胞发育不成熟

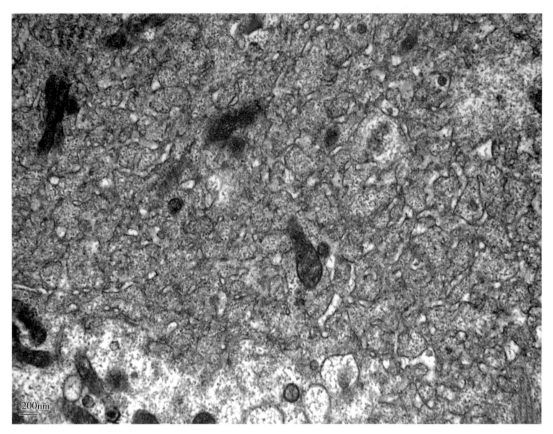

图 5-168
发育不成熟的心肌细胞，胞质内密集宽窄不一的迷路状肌浆网和幼稚的线粒体

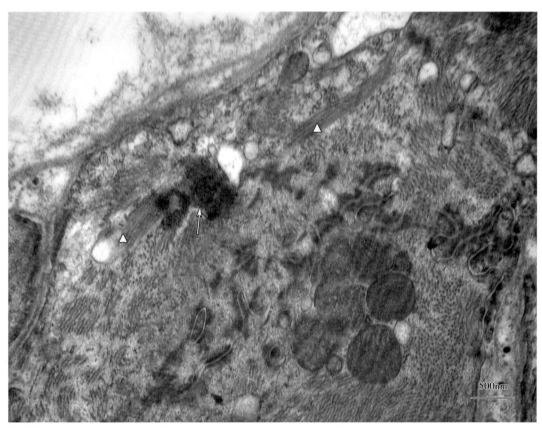

图 5-169
两相邻发育不良心肌细胞，有雏形的肌丝束，极向紊乱，少量纵向成束（△），大部分呈横向及斜向，Z 线肥厚成块状（↑）

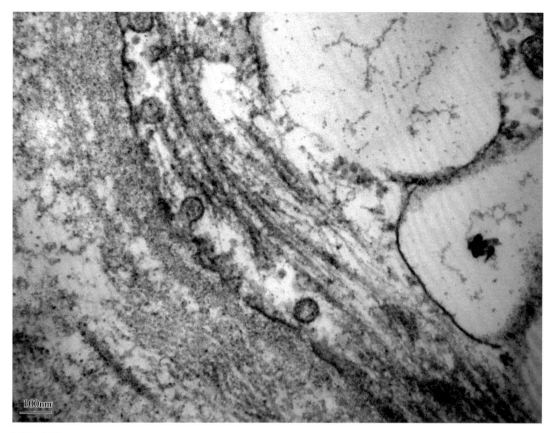

图 5-170
心肌细胞细胞膜上吞饮小泡形成并脱落，细胞膜下稀疏的肌丝

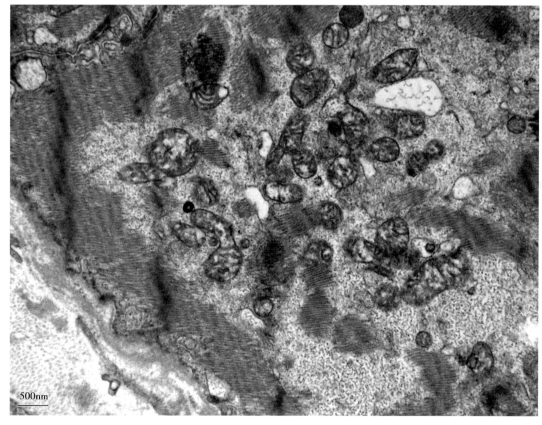

图 5-171
心肌细胞内散在核糖体密集区

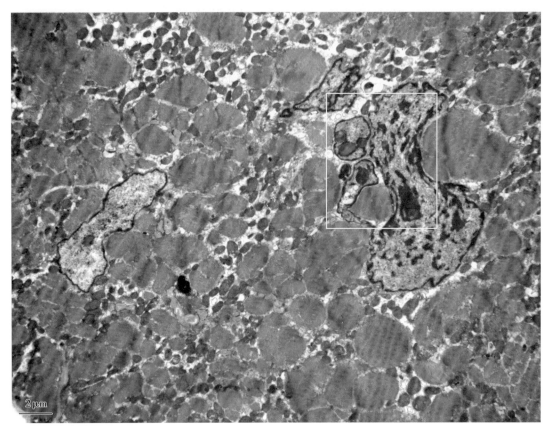

图 5-172
心肌细胞核形态多样、不规则。方框内核的部分放大见图 5-173

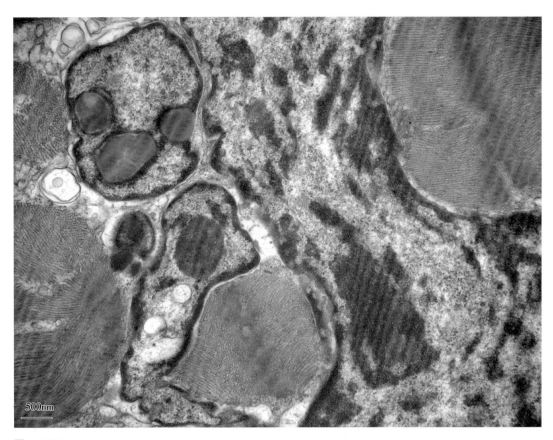

图 5-173
图 5-172 放大，示心肌细胞核变异、肌丝束排列紊乱

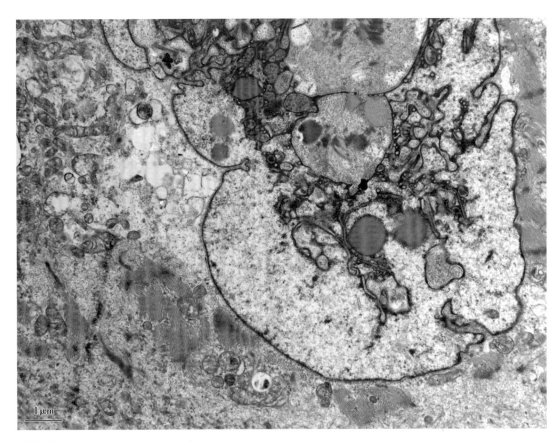

图 5-174
心肌细胞核形态异常,核膜皱褶深陷,有胞质嵌入

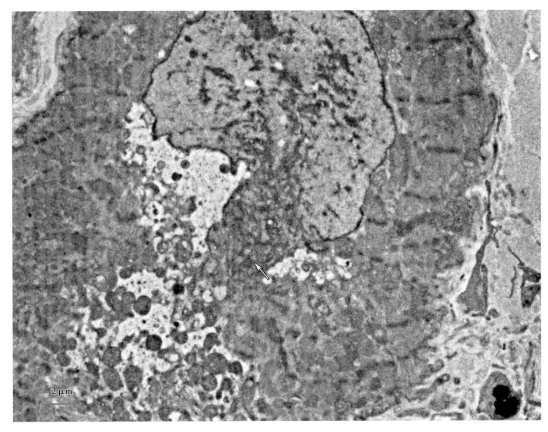

图 5-175
心肌细胞核内杆状包涵体(↑)

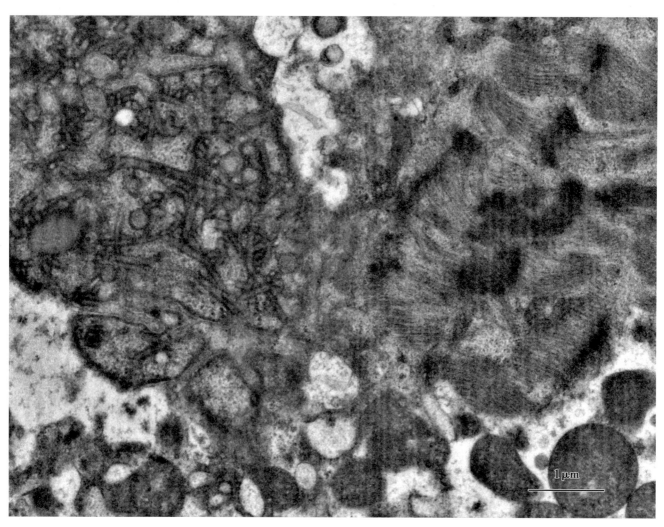

图 5-176
图 5-175 核内杆状物放大,示杆状物呈管状、分支状结构,与肌丝间无明显的膜性分隔,但管状结构间隙内未见肌丝

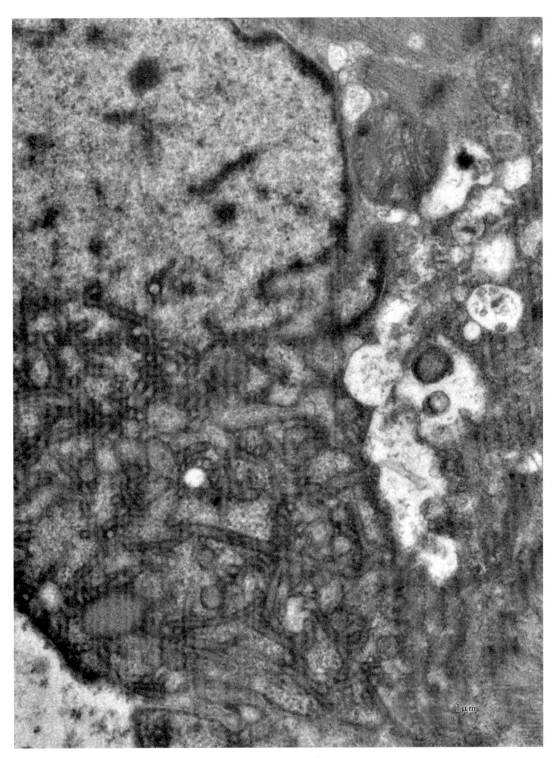

图 5-177
心肌细胞核内杆状包涵体的局部放大

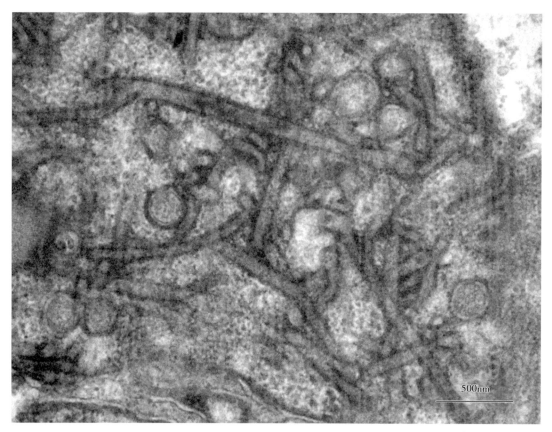

图 5-178
心肌细胞胞核内杆状包涵体直径 50~100nm，有分支，杂乱无序

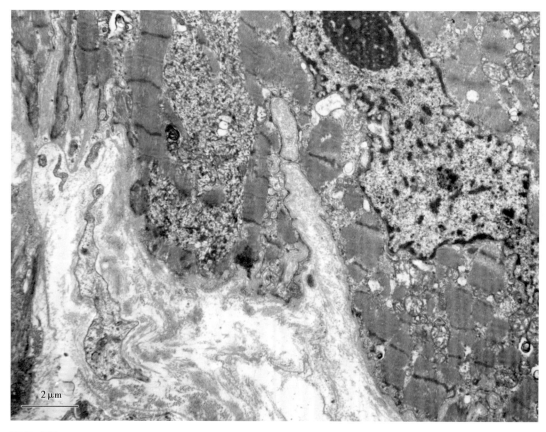

图 5-179
心肌细胞，核仁较大、清晰，胞质局部发育不成熟；间质纤维化

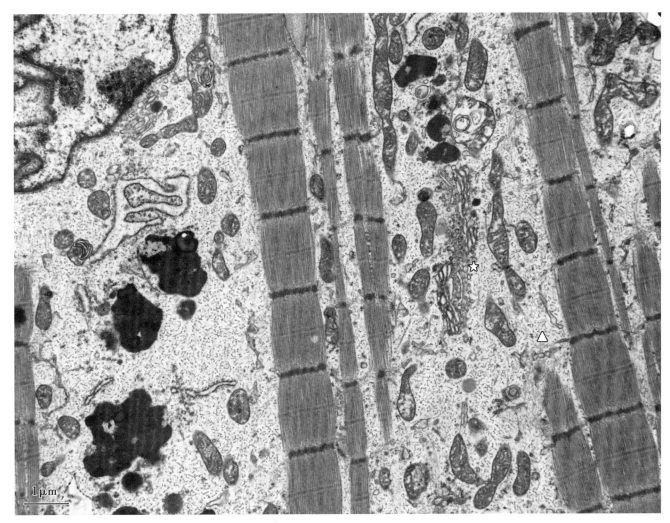

图 5-180
心肌细胞内肌丝束间大片无定型基质，其内有粗面内质网及高尔基复合体（☆），部分肌丝溶解，残余 T 管及肌浆网结构（△）

（2）不同发育阶段的肌节：肌节是心肌细胞收缩单位，由粗、细肌丝共同形成明暗交替的纹路，明带中央有一条电子密度较高的 Z 线，为细肌丝附着处，两条 Z 线之间为一个肌节（参见第二章、第四章相关内容）。PRCM 中心肌细胞发育不良的超微结构改变多样，常观察到的是肌丝和肌节的发育不良、肌节结构的异常及成分的缺失。有研究发现，家族性 PRCM 中部分患者存在 Z 线蛋白 *BAG3*、*MYPN* 等突变，这些基因编码的蛋白参与构成 Z 线，推测 Z 线蛋白表达及结构异常可造成肌节形态和功能的改变（图 5-181~ 图 5-207）。

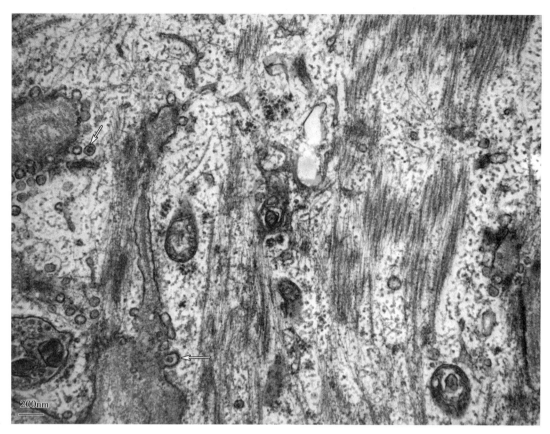

图 5-181
细胞膜内陷形成较多吞饮泡，脱落，并有微自噬体形成（↑）。不成熟心肌细胞，稀疏的粗、细肌丝，缺乏 Z 线、A 带、H 带和 M 线结构，未形成肌节

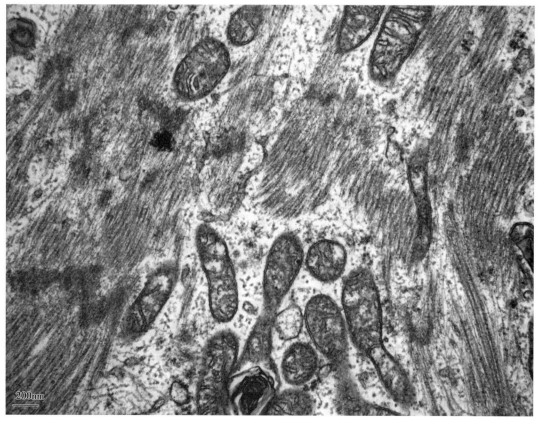

图 5-182
不成熟心肌细胞，粗、细肌丝呈束状或片状，Z 线形状多样，或松散或肥厚或不规则或消失，未形成完整肌节

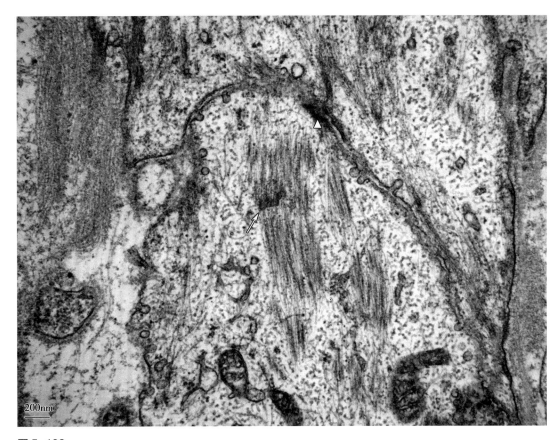

图 5-183
不成熟心肌细胞，细胞内有大量无定型基质，细肌丝散布于基质中，少量粗、细肌丝呈片、束状聚集，其上可见不规则的 Z 线（↑），未形成完整肌节结构。细胞膜内陷形成较多吞饮小泡，细胞膜的一处有与 Z 线相接的高电子密度物质，其上可见肌丝疑似闰盘中间连接（△）

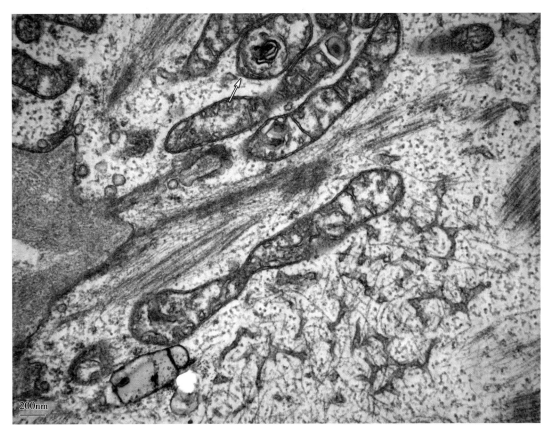

图 5-184
不成熟的心肌细胞，胞质内有呈束及散在的粗、细肌丝及肌浆网，未形成成熟的肌节。线粒体髓鞘样变（↑）

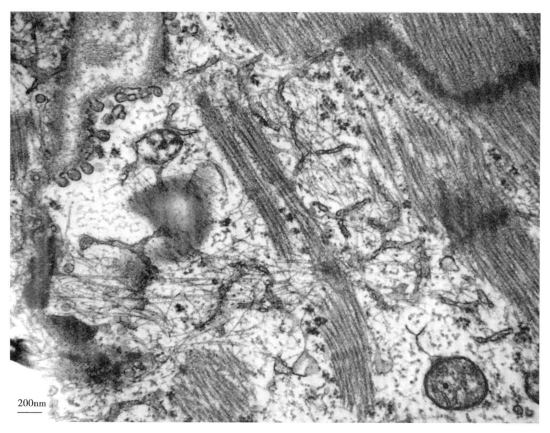

图 5-185
不成熟的心肌细胞,细胞膜内面较多吞饮小泡,胞质内有呈束及散在的粗、细肌丝及肌浆网,未形成成熟的肌节

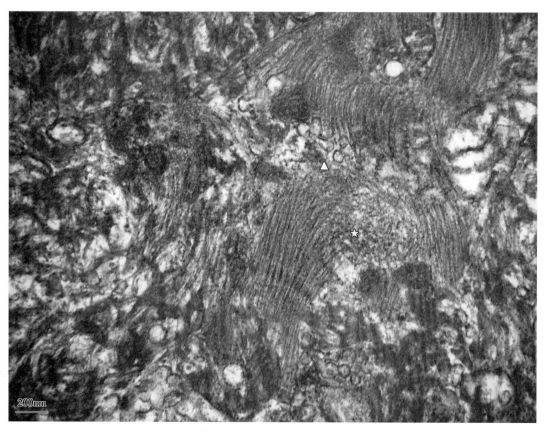

图 5-186
肌节 Z 线缺失区有残余管泡样结构(△),两侧肌丝极向紊乱,部分肌丝溶解(☆)

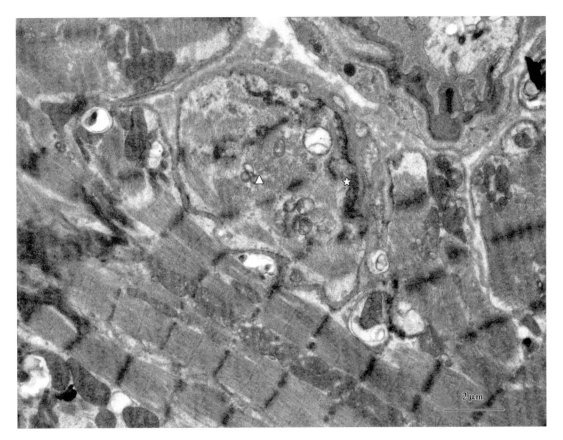

图 5-187
心肌细胞各部发育不同步,边缘有芽状隆起(△),内有少量不成熟肌节,变性的线粒体夹杂于肌丝间,类似闰盘样物紧贴细胞膜(☆),呈不成熟心肌细胞结构

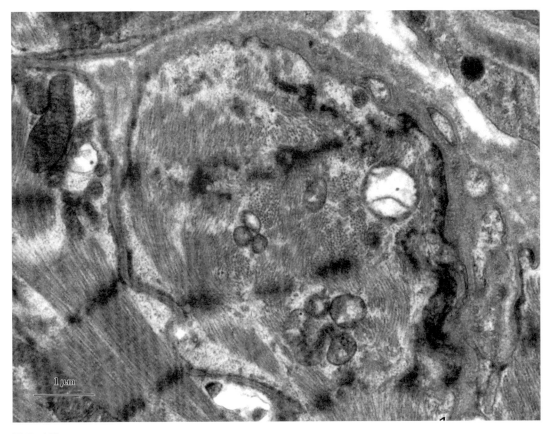

图 5-188
图 5-187放大,芽状隆起内的肌丝排列方向不一

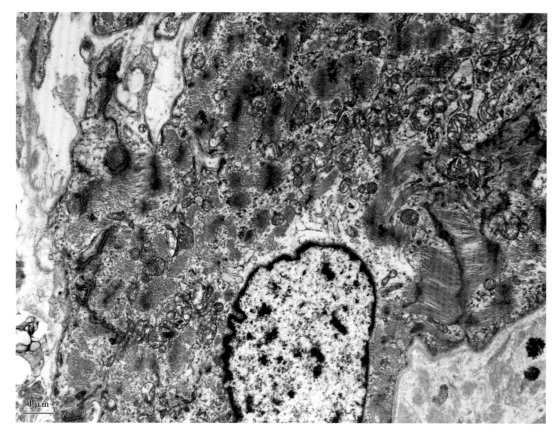

图 5-189
同一个心肌细胞肌节发育的成熟程度不同

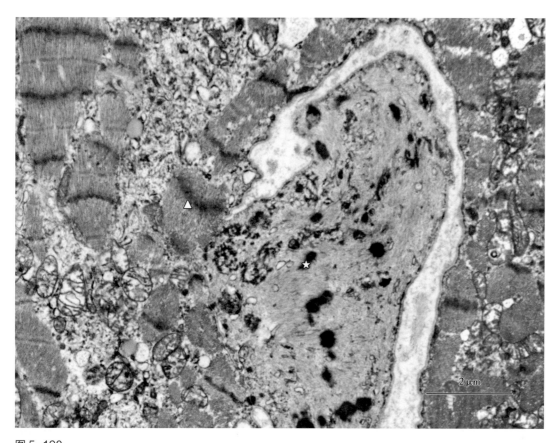

图 5-190
一个心肌细胞存在两种形态，表明同一细胞内心肌肌节的发育不同步，已形成肌节的部分（△）和未形成肌节的部分（☆）并存

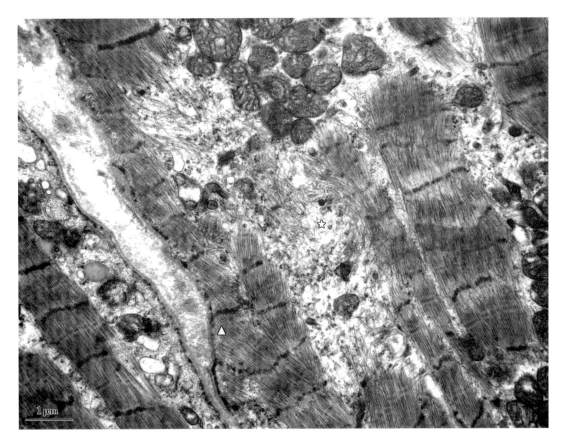

图 5-191
心肌细胞内肌丝束的发育不同步,有的已形成肌节或肌节样结构(△),有的仅见凌乱的肌丝但未形成肌节(☆)

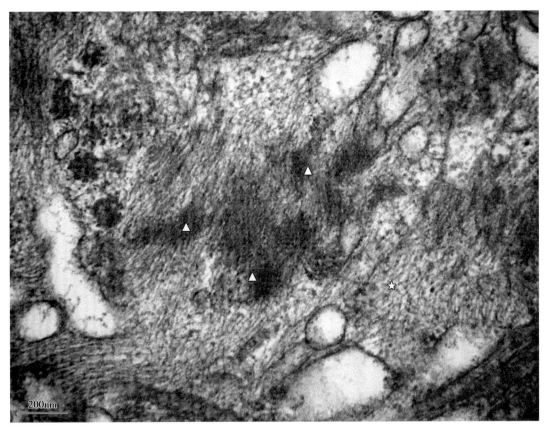

图 5-192
肌丝排列紊乱,未形成肌节(☆),Z线呈多个不规则团块状(△)

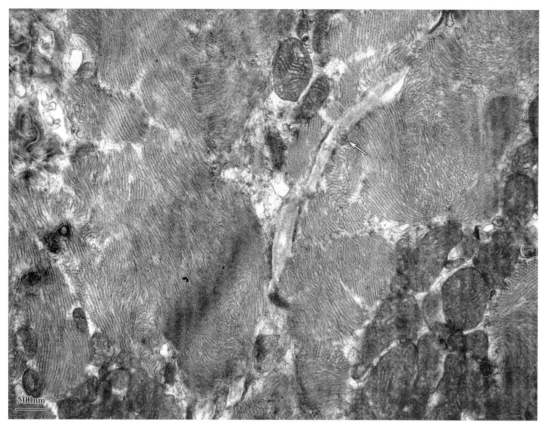

图 5-193
肌丝束呈多向排列，未见明确的肌节结构。细胞膜内陷，部分增厚，有肌丝附着（↑）

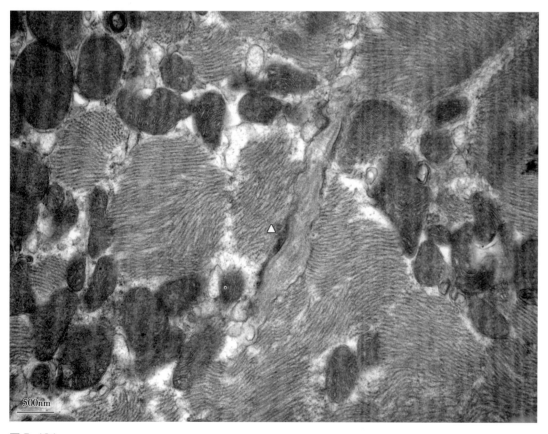

图 5-194
细胞膜陷入（△），部分呈高电子密度；肌丝排列不规则，不形成肌节

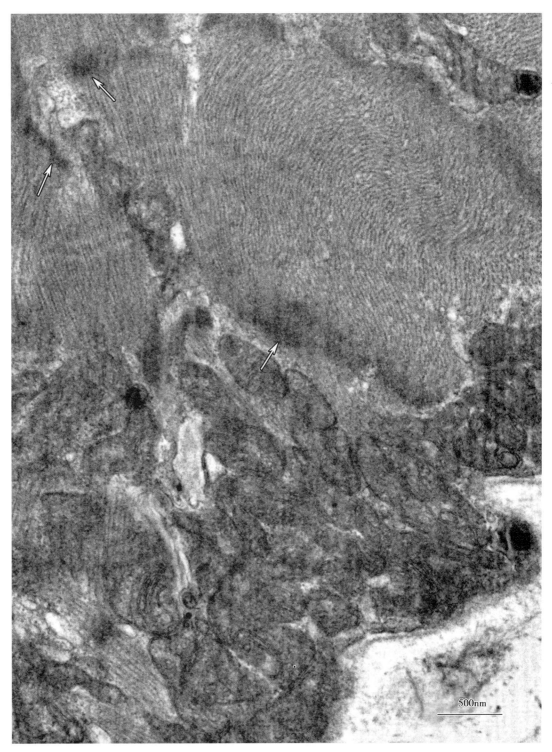

图 5-195
肌丝排列不规则，不形成肌节，Z 线极向不同、深浅不一、粗细不等（↑）

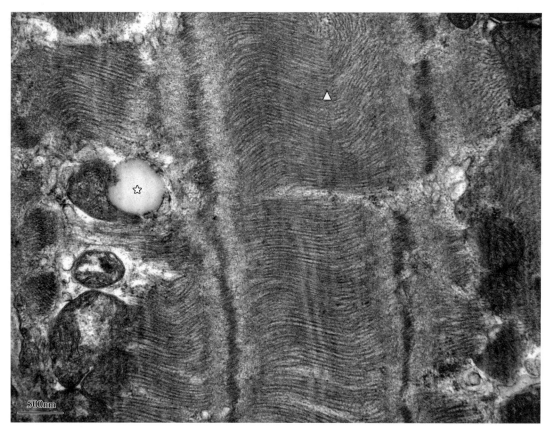

图 5-196
肌丝束形态不一,有的肌节结构较好,但有的肌节形成不良(△),未见 H 带及 M 线。心肌细胞内见小脂滴(☆)

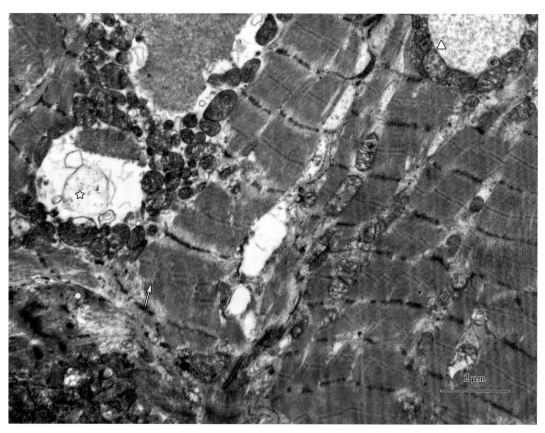

图 5-197
局部肌节结构不良,H 带、M 线紊乱(↑);心肌细胞内基质样物增多区,将线粒体挤向肌节内,Z 线碎裂;一个扩张的肌浆网(☆)

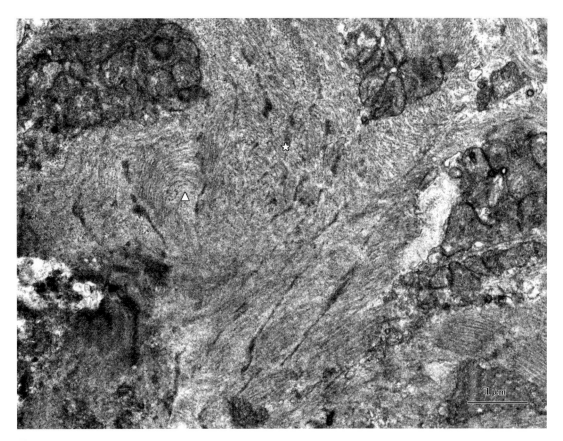

图 5-198
心肌细胞肌节异常，有的呈旋涡状排列（△）；有的区域肌丝散乱、Z 线结构不清，肌丝与 Z 线呈无序状态，不形成肌节（☆）

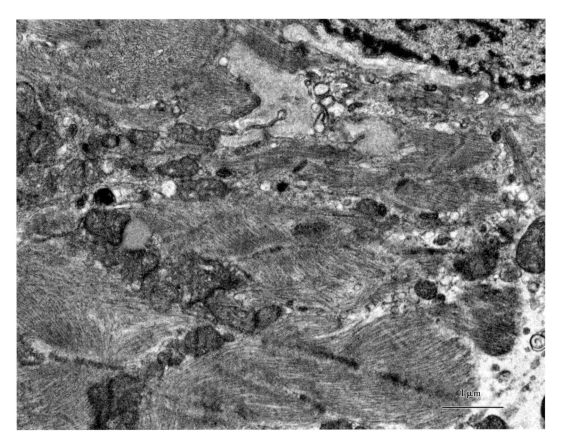

图 5-199
不规则的肌丝束结构，肌丝交错排列，不形成完整肌节

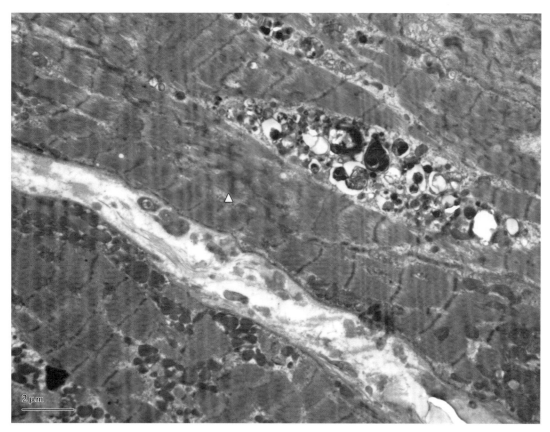

图 5-200
心肌细胞局部肌节结构异常，Z 线增宽、不规则、成块状（△）

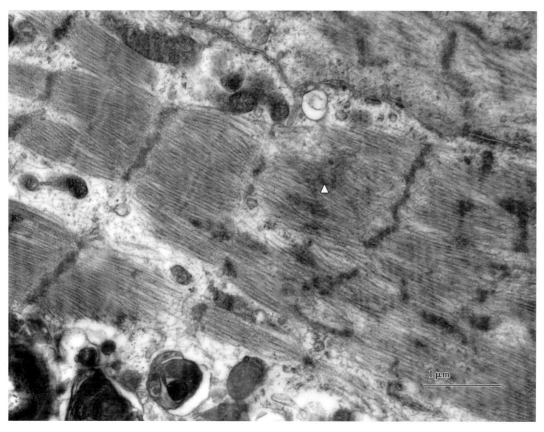

图 5-201
同一肌丝束不同部位的肌节结构各异，Z 线分布不规则，甚至缺失（△）

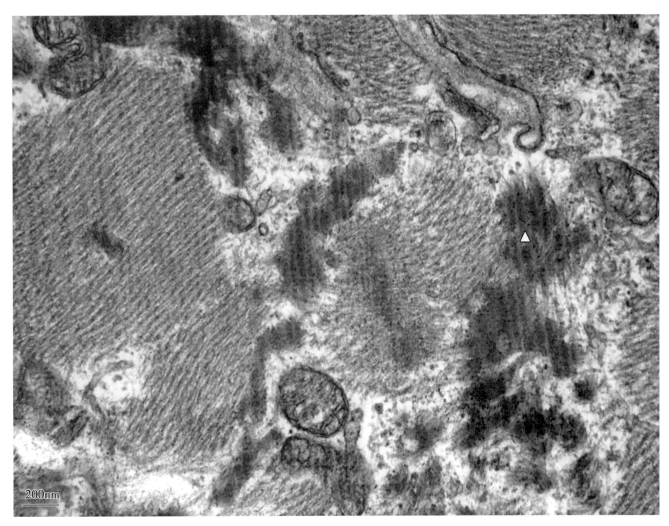

图 5-202
不规则形肌节，Z 线物质呈不规则团块状高电子密度，有的附有细肌丝（△）

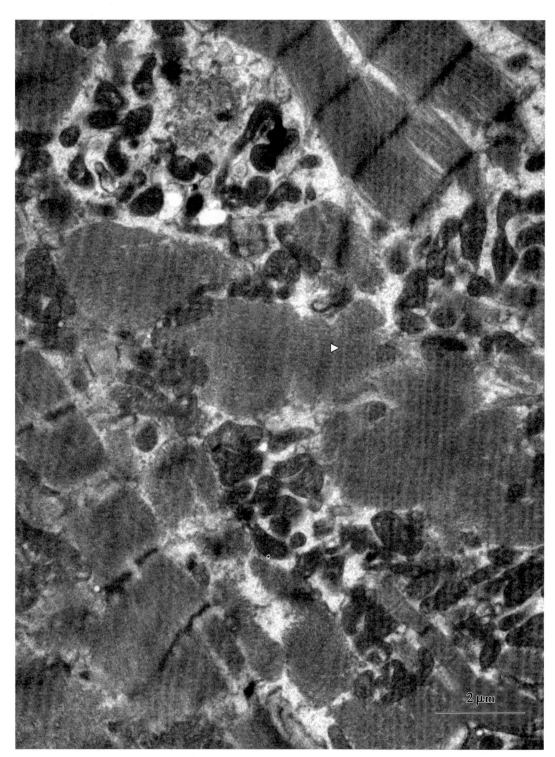

图 5-203
肌丝束发育不同步,间有未形成肌节的肌丝团(△)

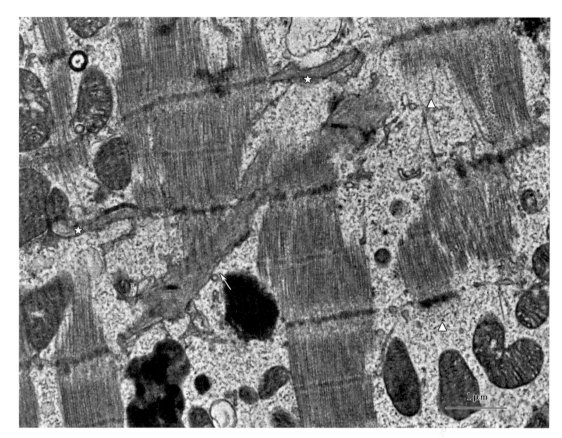

图 5-204
在发育成熟的肌节间见 T 管扩张（☆），肌节有溶解（△），局部不典型的闰盘间隔（↑）

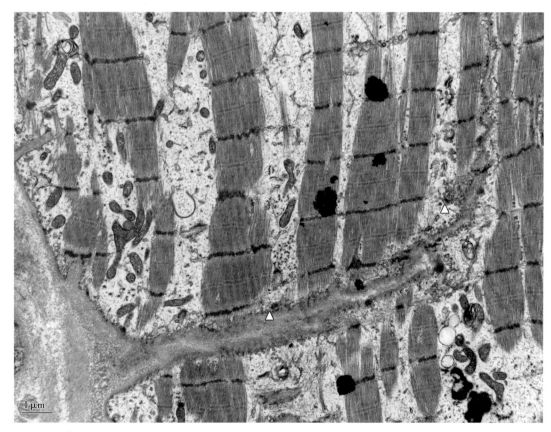

图 5-205
深度内陷于成熟肌节间的细胞膜，满布吞饮小泡（△）（图片有污染）

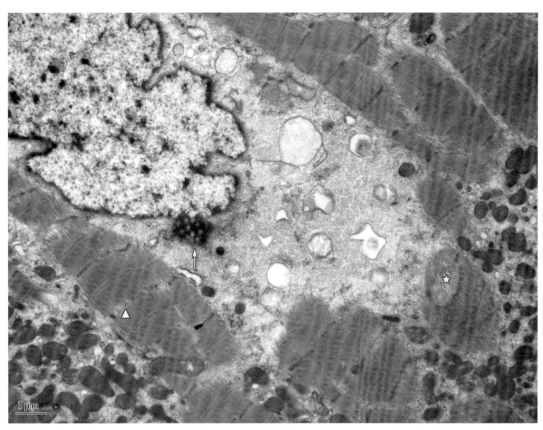

图 5-206
肌节 Z 线电子密度降低，呈断续状（△）或半环状（☆），心肌细胞核芽状隆起（↑），呈高电子密度，中有小管状结构，直径 100nm

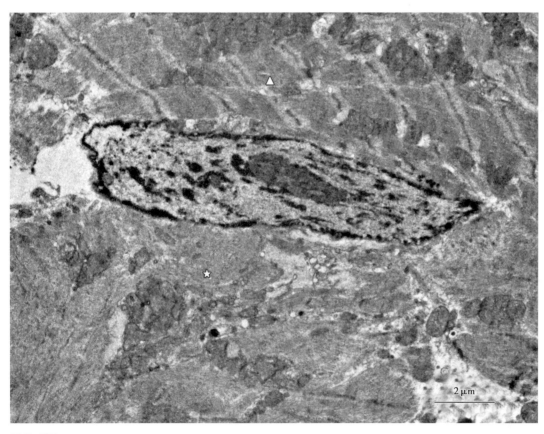

图 5-207
同一心肌细胞内肌丝束发育不同步，细胞核的一侧为规则的肌节结构（△），另一侧为紊乱的肌丝，不形成肌节（☆）

（二）心肌细胞发育不良表型

透射电镜观察到 PRCM 心肌细胞内存在多种细胞器发育不良表型，如肌丝和肌丝束不同向性、闰盘发育不良、幼稚及异形线粒体等。

1. 心肌细胞肌丝和肌丝束不同向性的表现　在本组 PRCM 心肌样本中，既观察到肌丝和肌丝束不同向性，又观察到相邻心肌细胞肌丝束排列不同向（图 5-208~ 图 5-220）。

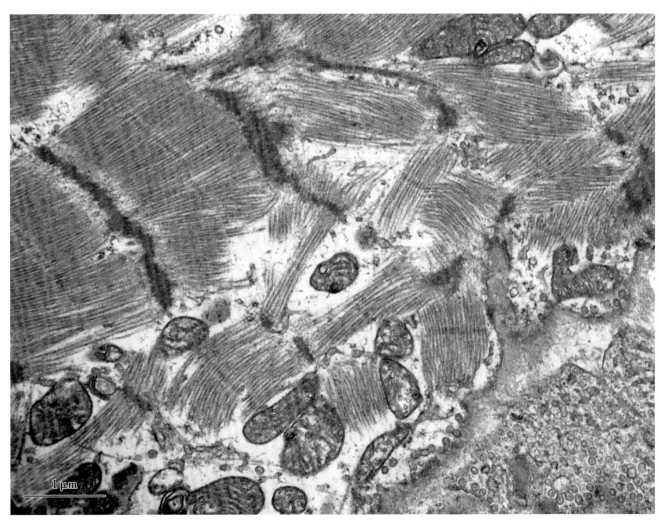

图 5-208
发育异常的肌节，肌丝束呈编席状排列

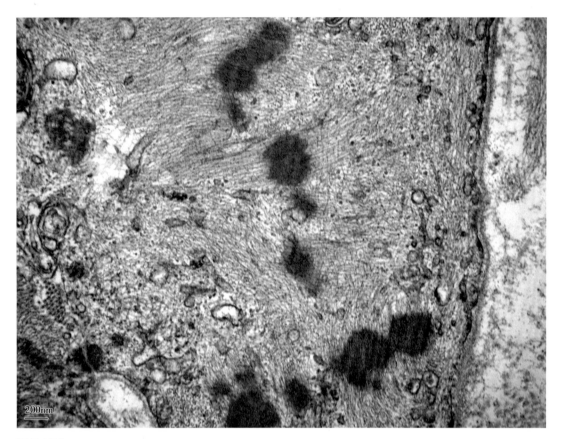

图 5-209
肌丝极向紊乱，Z 线增宽密集成团

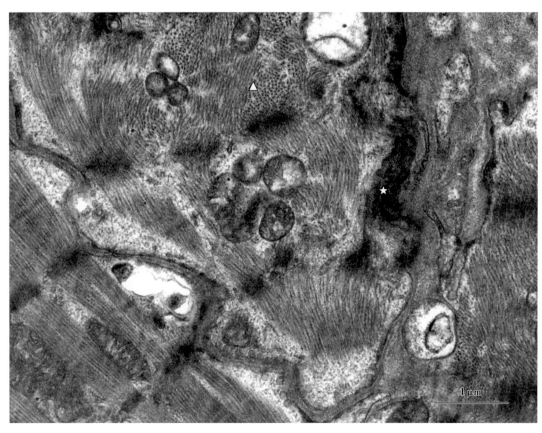

图 5-210
同一个肌节内肌丝排列紊乱、纵横交错（△），细胞膜内侧较多高电子密度物质附着（☆）

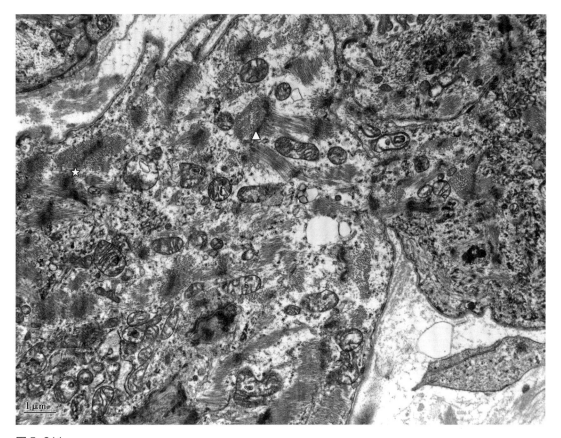

图 5-211
心肌细胞的肌节长短不等，H 带增宽，Z 线宽窄不一、形状不规则。主要表现有：Z 线两侧的肌丝一侧垂直，一侧平行（△）；Z 线两侧的肌丝均平行排列（☆）；Z 线两侧的肌丝均垂直排列。这些不规则的排列不仅见于同一细胞内，也见于相邻细胞间

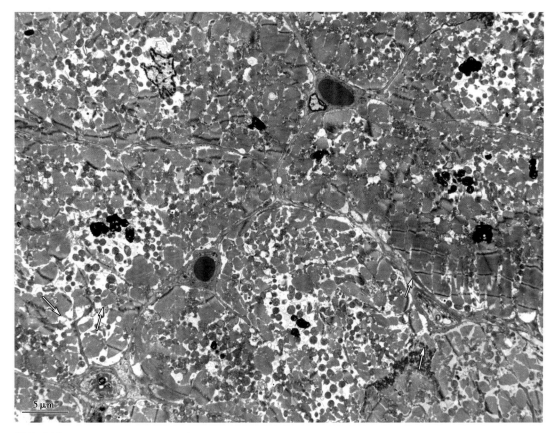

图 5-212
同一心肌细胞及相邻心肌细胞内的肌丝束排列不同向

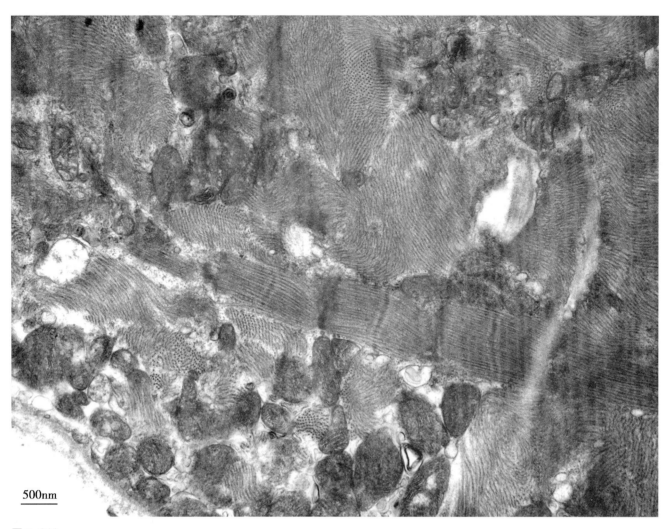

图 5-213
同一心肌细胞内的肌丝束呈多极性排列

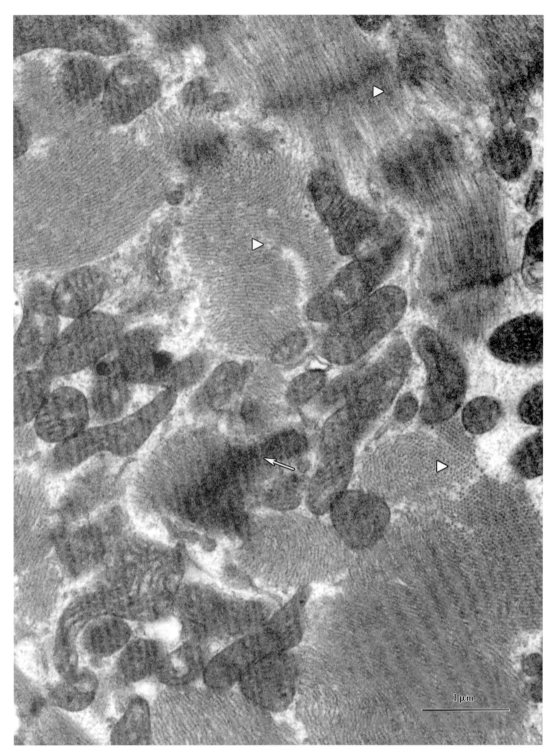

图 5-214
肌丝束排列紊乱、纵横交错（△），Z 线肥厚（↑），未形成正常肌节

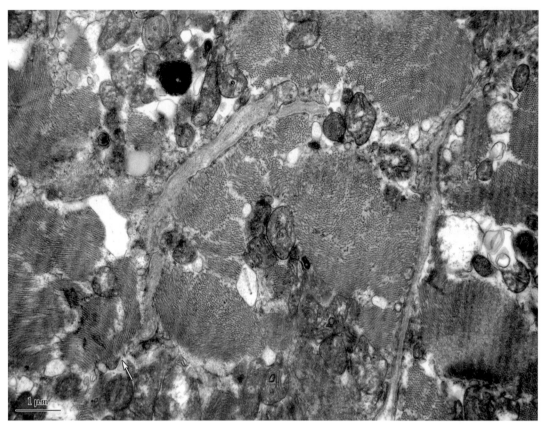

图 5-215
相邻心肌细胞内肌丝排列方向不一致,也不形成肌节。细胞间以内陷的细胞膜分隔,内有Ⅰ型胶原及基质,端部电子密度较高似闰盘样(↑)

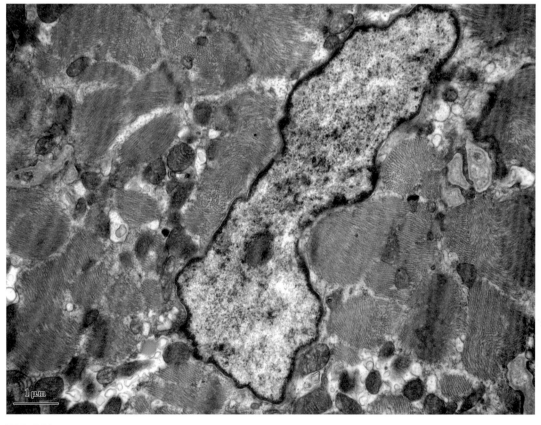

图 5-216
同一个心肌细胞内肌丝束极向紊乱

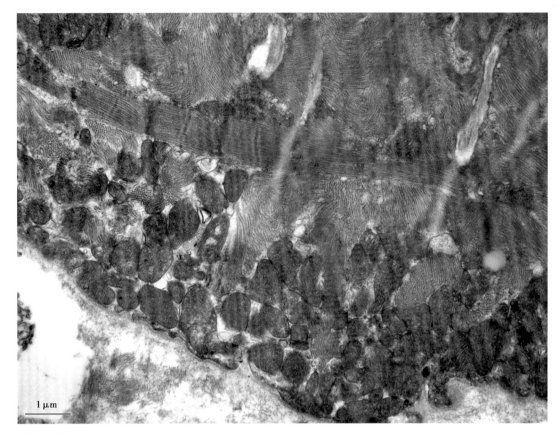

图 5-217
肌丝束排列紊乱，纵横交错；肌节形态不完整

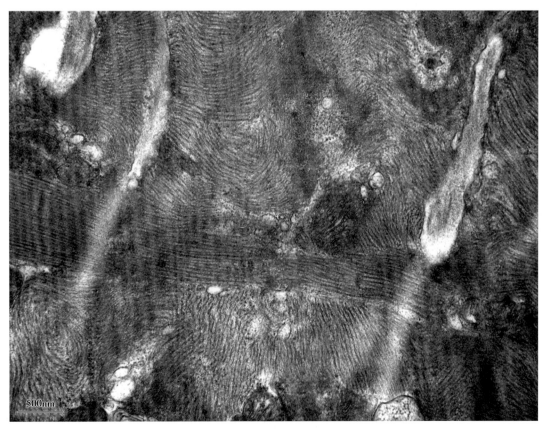

图 5-218
图 5-217 放大，肌丝束排列紊乱，呈指纹状，Z 线、M 线结构不完整

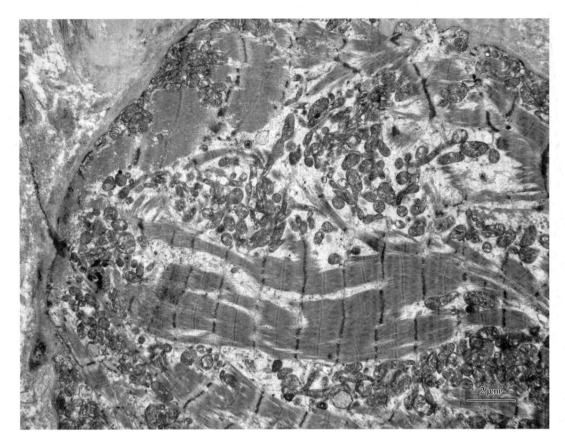

图 5-219
Z 线断裂，肌丝极向紊乱

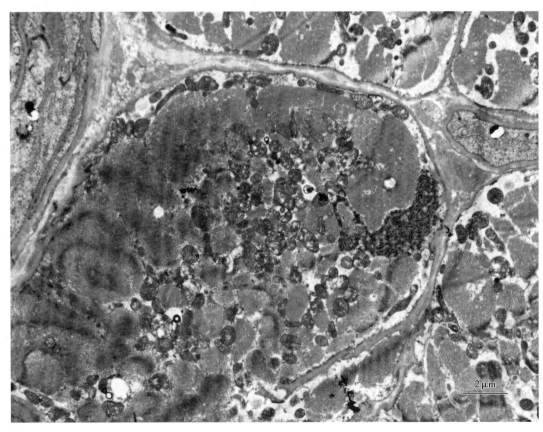

图 5-220
间质增生，肌节环形排列，团块状闰盘位于心肌细胞一端

2. 闰盘发育不良表型　虽然遗传学研究发现 PRCM 的基因改变主要以肌节基因突变为主，但透射电镜仍在发育不良以及肌节结构相对正常的心肌细胞中观察到多种细胞连接异常及闰盘结构不良。超微结构见闰盘的结构、形态、数量及位置异常，甚至闰盘的基本结构类型模糊不清，表现为闰盘呈团块状、线团状或短小断续的线形等；中间连接所占闰盘比例明显减少，闰盘间隙显著增宽等，这些异常使得肌丝束的附着关系紊乱，可出现闰盘单侧或双侧肌丝束缺失或肌丝束不同向，肌节与闰盘连接异常，肌节排列方向及结构形成不良；还观察到闰盘位于细胞的侧-侧面及端-侧面，甚至有的心肌细胞周围有闰盘分隔，闰盘位置的改变使得心肌僵硬度增加，舒张受限。

闰盘的致密斑（macula densa）即桥粒，是中间丝附着部位，结蛋白（desmin）是维持心肌细胞内部结构和功能的重要Ⅲ型中间丝蛋白，稳固细胞连接，其编码基因为 *DES*。家族性 PRCM 中发现有 *DES* 基因异常。*DES* 基因突变影响其蛋白表达，或导致异常聚合、错误折叠，引起 desmin 相关心肌病（desmin-related cardiomyopathy）。越来越多的研究证据表明，结蛋白的功能并不局限于细胞的结构和机械完整性，也涉及细胞器定位和信号传递的完整性。细胞连接的异常导致细胞内信号的传递途径不良，进一步促进心肌细胞的退变以及心肌间质纤维化等（图 5-221）（参见第六章相关内容）。

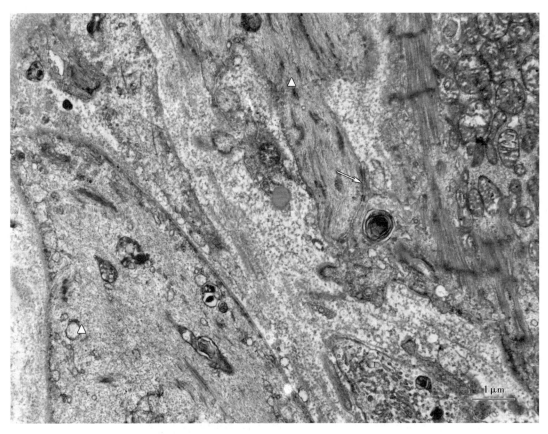

图 5-221
发育异常的心肌细胞（△），仅见肌丝，未形成肌节。闰盘位于心肌细胞一端的细胞膜处（↑），仅见少量中间连接，其上无肌丝附着，大部分为非特化区

(1)闰盘位置异常:透射电镜观察到 PRCM 闰盘位置的异常表型,如在心肌细胞端部及两心肌细胞端-端连接处未见闰盘结构;或见闰盘位于心肌细胞侧面与肌丝束平行,或位于心肌细胞内(图 5-222~图 5-229)。

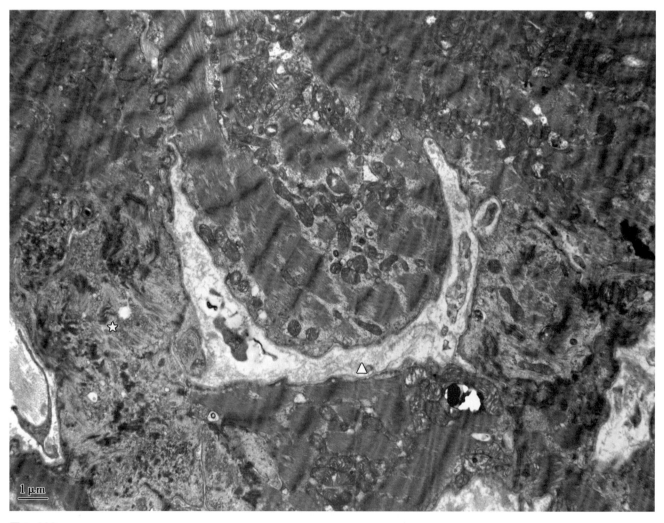

图 5-222
心肌细胞端部对应相邻心肌细胞的侧面(△),二者之间无闰盘结构,心肌细胞部分区域肌节结构不良(☆)

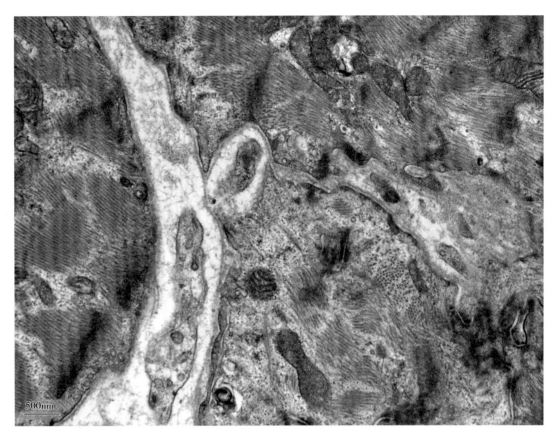

图 5-223
两心肌细胞端-端连接处无闰盘结构，间隙内见成纤维细胞的部分胞质；肌丝束结构不良

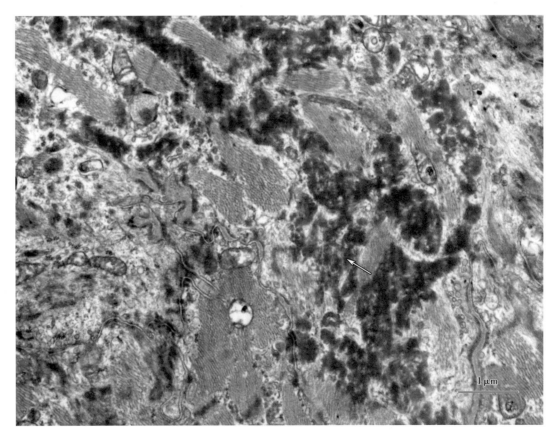

图 5-224
肌丝束间部分闰盘呈不规则的平直状，质膜间隙断续增宽，高电子密度物脱失；部分闰盘发育异常，于大片的高电子密度物中见双层质膜结构（↑）

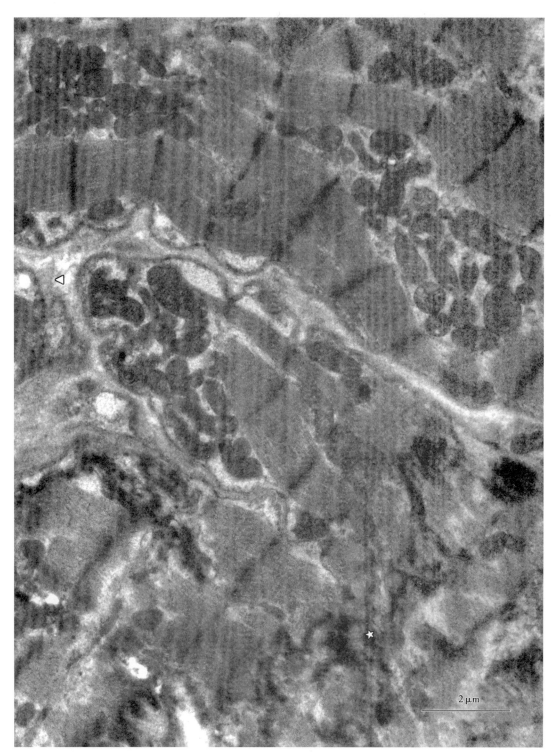

图 5-225
心肌细胞端部未见闰盘结构（△），距端部五个肌节处有结构不良的闰盘（☆）

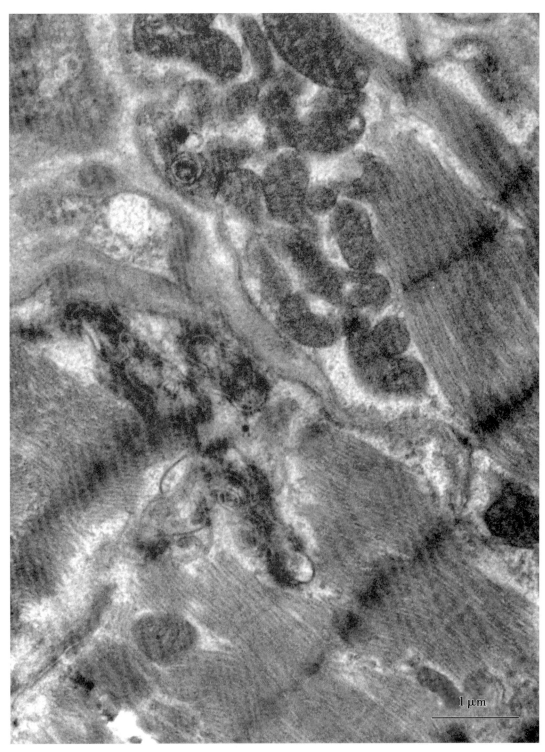

图 5-226
小团闰盘位于心肌细胞侧面

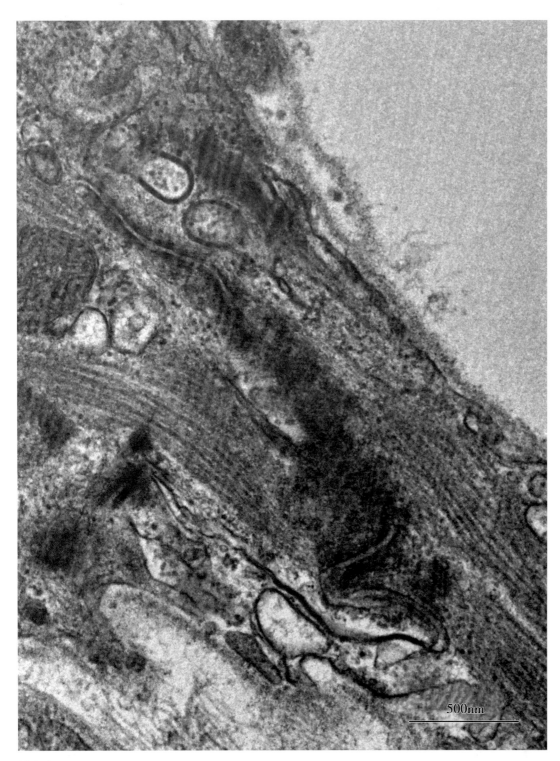

图 5-227
走行于肌丝束间的闰盘,与肌丝束平行,呈高电子密度,闰盘的结构类型不清

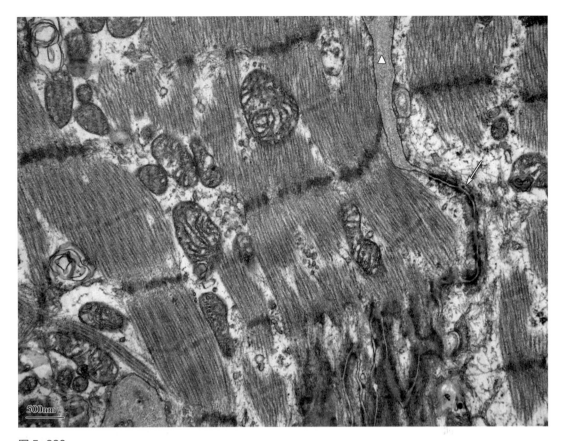

图 5-228
心肌细胞间侧向间隔的闰盘（↑），以中间连接与细胞间隙相连（△），Z线及M线断续、错位、消失

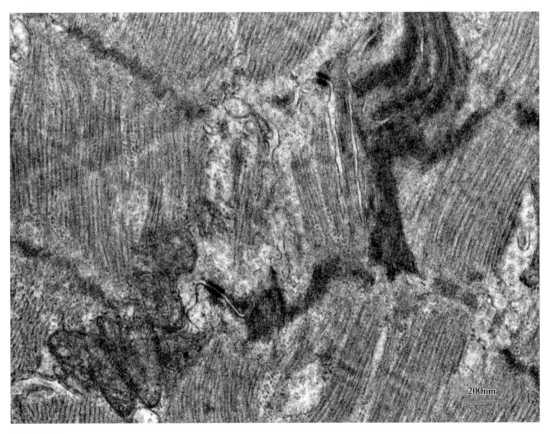

图 5-229
闰盘走行于肌丝束间，两处有清晰可见的桥粒结构，其他各处质膜上特化结构脱失、移位至肌丝间

（2）闰盘的特化结构不良：透射电镜观察到 PRCM 闰盘上的基本结构类型异常，如质膜间隙增宽，中间连接的高电子密度物或增宽或脱失，以致肌丝附着不良（图 5-230~ 图 5-244）。

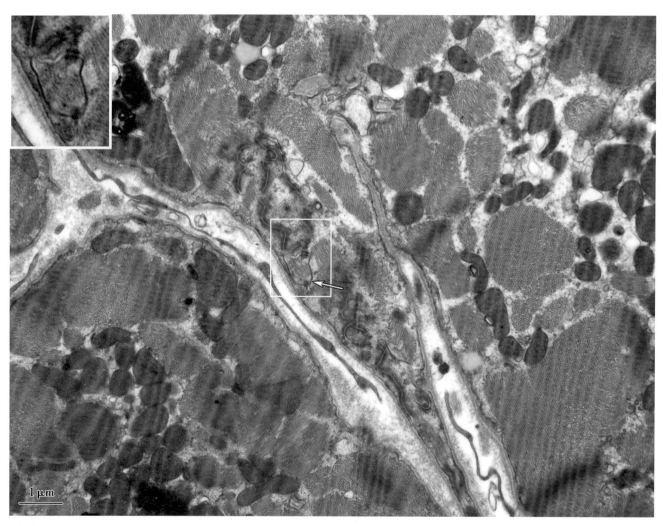

图 5-230
闰盘紧邻细胞膜一侧，呈数个大小不等的不规则环形，一处见环状的缝隙连接（↑），其上有桥粒，闰盘周围肌丝杂乱。心肌间质有多个 TCs

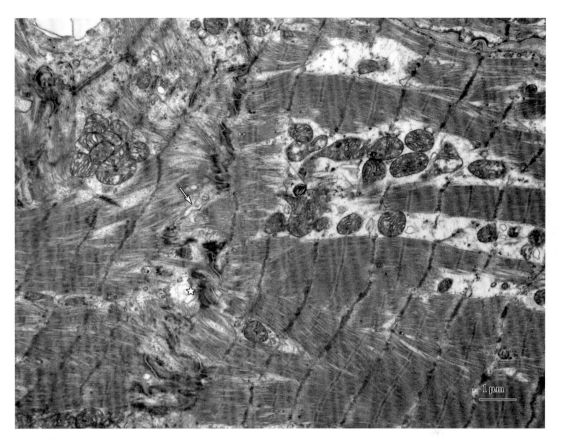

图 5-231
闰盘结构模糊不清，非特化区增宽（↑）；中间连接周围肌丝松散、极向紊乱，甚至消失（☆）

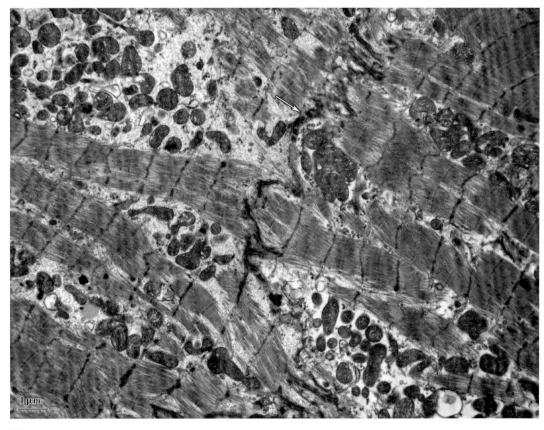

图 5-232
闰盘结构不规则，中间连接高电子密度区增厚（↑）

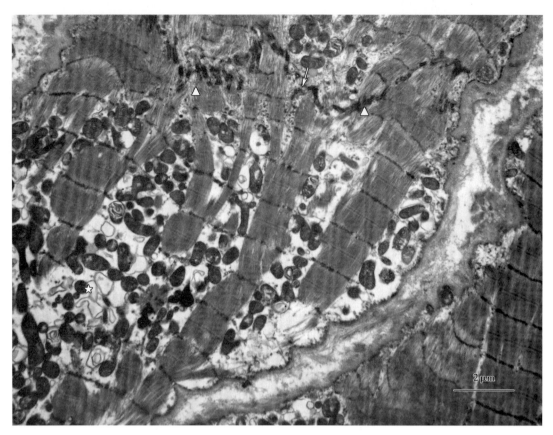

图 5-233
闰盘结构变异（△），一侧无肌丝附着（↑），附近肌丝束结构异常；肌浆网普遍扩张（☆）

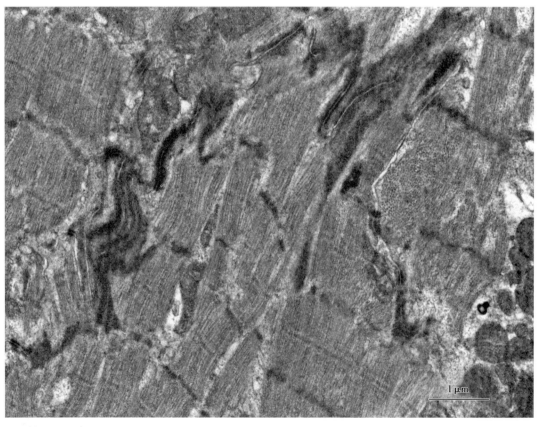

图 5-234
闰盘结构变异，锯齿状皱褶深大、不规则，缺乏肌丝附着；肌丝束间见线状高电子密度颗粒

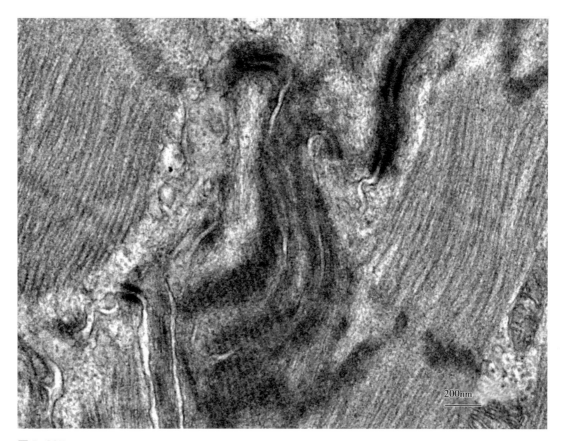

图 5-235
图 5-234 放大，闰盘伸长似小肠样折叠，其上高电子密度颗粒区增宽、模糊，未形成中间连接等特化区结构，电子密度与 Z 线相同

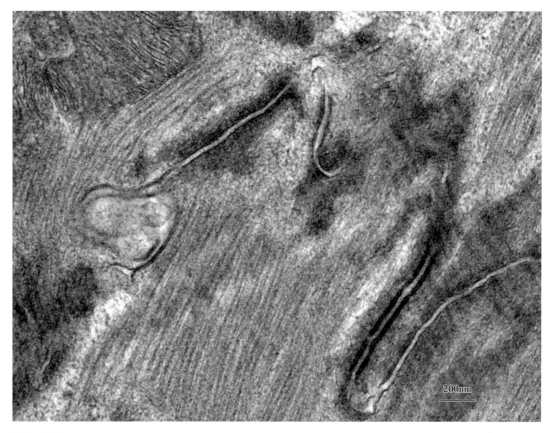

图 5-236
图 5-234 放大，闰盘质膜间隙增宽，中间连接增宽呈斑片状，与肌丝附着不良

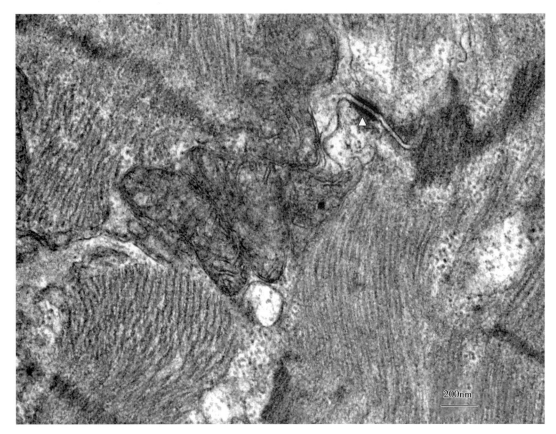

图 5-237
小片闰盘结构,双层质膜上见桥粒(△)

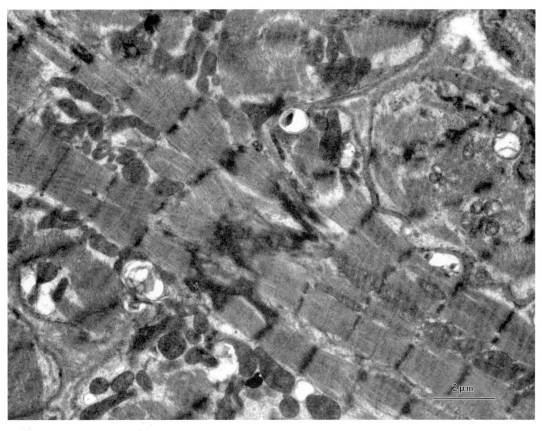

图 5-238
肌丝束间的小段闰盘,结构模糊不清

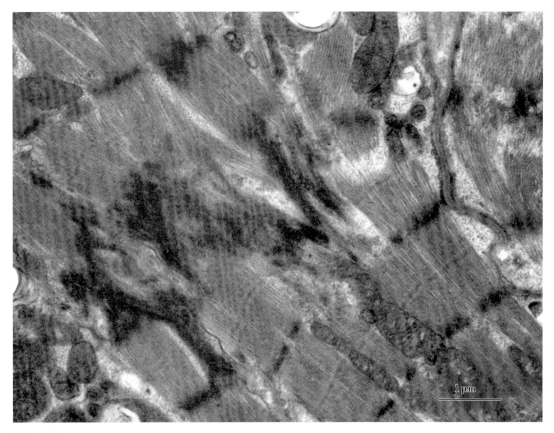

图 5-239
图 5-238 放大，闰盘上弥散的高电子密度物呈细颗粒状，宽窄不一，中间连接或桥粒结构模糊不清

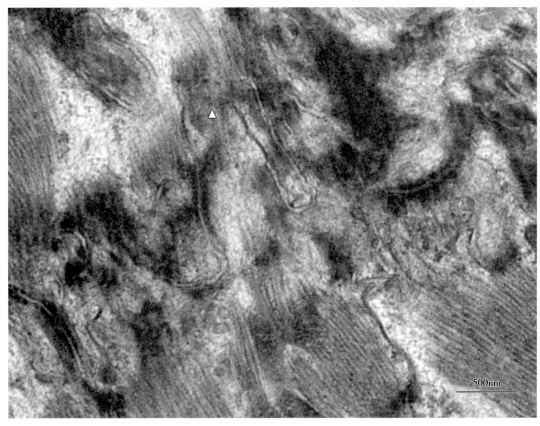

图 5-240
闰盘呈线状折叠，其上中间连接减少，局部闰盘间隙增宽，质膜破裂（△）

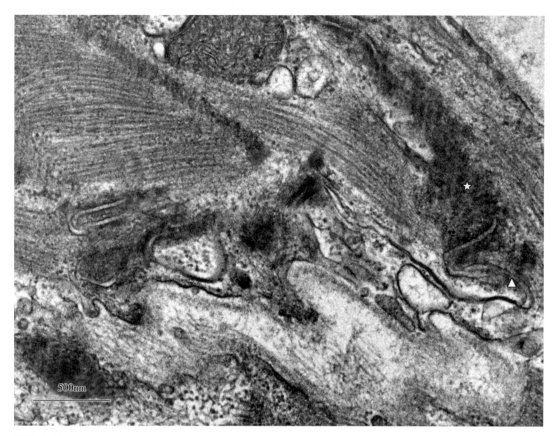

图 5-241
侧面细胞膜下的闰盘,部分区域结构模糊不清(☆),质膜间隙增宽(△)

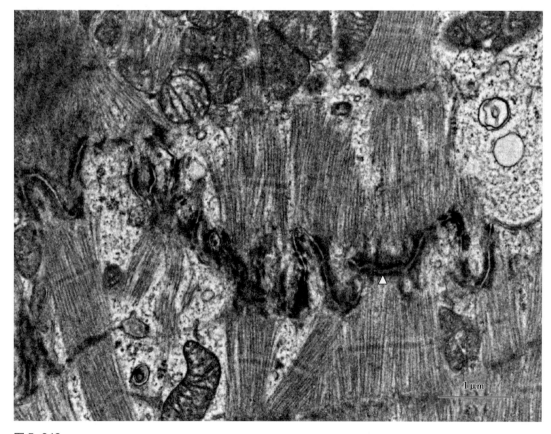

图 5-242
闰盘上中间连接形态不一,局部质膜间隙增宽(△),一侧肌丝溶解

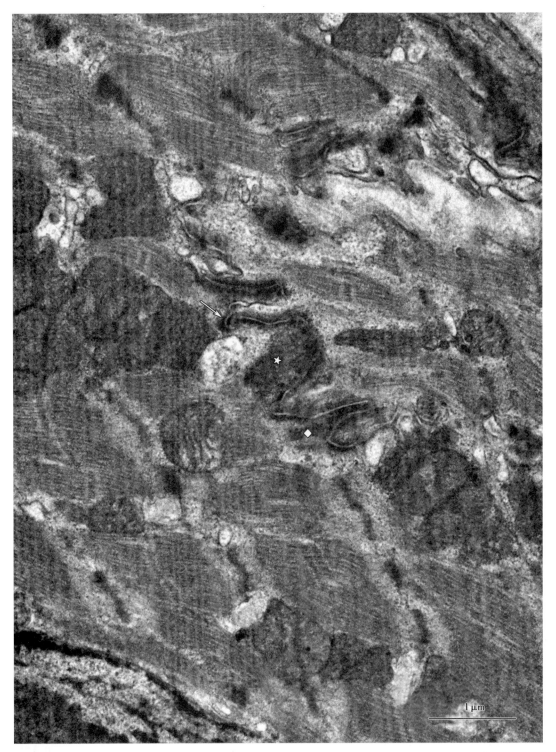

图 5-243
闰盘锯齿状形态不规则，有的锯齿间距增宽（☆），有的锯齿间距较窄（◇），质膜呈弯曲状（↑），局部间隙增宽

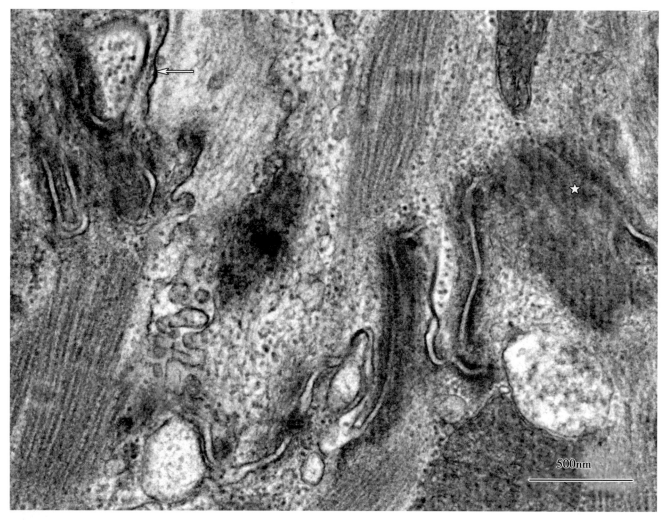

图 5-244
图 5-243 放大，闰盘中间连接减少，其上的高电子密度物弥散呈片状（☆），缝隙连接狭长（↑）；闰盘间隙增宽

（3）闰盘形态异常——线形闰盘：透射电镜观察到 PRCM 的闰盘有多种异常表型，如线形闰盘，即锯齿状褶皱消失而呈平直线状，中间连接减少，闰盘两侧肌丝溶解，肌浆网扩张（图 5-245~ 图 5-255）。

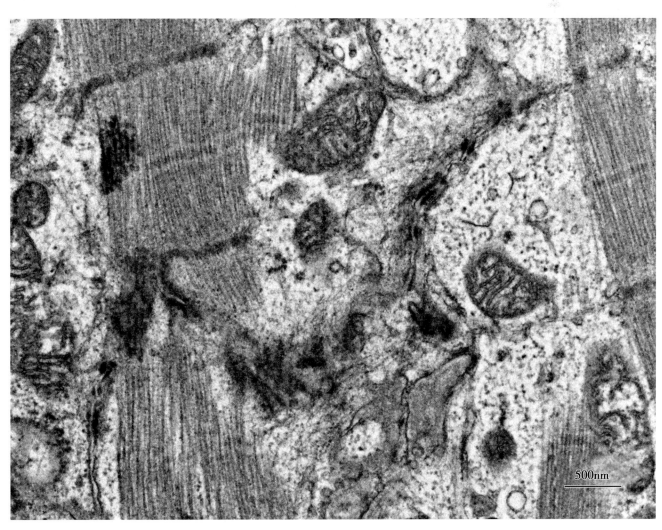

图 5-245
闰盘锯齿状形态消失，呈平直线状，其上中间连接减少，两侧肌丝溶解，肌浆网扩张

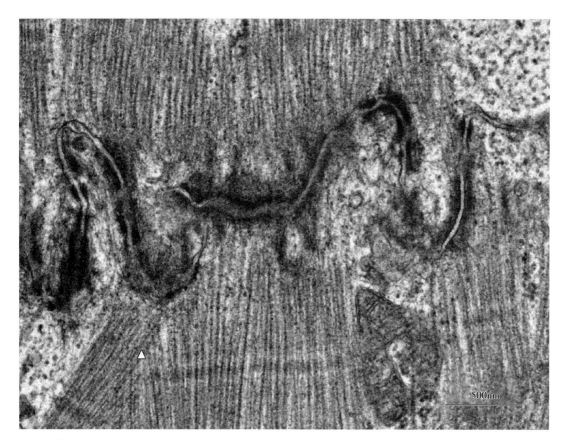

图 5-246
闰盘平直，质膜间隙增宽，中间连接呈不规则高电子密度团块状，与中间连接相连的肌丝交错排列（△）

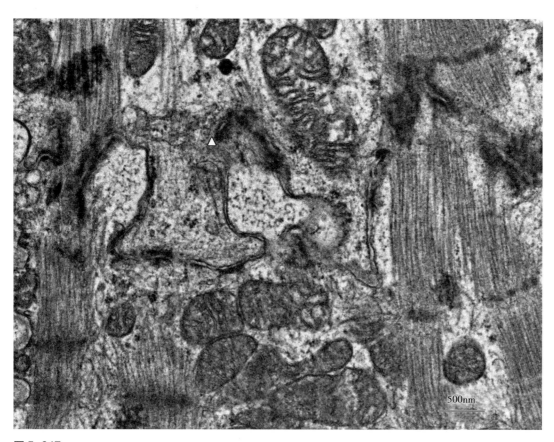

图 5-247
闰盘锯齿状结构消失，局部断裂（△），质膜间隙增宽，中间连接减少，周围肌丝溶解、断裂

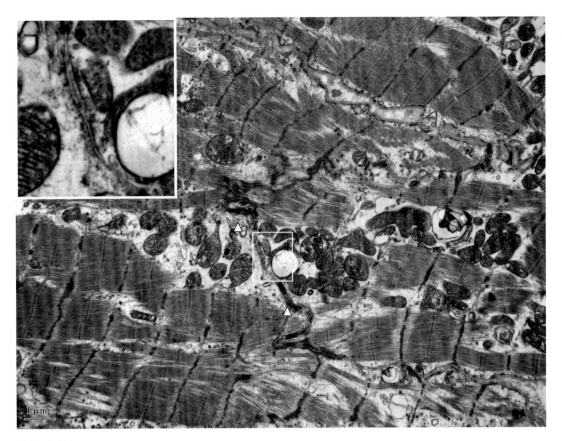

图 5-248
细胞闰盘连接异常，见缝隙连接，中间连接结构模糊不清（△），间隙增宽

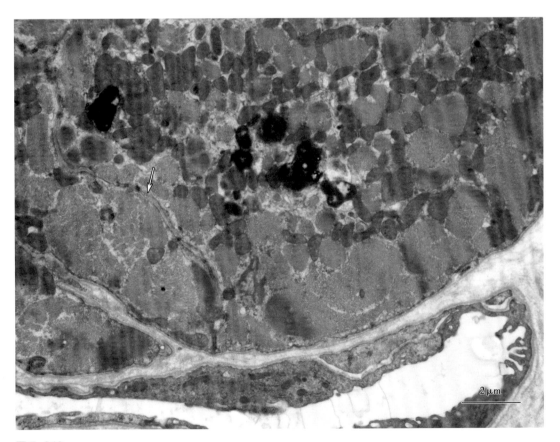

图 5-249
不同连接方式的闰盘，有较多的非特化区（↑），间隙增宽

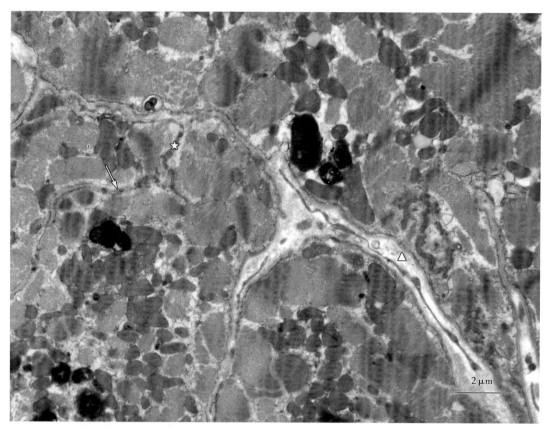

图 5-250
位于细胞膜侧的闰盘（△）和端-端连接的闰盘（☆），闰盘上有桥粒（↑）

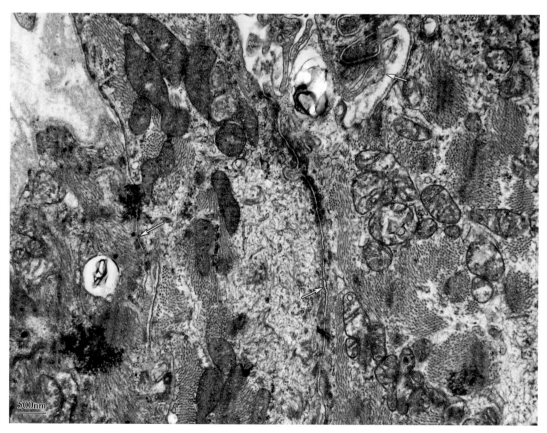

图 5-251
发育成熟程度不一的心肌细胞，闰盘平行（↑），以非特化区为主，少有中间连接

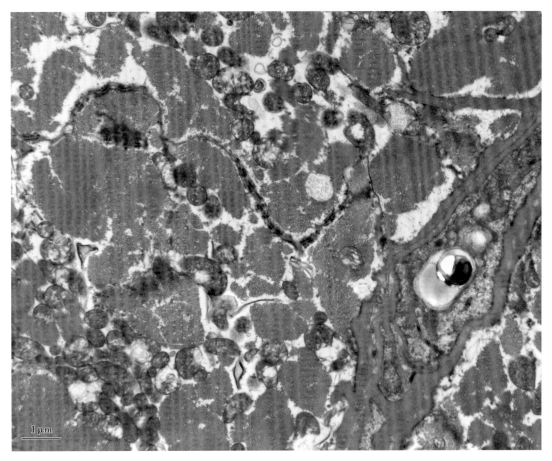

图 5-252
平直的闰盘,特化结构与非特化结构交替,形成斑马线样结构;间质增生,细胞膜内陷

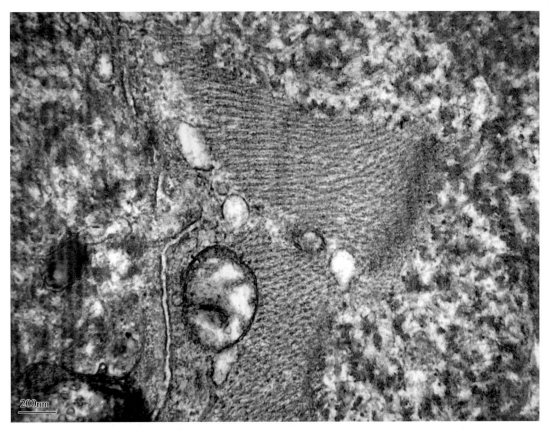

图 5-253
直线形闰盘,质膜间隙增宽,其上无明确特化结构,两侧有与之平行的肌丝,其旁存在不完整且方向不一的肌节结构,周围胞质发育不良,散在高电子密度片

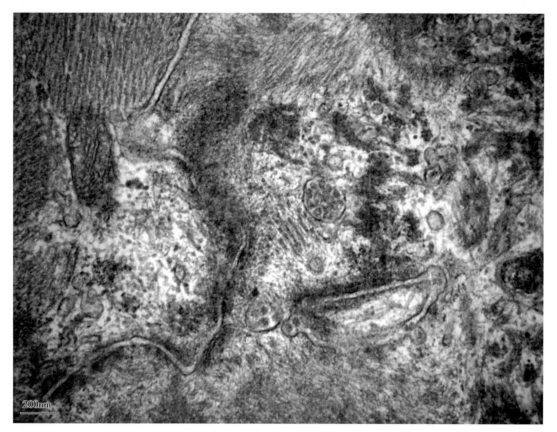

图 5-254
闰盘平直,特化结构模糊,周围部分肌丝溶解

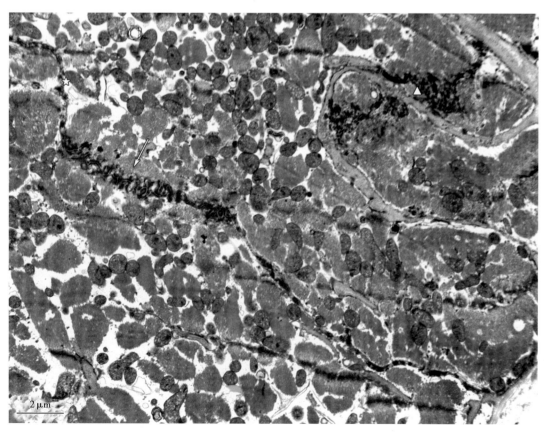

图 5-255
多样的闰盘形态,锯齿状(↑)、平直状(☆)、团状(△)

（4）闰盘形态异常——团状闰盘：透射电镜观察到 PRCM 闰盘形态有多种异常表型，如团状闰盘，即线形闰盘的局部盘成小团状，团状闰盘的一端或两端直接连于内陷的细胞膜。此种表型的闰盘更常见于发育不全的心肌细胞内。

1）团状闰盘的形态：见图 5-256~ 图 5-260。

2）团状闰盘与内陷的细胞膜：见图 5-261~ 图 5-266。

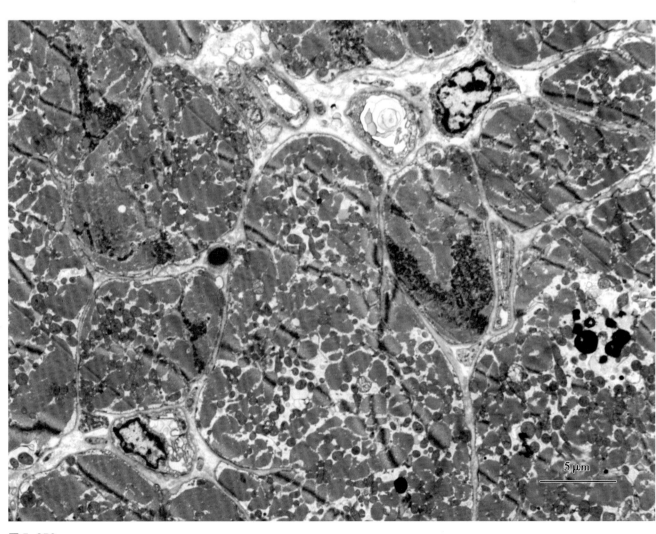

图 5-256
被间质分隔的小块心肌细胞，肌节间多处见闰盘结构，局部呈团块状形态

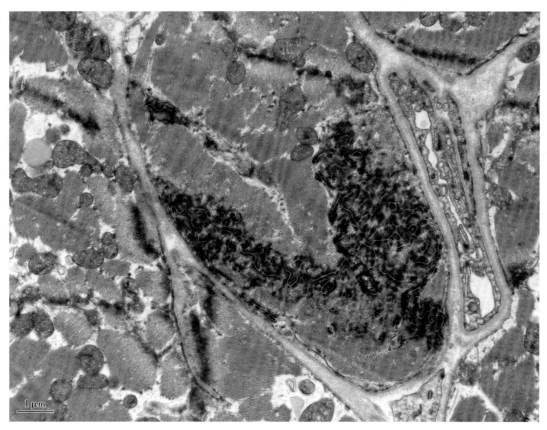

图 5-257
图 5-256 放大，团块状密集缠绕的闰盘，呈高电子密度，桥粒及中间连接不易区分，非特化区结构减少

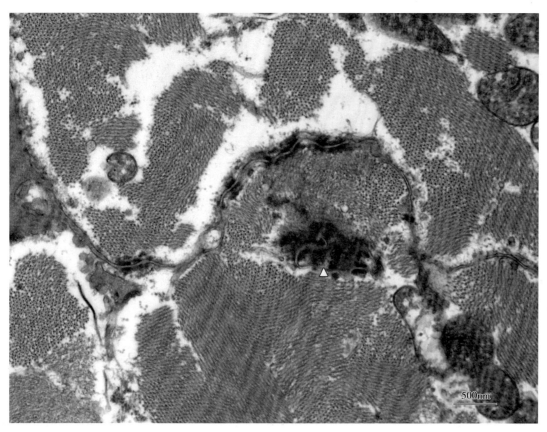

图 5-258
线状闰盘的一处环绕成小团状（△），其上的高电子密度物扩散至肌丝间，肌丝纵横交错

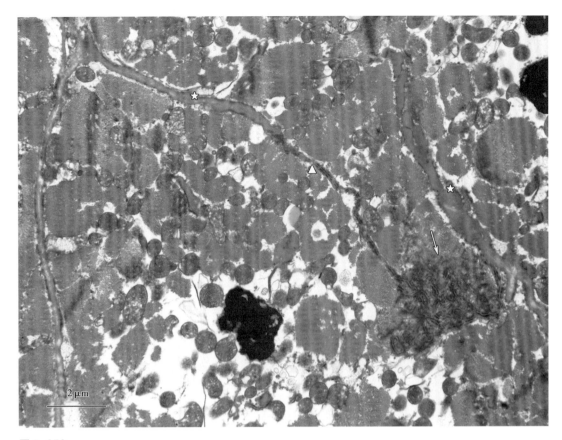

图 5-259
一条闰盘呈直线（△）及团状（↑）两种表型：直线形与内陷细胞膜（☆）端部相近，二者间的高电子密度物似相融合；团状形邻近内陷的细胞膜

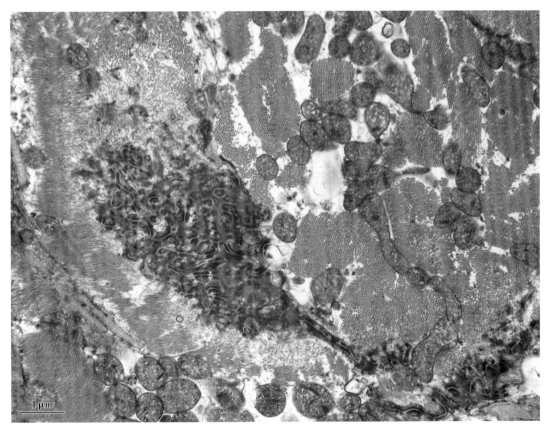

图 5-260
密集的团块状闰盘，一端呈线形，周围肌丝溶解成碎片状

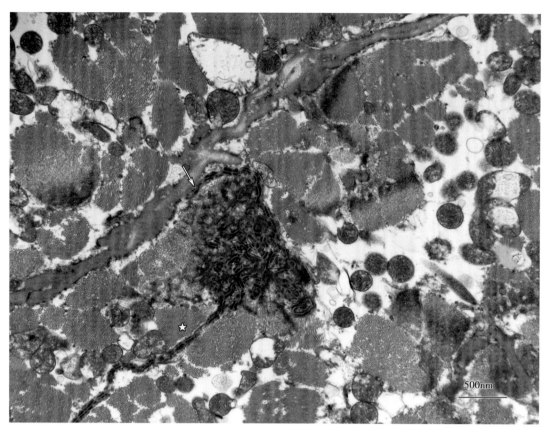

图 5-261
闰盘呈直线形及团状形,电子密度较高,直线形与肌丝呈平行走向(☆),团状形一侧与内陷扩张的细胞膜相融合(↑),内陷细胞膜内含基质及纤细纤维

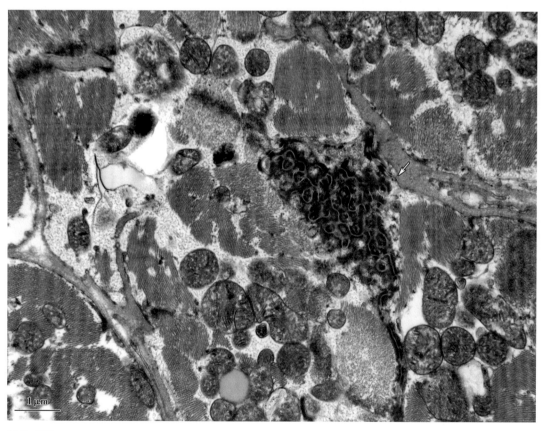

图 5-262
密集团块状闰盘连接于内陷的细胞膜(↑)

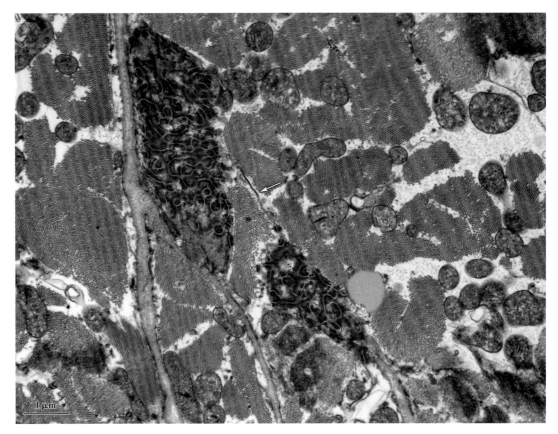

图 5-263
两处密集的团块状闰盘，紧邻增粗内陷的细胞膜，二者之间有缝隙连接相连（↑）

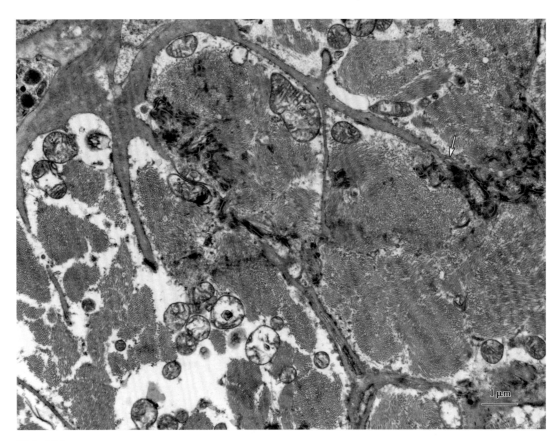

图 5-264
间质随内陷的细胞膜深入胞质内，呈多分支状；细胞膜内侧的高电子密度物与不规则团状闰盘有融合，闰盘质膜与内陷的细胞膜连接（↑）；肌丝极向紊乱

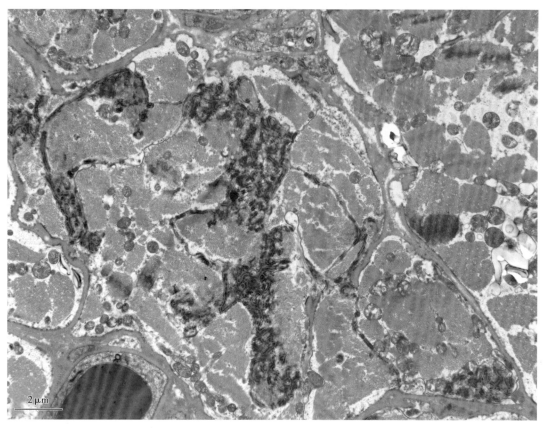

图 5-265
被内陷细胞膜包绕分隔的小团心肌细胞胞质内闰盘结构密集，部分呈线性，部分呈团块状，有的贴附于细胞膜处

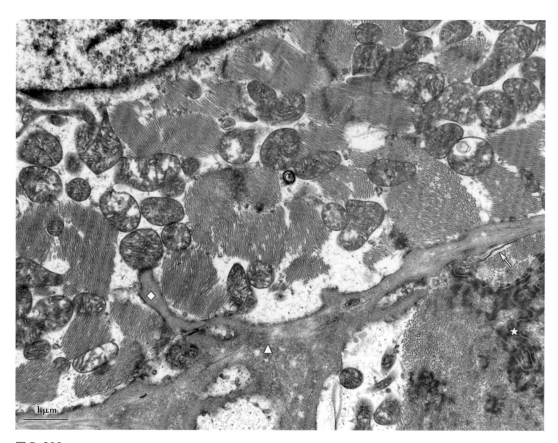

图 5-266
两相邻心肌细胞，间隔增宽（△），内容主要为基质样物质，细胞膜陷入（◇）。有的细胞以不规则团状缠绕的闰盘为间隔（☆），紧贴细胞膜处见缝隙连接（↑）

3）团状闰盘与发育不全心肌细胞：团状闰盘见于发育不良的心肌细胞内，其周围常有发育相对成熟的心肌细胞及闰盘结构，推测可能为密集存在的发育不全心肌细胞群嵌入（图5-267~图5-277）。

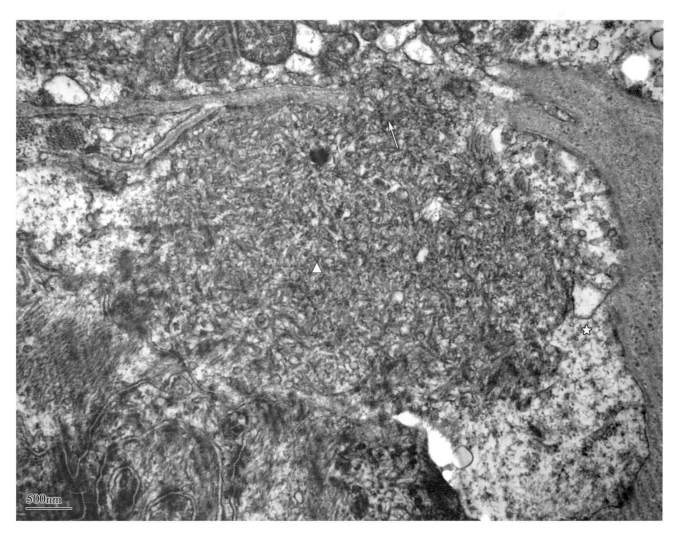

图5-267
幼稚心肌细胞中发育异常的团状闰盘（△），密集并跨越细胞膜与相邻心肌细胞相连（↑），一侧有缝隙连接连于细胞膜（☆），图片左下方为发育相对成熟的心肌细胞及线状闰盘

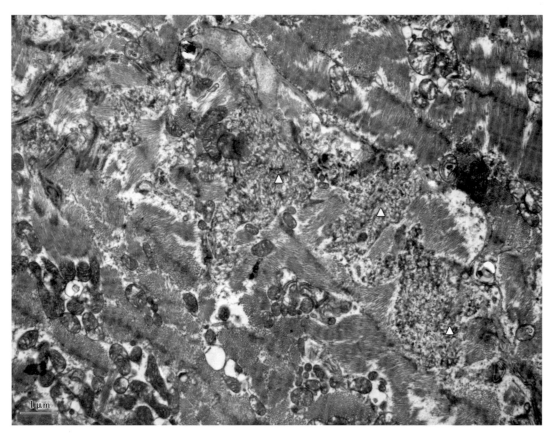

图 5-268
发育异常的闰盘结构不清并密集成片，其中有可辨识的闰盘形态（△），与发育相对成熟的心肌细胞间可见线形闰盘结构

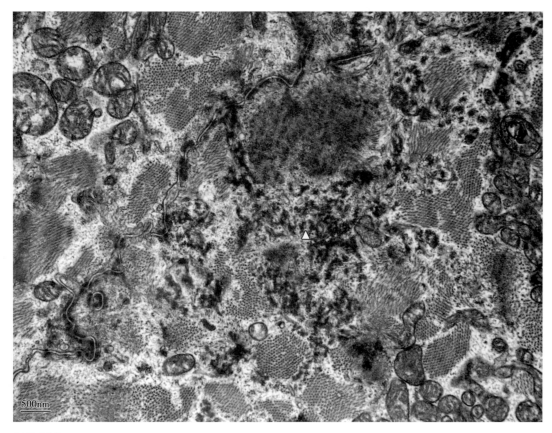

图 5-269
肌丝束间密集的闰盘样物质，结构模糊、团块状分布于肌丝束间（△），其间见散乱的肌丝

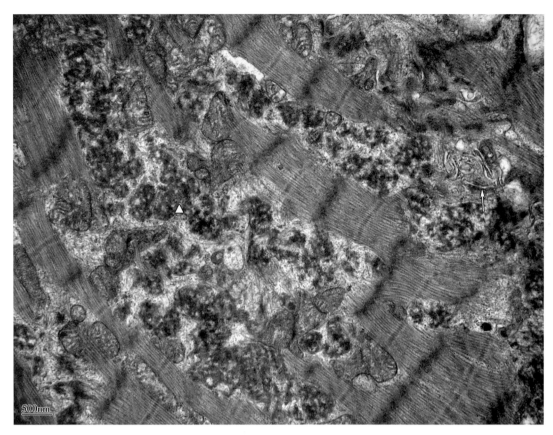

图 5-270
肌丝束间密集的闰盘样物质，结构模糊、团块状分布于肌丝束间（△），其间见散乱的肌丝，图片右上角闰盘呈不规则套环状，仅最外环有中间连接（↑）

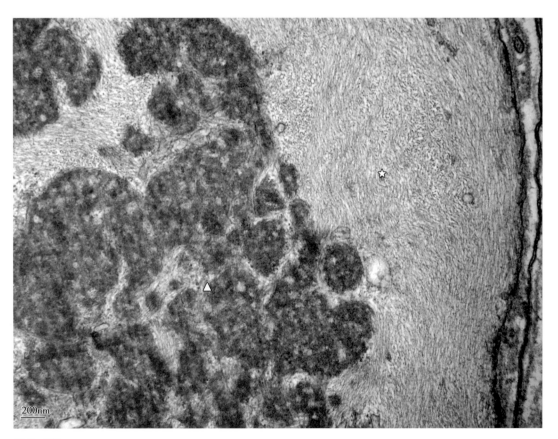

图 5-271
闰盘发育变异，密集成团（△），周围有大量排列不规则肌丝（☆）

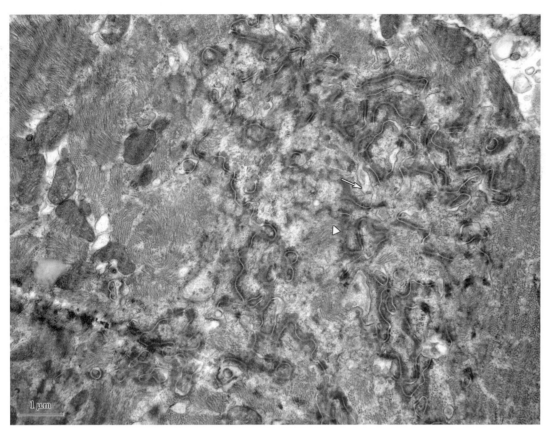

图 5-272
不规则呈团块状的闰盘结构，非特化区稍增宽（↑），部分中间连接上有肌丝附着（△）

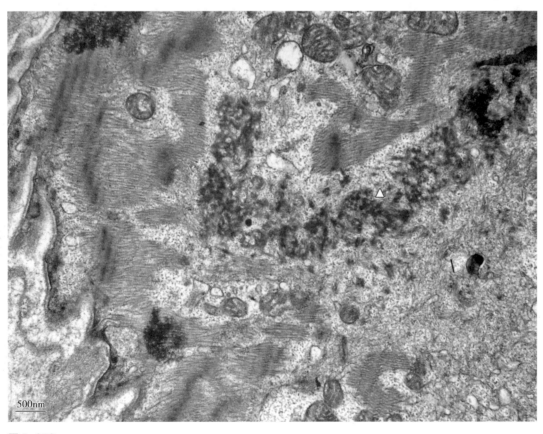

图 5-273
密集的闰盘样物，呈 L 形，部分与肌丝束平行（△），周围散在凌乱的肌丝

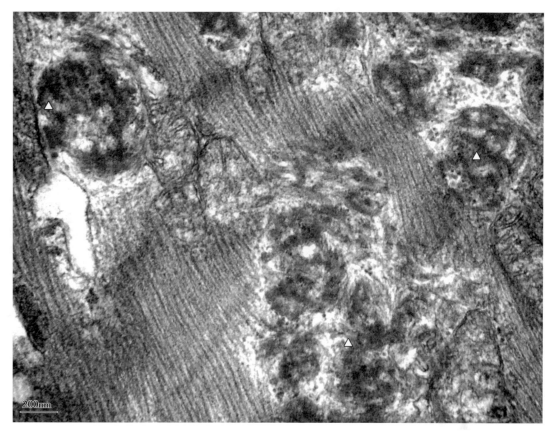

图 5-274
肌丝束间密集成团的闰盘样结构（△）

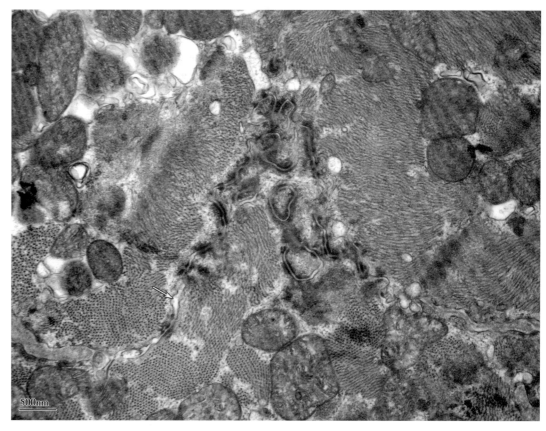

图 5-275
闰盘呈团状结构，周围肌丝束不规则排列；非特化区显著扩张（↑）

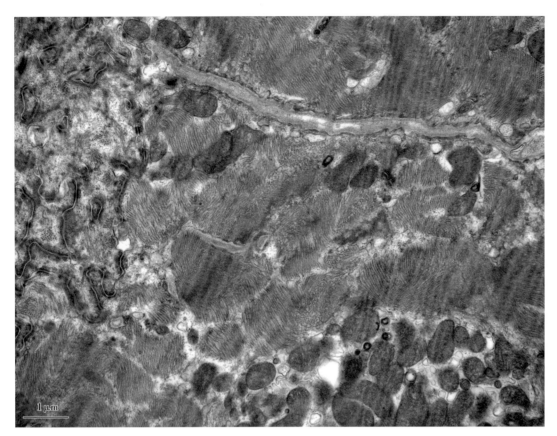

图 5-276
左侧见大片不规则排列的闰盘、中间连接上无肌丝附着;肌丝极向紊乱不构成肌节

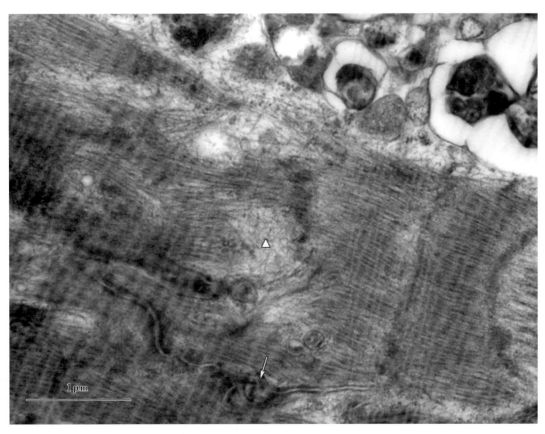

图 5-277
肌节结构异常,在短而宽形状不规则的 Z 线一侧见凌乱散布的细肌丝(△);闰盘与肌丝呈平行方向,部分盘成团状(↑)

（5）闰盘形态异常——呈异常锐角折角：透射电镜观察到 PRCM 闰盘形态有多种异常表型，如呈异常的锐角折角。此形态闰盘常与肌丝束呈平行状，伴有肌节发育不良等（图 5-278~图 5-280）。

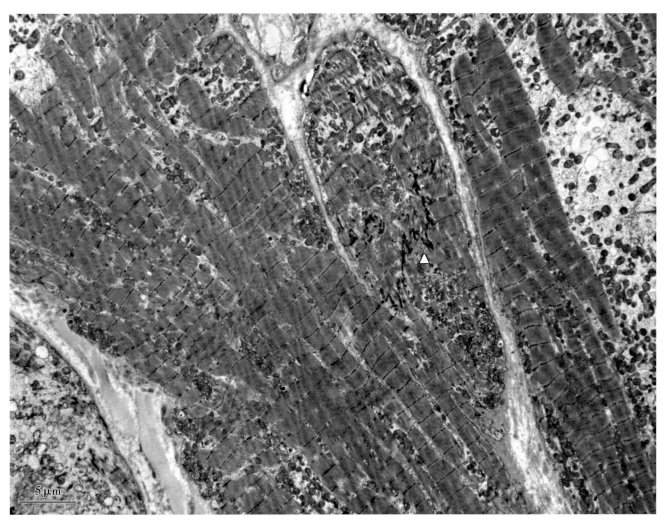

图 5-278
细胞连接部闰盘异常，呈不规则"N"形（△），结构模糊，中间连接较少，闰盘两边的肌丝束结构紊乱

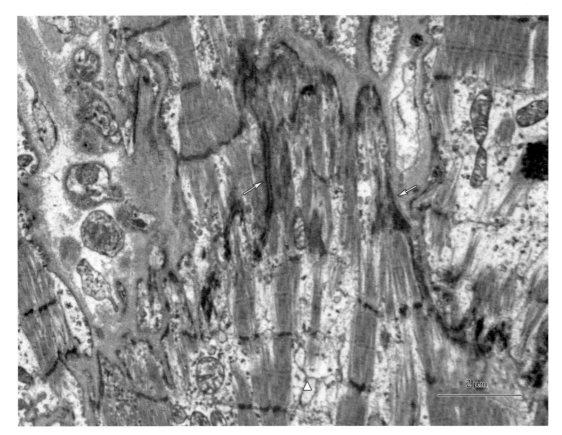

图 5-279
闰盘与肌丝束平行走向（↑），肌浆网扩张（△）

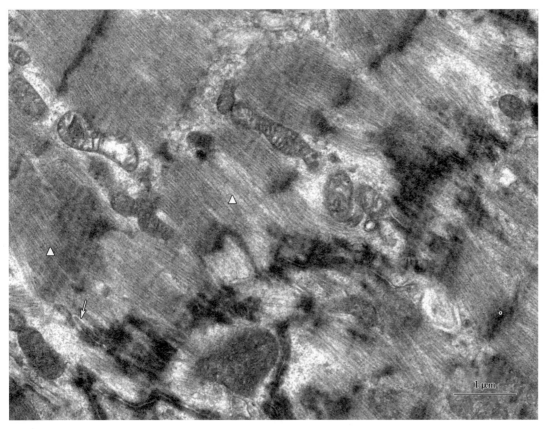

图 5-280
肌节中 Z 线缺失（△），闰盘折角有的 < 30°（↑）

3. 幼稚及异形线粒体　在 PRCM 心肌样本，透射电镜观察到肌丝束间及细胞膜下有多种异形线粒体，如大量小而密集的线粒体、巨型线粒体和形态异常的线粒体（图 5-281~图 5-299）。

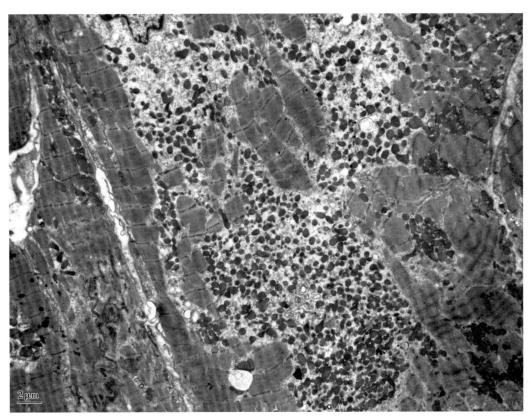

图 5-281
大量小而密集的线粒体存在于肌丝束间

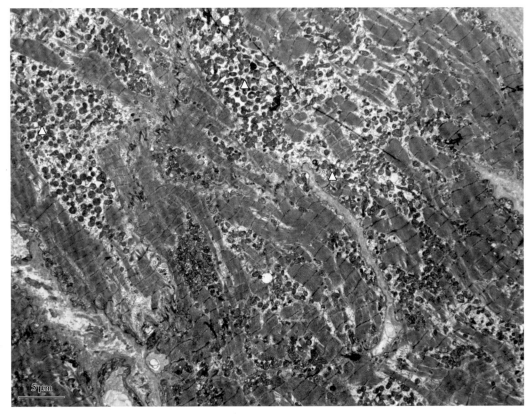

图 5-282
线粒体体积较小密集（△）

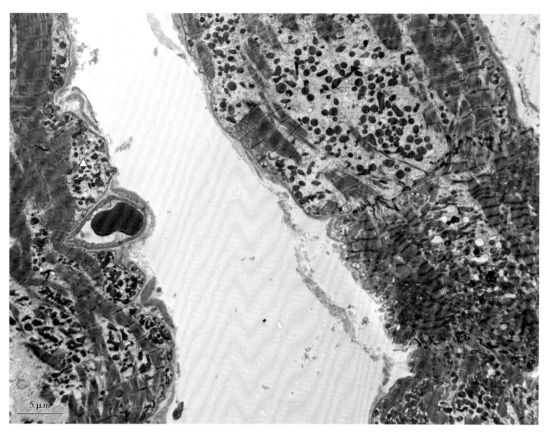

图 5-283
大量小而密集的线粒体存在于心肌细胞膜下（△）及肌丝溶解区内；心肌细胞间隙增宽、疏松、内为低电子密度的基质样物

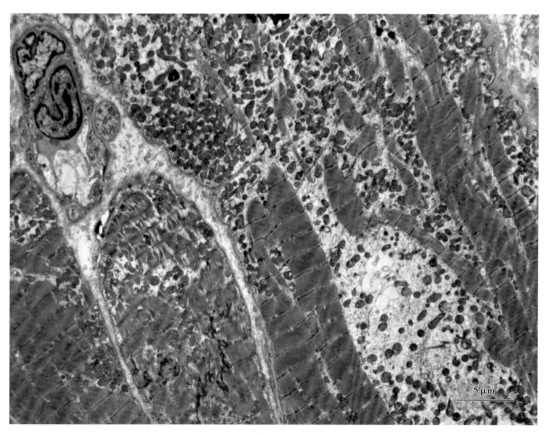

图 5-284
相邻心肌细胞内线粒体数量不等。图右侧心肌细胞内见大量小而密集的线粒体，分布于细胞膜下及肌丝束间；肌丝溶解区内较多扩张的内质网

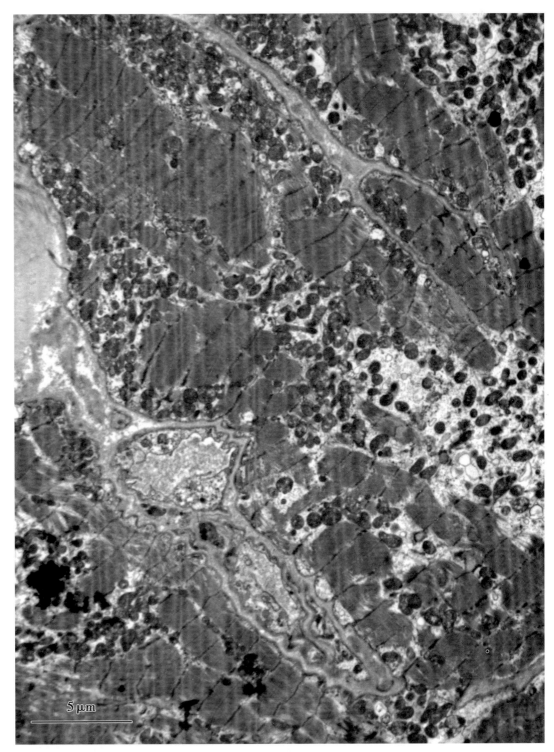

图 5-285
分布于心肌细胞膜下及肌丝束间的小而密集的线粒体

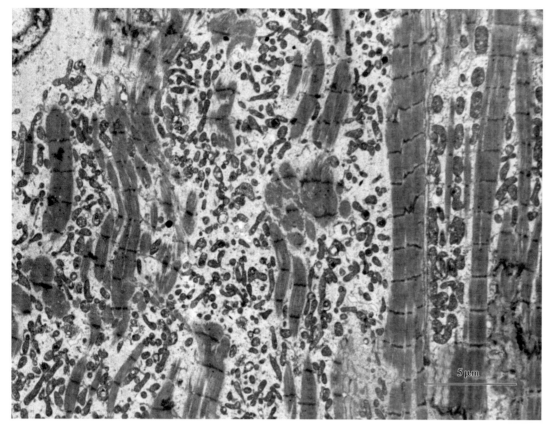

图 5-286
稀疏断碎的肌丝束间有丰富的小而密集的线粒体

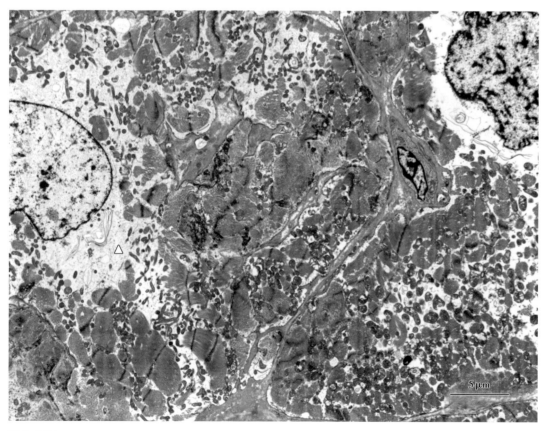

图 5-287
肌丝束间及核周隙内大量杆状小线粒体（△）

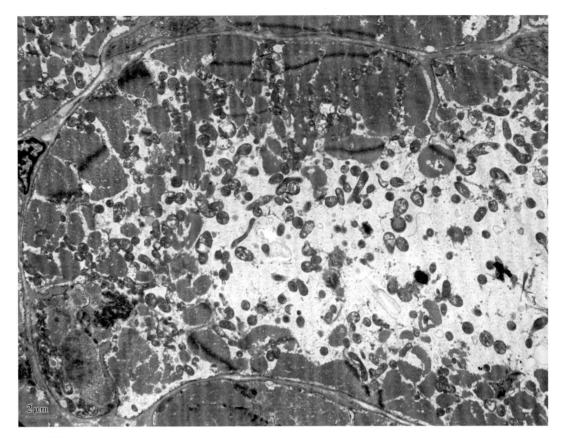

图 5-288
小圆形或杆状线粒体存在于胞质空化区内

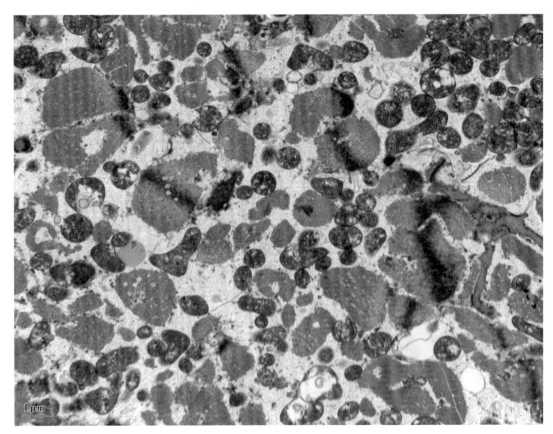

图 5-289
肌节碎片间的线粒体，其中见体积较小且电子密度较高的幼稚线粒体

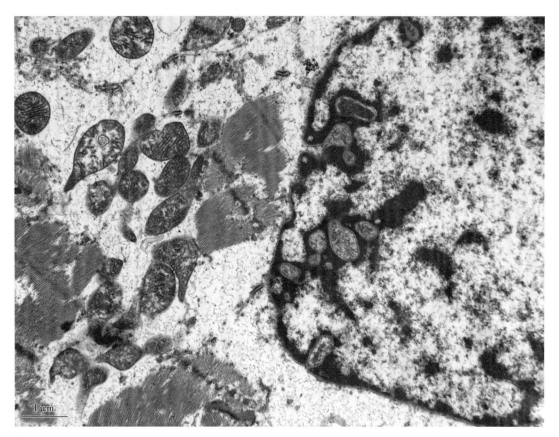

图 5-290
核周的线粒体,形状不规则,多个线粒体伸出突触

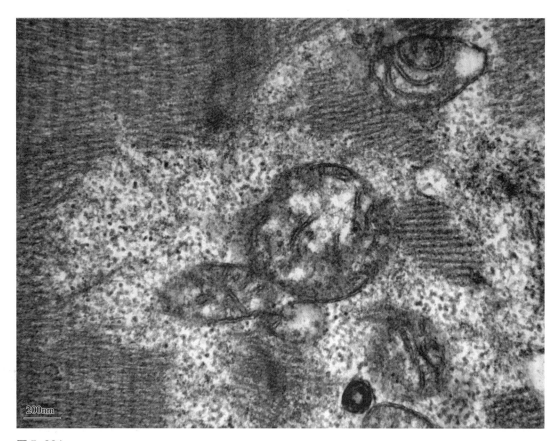

图 5-291
肌丝溶解区内线粒体,嵴溶解

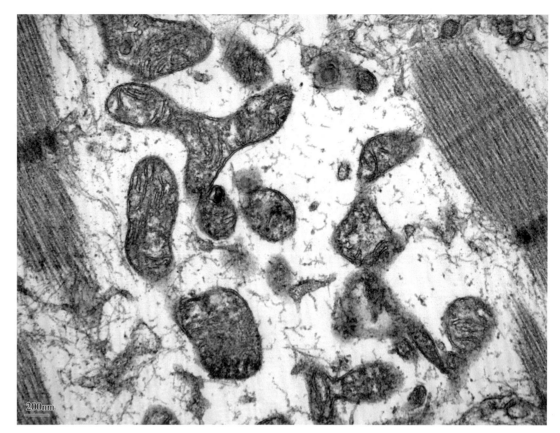

图 5-292
畸形线粒体存在于肌丝溶解区内，周围见松散的肌丝

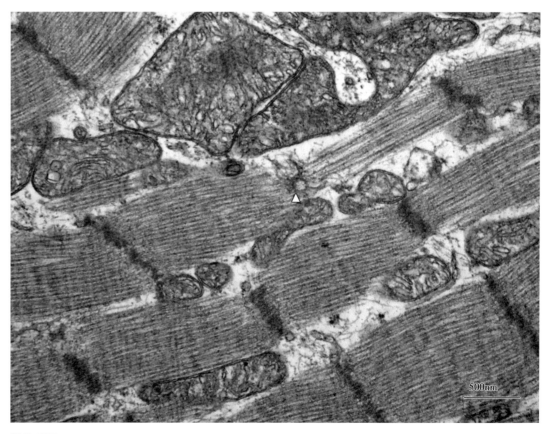

图 5-293
肌节 Z 线发育不良，增宽，折线状、消失（△）。线粒体大小悬殊，有异形及长方形线粒体

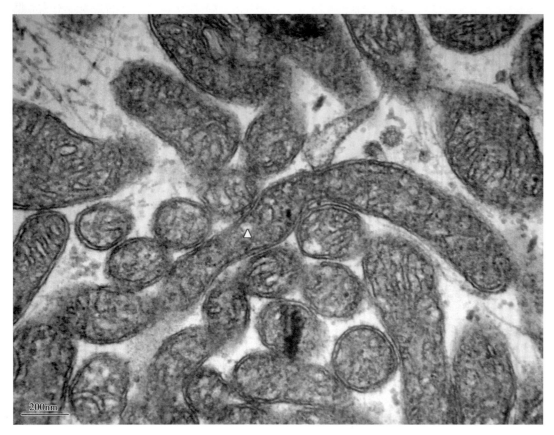

图 5-294
散乱的肌丝和变异的线粒体,呈蛇形(△)

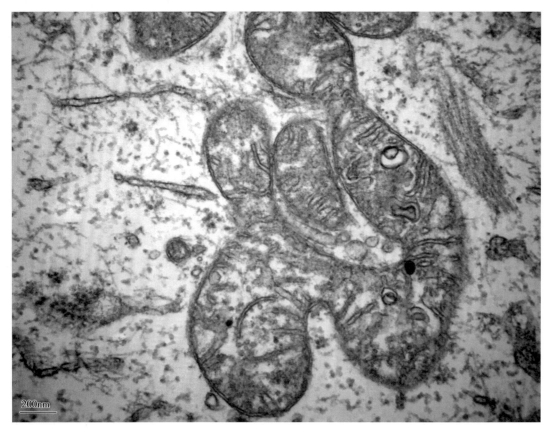

图 5-295
散乱的肌丝和变异的线粒体,呈多头出芽状

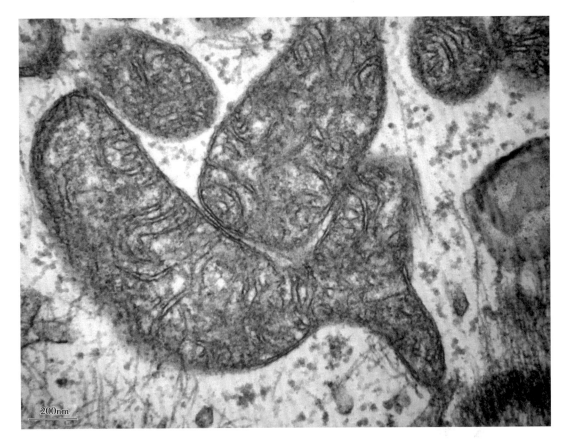

图 5-296
散乱的肌丝和变异的线粒体，呈鱼形

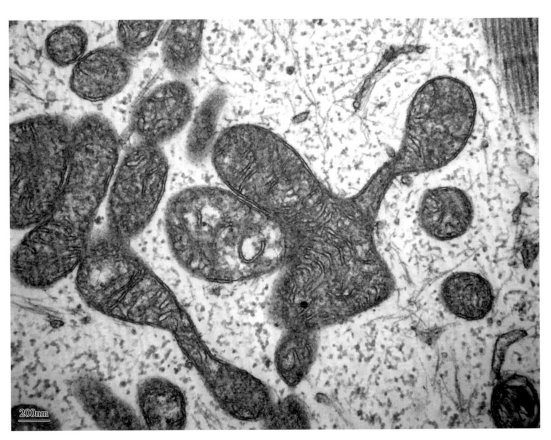

图 5-297
散乱的肌丝和变异的线粒体，呈多角形

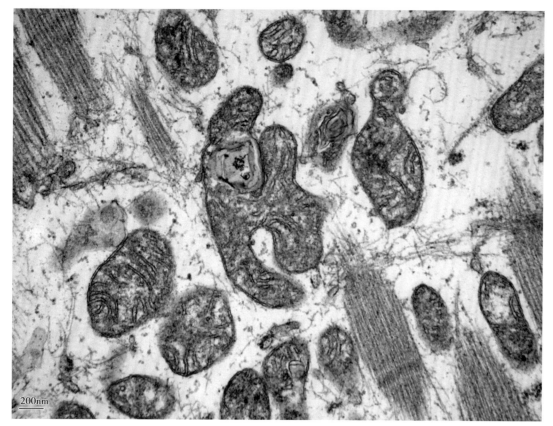

图 5-298
肌丝部分溶解，空化区内较多散乱的肌丝，线粒体呈多角形，部分髓鞘样变

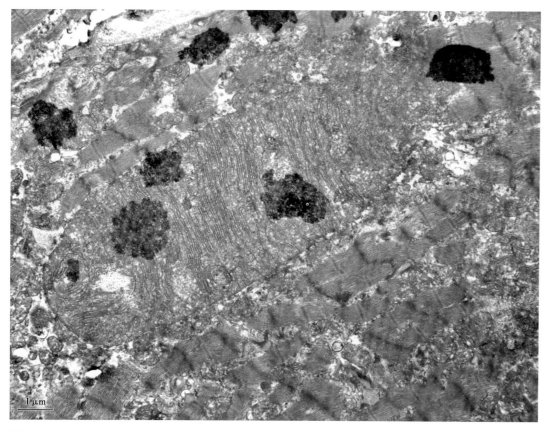

图 5-299
巨形线粒体，嵴密集平行（图片有污染）

（三）发育不完善心肌细胞的变性表型

在不同发育程度的心肌细胞中观察到同时存在多种超微结构的变性表现，如心肌细胞核退变、肌丝束溶解变性、线粒体空泡变性及髓鞘样变、肌浆网扩张等。在这类幼稚细胞中更常观察到变性表现，提示这类幼稚的衰老细胞可能有功能衰退和寿命缩短。

1. 发育不完善及退变心肌细胞核的表现　在 PRCM 心肌样本，透射电镜观察到心肌细胞核发育不完善表型，如核型不规则，常染色质增多，核膜深陷或外突形成假包涵体样结构等；心肌细胞核退变表型，如异染色质增多及核端溶酶体及脂褐素堆积等（图 5-300～图 5-312）。

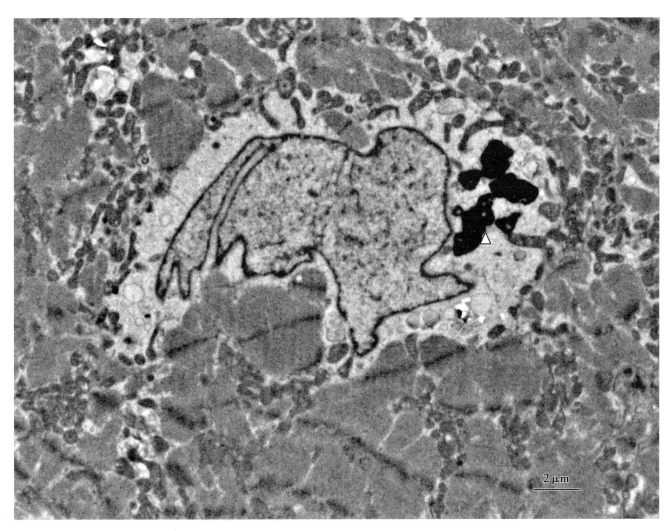

图 5-300
心肌细胞核形不规则，核膜深陷，胞核内多为常染色质，核旁有较多脂褐素（△），核周隙内见扩张的肌浆网

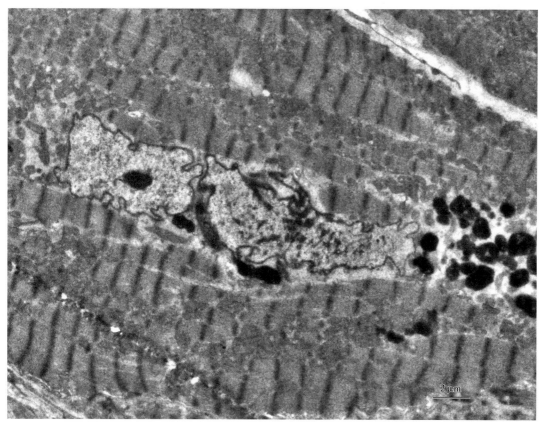

图 5-301
心肌细胞胞核细长，核型不规则，核膜深陷，可见核仁，核内常染色质较多，核端有溶酶体及脂褐素

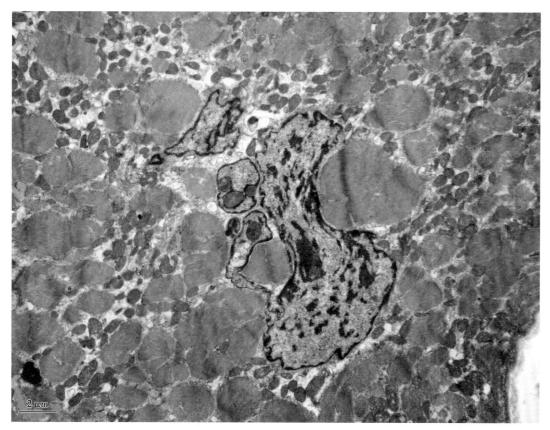

图 5-302
心肌细胞核形状不规则，核膜内陷及核膜外突形成假包涵体和类似脱落的结构，异染色质较多

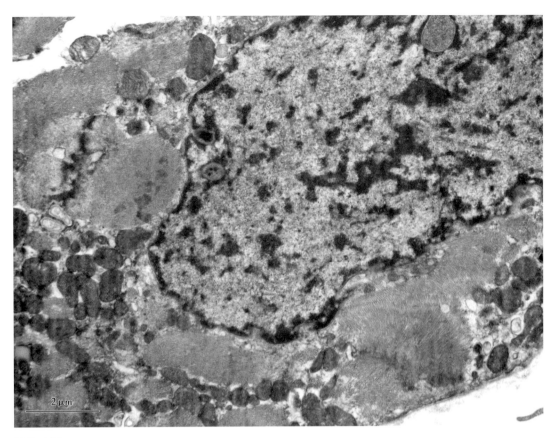

图 5-303
心肌细胞核内异染色质增多

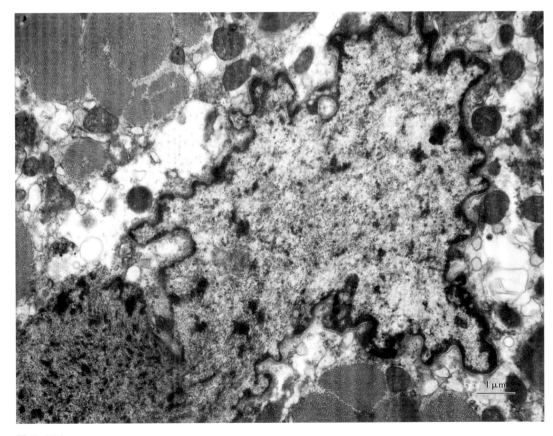

图 5-304
同一心肌细胞核内的不同区域呈不同表型，图左下角表现为密集的高电子密度，图右上角电子密度稍低，呈丝状形态

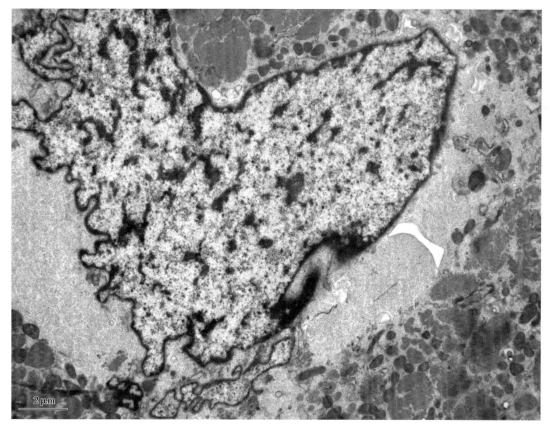

图 5-305
心肌细胞核型不规则,核膜内陷,核内染色质呈粗颗粒状,核旁空晕内电子密度细腻

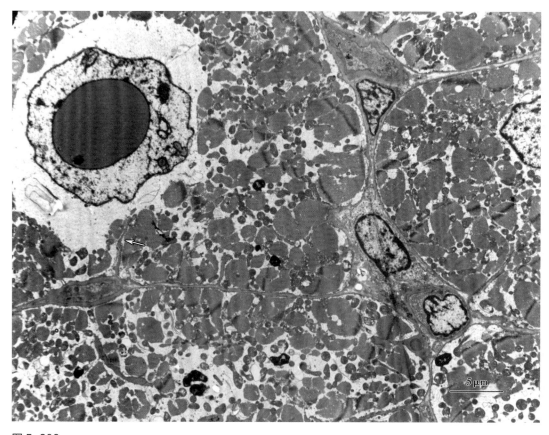

图 5-306
心肌细胞核中央一个大的类圆形包涵体,其内物质均匀,电子密度近似肌丝,外被有膜;细胞膜内陷进入核周空晕内(↑)

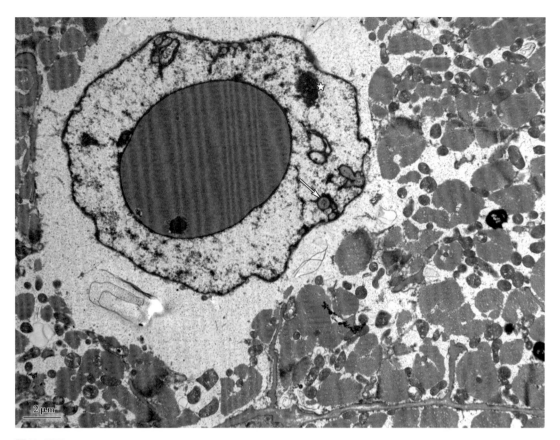

图 5-307
图 5-306 放大,胞核中央的大包涵体,呈高电子密度,外被有膜,内为均匀的细颗粒物;核膜内侧多个小包涵体样结构(↑);核仁偏于核膜下(☆),核染色质稀疏细腻,多为常染色质

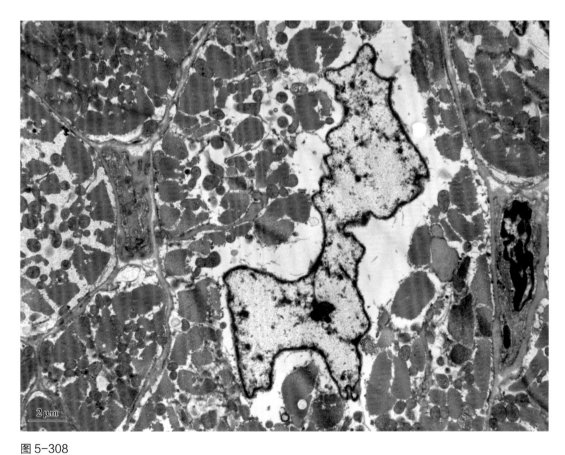

图 5-308
心肌细胞核畸形,核膜多处凹陷,核内以常染色质为主,可见一个小核仁;内陷细胞膜的间隙内为基质样物,心肌细胞被分隔,呈大小不等的片状

第五章 | 原发性限制型心肌病病理组织形态与超微结构

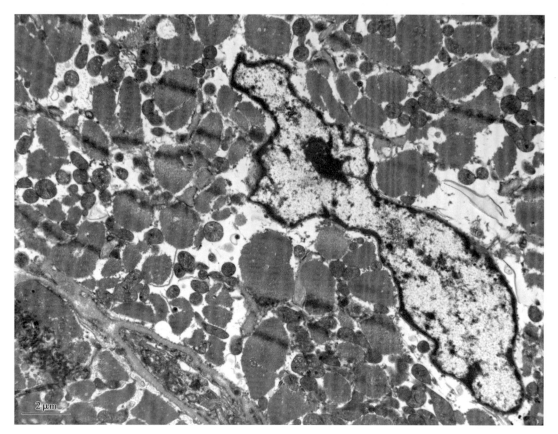

图 5-309
心肌细胞核形态不规则，有一个核仁

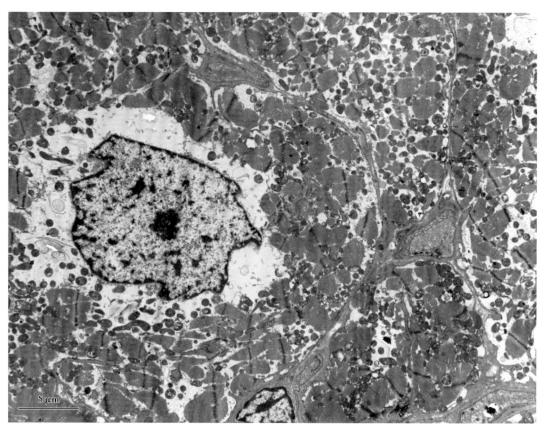

图 5-310
心肌细胞核的形态不规则，其中见一个核仁，异染色质散布于核基质中；核周空晕内有扩张的肌浆网

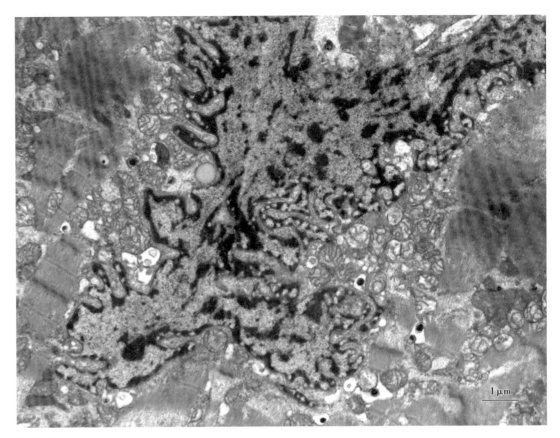

图 5-311
心肌细胞核形不规则，多处核膜深陷，核内异染色质丰富，边聚于核膜

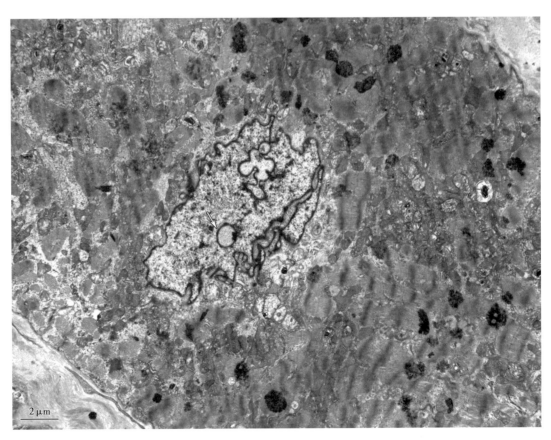

图 5-312
心肌细胞核不规则，核膜内陷及核内包涵体（↑）

2. 发育不完善心肌细胞的变性表现　在 PRCM 心肌样本，透射电镜观察到发育不完善心肌细胞的退变表型，如肌丝束溶解变性、线粒体空泡变性及髓鞘样变、肌浆网扩张等（图 5-313~图 5-328）。

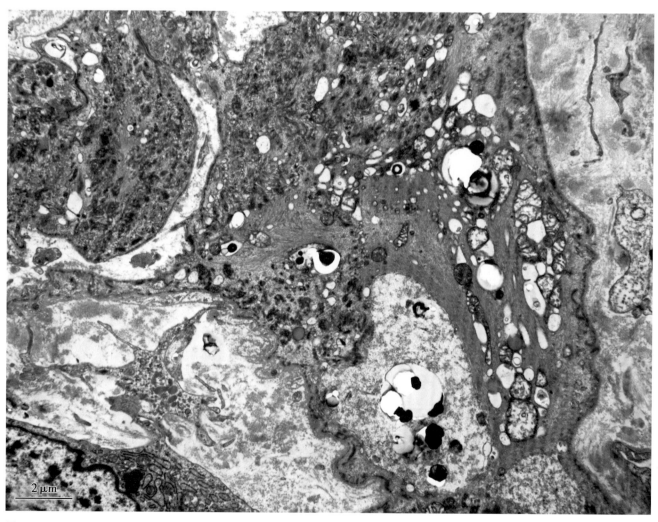

图 5-313
多个发育程度较低的心肌细胞伴多种细胞器变性：线粒体肿胀退变、溶酶体聚集及管状结构的扩张

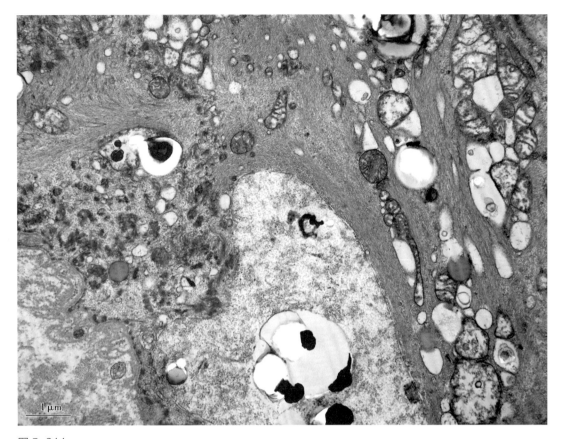

图 5-314
发育程度较低的心肌细胞内肌丝未形成肌丝束,伴线粒体肿胀退变、溶酶体、脂滴及空泡结构

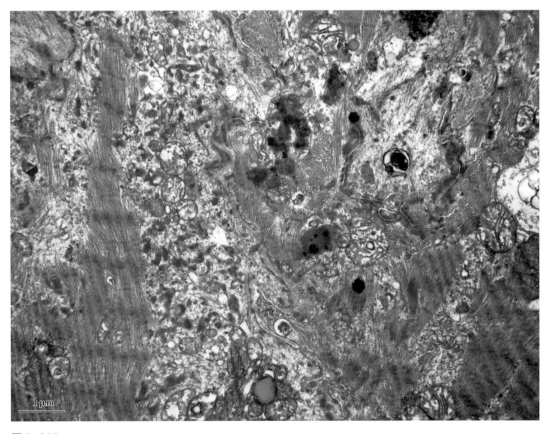

图 5-315
心肌细胞局部发育不良,肌丝紊乱,闰盘平直并间隙增宽,线粒体肿胀退变,见较多溶酶体聚集及脂滴

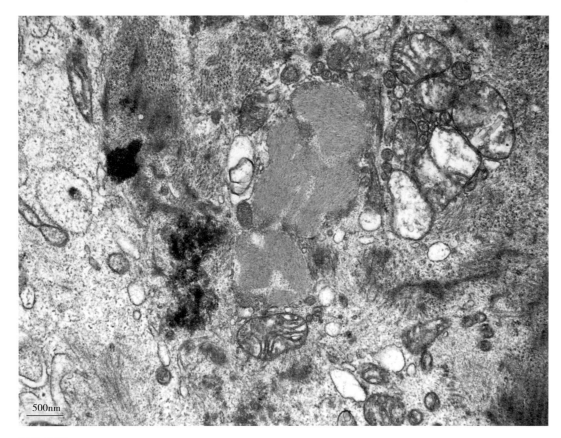

图 5-316
心肌细胞内肌丝极向紊乱,肌节形成不良,线粒体空泡变性,溶酶体聚集

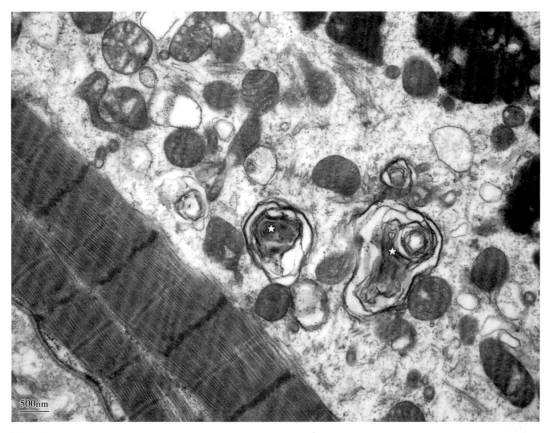

图 5-317
在不完整肌节和肌丝的心肌细胞中,有多种细胞器变性,线粒体肿胀退变、髓鞘样变(☆),溶酶体,扩张的管状结构

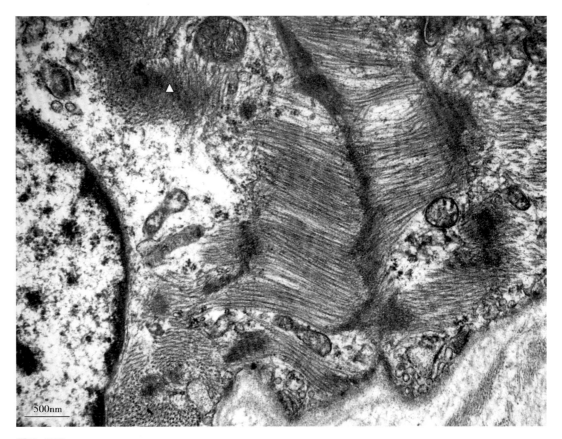

图 5-318
异常肌节肌丝分布疏松，Z 线增宽模糊，Z 线两侧肌丝不同向（△），伴核周空化变性

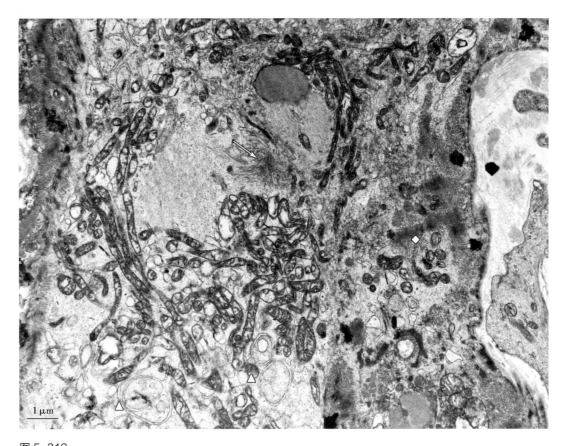

图 5-319
不成熟心肌细胞，散乱的粗、细肌丝相互盘绕，形态呈菊形团样（↑）、涡轮状或鱼骨样；少部分形成原始肌节（◇）。双层膜结构的单环、多环状物（△），其内似有 Z 线样物质。胞质内有大量形态异常的线粒体伴空泡变性

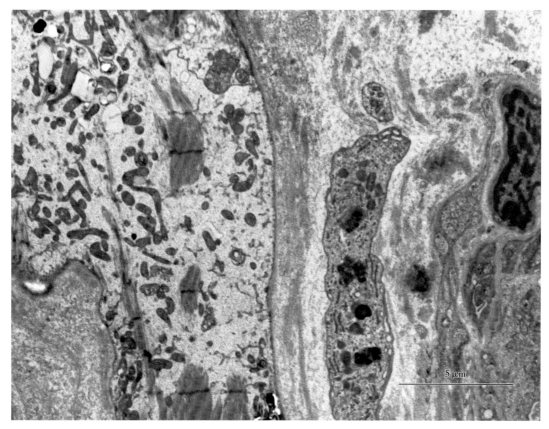

图 5-320
心肌细胞肿胀,肌丝束溶解、断裂、消失,残留少量不完整的肌节,心肌细胞细胞膜处及间质多量胶原及成纤维细胞

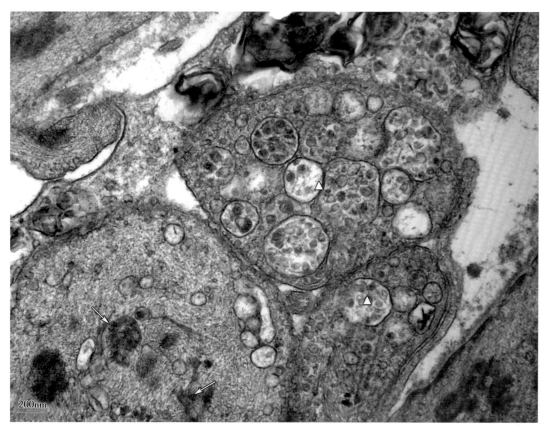

图 5-321
发育变异的心肌细胞,肌节样结构(↑);细胞内大小不一的自噬体(△)

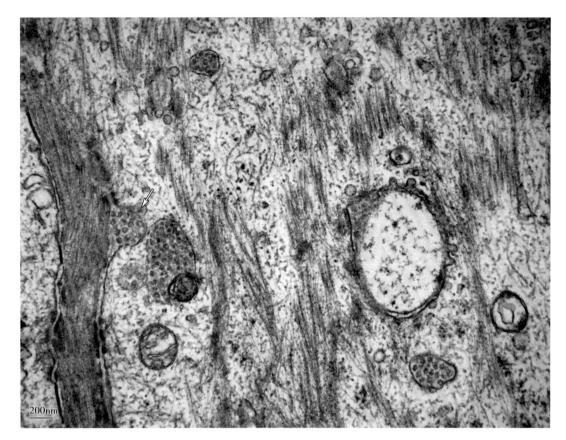

图 5-322
胞质内多个椭圆形的多泡体，大小不等，多泡体内的颗粒呈小圆形，直径 50nm；一个多泡体与细胞膜融合，似芽状隆起（↑）

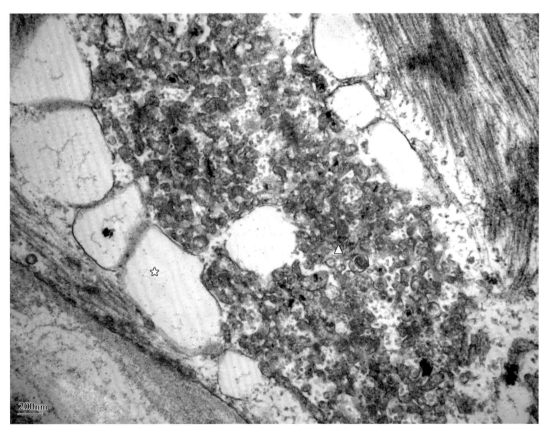

图 5-323
心肌细胞内密集成片的小管（△）及扩张的泡状物（☆）

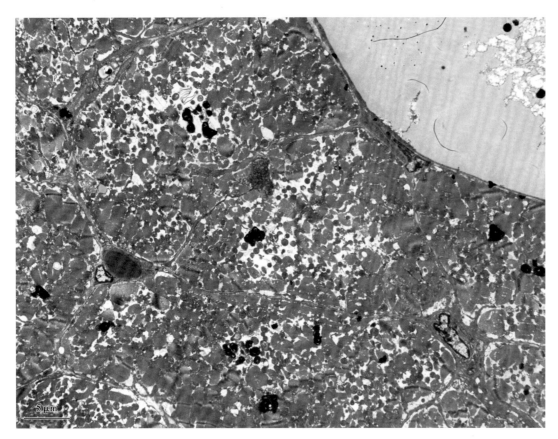

图 5-324
肌丝束溶解变性,胞质内散在片状溶酶体,图片右上角见巨大脂滴

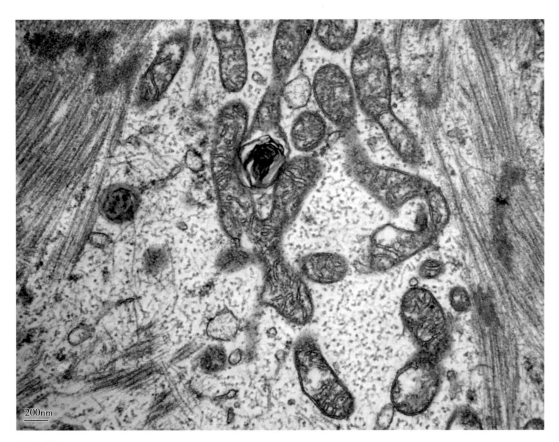

图 5-325
不成熟心肌细胞内线粒体形态多变,呈鹿角状、弯月形等,胞质有髓鞘样结构

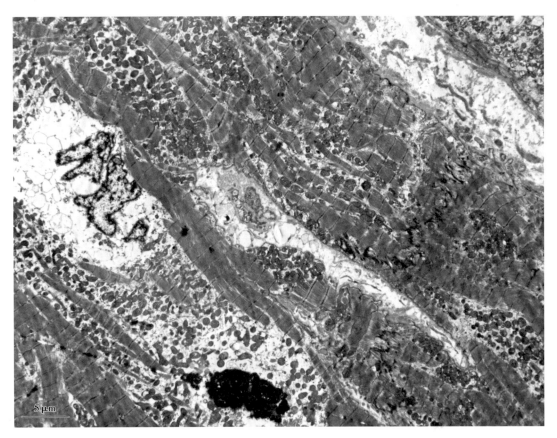

图 5-326
心肌细胞核周空晕,肌丝束溶解变性,较多体积小而密集的线粒体

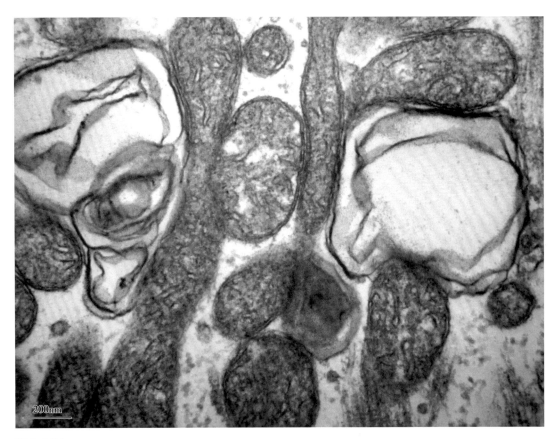

图 5-327
散乱的肌丝和变异的线粒体,呈棒状,有髓鞘样变

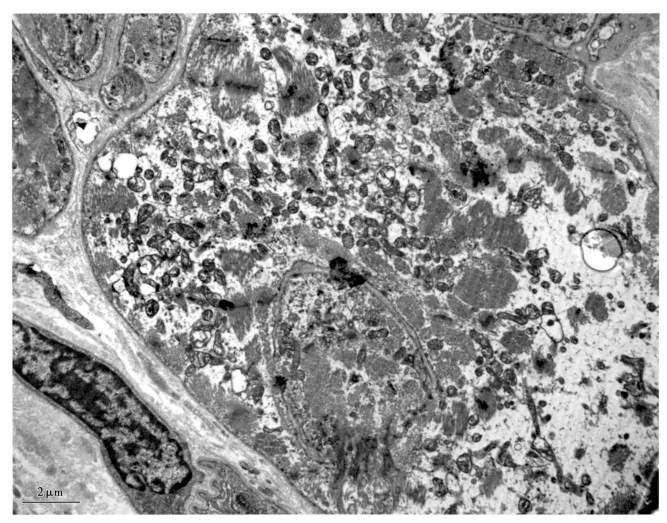

图 5-328
多个发育程度较低的心肌细胞,线粒体肿胀退变;间质随内陷的细胞膜延伸并分隔心肌细胞

(四)发育不完善心肌细胞存在的可能原因探讨

不同发育阶段心肌细胞的存在,是患病心脏的心肌再生,还是心脏早期发育停滞表现?在本组心肌样本,透射电镜观察未见到间质中由干细胞或间质细胞转化成心肌细胞的过渡类型细胞,表明这种现象不支持心肌细胞的再生,而这类细胞常有变性表现,所以更倾向于心肌细胞发育不良的残留(图5-329~图5-331)。

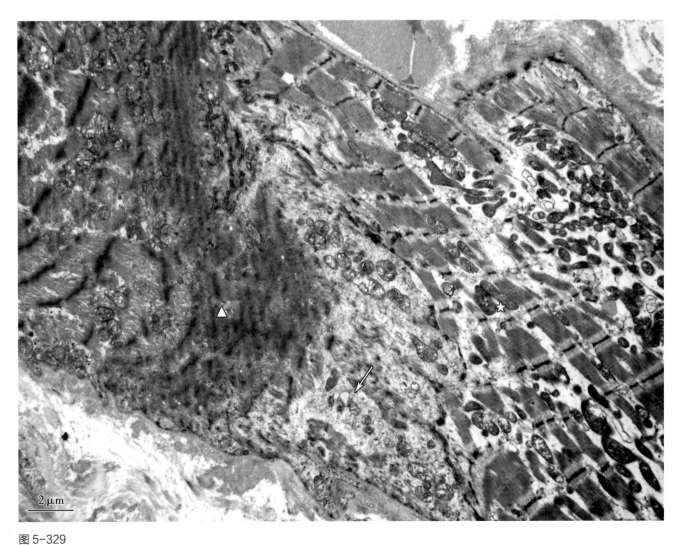

图 5-329
同一个心肌细胞内各部形态不一:左侧肌节呈过度收缩状态(△);右侧肌节清晰(☆),但A区增宽;两者间(↑)胞质内有散在的肌丝、Z线样物质、电子密度较深的类似肌节的束状物,提示同一个心肌细胞内各部分细胞器发育不同步

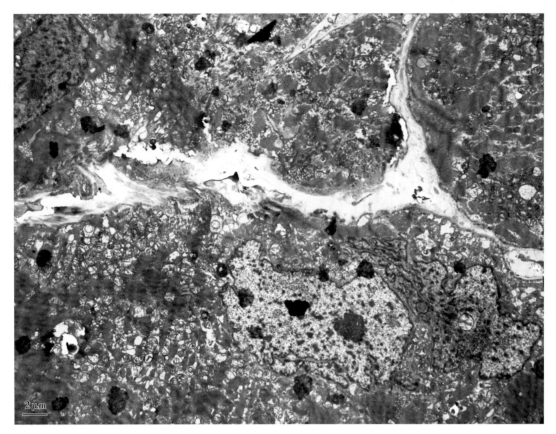

图 5-330
双核的心肌细胞,似处于不同成熟阶段(图片有污染)

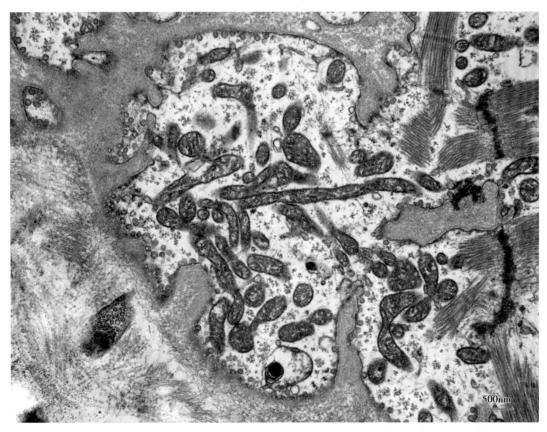

图 5-331
细胞膜表面有密集的Ⅰ型胶原纤维连接,细胞膜多处向胞质内陷,布满密集吞饮小泡,胞质内较多核糖体,形状各异的线粒体,未见成熟肌节

四、心肌的继发性改变

PRCM 心肌组织的完整性破坏,超微结构可见一系列继发性改变,疾病晚期更为明显,如:心肌细胞及间质水肿;肌丝束节段性变性、溶解消失,肌节变宽或变短,肌丝扭曲断裂;线粒体在肌纤维中的排列关系混乱;线粒体膜不完整,嵴断裂、肿胀、变性及髓鞘样变,甚至消失;基质电子密度降低,甚至溶解,呈空泡状;有的核膜基本完整,但有核周切迹或核皱缩,染色质边集;溶酶体较其他类型心肌病为少见(图5-332~图5-350)。

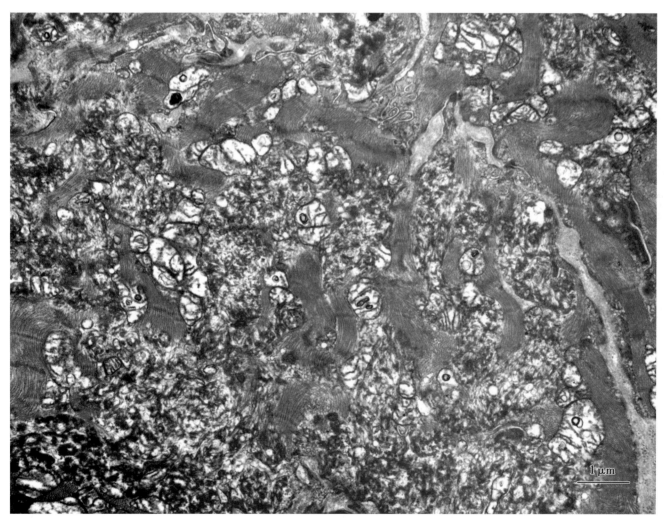

图 5-332
密集的线粒体空泡变性,闰盘质膜间隙扩张

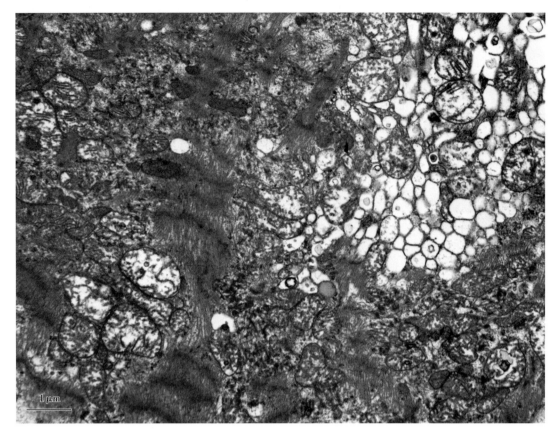

图 5-333
心肌细胞内密集的空泡结构似蜂巢状,线粒体空泡变性,肌节过度收缩

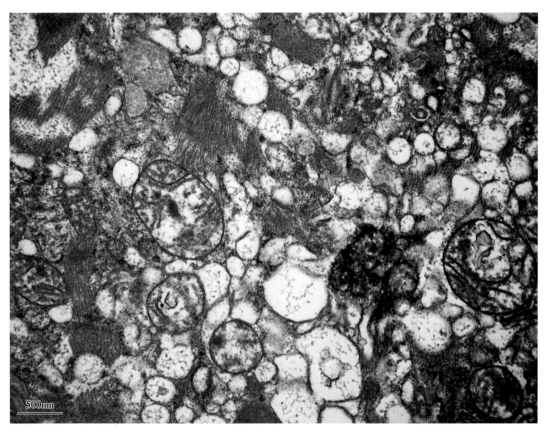

图 5-334
密集的空泡结构为扩张的肌浆网,线粒体空泡变性

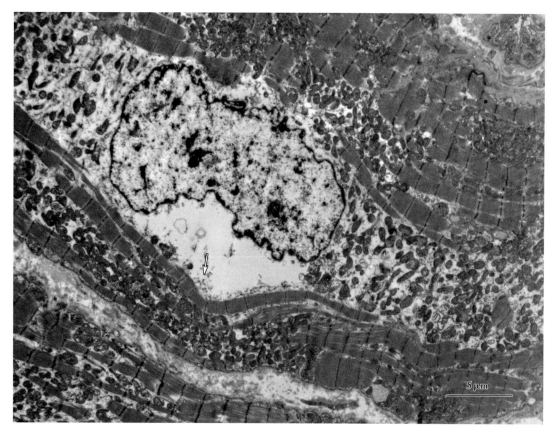

图 5-335
细胞核周水肿，将肌丝束推挤向一侧（↑），水肿液内极少细胞器

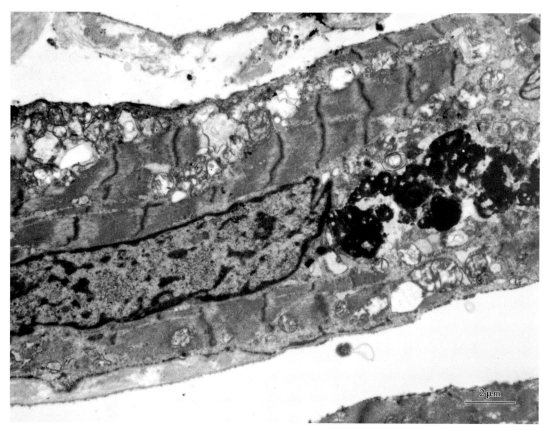

图 5-336
细胞核一端脂褐素聚集，线粒体空泡变性，肌丝束溶解

第五章　原发性限制型心肌病病理组织形态与超微结构

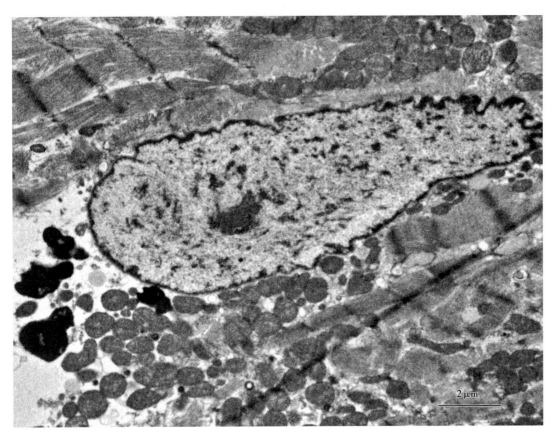

图 5-337
核端溶酶体

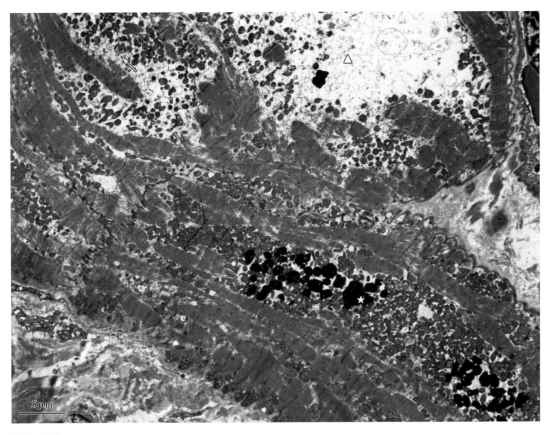

图 5-338
肌丝束间有大片低密度区（△），细胞器分散，内有肌节溶解（↑）。相邻细胞的肌丝束间密集的线粒体及次级溶酶体（☆），将肌丝束挤向两侧

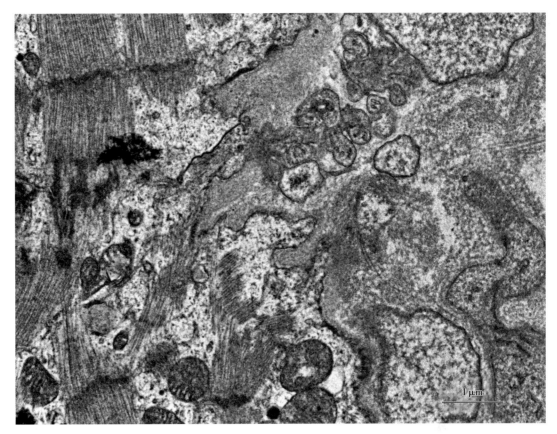

图 5-339
肌节不规则溶解。间质增宽，较多粗大的Ⅲ型胶原，成团退变的间质细胞

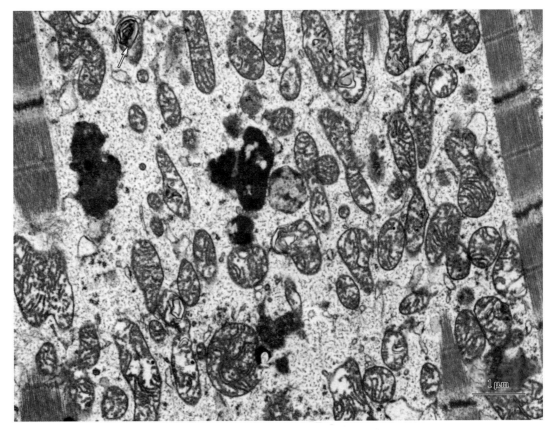

图 5-340
线粒体肿胀、嵴溶解，可见形成过程中的髓鞘样结构（↑）

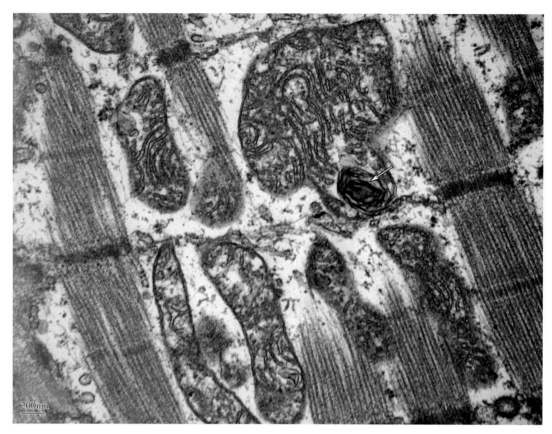

图 5-341
线粒体髓鞘样变（↑）

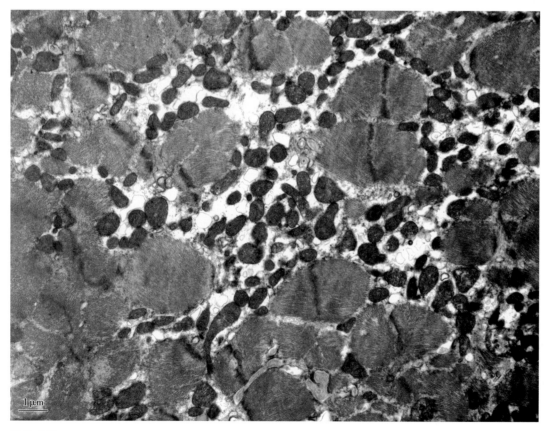

图 5-342
心肌细胞内基质密度低，有较多扩张的管状结构

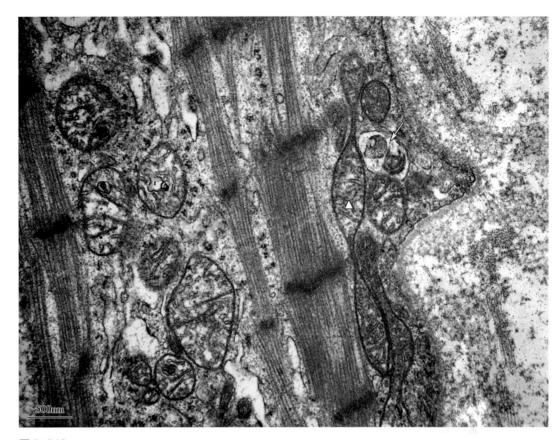

图 5-343
肌丝束变异，结构不清，Z 线增宽。线粒体肿胀，细胞膜下线粒体似串珠状（△），并有包裹退变线粒体的自噬体（↑）

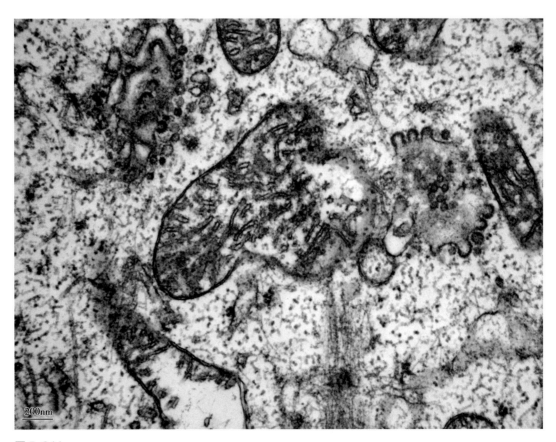

图 5-344
空化区内线粒体水肿、变性，嵴溶解；周围膜状结构形成多个小泡

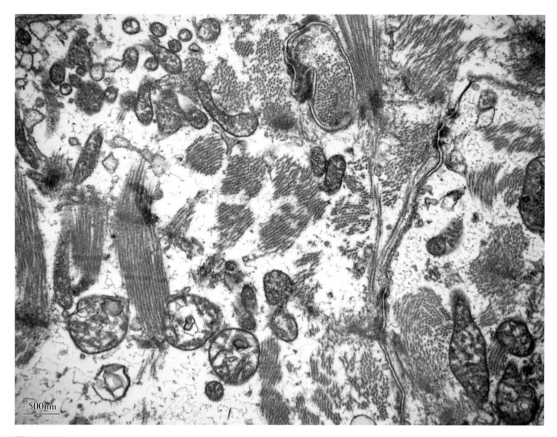

图 5-345
线粒体空泡变性；环状闰盘上缺乏特化结构；肌丝溶解

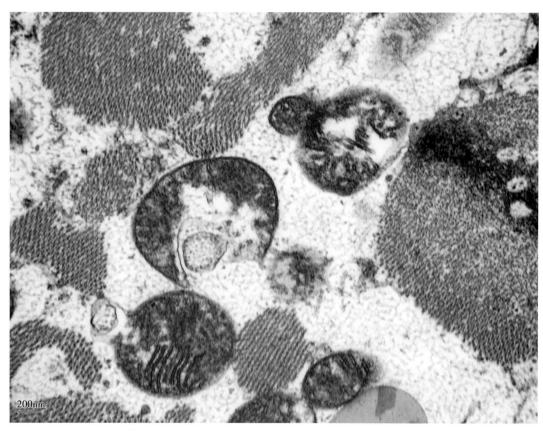

图 5-346
线粒体电子密度增高，一侧空泡变性，膜溶解破坏处见囊泡样结构

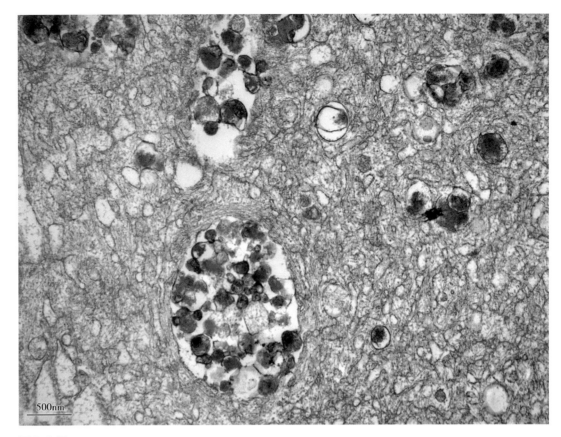

图 5-347
发育不全心肌细胞内,退变的细胞器被溶酶体包裹并融合

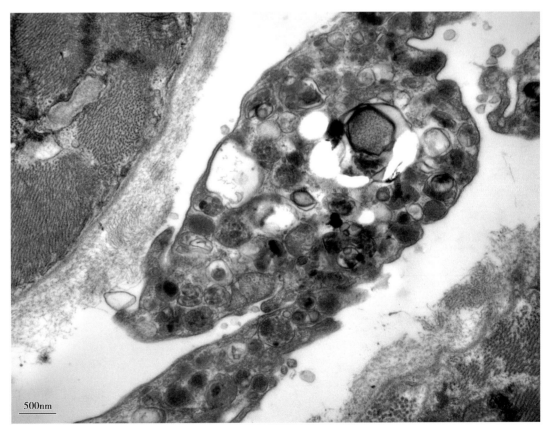

图 5-348
两心肌细胞间退变的细胞,其内密集的团状结构似为自噬体及溶酶体,并有空泡状结构

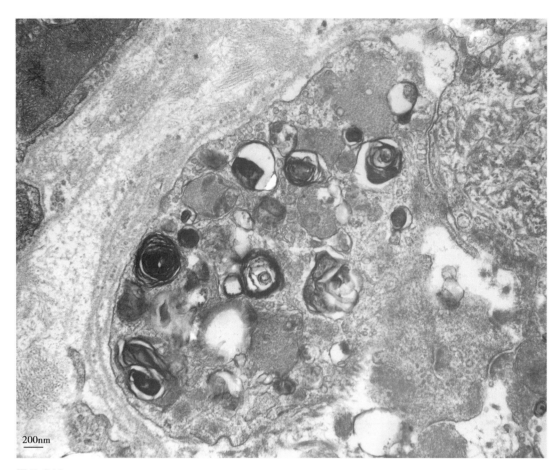

图 5-349
退变心肌细胞中富含初级、次级溶酶体

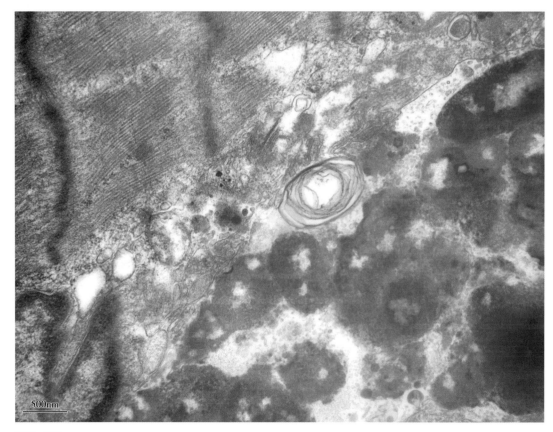

图 5-350
心肌细胞内含大量次级溶酶体，线粒体髓鞘样变

第四节 诊断与鉴别诊断

一、诊断

早期 PRCM 的诊断比较困难，晚期由于心脏的症状和体征都很明显，结合实验室检查，则很少误诊。PRCM 有部分具有遗传性，遗传模式多样，包括染色体显性、隐性、X 连锁及母系遗传，基因改变常与扩张型心肌病或肥厚型心肌病相重叠。因此，PRCM 确立诊断需要综合临床表现、组织学及超微结构特点、临床基因检测，并排除临床有限制性表现的继发性浸润性心肌疾病。

二、鉴别诊断

PRCM 的鉴别诊断包括孤立性心脏病、心包疾病及多系统浸润性或贮积性（storage）疾病。代谢途径的中间和（或）旁路代谢产物大量蓄积，浸润至心肌间质，可引起心脏症状呈限制性表现，如淀粉样变性、糖原贮积症、血色素沉着症及脂肪代谢障碍所致的心肌疾病等。各种异常浸润物在透射电镜下显示不同特点，因此电镜观察在原发性限制型心肌病和继发性浸润型心肌病的鉴别中起着重要作用。

（一）淀粉样变性

家族淀粉样变性是多器官疾病，表现为蛋白错误折叠且病理性沉积于器官中。已知至少有 18 种以上的蛋白可以导致淀粉样变，包括轻链免疫球蛋白、转甲状腺素蛋白（transthyretin，TTR）、急性期反应蛋白 A、纤维蛋白原 Aa、脂蛋白 A 等。有时病理性淀粉样沉积仅发生于心脏。虽然已报道许多基因的突变也可导致淀粉样变性，然而家族性心脏淀粉样蛋白多由 *TTR* 基因（编码甲状腺激素结合蛋白）突变造成。组织学上，淀粉样变性以细胞外可溶性纤维蛋白沉积为特征，在刚果红染色偏振光下呈现苹果绿色的双折光。在透射电镜下，淀粉样物质以两种形式存在：一种为无分支的小纤维，直径 7~12nm；另一种为 P 成分，直径 8nm，由 5 个球蛋白亚单位围绕中心的淀粉样蛋白纤维（直径 4nm）而成（图 5-351）。

（二）Noonan 综合征

Noonan 综合征的基因型和表型均具有异质性，其特征包括身材矮小、特征性面容、蹼颈及肥厚型（HCM）或限制型（restrictive cardiomyopathy，RCM）心肌疾病表现。诊断为 Noonan 综合征的个体约有 50% 存在 *PTPN11* 基因突变，但存在 HCM 或 RCM 的 Noonan 综合征个体则很少有 *PTPN11* 的基因突变。其他易感基因

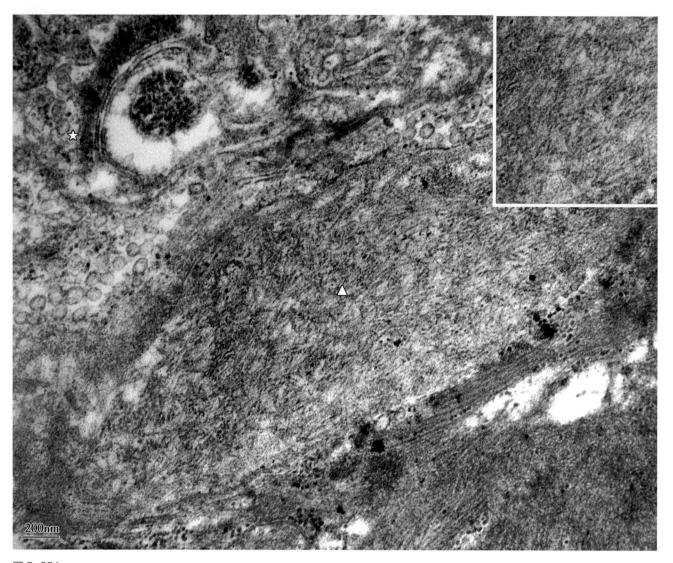

图 5-351
心肌细胞（☆）周围见无结构的淀粉样物质（△），为小纤维成分，无分支，直径 10nm。近细胞膜处的小纤维与细胞膜呈平行排列，中央区域的小纤维杂乱分布无规律，右上图示中央区域的小纤维排列紊乱（此图片由北京协和医院病理科赵大春教授提供）

包括 SOS1、KRAS、RAF1、SHOC2 及 NRAS。一项研究表明，50%（42/84）患者具有轻度心电图异常，包括电轴左偏、左胸前导联小 R 波及异常 Q 波。Noonan 综合征伴心肌病的患者中，PTPN11 基因突变较少（6%），而 RAF1 基因突变较多（95%）。因此，对合并有心肌病的 Noonan 综合征患者应进行全面的基因检测。

（三）家族性血色素沉着症

家族性血色素沉着症可引起不同的心肌病临床表型，RCM 是其常见临床表型，是由过多铁质沉着在脏器组织而引起不同程度的基质细胞破坏、纤维组织增生及脏器功能障碍的疾病。该病心脏受累临床表现类似限制型心肌病。使用透射电镜可以观察到心脏细胞内圆形高密度颗粒，呈簇状排列，铁粒子和铁蛋白累积，毛细血管内皮细胞胞质内亦可见铁粒子沉积。

（四）嗜酸细胞增多症

嗜酸细胞增多症患者外周血中及心内膜、心肌间均可见到脱颗粒嗜酸细胞，其颗粒含有心脏毒性物质，导致心肌坏死、心内膜及心肌间质纤维化，其临床表现类似限制型心肌病，可根据心肌组织中增多的嗜酸性粒细胞进行鉴别。

参考文献

1. Henein MY, Sheppard M.Restrictive cardiomyopathy//Henein MY.Clinical echocardiography.London：Springer Publishing Company,2012.

2. Kim YJ, Choi BW.Restrictive cardiomyopathy//Tae-Hwan Lim.Practical textbook of cardiac CT and MRI.Heidelberg：Springe Publishing Company,2015.

3. Elliott P, Andersson B, Arbustini E, et al.Classification of the cardiomyopathies：a position statement from the european society of cardiology working group on myocardial and pericardial diseases.Eur Heart J,2008,29(2):270-276.

4. Heart Failure Society of America.Genetic evaluation of cardiomyopathy：HFSA 2010 comprehensive heart failure practice guideline.J Card Fail,2010,16(6):e1-194.

5. Maron BJ, Towbin JA, Thiene G, et al.Contemporary definitions and classification of the cardiomyopathies：an american heart association scientific statement from the council on clinical cardiology,heart failure and transplantation committee；quality of care and outcomes research and functional genomics and translational biology interdisciplinary working groups；and council on epidemiology and prevention.Circulation,2006,113(14):1807-1816.

6. Kostareva A, Gudkova A, Sjöberg G, et al.Deletion in TNNI3 gene is associated with restrictive cardiomyopathy.International Journal of Cardiology,2009,131(3):410-412.

7. Hershberger RE, Parks SB, Kushner JD, et al.Coding sequence mutations identified in MYH7,TNNT2,

SCN5A, CSRP3, LBD3, and TCAP from 313 patients with familial or idiopathic dilated cardiomyopathy. Clinical & Translational Science, 2008, 1(1): 21-26.

8. Kaski J P, Syrris P, Burch M, et al. Idiopathic restrictive cardiomyopathy in children is caused by mutations in cardiac sarcomere protein genes. Heart, 2008, 94(11): 1478.

9. Anne-Cecile Huby, Uzmee Mendsaikhan, Ken Takagi, et al. Disturbance in Z-disk mechanosensitive proteins induced by a persistent mutant myopalladin causes familial restrictive cardiomyopathy. J Am Coll Cardiol, 2014, 64(25): 2765-2776.

10. Arbustini E, Pasotti M, Pilotto A, et al. Desmin accumulation restrictive cardiomyopathy and atrioventricular block associated with desmin gene defects. Eur J Heart Fail, 2006, 8(5): 477-483.

11. Kushwaha SS, Fallon JT, Fuster V. Restrictive cardiomyopathy. New England Journal of Medicine, 1990, 30(2): 114.

12. Fish W. Inherited cardiomyopathies. New England Journal of Medicine, 1994, 330(13): 913-919.

13. Mccourt J, Richardson RR. Restrictive cardiomyopathy//Richardson RR. Atlas of acquired cardiovascular disease imaging in children. London: Springer Publishing Company, 2017.

14. Cahill TJ, Ashrafian H, Watkins H. Genetic cardiomyopathies causing heart failure. Circulation Research, 2013, 113(6): 660-675.

15. JL Jefferies, HR Martinez, JA Towbin. Genetics of congenital and acquired cardiovascular disease. London: Springer Publishing Company, 2014.

16. Ceyhan-Birsoy O, Pugh TJ, Bowser MJ, et al. Next generation sequencing-based copy number analysis reveals low prevalence of deletions and duplications in 46 genes associated with genetic cardiomyopathies. Mol Genet Genomic Med, 2015, 4(2): 143-151.

17. Matsumori A, Furukawa Y, Hasegawa K. Epidemiologic and clinical characteristics of cardiomyopathies in Japan: results from nationwide surveys. Circ J, 2002, 66(4): 323-336.

18. Chen HZ, Fan WH, Jin XJ. Changing trends of etiologic characteristics of cardiovascular diseases among inpatients in Shanghai: a retrospective observational study from 1948 to 1999. Zhonghua Nei Ke Za Zhi, 2003, 42(12): 829-832.

19. Seth S, Thatai D, Sharma S, et al. Clinico-pathological evaluation of restrictive cardiomyopathy (endomyocardial fibrosis and idiopathic restrictive cardiomyopathy) in India. European Journal of Heart Failure, 2004, 6(6): 723-729.

20. Beaton AMD, Sable CMD, Brown J, et al. Genetic susceptibility to endomyocardial fibrosis. Glob Cardiol Sci Pract, 2014, 2014(4): 473-481.

21. Arslan S, Sevimli S, Gundogdu F. Fatal biatrial thrombus in a patient with idiopathic restrictive cardiomyopathy during sinus rhythm. International Journal of Cardiology, 2007, 117(2): 68-70.

22. Ammash NM, Seward JB, Bailey KR, et al. Clinical profile and outcome of idiopathic restrictive cardiomyopathy. Circulation, 2000, 101(21): 2490-2496.

23. Schutte DP, Essop MR. Clinical profile and outcome of idiopathic restrictive cardiomyopathy. Circulation, 2000, 101(21): 2490.

24. Olivotto I, D'Amati G, Basso C, et al. Defining phenotypes and disease progression in sarcomeric cardiomyopathies: contemporary role of clinical investigations. Cardiovascular Research, 2015, 105(4):

409.

25. Kobashigawa JA, Itagaki BK, Razi RR, et al.Correlation between myocardial fibrosis and restrictive cardiac physiology in patients undergoing retransplantation.Clinical Transplantation,2013,27(6):E679–E684.

26. Arbustini E, Buonanno C, Trevi G, et al.Cardiac ultrastructure in primary restrictive cardiomyopathy. Chest,1983,84(2):236–238.

27. 赵红,孙洋,宋来凤,等.原发性限制型心肌病受体心脏病理形态学及超微结构研究.中华心血管病杂志,2014,42(10):856–859.

28. Rosnowski A, Ruzyłło W.Ultrastructural aspects of endomyocardial biopsy in restrictive cardiomyopathy: evaluation of elastogenesis.Cor Et Vasa,1986,28(1):67.

29. Dato I.How to recognize endomyocardial fibrosis？Journal of Cardiovascular Medicine,2015,16(8).

30. Finsterer J, Stöllberger C, Höftberger R.Restrictive cardiomyopathy as a cardiac manifestation of myofibrillar myopathy.Heart & Lung,2011,40(5):e123–e127.

31. Liang XC, Lam WW, Cheung EW, et al.Restrictive right ventricular physiology and right ventricular fibrosis as assessed by cardiac magnetic resonance and exercise capacity after biventricular repair of pulmonary atresia and intact ventricular septum.Clinical Cardiology,2010,33(2):104–110.

32. Mocumbi AO.Endomyocardial fibrosis:A form of endemic restrictive cardiomyopathy.Global Cardiology Science & Practice,2012,2012(1):11.

33. Santra G, Sinha P K, Phaujdar S, et al.Right ventricular endomyocardial fibrosis.J Assoc Physicians India, 2012,60(3):63–65.

34. Ingber DE.Mechanical signaling and the cellular response to extracellular matrix in angiogenesis and cardiovascular physiology.Circulation Research,2002,91(10):877.

35. Wang J, Chen H, Seth A, et al.Mechanical force regulation of myofibroblast differentiation in cardiac fibroblasts.American Journal of Physiology Heart & Circulatory Physiology,2003,285(5):H1871.

36. Fan D, Takawale A, Lee J, et al.Cardiac fibroblasts,fibrosis and extracellular matrix remodeling in heart disease.Fibrogenesis & Tissue Repair,2012,5(1):15.

37. Janicki JS, Brower GL, Gardner JD, et al.Cardiac mast cell regulation of matrix metalloproteinase–related ventricular remodeling in chronic pressure or volume overload.Cardiovascular Research,2006,69(3):657.

38. Ohlendieck K.Towards an understanding of the dystrophin–glycoprotein complex:linkage between the extracellular matrix and the membrane cytoskeleton in muscle fibers.European Journal of Cell Biology, 1996,69(1):1–10.

39. Bang ML.Animal models of congenital cardiomyopathies associated with mutations in Z–line proteins. Journal of Cellular Physiology,2017,232(1):38.

40. Kostareva A, Kiselev A, Gudkova A, et al.Genetic spectrum of idiopathic restrictive cardiomyopathy uncovered by next–generation sequencing.Plos One,2016,11(9):e0163362.

41. Jacoby D, McKenna WJ.Genetics of inherited cardiomyopathy.Eur Heart J,2012,33(3):296–304.

42. Ko JM.Genetic syndromes associated with congenital heart disease.Korean Circ J,2015,45(5):357–361.

43. Teekakirikul P1, Kelly MA, Rehm HL, et al.Inherited cardiomyopathies:molecular genetics and clinical genetic testing in the postgenomic era.J Mol Diagn,2013,15(2):158–170.

44. Denfield SW, Webber S A.Restrictive cardiomyopathy in childhood.Heart Failure Clinics,2010,6(4):

445-452.

45. Peddy SB, Vricella LA, Crosson JE, et al. Infantile restrictive cardiomyopathy resulting from a mutation in the cardiac troponin T gene. Pediatrics, 2006, 117(5): 1830-1833.

46. Deftereos S, Papoutsidakis N, Giannopoulos G, et al. Calcium ions in inherited cardiomyopathies. Medicinal Chemistry, 2016, 12(2): 139.

47. Iancu TC, Shiloh H. Experimental iron overload. Ultrastructural studies. Ann N Y Acad Sci, 1988, 526: 164-178.

48. Hayashi T, Tsuda E, Kurosaki K, et al. Electrocardiographic and clinical characteristics of idiopathic restrictive cardiomyopathy in children. Circulation Journal Official Journal of the Japanese Circulation Society, 2007, 71(10): 1534.

49. Gigli M, Begay RL, Morea G, et al. A review of the giant protein titin in clinical molecular diagnostics of cardiomyopathies. Frontiers in Cardiovascular Medicine, 2016, 3(2), doi: 10.3389/fcvm.2016.00021.

50. 中华医学会心血管病学分会. 遗传性心脏离子通道病与心肌病基因检测中国专家共识. 中华心血管病杂志, 2011, 39(12): 1073-1082.

51. Brillantes AM, Allen P, Takahashi T, et al. Differences in cardiac calcium release channel (ryanodine receptor) expression in myocardium from patients with end-stage heart failure caused by ischemic versus dilated cardiomyopathy. Circulation Research, 1992, 71(1): 18-26.

52. Marsh JD, Smith TW. Calcium channels and cardiomyopathy. Journal of Molecular & Cellular Cardiology, 1991, 23(2): 105-107.

53. Lopes LR, Elliott PM. A straightforward guide to the sarcomeric basis of cardiomyopathies. Heart, 2014, 100(24): 1916-1923.

54. Wibo M, Godfraind T. Postnatal Development of Calcium Channels in Cardiac Muscle//Edward U. Maduh, Dale W. Porter, Steven I. Baskin. Calcium Antagonists. Heidelberg: Springer Publishing Company, 1993.

55. Launikonis BS, Stephenson DG, Friedrich O. Rapid Ca^{2+} flux through the transverse tubular membrane, activated by individual action potentials in mammalian skeletal muscle. Journal of Physiology, 2009, 587(10): 2299-2312.

56. Wagenknecht T, Grassucci R, Frank J, et al. Three-dimensional architecture of the calcium channel/foot structure of sarcoplasmic reticulum. Nature, 1989, 338(6211): 167.

57. Coppini R, Ho CY, Ashley E, et al. Clinical phenotype and outcome of hypertrophic cardiomyopathy associated with thin-filament gene mutations. Journal of the American College of Cardiology, 2014, 64(24): 2589.

58. Huby AC, Takagi K, Gong N, et al. Exploring novel molecular mechanisms of restrictive cardiomyopathy. Journal of Cardiac Failure, 2012, 18(8): S31-S31.

59. Rindler TN, Hinton RB, Salomonis N, et al. Molecular characterization of pediatric restrictive cardiomyopathy from integrative genomics. Scientific Reports, 2017, 7: 39276.

60. Yu B, Xiang R, Hu D, et al. A novel MYH7 mutation in a family with cardiomyopathy presenting with restrictive physiology and varying degrees of left ventricle hypertrophy. European Heart Journal, 2015, 36(3): 178.

61. Ware SM, Quinn ME, Ballard ET, et al. Pediatric restrictive cardiomyopathy associated with a mutation in

beta-myosin heavy chain.Clinical Genetics,2008,73(2):165–170.

62. Wang K,Ramirez-Mitchell R,Palter D.Titin is an extraordinarily long,flexible,and slender myofibrillar protein.Proceedings of the National Academy of Sciences of the United States of America,1984,81(12):3685–3689.

63. Ohtsuki I,Maruyama K,Ebashi S.Regulatory and cytoskeletal proteins of vertebrate skeletal muscle.Advances in Protein Chemistry,1986,38(2):1–67.

64. Fürst DO,Osborn M,Nave R,et al.The organization of titin filaments in the half-sarcomere revealed by monoclonal antibodies in immunoelectron microscopy:a map of ten nonrepetitive epitopes starting at the Z line extends close to the M line.Journal of Cell Biology,1988,106(5):1563.

65. Linke WA,Krüger M.The giant protein titin as an integrator of myocyte signaling pathways.Physiology,2010,25(3):186–198.

66. Teekakirikul P,Kelly MA,Rehm HL,et al.Inherited cardiomyopathies molecular genetics and clinical genetic testing in the postgenomic era.J Mol Diagn,2013,15(2):158–170.

67. Jacot JG,Martin JC,Hunt DL.Mechanobiology of cardiomyocyte development.Journal of Biomechanics,2010,43(1):93–98.

68. Piper HM,Jacobson SL,Schwartz P.Determinants of cardiomyocyte development in long-term primary culture.Journal of Molecular & Cellular Cardiology,1988,20(9):825–835.

69. Sen-Chowdhry S,Syrris P,McKenna WJ.Genetics of restrictive cardiomyopathy.Heart Fail Clin,2010,6:179–186.

70. Mogensen J,Kubo T,Duque M,et al.Idiopathic restrictive cardiomyopathy is part of the clinical expression of cardiac troponin I mutations.Journal of Clinical Investigation,2003,111(2):209–216.

71. Mogensen J,Hey T,Lambrecht S.A systematic review of phenotypic features associated with cardiac troponin I mutations in hereditary cardiomyopathies.Canadian Journal of Cardiology,2015,31(11):1377–1385.

72. Petrich BG,Eloff BC,Lerner DL,et al.Targeted activation of c-Jun N-terminal kinase in vivo induces restrictive cardiomyopathy and conduction defects.Journal of Biological Chemistry,2004,279(15):15330–15338.

73. Pinto JR,Yang SW,Hitz MP,et al.Fetal cardiac troponin isoforms rescue the increased Ca^{2+} sensitivity produced by a novel double deletion in cardiac troponin T linked to restrictive cardiomyopathy:a clinical,genetic,and functional approach*.Journal of Biological Chemistry,2011,286(23):20901.

74. Wu W,Lu CX,Wang YN,et al.Novel phenotype-genotype correlations of restrictive cardiomyopathy with myosin-binding protein C(MYBPC3) gene mutations tested by next-generation sequencing.Journal of the American Heart Association Cardiovascular & Cerebrovascular Disease,2015,4(7):e001879.

75. Yan C,Yang S,Li J,et al.Pediatric restrictive cardiomyopathy due to a heterozygous mutation of the TNNI3 gene.Journal of biomedical research,2014,28(1):59.

76. Gudkova A,Kostareva A,Sjoberg G,et al.Diagnostic challenge in desmin cardiomyopathy with transformation of clinical phenotypes.Pediatric Cardiology,2013,34(2):467–470.

77. Hnia K,Ramspacher C,Vermot J,et al.Desmin in muscle and associated diseases:beyond the structural function.Cell Tissue Res,2015,360(3):591–608.

78. Perles Z,Bowles NE,Vatta M,et al.Familial restrictive cardiomyopathy caused by a missense mutation

in the desmin gene:possible role of apoptosis in disease pathogenesis.Journal of the American College of Cardiology,2002,39(02):445-446.

79. Zhang J,Kumar A,Stalker HJ,et al.Clinical and molecular studies of a large family with desmin-associated restrictive cardiomyopathy.Clinical Genetics,2001,59(4):248.

80. Rybakova MG,Kuznetsova IA,Aia G,et al.Desmin-related cardiomyopathy.Arkhiv Patologii,2011,73(4):56.

81. Tandler B,Dunlap M,Hoppel CL,et al.Giant mitochondria in a cardiomyopathic heart.ultrastructural pathology,2002,26(3):177.

82. Desai D,Jan MF,Kalvin L,et al.Septal artery diastolic flow profile in hypertrophic restrictive cardiomyopathy:doppler square root sign！ Eur Heart J Cardiovasc Imaging,2017,18(9):1067.

83. Fatkin D,Graham RM.Molecular mechanisms of inherited cardiomyopathies.Physiological Reviews,2002,82(4):945.

84. Webber SA,Lipshultz SE,Sleeper LA,et al.Outcomes of restrictive cardiomyopathy in childhood and the influence of phenotype clinical perspective.Circulation,2012,126(10):1237-1244.

85. Weller RJ,Weintraub R,Addonizio LJ,et al.Outcome of idiopathic restrictive cardiomyopathy in children. American Journal of Cardiology,2002,90(5):501-506.

86. Aia G,Shliakhto EV.Phenomena of "micronucleoli" in cardiomyocytes from patients with idiopathic restrictive cardiomyopathy.Tsitologiia,2005,47(2):141-149.

87. Ackerman MJ,Priori SG,Willems S,et al.HRS/EHRA expert consensus statement on the state of genetic testing for the channelopathies and cardiomyopathies.Heart Rhythm,2011,8(8):1308-1339.

88. Callis TE,Jensen BC,Weck KE,et al.Evolving molecular diagnostics for familial cardiomyopathies:at the heart of it all.Expert Rev Mol Diagn,2010,10(3):329-351.

89. Ouellette AC,Mathew J,Manickaraj AK,et al.Clinical genetic testing in pediatric cardiomyopathy:is bigger better？ Clinical Genetics,2018,93(1):33-40.

90. Pankuweit S,Richter A,Ruppert V,et al.Classification of cardiomyopathies and indication for endomyocardial biopsy revisited,Herz,2009,34(1):55-62.

91. Zambon E,Iorio A,Di NC,et al.Left ventricular function and exercise performance in idiopathic dilated cardiomyopathy:role of tissue Doppler imaging.Journal of Cardiovascular Medicine,2017,18(4):230.

92. Şahan E,Şahan S,Karamanlıoğlu M,et al.The MOGE(S)classification:A TNM-like classification for cardiomyopathies.Herz,2016,41(6):503.

93. Seth S,Thatai D,Sharma S,et al.Clinico-pathological evaluation of restrictive cardiomyopathy (endomyocardial fibrosis and idiopathic restrictive cardiomyopathy)in India.Eur J Heart Fail,2004,6(6):723-729.

94. Rapezzi C,Leone O,Ferlito M,et al.Isolated ventricular non-compaction with restrictive cardiomyopathy. European Heart Journal,2006,27(16):1927.

95. Schwartz ML,Colan SD.Familial restrictive cardiomyopathy with skeletal abnormalities.American Journal of Cardiology,2003,92(5):636-639.

96. Cannavale A,Ordovás KG,Rame EJ,et al.Hypertrophic cardiomyopathy with restrictive phenotype and myocardial crypts.Journal of Thoracic Imaging,2010,25(4):W121-123.

97. Carneiro RDCB,Brant LCC,Rabelo FT,et al.Endomyocardial fibrosis associated with mansoni

schistosomiasis.Revista Da Sociedade Brasileira De Medicina Tropical,2011,44(5):644.

98. Lawler PR,Bergmark BA,Laubach JP,et al.Having a heavy heart:approaches to infiltrative cardiomyopathy.Circulation,2014,129(16):1703-1711.

99. Merika EE,Lefroy D,Milojkovic D,et al.Hypereosinophilic syndrome:an indolent rash with a serious cardiac complication.Clinical & Experimental Dermatology,2016,41(2):170-174.

100. Maia CP,Gali LG,Schmidt A,et al.A challenging differential diagnosis:distinguishing between endomyocardial fibrosis and apical hypertrophic cardiomyopathy.Echocardiography,2016,33(7):1080-1084.

101. Purevjav E,Arimura T,Augustin S,et al.Molecular basis for clinical heterogeneity in inherited cardiomyopathies due to myopalladin mutations.Hum Mol Genet,2012,21(9):2039-2053.

102. Ton VK,Mukherjee M,Judge DP.Transthyretin cardiac amyloidosis:pathogenesis,treatments,and emerging role in heart failure with preserved ejection fraction.Clin Med Insights Cardiol,2015,8(Suppl 1):39-44.

103. Faria TQ,Almeida ZL,Cruz PF,et al.A look into amyloid formation by transthyretin:aggregation pathway and a novel kinetic model.Phys Chem Chem Phys,2015,17(11):7255-7263.

第六章

致心律失常性右室心肌病病理组织形态与超微结构

第一节　定义及研究进展 / 504

第二节　形态学特点 / 505

　一、大体表现 / 505

　二、组织学表现 / 508

第三节　超微形态学特点 / 514

一、心肌内脂质异常累积的超微结构特征 / 514

（一）心肌细胞内的异常脂滴 / 515

（二）心肌间质内的脂肪细胞及脂质 / 545

二、细胞连接异常的各种表现 / 551

（一）闰盘改变 / 551

（二）细胞黏附 / 598

三、心肌细胞发育不良（全）/ 605

（一）不同发育阶段的心肌细胞及间质成分的改变 / 606

（二）幼稚肌浆网系统 / 618

（三）幼稚的细胞器 / 622

（四）肌丝束结构不良及排列紊乱 / 629

（五）心肌细胞核改变 / 664

（六）细胞内原始基质增多 / 679

四、心肌的继发性改变 / 701

（一）心肌细胞内细胞器的表型改变 / 703

（二）心肌间质改变 / 720

第四节　诊断与鉴别诊断 / 744

一、诊断 / 744

二、鉴别诊断 / 744

（一）扩张型心肌病 / 744

（二）Uhl 畸形 / 745

第六章
致心律失常性右室心肌病病理组织形态与超微结构

第一节 定义及研究进展

致心律失常性右室心肌病（arrhythmogenic right ventricular cardiomyopathy，ARVC）以室性心律失常和猝死、严重的右室收缩和舒张功能障碍为主要临床表现，以心室壁内大量脂肪纤维或纤维脂肪替代为主要病理学改变，由于心壁结构存在发育不良亦称为结构不良性心肌病（arrhythmogenic right ventricular dysplastic，ARVD）。

ARVC/D 的发生率约 1/5000，年轻男性常见，80% 以上的患者可在 40 岁前确诊。在美国，因本病猝死人数约占 65 岁以下猝死人数的 5%；若未经治疗，本病年死亡率约为 3%。1977 年，Fontaine 报道了 6 例持续性室性心动过速，应用抗心律失常药物疗效不佳，并发现这些患者均存在以右心室为主的心肌病变，据此首先提出了 ARVC/D 定义。此后，欧盟委员会（European Commission，EC）和美国国立卫生研究院（National Institutes of Health，NIH）资助相关研究，获得了较多进展：本病是遗传性心肌病，致病基因多为桥粒基因，亦称为桥粒病。异常基因发生在第 1、2、3、6、10、12、14、17、18 号染色体上，主要为细胞桥粒蛋白组件编码基因，包括 plakoglobin、desmoplakin、plakophilin、desmoglein 和 desmocollin 等。桥粒为闰盘的重要结构之一。超微结构研究发现，ARVC/D 心肌组织存在桥粒异常等闰盘重构表现，推测是基因异常导致闰盘结构异常，致使心肌细胞连接障碍，并引发一系列后续事件，包括细胞凋亡、死亡、纤维脂肪替代以及电活动不稳定等。已有研究证明 ARVC/D 心肌细胞凋亡现象显著增多。Valente 的研究发现，约 35% 的患者存在心肌细胞凋亡，其启动机制尚不明确。除遗传因素外，ARVC/D 还可能与感染、炎症、心肌干细胞向脂肪细胞转分化等有关。关于 ARVC/D 与病毒感染的关系，尚不清楚是否病毒更易攻击已有病变的心肌而发病。

病变部位主要在右心室，亦可累及左心室。Pinamonti B等基于长期随访研究发现，患者右心室的病变可由初期的局部性发展为广泛性，晚期影响左心室。1997年欧洲多中心研究提出了该病的进展模式：ARVC/D为逐渐发展的心肌疾病，右心室病变可"静止"，亦可"开始"，并可向左心室延伸，致病变进展加速，病程终末期呈类似扩张型心肌病的表现，如双心室扩张、心力衰竭。心功能受损程度不一，约40%的病例有左心室扩张，18%的病例左心室射血分数减少。

病理形态学主要诊断依据：心室游离壁全层的2/3以上被脂肪纤维或纤维脂肪替代。为避免ARVC/D右心室室间隔心内膜心肌活检的病理过度诊断，Angelini提出诊断标准：浸润的脂肪组织及（或）纤维脂肪组织应分别≥心肌组织的30%和40%。ARVC/D的分型，按解剖部位可分为右室型、左室型及双室型，按组织形态学可分为脂肪纤维型及纤维脂肪型。由于ARVC/D具有一定的遗传异质性，有较多外显变异和不完全表达，异常基因较难识别，因此基因检测不应作为诊断ARVC/D的唯一手段。遗传筛查可检测基因携带者，为早期防治提供基线数据。

第二节　形态学特点

一、大体表现

心脏大体表现为右室心表脂肪增加，右心室腔显著扩张，游离壁呈弥漫性或节段性减薄甚至呈羊皮纸样外观，室壁瘤形成；心壁切面可见局灶性及（或）大片状，甚至全层被脂肪纤维或纤维脂肪替代，常出现于右室流入道、右室心尖部和漏斗部，即"发育不良三角"，可伴有左心室及（或）室间隔病变。左室型病变多发生于左心室后间隔或后侧壁，亦可累及前间隔或左心室前侧壁，病变范围呈弥漫性或局限性。磁共振成像（magnetic resonance imaging，MRI）研究数据显示，左心室病变的检出率较高，84%的病例伴有左心室受累，采用增强扫描该数据达到92%。

本组样本取材自ARVC/D终末期心脏，右心室病变典型而严重，心室壁菲薄，心腔内附壁血栓及心内膜纤维性增厚，室间隔病变相对较轻。心房可扩大，偶有三尖瓣发育不良。心肌间浸润成分的分型对右室壁厚度的影响表现为：脂肪纤维型，主要发生于右室心尖与漏斗部，右心室壁常变薄（厚度＜3mm），可于"发育不良三角"形成半透明的囊状室壁瘤；纤维脂肪型，主要发生于三尖瓣后叶下方的后、膈面室壁，右心室壁厚度可正常（4~5mm），甚至有假性肥厚。无论心室轻度、中度或重度扩张，心脏重量基本正常（图6-1~图6-4）。

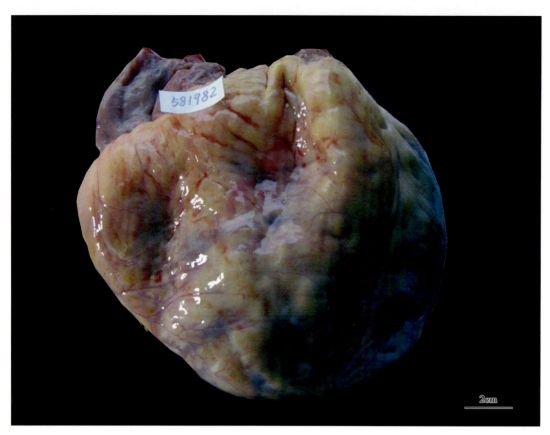

图 6-1
ARVC/D 心脏大体表现：心脏球形增大，右心室壁塌陷

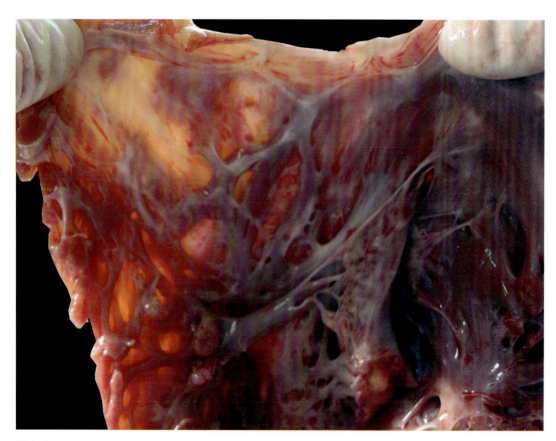

图 6-2
ARVC/D 右室型心脏大体表现：右心室壁菲薄、透光

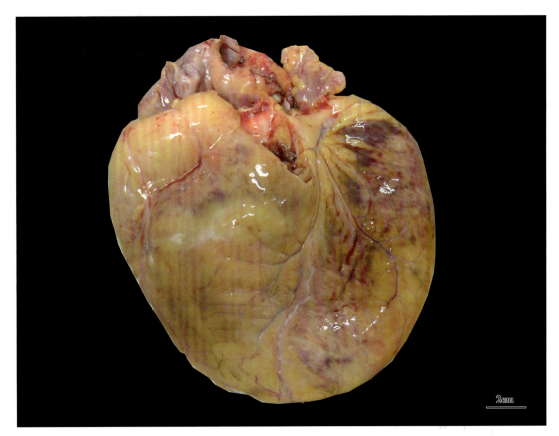

图 6-3
ARVC/D 左室型心脏大体表现:左室后侧壁心表的脂肪组织

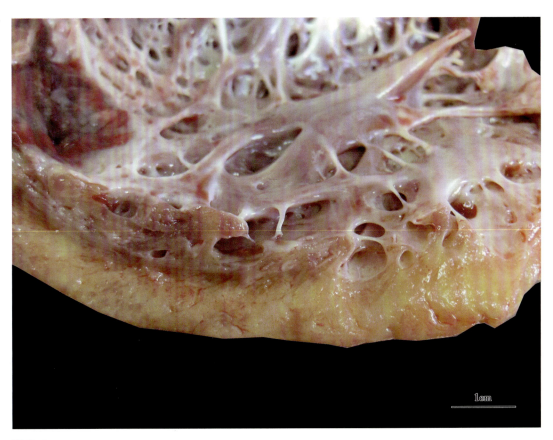

图 6-4
ARVC/D 左室型,左心室前侧壁切面示心壁全层脂肪组织替代

二、组织学表现

ARVC/D 的病理组织学典型特征为：右心室游离壁心肌呈弥漫性或节段性缺失，代之以脂肪纤维或纤维脂肪组织，据此将 ARVC/D 分为两型：①脂肪纤维型，心肌被脂肪组织替代，伴有纤维组织，无炎性浸润；②纤维脂肪型，心肌被纤维脂肪组织替代，可见炎细胞浸润，免疫组化 CD43、CD45、CD3 及 CD68 等呈阳性表达。左心室甚至室间隔亦有累及。左心室受累的组织学表型复杂。有研究显示，仅 43% 的病例心肌内脂肪增加。组织成分的改变提示，本病可能存在损伤 - 修复过程，提示纤维脂肪型有炎症反应的参与。炎症可能会触发电不稳定和电节律紊乱，诱发心肌细胞死亡，甚至导致心力衰竭（图 6-5~ 图 6-15）。

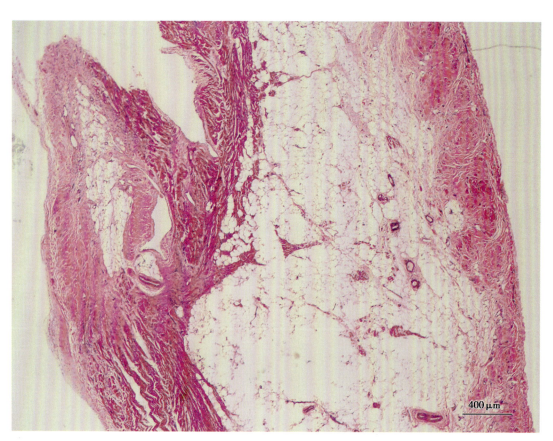

图 6-5
脂肪纤维型，右心室前壁心肌被脂肪组织替代，伴少量纤维组织，无炎性浸润，HE 染色

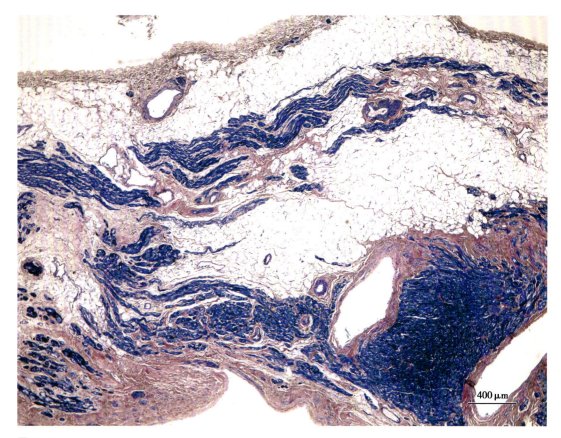

图 6-6
脂肪纤维型,右心室后壁心肌被脂肪组织替代,伴纤维组织,PTAH 染色

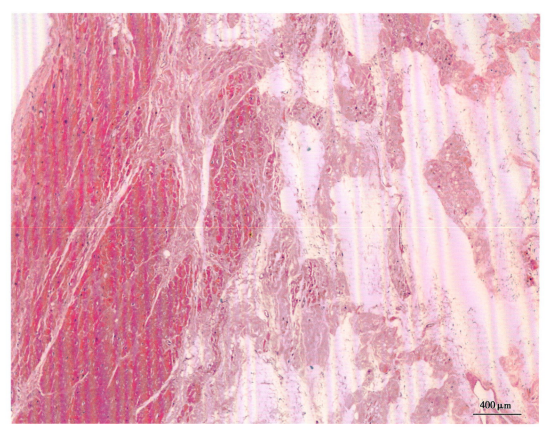

图 6-7
脂肪纤维型,左心室后壁心肌被脂肪组织分隔成岛状,伴有纤维组织向心肌组织内增生,HE 染色

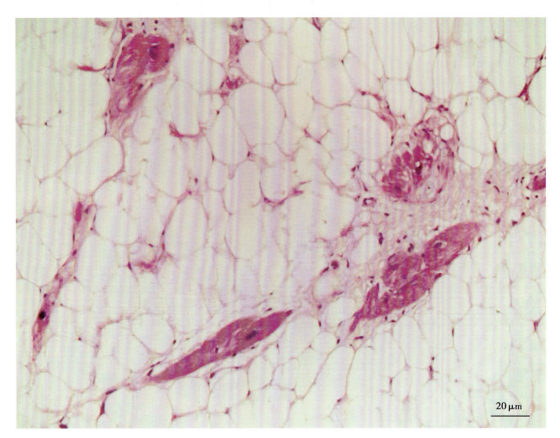

图 6-8
脂肪纤维型，HE 染色（高倍）

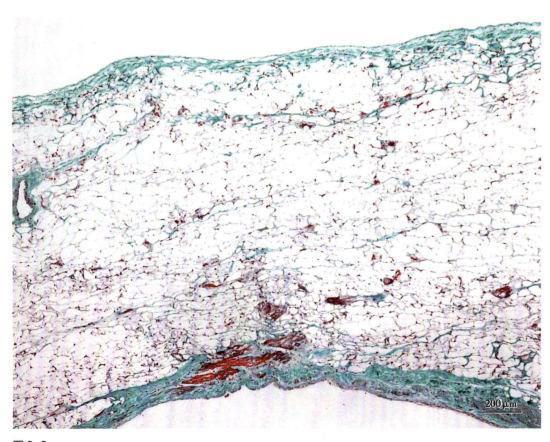

图 6-9
脂肪纤维型，右心室前壁，Masson 染色

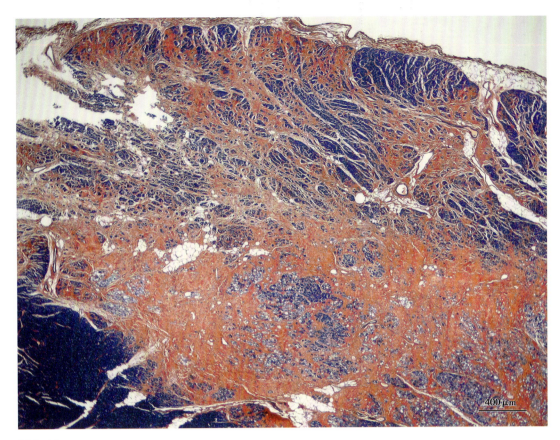

图 6-10
纤维脂肪型,左心室壁心肌被以纤维成分为主的纤维脂肪组织替代,PTAH 染色

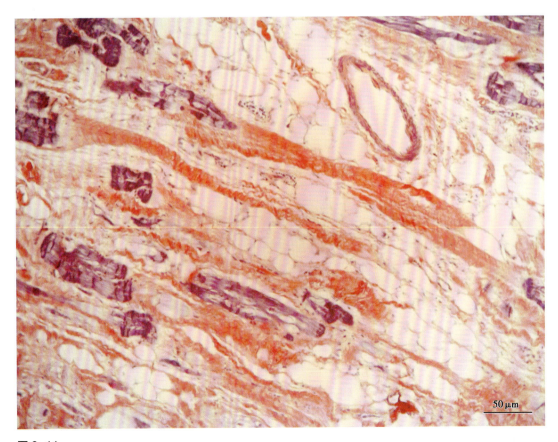

图 6-11
纤维脂肪型,纤维脂肪组织中残留少量岛状心肌,PTAH 染色

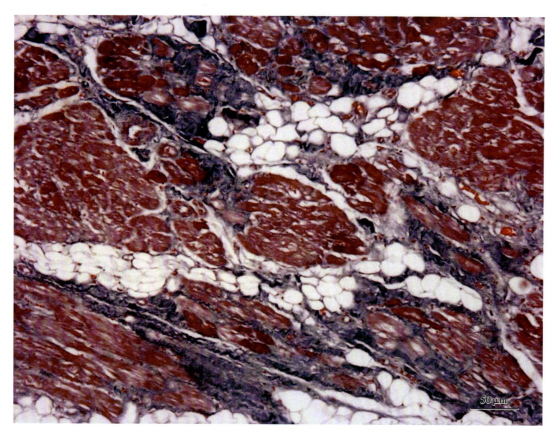

图 6-12
纤维脂肪型，心肌组织被纤维脂肪分隔成岛状，Masson 染色

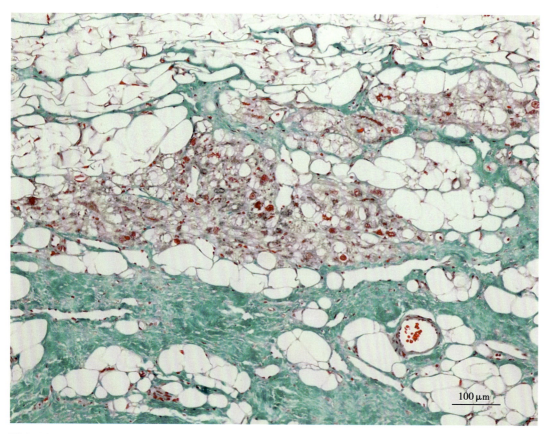

图 6-13
纤维脂肪型，纤维脂肪将心肌组织分隔成岛状，Masson 染色

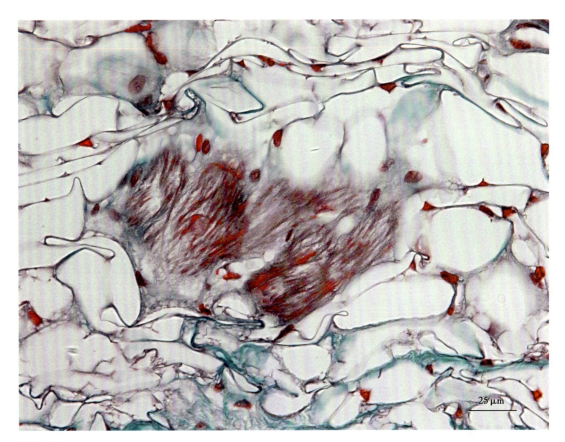

图 6-14
纤维脂肪型，孤立存在于纤维脂肪中的变性心肌细胞片段，其上可见横纹结构，Masson 染色（高倍）

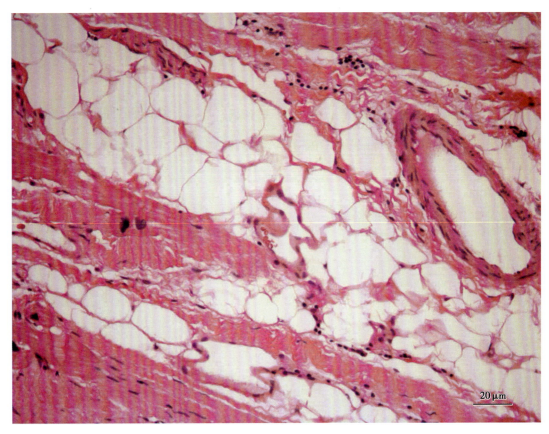

图 6-15
纤维脂肪型，心肌细胞与纤维脂肪细胞间散在少量淋巴细胞，HE 染色

第三节 超微形态学特点

虽然 ARVC/D 的组织病理学具有脂肪纤维/纤维脂肪替代、心肌细胞变性等表型，但是目前仍无明确的 ARVC/D 病理学诊断标准，存在诊断不足或过度诊断的风险。因此，透射电镜观察对该病具有重要辅助诊断意义。

本组 ARVC/D 心肌细胞的超微结构研究观察到多种异常表现：①脂肪纤维/纤维脂肪在心肌细胞内、外异常累积；②多种形态的闰盘发育异常；③不同发育阶段的心肌细胞，如幼稚的心肌细胞，肌丝束稀少或缺失、极向紊乱，肌节结构异常；④心肌的继发改变，如心肌细胞收缩不良，胞质内有大量溶酶体聚集；⑤心肌细胞胞核及其他细胞器的改变，如胞核发育不良、核内脂滴、线粒体变性等。

ARVC/D 个体间的遗传学病因基础不尽相同，但病理检查却观察到相同或相似的表型，提示该病的发生、发展可能存在相同的病理路径或受到调控因素的影响，成为具有相似临床症状、体征及病理学特点的同一种疾病。然而，这些超微结构异常亦有一定异质性，进一步认识该病尚需更深入的基础性研究。

一、心肌内脂质异常累积的超微结构特征

ARVC/D 显著的超微结构表型为脂质在心肌细胞内和心肌间质异常累积，心肌细胞胞质内含有丰富的大小不等、相互融合甚至是巨大的脂滴，尤其是脂滴所占细胞面积的比例较大，有别于其他类型心肌病。

关于 ARVC/D 心肌细胞内脂滴的来源有多种学说，如心律失常造成心肌细胞缺血、缺氧导致脂肪变性，心肌细胞吞噬间质中增多的脂质等。虽学说众多但均难以阐明其发生机制。近年来的分子机制研究显示：①桥粒突变和脂肪累积之间存在联系：在桥粒结构蛋白 desmoplakin 突变的小鼠模型中，可出现心肌细胞内异常脂质累积，心脏大体和组织学呈 ARVC/D 表型；②心肌细胞与脂肪细胞间可能存在相互转化：虽然目前尚无心肌细胞向脂肪细胞转化的证据，但是已有肌成纤维细胞、成纤维细胞、成骨细胞向脂肪细胞转化的模型，另外已有脂肪细胞或诱导多能干细胞（induced pluripotent stem cells，iPSC）转化为心肌细胞的研究报道。

众多信号通路参与心肌细胞与脂肪细胞间相互转化。其中，Wnt/β-catenin 信号通路是多能干细胞分化为肌细胞（myogenesis）或脂肪细胞（adipogenesis）的重要分子开关，其活化可增强肌细胞生成，同时将前脂肪细胞保持在未分化状态；在小鼠心肌细胞系 HL-1 中抑制 Wnt/β-catenin 信号，可促使心肌细胞具有脂肪细胞的特点。

Wnt/β-catenin 信号通路与闰盘桥粒之间存在复杂的调控关系。桥粒是由多个蛋白组成的连接结构，其中 PG 蛋白（即 γ-catenin）是一种多功能的调节蛋白，也是 Wnt 的效应分子，与 β-catenin 功能相反，二者相互拮抗。桥粒蛋白突变结构受损致使 PG 蛋白游离，通过与 β-catenin 竞争而抑制 Wnt/β-catenin 信号通路，诱发心肌细胞内脂质形成，因此，桥粒蛋白的突变可能是心肌细胞向脂肪细胞转化的启动因素。在 ARVC/D 心肌样本，透射电镜观察到闰盘的中间连接电子密度减低，闰盘间隙增宽，提示心肌细胞内某些连接蛋白的成分存在缺陷。

（一）心肌细胞内的异常脂滴

1890 年，Richard Altmann 和 E.B.Wilson 同时描述了心肌细胞内的脂滴，认为仅为能量储存之用。1991 年，Greenberg 等发现第一个与脂肪细胞脂滴相关的磷脂蛋白 perilipin；2007 年，Bartz 等首次完成了脂滴的脂质组学分析。人们对脂滴的认识由细胞内的能量储存器，提高到活动旺盛、具有复杂动态变化的多功能细胞器。脂滴能够沿着细胞骨架运动，并与其他细胞器相互作用，可能在储存能量、储存生物膜系统的原料、缓冲细胞毒性作用、参与细胞内蛋白质代谢、脂类代谢与存储、膜转运、蛋白降解以及信号传导过程中均起着重要作用。关于脂滴的生物学研究日益受到重视。

正常心肌细胞内有少量脂质，以脂褐素形式存在，为溶酶体作用后剩余物质形成的残余体，随年龄增长而增多，亦是细胞衰老的超微表现之一。光镜下，脂褐素位于细胞核周围，呈黄褐色颗粒；透射电镜下，呈高电子密度的不规则小体，形状及电子密度常不均匀。在本组 ARVC/D 心肌样本，透射电镜观察到心肌细胞胞质中有大量泡状，呈圆形、类圆形及长梭形，中、低电子密度，大小不等甚至微小形态的脂滴，分布位置不同（图 6-16，图 6-17）。

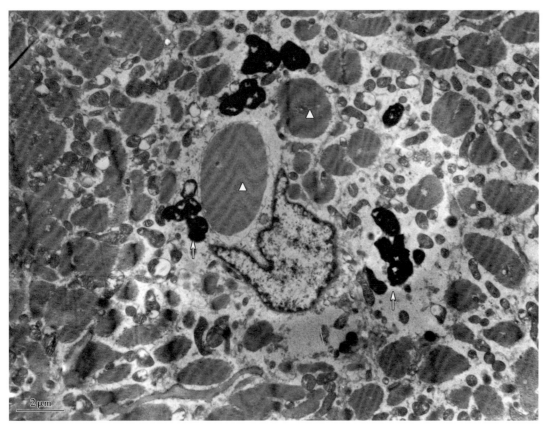

图 6-16
心肌细胞核旁巨大泡状脂滴（△），周围有高电子密度的脂褐素（↑溶酶体）

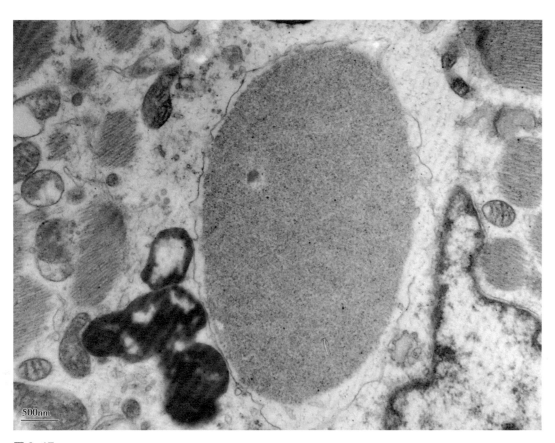

图 6-17
图 6-16 放大，脂滴呈椭圆形，电子密度均匀，其旁的脂褐素内含有管泡状结构

1. 不同电子密度的脂滴　脂滴的电子密度与所含不饱和脂肪酸的量及不饱和程度有关，含不饱和脂肪酸的量及脂肪酸的不饱和程度愈高，与锇酸的亲和力愈强，脂滴的电子密度愈高。大脂滴的中心可因固定剂未渗入，而使其电子密度较周围低。脂滴一般无界膜包绕，若脂滴位于肌浆网内则宛若包有界膜，称为脂质小体。在 ARVC/D 的透射电镜观察中，脂滴电子密度的评估以 Z 线密度作为参照，脂滴密度虽高低不等，但多数均匀、细腻，偶尔在脂滴中可见高电子密度的细小颗粒（图 6-18~图 6-21）。

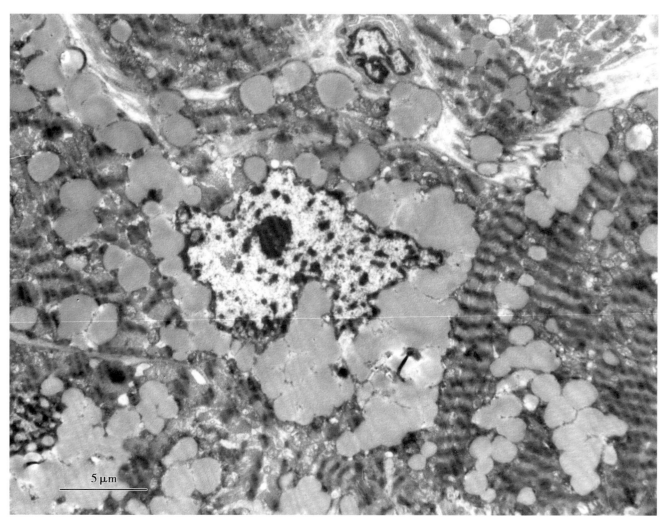

图 6-18
低电子密度脂滴，位于细胞核周围、肌丝束间和心肌细胞膜下，大小与线粒体相仿，部分脂滴融合，残余线粒体被挤压

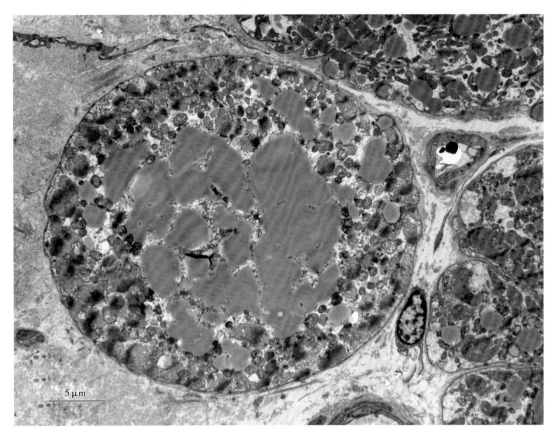

图 6-19
心肌细胞内有大量脂滴并相互融合，脂滴呈高电子密度，大部分位于细胞中部，少量位于细胞膜下，与胞膜融合，形成半环形高密度带，脂滴面积约占细胞面积的 1/2，肌丝束减少

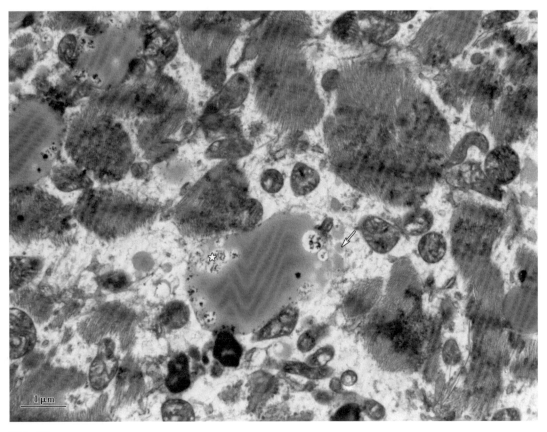

图 6-20
脂滴中的细小颗粒（☆），微小脂滴（↑）

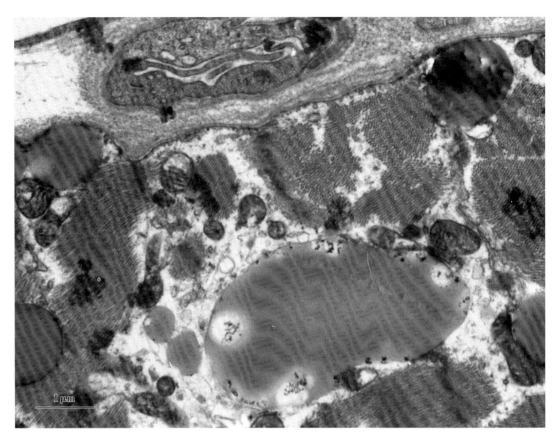

图 6-21
心肌细胞内有大脂滴，脂滴表面光滑，内部可见聚集的细小颗粒

2. 不同大小和形状的脂滴　正常脂肪细胞中的脂滴结构是以中性脂为核心，表面由单层磷脂覆盖，磷脂中镶嵌并覆盖多种蛋白，调控着脂滴的功能及行为，这些蛋白可能会改变甘油三酯的合成和降解，合成其他脂质，导致某些脂类代谢过程中中间产物的水平发生变化。在 ARVC/D 心肌样本，透射电镜观察到心肌细胞内脂滴大小不一、脂质含量的差异较大，不仅有微小脂滴，亦有相互融合的大脂滴，呈现不同超微形态学表型。

（1）脂滴大小不等：透射电镜观察到 ARVC/D 心肌细胞内脂滴直径从 < 1μm 至 30μm（图 6-22，图 6-23）。

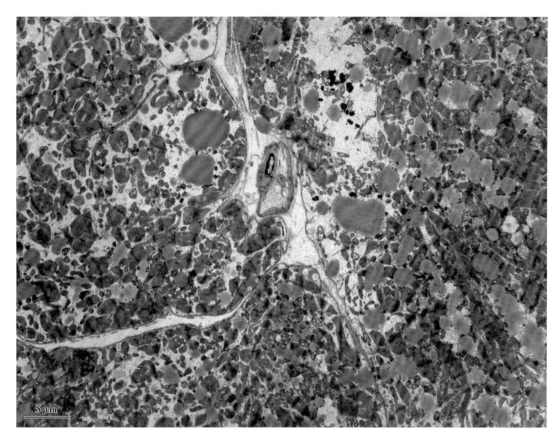

图 6-22
心肌细胞内广泛分布大小不一的脂滴,直径 0.5~5μm,电子密度不均一

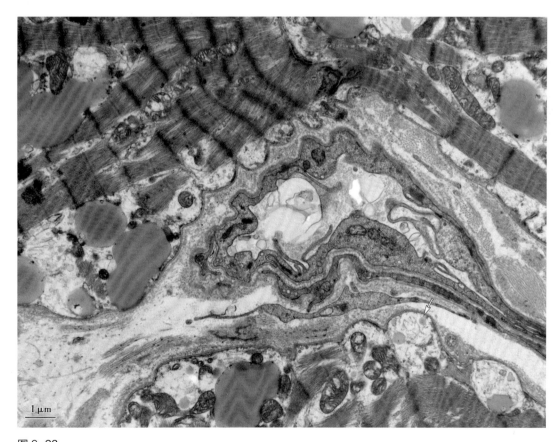

图 6-23
心肌细胞内脂滴大小不等,位于细胞膜下及肌丝束间,微小脂滴呈低电子密度(↑)。心肌细胞有变性

（2）脂滴的形状各异：透射电镜观察到 ARVC/D 心肌细胞内的脂滴形态多样，多为圆形，若脂滴融合则可呈不规则形，亦有长梭形等表型（图 6-24，图 6-25）。

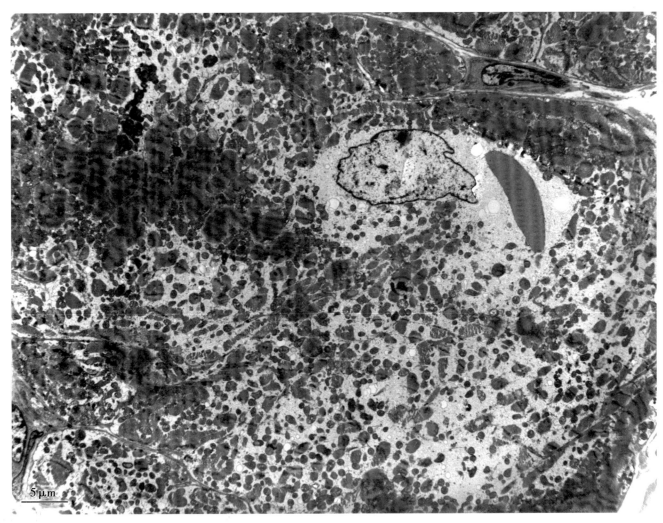

图 6-24
心肌细胞胞核旁的脂滴，呈长梭形

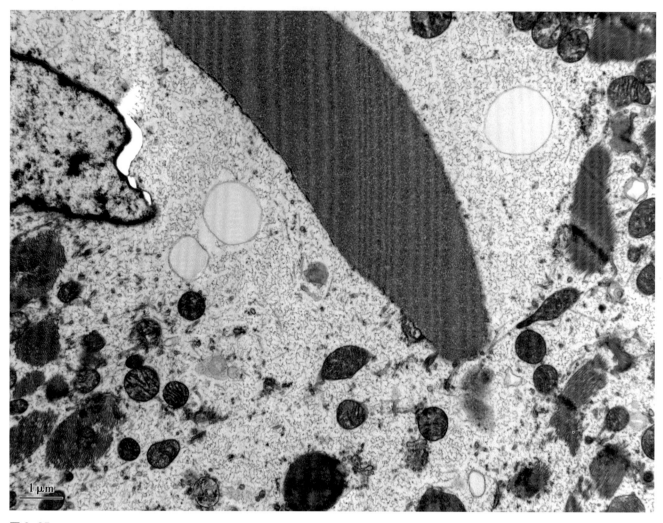

图 6-25
图 6-24 放大，心肌细胞内的脂滴呈长梭形，周围有单层膜结构，其上附有高密度电子颗粒

（3）脂滴周围的膜形态特征：透射电镜在 ARVC/D 的心肌细胞内观察到部分脂滴周围可见单层膜，膜表面有高电子密度颗粒物；有些脂滴周围未见膜结构（图 6-26，图 6-27）。

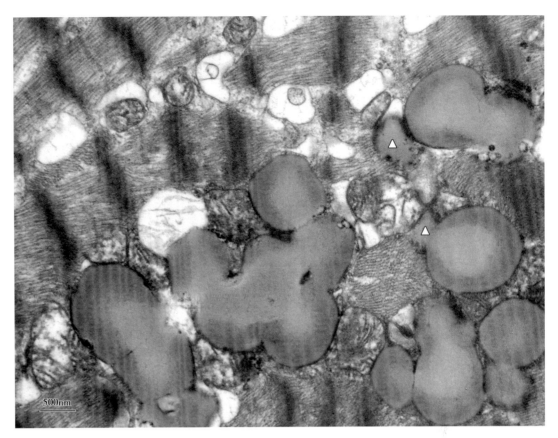

图 6-26
脂滴位于肌丝束间或肌丝束内，脂滴周围有单层高电子密度膜状结构；肌节中肌丝束溶解，为脂质替代（△）

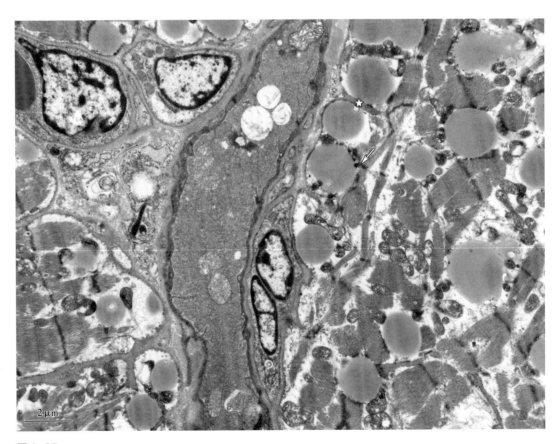

图 6-27
心肌细胞水肿，胞质内较多脂滴，脂滴表面无膜状结构；肌丝溶解、肌丝束断裂；脂滴间见残留的Z线物质（↑）及T管（☆）

（4）脂滴融合的超微形态表型：在ARVC/D心肌样本，透射电镜观察到心肌细胞内脂滴的相互融合表现，如两个脂滴或多个脂滴融合，甚至脂滴融合后再融合，以致形成不规则形状的大脂滴，呈大片状分布于心肌细胞胞质内（图6-28，图6-29）。

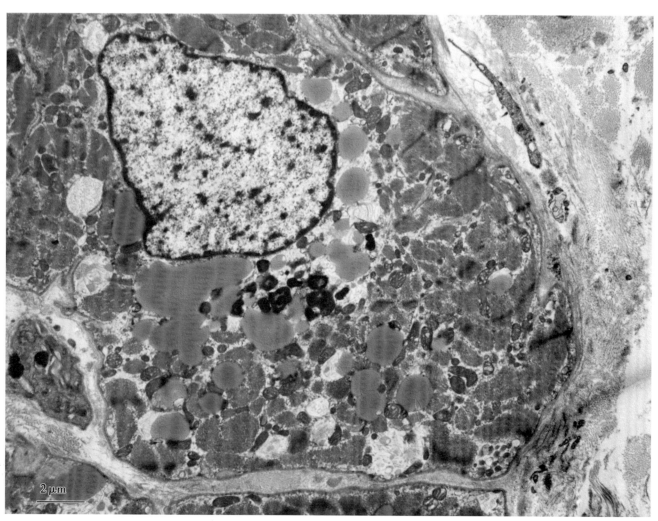

图6-28
心肌细胞内含大量脂滴，脂滴边界清晰，似有质膜包绕，脂滴有融合表现

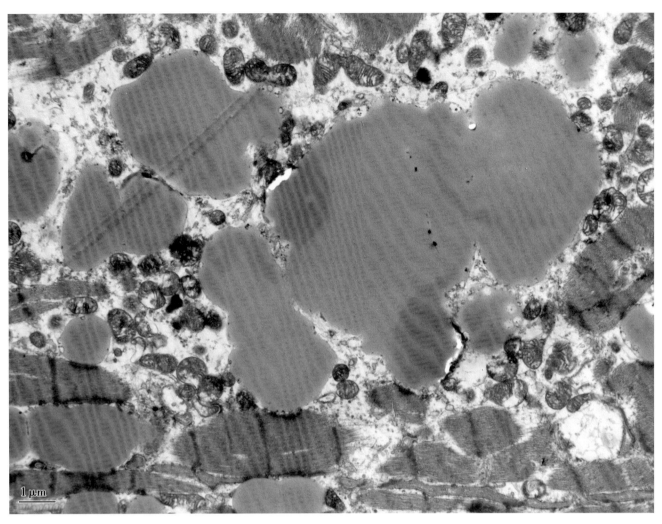

图 6-29
脂滴的融合过程,脂滴无质膜包绕,形态不规则

3. 位于细胞内不同位置的脂滴　透射电镜观察发现,ARVC/D 中的脂滴位于心肌细胞内的不同区域,有的弥漫分布于胞质内,有的分布于肌丝束间,致肌丝束间隙增宽,亦有分布于核周及细胞膜下(图 6-30,图 6-31)。

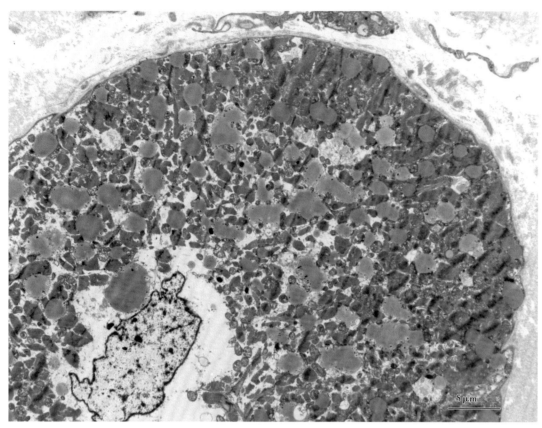

图 6-30
心肌细胞内脂滴广泛分布，位于核周、细胞膜下及肌丝束间。脂滴大小不一、电子密度不均匀

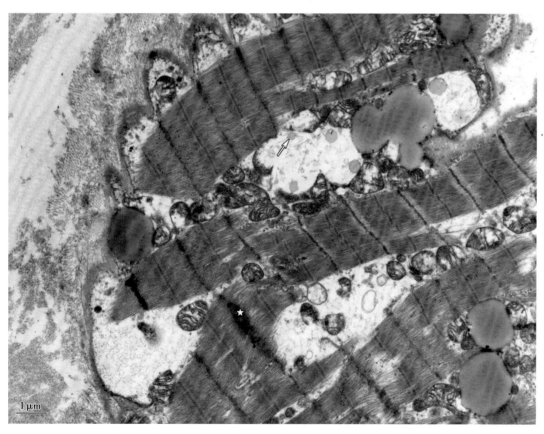

图 6-31
脂滴及微小脂滴（↑）位于肌丝束间、细胞膜下及空泡变性的线粒体内；部分肌丝束溶解空化，间隙增宽；肌节结构清晰，Z 线增宽（☆）

4. 脂滴与异常闰盘并存　如前所述，桥粒蛋白的突变是 ARVC/D 的遗传学病因基础，亦可能是心肌细胞向脂肪细胞转化的启动因素。在本组心肌样本，透射电镜观察到，含有脂滴的心肌细胞呈孤立状态时闰盘常缺失；若位于心肌细胞群中，常表现为闰盘形态异常（图 6-32~ 图 6-34）。

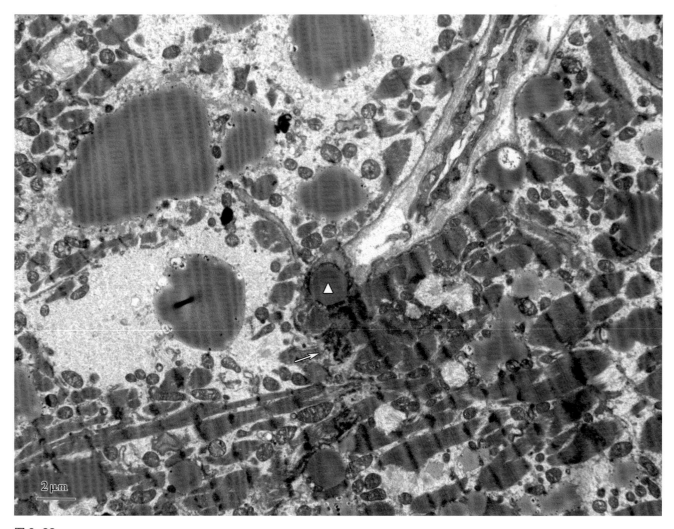

图 6-32
3 个含有脂滴的心肌细胞。图片下方 2 个细胞呈端－端相接，闰盘基本结构类型模糊难辨，中间连接短小（↑），闰盘处脂滴（△），脂滴周围的膜上附有致密颗粒；图片上方示大片肌丝束溶解区内的大脂滴

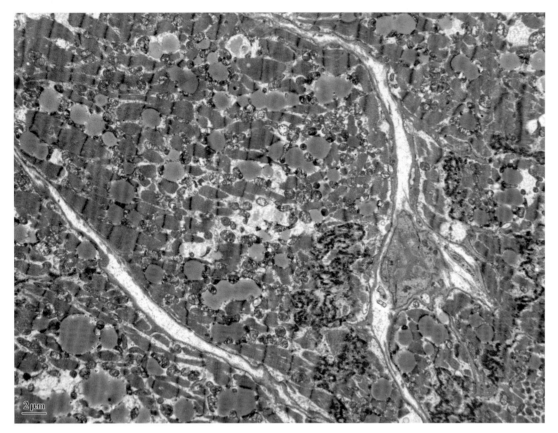

图 6-33
心肌细胞内大量形态各异的脂滴沿肌丝束分布，闰盘位于心肌细胞一端或一侧的细胞膜下，呈团状形态，心肌细胞间隙增宽

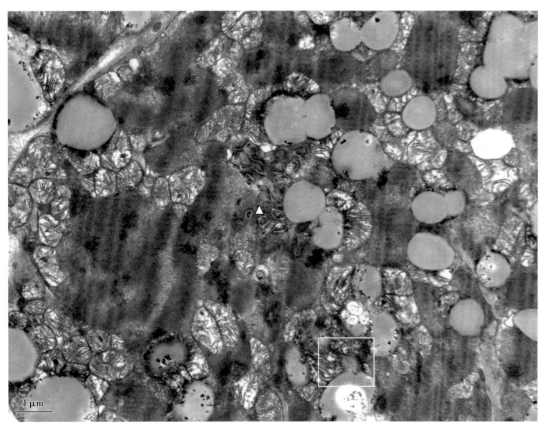

图 6-34
脂滴位于闰盘间，脂滴周有一层高电子密度颗粒，一个脂滴出芽凸向变性的线粒体（框内示）。肌丝束过度收缩及极向紊乱，闰盘结构异常（△）

5. 脂滴与线粒体　在脂滴的动态变化中，研究者们越来越多地关注到脂滴和线粒体的相互关系。脂滴在保证细胞内能量平衡和脂质交换方面具有重要作用。正常情况下，细胞内的脂滴可以动态地与其他细胞器相互接触，尤其是肌浆网、线粒体和过氧化物酶体。虽然这种相互作用的机制及功能尚不清楚，但不少假设都认为这种相互作用可以为细胞器之间交换脂类提供便利。

线粒体既参与脂质代谢，又容易受到脂质过氧化作用的损伤，是一个敏感而多变的细胞器。当细胞需要能量时，脂滴中的甘油三酯会被水解生成脂肪酸，为线粒体提供氧化底物以生成能量。线粒体所产生的氧自由基又可引起脂质过氧化，其产物可通过与线粒体膜脂、线粒体蛋白以及线粒体 DNA 的相互作用损伤线粒体。线粒体受损后的病理变化包括形态改变（如肿胀、嵴结构消失等）、膜电位改变、Ca^{2+} 通透性改变、膜磷脂减少以及氧化磷酸化解耦联等。

在 ARVC/D 心肌样本，透射电镜观察到：①心肌细胞中脂滴数量增多，增加了脂质在心肌细胞内的面积；②脂滴的分布特征，脂滴与线粒体在空间位置上紧密排布，甚至二者直接接触，类似于脂肪细胞中围绕在脂滴表面的线粒体，脂滴越大，与线粒体相互接触的机会则越大，提示这两种细胞器存在功能上的联系，二者间不仅能相互作用，并且有可能受到调控；③脂质过氧化产物可能损伤线粒体，线粒体与脂滴直接接触的数量增加，脂滴内有"嵴"样结构，变性线粒体内有脂滴存在（图 6-35~图 6-38）。

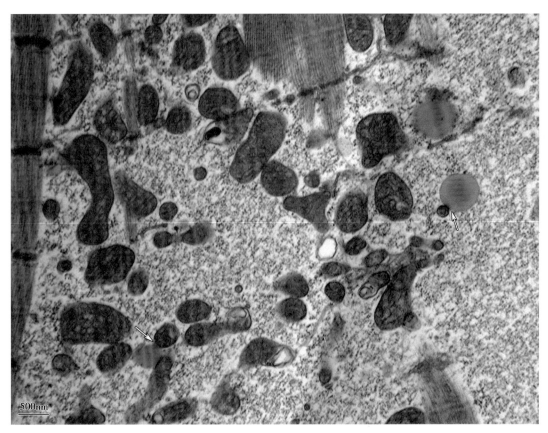

图 6-35
心肌细胞内基质样物中密集的颗粒状物、幼稚的线粒体与脂滴部分融合（↑）

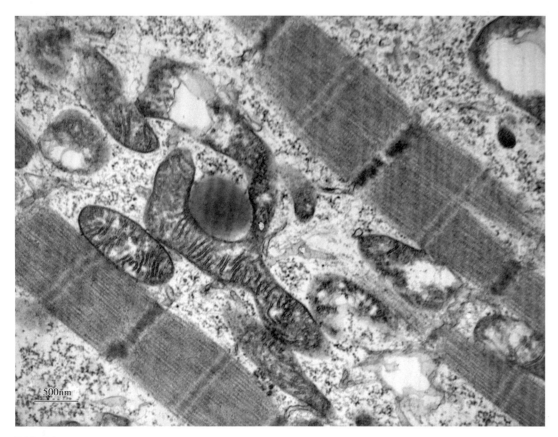

图 6-36
一个似"Y"形的线粒体合抱脂滴，线粒体变性

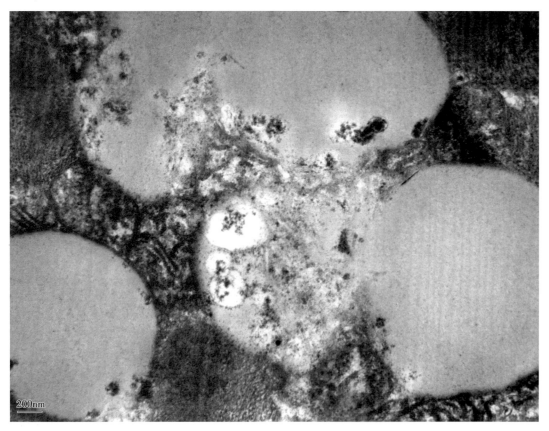

图 6-37
多个脂滴相互融合，低电子密度，边界不光滑；脂质结构不均，有空泡及崩解的细胞器残片；脂滴与肌丝和线粒体紧密相贴，界限清楚

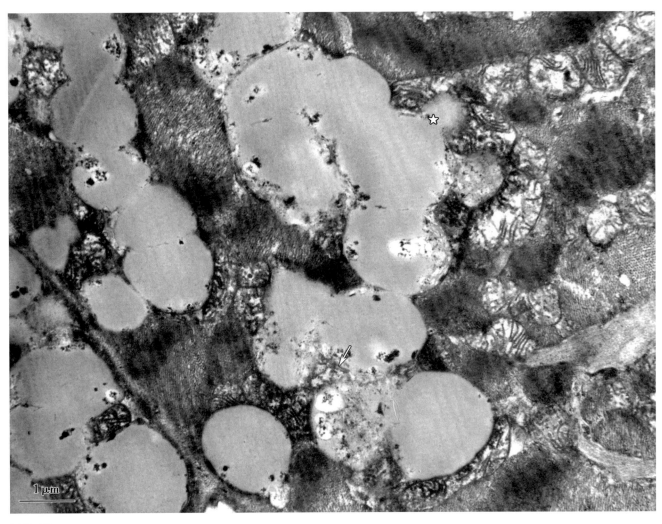

图 6-38
脂滴与线粒体的关系：脂滴位于肌丝束之间，相互融合成串珠、腊肠等形状，局部的小脂滴似芽状（☆）凸向线粒体，二者间界限不清，脂滴内侧缘有类似嵴样结构（↑）。线粒体变性

6. 脂滴与肌丝束　正常心肌细胞中可有少量脂滴，一般围绕核周围分布，呈高电子密度，线粒体则分布于肌丝束间呈链状排列。在 ARVC/D 心肌样本，透射电镜观察到有多量脂质存在于肌丝束间，脂质周围的肌丝束溶解，提示脂质增多伴随肌丝束结构的损伤（图 6-39～图 6-42）。

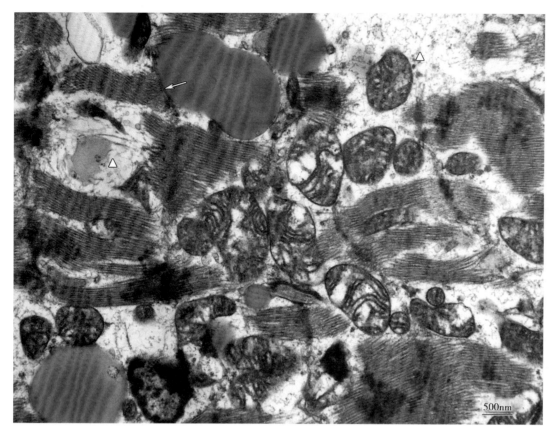

图 6-39
心肌细胞水肿，脂滴周围的肌丝束溶解（△），部分脂滴的边缘为 Z 线结构（↑）

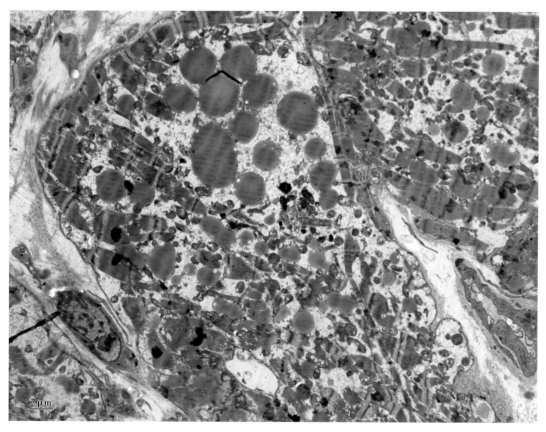

图 6-40
心肌细胞水肿，肌丝束溶解，脂滴聚集于肌丝束溶解区内及散布于肌丝束间

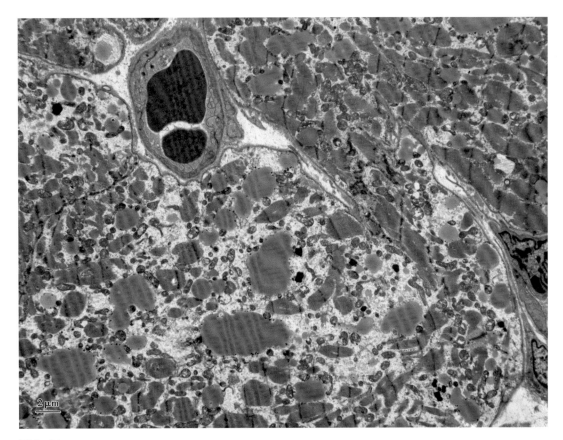

图 6-41
肌丝束溶解区内的脂滴形状各异、大小不等，线粒体空泡变性

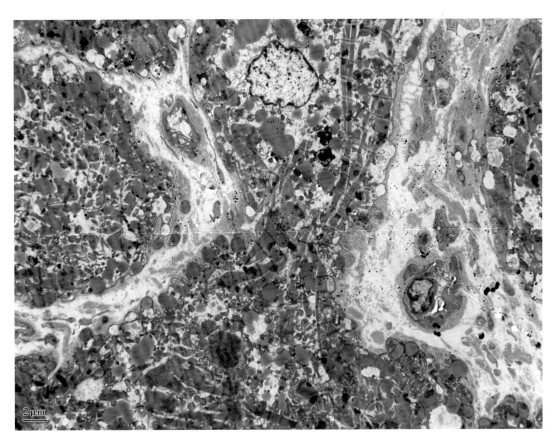

图 6-42
心肌细胞胞质内及核周满布大小不等、相互融合的脂滴，肌丝束极向紊乱

7. 脂滴与心肌细胞细胞膜　细胞的膜系统的主要成分为脂质，正常细胞中脂滴为细胞膜储存原料。在 ARVC/D 心肌样本，透射电镜观察到脂滴在心肌细胞内的分布无明确规律，细胞膜下的脂滴多由小脂滴融合而成，体积较大、形状不规则，有较大的张力，多凸向间质，并挤压周围肌丝束或胞核，未见细胞膜破裂表现，但在邻近细胞膜的间质中观察到独立脂质小泡。这种脂质小泡可能是人工制片假象，可能是心肌细胞向间质胞吐的脂滴，也可能是心肌细胞将从间质中胞吞的脂质，其机制有待进一步研究（图 6-43~ 图 6-46）。

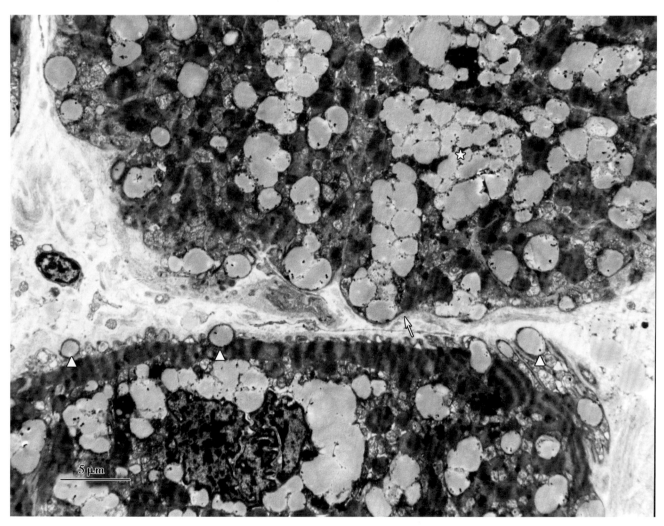

图 6-43
位于心肌细胞细胞膜处的脂滴呈独立的脂质小泡（△），细胞膜隆起（↑）。心肌细胞内部分脂滴融合形成大脂滴，部分脂滴聚集成片状，相互间界限清晰、未融合（☆）

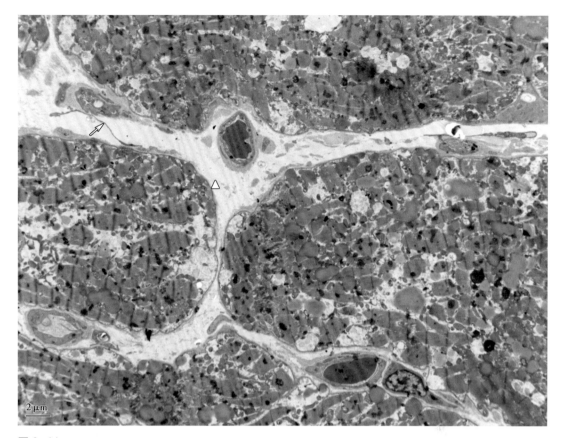

图 6-44
多个富含脂滴的心肌细胞，脂滴分布于细胞膜下（△）、肌丝束间。间质中的 TC（↑）一端贴附于心肌细胞细胞膜，另一端与毛细血管外膜相贴附

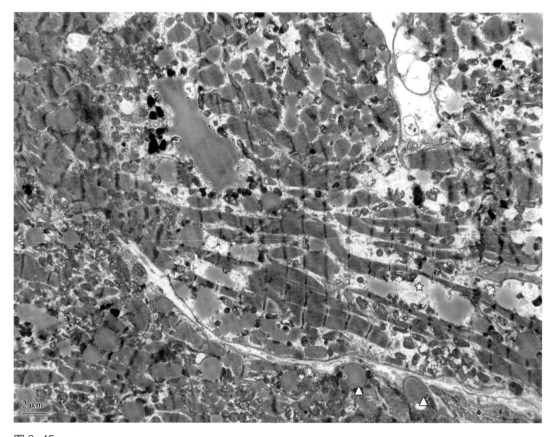

图 6-45
心肌细胞细胞膜下脂滴（△），呈圆形，电子密度高，有单层膜；肌丝束间脂滴，形状不规则，电子密度低，无质膜被覆，伴肌节结构破坏，肌丝束溶解消失（☆）

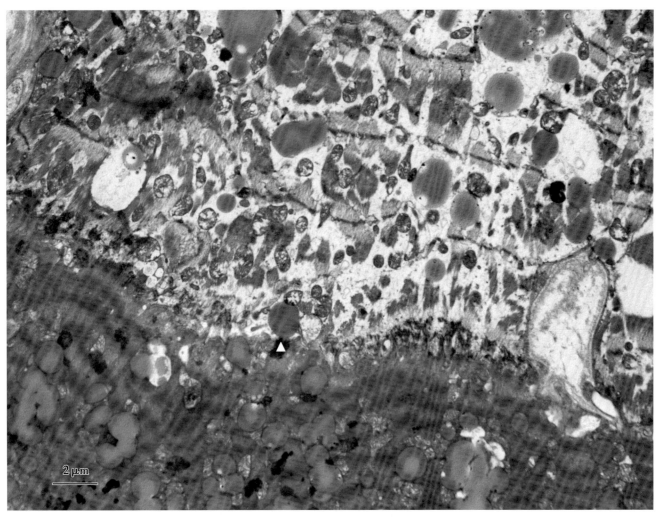

图 6-46
两个心肌细胞，胞质内较多脂滴，部分脂滴位于闰盘处（△）。闰盘下方的心肌细胞肌节结构完整，呈过度收缩状态；闰盘上方的心肌细胞肌丝束溶解，肌节破碎，呈过度舒张状态

8. 脂滴与细胞核　正常心肌细胞胞核的核膜为脂质结构，核内一般不含脂质。透射电镜观察到 ARVC/D 心肌细胞胞核内存在脂滴，脂滴对核膜结构有影响（图 6-47～图 6-57）。

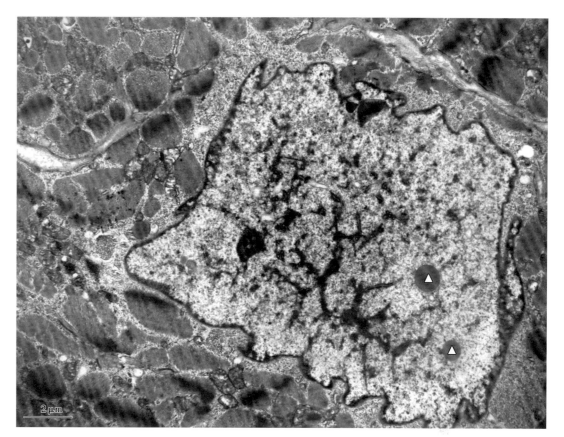

图 6-47
心肌细胞核内脂滴（△）

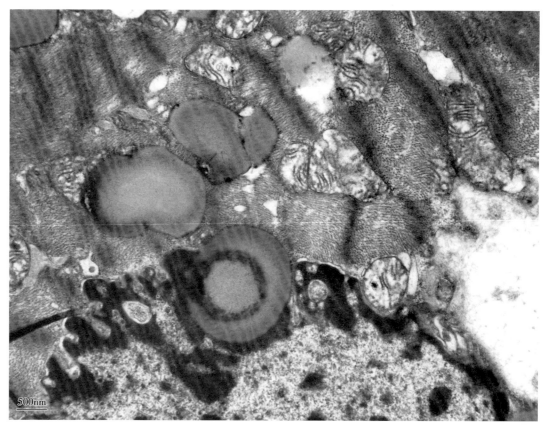

图 6-48
核膜上的脂滴位于异染色质中，脂滴内有环形高电子密度物。肌节发育不良，肌丝极向紊乱

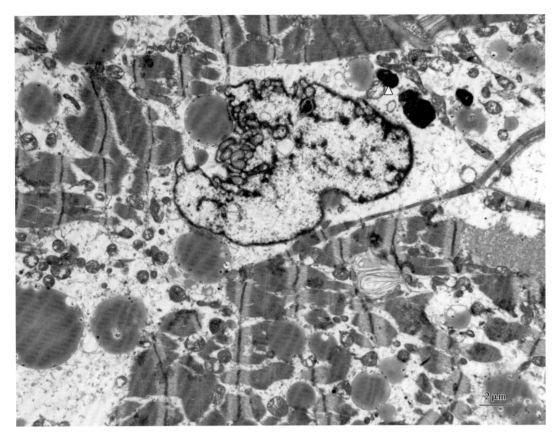

图 6-49
贴附于核膜上的脂滴周围有核膜样结构包绕。脂褐素及线粒体与脂滴聚集位于胞核一端（△）。核周肌丝溶解区内有圆形脂滴

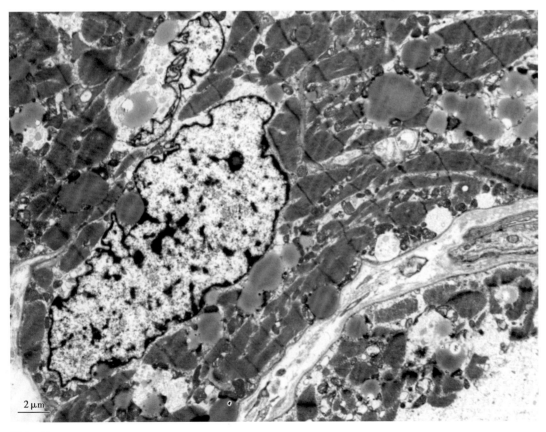

图 6-50
心肌细胞胞核位于细胞端部细胞膜处，脂滴贴附核膜

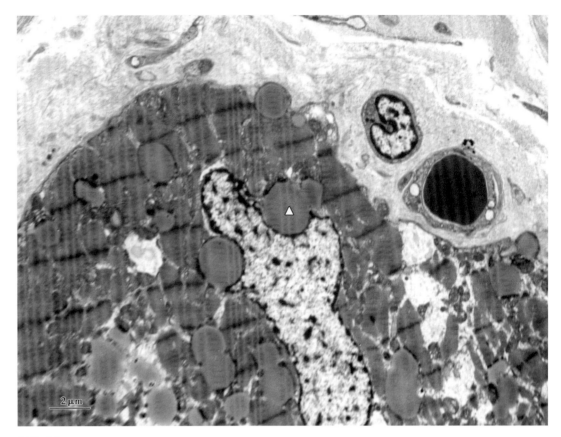

图 6-51
胞质中的脂滴（△）向内挤压胞核，脂滴外有核膜样结构包绕

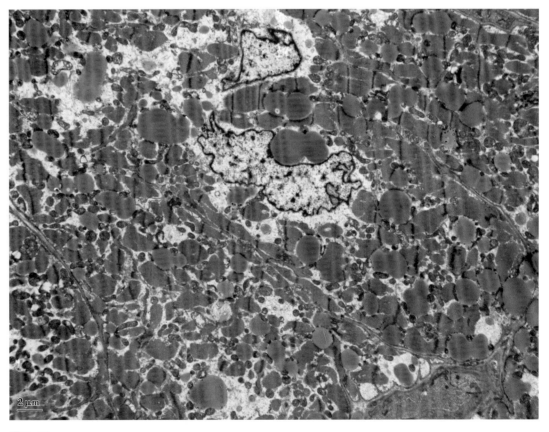

图 6-52
与心肌细胞胞核相贴附的脂滴，胞核受挤压

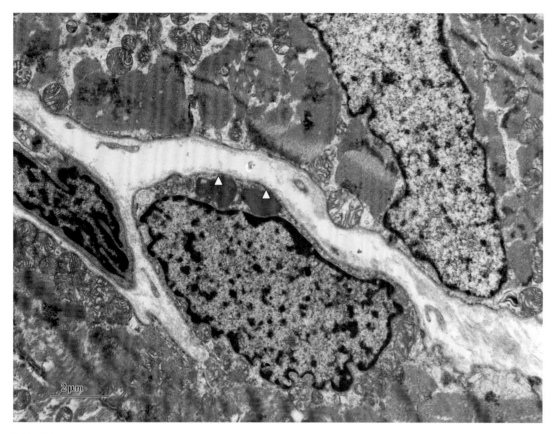

图 6-53
心肌细胞内脂滴（△）位于细胞膜与胞核间；胞核偏位于细胞膜下，核周有线粒体及肌节

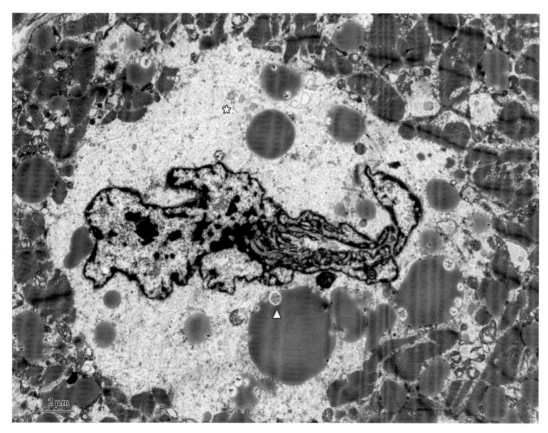

图 6-54
心肌细胞胞核形状奇异，核周空晕区内多个脂滴及成堆的微小脂滴（☆），脂滴（△）内有不明小泡状结构

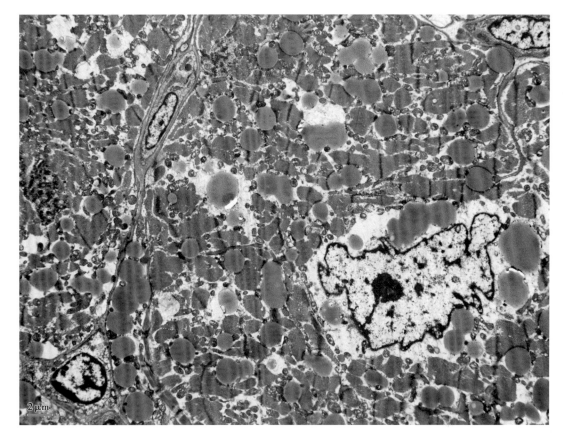

图 6-55
心肌细胞胞核周及胞质内丰富的脂滴

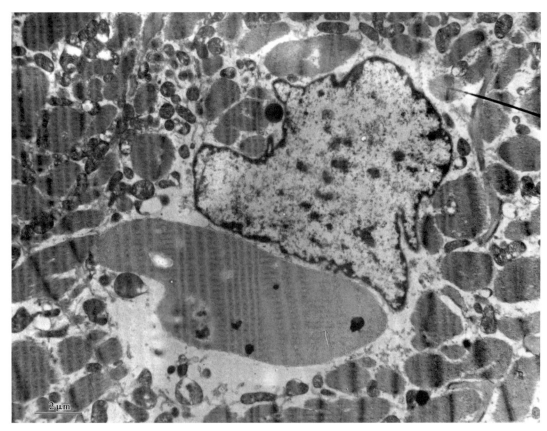

图 6-56
心肌细胞胞核旁大片脂质，中等电子密度，内有小块类似溶酶体样高电子密度物

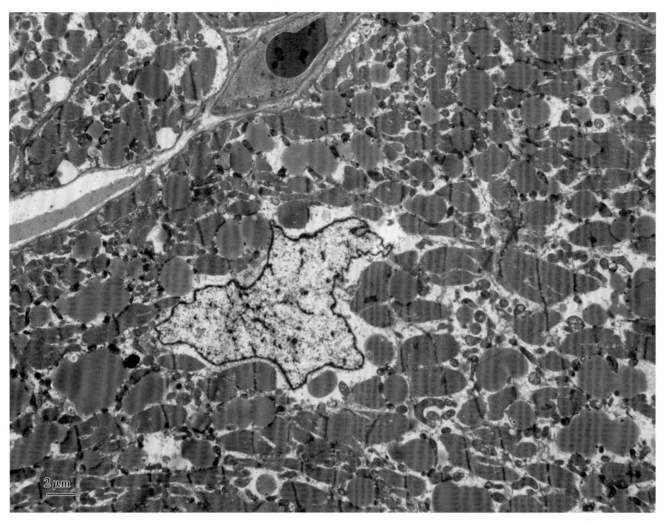

图 6-57
心肌细胞胞核周围较多中等电子密度的脂滴

9. 脂滴与其他细胞器　正常人体成熟心肌细胞中的高尔基复合体、粗面内质网、溶酶体等成分很少，而在 ARVC/D 心肌细胞内，透射电镜观察到这些细胞器的数量增多及形态异常，不仅与脂滴共存，并相互接触（图 6-58~图 6-61）。

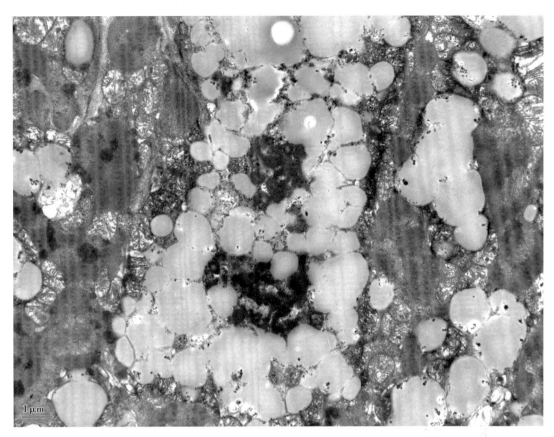

图 6-58
脂滴融合，融合中心有团块状高电子密度的溶酶体

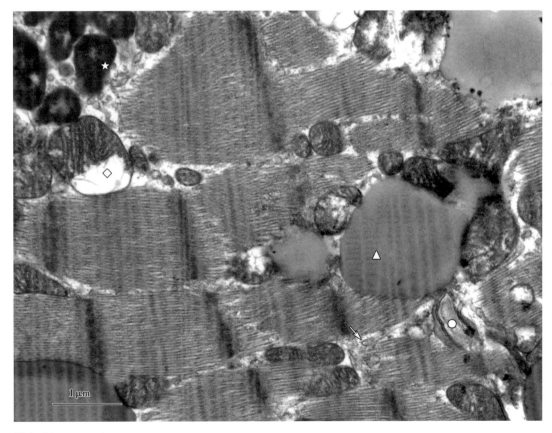

图 6-59
脂滴（△）、变性线粒体（◇）、溶酶体（☆）、肌浆网（↑）、扩张的 T 管（○）

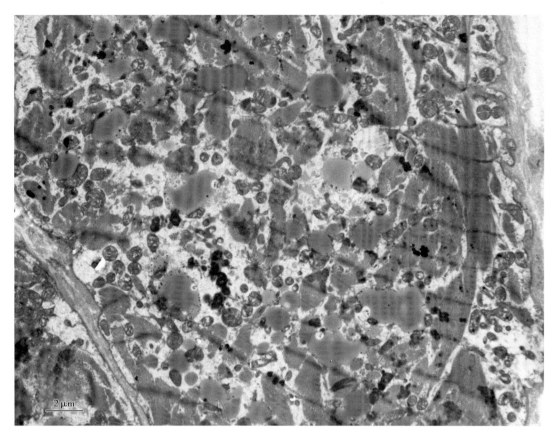

图 6-60
变性的心肌细胞内的溶酶体、脂滴及扩张的肌浆网

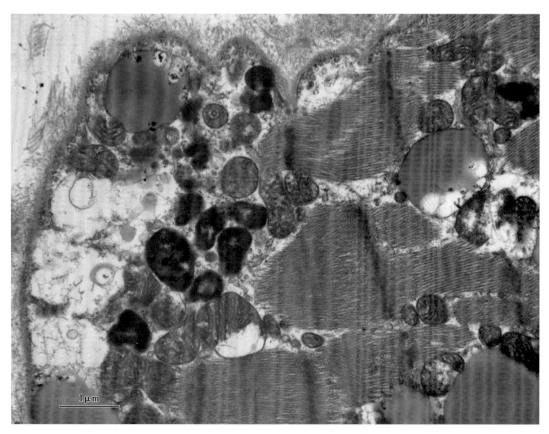

图 6-61
心肌细胞内多个中等电子密度的脂滴，外被质膜，其旁有溶酶体及线粒体聚集。Z 线错位，细胞膜下水肿区内肌节溶解

(二）心肌间质内的脂肪细胞及脂质

1. 心肌间质脂质沉积　透射电镜观察到 ARVC/D 心肌间质中有大量脂肪细胞，间质的基质内有脂质沉积，成纤维细胞的胞质中亦含有脂滴（图 6-62~图 6-67）。

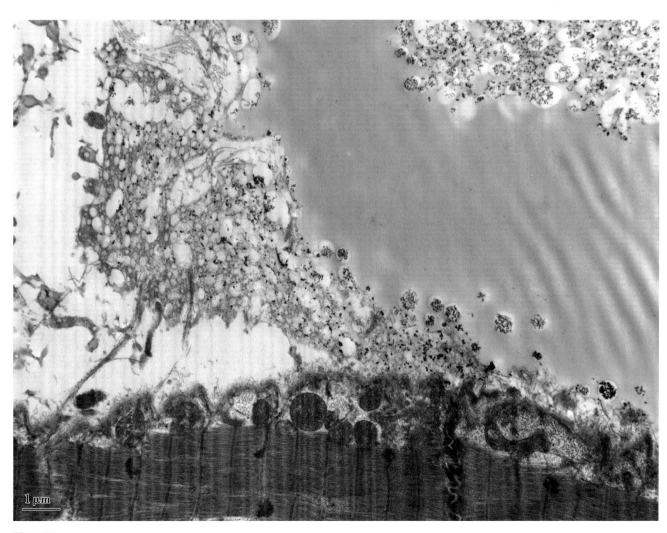

图 6-62
心肌细胞间质内大片状脂质，呈均匀中等电子密度，周边与间质中散在的胶原纤维、脂质及小团状糖原颗粒相融合

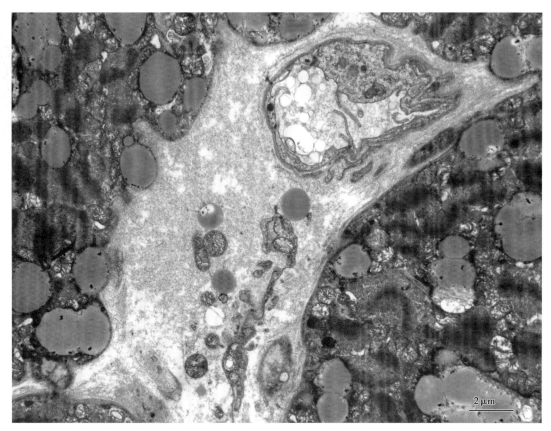

图 6-63
脂滴在心肌细胞细胞膜下、肌丝束上、束间及间质内;融合膨胀的脂滴致使细胞膜隆起,凸向间质。肌丝束呈过度收缩状态,排列方向不同

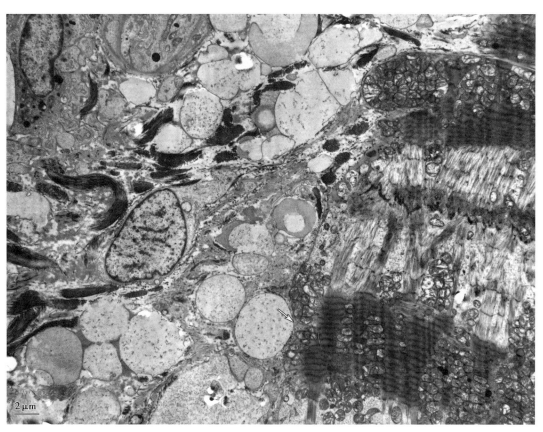

图 6-64
心肌间质内大量密集的脂滴,低电子密度,其旁的心肌细胞(↑)受挤压,肌丝束过度收缩和拉伸

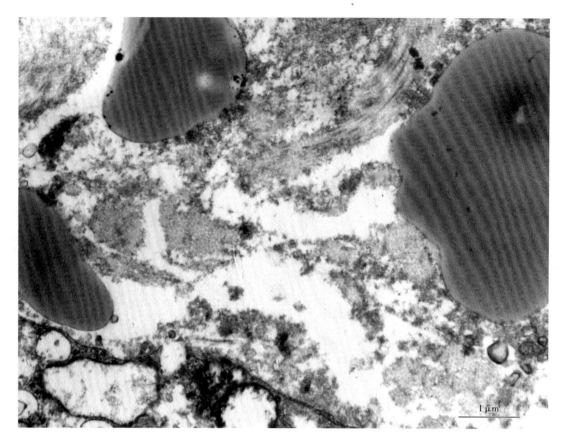

图 6-65
间质内多个中高电子密度的脂滴,脂滴间有粗大的 I 型胶原纤维

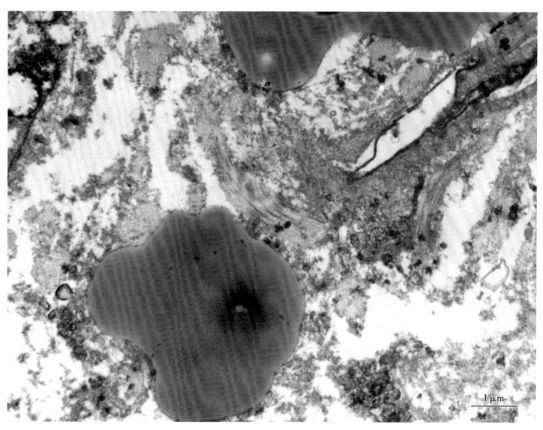

图 6-66
间质内巨大脂滴,中高电子密度,脂滴间有束状粗大的 I 型胶原纤维

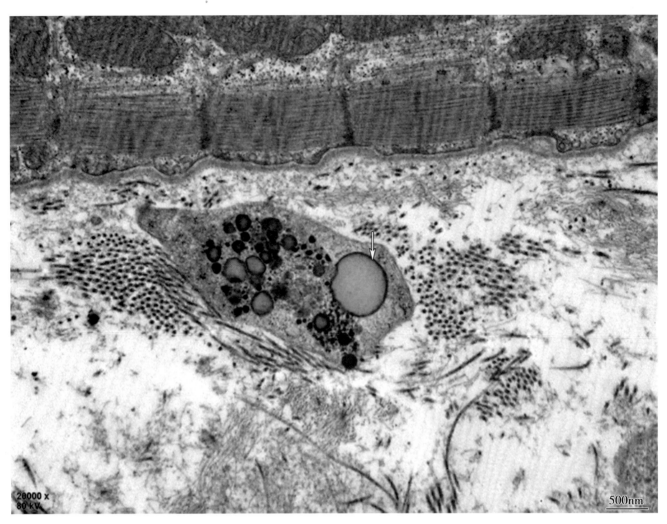

图 6-67
心肌间质成纤维细胞胞质内溶酶体及多个大小不等的圆形脂滴（↑），中等电子密度，周边呈高电子密度，间质较多Ⅰ、Ⅲ型胶原纤维

2. 心肌间质的脂肪细胞　正常心肌内脂肪组织的形态、大小差别很大，可呈不规则的脂肪细胞团、脂肪细胞索，亦可呈单个脂肪细胞孤立存在。光镜下见脂肪细胞与其周围心肌细胞的联系一般不甚密切，随年龄增长，在窦房结、房室结、房室束和左、右束支内均可有少量脂肪浸润，此为年龄性改变。透射电镜在 ARVC/D 的心肌内观察到脂肪组织过度堆积，将对心脏功能产生不利影响，若堆积于传导系统，将干扰心脏的起搏和传导，而致心律失常（图 6-68）。

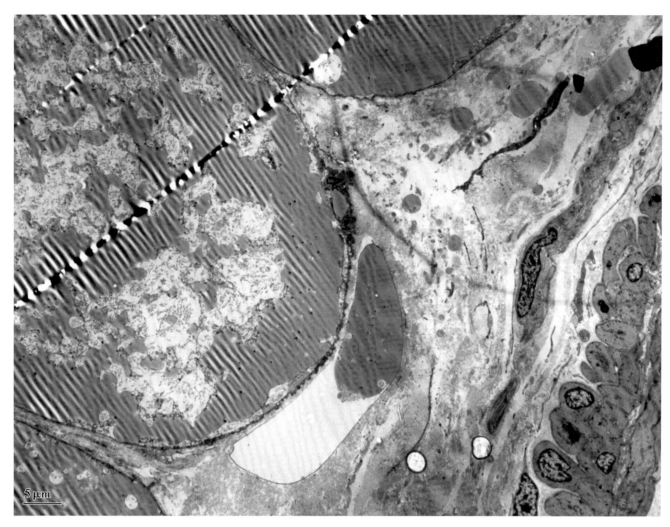

图 6-68
心肌间质内脂肪细胞的脂质大泡,中间区域的脂质小泡尚未完全相互融合(图中有刀痕)

3. 脂质中的心肌细胞　在 ARVC/D 心肌样本,透射电镜观察到心肌细胞被众多脂质环绕的异常表型(图 6-69,图 6-70)。

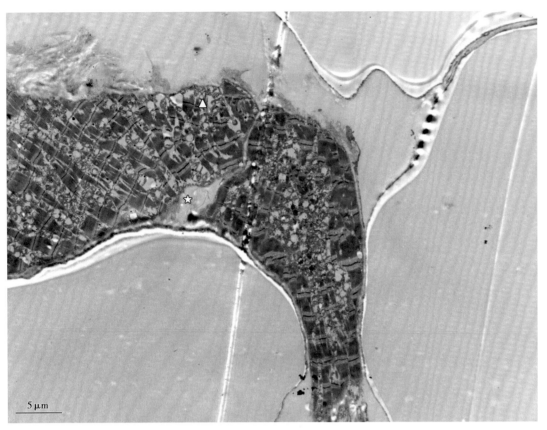

图 6-69
脂肪细胞间的两个心肌细胞,心肌细胞形状怪异,二者连接处未见闰盘结构,间隙增宽,充满脂质(☆),其内散落丝状物。左侧心肌细胞部分肌节收缩方向与细胞短轴平行(△)(图中有刀痕)

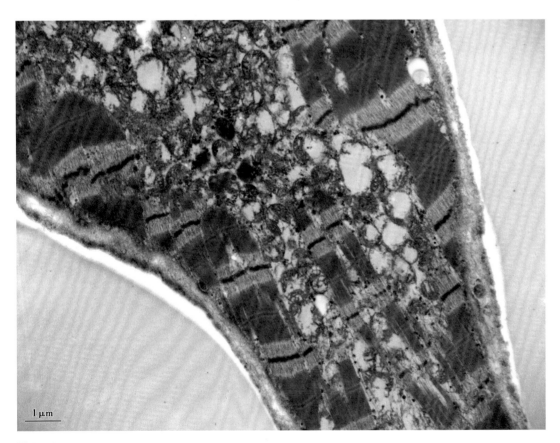

图 6-70
图 6-69 放大,脂肪细胞间的心肌细胞内线粒体空泡变性,肌节过度拉伸、长短不一、宽窄不等,Z 线断裂移位及错位,I 带增宽

二、细胞连接异常的各种表现

透射电镜对心肌细胞内细胞器表型的观察有助于深入认识心肌疾病。细胞连接和细胞黏附是保持心肌组织结构完整性和功能联系的基本形式，细胞之间、细胞与胞外物质之间通过这些方式保持明确的关系和相互作用，调控细胞的功能活动。细胞连接（cell junction）是胞膜表面的各种连接结构，以保持相邻细胞间的机械联系，依功能不同分为封闭连接、锚定连接（anchoring junction）和缝隙连接。锚定连接由细胞骨架参与，包括肌动蛋白丝（actin）参与的中间连接和中间丝（desmin）参与的桥粒连接。缝隙连接由连接子介导细胞缝隙连接。细胞黏附（cell adhesion）是在黏附分子的介导下，使细胞相互间或细胞与细胞外基质间黏着以进行识别与结合，是细胞间信息交流的一种形式。心肌细胞侧面与间质或相邻心肌细胞膜的黏着，即心肌细胞黏附。心肌细胞闰盘的基本结构类型包括中间连接、桥粒、缝隙连接及非特化区。

在 ARVC/D 心肌样本，透射电镜观察到心肌细胞闰盘的基本结构类型存在多种异常表型，如形态不规则、密集或松散、结构模糊、间隙增宽、桥粒及中间连接分布不均并且数量减少及二者的电子密度异常、闰盘与内陷细胞膜的相连接段扩张等，提示细胞连接异常是 ARVC/D 的发病机制之一。

分子遗传学的研究已明确了家族遗传性 ARVC/D 与细胞连接蛋白编码基因突变之间的关系，认为细胞连接蛋白编码基因突变导致细胞黏附缺陷，从而引起细胞超微结构改变，触发一系列事件，包括细胞凋亡、死亡，纤维脂肪替代，电不稳定性等功能与形态学异常。

然而，进一步的分子机制以及超微形态与分子遗传学间的关系，如对蛋白的精确定位，闰盘上各种蛋白质相互关联的意义及其对 ARVC/D 的影响等尚需充分认识。

（一）闰盘改变

正常闰盘的超微形态特点：由心肌细胞端-端相接的细胞膜凹凸镶嵌而成，纵切面观察呈阶梯状形态。阶梯状的横位部分为机械性锚定连接，以稳定心肌细胞间的结构，位于 Z 线水平并与其平行，呈规则的锯齿状锐角折角，质膜的间隙均匀（20~30nm），有桥粒和中间连接，其中桥粒约占 20%，长径 30~300nm，与 desmin 相连，包括两层平行板状的高电子密度物及两板间电子密度稍高的丝状物；中间连接占 80%，与桥粒相比，长径大而电子密度略低，与肌丝 actin 相连。阶梯状的纵位部分为缝隙连接，便于细胞间的化学交流和传递电冲动，保证心肌细胞同步收缩。

闰盘的分子结构与功能：闰盘有多种衔接蛋白及离子通道的表达，其上的中间连接、桥粒及缝隙连接既独立又相近；在分子水平，闰盘自身的多种蛋白（附着蛋白、衔接蛋白或锚蛋白G）相互连接；在功能上，这些蛋白质和结构相互影响及依存。闰盘具有如此紧密而复杂的结构与功能，参与着心脏的机械耦联和电耦联，因此，闰盘上任何一个基本结构异常均可能导致其他结构改变，甚至导致闰盘整体结构和功能异常，这与心肌疾病的发生、发展关系密切。

透射电镜在同一ARVC/D心肌样本中观察到包括桥粒异常的多种细胞连接异常，如纵切面闰盘长度增加，锐角畸形，缝隙连接减少甚至消失，横切面闰盘盘曲成团。有研究认为，这些缺陷导致心肌细胞间机械连接障碍以及信号通路异常，使心肌细胞在机械压力下相互分离、死亡、凋亡，纤维脂肪组织对细胞缺损区进行修复，这一病理过程导致电不稳定和心律失常等临床症状（图6-71，图6-72）。

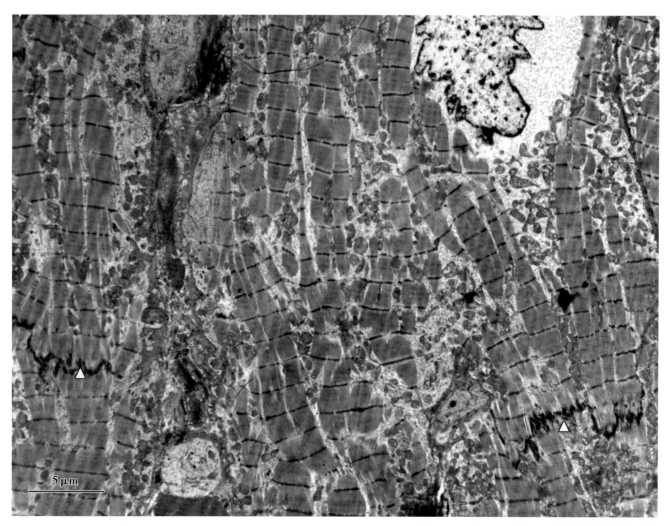

图 6-71
闰盘位置正常（△），位于心肌细胞端-端连接处，闰盘较平直，大部分为中间连接，缝隙连接少；心肌细胞侧面为细胞间黏附

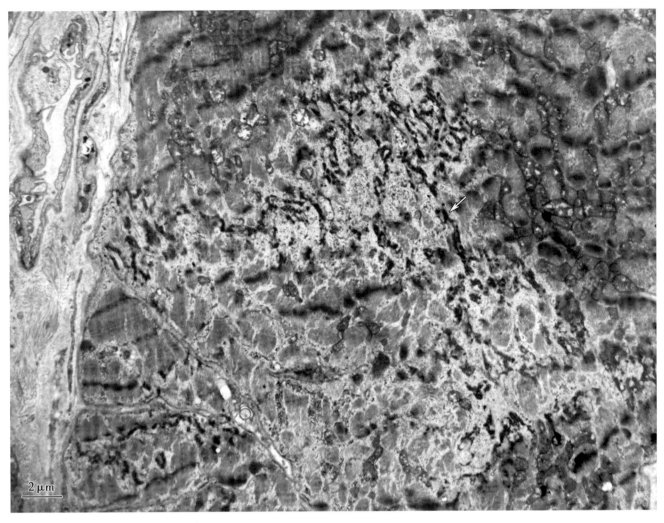

图 6-72
发育不良闰盘,个别区域有闰盘结构(↑),大部分形似闰盘而结构难辨

1. 闰盘位置异常　在 ARVC/D 心肌样本,透射电镜较易观察到闰盘位置异常,或位于 Z 线上,或位于心肌细胞一端并堆积成团,或位于心肌细胞侧面的细胞膜等位置。

(1)移行于 Z 线上的闰盘分隔细胞:在 ARVC/D 心肌样本,透射电镜观察到闰盘移行到 Z 线上,并将心肌细胞分隔成短小片段,有可能影响心脏收缩功能(图 6-73~图 6-82)。

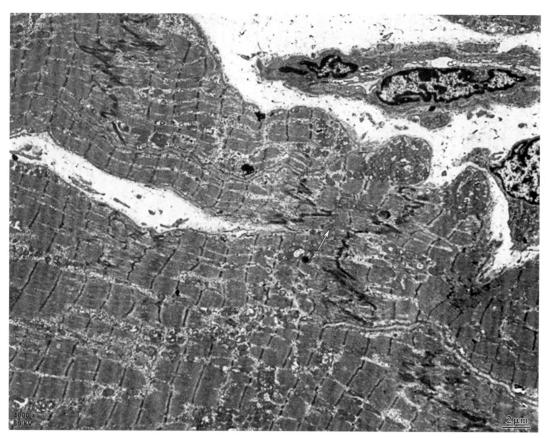

图 6-73
被间质纤维分隔的心肌细胞,其中有多条闰盘,呈短小的不规则形;闰盘间的最少肌节数量仅 2 个(↑);间质多个纤维细胞

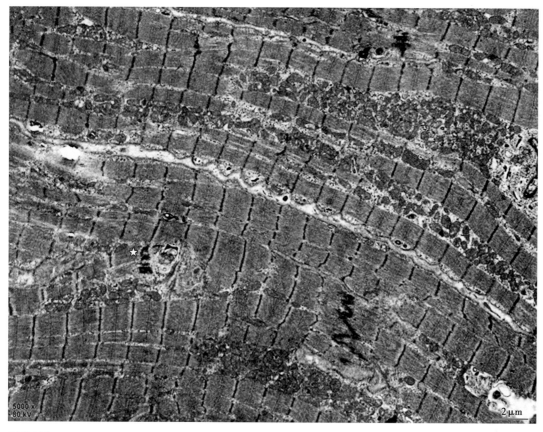

图 6-74
短小而形态异常的闰盘(☆)与肌丝束极向紊乱、肌丝溶解(心肌肌节)

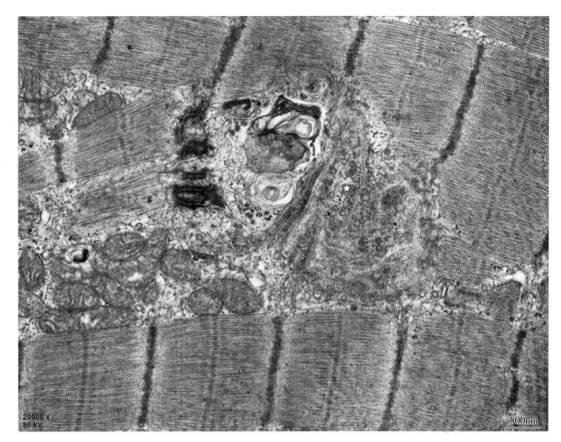

图 6-75
图 6-74 放大，异常闰盘旁有异型发育不良伴变性的细胞胞质（☆）

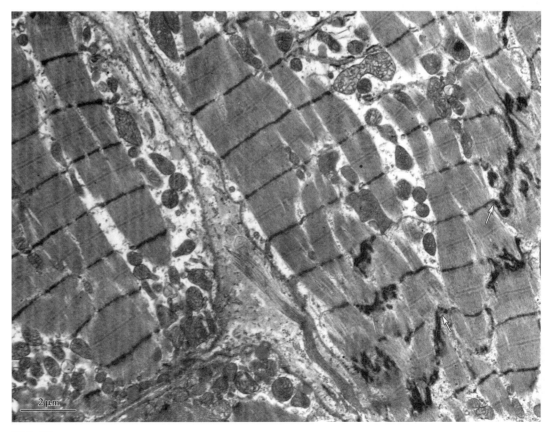

图 6-76
心肌细胞纵切面，Z 线与闰盘相移行（↑）

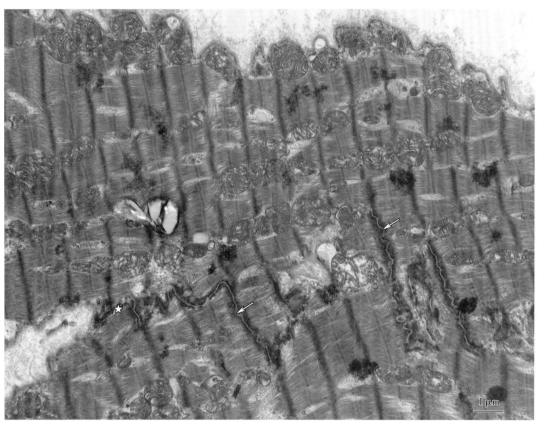

图 6-77
心肌细胞纵切面，闰盘部分位于 Z 线上（↑），部分位于细胞侧 - 侧连接处（☆），呈略弯曲的线状，无阶梯状折叠形态；闰盘结构中偶见桥粒，未见缝隙连接；闰盘数量增多，相邻两条 Z 线上均有闰盘

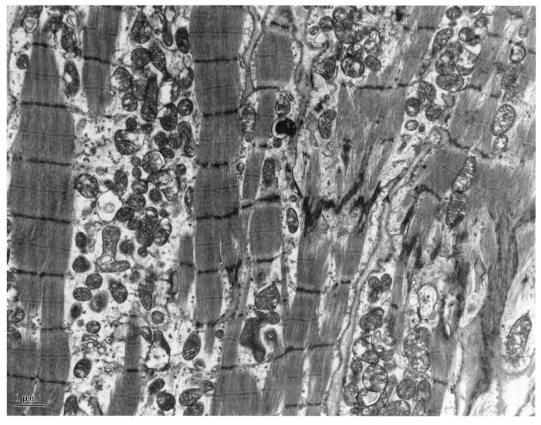

图 6-78
位于 Z 线上的闰盘呈不规则粗实线状，高电子密度，基本结构类型较难分辨。中间连接两侧的肌丝部分消失、部分附着不良；线粒体数量增多伴轻度变性

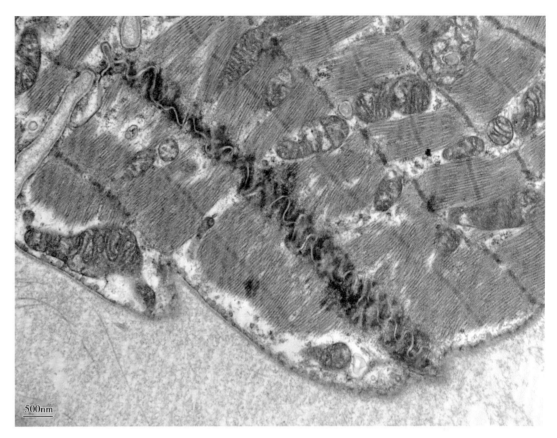

图 6-79
纵切面,闰盘位于心肌细胞一端,距游离端 1~2 个肌节

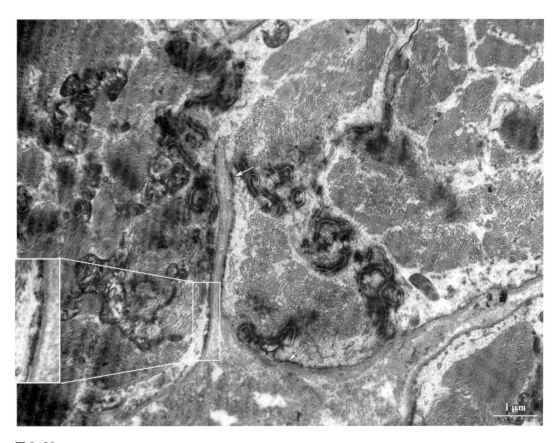

图 6-80
横切面,闰盘位于心肌细胞一端,稀疏、不规则分布,并与内陷的细胞膜相贴附(见白色方框),细胞膜内表面有块状物附着、电子密度同闰盘中间连接(↑)。肌丝不同向

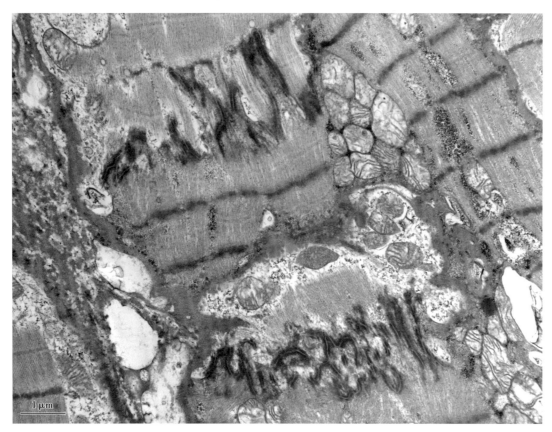

图 6-81
两闰盘相近,二者间心肌细胞短小,仅 3 个肌节;与图下方闰盘相连的肌节异常,Z 线移位,肌丝溶解

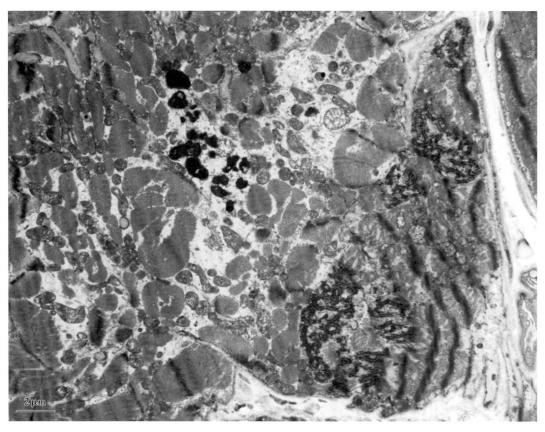

图 6-82
纵切面,闰盘分隔相邻两心肌细胞,肌丝排列不同向,右侧过度收缩,左侧非收缩状态

（2）闰盘位于心肌细胞游离面：当闰盘结构异常时，将影响心肌细胞间连接的稳定性，导致端-端相连的心肌细胞被分离，增宽的间隙内有间质长入，透射电镜可观察到闰盘位于心肌细胞游离面。另外，亦可因闰盘位置异常致其位于心肌细胞游离面（图6-83~图6-85）。

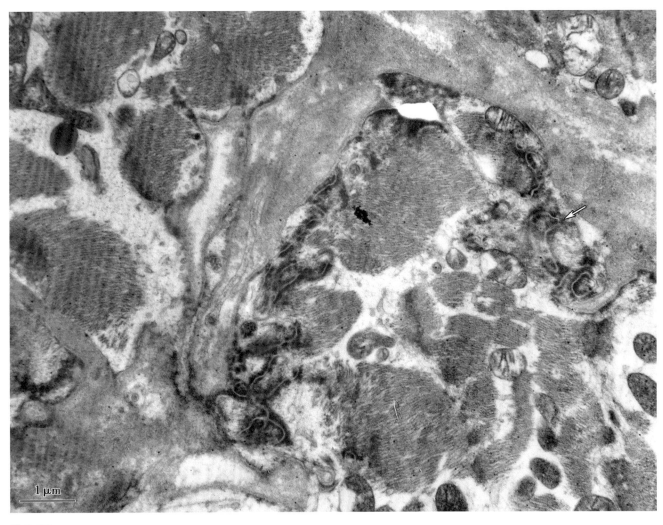

图6-83
斜切面，闰盘（↑）盘曲于心肌细胞侧面细胞膜上，一侧与间质相邻无肌丝附着，阶梯状结构消失，细胞膜内陷扩张，闰盘间隙稍增宽

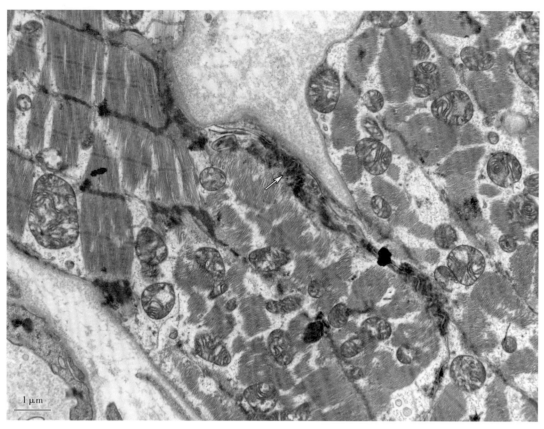

图 6-84
心肌细胞呈短突起状，该处闰盘错位于细胞膜下，直线形态，其上的基本结构类型模糊不清。闰盘大部分呈游离状（↑），少部分呈端－端相接，肌丝垂直于闰盘，肌节结构不良

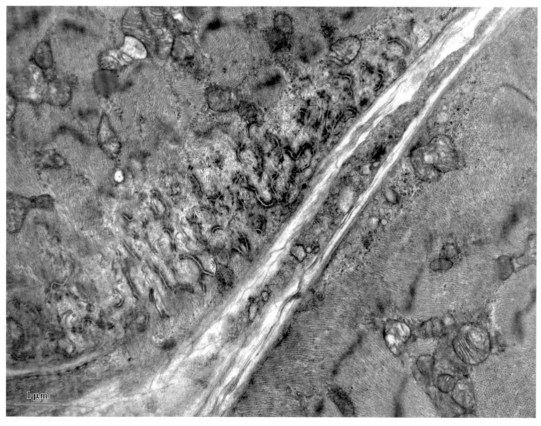

图 6-85
闰盘位于细胞边缘的细胞膜下，肌丝极向紊乱，肌节形成不良。两个心肌细胞间为间质成分，有成纤维细胞及胶原纤维

2. 闰盘形态及结构异常　在 ARVC/D 心肌样本,透射电镜常观察到闰盘的横位部分被拉伸成直线形或弯曲为畸形折角。

（1）线性闰盘：胎儿期心肌细胞的闰盘较平直,呈线状,随年龄增长逐渐变为阶梯状。透射电镜观察到,ARVC/D 的闰盘类似胎儿期的线状形态,电子密度可高可低、中间连接缺失；亦可见同一条闰盘部分呈锯齿状,部分呈直线状。线状闰盘不利于肌丝的连接及心肌细胞结构的稳定性（图 6-86~ 图 6-90）。

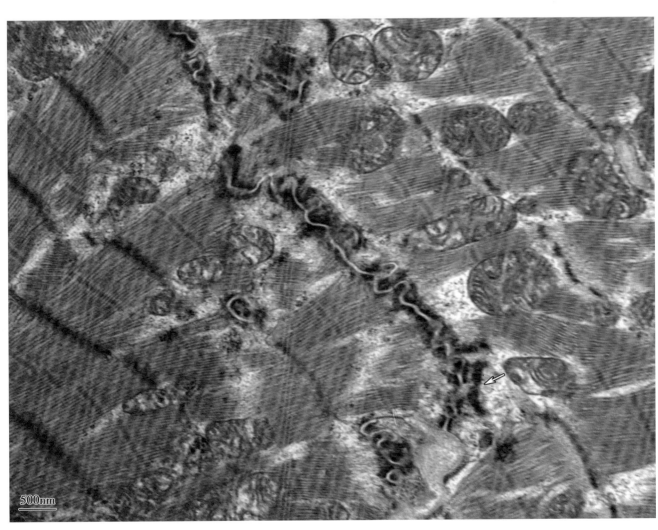

图 6-86
纵切面,闰盘平直,中间连接所占闰盘比例增大,其上的高电子密度物从闰盘脱离（↑）

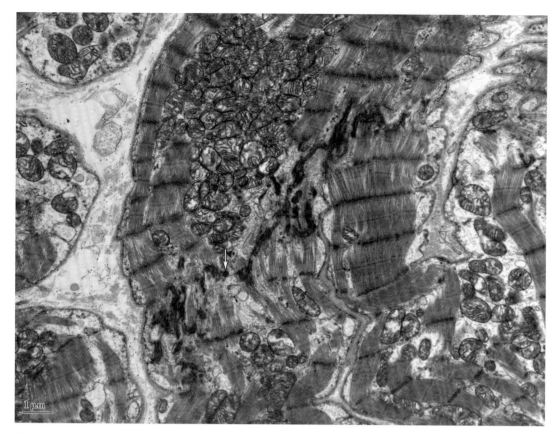

图 6-87
闰盘平直（↑），中间连接电子密度增加，面积增宽，结构模糊

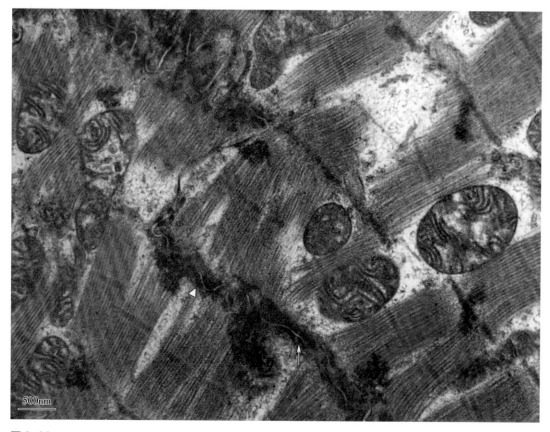

图 6-88
同一条闰盘，部分呈弯曲锯齿状（△），部分呈直线状（↑），高电子密度区增宽

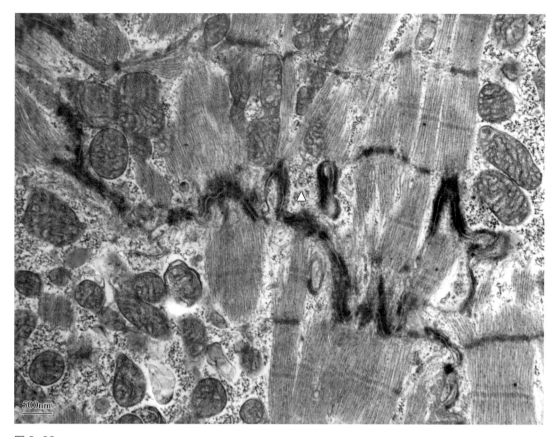

图 6-89
闰盘，形状不规则，锯齿状与直线状结构相间。中间连接与桥粒二者结构模糊难辨，电子密度不均匀，直线状闰盘的一侧无肌丝附着（△）

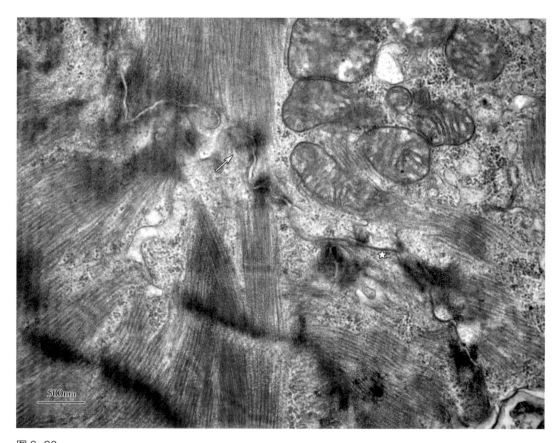

图 6-90
闰盘成直线形，中间连接少而短小，电子密度减低，其上缺乏肌丝附着（↑）；缝隙连接数量增加，与肌丝呈平行走向（☆）；肌节、肌丝的极向紊乱

（2）闰盘锐角折角或畸形折角：当闰盘折角＜30°时，锯齿状结构破坏，闰盘折角的异常会造成与闰盘相连的肌丝及细胞骨架紊乱，或肌丝溶解。

在ARVC/D心肌样本，透射电镜观察到闰盘呈锐角（＜30°）折角或畸形折角，此种表型一方面导致与之相连的肌丝被过度牵拉、断裂、溶解；另一方面破坏了闰盘与肌丝连接的稳固性，导致肌丝排列紊乱；亦可见与之相连的肌丝相对正常（图6-91~图6-95）。

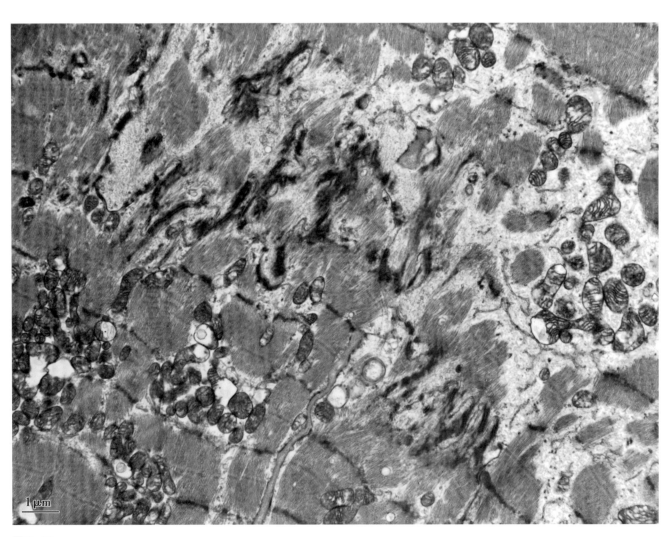

图6-91
闰盘畸形呈狭角，中间连接过多、过宽，其上的高电子致密物呈团块状、结构不清，缺乏肌丝附着，与桥粒结构难辨，局部肌丝溶解消失，呈空化状

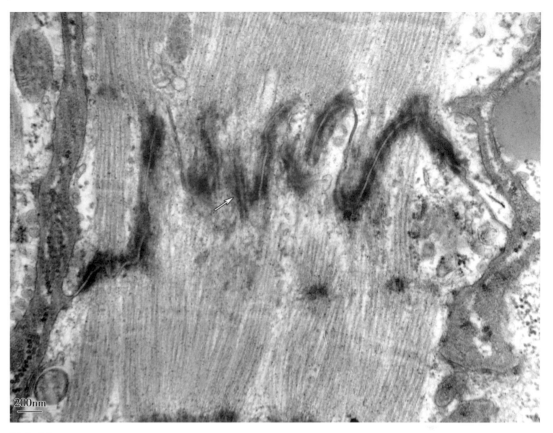

图 6-92
闰盘畸形折角导致与之相连的肌丝过度牵拉、断裂、稀疏；中间连接增宽、结构模糊（↑），有缝隙连接

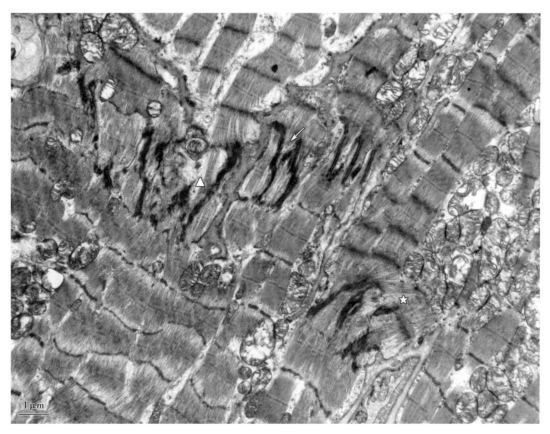

图 6-93
闰盘为锐角（↑），中间连接呈纵位，长度过长，甚至跨越两个肌节（△），高电子密度，走向与肌丝平行，其上乏肌丝附着。Z 线粗细不均、扭曲，H 带增宽，局部肌丝排列方向紊乱（☆）

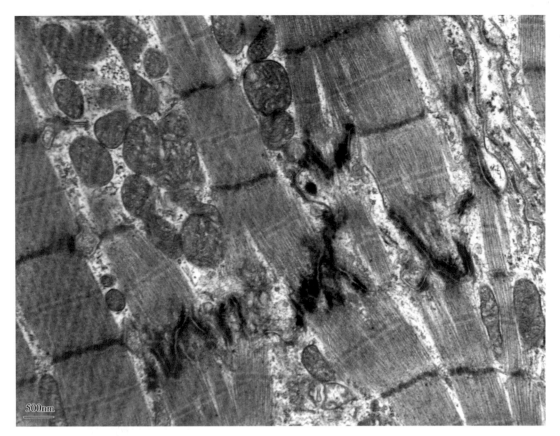

图 6-94
闰盘锐角折角,中间连接面积增大,电子密度增高,局部肌丝极向紊乱

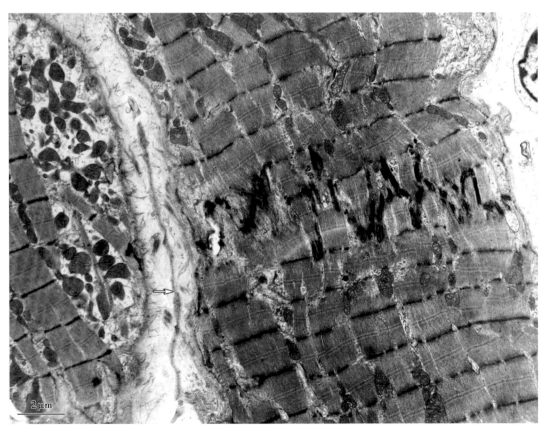

图 6-95
闰盘折角呈锐角(< 30°),角度僵硬,中间连接占闰盘的总面积显著减少,而多为桥粒,肌节结构相对正常。心肌细胞间侧 - 侧连接增宽,内有散在胶原纤维和 TC(↑),呈线型

（3）环形闰盘样结构：在ARVC/D心肌样本，透射电镜观察到肌丝束内有环形闰盘样结构。此结构内部分为闰盘形态，部分为细胞间隔，环形区内有肌丝样物（图6-96，图6-97）。

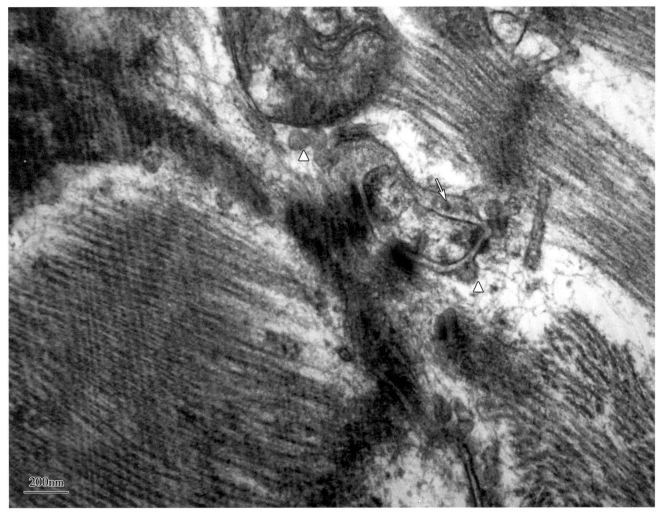

图6-96
肌丝束内的环形结构，部分呈闰盘形态，部分呈通常的细胞间隔，在间隔的间隙内有电子密度中等的圆形颗粒物，直径50nm（↑）；环形区内有肌丝样物，环形区周围多个圆形双层膜泡状结构，电子密度中等，直径100nm（△），相互黏附

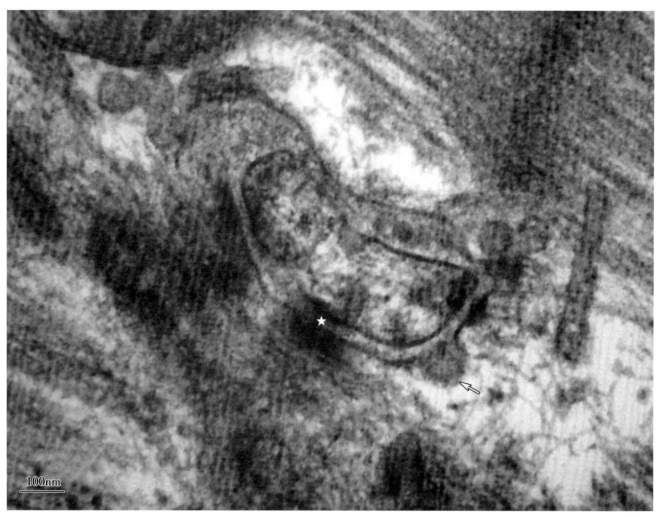

图 6-97
图 6-96 放大,环形结构的双侧膜状结构上有类似中间连接的区域(☆),一处呈球形隆起(↑),电子密度中等与胞质内球状物相同

3. 锚定连接异常 心肌细胞闰盘的锚定连接包括桥粒和中间连接两种结构类型。

(1)桥粒表型异常:目前认为,ARVC/D 的主要病因为编码桥粒蛋白的基因突变,致病基因编码的蛋白包括桥粒斑蛋白(desmoplakin)、plakophilin-2、桥粒黏蛋白(desmoglein)、桥粒胶蛋白(desmocollin)以及桥粒斑珠蛋白(plakoglobin)等。ARVC/D 中可同时存在多个桥粒蛋白的复杂突变。Barbara 对 5 个桥粒基因进行突变筛查,发现约 7.1% 患者的家系存在多个基因异常,导致双杂合子或多杂合子基因型。另外,桥粒相关蛋白质的表达缺失或功能改变亦可引起缝隙连接重塑,包括数量、亚细胞分布和功能改变,致使细胞间电冲动的传导受损及心肌细胞均匀的各向异性的特点被破坏,这二者都易发生心电折返,引起心律失常。

桥粒(desmosomes)的分子特点:由胞内锚定蛋白和穿膜黏着蛋白组成。前者包括桥粒斑珠蛋白和桥粒斑蛋白等,是中间丝(结蛋白,desmin)的锚定部位,desmin 形成束状伸向桥粒斑,被更细的纤维系牢在桥粒斑上,并折成袢状返回胞质中。穿膜黏着蛋白为钙黏着蛋白家族的桥粒黏蛋白和桥粒胶蛋白,这两种穿膜蛋白分子的细胞外部分相互重叠并牢固结合，细胞内部分与桥粒斑相结合，形成牢固的连接结构。从整体看，每个细胞内的中间纤维均通过桥粒的作用而相互贯穿形成完整组织网架，维持细胞内及细胞间的结构稳定，为心肌提供了结构上的连续性和抗张力。

桥粒的超微表型特点：正常心肌细胞闰盘的桥粒直径约 1μm，显著特征是质膜的胞质侧有致密的胞质斑（cytoplasmic plaque），称为桥粒斑（desmosomal plaque），桥粒斑直径约 0.5μm，由平行板状高电子密度物构成，板厚 10~15nm，两板间有 20~30nm 的间隙，两侧胞质内有张力原纤维。

在本组 ARVC/D 心肌样本，透射电镜观察到桥粒上的桥粒斑脱失、模糊减淡及质膜间隙增宽；由于常同时存在中间连接模糊不清、数量减少及间隙增宽，致使这两种结构在表型异常时较难区分（图 6-98~ 图 6-103）。

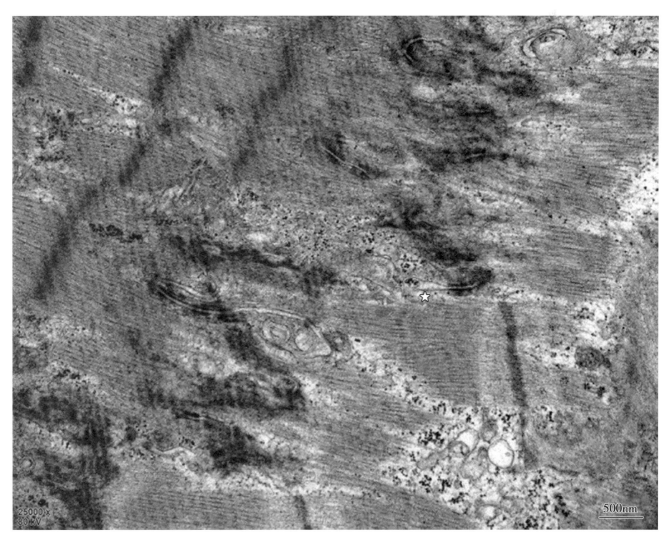

图 6-98
闰盘桥粒减少，中间连接结构模糊不清，电子密度普遍降低，质膜间隙增宽（☆）

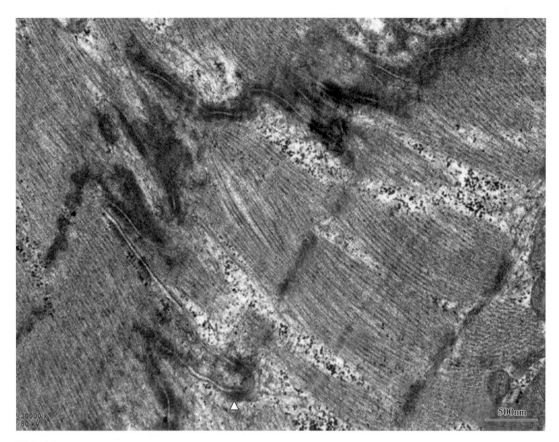

图 6-99
闰盘局部见变异桥粒（△）

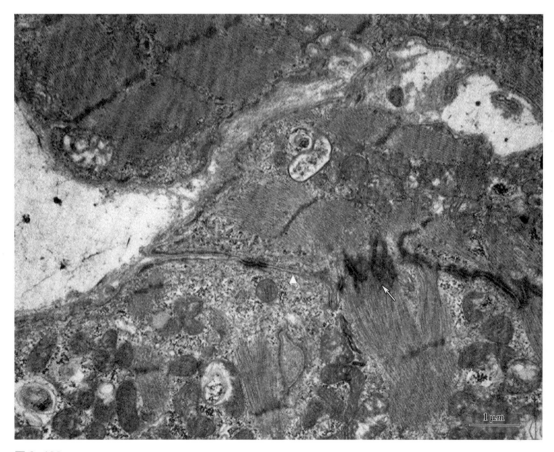

图 6-100
闰盘位置、形态及结构异常，部分呈线形，部分为团状，质膜上高电子密度特化结构不清晰（↑）或脱失（△）

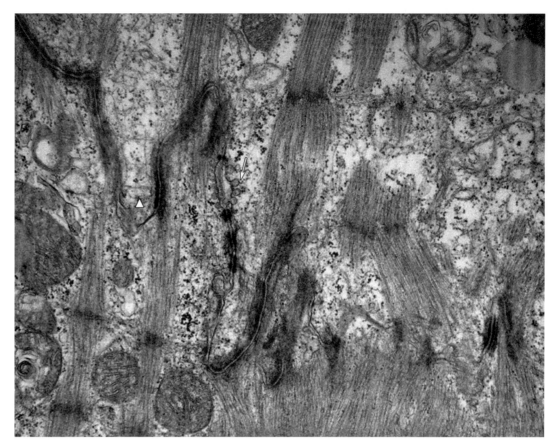

图 6-101
桥粒及中间连接均显著减少，质膜间隙增宽、不完整（△）、形成小泡状凸起（↑），肌丝稀疏、断裂

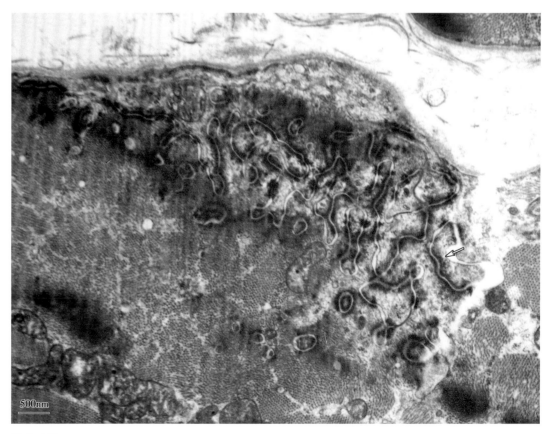

图 6-102
横切面，闰盘的中间连接及桥粒数量均减少，中间连接长径变短，与桥粒较难区分，非特化区增多，间隙增宽（↑）

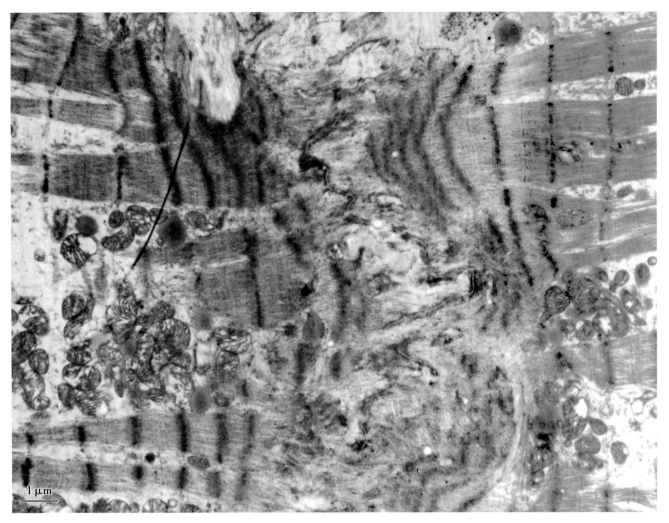

图 6-103
肌节过度收缩，闰盘两侧与肌丝连接处出现空化，中间连接电子密度增高，与肌节连接不良，无法分辨桥粒结构

（2）中间连接表型异常：中间连接又称黏附膜、黏着带或胞内锚定蛋白，包括 α、β、γ 联环蛋白（catenin）、黏着斑纽蛋白（vinculin）、斑珠蛋白（plakoglobin）和 α - 辅肌动蛋白（α-actinin）等，共同形成复杂的多分子复合物，起锚定肌动蛋白丝（actin）的作用。中间连接对保持细胞形状和维系组织整体性有重要作用，特别是为心肌细胞提供了抵抗机械张力的牢固黏合及传递细胞收缩力。中间连接与肌丝束的良好连接是心肌细胞机械耦联的重要保证。

中间连接的超微表型特点：正常心肌细胞闰盘的质膜两侧均有高电子密度物质，质膜间隙的宽度为 17~37nm，内有细丝状物。高电子密度物内包括穿膜黏着蛋白、钙黏着蛋白等结构蛋白，在间隙内锚定两细胞，在胞质内与肌动蛋白连接，使细胞内外形成广泛的网将相邻心肌细胞牢固连接。中间连接的长径变化较大。

在 ARVC/D 心肌样本，透射电镜观察到闰盘的中间连接数量减少、结构不清、电子密度增高或降低及脱离质膜，质膜间隙增宽等异常表型，与之相连的肌丝断裂、溶解（图 6-104~图 6-112）。

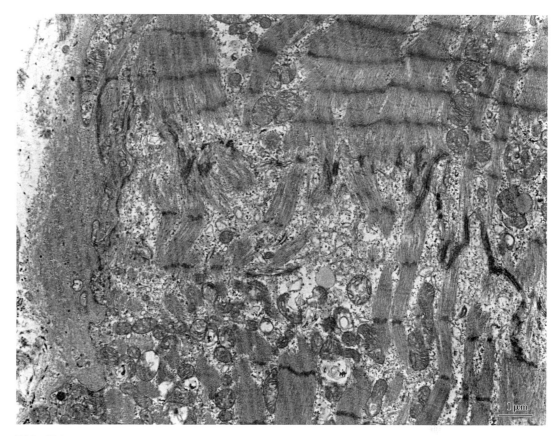

图 6-104
中间连接数量减少、结构不清,质膜间隙增宽,与之相连的肌丝断裂、溶解,肌节极向紊乱

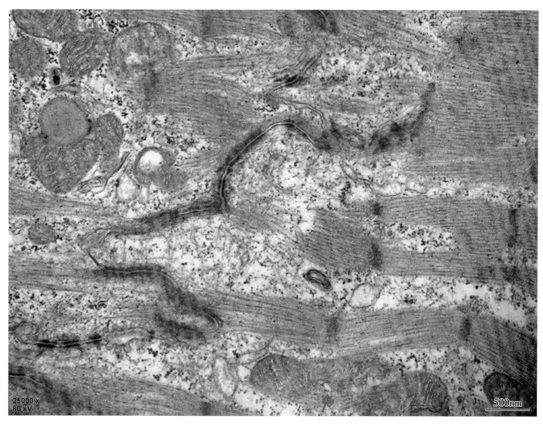

图 6-105
图 6-104 放大,中间连接减少,电子密度减低,肌丝附着不良,溶解稀疏

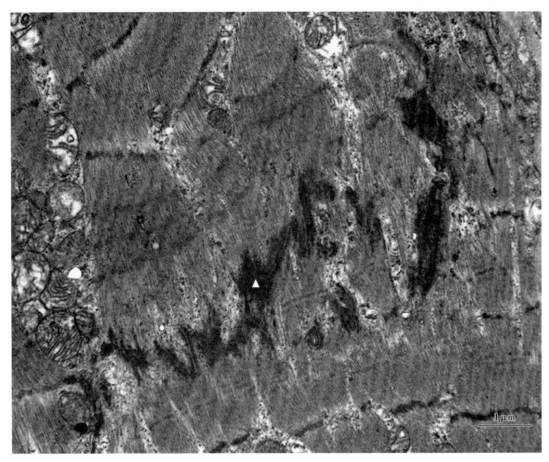

图 6-106
中间连接结构不清、电子密度增高，呈团块状脱离质膜（△）

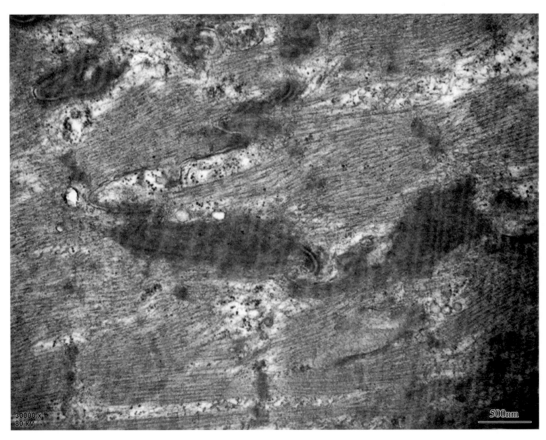

图 6-107
图 6-106 放大，闰盘中间连接的质膜结构消失，高电子密度物呈片状脱离质膜

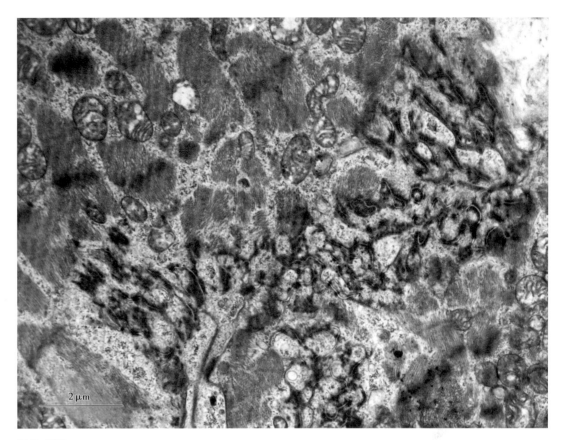

图 6-108
成团状缠绕的闰盘邻近细胞膜处。中间连接显著减少,缺少肌丝附着,周围肌丝极向紊乱

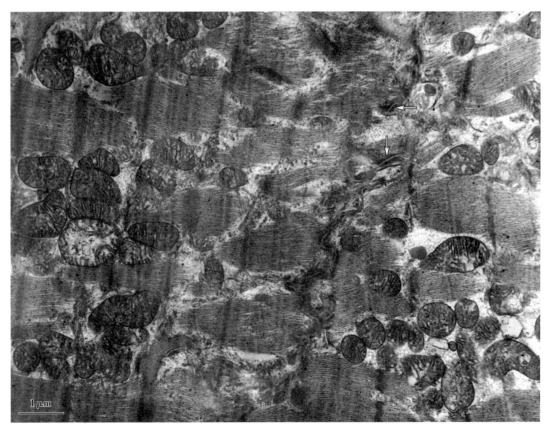

图 6-109
闰盘部分区域中间连接减少,代之以非特化区,桥粒结构可见(↑)

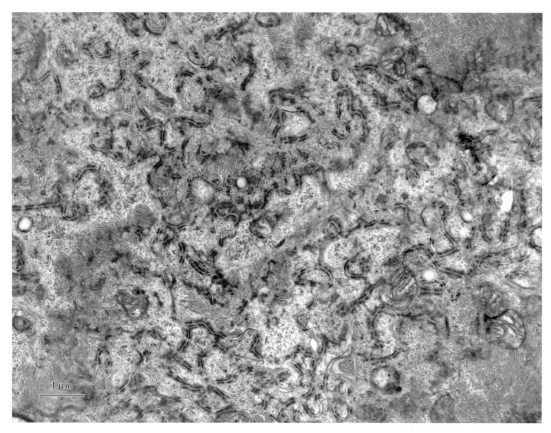

图 6-110
横切面，闰盘呈不规则的团块状，中间连接减少、电子密度降低，长度缩短，缺乏肌丝附着

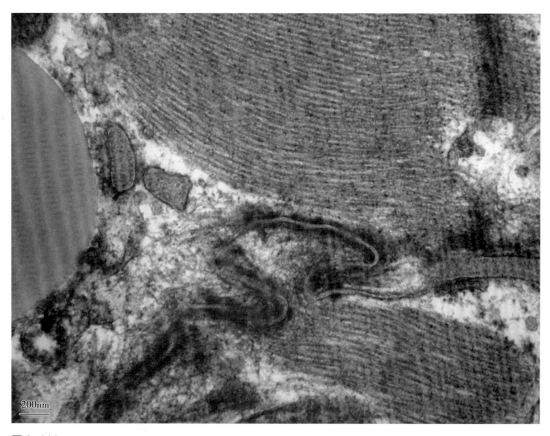

图 6-111
纵切面，中间连接与肌丝平行，缺乏肌丝附着，电子密度增高，周围有杂乱的细肌丝

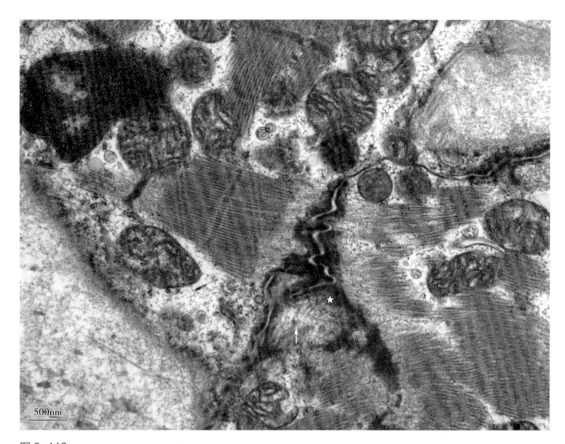

图 6-112
纵切面，闰盘呈高电子密度，中间连接增宽，上有细肌丝附着，高电子密度物脱离（☆），无桥粒结构；闰盘不规则处肌丝排列紊乱（↑）；相邻肌节呈垂直排列

4. 缝隙连接异常　心肌细胞内的缝隙连接（gap junctions，GJ）又称间隙连接，约占闰盘总长的10%，是由相邻细胞膜上的两个连接子（connexon）相互锚定而成的一组跨膜通道桥，每个连接子由连接蛋白（connexin/Cx）组成。GJ的亲水孔道直径约1.5nm，可直接传递离子、小分子代谢物质和次级信使，还可作为一种低电阻通道，是心肌电耦联的物质基础，为心肌细胞间低电阻传导提供途径。正常GJ的质膜间隙为2~3nm。

GJ的功能是介导细胞间通讯，将细胞内的信息通过化学递质或电信号进行细胞间传递，以协调细胞群体的功能活动。主要形式为代谢耦联（metabolic coupling）和电耦联（electric coupling）。电耦联也称离子耦联，即在相邻细胞间以带电离子为电信号的方式进行传递。心脏窦房结产生的电脉冲离子流，通过闰盘的GJ从一个心肌细胞流向另一个心肌细胞，使心肌细胞同步收缩。若这种连接结构被破坏，则电耦联消失。

在ARVC/D心肌样本，透射电镜较易观察到闰盘的质膜间隙普遍增宽，GJ形态异常，如过长或过短、分离、断裂等表现，GJ数量可增多或减少（图6-113~图6-117）。

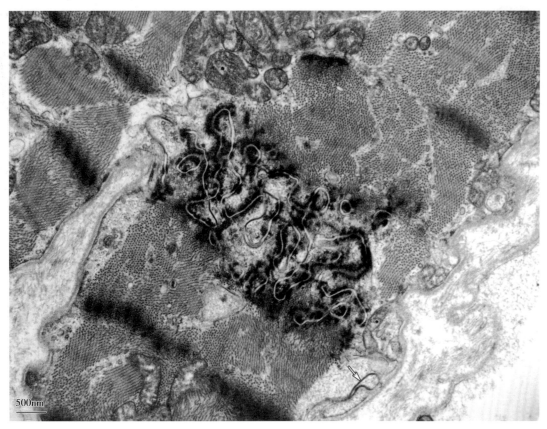

图 6-113
斜切的闰盘，呈团状缠绕长度增加，缝隙连接占闰盘总长的比例增大，位于细胞膜下的缝隙连接呈盘曲的不规则环状（↑），局部中间连接间隙增宽。肌丝排列紊乱，部分与 Z 线垂直，部分与 Z 线平行，Z 线增宽

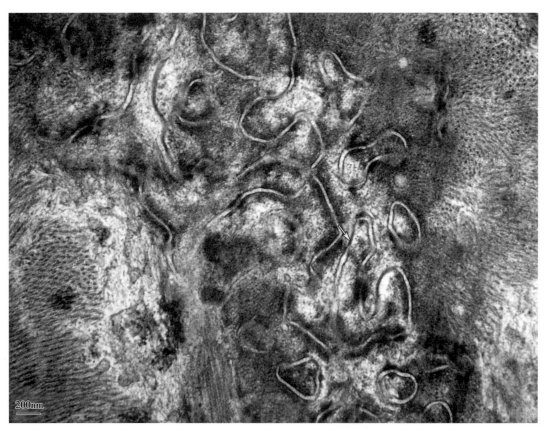

图 6-114
图 6-113 放大，闰盘间隙普遍增宽至 30~40nm，中间连接电子密度降低、脱失，与肌丝连接不良；缝隙连接短小（↑）

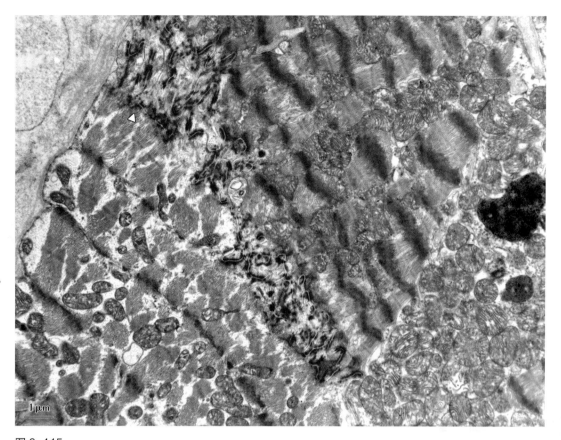

图 6-115
闰盘结构不良,多呈盘曲环状,而非锯齿状形态。缝隙连接数量减少,相对集中于心肌细胞一侧(△),中间连接电子密度增加,一侧肌节过度收缩,Z 线显著增粗,成团块状

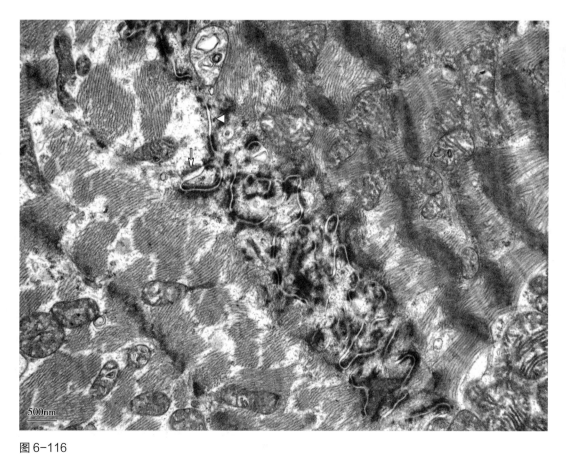

图 6-116
图 6-115 放大,闰盘呈盘曲状、长度增加,中间连接的电子密度不均匀、与肌丝连接不良,非特化区(△)数量增多,形态变异,间隙宽窄不一。在间隙增宽处(↑)一侧的膜有肌丝附着,是中间连接发育分化不对称表现。未见缝隙连接。肌节呈过度收缩

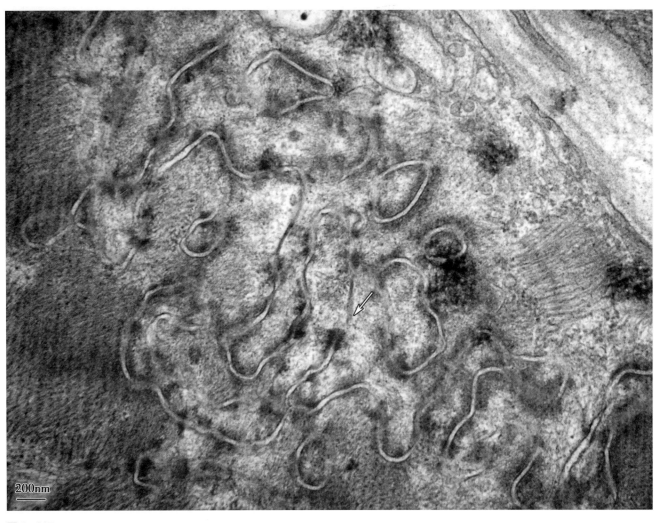

图 6-117
3 条平行排列的缝隙连接，其中 1 条密度减淡，结构模糊，一端与闰盘断离（↑）。闰盘中间连接减少，电子密度降低，间隙增宽

5. 闰盘与肌丝连接不良　桥粒与 desmin 的连接，亦即闰盘与细胞骨架的连接；中间连接与细肌丝的连接，亦即闰盘与肌丝束的连接。当闰盘结构不良导致连接蛋白异常时，将失去与细胞内结构的正常连接。在 ARVC/D 心肌样本，透射电镜常观察到闰盘与肌丝的连接不良表型，呈闰盘两侧出现空化区，其内有散落的丝状结构（图 6-118~ 图 6-129）。

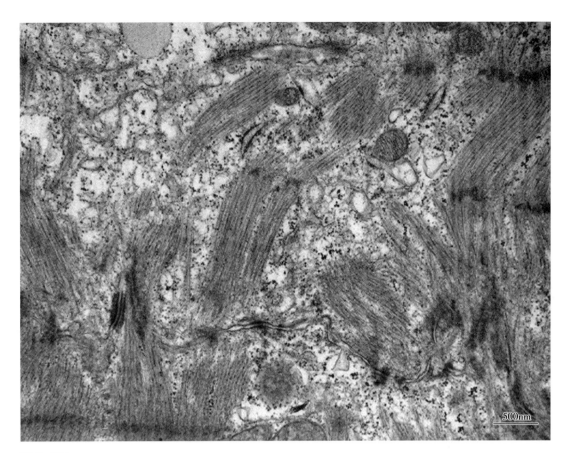

图 6-118
闰盘中间连接及桥粒显著减少,两侧肌丝连接不良、溶解、稀疏、结构紊乱,肌节结构破坏

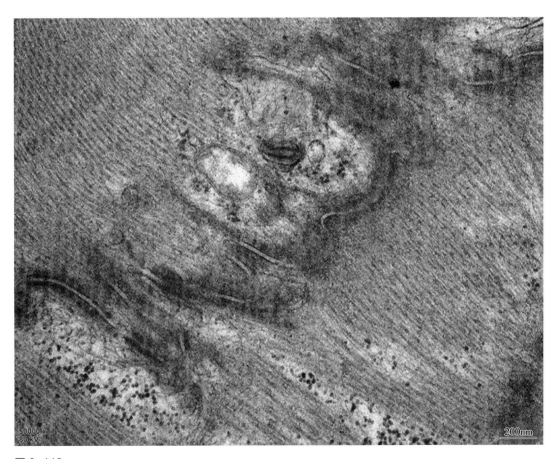

图 6-119
闰盘中间连接电子密度减低,质膜间隙增宽,局部性肌丝溶解,残余肌丝散落

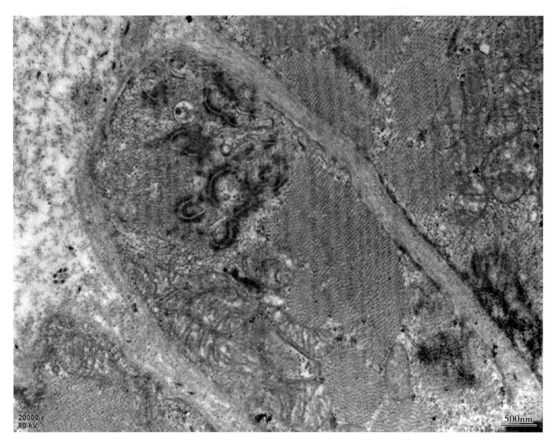

图 6-120
小团闰盘位于被间质分隔的小片胞质内；肌丝附着于细胞膜，细胞膜内侧可见高电子密度物

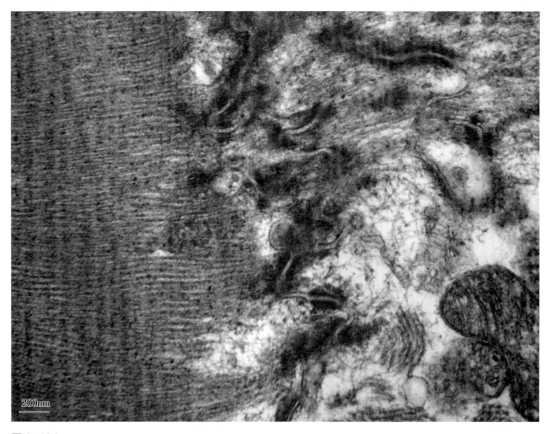

图 6-121
相邻两心肌细胞，一侧闰盘中间连接上缺乏肌丝附着，细胞内出现空化区，细丝状结构散落其中

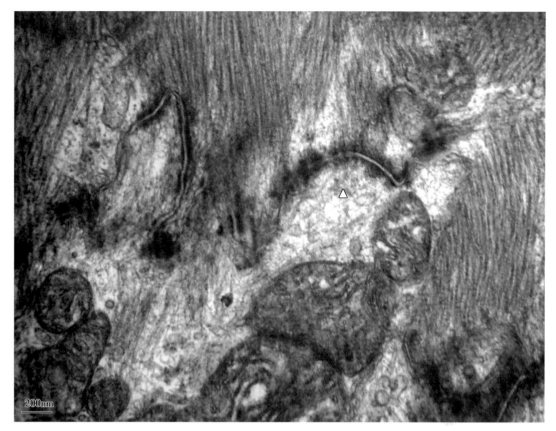

图 6-122
闰盘的中间连接处肌丝稀疏（△）

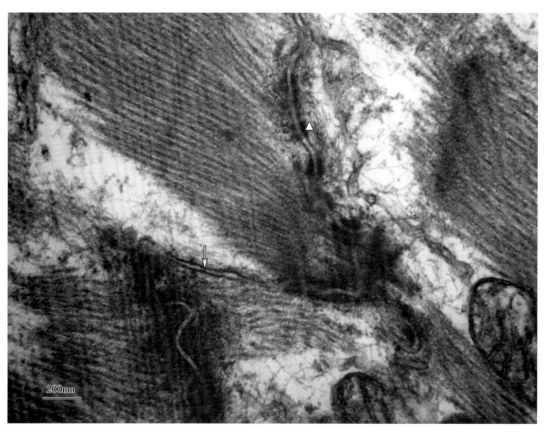

图 6-123
闰盘呈直线状，其上的电子致密物脱失，闰盘一侧肌丝束较少，可能为变性溶解消失或为基质丰富的表现（△），与肌丝平行走向的闰盘高电子密度物呈线状聚集（↑）

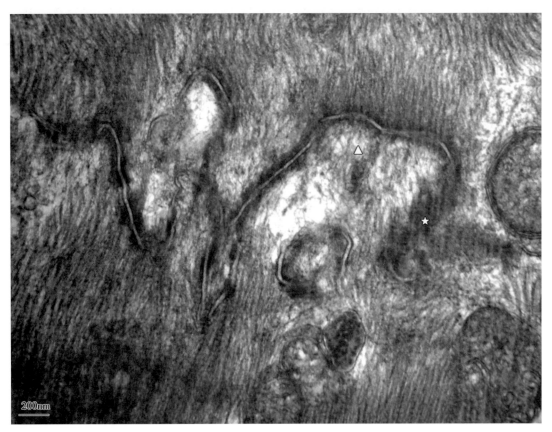

图 6-124
闰盘中间连接长度增加,一侧高电子致密物分布不均,其上少量肌丝稀疏附着(△);部分闰盘结构模糊,高电子致密物松散呈片块状(☆);桥粒减少,部分肌丝溶解

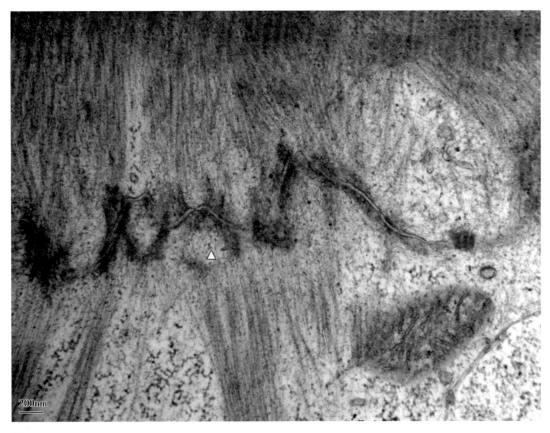

图 6-125
中间连接的高电子致密物减少、结构松散,肌丝附着较少(△)

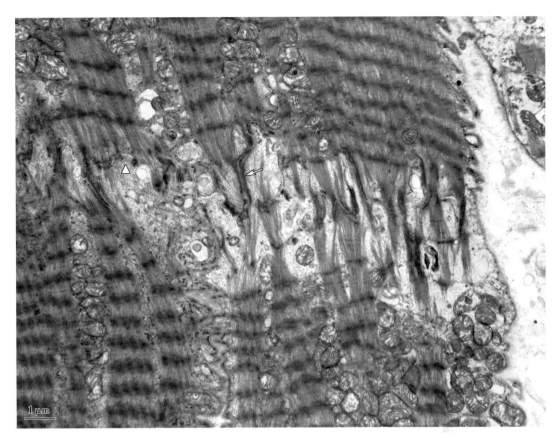

图 6-126
闰盘结构不良，中间连接数量减少、短小形态（△）、电子密度增高、有与肌丝平行的纵向（↑），亦有与肌丝垂直的横向。肌丝分散，肌节疏松

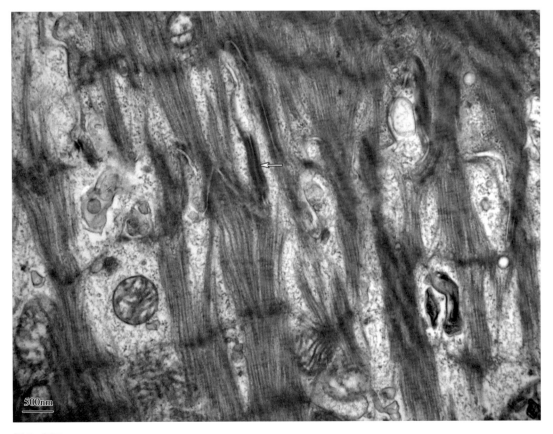

图 6-127
图 6-126 放大，闰盘间隙增宽，中间连接与肌丝连接处（↑）肌丝溶解

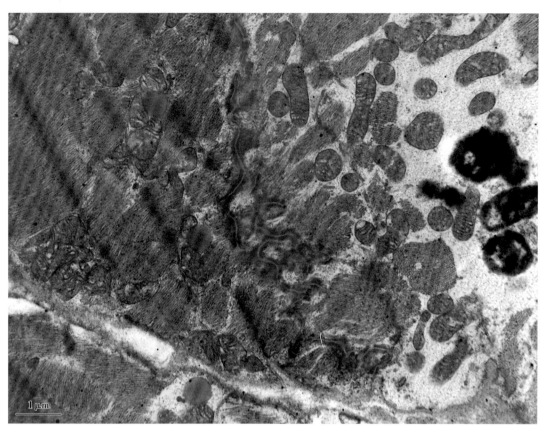

图 6-128
闰盘间隙增宽至 50nm,两侧出现均匀的高电子密度区,中间连接与桥粒结构难以区分,缝隙连接未见。胞质空化区肌丝溶解

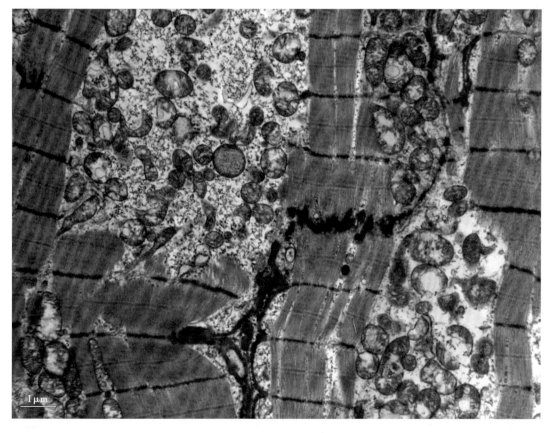

图 6-129
闰盘中间连接增宽、电子密度增高、结构模糊,与桥粒难以辨识,联络膜减少,一条纵向联络膜与细胞膜相接续,细胞膜呈高电子密度。心肌细胞部分肌丝溶解,残留少量扩张的管状结构,线粒体变性

6. 闰盘呈团块状聚集　闰盘为心肌细胞膜特化形成，故具有细胞膜的特性，为脂质双层结构，有流动性。正常情况下，细胞膜与细胞内的肌浆网、高尔基复合体等膜状细胞器保持动态平衡。在 ARVC/D 心肌样本，透射电镜常观察到闰盘数量增多并呈团块状聚集，提示细胞膜面积增大（此种超微表型与细胞内外脂质增多的关系有待深入研究）；同时亦观察到此种表型闰盘的基本结构类型的数量、比例及形态异常（图 6-130~ 图 6-134）。

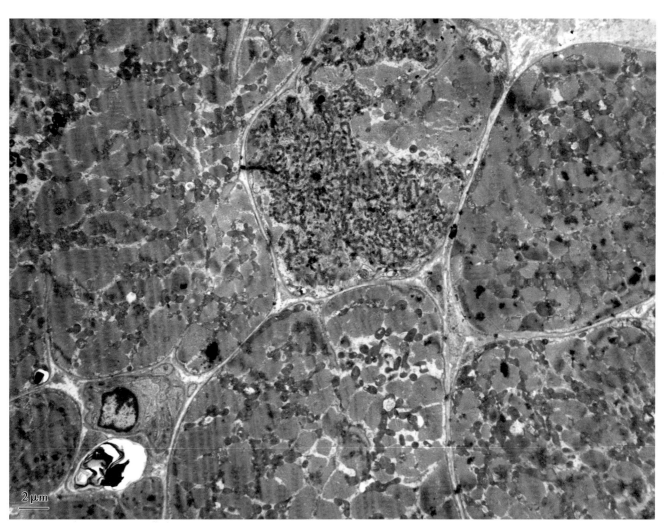

图 6-130
横切面，闰盘密集呈团块状，在同一细胞中分布不均匀

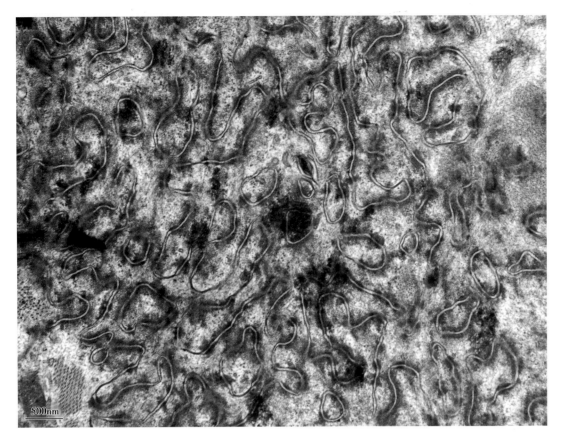

图 6-131
图 6-130 放大,闰盘中间连接减少

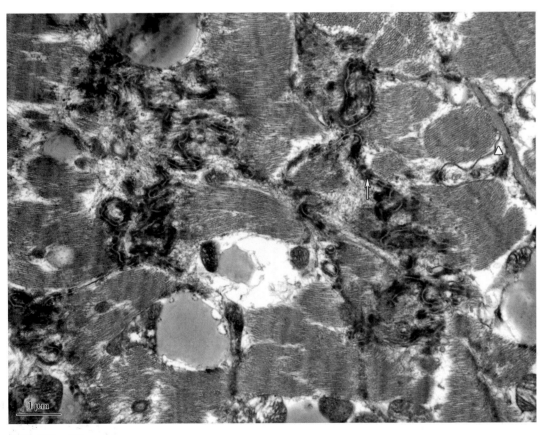

图 6-132
闰盘数量增多、扭曲,多条闰盘呈平行状,位于相邻 Z 线上。闰盘的基本结构类型异常:中间连接高电子密度区呈团块状,局部乏肌丝附着(↑),肌丝散落于胞质中;图中见一处缝隙连接呈 U 形与细胞膜相连(△),其上有桥粒样结构。心肌细胞内有多个大小不等的脂滴

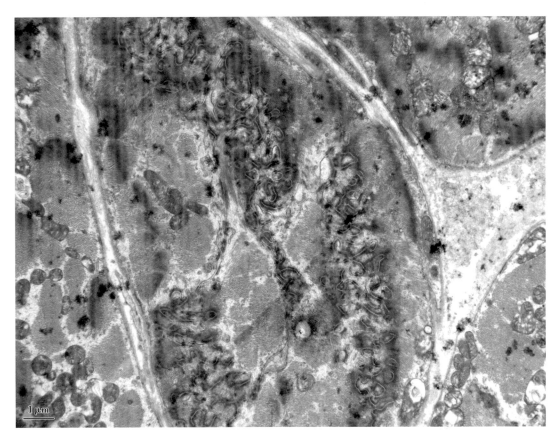

图 6-133
斜切面，密集的多个团块状闰盘，形状各异、大小不等，闰盘间仅有一两个肌节

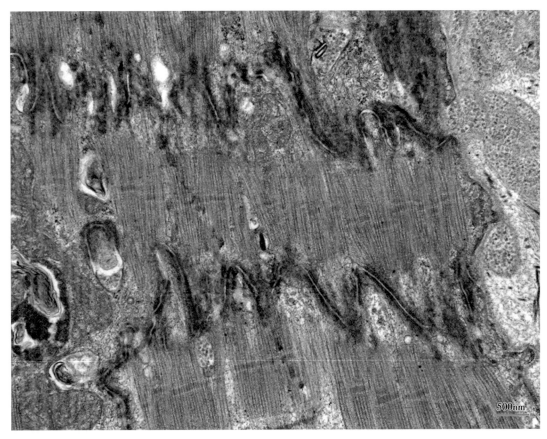

图 6-134
闰盘数量增多，两条闰盘呈平行状，位于相邻 Z 线上

7. 闰盘间隙增宽 透射电镜观察发现，ARVC/D 闰盘基本结构类型的异常可致闰盘质膜间隙增宽，甚至完全开裂，提示闰盘间的锚定蛋白破坏，致使相邻心肌细胞分离（图 6-135~ 图 6-140）。

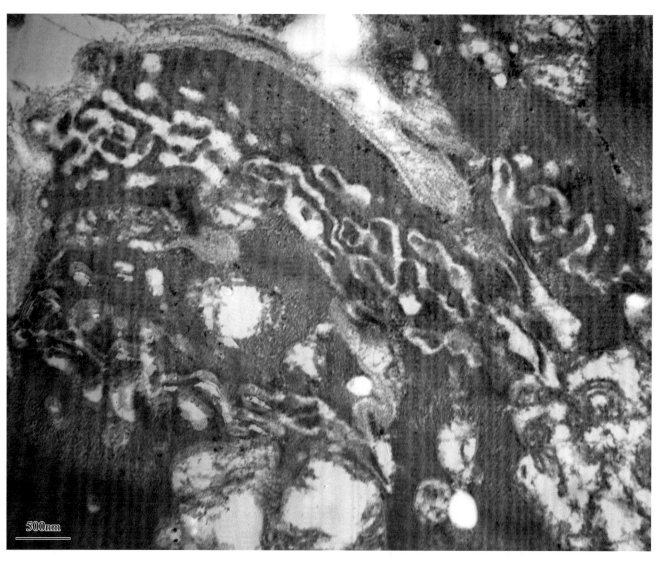

图 6-135
横切面的闰盘，质膜间隙增宽、开裂，闰盘的基本结构类型模糊不清

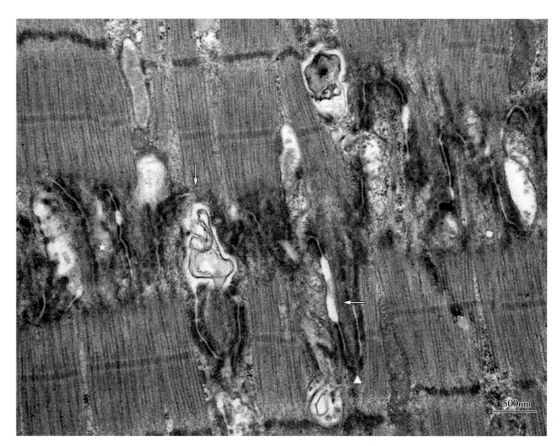

图 6-136
深大锯齿状闰盘，间隙增宽（↑）致锯齿间角度显著减小（△），质膜结构破坏消失（☆）

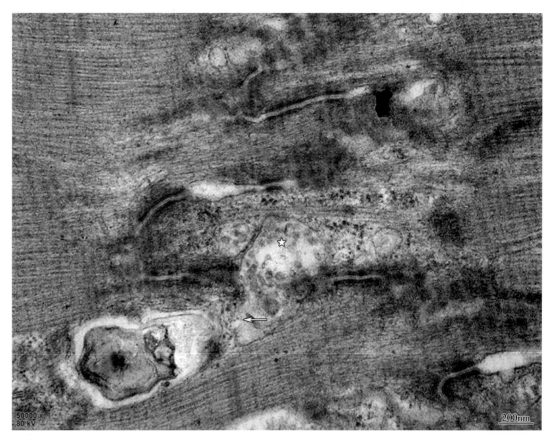

图 6-137
图 6-136 放大，闰盘质膜膨大呈泡状（☆），质膜局部溶解消失（↑）

第六章 致心律失常性右室心肌病病理组织形态与超微结构

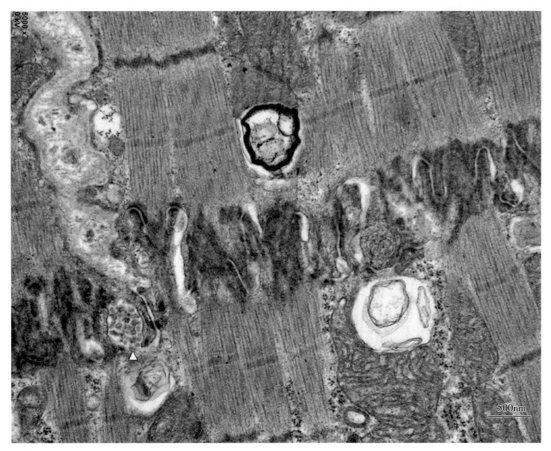

图 6-138
闰盘结构破坏,质膜间隙多处增宽,其中与细胞膜相连处膨大,内有颗粒状物(△)

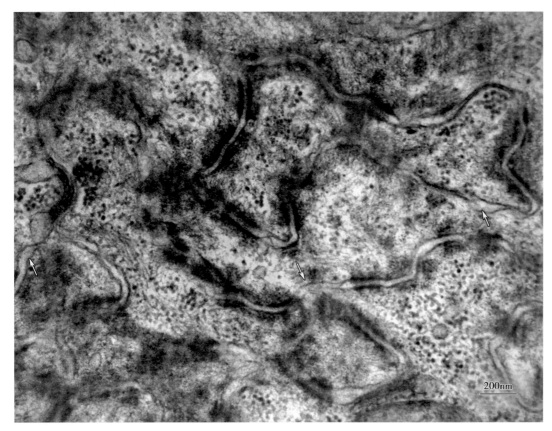

图 6-139
闰盘间隙增宽,缝隙连接分离断裂(↑)

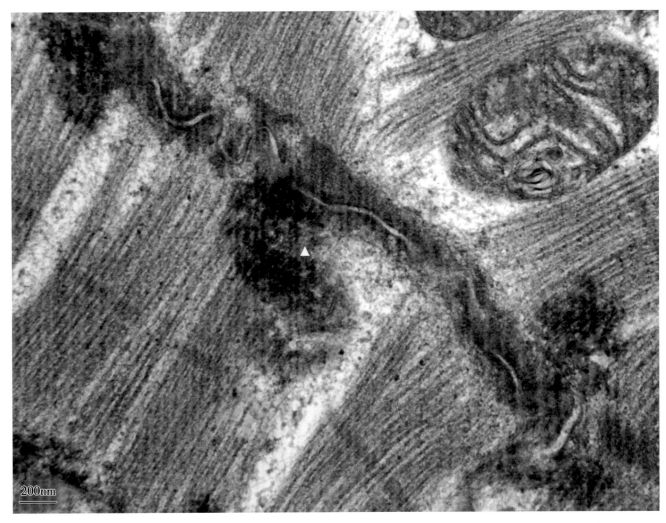

图 6-140
中间连接增宽,高电子密度物呈片状延伸至胞质内,局部肌丝断碎(△);桥粒间隙增宽

8. 闰盘结构异常与肌丝束排列紊乱　已有基因遗传学研究显示,ARVC/D 的主要发病机制是闰盘结构异常。如前所述,正常心肌细胞中的闰盘、细胞骨架及肌丝束三者间呈规则而紧密的连接,若闰盘结构异常将引起肌丝束排列紊乱。在 ARVC/D 心肌样本,透射电镜观察到闰盘形态、结构和位置异常,以及与肌丝、肌节发育不良及排列紊乱同存的表型(图 6-141~图 6-148)。

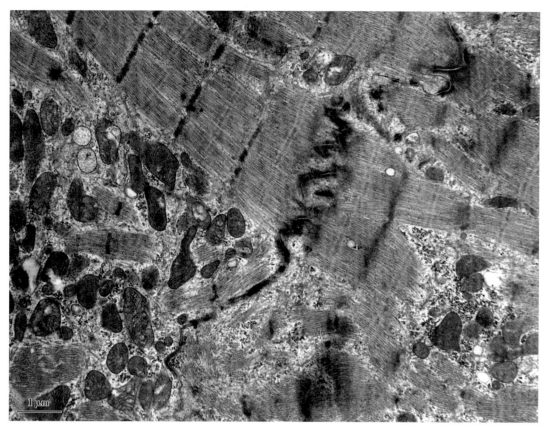

图 6-141
同一条闰盘呈两种表型,部分折线状,部分平直状。在平直段,闰盘的基本结构类型模糊不清,周围肌节短小、散乱、无极向,与闰盘平行排列

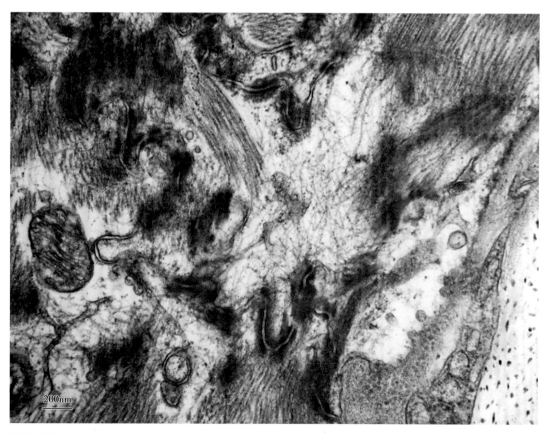

图 6-142
闰盘形态不规则,呈高电子密度的团块状,基本结构类型辨识不清。闰盘周围有稀疏的细肌丝散落于胞质中

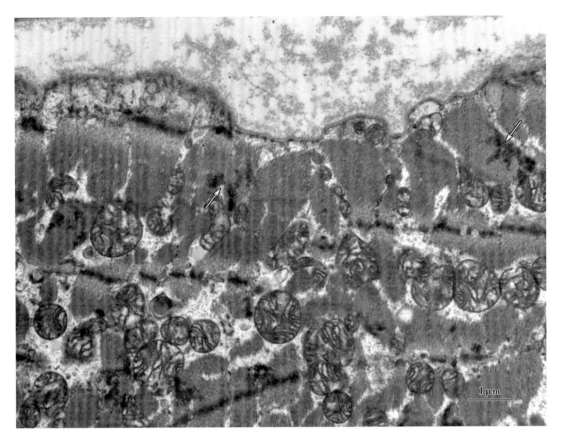

图 6-143
与肌丝束垂直的细胞膜上未见闰盘结构,肌节长短不一,Z 线片段状,局部 Z 线近似直角状(↑)

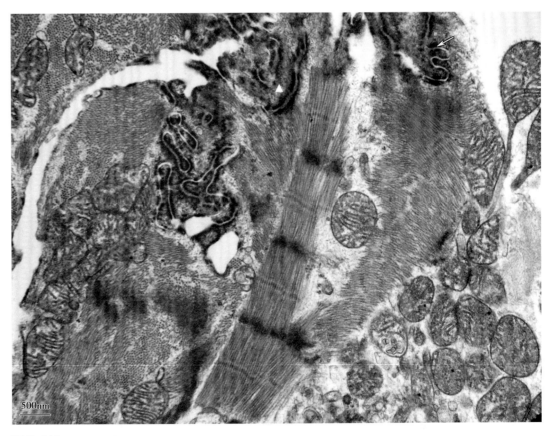

图 6-144
肌丝束排列不同向,闰盘中间连接位置异常,部分位于细胞侧面(↑),与肌丝束方向成角,部分与细胞内肌丝束平行(△)

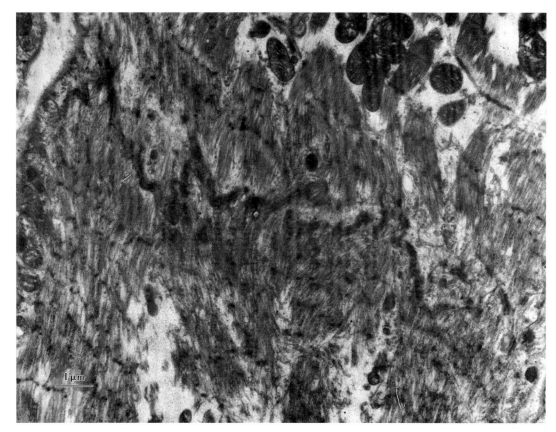

图 6-145
闰盘呈高电子密度,基本结构类型不清,肌丝极向无序,肌节紊乱

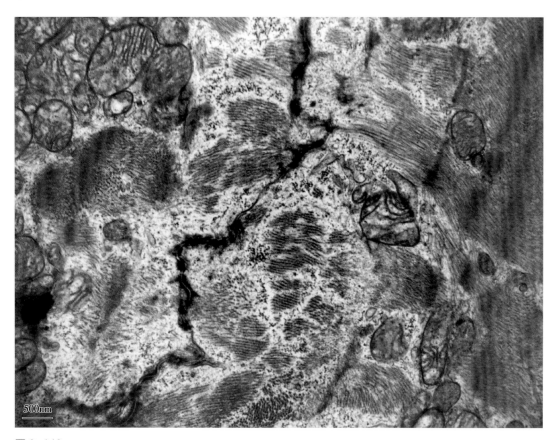

图 6-146
闰盘锯齿状结构消失,呈直线形,中间连接显著减少,肌丝附着不良,肌丝束排列不同向,纵横交错

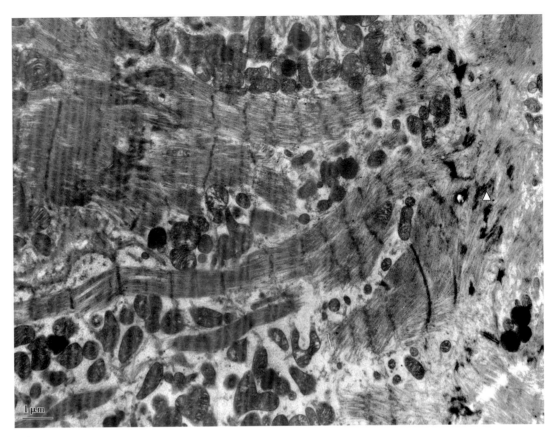

图 6-147
闰盘呈锐角（＜30°），高电子密度，结构模糊不清，闰盘左侧肌节可见 M 线，右侧肌节 M 线不清，肌节长短不一，Z 线弯曲，肌节结构消失（△）

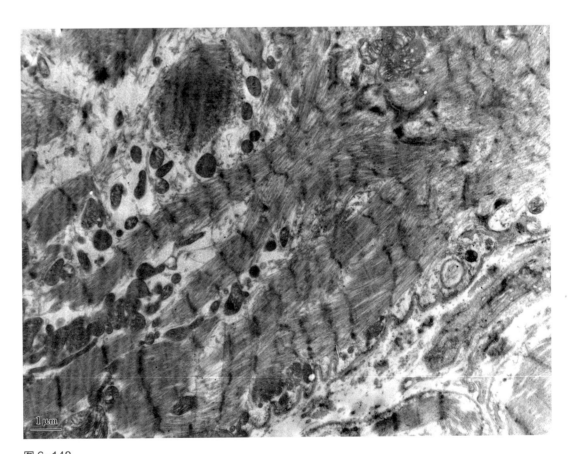

图 6-148
闰盘形态不规则，中间连接减少，细胞连接处肌节长度不一、排列方向异常；Z 线弯曲，粗细不均；部分区域 Z 线及 M 线消失

（二）细胞黏附

正常心肌细胞膜的侧面连接为细胞黏附，对相邻心肌细胞间的同步电活动、收缩运动及心肌细胞内部结构均有影响。心肌细胞黏附主要通过黏附分子整联蛋白（integrin）与基底膜及基质相连。整联蛋白介导细胞之间及细胞与细胞外基质间的相互识别和黏附，并通过与胞外配体结合而激活胞内的部分蛋白激酶，引起连锁反应，将细胞外信号与细胞内部结构相互联系，促进细胞生长、分化及维持正常形态和代谢。在 ARVC/D 心肌样本，透射电镜观察到心肌细胞间的黏附异常和心肌细胞与基质的黏附改变；细胞膜处的胞吞、胞吐增强，细胞膜溶解消失；基底膜增厚，变薄，消失，密度减低、增高或不均匀；间质密度减低等。细胞黏附状态改变可能影响细胞内结构，致细胞膜与胞内结构连接异常（如细胞膜呈扇贝状、细胞膜下空化区、水肿）、T 管断裂等表型。

1. 心肌细胞间黏附异常　正常心肌细胞侧面细胞膜上的特化蛋白分布较少。在疾病状态下特化蛋白将发生重塑，出现细胞膜侧面原有表达蛋白减少，或出现闰盘表达蛋白。细胞膜侧面黏附蛋白的改变将影响细胞的黏附性；细胞表面受体或通道蛋白的改变会影响细胞代谢及膜内外离子的浓度；缝隙连接蛋白若表达于细胞膜侧面，则将改变电传导的方向性，降低电传导速率。在 ARVC/D 心肌样本，透射电镜观察到相邻心肌细胞细胞膜的改变，如侧-侧连接间隙增宽、细胞膜与间质撕裂、细胞膜下水肿等，这些改变或可能成为心律失常的形态学基础。细胞膜蛋白的表达受神经、体液以及微环境结构和力学的调控，然而蛋白的定位调控机制有待更深入的研究（图 6-149~ 图 6-157）。

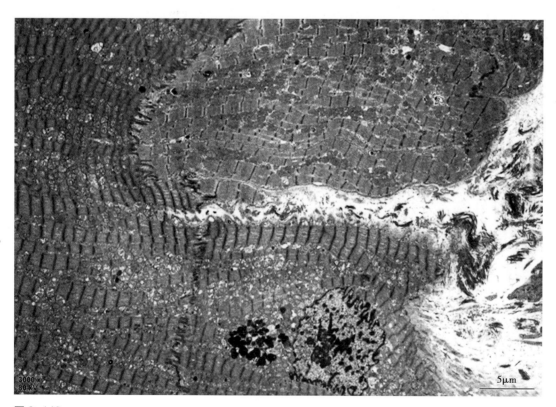

图 6-149
相邻心肌细胞侧-侧连接间隙增宽、细胞膜与间质撕裂；闰盘两侧肌丝束收缩不同步

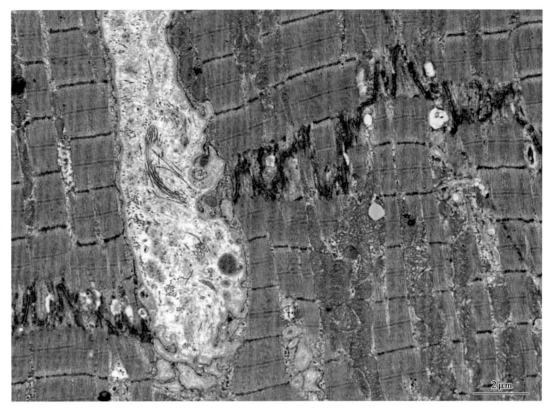

图 6-150
相邻心肌细胞侧－侧连接间隙增宽，间质内较多胶原成分（纵行嵌入间质）

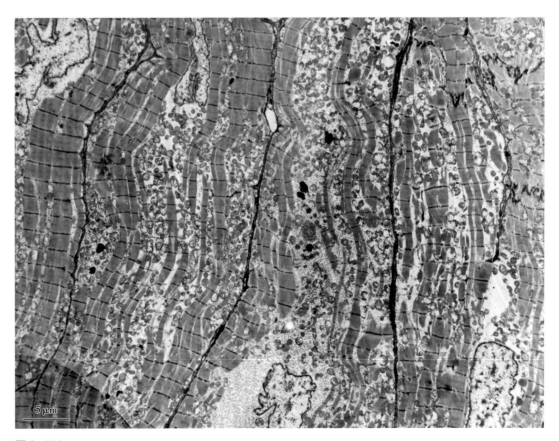

图 6-151
心肌细胞细胞膜侧－侧连接处紧密相贴呈高电子密度

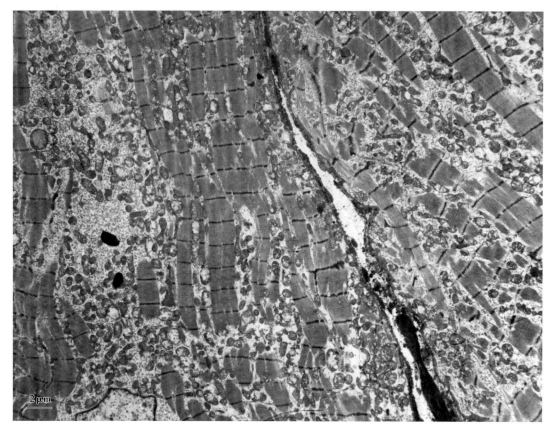

图 6-152
心肌细胞侧面细胞膜呈高电子密度物不均匀团块状,细胞膜间隙增宽,其内亦见块状高电子密度物质

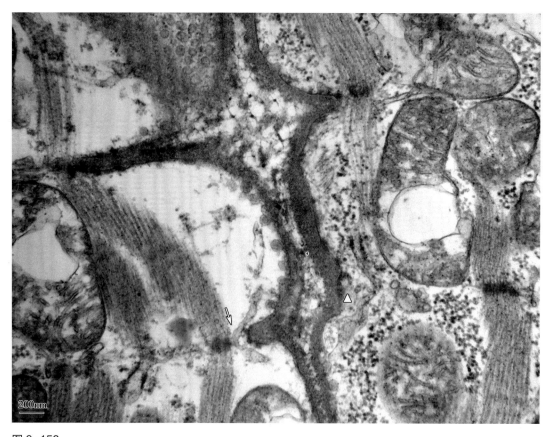

图 6-153
心肌细胞侧-侧连接的间隙增宽;T 管消失(△)、分叉及断裂(↑);细胞膜下的空化区内有散落的肌丝及肌浆网,线粒体肿胀。左侧细胞膜的胞质侧有较多圆形小泡结构,右侧细胞膜下有较多糖原颗粒

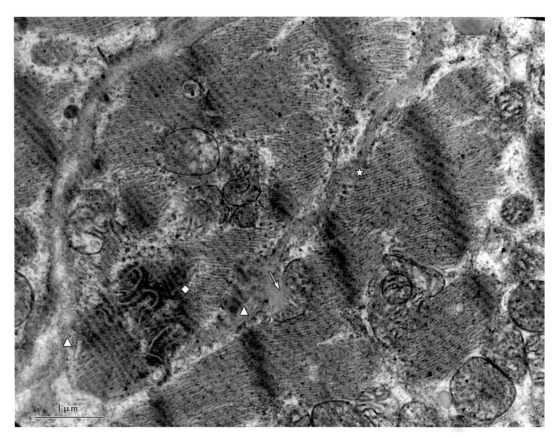

图 6-154
相邻心肌细胞的肌丝束同向，肌丝束与侧面细胞膜不平行。细胞膜部分溶解（△），出现高电子密度颗粒，并与线粒体融合（↑），一处细胞膜的局部有多个小泡状结构及呈碎片状的高电子密度物（☆）。小段闰盘邻近细胞膜，中间连接稍增宽，其上的高电子密度物与 Z 线（◇）分界不清。肌丝与闰盘呈角，肌节 M 线不清，Z 线增宽

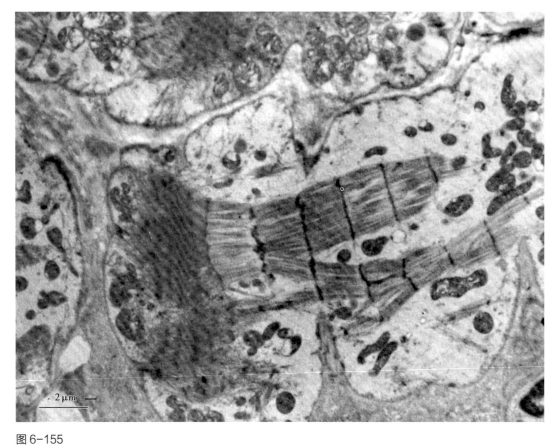

图 6-155
心肌细胞一端的细胞膜与肌丝束垂直，该处未见闰盘结构，肌丝与细胞膜连接断裂，肌节呈过度收缩；侧面细胞膜与肌丝束的连接消失，而呈平直状，胞质内有断裂的肌丝及溶解的 T 管

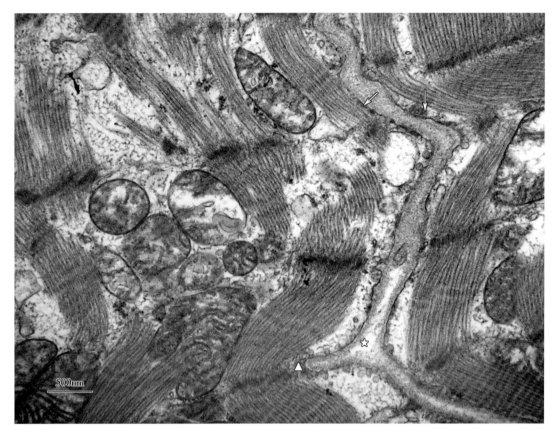

图 6-156
两个相邻并行的心肌细胞,细胞膜内侧有高密度斑(↑),并与肌丝黏附,及多个饮液泡;有内陷的 T 管(△),细胞间隙内空化(☆)

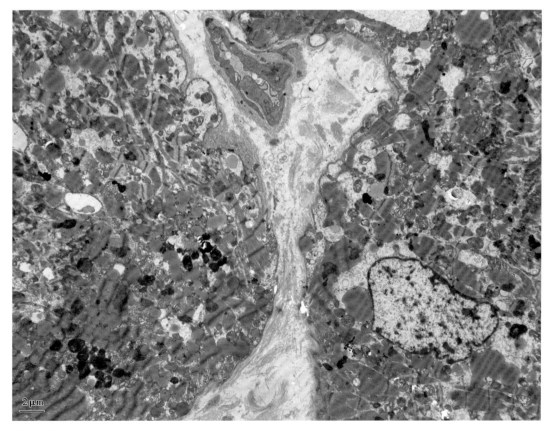

图 6-157
心肌细胞之间纤维间隔增宽,细胞连接破坏

2. 心肌细胞与基质的黏附异常　细胞外基质（extracellular matrix，ECM）的主要成分为胶原、多糖、蛋白或蛋白聚糖。ECM 包括基底膜及基底膜外的薄层间质，呈中等电子密度，构成网状支架，心肌细胞位于其内，并通过黏附分子与 ECM 相互作用。ECM 与心肌细胞的正常黏附能稳固细胞形状，维持细胞内微环境的稳定，影响细胞的存活、生长与死亡。在 ARVC/D 心肌样本，透射电镜观察到心肌间质疏松，呈低电子密度，心肌细胞孤立存在于间质中，细胞膜呈扇贝状，细胞内水肿及肌丝溶解等表型（图 6-158~ 图 6-161）。

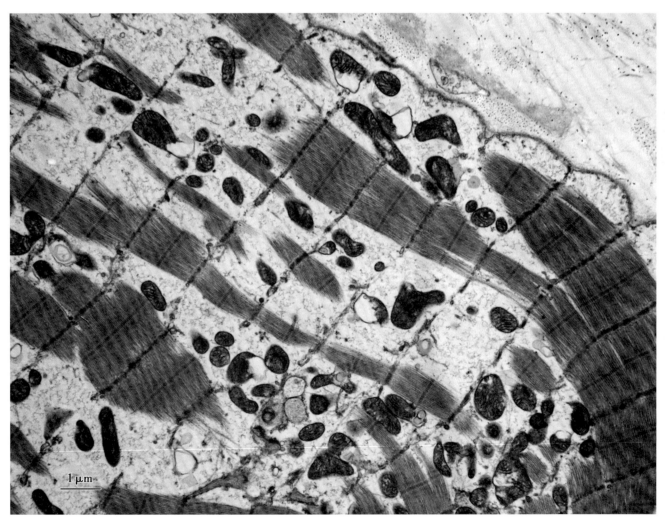

图 6-158
心肌细胞外间质疏松，有细小颗粒状高电子致密物。细胞内水肿、肌溶解，细胞膜呈扇贝样改变

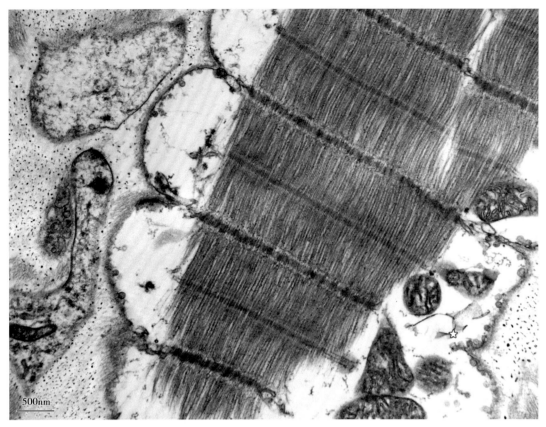

图 6-159
心肌细胞细胞膜呈扇贝样,其表面与细胞外基质黏附处有少量细丝状Ⅲ型胶原纤维,细胞膜下水肿,细胞膜内侧有吞饮小泡(☆),肌节呈过度收缩。细胞膜周围基质减少,间质疏松

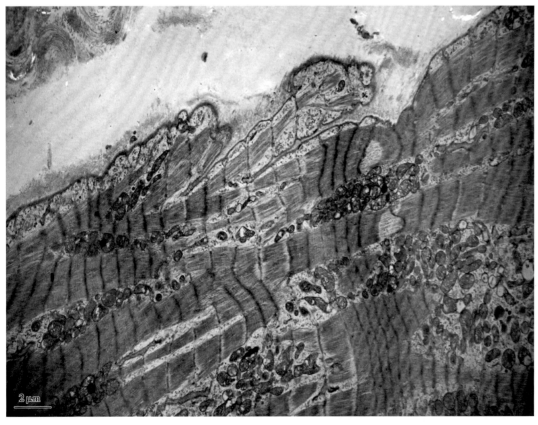

图 6-160
心肌间质疏松,呈大片无结构空化表现。细胞膜周围基质增多,细胞侧面呈多个分支状凸起,分支顶端未见闰盘结构,肌丝束收缩不匀

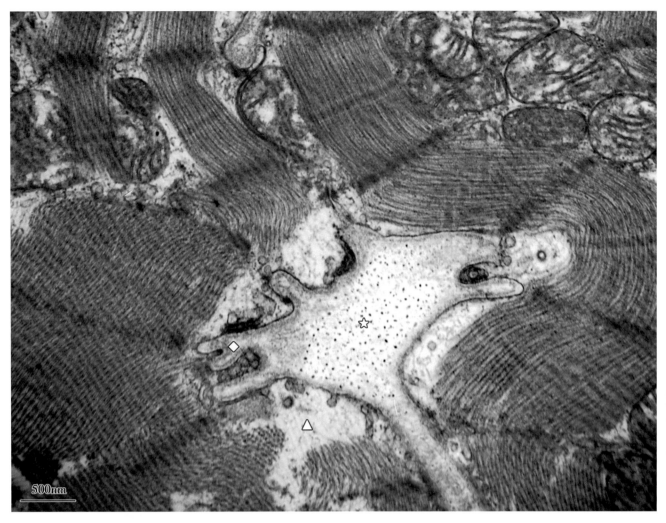

图 6-161
心肌细胞间隙增宽（☆），细胞膜凹陷，Z 线区附近多条 T 管增宽，有分叉（◇），细胞膜下空化（△），细胞膜内侧吞饮小泡并聚集

三、心肌细胞发育不良（全）

心脏、心肌组织及心肌细胞的正常发育不仅需要若干基因在不同时间、不同空间的顺次表达，还依赖于细胞间的相互作用。胚胎期心肌细胞漂浮在原始基质中，体积较小，核质比大；核为椭圆形，核内染色质呈团块状分散分布；胞质中有液泡、脂滴、粗面内质网、线粒体和较多糖原颗粒；肌丝呈散乱状，随着发育成熟，肌丝方向逐渐一致，Z 线渐连续完整，出现 H 带及 M 线，形成肌节。幼稚心肌细胞间无特化结构，在发育过程中逐渐出现无方向性的桥粒，沿胞膜分布，逐渐聚集至心肌细胞端-端连接处。

在 ARVC/D 心肌样本，透射电镜观察到心肌细胞的多种发育不良表现，如不同于胚胎期形态的发育不成熟的心肌细胞，表现为细胞体积较小、胞核椭圆形、染色质细腻；胞质内原始基质样物增多，有较多单膜泡状或管状结构，可见幼稚的细胞器，线粒体大小和形状各异；肌节及肌丝束极向紊乱或缺失，T 管膜内陷等；尤其存在如前所述的细胞连接异常，不仅影响心肌细胞发育，也可能是导致发育不良表型的原因之一。

免疫组化平滑肌 α-actin 蛋白（smooth-muscle α-actin，SMA）呈阳性表达。通常 SMA 只在胎儿心肌细胞表达，而成熟心肌细胞不表达，但当成熟心肌细胞为适应环境变化时会重新表达。引发这种生物学过程的原因以及这些细胞对 ARVC/D 疾病发生、发展的影响仍为未知，推测可能是心肌细胞停滞于未成熟状态，或为心脏内残留胚胎期细胞，或是心肌细胞去分化等。一些间接的研究提示，在压力状态下心肌细胞去分化可延长存活时间。

（一）不同发育阶段的心肌细胞及间质成分的改变

胚胎期心肌细胞在不同发育阶段有不同形态，细胞器及特化部位呈连续的发育过程，各细胞器间保持发育协调。在 ARVC/D 心肌样本，透射电镜观察到心肌内存在不同发育阶段特征性的幼稚心肌细胞，但与胚胎心肌的形态不完全一致，且细胞器间的发育不同步，间质成分亦有发育不成熟表现。

1. 成熟心肌细胞区域内存在不同发育程度的心肌细胞　透射电镜观察到，ARVC/D 成熟心肌细胞周围有发育早期阶段及发育不完善的心肌细胞（图 6-162～图 6-176）。

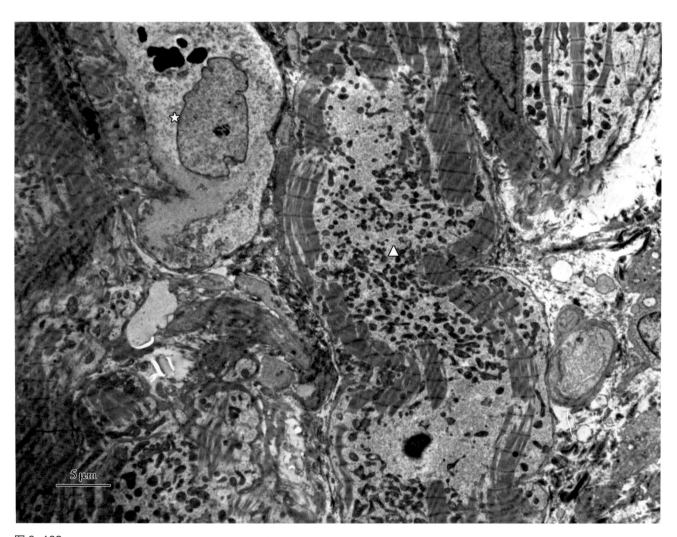

图 6-162
两个相邻的心肌细胞发育不同步。发育早期阶段的心肌细胞（☆）及发育不成熟的心肌细胞（△），心肌细胞内均见大片状原始基质湖，中有密集线粒体，湖周可见较成熟的肌丝束

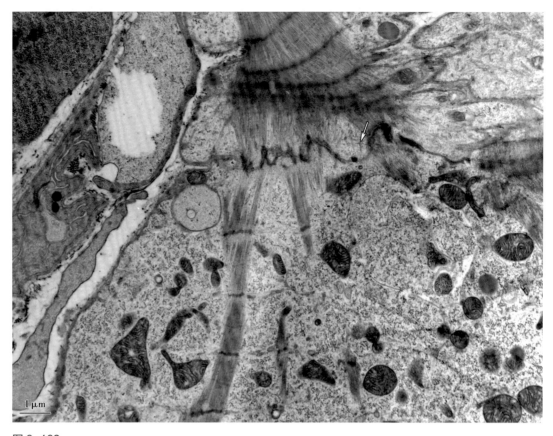

图 6-163
发育不完善心肌细胞,形态不规则,少量肌丝束,胞质内富含糖原颗粒,线粒体畸形、大小不一;两细胞间有一条不规则的闰盘,锯齿状结构减少,基本结构类型模糊,肌丝散乱附着不良(↑)

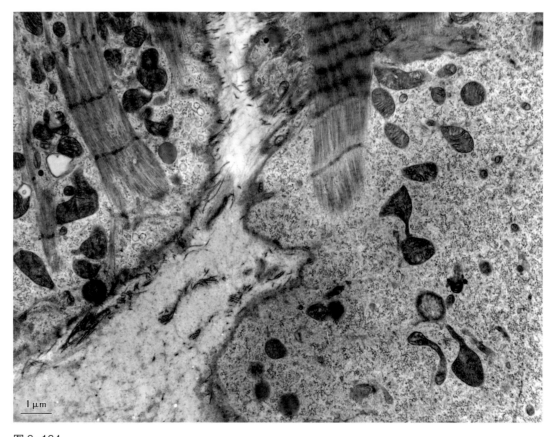

图 6-164
发育不完善心肌细胞,胞质内富含高电子密度的细小颗粒,可能为糖原,肌节稀少,有完整结构的肌节呈过度收缩,线粒体畸形、大小不一,心肌细胞侧-侧连接缝隙增宽,中有散在少量胶原纤维

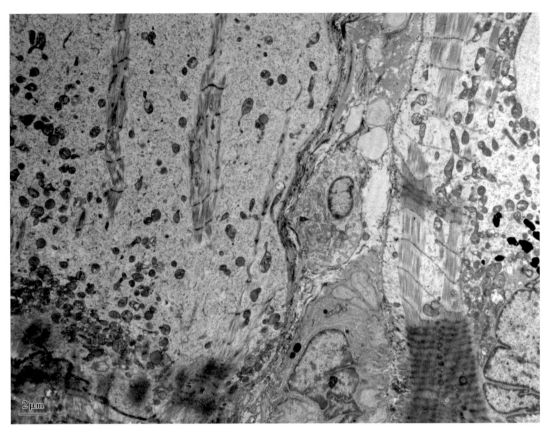

图 6-165
发育不良心肌细胞，胞质内仅有少量形成不完善的肌丝束，形态不规则，Z线呈短片断状，胞质内有大小不一的线粒体及丰富的糖原颗粒

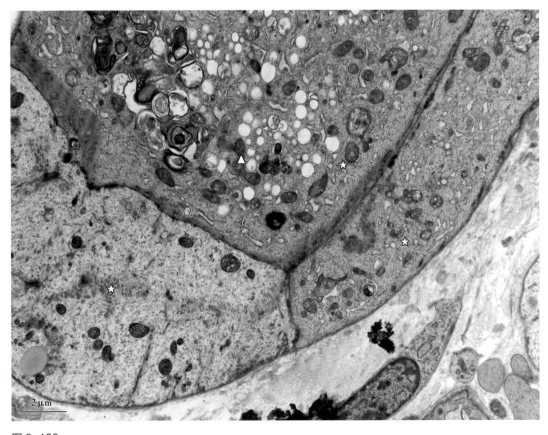

图 6-166
3 个相邻的发育不良的心肌细胞（☆），细胞膜紧密相贴，其中上方心肌细胞内有退变的细胞器（△）、溶酶体及不同程度扩张的肌浆网。线粒体体积小，电子密度高伴髓鞘样变

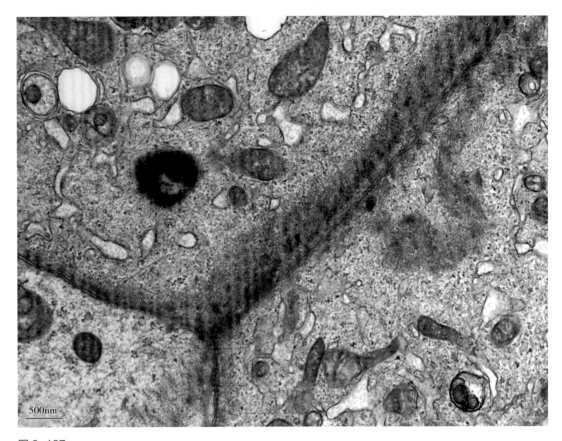

图 6-167
图 6-166 放大,发育不完善的心肌细胞内含丰富糖原颗粒,可见退变呈髓鞘样结构的线粒体和不规则囊泡状结构,细胞间连接处细胞膜下电子密度增高,未见闰盘形成

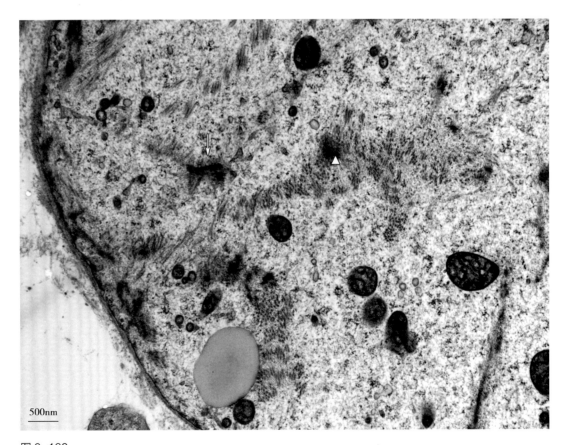

图 6-168
发育不良的心肌细胞,胞质内有较多糖原颗粒,少量散布的粗肌丝(△),发育不完善的肌节样结构上有不规则Z线(↑),细胞膜下电子密度中等的脂滴,多个幼稚的线粒体

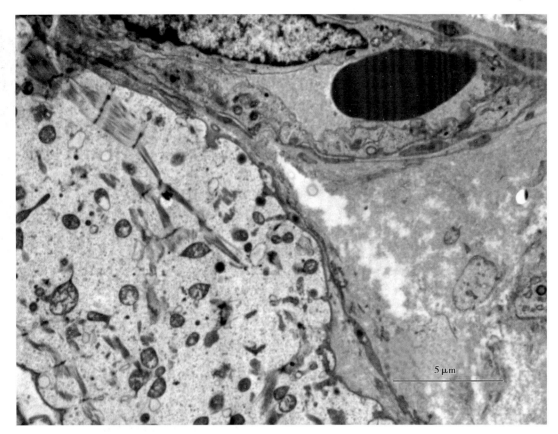

图 6-169
幼稚心肌细胞，细胞内散在少量发育不全肌节

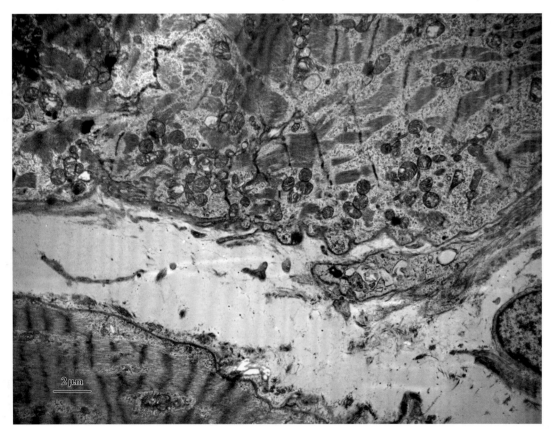

图 6-170
两个不同发育阶段的心肌细胞，图片上方的细胞发育程度较低，肌节结构疏松，肌丝束排列不同向。间质中基质较丰富

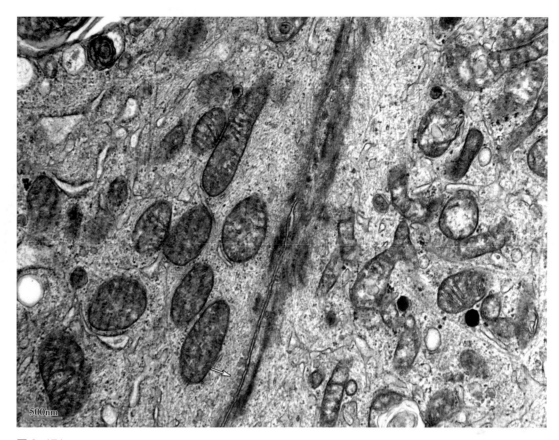

图 6-171
两个较为幼稚的心肌细胞，胞质内肌丝散布无极向，较多扩张的肌浆网，线粒体大小不等形状各异；细胞膜上有高电子密度似桥粒样结构，一侧细胞膜可见吞饮小泡（↑）

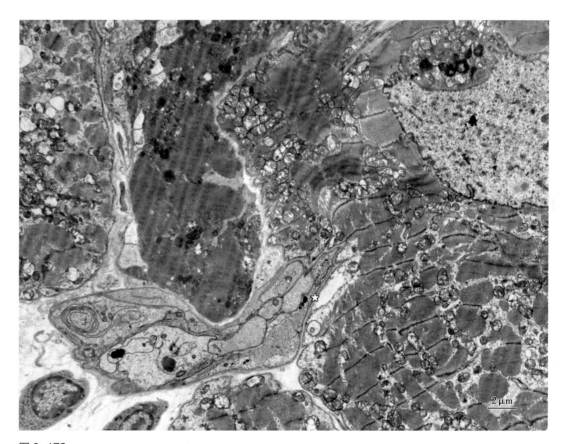

图 6-172
心肌间质中有一团低分化细胞，细胞器无明确分化特征，胞质内有泡状结构，部分胞膜与成熟心肌细胞细胞膜相贴（☆）

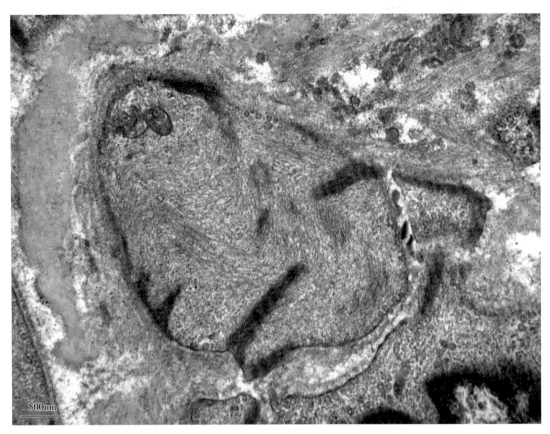

图 6-173
发育不成熟的肌源性细胞，胞质内仅见杂乱分布的肌丝，少数线粒体；细胞膜上有密集的高电子密度物，并突入胞质，与肌丝呈平行状走行

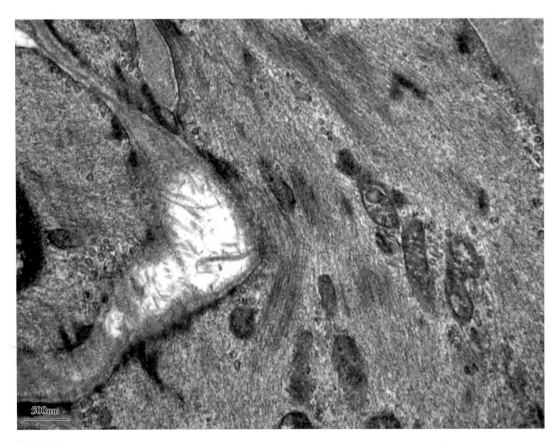

图 6-174
发育不成熟的肌源性细胞内肌丝呈束状，未形成肌节，细胞膜内侧有密集的吞饮小泡

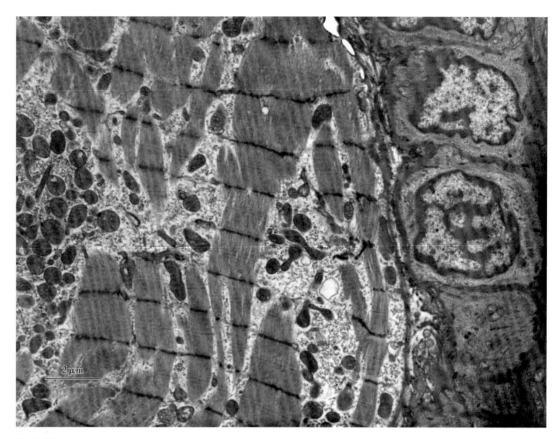

图 6-175
方形肌源性细胞紧贴于成熟心肌细胞细胞膜，大小相仿，核大，核内染色质粗团块状，胞质少，胞质内有少量肌丝样结构

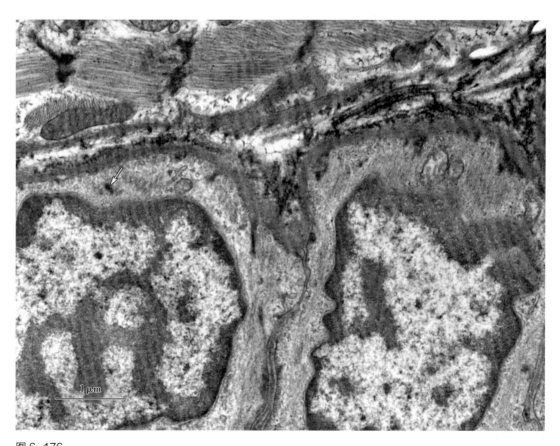

图 6-176
图 6-175 放大，方形肌源性细胞与心肌细胞之间的连接：二者相邻侧有细胞膜覆盖。方形肌源性细胞内可见肌丝样物及少量 Z 线样物质（↑），细胞间胞膜上有中间连接样结构。间质少量胶原纤维

2. 心肌内存在发育程度不同的间质成分　透射电镜观察到，ARVC/D 血管周肌源性细胞形态幼稚，呈圆形、核质比大、胞核凹陷浅、肌丝束少、细胞间连接少；内皮细胞形态不良、肿胀；间质中的 TC 胞体胖大、多胞突，紧密围绕于间质细胞及小血管周（图 6-177～图 6-184）。

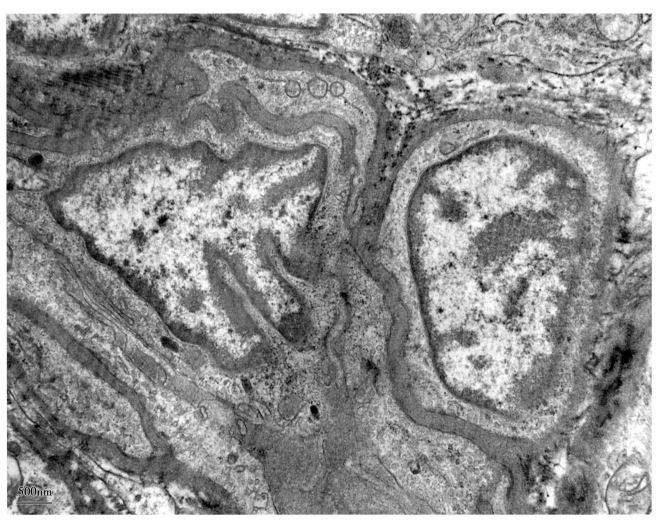

图 6-177
间质内幼稚细胞，细胞内多个小管状结构，细胞周围围绕一层基底膜样结构

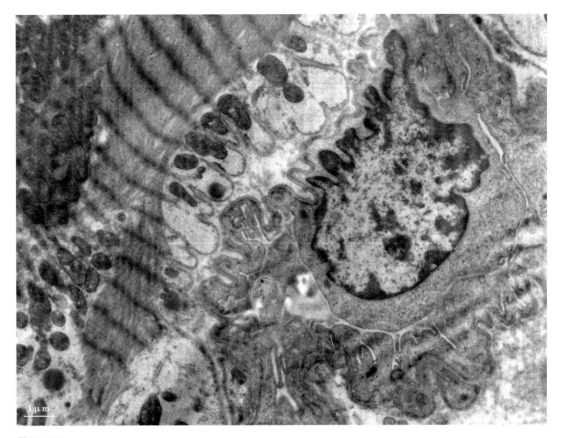

图 6-178
间质内的细胞，核大质少

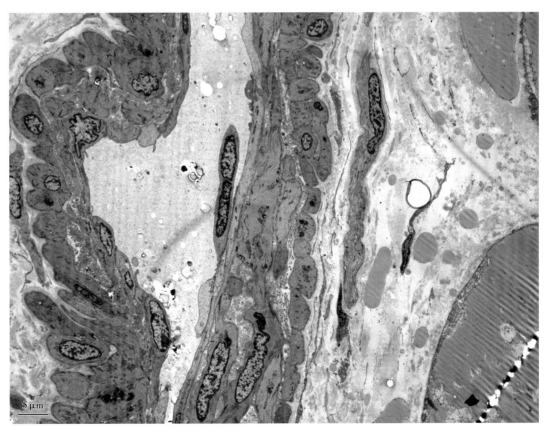

图 6-179
位于血管周的肌源性细胞，呈立方形，分化程度较低，核质比大，胞核凹陷浅

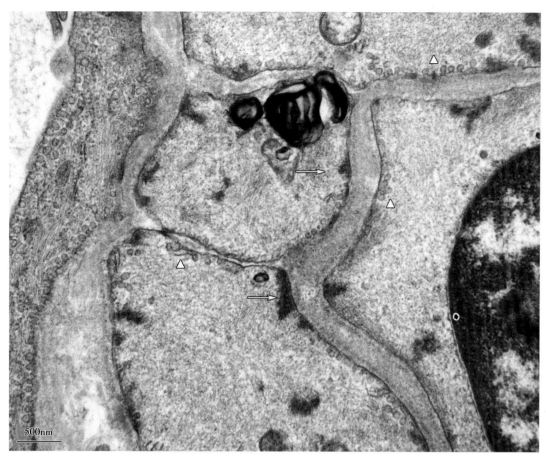

图 6-180
血管周 4 个相邻的发育不成熟肌源性细胞，细胞内仅可见散落的细肌丝，肌浆网系统不清，细胞胞膜下可见多个小泡状结构（△）；细胞膜处可见密斑样结构（↑），未见闰盘形成；右侧细胞内可见相对较大的细胞核

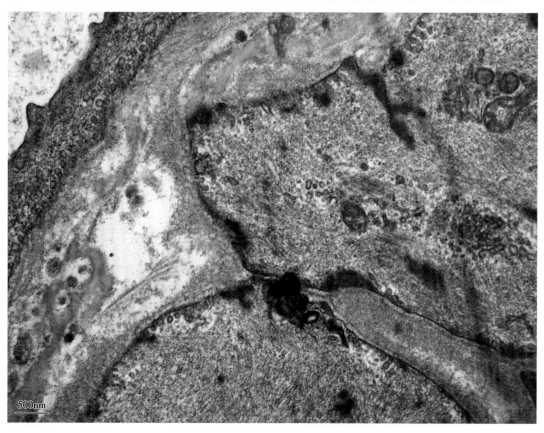

图 6-181
血管周相邻的多个发育不成熟肌源性细胞，细胞内仅可见不同向的散乱的肌丝，细胞内可见肌浆网样小管状结构，细胞膜处可见密斑样结构，细胞膜内侧多个吞饮小泡，细胞间隙增宽，基底膜增厚

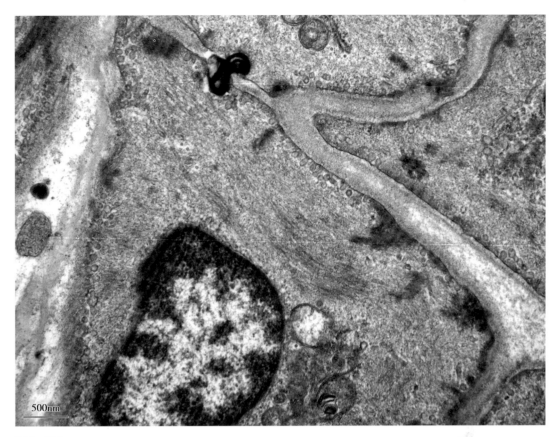

图 6-182
血管周相邻的多个发育不成熟肌源性细胞，细胞内仅见细肌丝，细胞膜内侧面高电子密度的密斑样结构及密集的吞饮泡，胞核偏位，相对增大，核旁有小团线粒体

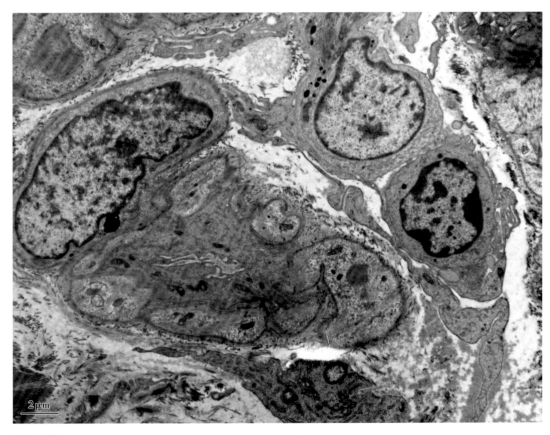

图 6-183
间质内可见发育早期的成分，毛细血管内皮细胞形态不良，腔未完全开放，紧邻其旁有众多未完全分化的间质细胞，TC 多胞突、胞体胖大，紧密围绕于间质细胞及小血管周

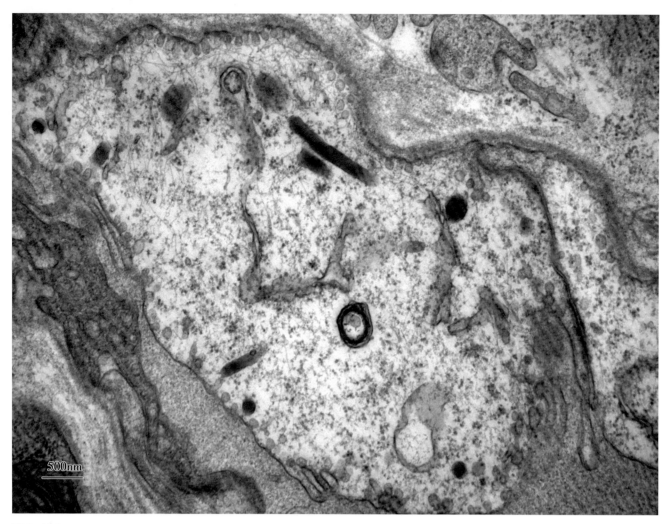

图 6-184
间质毛细血管内皮细胞肿胀

（二）幼稚肌浆网系统

不同发育阶段幼稚心肌细胞胞质内的肌浆网形态不同，并常伴有肌丝缺失。透射电镜对本组 ARVC/D 心肌样本的观察发现，部分心肌细胞内仅有呈密集管网状的肌浆网，而其周围未观察到肌节结构（图 6-185~ 图 6-190）。

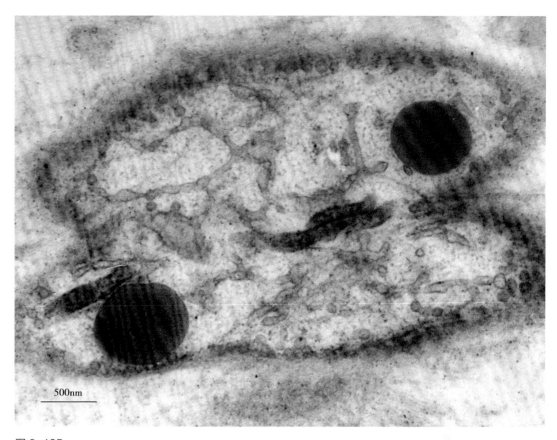

图 6-185
发育不成熟的心肌细胞，胞质内少量肌丝，散在相互连通的扩张的分支管状肌浆网结构，细胞膜电子密度增高，结构不清，内侧较多吞饮小泡

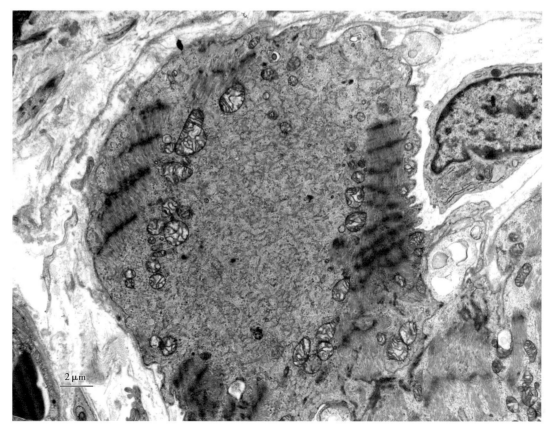

图 6-186
肌丝缺失区内有丰富的肌浆网，呈密集管状

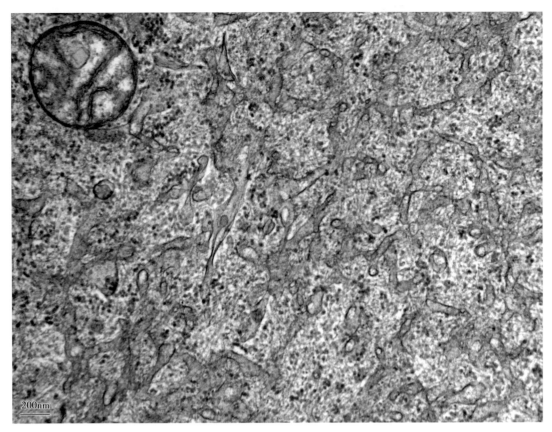

图 6-187
图 6-186 放大,分支管状的肌浆网粗细不等,部分有扩张,管膜表面密度不一,管状物间有少量细肌丝及呈簇或散在的糖原颗粒,图左上线粒体变性

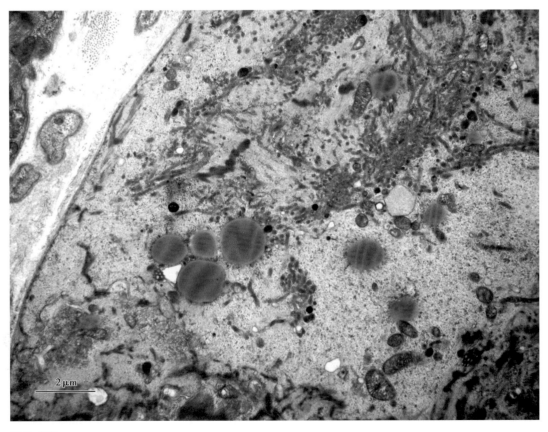

图 6-188
发育不全的心肌细胞、胞质内基质样物丰富,管状结构呈团簇状分布,不规则的 Z 线样结构及异常线粒体、脂滴

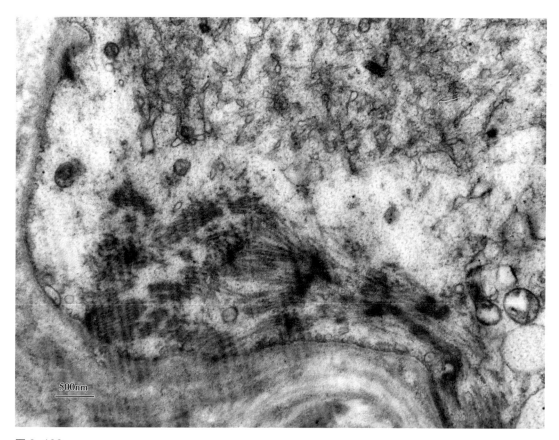

图 6-189
发育不完善心肌细胞，图片上半部分显示粗细不等、排列紊乱的肌浆网，下半部分可见即将形成肌节的肌丝

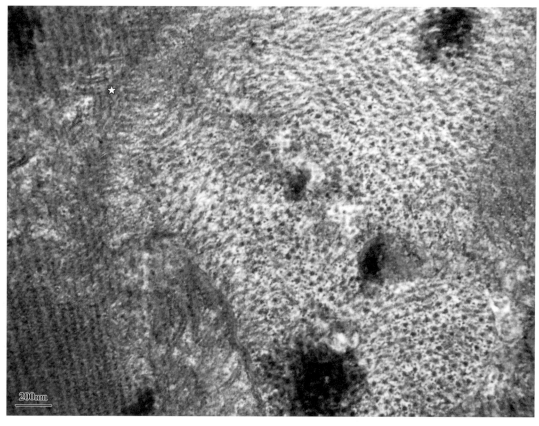

图 6-190
横切面见粗、细肌丝呈四角点阵排列，密集的管状结构（☆）与肌丝分界不清

(三)幼稚的细胞器

透射电镜在 ARVC/D 发育较为成熟的心肌细胞内观察到幼稚细胞器的表型。已知正常成熟的心肌细胞内几乎无粗面内质网,而本组心肌样本中较易观察到此种亚细胞结构(图 6-191~图 6-203)。

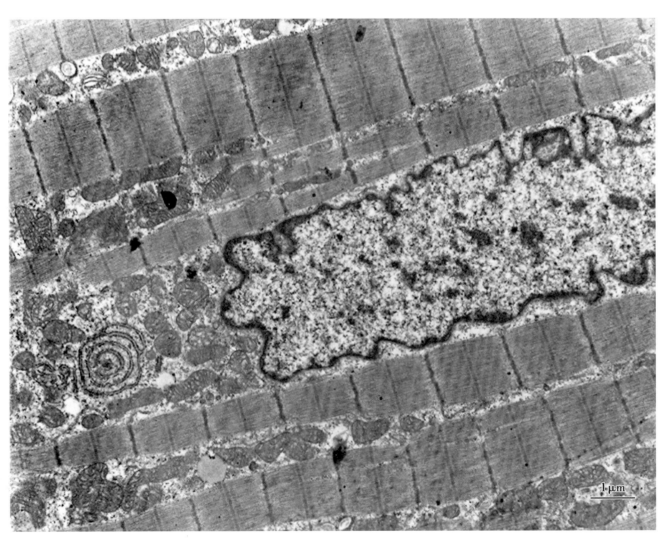

图 6-191
心肌细胞核旁见粗面内质网,核端线粒体密集

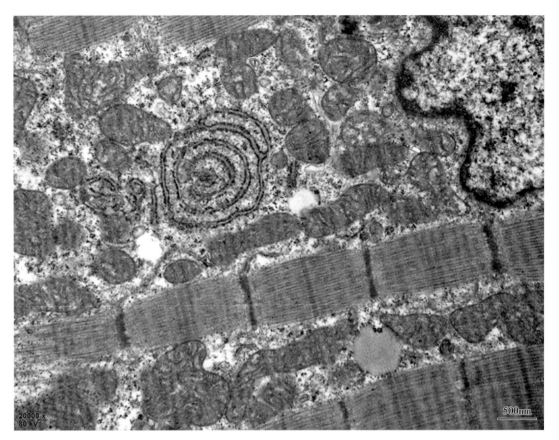

图 6-192
图 6-191 放大,粗面内质网呈环形,上附核糖体颗粒,线粒体密集

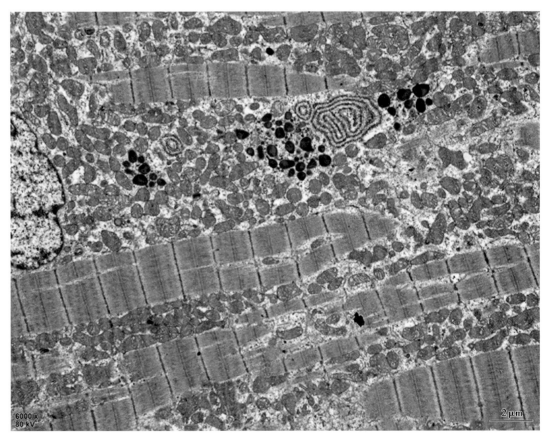

图 6-193
心肌细胞核旁有多个粗面内质网、密集的线粒体及溶酶体

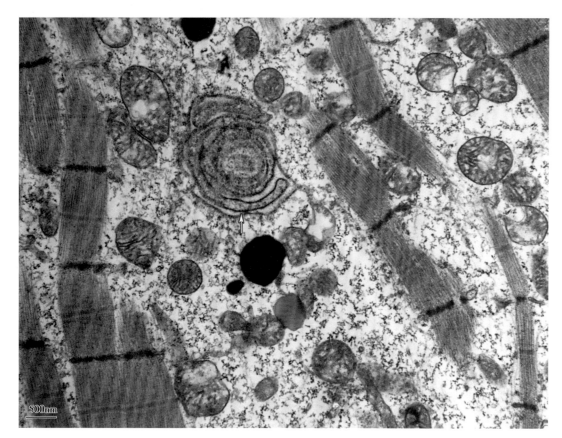

图 6-194
肌丝束间的环形粗面内质网（↑）

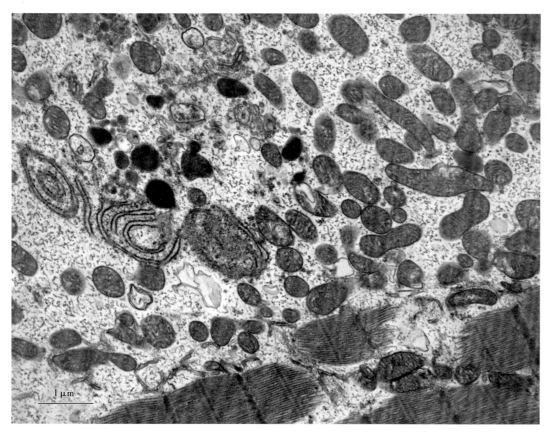

图 6-195
心肌细胞胞质内的粗面内质网、核糖体颗粒、溶酶体、肌浆网及管网状结构

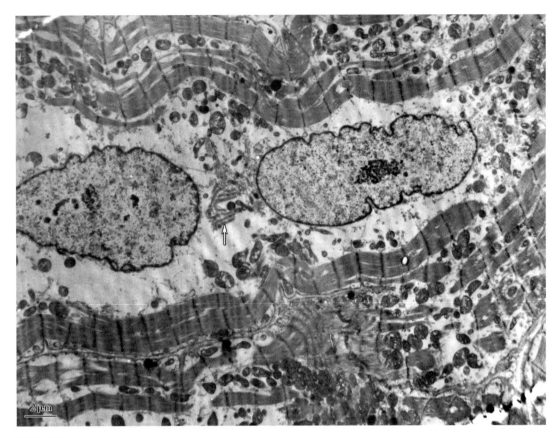

图 6-196
双核心肌细胞,肌丝束发育成熟,细胞核较幼稚,核周空晕,两个核之间有粗面内质网(↑)

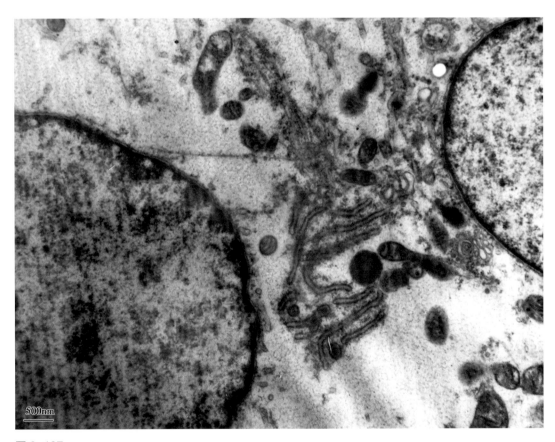

图 6-197
图 6-196 放大,胞核间的粗面内质网,幼稚线粒体及表面附着高电子密度颗粒的管网状结构

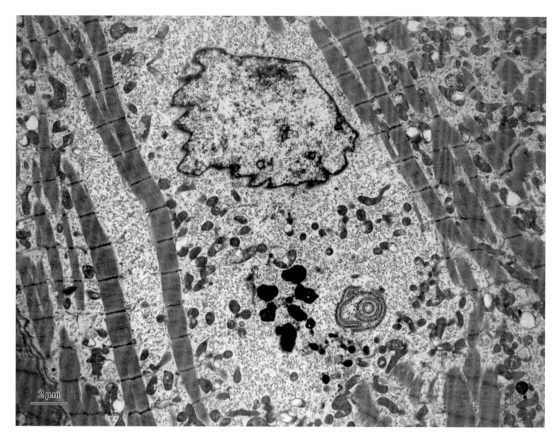

图 6-198
心肌细胞核周的粗面内质网、溶酶体

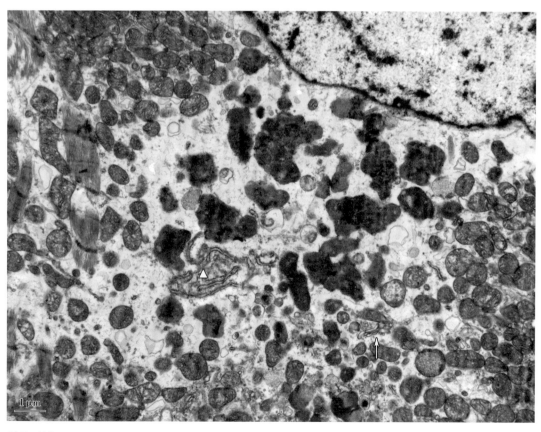

图 6-199
心肌细胞内大量溶酶体,肌丝数量减少,可见粗面内质网(△)和一些似滑面内质网的管状结构(↑)

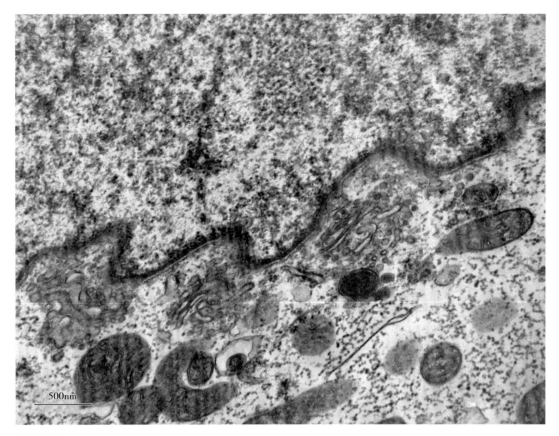

图 6-200
核周的高尔基复合体及核糖体颗粒

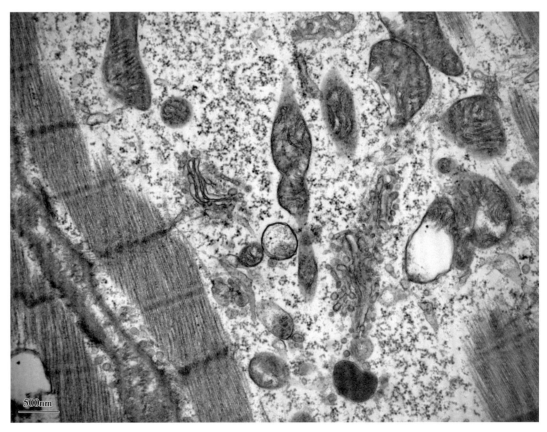

图 6-201
心肌细胞胞质中的高尔基复合体

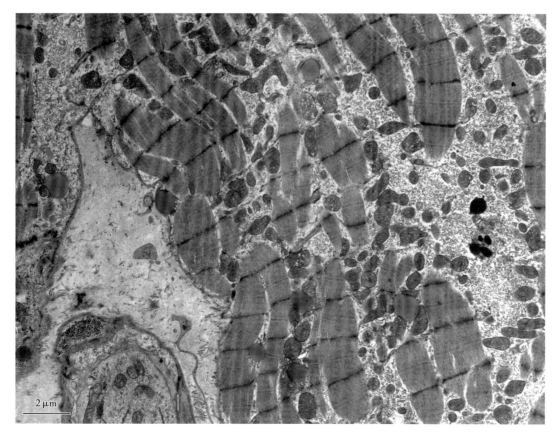

图 6-202
心肌细胞内的幼稚线粒体，形状不规则，体积小，线粒体嵴清晰，可见溶酶体

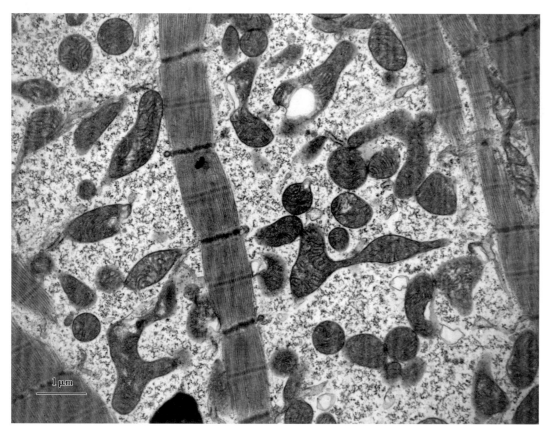

图 6-203
心肌细胞内的多形线粒体及核糖体颗粒

（四）肌丝束结构不良及排列紊乱

透射电镜在ARVC/D心肌样本中观察到肌丝束的多种异常表型，如肌节发育不良，肌节、肌丝及肌丝束排列紊乱，结构不良的肌节与细胞内泡状结构并存以及肌丝束过度收缩和拉伸等表型。

1. 肌节发育不全　如前所述，心肌细胞肌节在胚胎期的发育是逐渐成熟的过程，即由散乱的肌丝形成肌节，Z线由断续形态逐渐至连续完整，再循序出现H带及M线。透射电镜在ARVC/D心肌细胞内观察到发育不全肌节的表型各异、数量不等，提示心肌细胞存在发育不成熟，并且处于发育异常的不同阶段（图6-204~图6-211）。

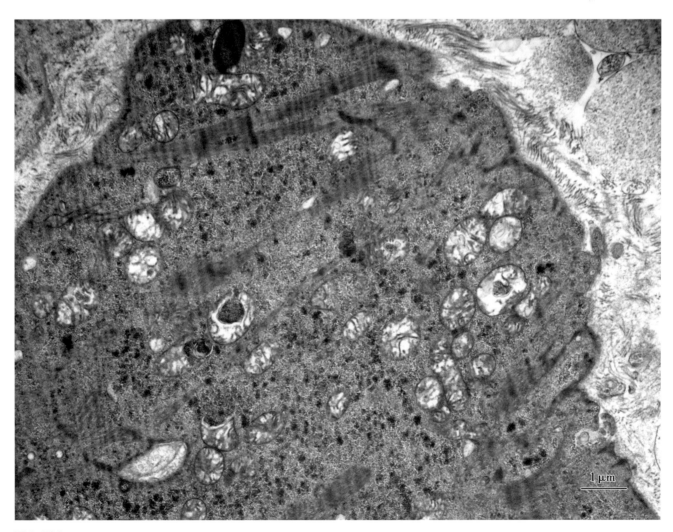

图6-204
心肌细胞内发育不全的肌节，Z线不规则、分布不均匀，M线缺失

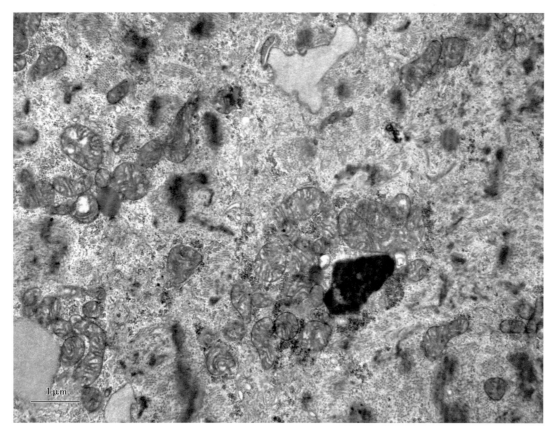

图 6-205
幼稚的心肌细胞,肌丝纵横交错,肌节发育不成熟

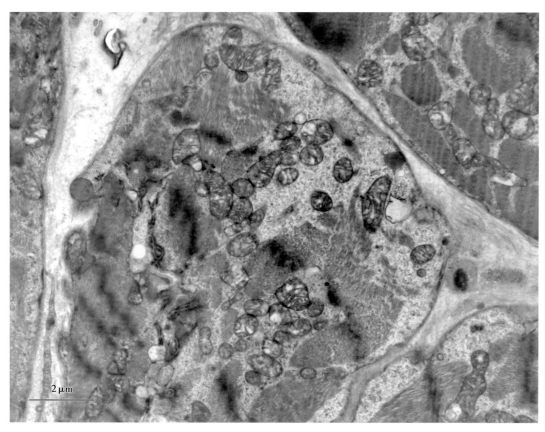

图 6-206
肌节发育不良,Z 线增宽、M 线不清,闰盘短小不规则,肌丝与其平行

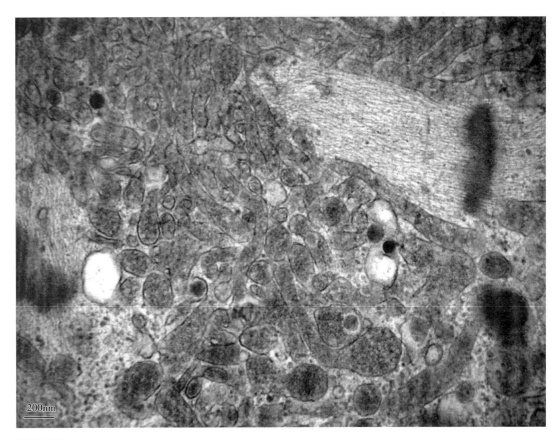

图 6-207
肌节仅由细肌丝构成,肌节增宽,Z 线模糊,未见 M 线;密集的管状嵴线粒体、形状怪异

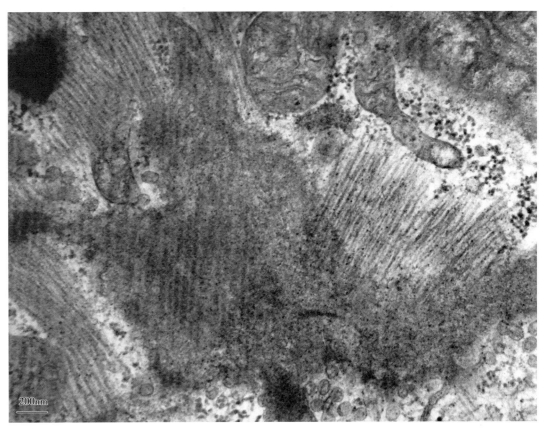

图 6-208
散在的肌丝未形成肌丝束及肌节,发育不良的肌丝束,肌丝方向不一

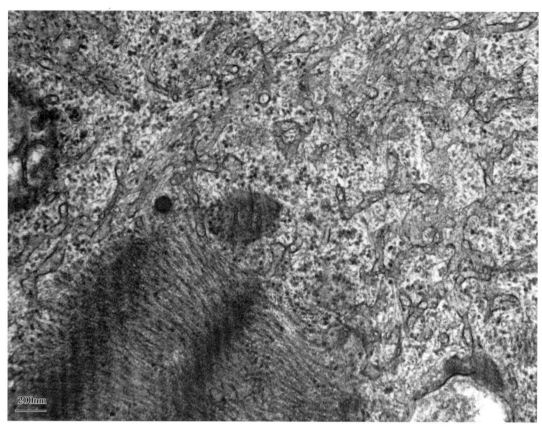

图 6-209
心肌细胞内大部分区域无肌丝束,管网状结构聚集,肌节片段呈过度收缩,M 线缺失

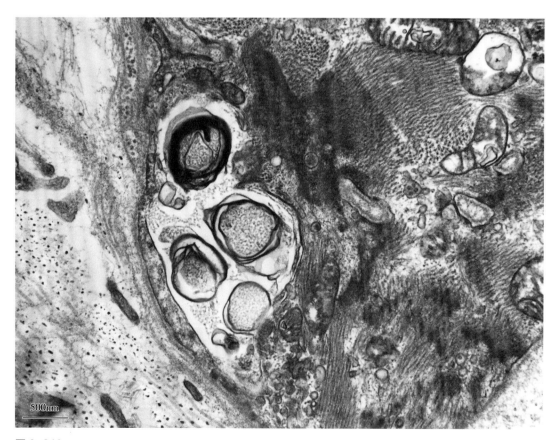

图 6-210
肌丝束发育不良,多条形状不规则的 Z 线密集成片,肌丝极向紊乱,线粒体髓鞘样变

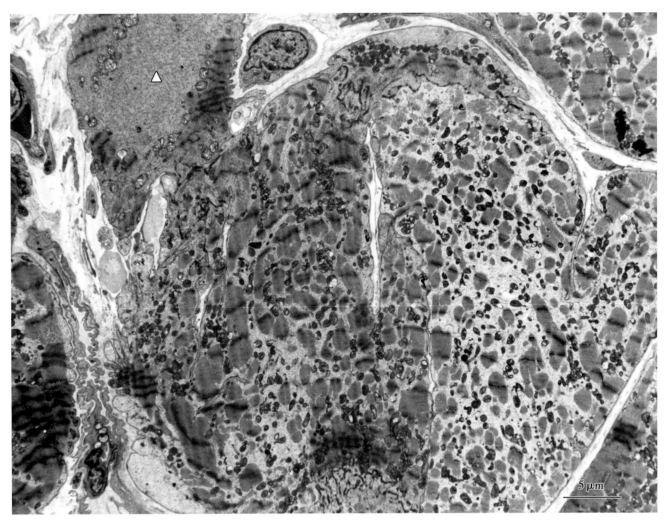

图 6-211
心肌细胞内肌节呈短片状,局部隆起的小片胞质内无肌节结构(△)

2. **肌节及肌丝排列紊乱** 肌丝束、肌节及肌丝的排列紊乱可见于不同类型的原发性心肌病,以肥厚型心肌病为常见,而 ARVC/D 出现的概率相较其他类型为少。在本组 ARVC/D 心肌样本,透射电镜观察发现心肌细胞内存在多种排列紊乱的表型,其表型异常的类型同其他类型心肌病相似,推测此种表型异常的原因可能与闰盘结构中的中间连接位置异常、闰盘异常导致的心肌细胞内骨架异常或肌节的发育异常等有关(图 6-212~ 图 6-214)。

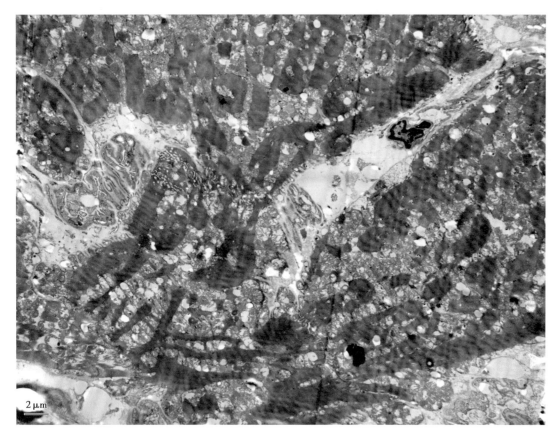

图 6-212
相邻心肌细胞肌丝束不同向，均呈过度收缩状态；线粒体密集；间质增宽，其中毛细血管多见

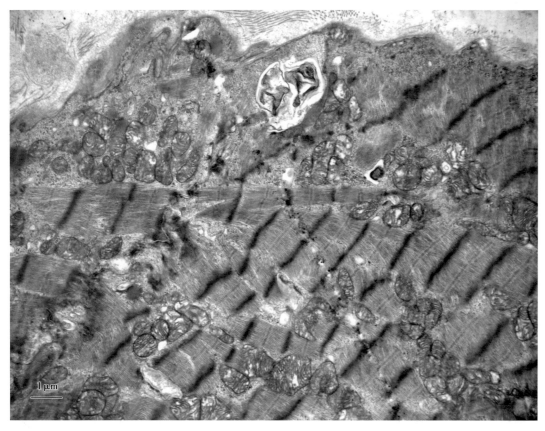

图 6-213
心肌细胞变异，肌丝束排列方向紊乱

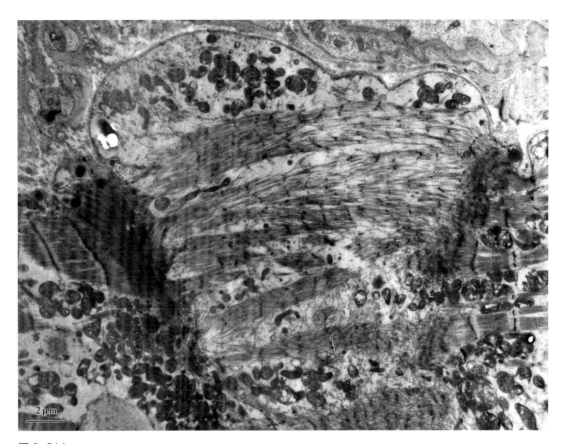

图 6-214
肌丝束形成不良,交错分支,肌丝及肌节极向紊乱,Z 线模糊、弯曲,无 M 线

（1）M 线形成不良：已有研究发现，ARVC/D 存在肌节骨架中的肌联蛋白（titin）基因突变。Brun F 报道，titin 突变约占 ARVC/D 家系的 13%（5/39）。titin 源自 M 线，具有支撑、维持 M 线形态及肌丝束的完整性和稳定性的作用；沿肌球蛋白纤维伸展，通过肌节的 A 带，止于 Z 线；粗肌丝藉对 titin 的依附间接与 Z 线连接，一条 titin 约占肌节总长的一半。titin 不仅是粗肌丝的被动支架，还具有高度弹性和弹性记忆功能，为每个肌节提供正确的弹性，以保证最佳舒缩性能。在本组 ARVC/D 心肌样本，透射电镜观察到肌节 M 线缺失及肌节过度伸长的表现，推测可能由于 titin 蛋白异常所致（图 6-215~图 6-220）（参见第五章相关内容）。

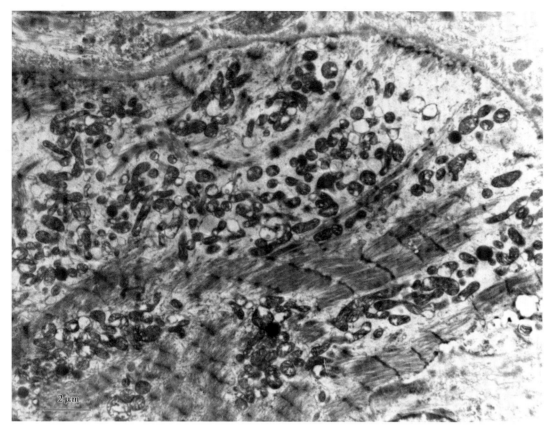

图 6-215
心肌细胞内部分呈凌乱肌丝及小段 Z 线；部分区有结构不良的肌节，长短不一，M 线不清晰，Z 线断续状。幼稚线粒体空泡变性

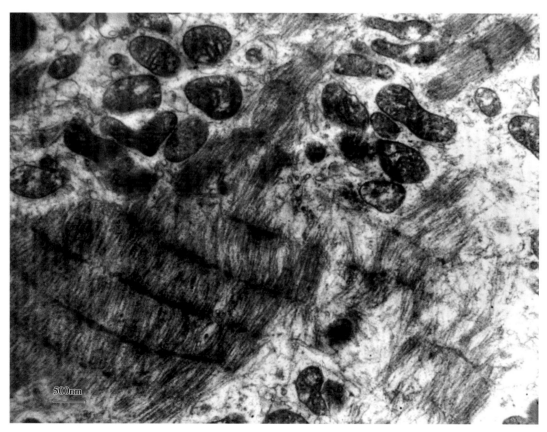

图 6-216
异常肌节，肌节长度缩短，M 线和 H 带缺失，部分散落的肌丝与肌丝束长轴呈角或垂直

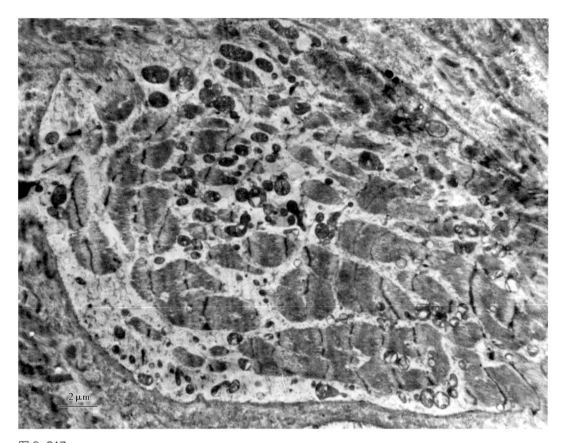

图 6-217
心肌细胞胞质疏松，肌丝束稀疏分散，Z 线宽窄不一，M 线消失，部分 I 带增宽，肌节长度不等，较多呈短小片段

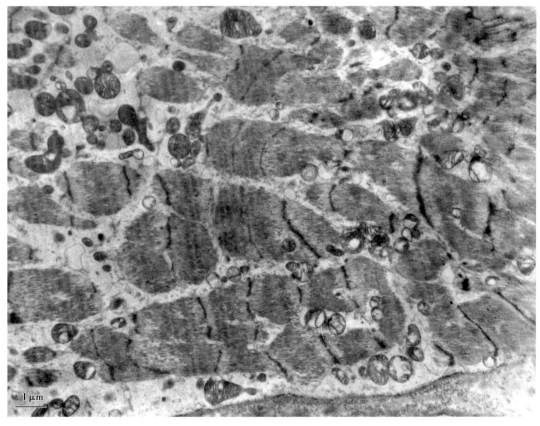

图 6-218
图 6-217 放大，部分肌节形态异常，长短不一，M 线和 H 带缺失，肌节缩短

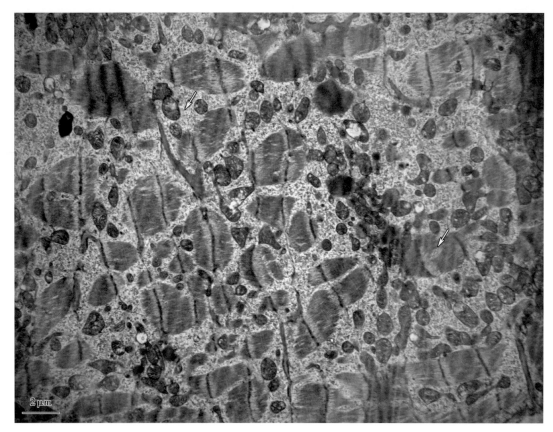

图 6-219
短小碎片状的肌节，多为半至 1 个肌节长度，收缩不一，M 线缺失（↑）

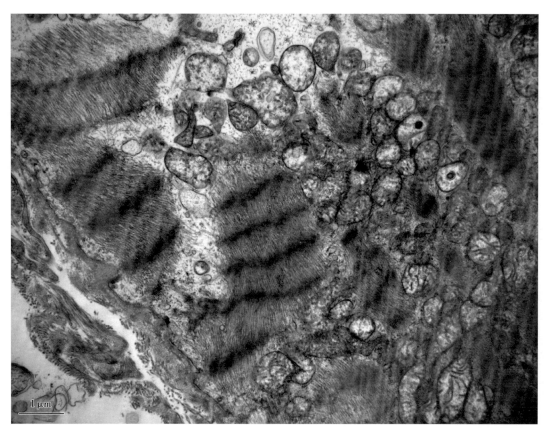

图 6-220
肌节 M 线缺失，Z 线增宽、模糊，肌节呈过度收缩状态

（2）Z线结构及位置与肌丝束异常：Z线是心肌细胞内的重要骨架，通过网格蛋白（clathrin）与细胞骨架的中间丝（desmin）连接。Z线的结构及位置异常将导致肌节表型及结构紊乱。在ARVC/D心肌样本，透射电镜观察到Z线形态异常及肌丝极向紊乱并存的表型（图6-221~图6-234）。

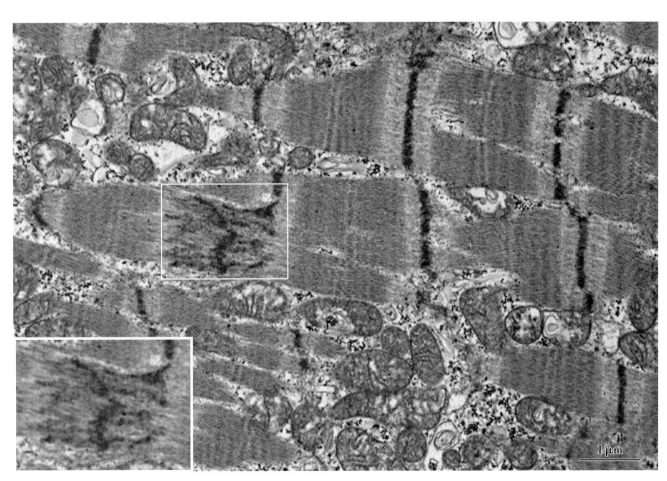

图6-221
肌节中的Z线不规则，高电子密度物质松散，跨越半个肌节，致肌节形态异常

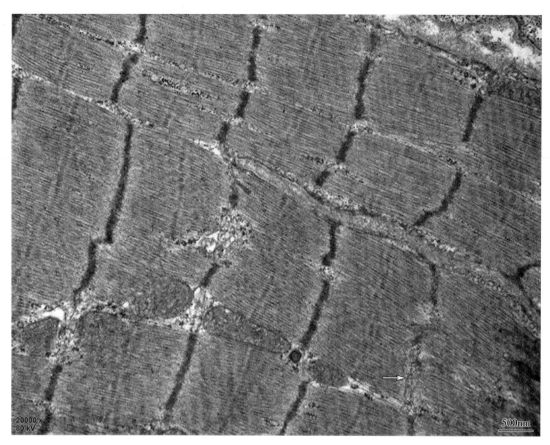

图 6-222
肌节 Z 线多灶性缺失（↑），与之附着的肌丝溶解

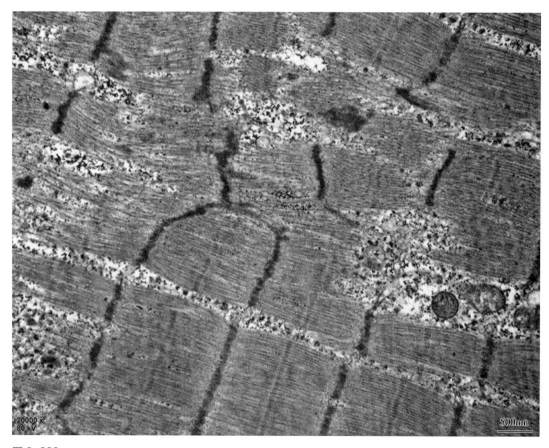

图 6-223
肌节结构变异，长度不等，Z 线错位，M 线消失

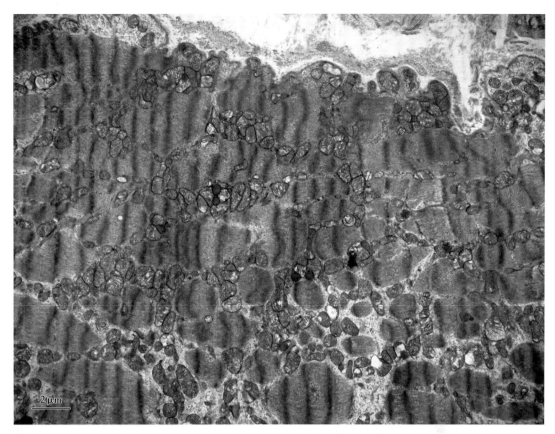

图 6-224
肌丝束收缩不匀，Z 线呈"S"形，M 线和 H 带不清晰

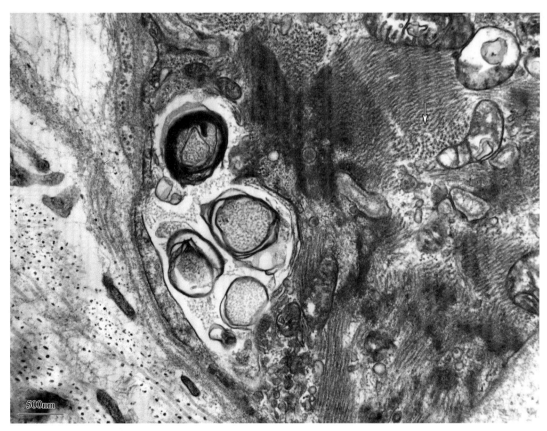

图 6-225
粗细不一、形状不规则的 Z 线，肌丝纵横交错（↑）

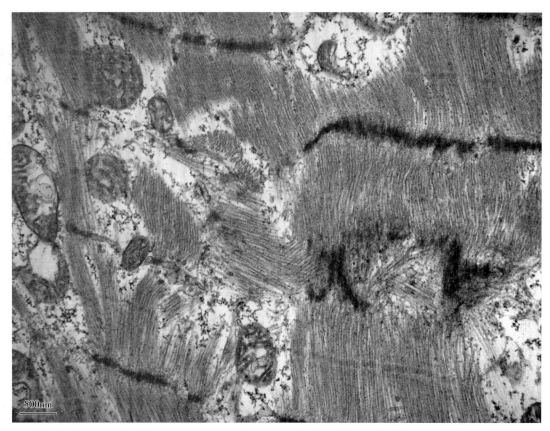

图 6-226
Z 线断裂，Z 线处的肌丝编织状排列，相邻肌丝束排列不规则，肌丝排列不同向

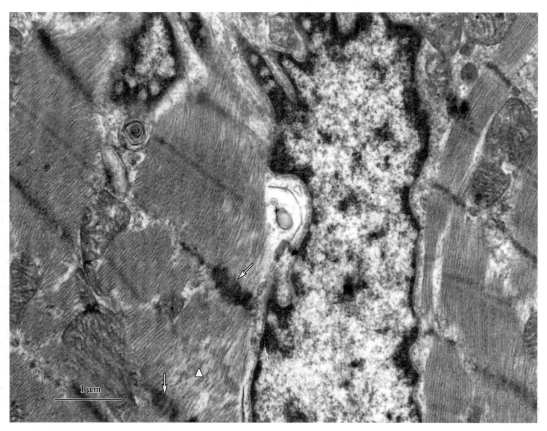

图 6-227
同一条 Z 线粗细不均，局部增宽（↑），呈高电子密度带（electron dense rods），伴相应区域的 M 线消失（△），肌丝松散，肌节结构不良

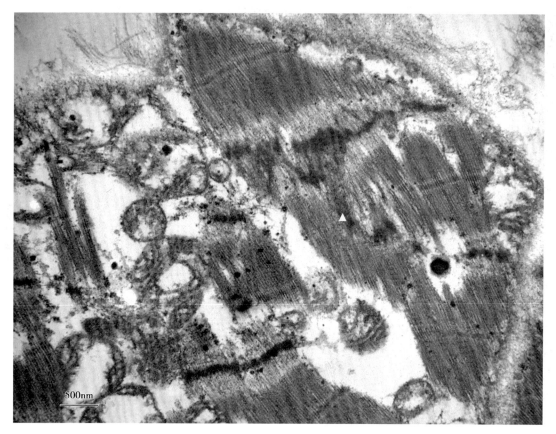

图 6-228
Z 线呈高电子密度，不规则增宽，延及 A 带，M 线消失（△），肌节结构紊乱，部分肌丝束溶解

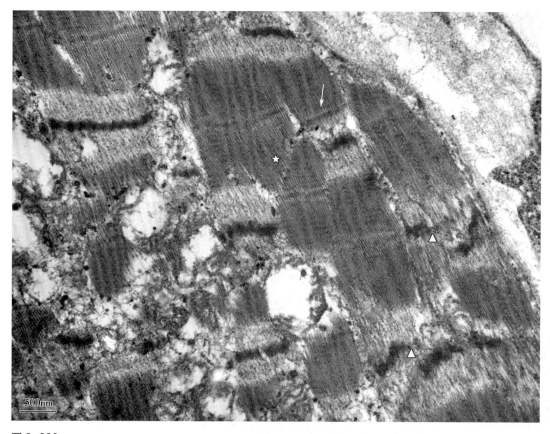

图 6-229
肌节变异，Z 线增宽、不规则，断裂错位（△）；单个肌节内见双 M 线（☆），M 线偏位（↑），I 带增宽；部分肌丝溶解

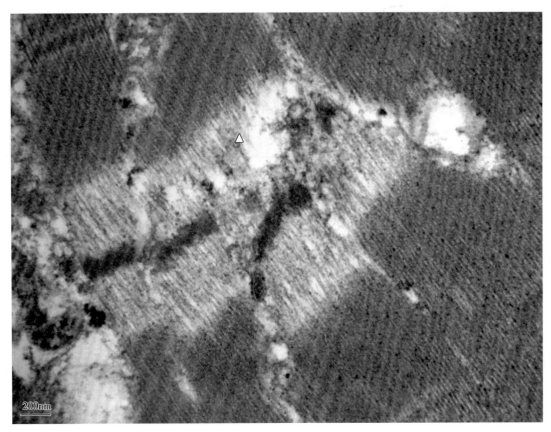

图 6-230
Z 线结构变异，呈增宽、结构松散、断裂移位，局灶细肌丝溶解（△），I 带增宽

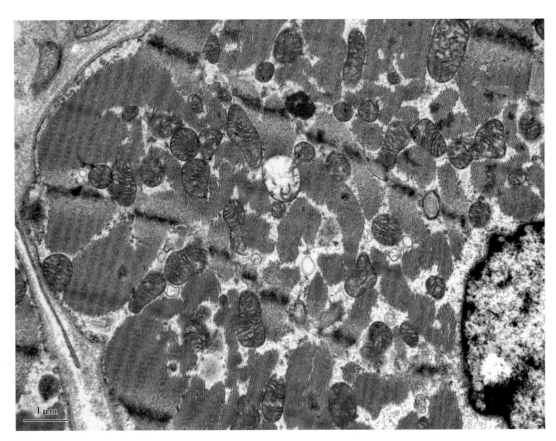

图 6-231
肌丝束未形成肌节结构，Z 线呈长短不一的短小片段；肌丝极向紊乱，肌节发育异常

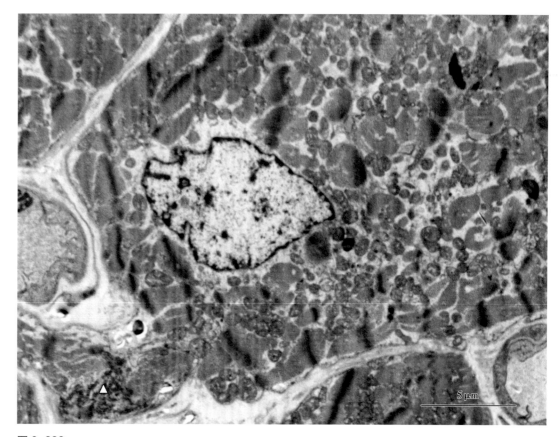

图 6-232
多数肌节的 Z 线呈团块状，肌节收缩不均，胞核偏位近于细胞膜，密集团状的闰盘位于心肌细胞的不规则指状突起处（△）

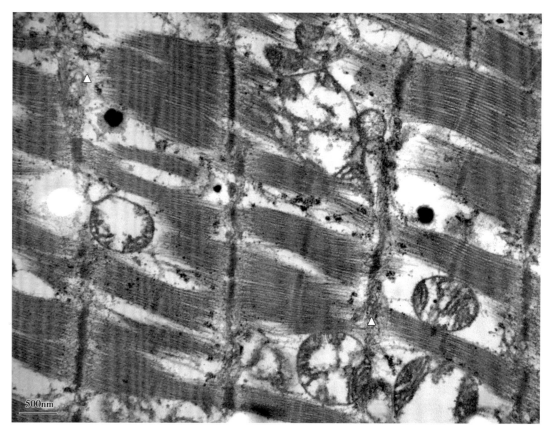

图 6-233
部分 Z 线高电子密度物溶解，裸露出管网状结构（△）；肌节长度正常，肌丝溶解

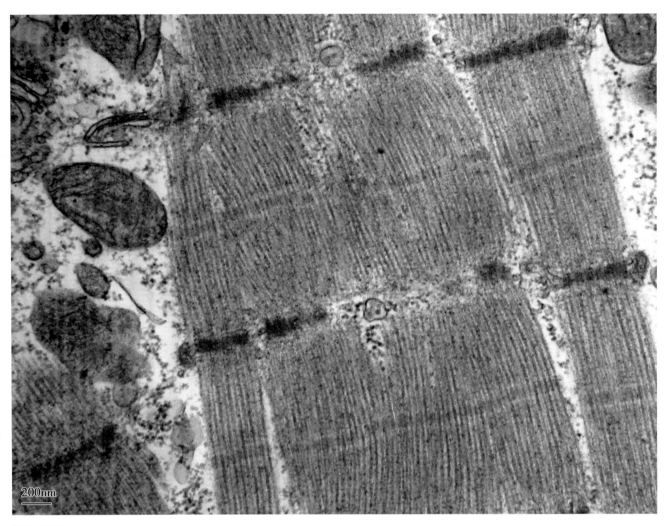

图 6-234
Z 线断续,Z 线物质局部性缺失

(3) 肌节组成不良:透射电镜观察到 ARVC/D 的心肌细胞胞质内有较多大小不等的泡状结构,肌丝稀疏多分布于细胞膜处,Z 线呈不规则的片块状、高电子密度,肌节呈发育不成熟表型(图 6-235,图 6-236)。

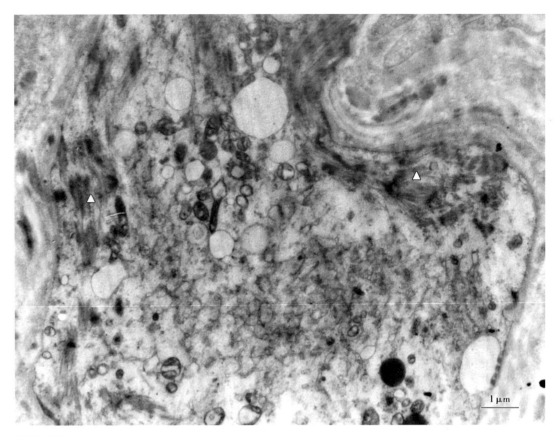

图 6-235
两侧细胞膜处发育不良肌节（△），Z 线样物呈高电子密度的不规则块状，胞质内有肌浆网及大小不等的泡状物

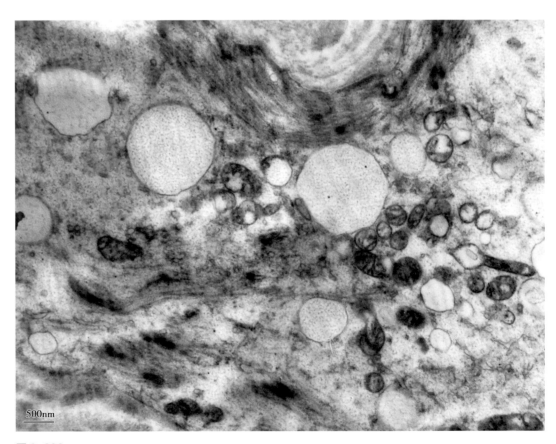

图 6-236
图 6-235 放大，单层膜包裹的泡状物内有细颗粒物，周围少量束状肌丝未形成肌节，其上见不规则高电子密度的 Z 线样物

3. 肌节结构不良和细胞内泡状结构共存　如前所述，幼稚心肌细胞中常有性质不明的空泡状结构存在。本组 ARVC/D 心肌样本，透射电镜观察到肌节结构不良和泡状结构共存，此种共存表型提示心肌细胞发育不成熟（图 6-237，图 6-238）。

4. 肌丝束不同向　透射电镜在 ARVC/D 心肌细胞内观察到类似胚胎期的幼稚肌丝束表型，呈无序排列的肌丝束样结构，散落于胞质中，亦观察到成熟肌丝束呈不同向排列的表现（图 6-239~图 6-244）。

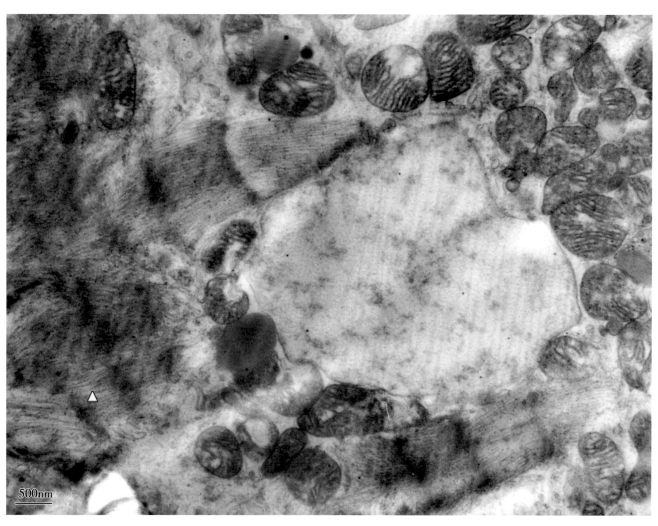

图 6-237
肌节结构异常（△），肌丝束内有大泡状结构，单层膜，低电子密度

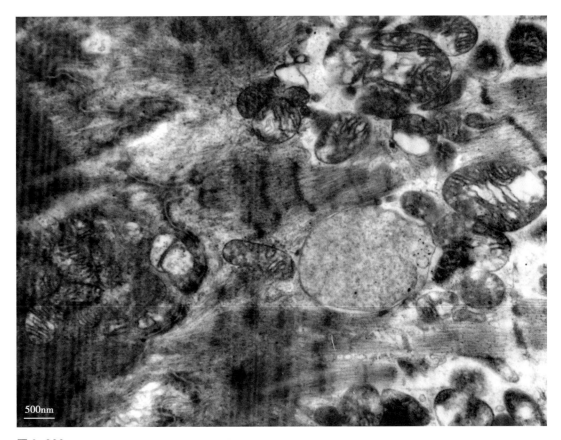

图 6-238
肌节结构异常,肌丝束间见泡状结构,泡表面由单层膜包绕,泡内有电子密度不均的细小颗粒

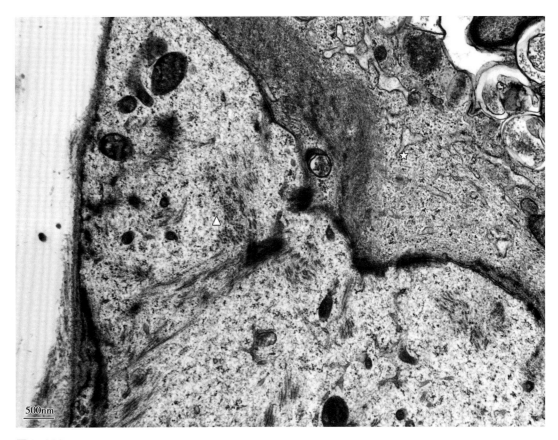

图 6-239
两个相邻的发育不完善的心肌细胞。两细胞间有发育不良的闰盘,呈高电子密度、直线形,其上仅有少许中间连接样结构;闰盘下方细胞(△)胞质内有较多糖原颗粒,散在少量肌丝及无极向的肌丝束样结构;上方细胞(☆)发育不良伴变性,近闰盘处有小片密集杂乱的肌丝,周围肌浆网扩张及髓鞘样变的线粒体

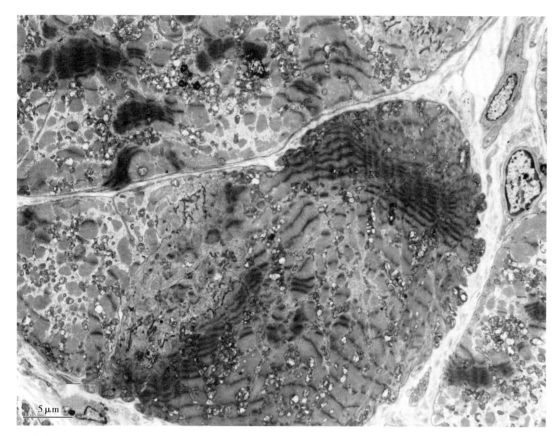

图 6-240
肌丝束不同向，Z 线及过度收缩的收缩带呈弧形分布

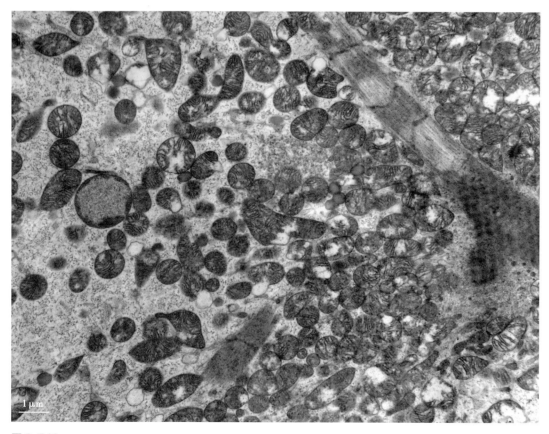

图 6-241
肌丝束纵横交错，肌丝稀松，排列不规则，肌节长短不一，M 线不清

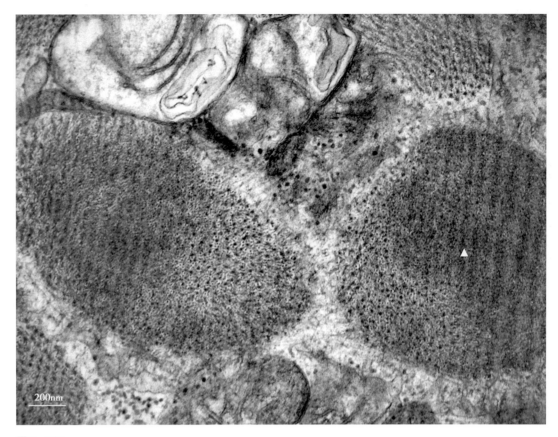

图 6-242
肌丝束结构异常，粗、细肌丝分布不均、极向不同，细肌丝密集区（△）

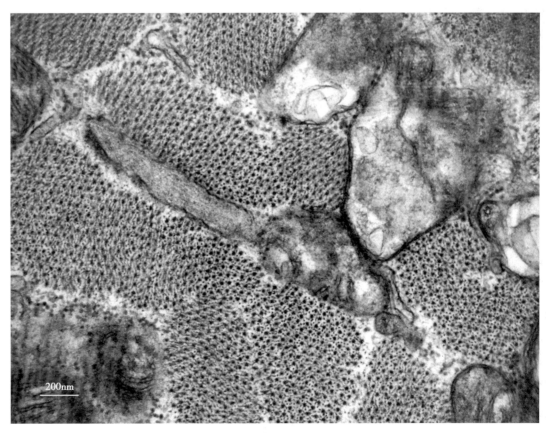

图 6-243
粗、细肌丝排列形态，呈四角点阵表型

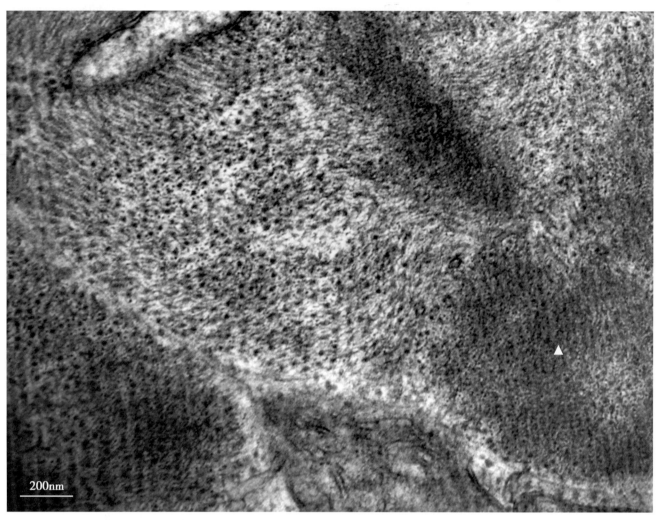

图 6-244
横断面。肌丝束内的粗、细肌丝疏密不等,排列不规则,有呈四角点阵状,亦见细肌丝密集成片区(△)

5. 过度收缩和过度拉伸的各种异常表型 肌丝束收缩带既可见于病理性,亦可见于人为假象,如心内膜心肌活检时钳夹刺激心肌细胞,但此种形态在心脏移植标本中并不常见。本组 ARVC/D 心肌样本中,透射电镜较易观察到肌节的异常收缩,或相邻心肌细胞肌节收缩不同步,或同一细胞内不同肌节收缩不同步,这些异常的收缩改变或与闰盘结构异常相伴随,或与肌节排列紊乱相伴随,亦可独立存在。推测后者发生的可能原因与心电活动紊乱有关,心律失常除作为功能性表现,影响心脏泵血功能外,重者可影响心肌细胞结构,造成肌丝束的破坏。另外,与肌丝束过度收缩相对应的表现是过度拉伸,有的介于过度收缩的区间,有的位于闰盘的一侧,可能与节段性肌丝束溶解、肌节结构破坏,以致无力维持机械强度,或源于过度收缩的肌节将其过度被动拉伸等有关。

(1) 过度收缩与过度拉伸的表型特点:在 ARVC/D 心肌样本,透射电镜观察到在同一个心肌细胞内,肌丝束的过度收缩与过度拉伸交替存在,并呈多灶性分布;过度舒张的肌丝束呈短片段且稀疏,周围有丰富的基质样物(图 6-245~ 图 6-249)。

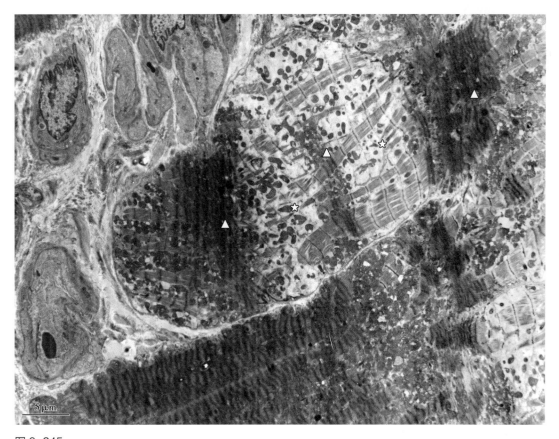

图 6-245
同一个心肌细胞内，肌丝束呈多灶性过度收缩区（△），区内为密集的收缩带，区间的肌丝束稀疏、溶解消失（☆）

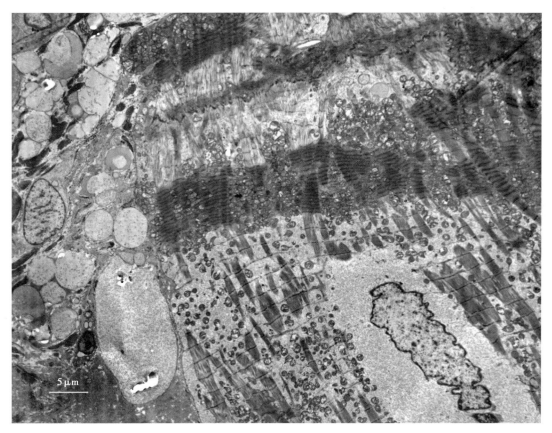

图 6-246
过度舒张与过度收缩的肌丝束交替并存。过度舒张的肌丝束呈短片段且稀疏，周围有丰富的基质样物。细胞膜外间质中多个大小不等的泡状结构，电子密度与胞质内的基质样物相似

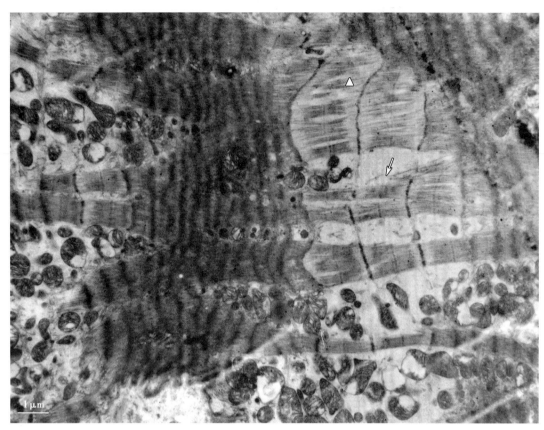

图 6-247
过度收缩和过度拉伸并存，过度拉伸的肌节 Z 线弯曲、明带增宽（△）、肌丝断裂（↑）

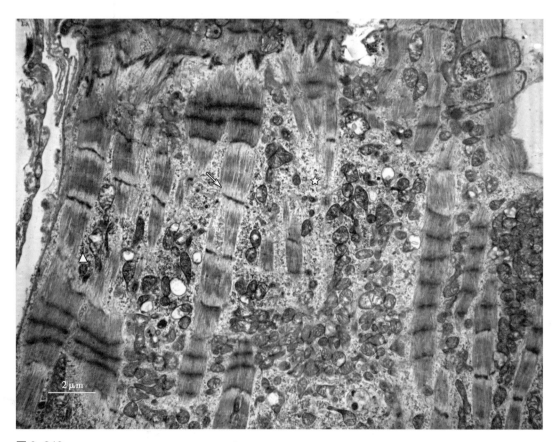

图 6-248
肌丝束舒缩不匀，同一细胞内部分肌节过度收缩，部分肌节被拉伸，明带增宽（↑），Z 线碎裂（△），肌节破坏消失（☆）

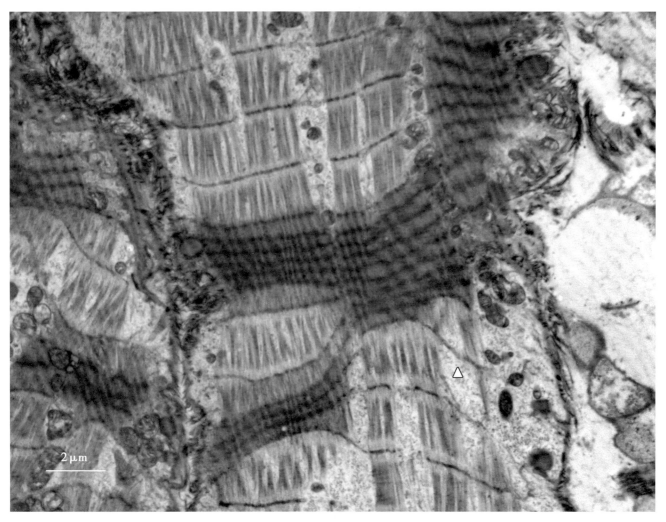

图 6-249
肌丝束的过度收缩带,其旁肌节的肌丝溶解消失(△)

(2)舒缩不均与肌丝降解(图 6-250~图 6-254):在 ARVC/D 心肌样本,透射电镜观察到肌丝束舒缩不匀及肌节结构异常的多种表型,如部分过度拉伸肌节的肌丝排列紊乱、降解;过度收缩肌节的粗肌丝穿越 Z 线;肌节标志性结构破坏,如 Z 线及 M 线形态异常、M 线偏位等。

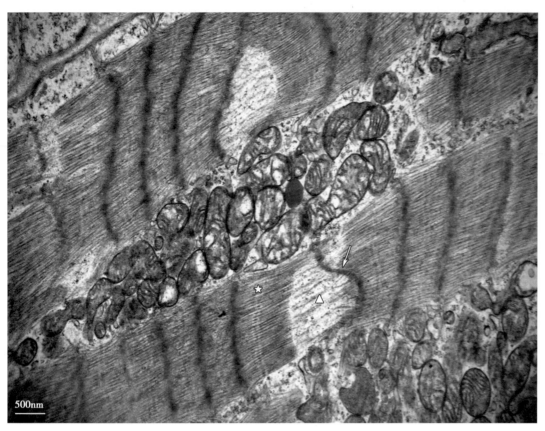

图 6-250
肌丝束舒缩不匀，部分肌节过度拉伸，结构破坏，Z 线呈鱼钩状弯曲（↑），M 线偏位（☆），肌丝降解（△）

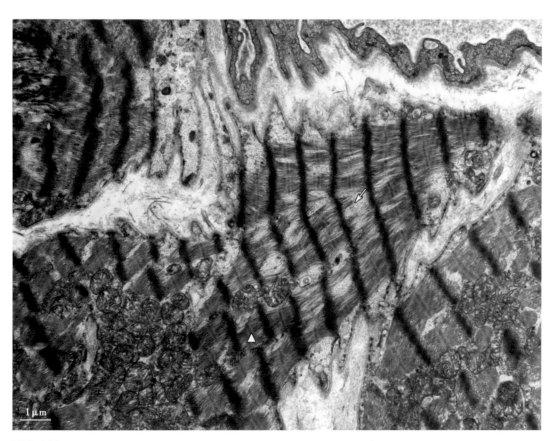

图 6-251
过度收缩的肌丝束，肌丝溶解（↑），Z 线断裂错位（△）

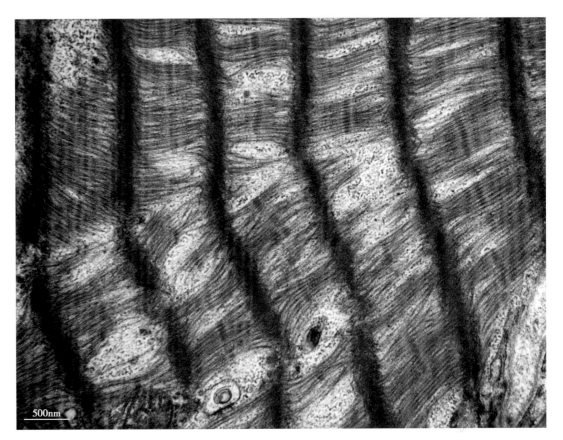

图 6-252
图 6-251 放大,过度收缩的肌节,肌丝溶解消失、间隙增宽

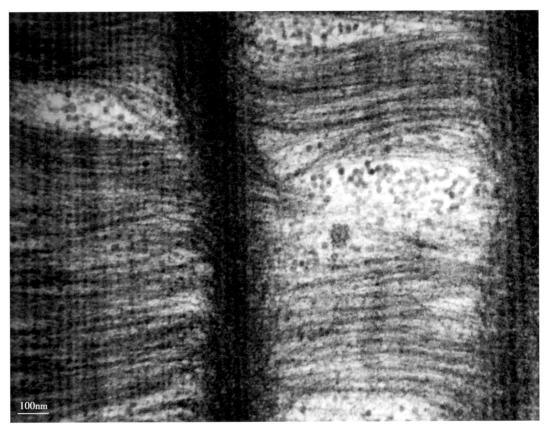

图 6-253
过度收缩的肌节,粗肌丝穿越 Z 线,肌丝间较多颗粒状物

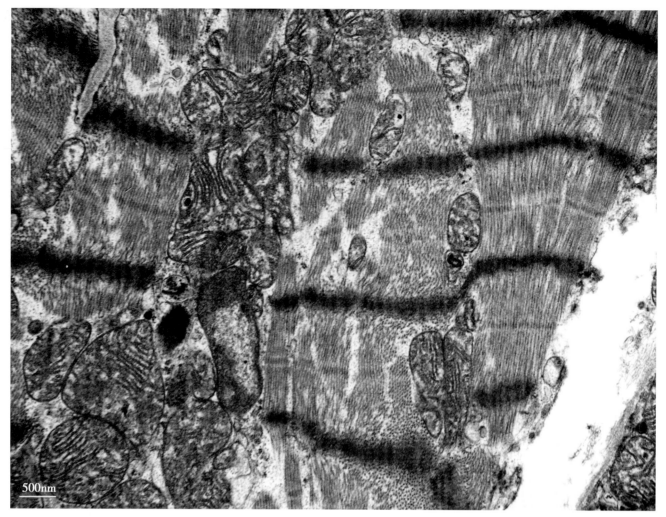

图 6-254
过度收缩的肌节,同一肌节内的肌丝排列紊乱,纵横交错,Z 线及 M 线弯曲、断裂,Z 线增粗,线粒体变异大小悬殊

(3)过度收缩与闰盘:在 ARVC/D 心肌样本,透射电镜观察到闰盘两侧肌丝束呈收缩不匀表型:可见闰盘两侧皆为发育较成熟的肌丝束,当其呈较密集的过度收缩时,附着于闰盘两侧的肌丝被显著拉长,甚至断裂、消失;亦可见闰盘一侧肌节发育正常,另一侧肌节结构不良,当前者过度收缩时,后者呈过度拉伸;还可见闰盘中间连接的两侧有细肌丝附着,其他区域呈过度收缩状态(图 6-255~图 6-258)。

(4)舒缩不同步:透射电镜在 ARVC/D 心肌样本的同一心肌细胞内观察到肌丝束收缩不同步及心肌细胞间舒缩不同步的表型(图 6-259~图 6-261)。

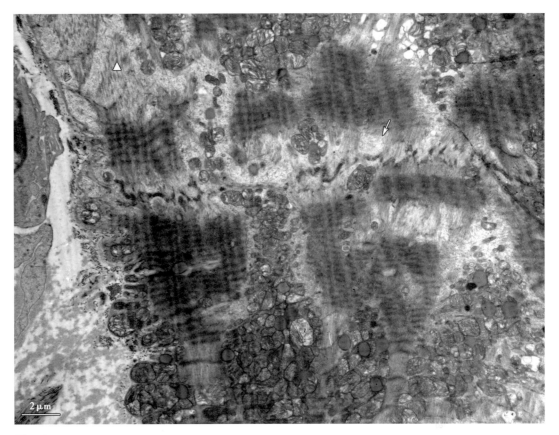

图 6-255
肌丝束呈较密集的过度收缩，闰盘两侧的肌丝显著拉长、断裂、消失（↑）；图左上方为发育不良肌节（△）

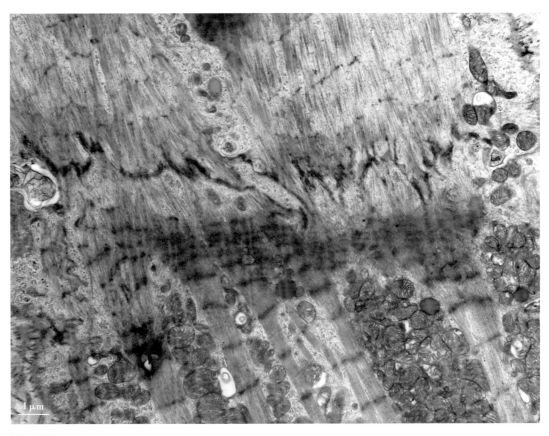

图 6-256
闰盘一侧的肌节呈过度收缩，另一侧肌节结构不良呈过度拉伸，Z 线纤细断续，无 M 线，肌丝稀疏

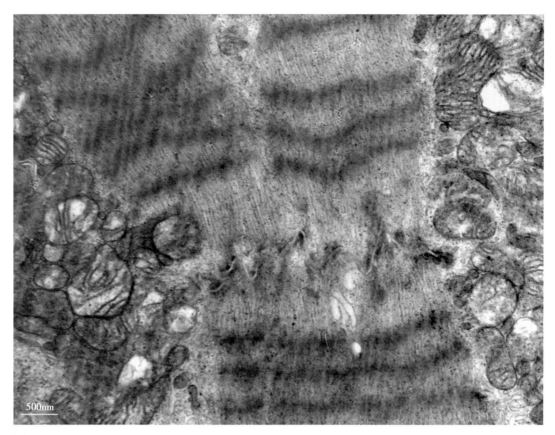

图 6-257
闰盘中间连接的两侧有细肌丝附着,其他区域呈过度收缩状态

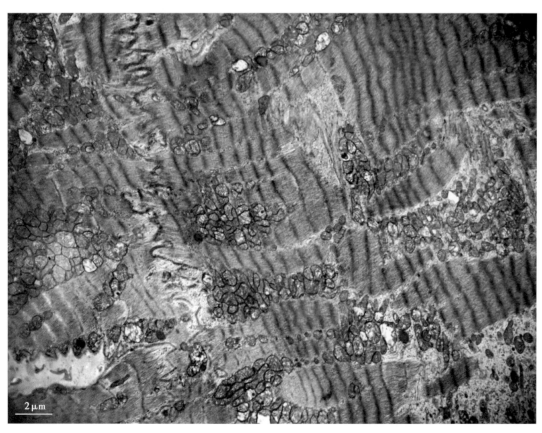

图 6-258
闰盘两侧及同侧的肌丝束收缩不匀

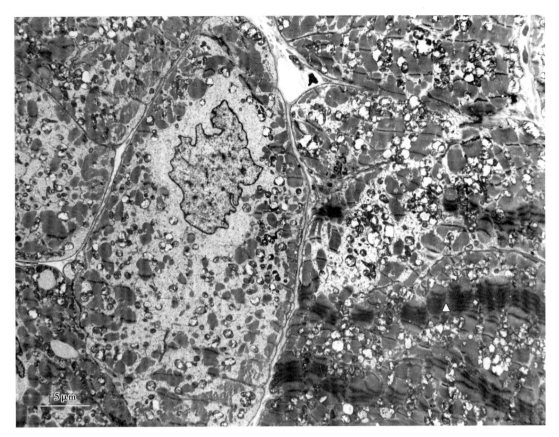

图 6-259
同一心肌细胞内的肌丝束舒张与收缩带（△）共存表现

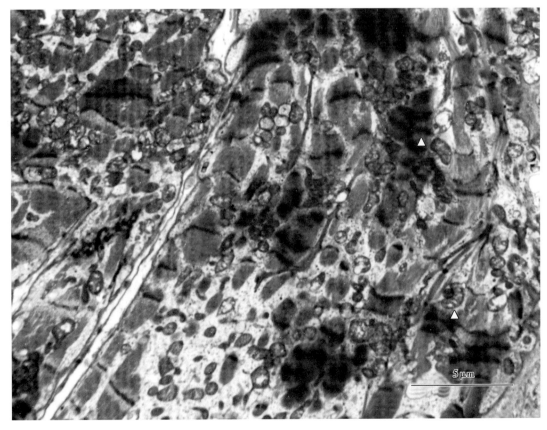

图 6-260
同一条肌丝束舒缩不匀（△）

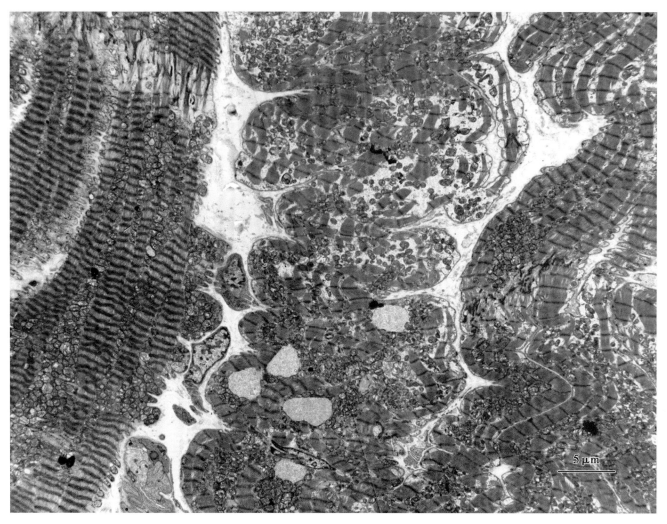

图 6-261
心肌细胞收缩不同步，左侧细胞过度收缩状态，细胞膜呈扇贝样，左上方可见收缩－舒张带，中间和右侧细胞未过度收缩，中间细胞的胞质内见多个泡样结构，内有中等密度的颗粒状物

（5）过度收缩与线粒体：在 ARVC/D 心肌样本，透射电镜观察到肌丝束呈过度收缩状态，高电子密度的小线粒体密集堆积，并观察到同一条肌丝束内发育不均衡的表型，呈单个肌节的肌丝极向紊乱。发育异常的肌节及幼稚的线粒体皆有可能导致肌节舒缩功能异常（图 6-262，图 6-263）。

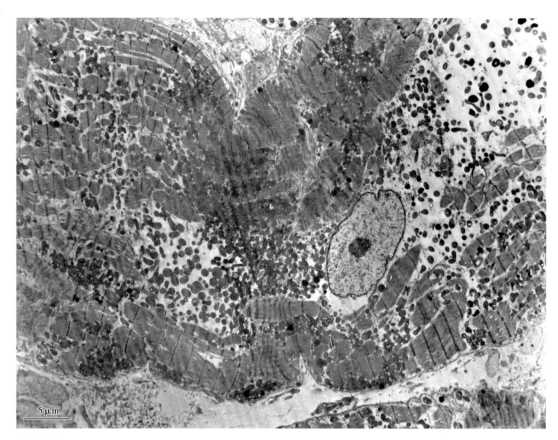

图 6-262
肌丝束过度收缩，密集的线粒体小、电子密度高，胞核核仁明显，常染色质细腻

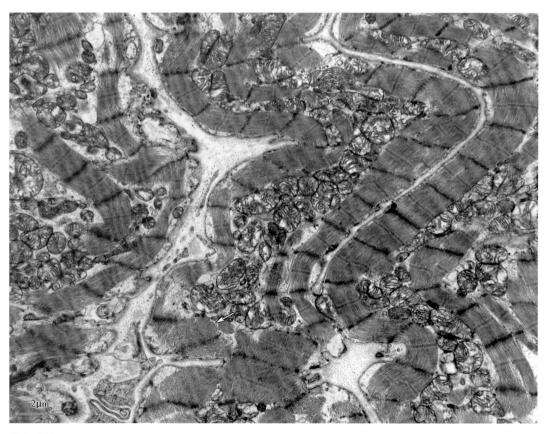

图 6-263
同一条肌丝束发育不均衡，直径不等，单个肌节的肌丝极向紊乱（↑），线粒体堆积

(五)心肌细胞核改变

透射电镜观察到 ARVC/D 发育不成熟的心肌细胞更易变性或退变。心肌细胞胞核的多种异常表型,有些类似发育不成熟形态,有些类似退变形态;心肌细胞胞核内的异形结构,推测可能为幼稚的核形态,或在发育过程中受到某些因素的影响而致,尚需进一步研究(图6-264)。

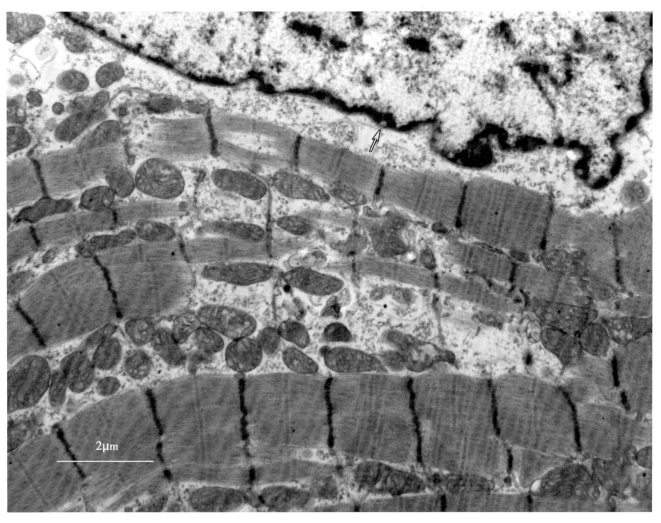

图6-264
心肌细胞核膜结构,核膜上可见核孔(↑);肌丝束排列整齐,线粒体纵行分布其间,部分肌丝溶解

1. 细胞核电子密度降低　幼稚心肌细胞胞核的染色质复制、转录及翻译较活跃，故胞核的电子密度较低；而成熟心肌细胞胞核染色质呈粗颗粒状，常见1~2个核仁。透射电镜在ARVC/D心肌样本中观察到核电子密度降低，推测可能与核骨架结构破坏，致染色质空间结构解聚有关，亦可能是心肌细胞发育不成熟的一种表现（图6-265~图6-270）。

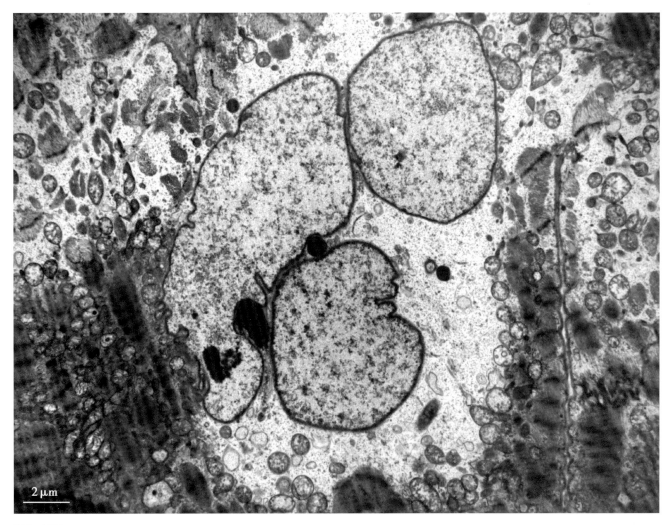

图6-265
同一个心肌细胞内有多个未发育成熟的核，低电子密度、染色质细腻

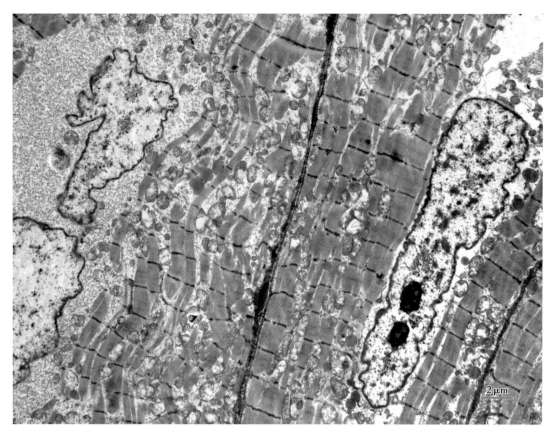

图 6-266
胞核染色质细腻，一个呈双核，另一胞核内有两个大核仁；相邻心肌细胞侧面细胞膜间有类似桥粒样结构

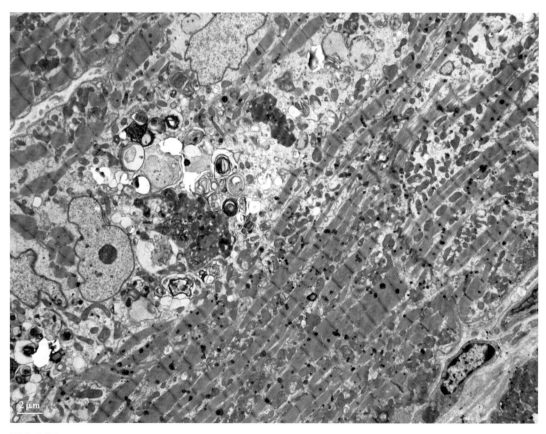

图 6-267
双核心肌细胞，核周增多的基质样物中有溶酶体、髓鞘样变的线粒体、小管及扩张的管状结构

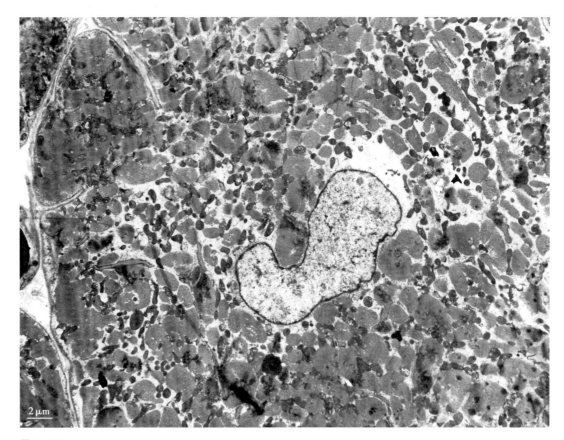

图 6-268
心肌细胞内的幼稚胞核,染色质细腻

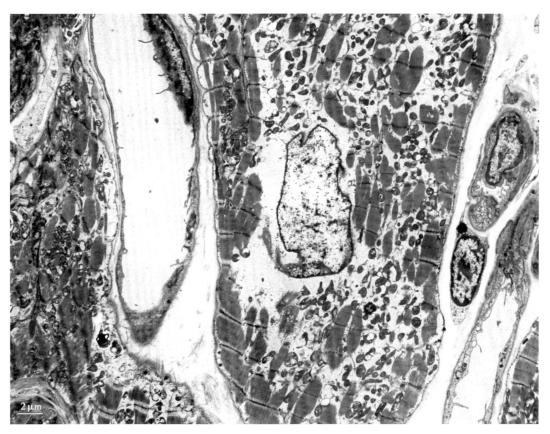

图 6-269
心肌细胞早期发育阶段的细胞核,胞核形状不规则,核膜内陷,核周有空化区

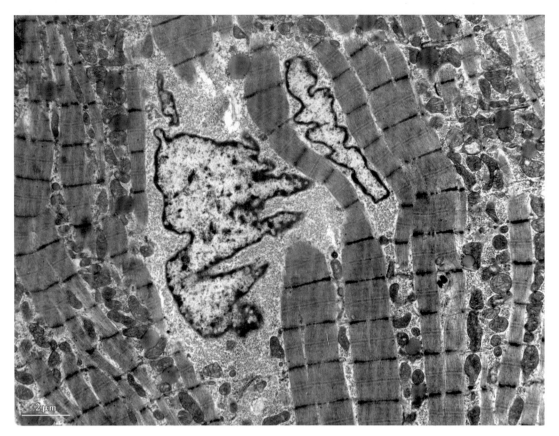

图 6-270
核膜褶皱深陷,染色质边聚,核内染色质电子密度稍降低,核周有丰富的核糖体,线粒体体积小较密集

2. 核内电子密度增高,核仁明显　核仁是细胞核 rRNA 合成和核糖体亚基组装的场所,所有真核生物 rRNA 的转录均在其中完成。

核仁的超微表型:呈裸露无膜的纤维网状结构,由纤维中心(fibrillar centers,FC)、致密纤维组分(dense fibrillar component,DFC)和颗粒组分(granular component,GC)三部分组成(参见第四章相关内容)。核仁结构在应对转录抑制和其他细胞压力时的可塑性很强。核仁结构的表型变化反映了功能状态,但其机制及与生理功能的关系尚不明确。

核仁的功能涉及细胞增生、生长、生存、核糖体和细胞对压力信号的反应。其形态和结构的改变具有提示细胞压力增加的意义。核仁与细胞的许多功能有关。已发现4500 余种核仁的蛋白质,约 30% 参与核糖体的组装和加工。核糖体与蛋白质合成关系密切,代谢旺盛的细胞蛋白质合成增加,核仁较大。核仁增大是心肌细胞肥大的早期改变,心肌缺血时心肌细胞核和核仁体积亦均增加。

在 ARVC/D 心肌样本,透射电镜观察到部分心肌细胞的核仁增大而明显,但密度和形态在细胞之间存在差异(图 6-271~ 图 6-276)。

3. 核内异形结构　透射电镜观察到 ARVC/D 心肌细胞核内存在形态特殊的结构(图 6-277~ 图 6-282)。这些结构的性质及意义有待进一步明确。

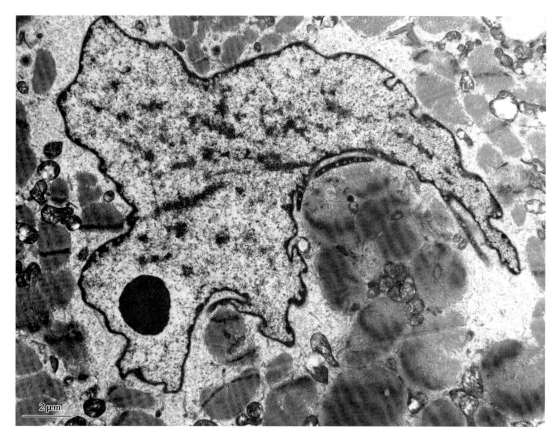

图 6-271
心肌细胞核内巨大圆形核仁,表现为高电子密度颗粒,颗粒形状规则、均匀细腻,其中有小管状结构

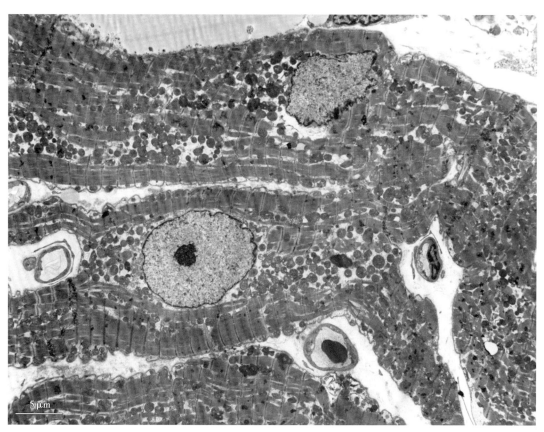

图 6-272
心肌细胞内的幼稚胞核及不规则核仁

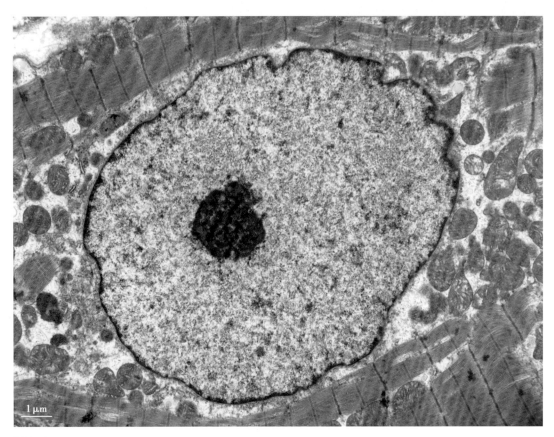

图 6-273
图 6-272 放大，心肌细胞幼稚的胞核内有不规则核仁

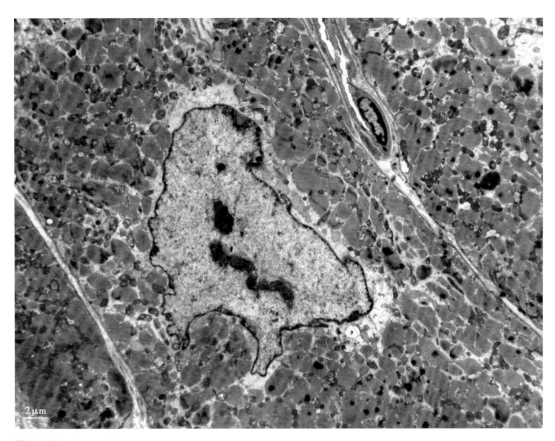

图 6-274
心肌细胞胞核形状不规则，有多个明显的大核仁，肌丝束过度收缩

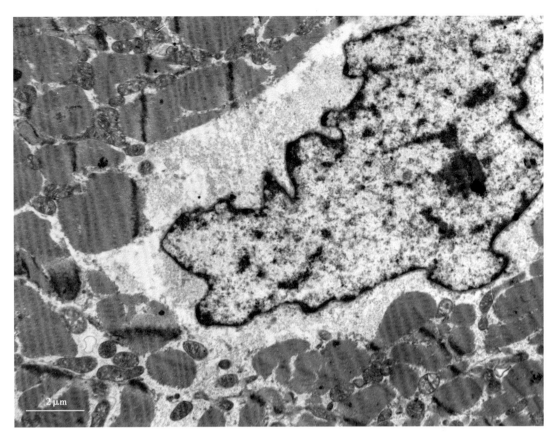

图 6-275
不规则的心肌细胞胞核,核膜内陷呈深切迹,核仁明显,核周围空晕

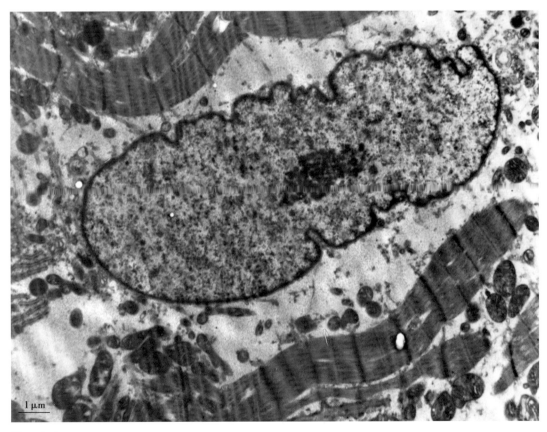

图 6-276
增大的心肌细胞胞核,核仁呈粗线形结构

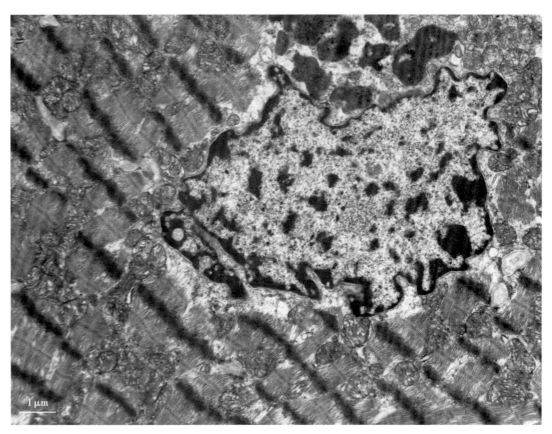

图 6-277
心肌细胞胞核基质内有大量管状物,异染色质团块状聚集,核周有较多脂褐素,肌丝束过度收缩

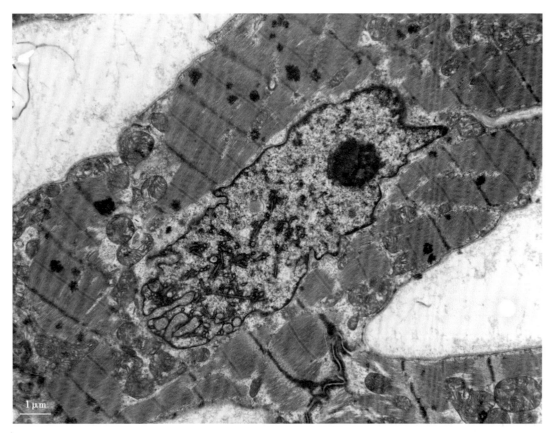

图 6-278
心肌细胞核膜内陷,核基质内有高电子密度的杆状物,核仁明显;间质疏松,心肌细胞侧面有一闰盘连接相邻心肌细胞

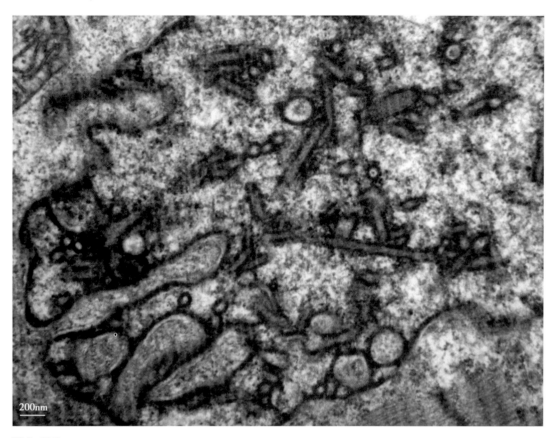

图 6-279
图 6-278 放大,核膜呈绒毛状内陷,核内杆状物直径 50~150nm,长 1~1.5μm,杆状物边缘电子密度高,中心电子密度低

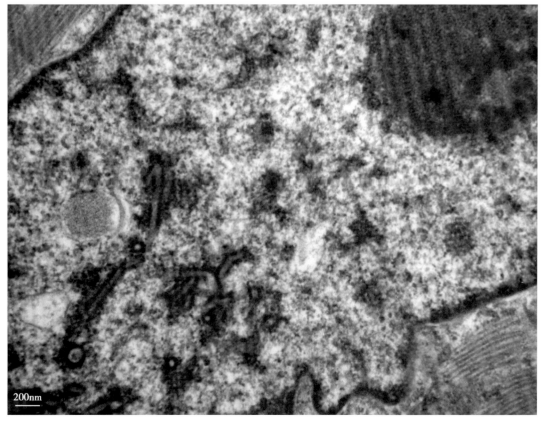

图 6-280
心肌细胞胞核内杆状物和管状物

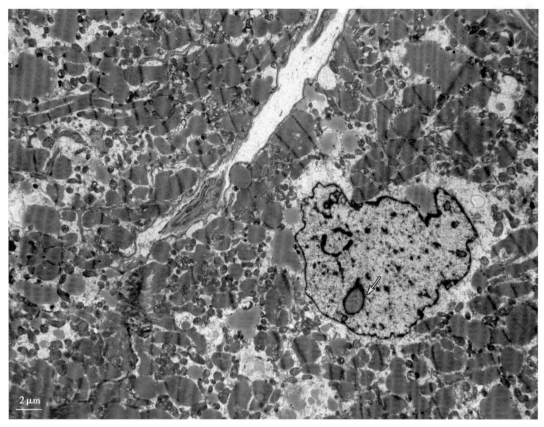

图 6-281
心肌细胞核内的一个包裹样球形结构（↑），外为高电子密度边界，内部中等电子密度。细胞内多个脂滴，异常的闰盘，折叠呈角，黏附膜长度增加，细胞间侧－侧连接缝隙增宽

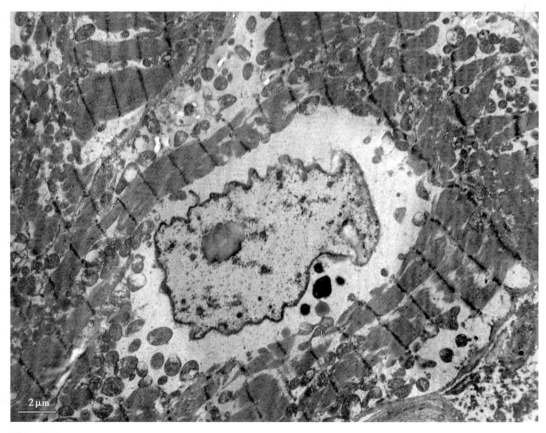

图 6-282
心肌细胞核膜锯齿状内陷，核仁电子密度降低，核仁内见管状结构

4. 核形不规则　透射电镜观察到ARVC/D心肌细胞胞核呈多种不规则的形态，核膜皱褶深陷；核仁明显、形状不规则、电子密度不均匀；胞核位置异常（图6-283～图6-289）。

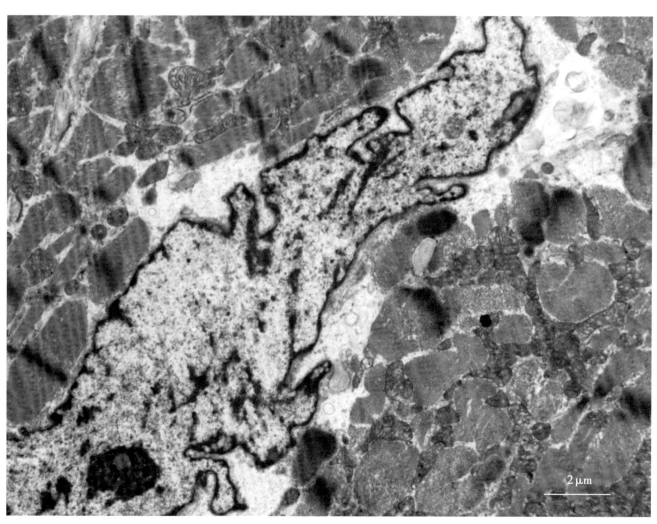

图6-283
心肌细胞胞核形态不规则，核仁明显，肌丝束极向不同，过度收缩

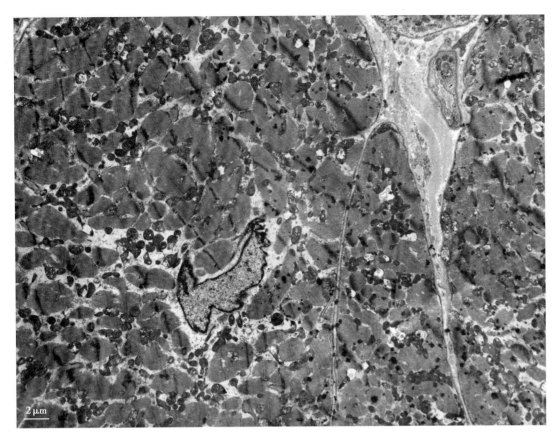

图 6-284
心肌细胞胞核形状不规则

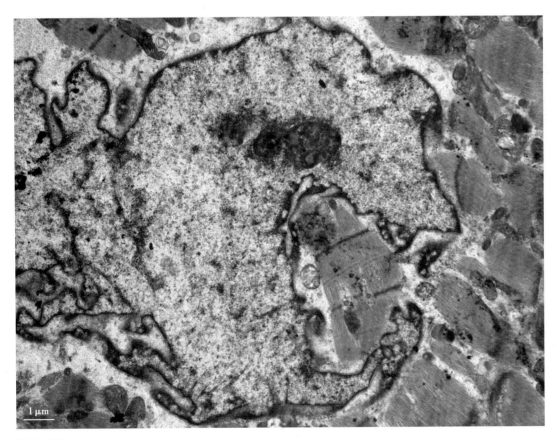

图 6-285
心肌细胞胞核的核膜多皱褶、深陷，形状不规则，核仁形状不规则、电子密度不均匀

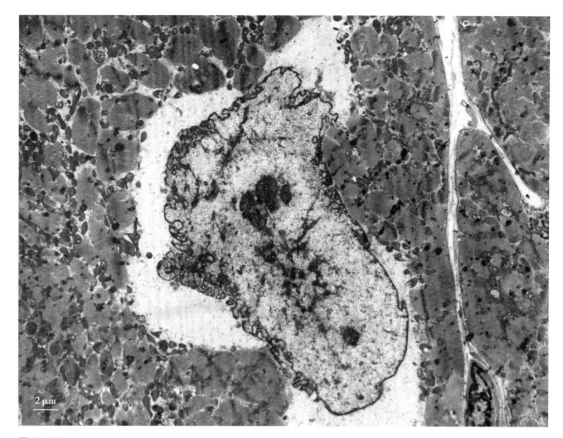

图 6-286
心肌细胞的胞核周围空晕,核膜不规则内陷,可见多个核仁及致密染色质

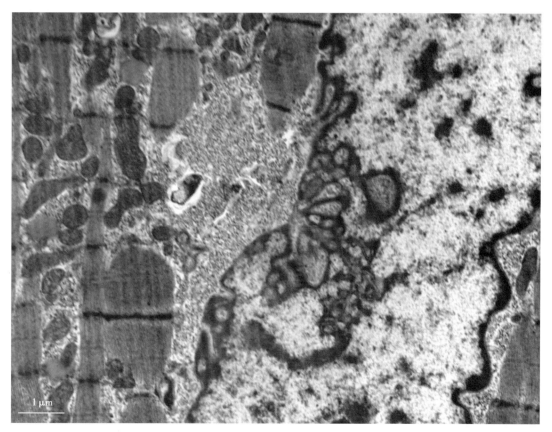

图 6-287
核膜不规则,向内凹陷

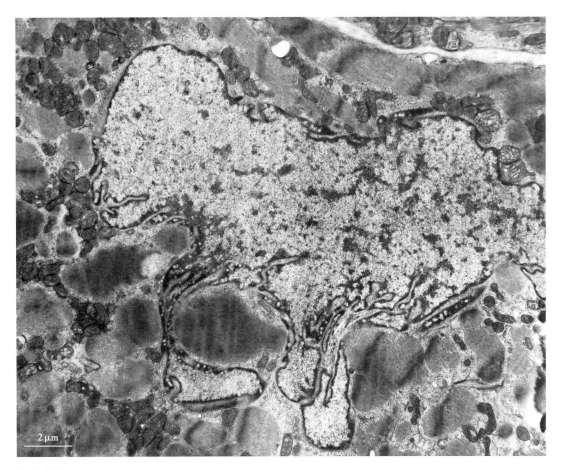

图 6-288
心肌细胞胞核形状不规则

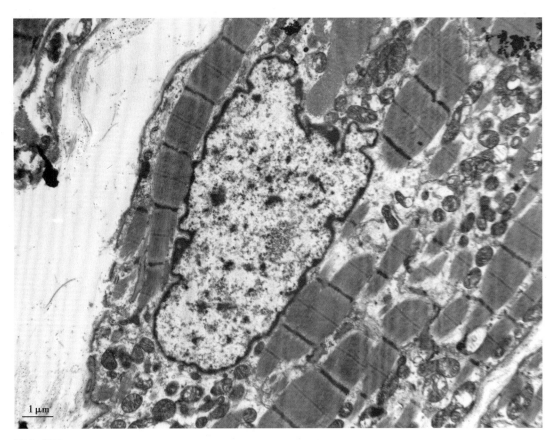

图 6-289
心肌细胞胞核偏位于细胞膜下，肌节结构基本正常

(六)细胞内原始基质增多

1. **细胞内原始基质的表型** 透射电镜观察发现,ARVC/D类似幼稚心肌细胞的原始基质可存在于肌丝束发育良好的心肌细胞内,这些原始基质的电子密度低于肌丝溶解形成的颗粒状物(图6-290~图6-299)。

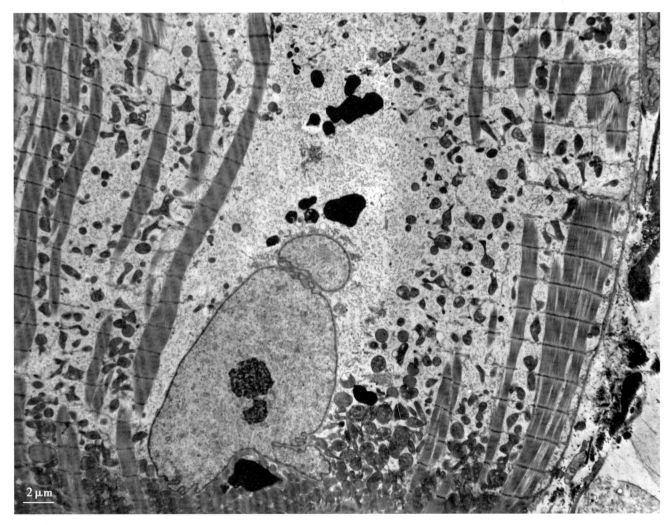

图6-290
心肌细胞胞质内多量原始基质样物,肌丝束稀疏,细胞核较幼稚,核旁可见脂褐素,部分肌节肌丝丢失,仅残留Z线

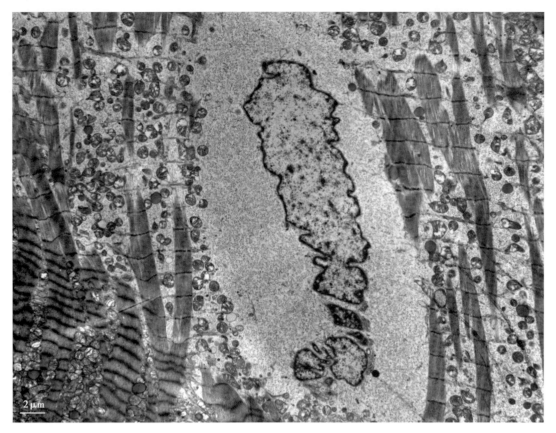

图 6-291
核周区空晕，胞质内原始细胞内基质样物不仅位于核周，亦可见于肌丝束间

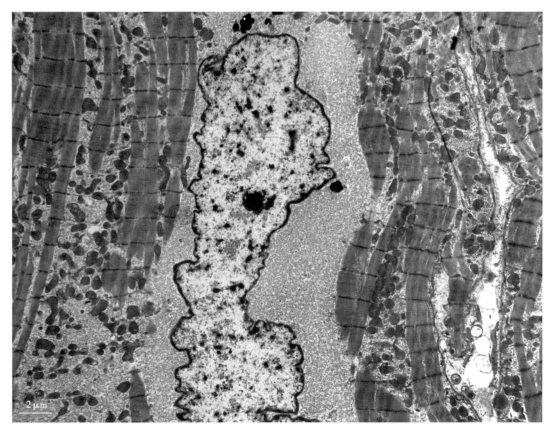

图 6-292
心肌细胞核周低密度原始基质样物

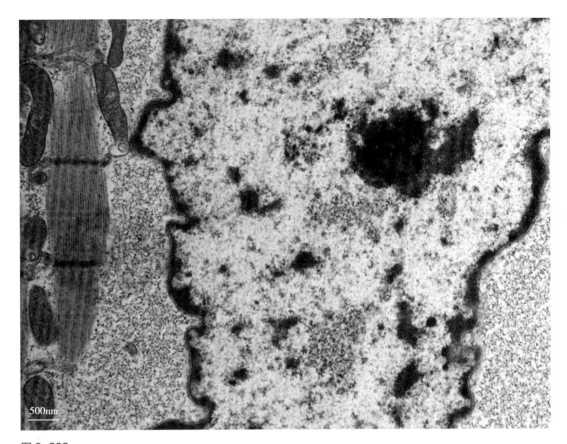

图 6-293
图 6-292 放大,心肌细胞核周原始基质样物颗粒细小均匀,不形成团块,其中混杂糖原颗粒,与核内细颗粒状物形态不同

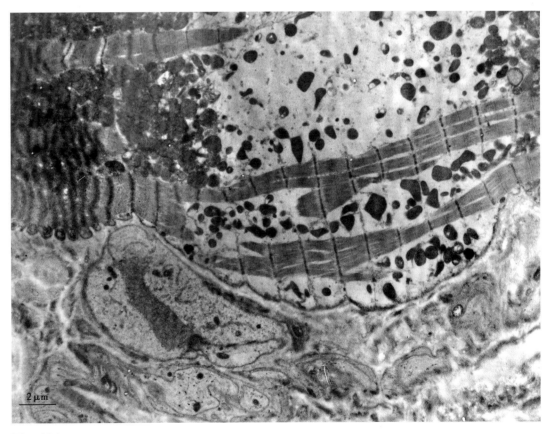

图 6-294
细胞内大片空化区,其中见原始基质样物,肌丝束收缩不匀

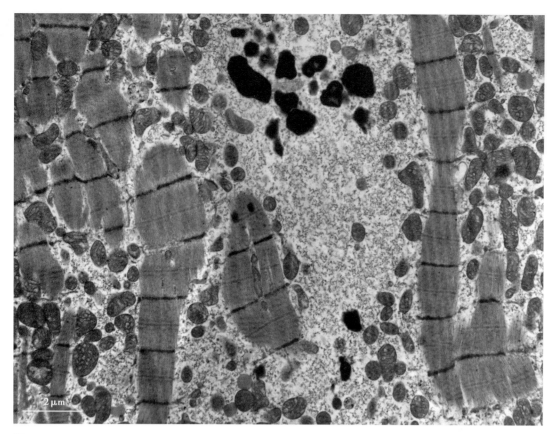

图 6-295
心肌细胞原始基质内的脂褐素

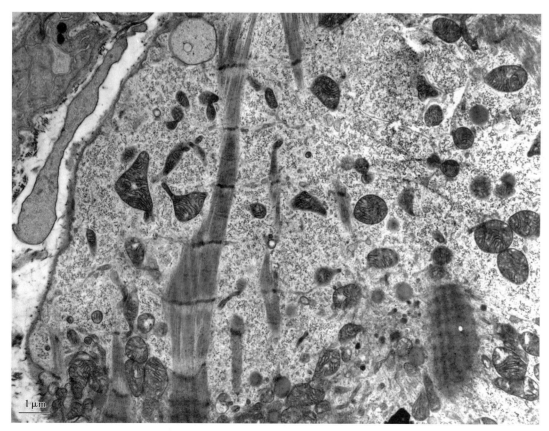

图 6-296
发育不完善心肌，细胞内大部分区域为原始基质样物，其中含较多糖原颗粒，肌丝束呈小片段状

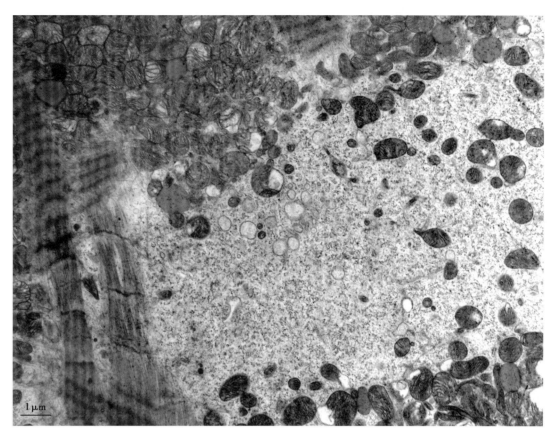

图 6-297
胞质内原始基质样物中有散落的肌丝、线粒体及退化的泡状结构

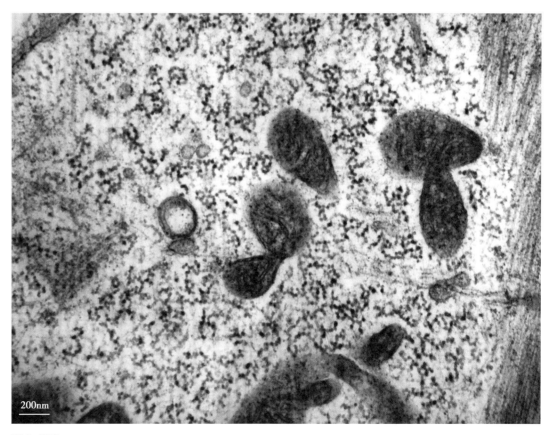

图 6-298
心肌细胞胞质内的原始基质样物,中有较多糖原颗粒、散落的肌丝及形状各异的线粒体,肌丝束缺失

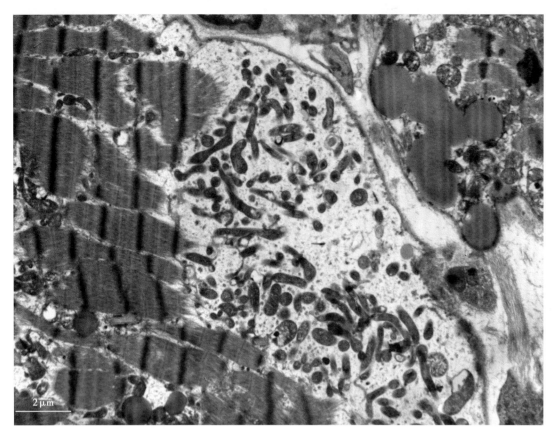

图 6-299
两个相邻心肌细胞，一个细胞膜下水肿，内有丰富的形态各异、大小不等的幼稚线粒体；另一个细胞膜下有多个圆形脂滴相互融合

2. 细胞内原始基质的储积　细胞胞质内有较多量原始基质的储积，呈较均匀一致的基质样物区，其内无或少有发育成熟的细胞器等结构，或无明确边界或边界清晰，在透射电镜下显示似空化形态。通常光镜下在心肌细胞内观察到的空泡变性，在透射电镜下多表现为空化、水肿及脂滴3种表型。其中，空化又包括发育不良性及继发性变性。后者主要为肌丝溶解及细胞内骨架崩解，推测与肌丝蛋白结构不良和闰盘结构异常有关。在本组 ARVC/D 样本，透射电镜观察到心肌细胞内的空化形态，部分呈无明确边界的不规则形状，部分呈边界清晰的圆或椭圆形泡状，内含均匀、细腻、低电子密度的原始基质样物，基质中或有颗粒状及短棒状结构，或为完全空化。心肌细胞水肿是细胞内钠离子和水的过多积聚，是细胞损伤中最早出现的变性表现，与发育不良性空化的形态及性质不同，应加以区别。细胞内的脂质在 HE 染色时呈空泡状，透射电镜下表现为脂滴。

（1）心肌细胞发育不良性空化：透射电镜观察到 ARVC/D 心肌细胞内泡状结构的形状、大小及内容物性质不同，可呈均匀基质样、低电子密度细颗粒状、内含丝状或膜状结构，亦可呈完全空化状（图 6-300~图 6-312）。

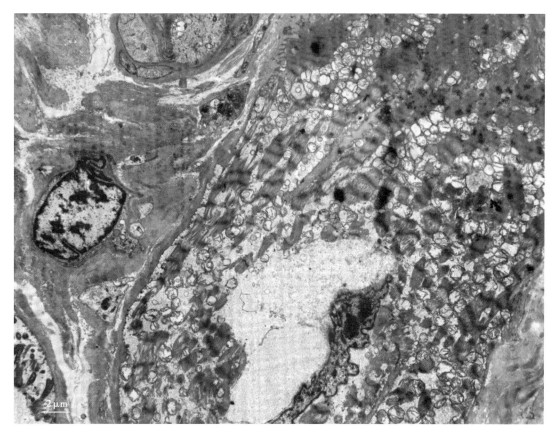

图 6-300
心肌细胞内有巨大空泡，肌丝束溶解，胞核被挤向一侧；线粒体广泛空泡变性；间质纤维化

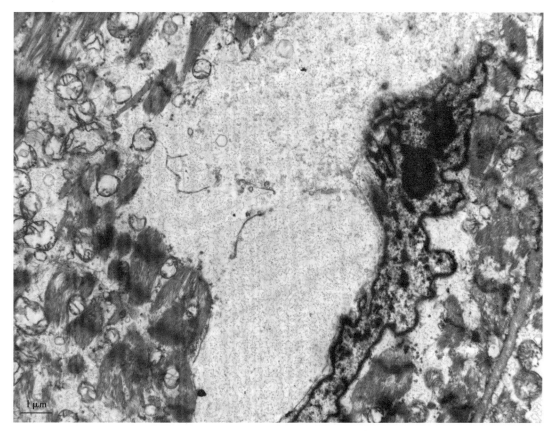

图 6-301
图 6-300 放大。心肌细胞核旁有巨大泡状物，胞核受挤压，泡内有低电子密度的絮状物

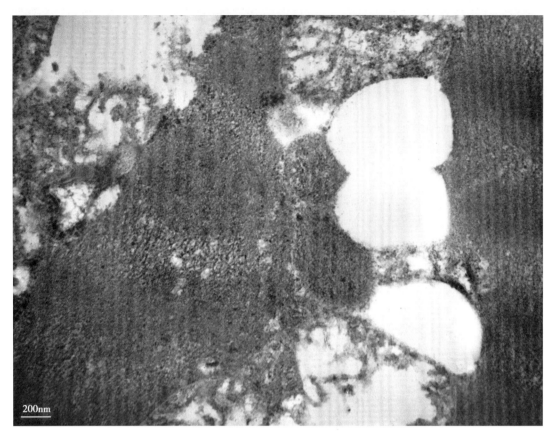

图 6-302
肌丝束及线粒体间的空泡,空泡内无内容物

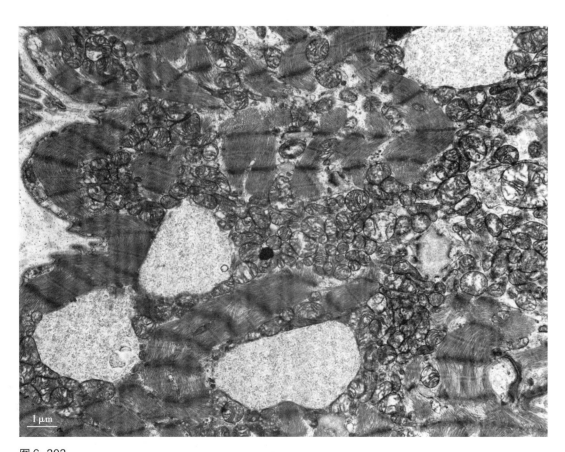

图 6-303
心肌细胞内大泡状结构,泡周似有边界,周围的线粒体或肌丝束受挤压,大泡内为均匀的中低电子密度物

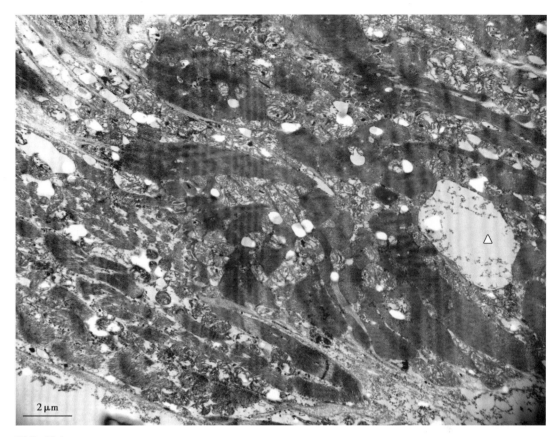

图 6-304
细胞内独立的大泡（△），大泡边界清楚，似有包膜

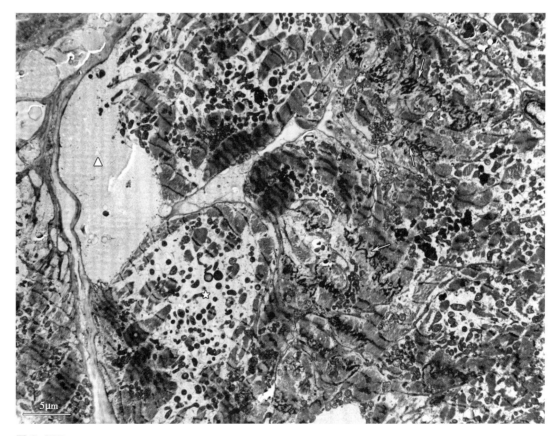

图 6-305
细胞内见大片空化区（△），亦见肌丝束和线粒体间类似水肿改变（☆），多处闰盘结构不良（↑），形态不规则结构模糊

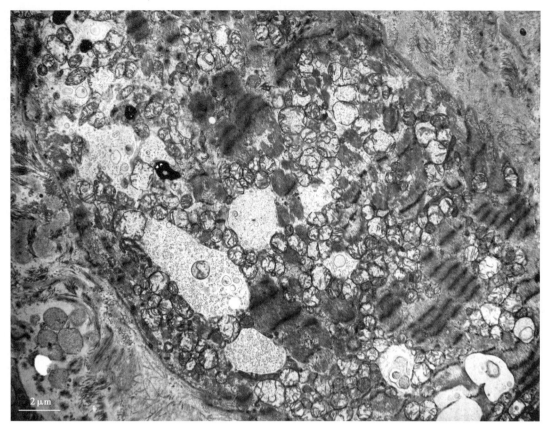

图 6-306
心肌细胞内大小不等的泡状结构，无质膜，内有低电子密度的细颗粒状物、退变的线粒体及小管结构

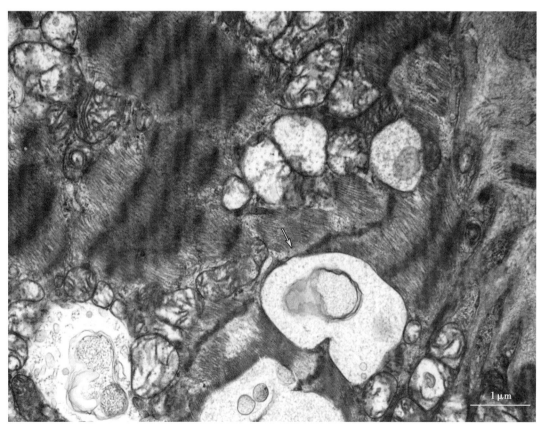

图 6-307
心肌细胞内的泡状结构，大小不等，低电子密度，泡内有泡。大泡致 Z 线隆起、过度收缩的肌节增宽（↑）；粗肌丝穿越 Z 线

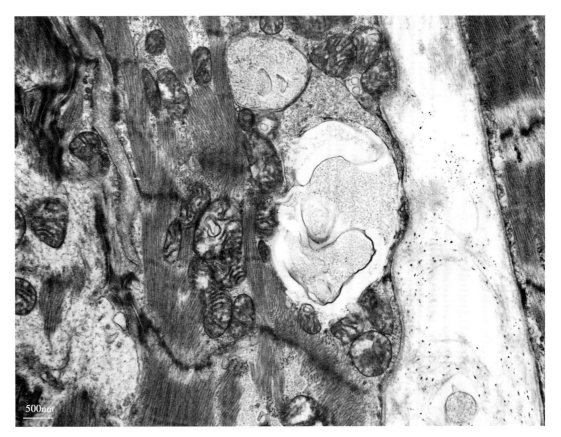

图 6-308
心肌细胞内大泡状结构，凸向间质

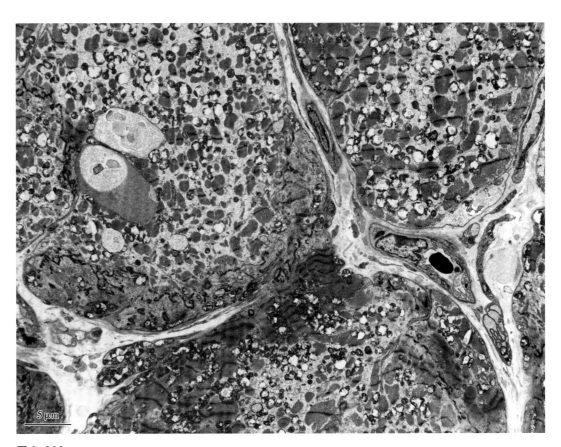

图 6-309
心肌细胞内两种类型的泡状结构：小圆形为空泡变性的线粒体，内有残余线粒体嵴，呈高电子密度；另一种为圆形或椭圆形大空泡，大小不等，内有絮状的中低电子密度物

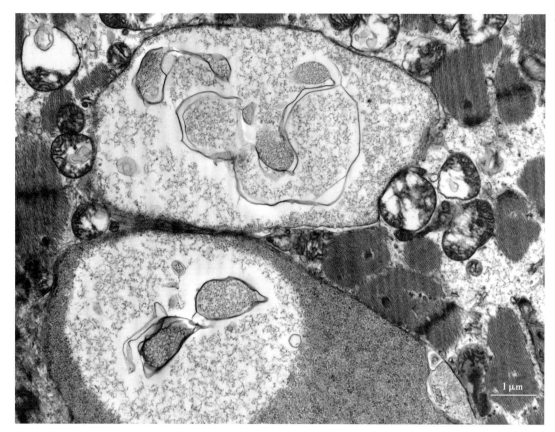

图 6-310
图 6-309 放大，泡状结构部分疏松，部分致密，有高电子密度的质膜

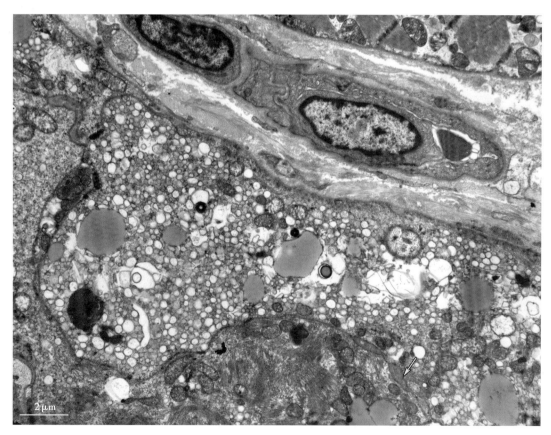

图 6-311
线状闰盘样结构介于两个发育异常的心肌细胞间，图片上方的心肌细胞富含管状结构，仅于闰盘处有少许肌丝（↑），图片下方心肌细胞的肌节结构异常。两个细胞内均有中等电子密度的脂滴

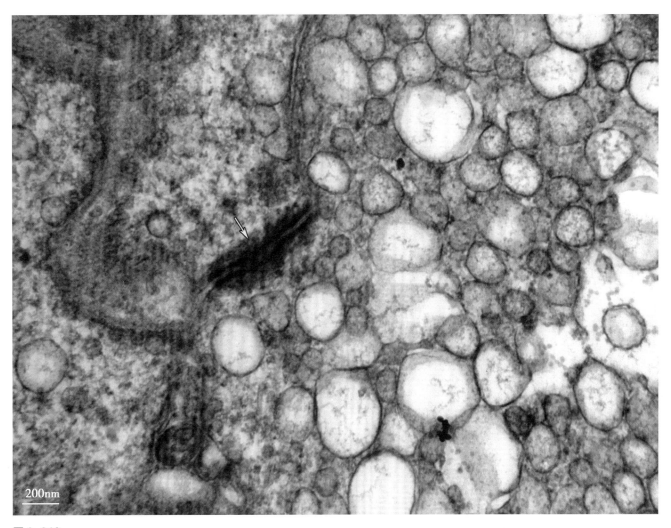

图 6-312
图 6-311 放大，胞质内密集的泡状结构，大小不等。与心肌细胞细胞膜相接的闰盘，其上有中间连接，呈高电子密度（↑）

（2）心肌细胞继发性空化：透射电镜观察到 ARVC/D 心肌细胞内多种形态的空化表型，如细胞膜下间隙增宽，内含低电子密度物；胞质内肌丝束间隙增宽、疏松，肌丝束呈波浪状；亦见有肌丝溶解消失的区域，内含纤维状物或无内容物等表型（图 6-313～图 6-329）。

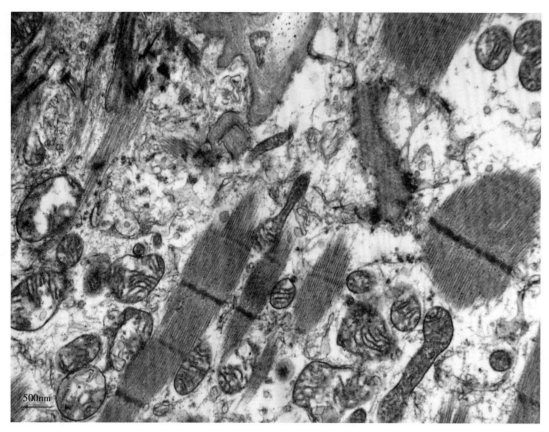

图 6-313
心肌细胞内局部空化,肌丝束溶解,残余肌浆网形状各异,部分扩张

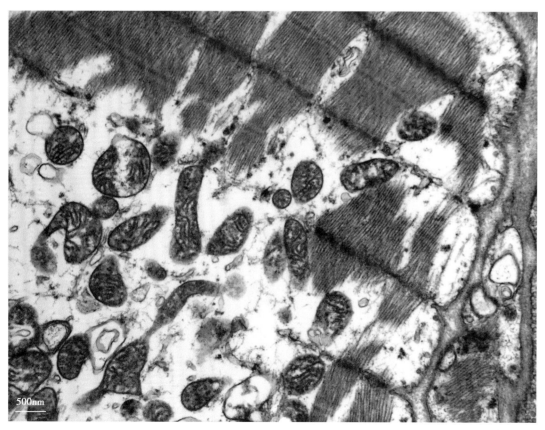

图 6-314
心肌细胞内局部空化,肌丝束溶解,空化区内残余少量肌浆网结构,可见畸形线粒体

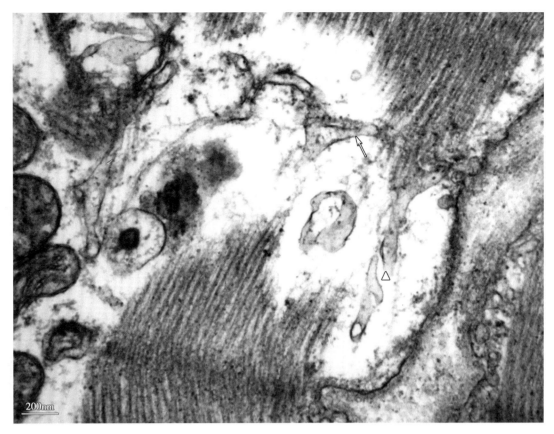

图 6-315
心肌细胞局部空化，该区域内肌节不完整，相当于 Z 线部位有网管状结构（↑）及少量扩张的肌浆网（△）

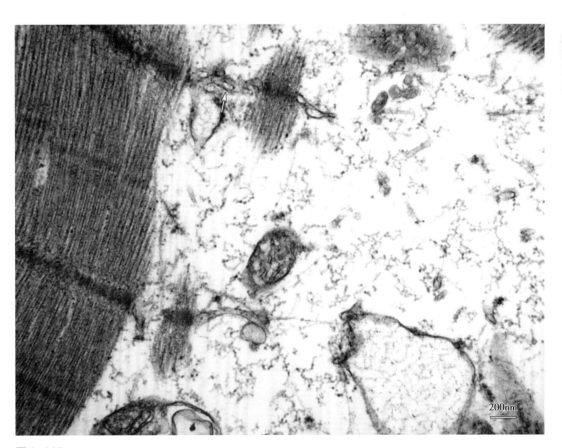

图 6-316
局部肌节溶解，胞质呈空化状，内有残余细丝状物，Z 线处有网管状结构（↑）

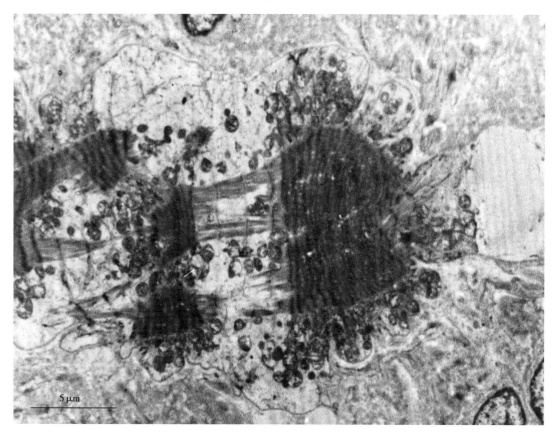

图 6-317
细胞内多处空化区,肌丝束收缩不匀,部分过度收缩并形成收缩带,两者间的肌节过度伸展

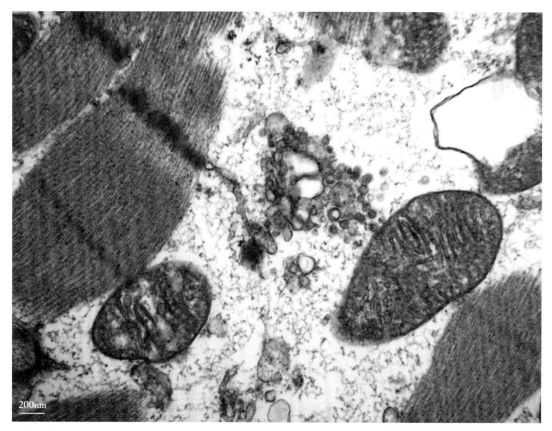

图 6-318
肌丝束分散,间隙增大,其中可见小簇管泡状结构及不规则丝状结构

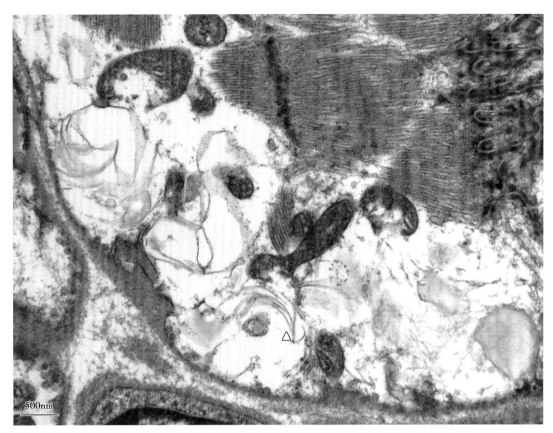

图 6-319
心肌细胞内局部空化,其间散在不规则的泡状结构(△),并有少量散乱的细肌丝

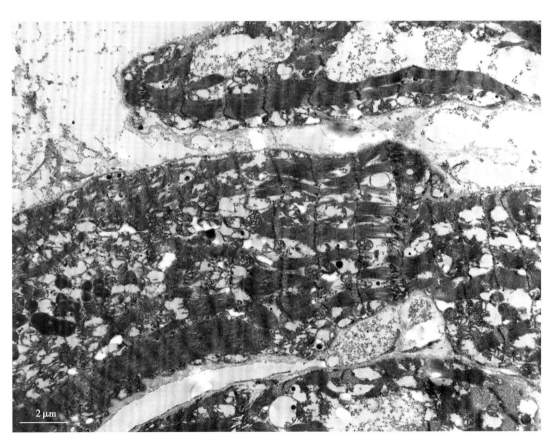

图 6-320
肌丝束间的泡样结构,泡样结构中部分含有纤维状物,部分无内容物,肌丝部分溶解消失

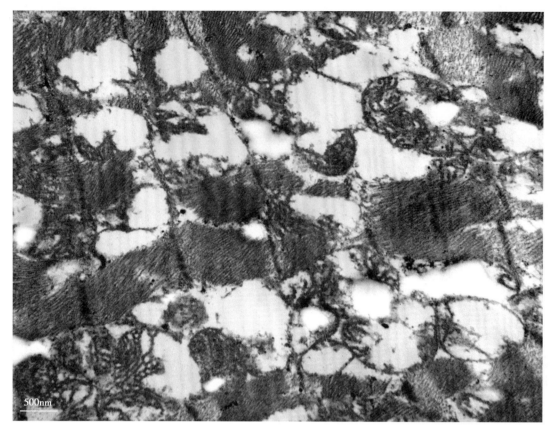

图 6-321
心肌细胞内空泡中 Z 线结构尚存，肌丝溶解，泡状结构受 Z 线分隔

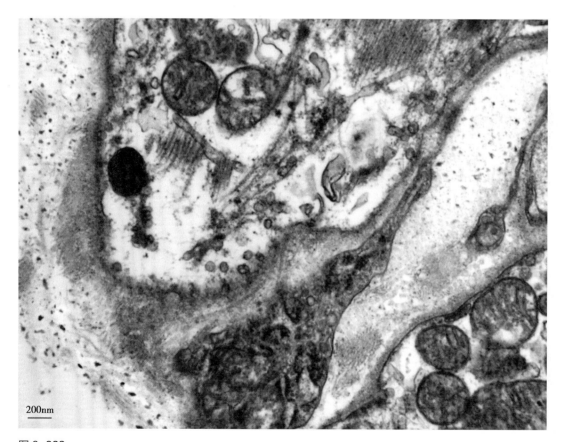

图 6-322
心肌细胞局部空化，其中可见散落的肌丝

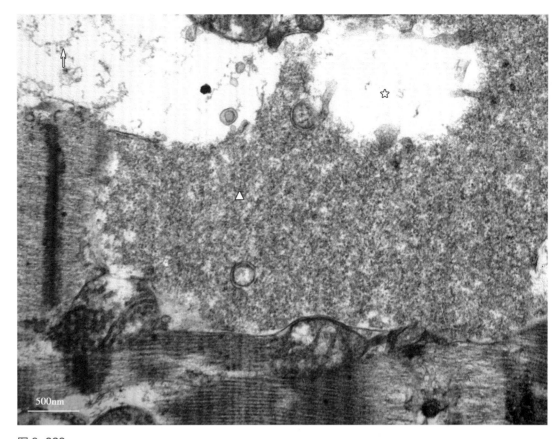

图 6-323
空化区与肌丝溶解区边界较清（☆）。肌节内部分肌丝溶解（△）处密集管状物，呈短小的圆形至短棒形颗粒，大小不等，电子密度不均匀，其中混杂细肌丝及双层膜小泡，与周围似有界限；空化区内可见串珠状链状结构（↑）

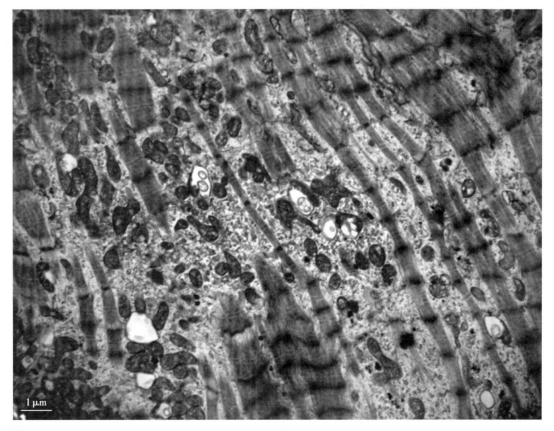

图 6-324
心肌细胞空化区内的肌丝束形态不同，粗细不等

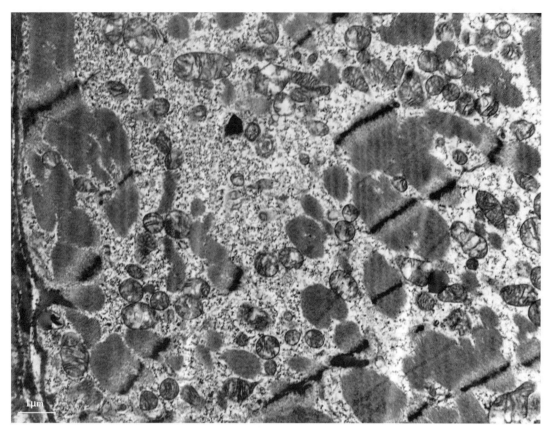

图 6-325
肌丝溶解，Z 线变异或消失，肌节呈短小节段，肌丝束极向不同，胞质内密集颗粒状物

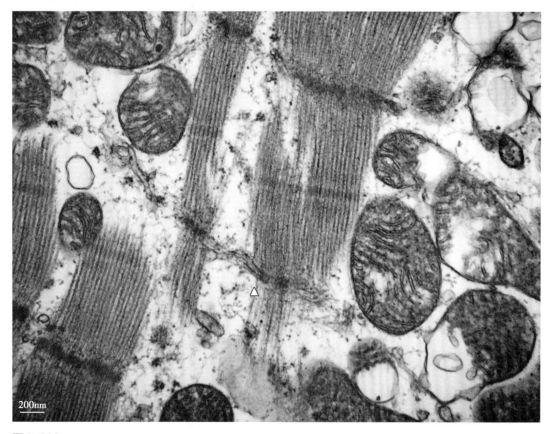

图 6-326
肌丝溶解，Z 线的高电子密度物质缺失，管网状结构裸露（△）

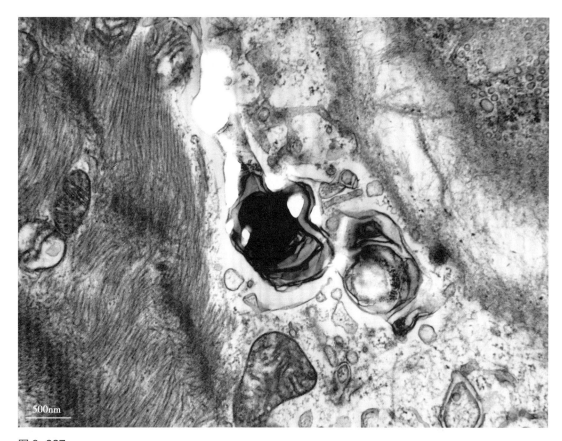

图 6-327
心肌细胞细胞膜下肌丝溶解消失，呈空化状态，其内有残留的肌浆网、变性线粒体、似髓鞘样变的高电子密度膜状物

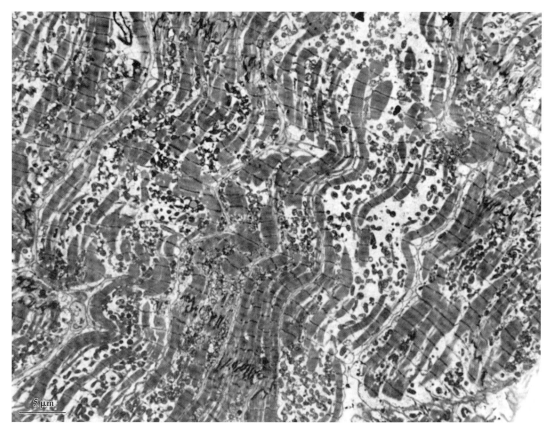

图 6-328
心肌细胞内水肿，肌丝束间隙增宽，肌丝束呈波浪状

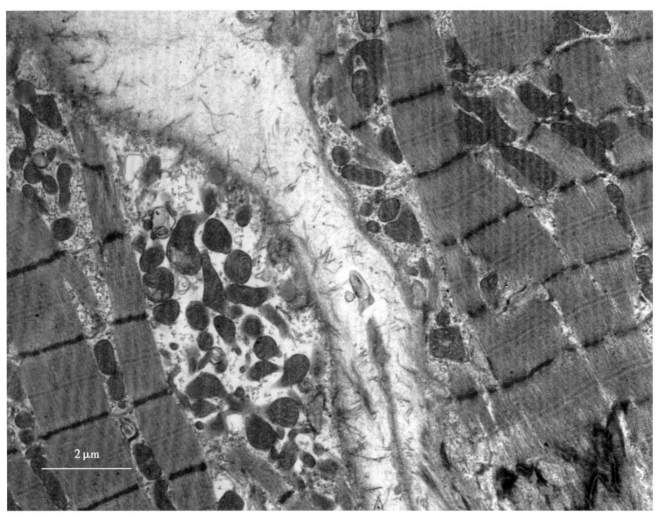

图 6-329
心肌细胞细胞膜下肿胀

（3）空化区与间质的关系：透射电镜观察到 ARVC/D 空化区位于心肌细胞细胞膜下，呈低电子密度均质状，细胞膜基底膜外有大量胶原纤维增生，细胞间的间隙增宽（图 6-330，图 6-331）。

四、心肌的继发性改变

透射电镜观察到ARVC/D心肌细胞的继发性表现多样，以溶酶体、线粒体、肌浆网的改变较为明显（图6-332）。

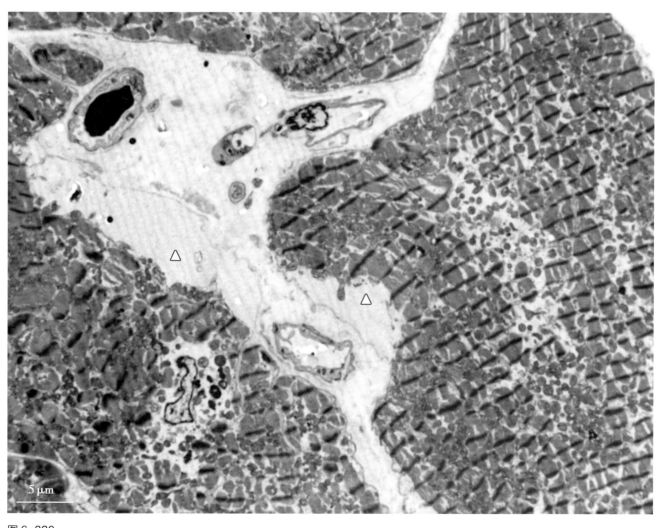

图6-330
心肌细胞细胞膜下空化区（△），肌丝束过度收缩，肌节缩短，细胞间的间隙增宽

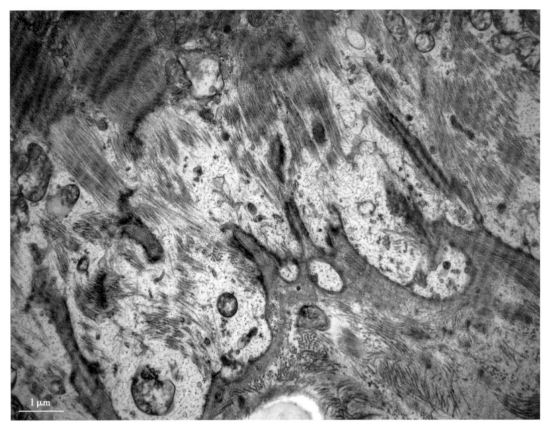

图 6-331
近细胞膜侧肌丝束溶解，肌节消失；细胞膜内侧呈局限性电子密度增高，闰盘结构不清；基底膜外侧胶原纤维大量增生

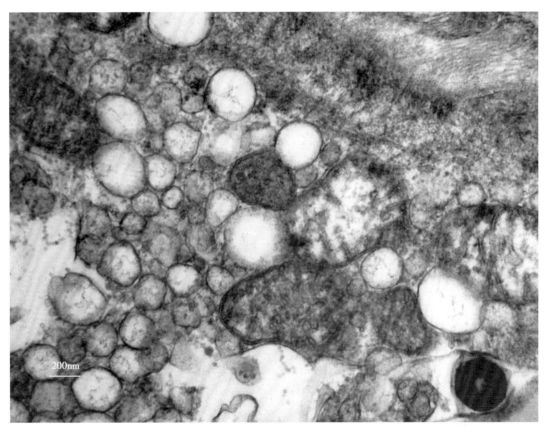

图 6-332
心肌细胞胞质中有扩张的肌浆网、变性的线粒体和次级溶酶体

（一）心肌细胞内细胞器的表型改变

1. 溶酶体改变　溶酶体（lysosomes）是真核细胞中的一种细胞器，普遍存在于各类细胞内，透射电镜下呈由一层单位膜包裹的球囊状结构，多为球形，亦有橄榄球形，大小差异显著，内含多种水解酶，专司分解各种外源和内源的大分子物质。脂褐素为溶酶体作用后不能被彻底消化的物质形成的残余体，光镜下表现为沉积于心肌细胞胞核周围的黄褐色不规则颗粒，透射电镜下脂褐素的内容物为电子密度不等的物质、脂滴、小泡等。透射电镜观察到 ARVC/D 心肌细胞中脂褐素数量显著增多，可见巨大溶酶体包裹物及巨大包裹溶酶体的残留团块状物（图 6-333~ 图 6-337）（参见第八章相关内容）。

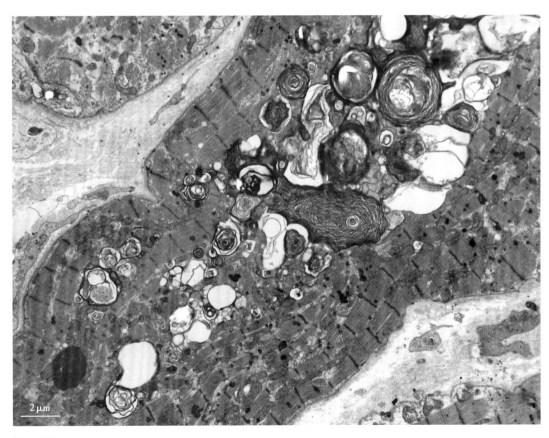

图 6-333
心肌细胞内密集的次级溶酶体与髓鞘样变的线粒体

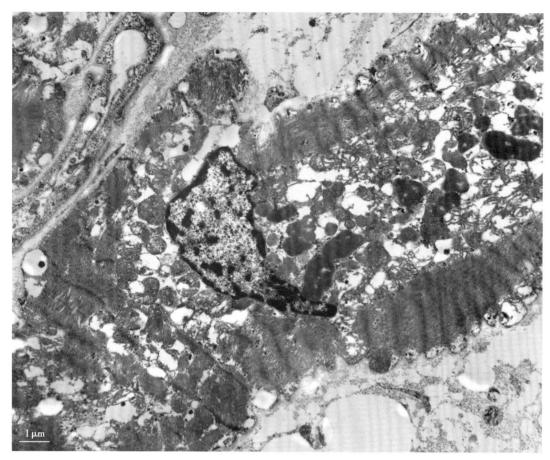

图 6-334
心肌细胞胞质内溶酶体密集,线粒体变性,肌丝溶解,残余肌丝束位于细胞膜下,呈过度收缩状

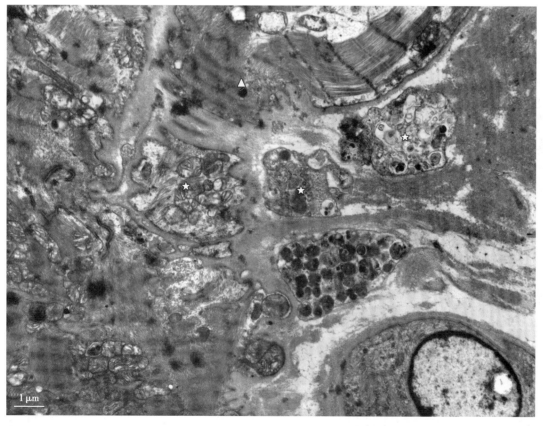

图 6-335
3个退变心肌细胞的胞质(☆),呈巨大溶酶体包裹物,中见少量残留肌丝;周围心肌细胞的肌丝束呈过度收缩状,其中一个肌丝束极向紊乱(△)。间质增生的Ⅰ型胶原纤维呈大片状融合,包绕退变的细胞器

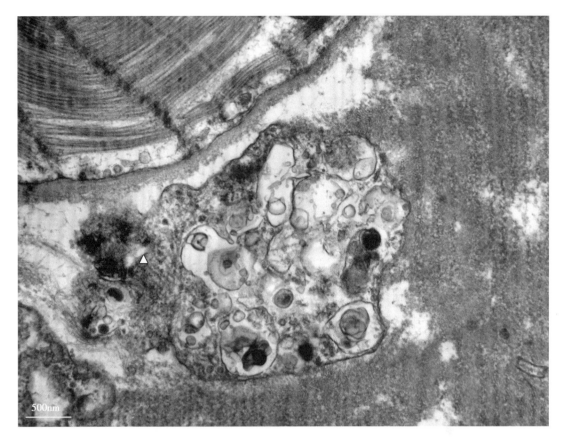

图 6-336
图 6-335 放大,巨大包裹溶酶体残留物,内有散在粗肌丝(△)

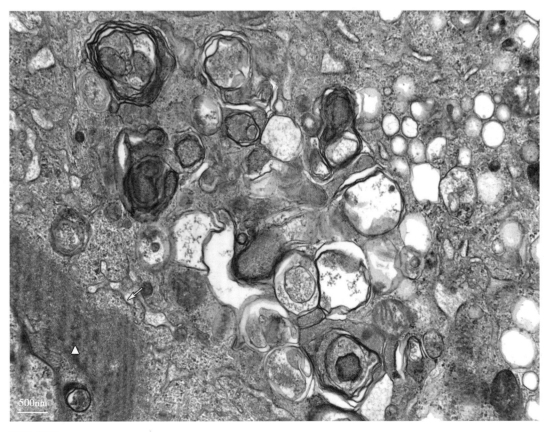

图 6-337
富含溶酶体的退变心肌细胞,较多形状各异的扩张肌浆网,如鹿角形(↑),细肌丝(△)

2. 线粒体增多、异形及变性　透射电镜在各类型原发性心肌病中均观察到心肌细胞内线粒体的多种异常表型。ARVC/D 心肌样本中观察所见为：线粒体数量增多，甚至呈密集大片状充斥于心肌细胞内，挤压肌丝束致形状不规则；线粒体异形及嵴异常，或呈单个多层环状嵴及多个多层环状嵴；线粒体体积大小悬殊，有巨大型，亦有微小型；线粒体肿大，髓鞘样层状结构，后者为线粒体膜损伤的结果。衰亡或受损的线粒体，将由细胞的自噬过程加以处理并被溶酶体酶降解、消化。

（1）线粒体密集：透射电镜观察到 ARVC/D 心肌细胞内有大量密集、形态异常或肿胀的线粒体堆积，致肌丝束间隙增宽，并被挤压向细胞膜（图6-338~图6-341）。

（2）线粒体体积大小悬殊：透射电镜观察到 ARVC/D 心肌细胞内的线粒体大小悬殊（以小者为多）、形态各异及高电子密度表型（图6-342~图6-344）。

（3）异形线粒体：透射电镜观察到 ARVC/D 心肌细胞内的线粒体外观异形、嵴的形态异常以及巨型线粒体（图6-345~图6-351）。

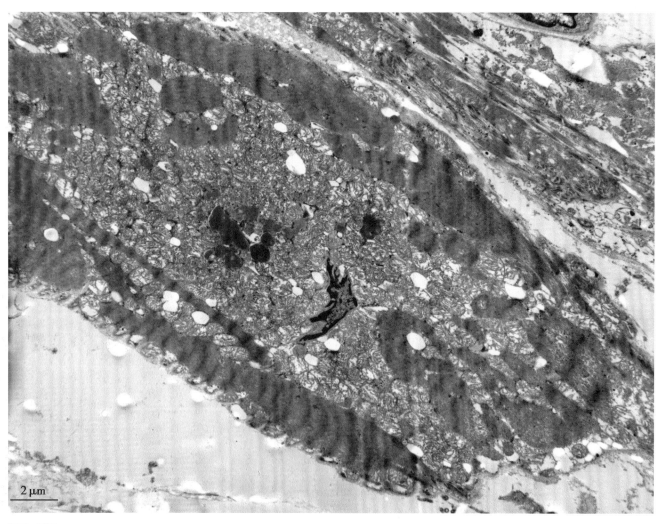

图6-338
心肌细胞内大量密集的线粒体，肌丝束位于细胞膜侧

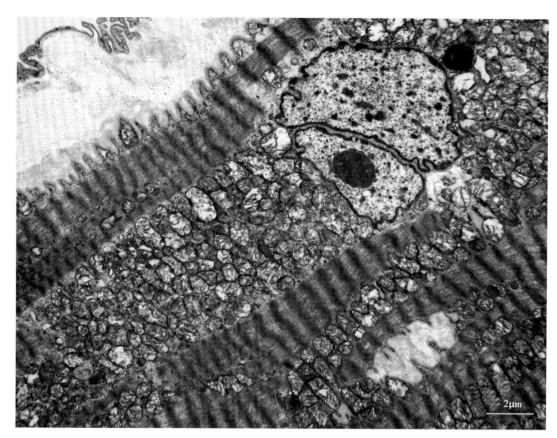

图 6-339
密集于肌丝束间的线粒体，肌丝束间隙增宽，过度收缩

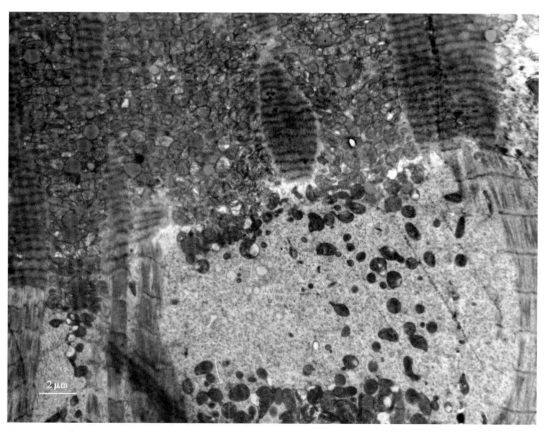

图 6-340
心肌细胞内大量密集线粒体及过度收缩的肌丝束，局部呈无肌丝的空化区

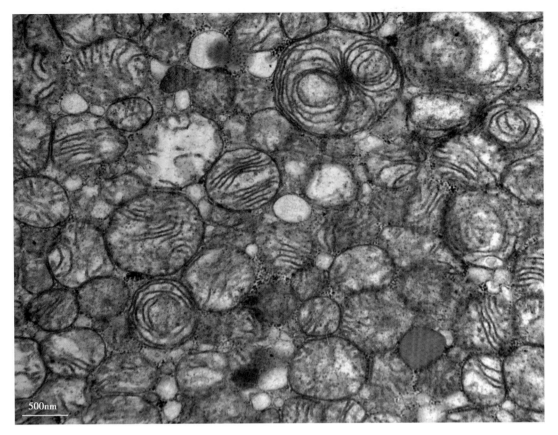

图 6-341
密集的线粒体,其中有单个多层或两个多层环状嵴表型,部分肿胀变性

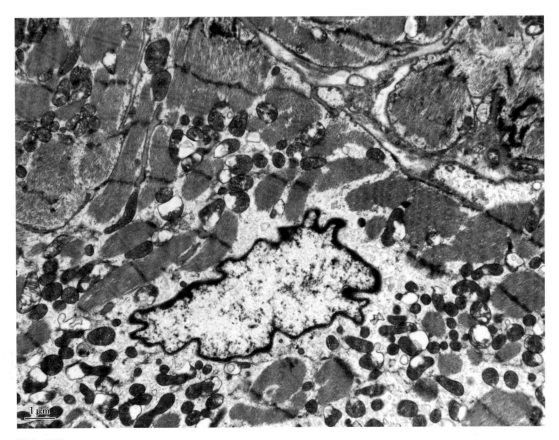

图 6-342
线粒体密集,高电子密度,大小悬殊,以小者为多,局部嵴溶解

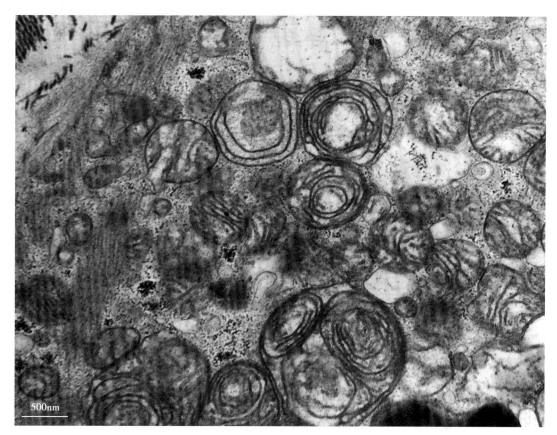

图 6-343
大小悬殊的线粒体，呈单个多层及多个多层的环状嵴

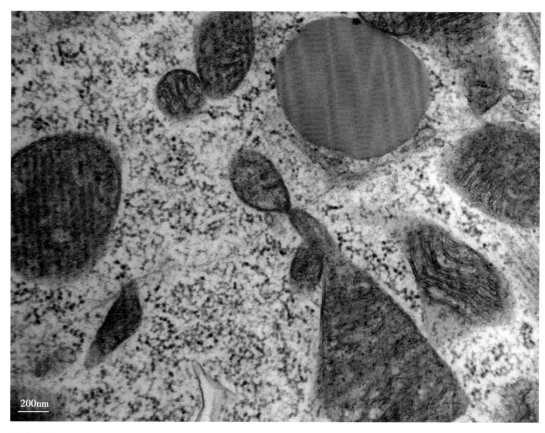

图 6-344
大小悬殊的异形线粒体，其旁有大脂滴

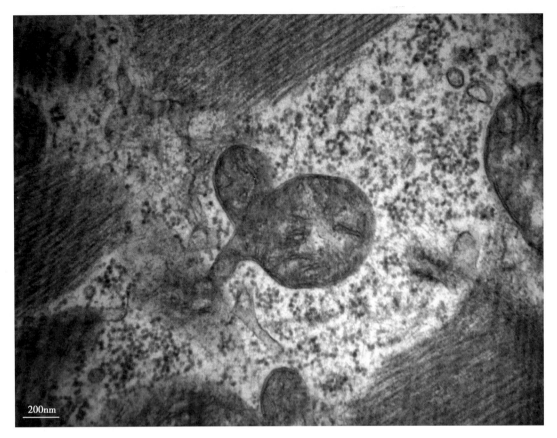

图 6-345
出芽的线粒体，位于肌丝溶解区，有裸露的肌浆网及较多糖原颗粒

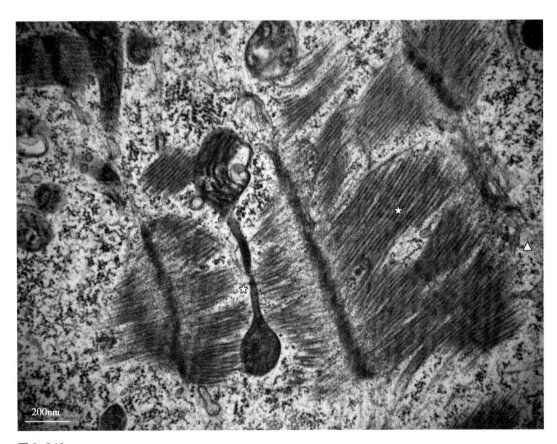

图 6-346
心肌细胞基质中糖原颗粒丰富，部分 Z 线溶解缺失（△），M 线结构不清或缺失（☆），细肌丝凌乱分散于胞质中，两个线粒体出芽并牵手

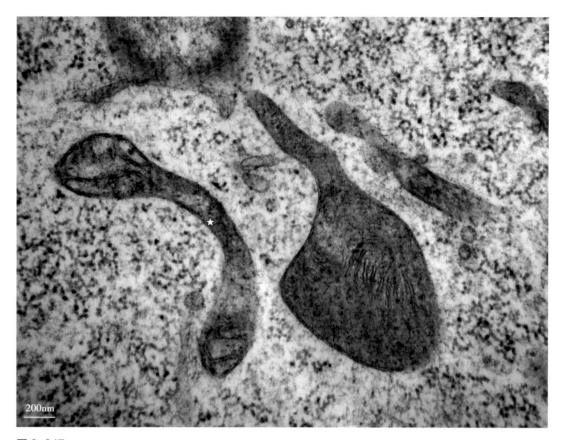

图 6-347
呈弧形弯曲的蛇形线粒体（☆），嵴呈管状，亦有三角形

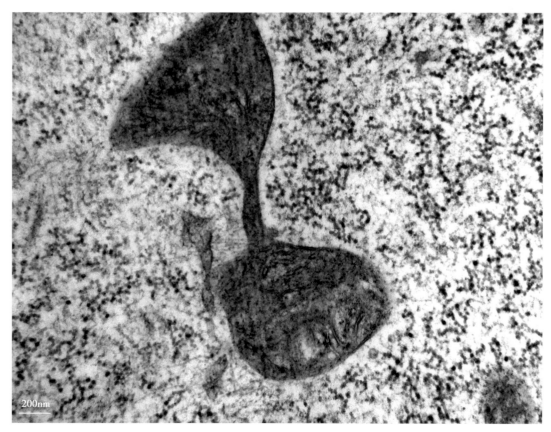

图 6-348
幼稚心肌细胞内的异形线粒体，呈哑铃状

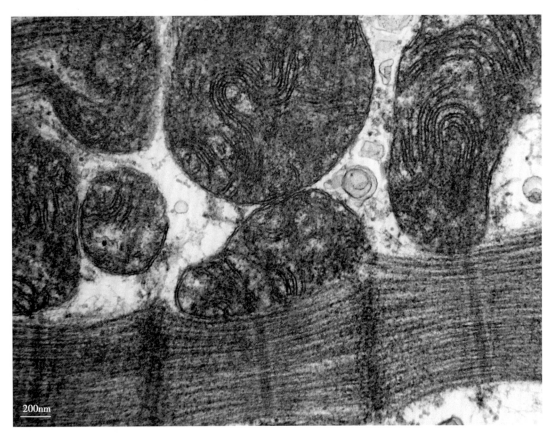

图 6-349
变异线粒体，嵴呈指纹状

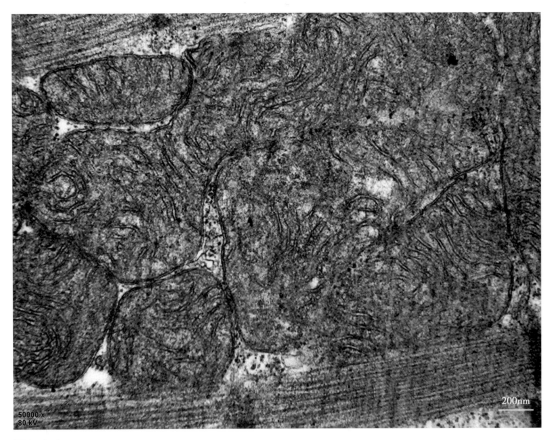

图 6-350
肌丝束间的巨大线粒体，形状不规则

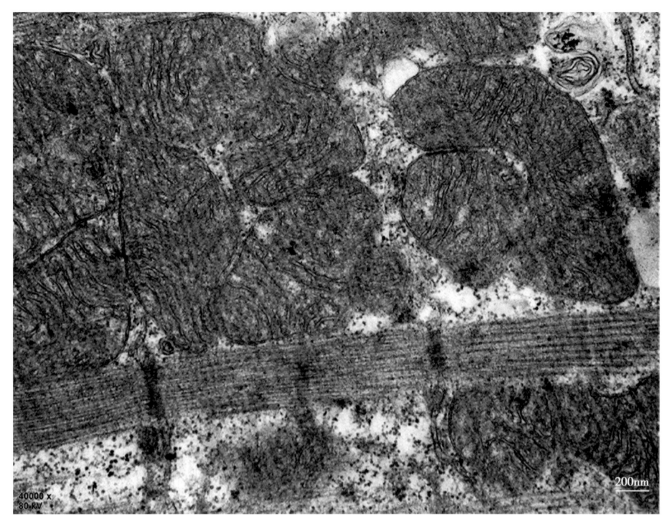

图 6-351
巨大线粒体，形状不规则

（4）板层状、髓鞘样结构：透射电镜观察见 ARVC/D 心肌细胞内的线粒体退变形成板层小体或髓鞘样结构（图 6-352，图 6-353）。

（5）线粒体空泡变性及肿胀：透射电镜常见 ARVC/D 心肌细胞内线粒体呈广泛空泡变性、球形肿胀，嵴消失，其内有致密物质等（图 6-354~图 6-358）。

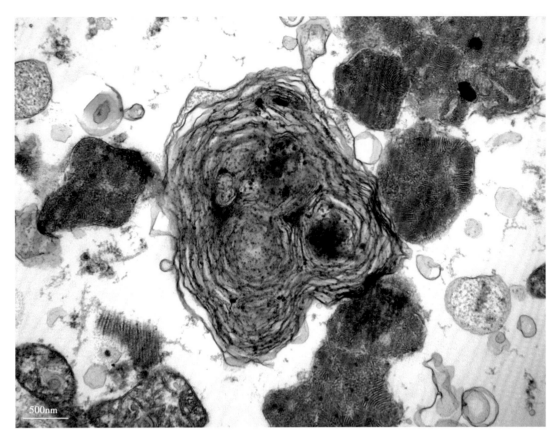

图 6-352
心肌细胞内板层状体，异型线粒体及多个溶酶体

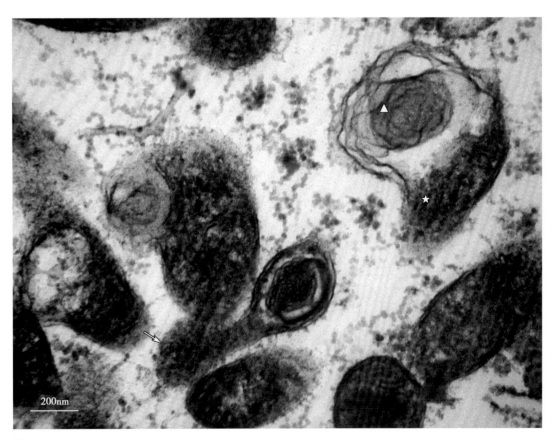

图 6-353
线粒体部分变性时的不同表型共存现象，一半呈板层状（△），另一半可见嵴轮廓（☆），双层膜结构溶解（↑）

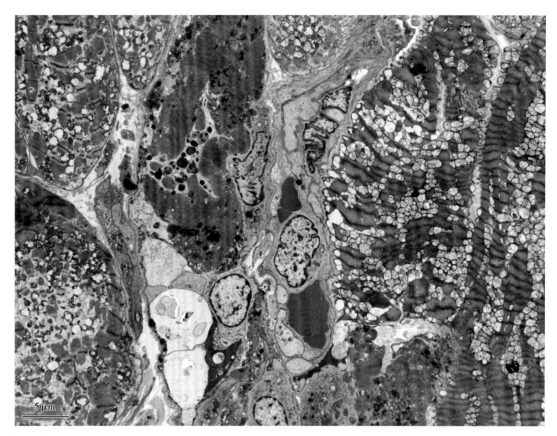

图 6-354
多个心肌细胞内有密集的、广泛空泡变性的线粒体,堆积于过度收缩的肌丝束周围

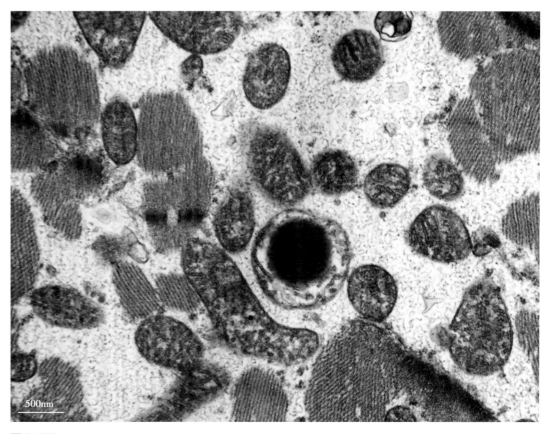

图 6-355
肌丝束的横断或斜断面,呈碎片状分散于胞质内,基质型肿胀的线粒体内有致密球状物

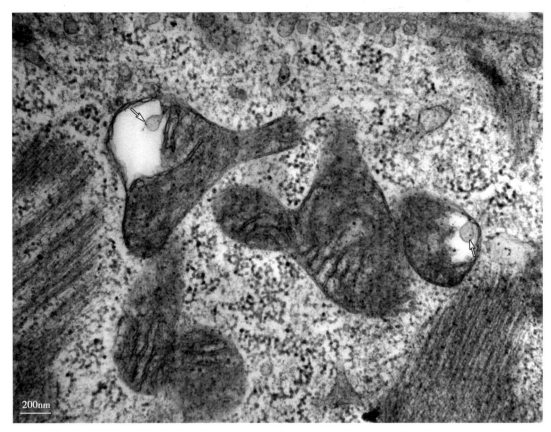

图 6-356
多角形线粒体呈混合型肿胀，在嵴的消失区，有呈烧瓶样肿胀的嵴（↑）

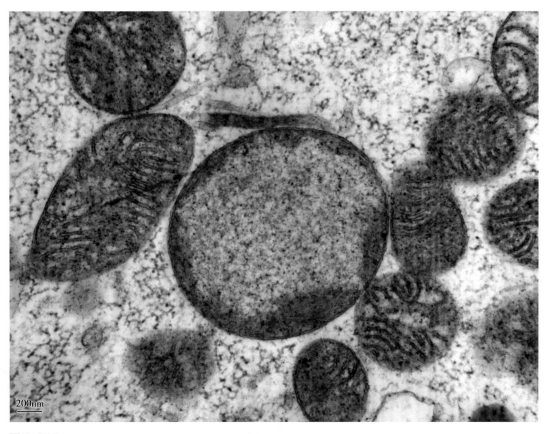

图 6-357
线粒体呈基质型肿胀：个大，圆形，基质变浅，嵴大部分消失

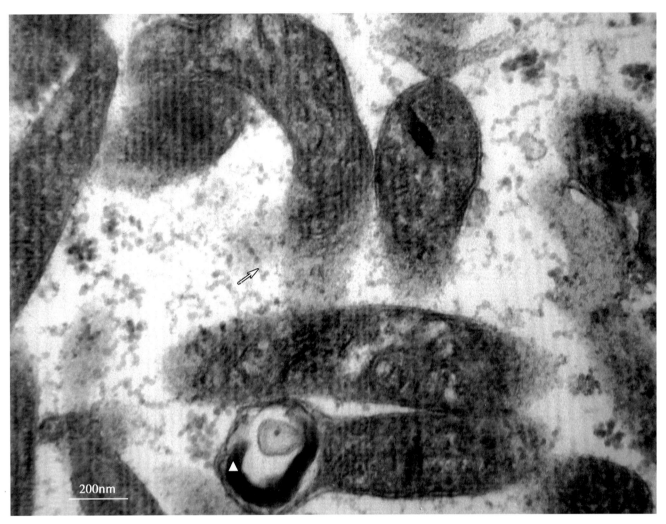

图 6-358
线粒体部分呈混合型肿胀，在嵴消失区内有烧瓶型肿胀的嵴，并有无定形的高电子致密物（△），膜溶解（↑）

3. 糖原颗粒数量改变，分布不均　透射电镜观察到 ARVC/D 心肌细胞内糖原颗粒显著增多，密集成片，主要分布于心肌细胞的细胞膜下、肌丝束间、扩张的肌浆网内及形状各异的线粒体周围（图 6-359~ 图 6-362）。

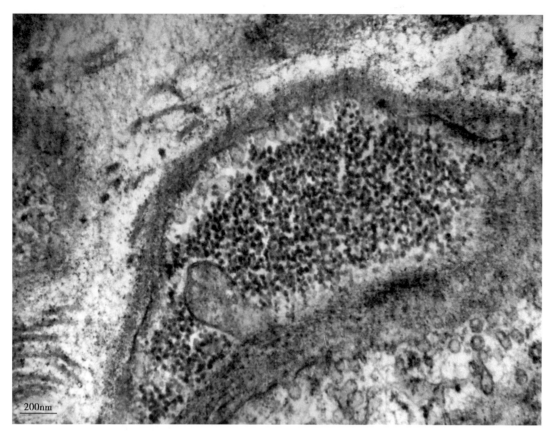

图 6-359
心肌细胞细胞膜下密集的糖原颗粒，细胞膜隆起

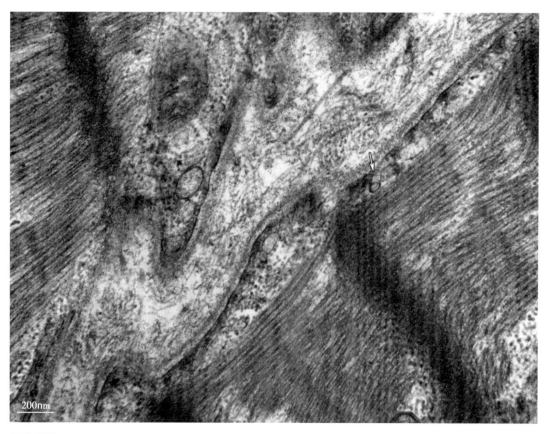

图 6-360
心肌细胞细胞膜下有密集的 α、β 糖原颗粒，并有大小不等的单层膜泡状结构，密度同细胞膜，其内为中低电子密度的颗粒状物，一处细胞膜内陷形成小泡（↑）。间质纤维增生以粗大的 I 型胶原为主

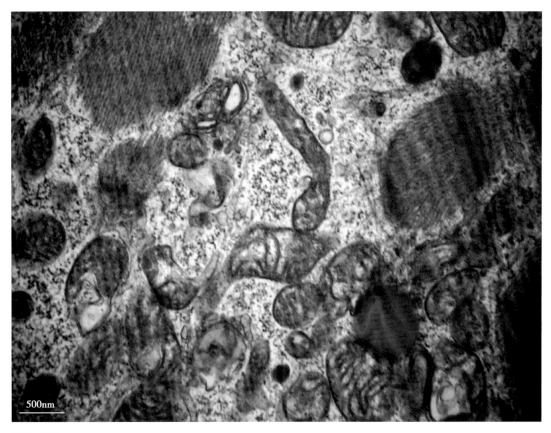

图 6-361
形状各异的线粒体周围有较多糖原颗粒,紧邻线粒体处见高电子密度脂滴

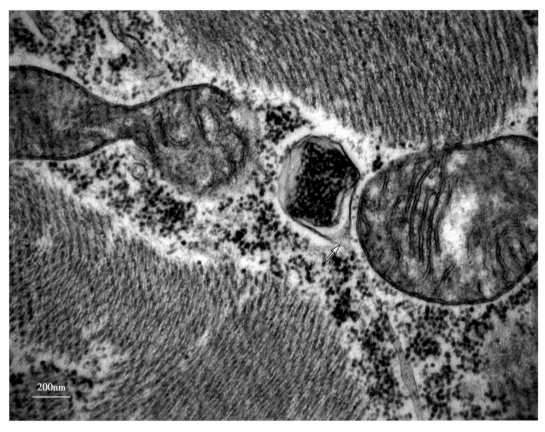

图 6-362
肌丝束间较多糖原颗粒,扩张的肌浆网(↑)内有密集糖原颗粒

（二）心肌间质改变

如前所述，心肌是具有高度组织性的结构，包含血管网、间质细胞以及心肌细胞。心肌细胞外基质包含胶原纤维网、基底膜、蛋白聚糖、氨基葡聚糖及生物活性信号分子。目前认为，胶原纤维的基质结构蛋白会迅速降解和更新，形成动态网络，为维持心动周期中的心肌形态提供结构支撑。

心肌细胞胞膜外有一层高电子密度物，为基底膜，正常厚约 50nm，由胶原蛋白、蛋白多糖、弹性蛋白、糖蛋白和纤维蛋白等生物大分子构成。这些分子相互交联形成复杂的网状结构，是心肌细胞的惰性支持物。

ARVC/D 心肌间质表型的透射电镜与光镜的观察所见较为一致：间质中有大量脂肪细胞，大片状脂质及多量的纤维样物质沉积，纤维细胞的胞质内含有脂滴及脂质，毛细血管内皮细胞肿胀及基底膜增厚等。

1. 间质中的成纤维细胞及胶原增生、沉积　透射电镜观察到 ARVC/D 心肌细胞间质除脂肪沉积外，还有显著增生的胶原。胶原有 3 种类型：粗大的 I 型胶原纤维主要位于心肌细胞周围；纤细的 III 型胶原纤维可经细胞膜延伸入心肌细胞内并分隔肌丝束；无定型基质样的 IV 型胶原，形态及电子密度与心肌细胞基底膜较难区分，常与 I 型、III 型胶原纤维相伴存在，可能为基底膜增厚的成分之一。当增生的间质向心肌细胞内延伸达到一定程度，会将心肌细胞分隔成不同大小、不同形状的细胞片段，出现胞核偏位、闰盘位置及形状异常等表型（图 6-363~ 图 6-373）。

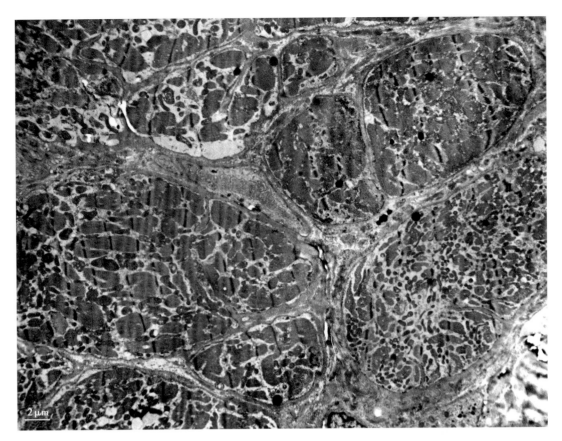

图 6-363
心肌细胞被增生的间质分隔成大小不等的岛状，肌节结构异常

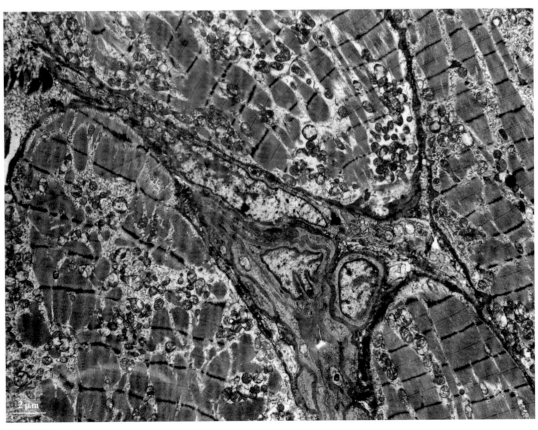

图 6-364
心肌间质纤维性增生，内有成纤维细胞等间质成分

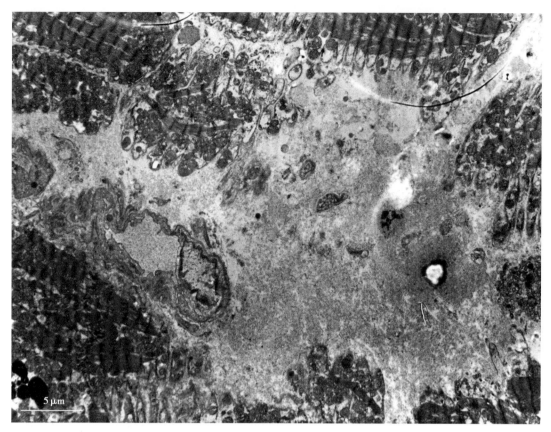

图 6-365
心肌细胞间隙增宽，内有胶原沉积、间质细胞及毛细血管

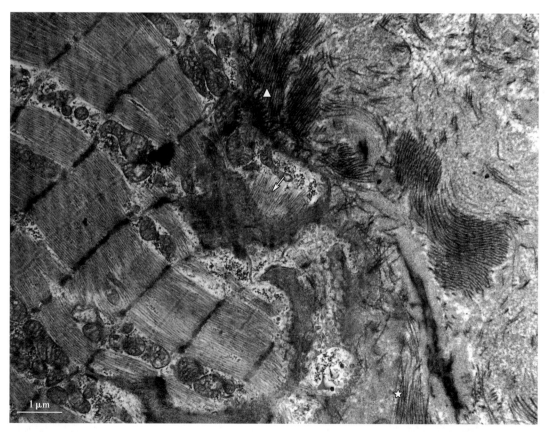

图 6-366
间质纤维化，增生的粗大 I 型胶原纤维垂直附于心肌细胞细胞膜区域（△），细胞膜结构破坏消失，肌丝极向紊乱（↑）。大片的 IV 型基质样胶原内有 I 型胶原纤维（☆）

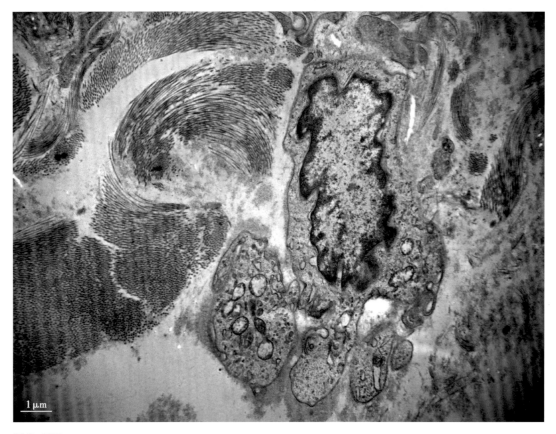

图 6-367
心肌间质粗大的 I 型胶原纤维

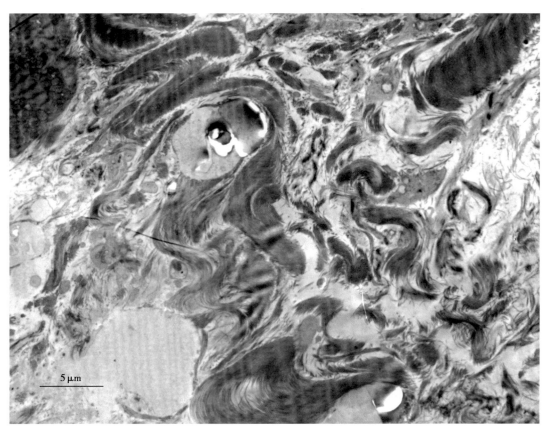

图 6-368
心肌间质大片及束状的胶原纤维，以粗大的 I 型为主

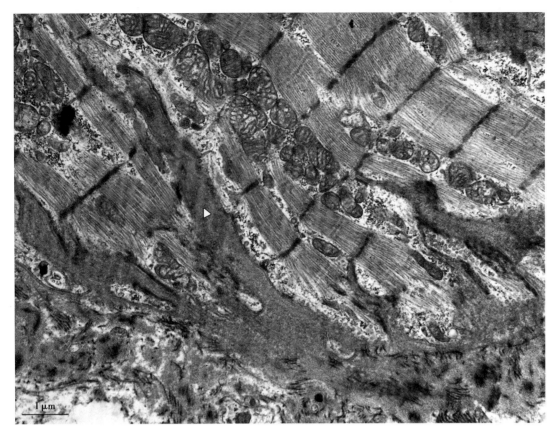

图 6-369
纵向延伸入肌丝束间的细胞膜样结构（△），内有Ⅳ型基质样胶原及纤细的Ⅲ型胶原纤维，将肌丝束分隔；心肌间质中较多粗大的Ⅰ型胶原纤维及丰富的Ⅳ型基质样胶原

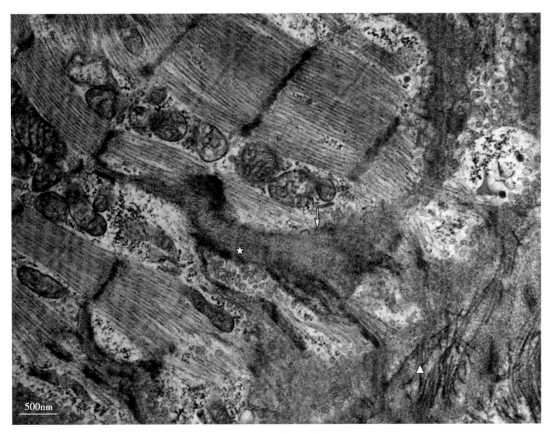

图 6-370
心肌间质粗大的Ⅰ型胶原纤维（△）与延伸入肌丝束间的纤细Ⅲ型胶原纤维（☆）极向不同，两者均有丰富的基质样Ⅳ型胶原相伴；细胞膜样结构不完整，上有片状的高电子密度物（↑）

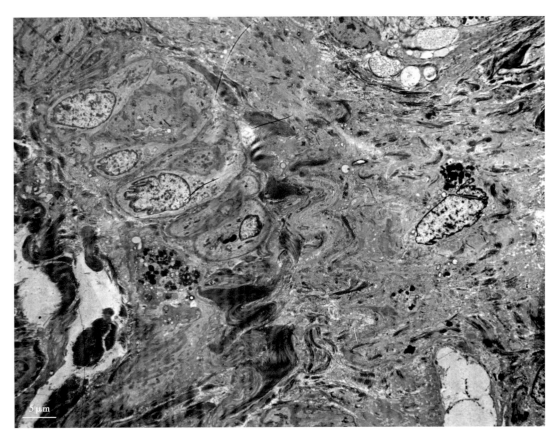

图 6-371
心肌间质的大片纤维化，内有多个成纤维细胞

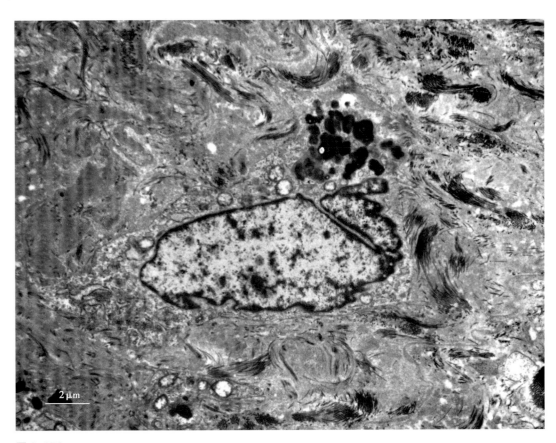

图 6-372
图 6-371 放大，心肌间质大片状纤维化，以粗大 I 型胶原纤维为主，中有成纤维细胞及核旁的脂褐素

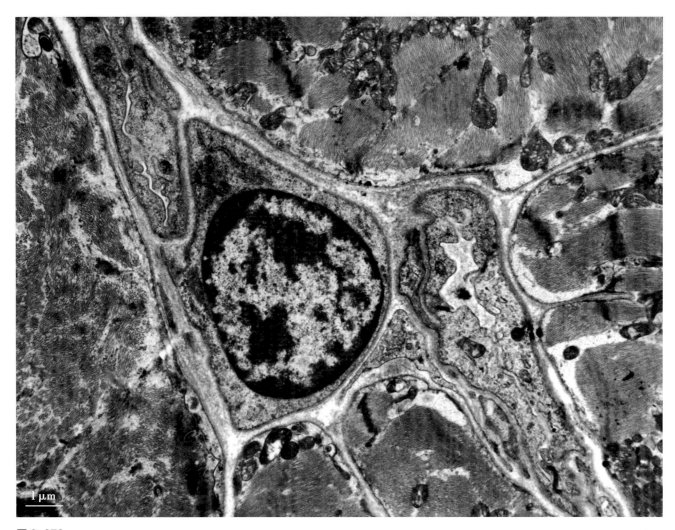

图 6-373
间质内成纤维细胞。相邻心肌细胞肌丝束不同向

2. 间质血管　透射电镜观察见 ARVC/D 心肌间质中的毛细血管有多种异常表现，如基底膜增厚、内皮细胞肿胀、内皮细胞核凸起、血管内微栓塞、血管内多种有形成分、血管周围间质增生及血管周的 TCs 等（图 6-374~ 图 6-387）。

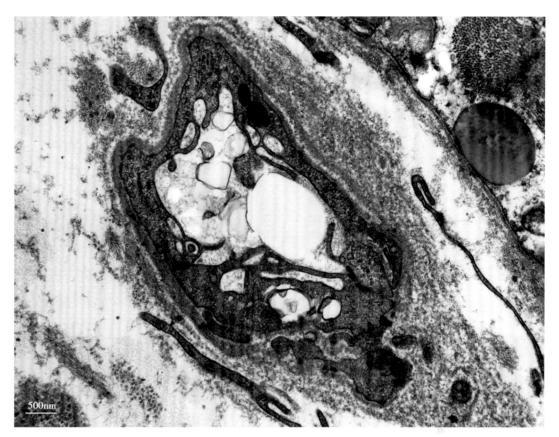

图 6-374
毛细血管基底膜增厚,血管周多个 TCs

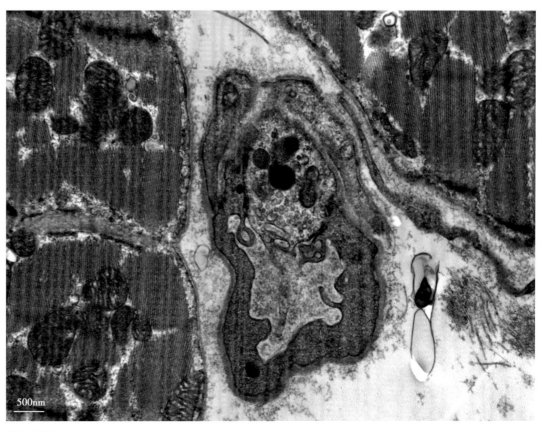

图 6-375
心肌细胞间的毛细血管基底膜增厚,内皮细胞胞核凸起,其旁有 TC

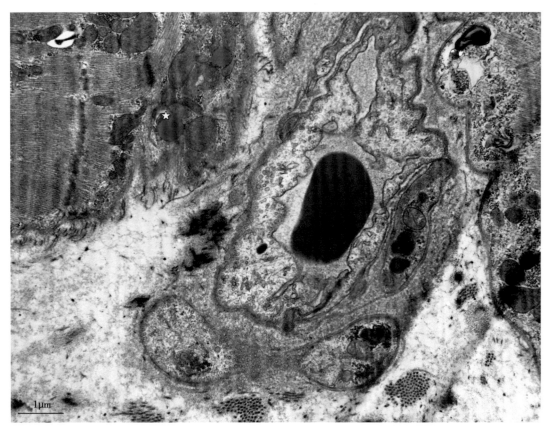

图 6-376
心肌细胞间的毛细血管内皮细胞明显肿胀，心肌间质疏松。图左上心肌细胞胞质内有小脂滴（☆），图右心肌细胞细胞膜下有较多糖原颗粒及溶酶体

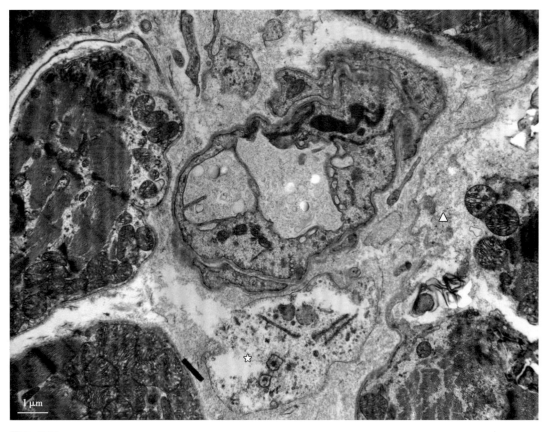

图 6-377
间质毛细血管内皮细胞肿胀，管腔狭窄。心肌细胞细胞膜下水肿（△）。间质细胞变性退变（☆）

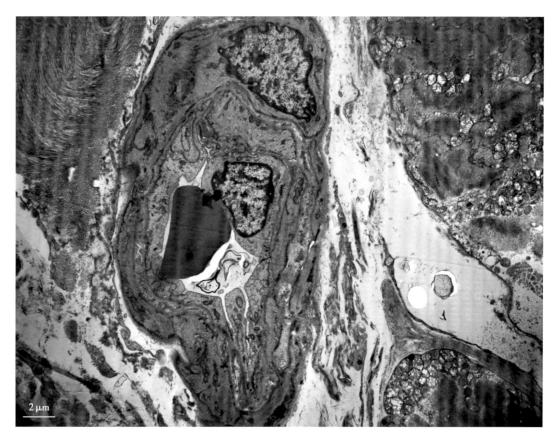

图 6-378
小血管内皮细胞胞核凸向管腔,周围间质纤维化

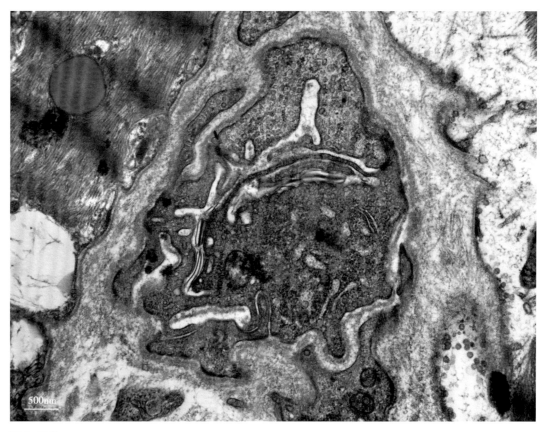

图 6-379
毛细血管内皮细胞胞质凸向管腔内,管腔狭窄。血管周较多间质成分

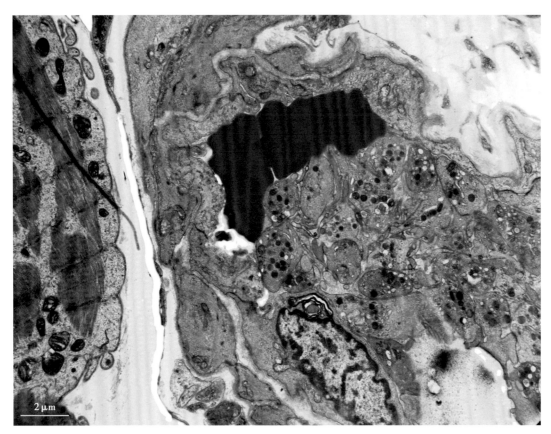

图 6-380
心肌间质的小血管,管腔被大量密集的血小板堵塞

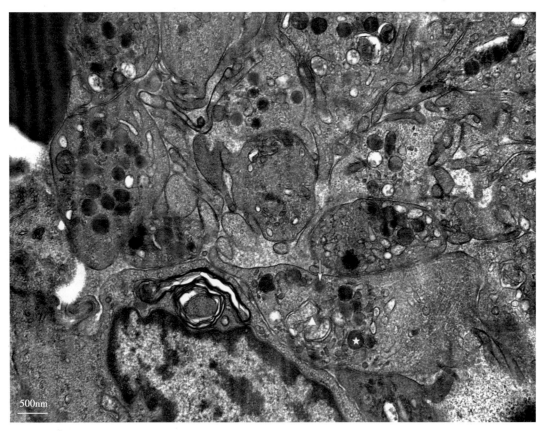

图 6-381
活化的血小板表型,形状不规则,胞质伸出伪足,末端处有释放的微颗粒。血小板胞质内结构:致密颗粒(↑)、α 颗粒(☆)、微丝、小管系统(△)

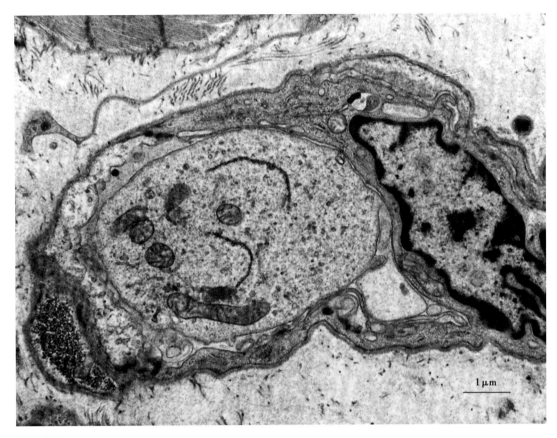

图 6-382
毛细血管内皮细胞轻度肿胀，管腔内有中性粒细胞的部分胞质

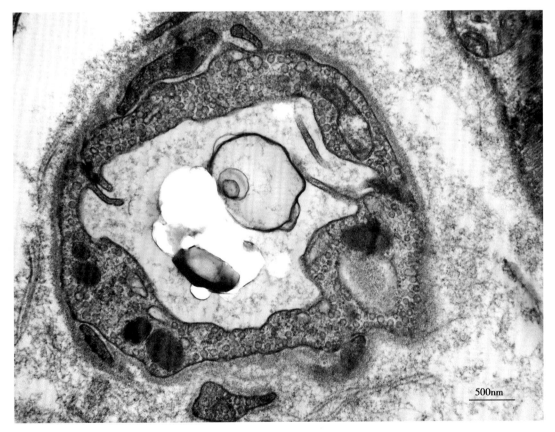

图 6-383
毛细血管腔内高密度物，不规则形

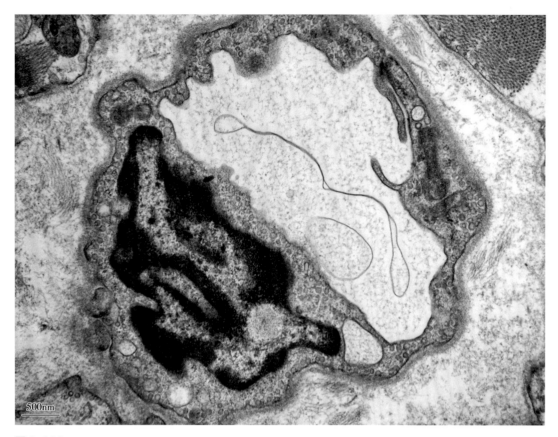

图 6-384
毛细血管腔内膜状物

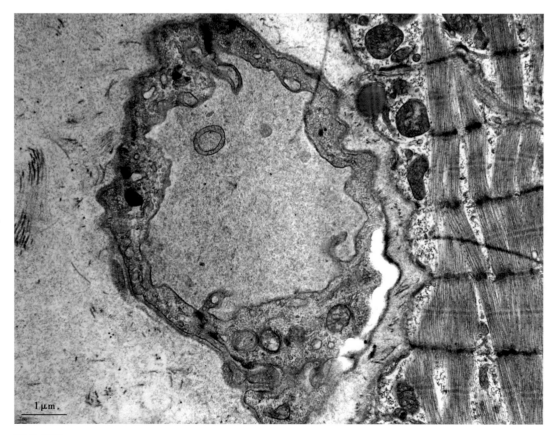

图 6-385
毛细血管腔内环形膜状物

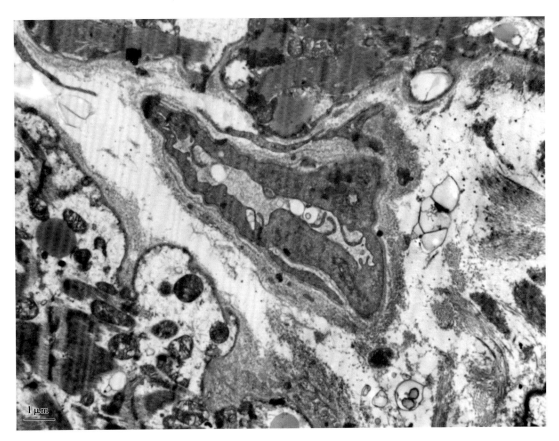

图 6-386
间质及毛细血管周纤维增生。心肌细胞细胞膜下脂滴及水肿

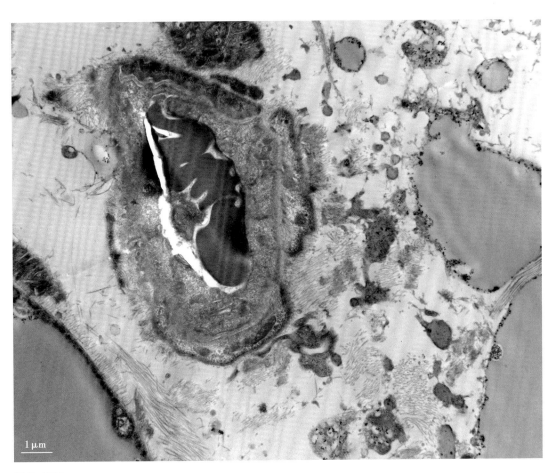

图 6-387
心肌间质内毛细血管，周围有胶原纤维及脂滴

3. 间质内其他细胞成分　透射电镜观察到ARVC/D间质中亦有其他细胞成分，如肌成纤维细胞、间质细胞、神经纤维、肥大细胞、Telocyte（TC）及退变的细胞等。TC常位于血管周，胞质多呈直线形，相互间较独立，极少有微囊泡及多泡体等（图6-388~图6-401）。

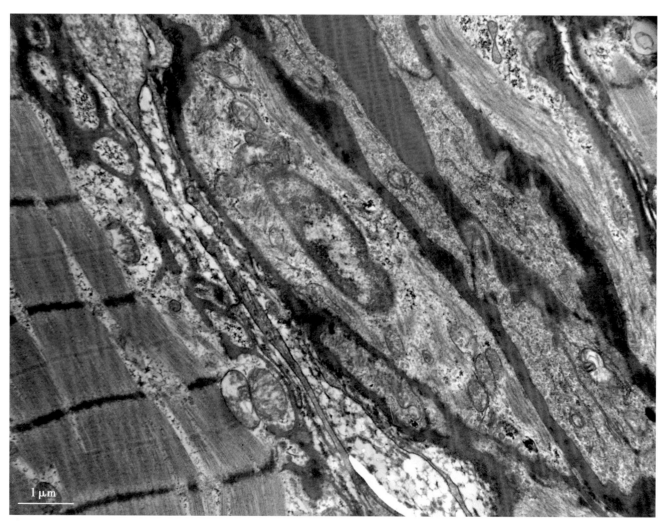

图6-388
间质内成肌纤维细胞，细胞间高电子密度物

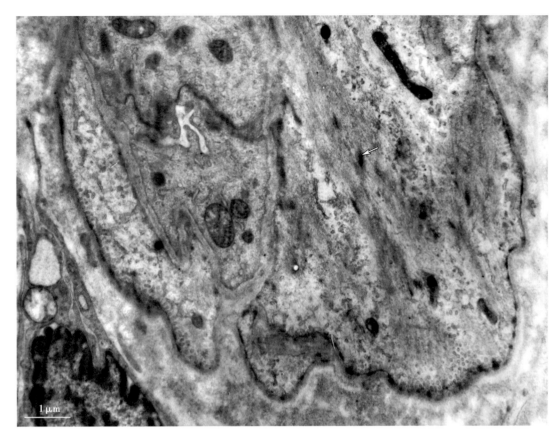

图 6-389
间质中的肌成纤维细胞,胞质内有密集成片的细肌丝、密体(↑)及丰富的粗面内质网

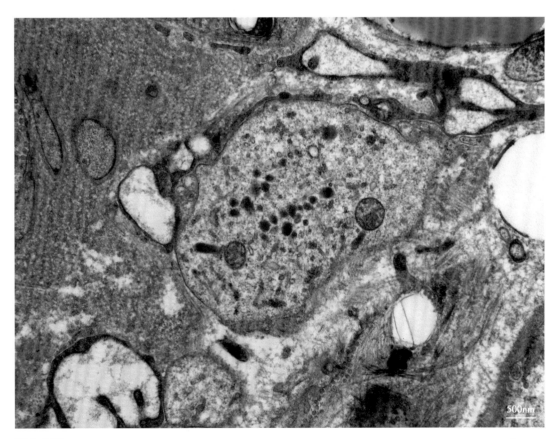

图 6-390
间质的成纤维细胞胞质,周围有大量胶原纤维

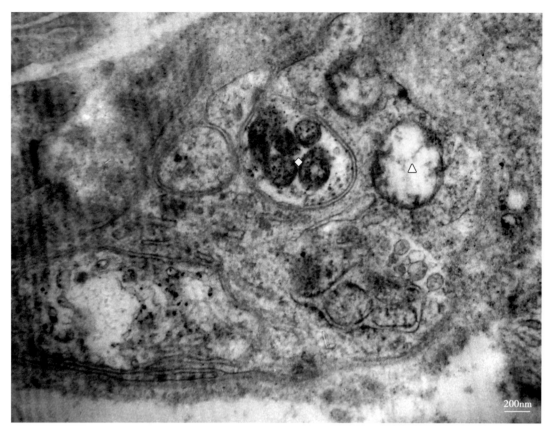

图 5-391
间质内退变的细胞，胞质内有溶酶体（◇）、变性线粒体（△）及较多的管状结构

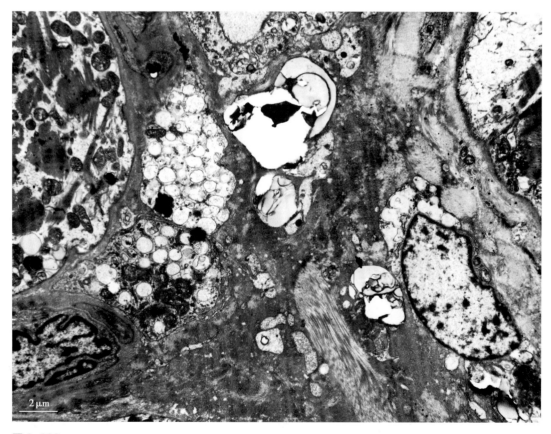

图 6-392
纤维化的间质中可见富含泡状结构的细胞，细胞体积缩小，细胞膜上未见闰盘等心肌细胞特化膜结构，细胞内充满单层膜围成的低电子密度小泡，小泡周围可见线粒体及肌浆网结构，周围纤维间质内有大的脂质空泡

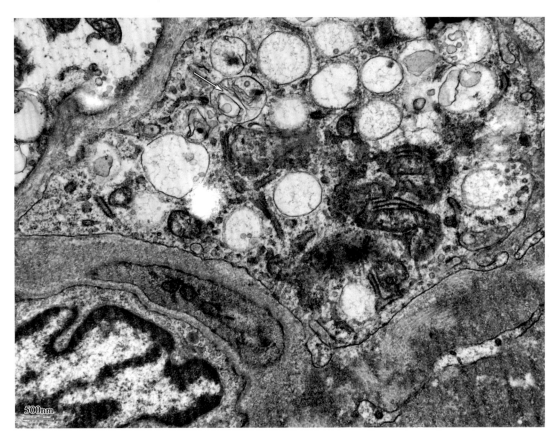

图 6-393
图 6-392 放大，幼稚并变性的细胞，膜周有多个类似 T 管的扩张小泡结构，胞质内有水肿的细胞器，自噬小体（↑）呈单层膜包裹少量肌丝，残存线粒体及肌浆网

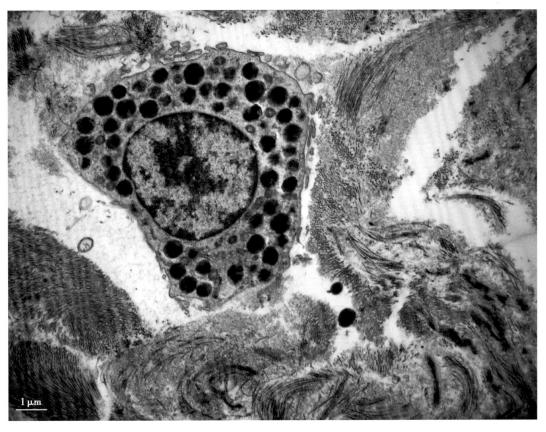

图 6-394
间质纤维化，内有肥大细胞

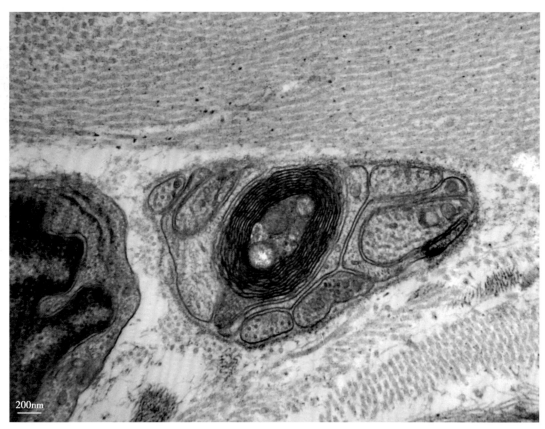

图 6-395
心肌间质的胶原纤维间有一密集的神经纤维束（神经细胞的突起），断面有呈环状的髓鞘

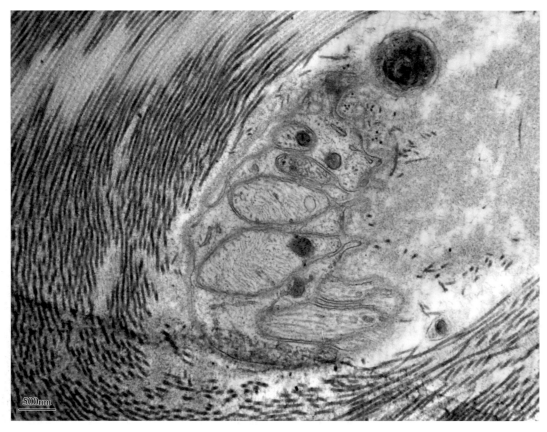

图 6-396
心肌间质间的一团雪旺细胞胞质，周围伴行胶原纤维

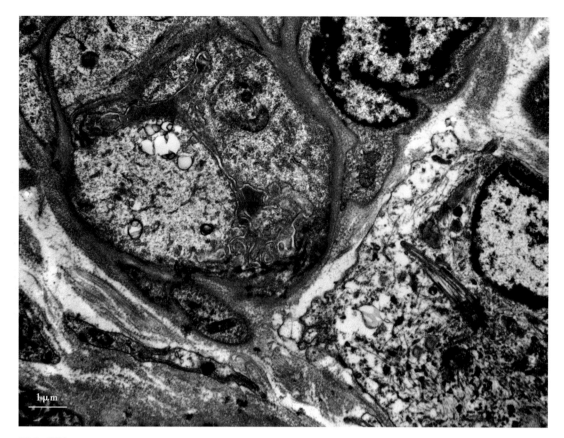

图 6-397
聚集在一起的间质内的细胞

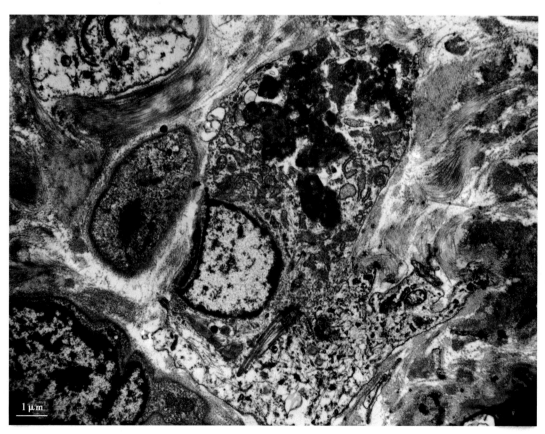

图 6-398
间质纤维化,成纤维细胞

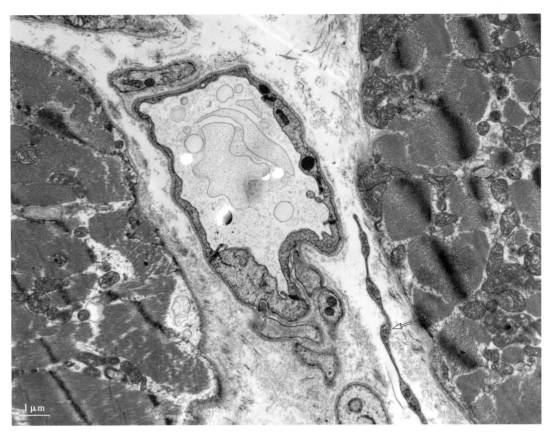

图 6-399
介于两个心肌细胞间的毛细血管，其旁见呈线形的 TC（↑）

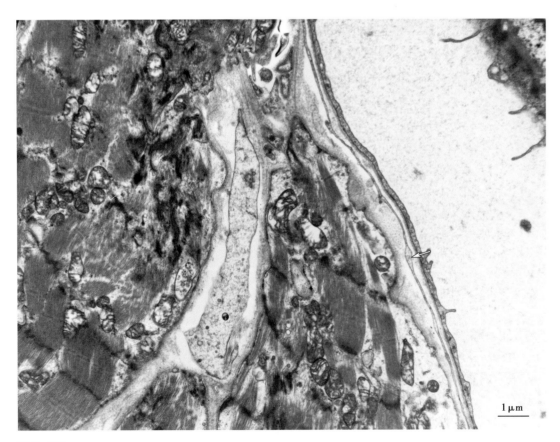

图 6-400
心肌细胞与毛细血管间的 TC（↑），胞质呈较长的线形

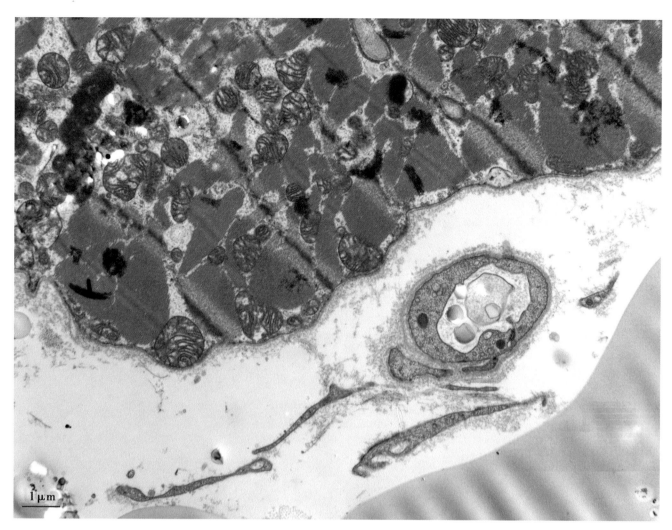

图 6-401
心肌细胞与脂滴之间有毛细血管及 TC 的胞质

4. 间质中的低密度物及泡状结构　透射电镜观察到 ARVC/D 心肌间质的间隙明显增宽，主要为均匀的基质样物及絮状物，呈低电子密度，为间质水肿表现；亦可见单层膜的大泡状结构，内有低电子密度的细颗粒状物，性质尚不明确（图 6-402~ 图 6-405）。

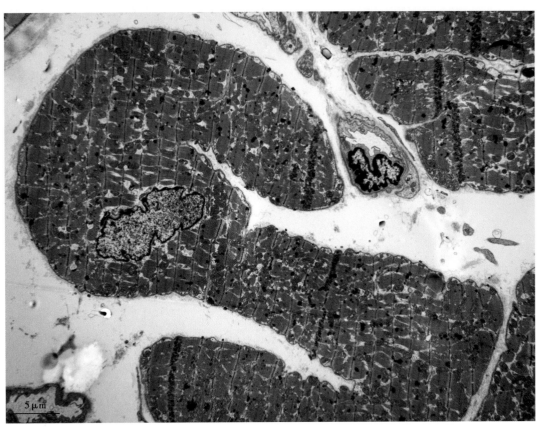

图 6-402
心肌细胞间隙增宽,内有均匀低电子密度的基质物。心肌细胞片段大小不等,一个呈"鱼钩"形,胞核偏位

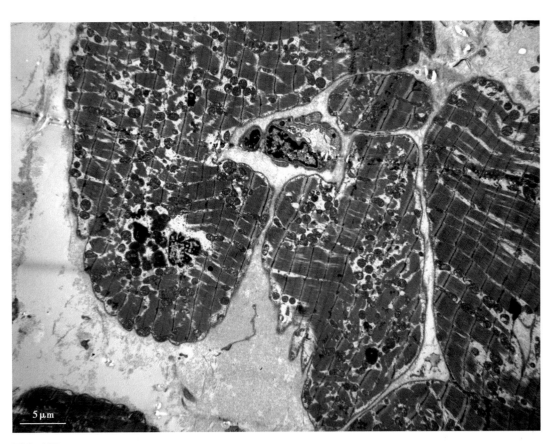

图 6-403
多个不同大小的心肌细胞片段,其中一个片段仅有 3 个肌节。间质内有低电子密度的均匀基质样物和絮状物

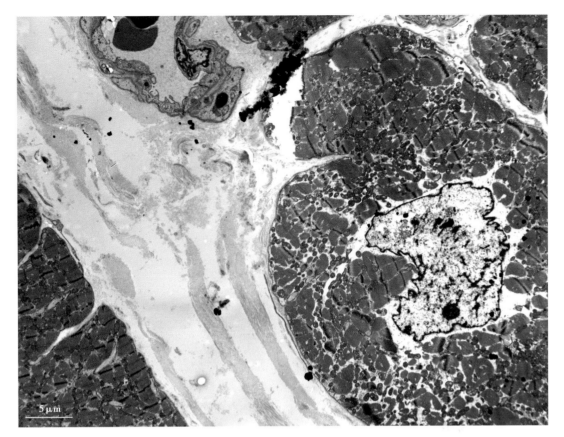

图 6-404
间质疏松增宽,细胞外水肿

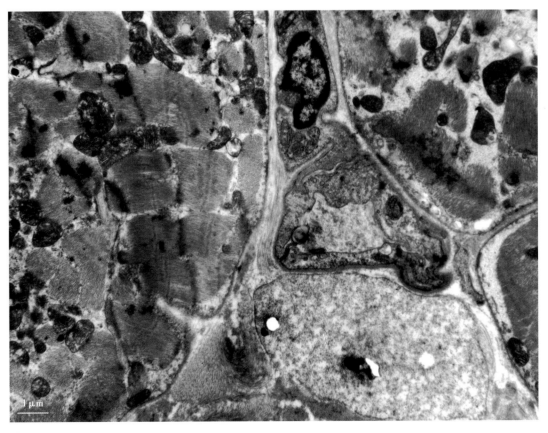

图 6-405
间质内大泡状结构,单层膜,内有低电子密度的细颗粒状物,其旁的毛细血管内皮细胞肿胀

第四节 诊断与鉴别诊断

一、诊断

ARVC/D 的病理形态学主要诊断依据：心室游离壁全层的 2/3 以上被脂肪纤维或纤维脂肪替代。然而，应该注意的是，在 ARVC/D 病程的早中期获取心肌组织进行病理检查的唯一手段是心内膜心肌活检，但是 ARVC/D 的病变多呈节段性，可能存在取材误差；活检取材多在室间隔部，而此部位并非 ARVC/D 的典型病变区域，可能存在取材漏检；对心壁内病理性纤维脂肪的浸润与生理性正常存在的少量脂肪需进行鉴别，若取材较少可因抽样误差而影响准确判断。

ARVC/D 的临床诊断标准包括心功能、心电图和家族史。符合 2 个主要标准或 1 个主要标准及 2 个次要标准者可确诊。

主要标准：①右心室严重扩张，右心室射血分数下降，左心室未累及（或轻度累及）；②局限性右心室室壁瘤；③右心室严重节段性扩张。

次要标准：①右心室轻度扩张，右心室射血分数轻度下降，左心室正常；②右心室轻度节段性扩张；③右心室节段性收缩减弱。

二、鉴别诊断

ARVC/D 的组织形态学基础是脂肪纤维/纤维脂肪组织替代心肌，尤以右心室壁组织结构异常和功能改变为显著，临床表现为心脏的自律性和传导性改变、严重心律失常、心肌收缩功能减退、心腔扩张、心壁变薄等。病程进展过程一般在发生完全性右束支传导阻滞后（窦性情况下）4~8 年出现右心衰竭；当左心室也受累时，易被误诊为扩张型心肌病（DCM），因此晚期病例需与 DCM 相鉴别。

（一）扩张型心肌病

ARVC/D 双心室受累时，临床表现类似 DCM，因此二者的鉴别诊断具有一定困难，主要鉴别点为：① ARVC/D 病程的早期阶段即表现有较严重的心电紊乱；②晚期心力衰竭阶段，由于 ARVC/D 左、右心室均受累，临床症状更为严重，疾病进展更加迅速。

(二) Uhl 畸形

Uhl 畸形与 ARVC/D 的临床表现相似，因此临床对 Uhl 畸形和 ARVC/D 的鉴别诊断较难，然而二者具有不同的组织形态学基础。Uhl 畸形最早报道于 1952 年，婴幼儿多见，为右心室壁心肌层完全缺失的发育畸形，仅有心外膜和心内膜两层结构，心壁内无心肌细胞。而 ARVC/D 多发生于成年人，右心室具有心室壁的三层结构，只是心肌层被脂肪纤维或纤维脂肪组织不同程度甚至是完全替代。另外，Uhl 畸形可有家族史，很少出现心律失常，可与 ARVC/D 鉴别。

参考文献

1. Castaños Gutiérrez SL, Kamel IR, Zimmerman SL.Current concepts on diagnosis and prognosis of arrhythmogenic right ventricular cardiomyopathy/dysplasia.Journal of Thoracic Imaging,2016,31(6):324-325.

2. Azaouagh A, Churzidse S, Konorza T, et al.Arrhythmogenic right ventricular cardiomyopathy/dysplasia:a review and update.Clinical Research in Cardiology,2011,100(5):383-394.

3. Hulot J, Jouven X, Empana JP, et al.Natural history and risk stratification of arrhythmogenic right ventricular dysplasia/cardiomyopathy.Circulation,2004,110(14):1879-1884.

4. Mckenna WJ, Thiene G, Nava A, et al.Diagnosis of arrhythmogenic right ventricular dysplasia/cardiomyopathy.Task force of the working group myocardial and pericardial disease of the European society of cardiology and of the scientific council on cardiomyopathies of the international society //S Putzel.Virginia Woolf and the theater.New Jersey:Fairleigh Dickinson University Press,1994：249-260.

5. Alcalde M, Campuzano O, Sarquella-Brugada G, et al.Clinical interpretation of genetic variants in arrhythmogenic right ventricular cardiomyopathy.Clinical Research in Cardiology,2015,104(4):288-303.

6. Chauhan A, More RS.Arrhythmogenic right ventricular dysplasia.Current Opinion in Cardiology,1996,56(2):107-112.

7. Dalal D, Molin LH, Piccini J, et al.Clinical features of arrhythmogenic right ventricular dysplasia/cardiomyopathy associated with mutations in plakophilin-2.Circulation,2006,113(13):1641-1649.

8. Basso C, Thiene G, Corrado D, et al.Arrhythmogenic right ventricular cardiomyopathy.Dysplasia, dystrophy, or myocarditis？ Circulation,1996,94(5):983-991.

9. Marcus FI, Fontaine GH, Guiraudon G, et al.Right ventricular dysplasia:a report of 24 adult cases.Annals of Noninvasive Electrocardiology,1983,4(1):97-111.

10. Posch MG, Posch MJ, Perrot A, et al.Variations in DSG2：V56M, V158G and V920G are not pathogenic for arrhythmogenic right ventricular dysplasia/cardiomyopathy.Nature clinical practice Cardiovascular medicine,2008,5(12):E1.

11. Akdis D, Medeirosdomingo A, Gaertnerrommel A, et al.Myocardial expression profiles of candidate molecules in arrhythmogenic right ventricular cardiomyopathy/dysplasia compared to dilated cardiomyopathy and healthy controls.Heart Rhythm,2016,13(3):731-741.

12. Peters S.Right ventricular cardiomyopathy:diffuse dilatation,focal dysplasia or biventricular disease. International Journal of Cardiology,1997,62(1):63.

13. Pinamonti B1,Sinagra G,Salvi A,et al.Left ventricular involvement in right ventricular dysplasia.Am Heart J,1992,123(3):711-724.

14. Thiene G,Basso C,Calabrese F,et al.Pathology and pathogenesis of arrhythmogenic right ventricular cardiomyopathy.Herz,2000,25(3):210.

15. 孙洋,赵红.致心律失常性心肌病受体心脏病理形态学及超微结构.临床与病理杂志,2017,(8):1587-1592.

16. Roncali L,Nico B,Locuratolo N,et al.Right ventricular dysplasia:an ultrastructural study.Eur Heart J, 1989,10(Suppl D):97-99.

17. Inciardi R M,Maresi E,Coppola G,et al.Anatomical features and clinical correlations in caucasian patients with definite arrhythmogenic right ventricular dysplasia/cardiomyopathy.Minerva Cardioangiologica,2014, 62(5):369.

18. Tavora F,Zhang M,Franco M,et al.Distribution of biventricular disease in arrhythmogenic cardiomyopathy:an autopsy study.Human Pathology,2012,43(4):592.

19. Wu YW,Tadamura E,Kanao S,et al.Structural and functional assessment of arrhythmogenic right ventricular dysplasia/cardiomyopathy by multi-slice computed tomography:comparison with cardiovascular magnetic resonance.International Journal of Cardiology,2007,115(3):118-121.

20. Vaikhanskaya T,Sivitskaya LN,Danilenko NG,et al.Phenotype-genotype correlation of Lamin(LMNA A/C)associated dilated cardiomyopathy.Esc Congress.2015.

21. Basso C,Corrado D,Marcus FI,et al.Arrhythmogenic right ventricular cardiomyopathy.Lancet,2009,373 (9671):1289-300.

22. Guiraudon CM.Histological diagnosis of right ventricular dysplasia:a role for electron microscopy？ Eur Heart J,1989,10(Suppl D):95-96.

23. Sacks JH,Mahle WT,Abramowsky CR,et al.Fibrofatty changes in failed pediatric cardiac allografts. Pediatric & Developmental Pathology the Official Journal of the Society for Pediatric Pathology & the Paediatric Pathology Society,2011,14(3):194.

24. Campuzano O,Alcalde M,Iglesias A,et al.Arrhythmogenic right ventricular cardiomyopathy:severe structural alterations are associated with inflammation.Journal of Clinical Pathology,2012,65(12):1077-1083.

25. Calabrese F,Basso C,Carturan E,et al.Arrhythmogenic right ventricular cardiomyopathy/dysplasia:is there a role for viruses.Cardiovasc Pathol,2006,15(1):11-17.

26. Mitrofanova LB,Beshchuk OV,Eiu N.The diagnostics of arrhythmogenic right ventricular dysplasia by an endomiocardial biopsy and the role of viruses in the pathogenesis of disease.Arkh Patol,2011,73(5):27-30.

27. Masani F,Aizawa Y,Izumi T,et al.An ultrastructural study on arrhythmogenic right ventricular dysplasia with special reference to lipid droplets.Heart Vessels Suppl,1990,5:55-58.

28. Basso C,Czarnowska E,Barbera MD,et al.Ultrastructural evidence of intercalated disc remodelling in arrhythmogenic right ventricular cardiomyopathy:an electron microscopy investigation on endomyocardial biopsies.European Heart Journal,2006,27(15):1847.

29. Kant S,Krull P,Eisner S,et al.Histological and ultrastructural abnormalities in murine desmoglein

2-mutant hearts.Cell & Tissue Research,2012,348(2):249.

30. Masani F,Aizawa Y,Izumi T,et al.An ultrastructural study on arrhythmogenic right ventricular dysplasia with special reference to lipid droplets.Heart & Vessels Supplement,1990,5:55.

31. Li J,Swope D,Raess N,et al.Cardiac tissue-restricted deletion of plakoglobin results in progressive cardiomyopathy and activation of beta-catenin signaling.Molecular & Cellular Biology,2011,31(6):1134-1144.

32. Seidensticker MJ,Behrens J.Biochemical interactions in the wnt pathway.Biochim Biophys Acta,2000,1495(2):168-182.

33. Ross SE,Hemati N,Longo KA,et al.Inhibition of adipogenesis by Wnt signaling.Science,2000,289(5481):950-953.

34. Garcia-Gras E,Lombardi R,Giocondo MJ,et al.Suppression of canonical Wnt/beta-catenin signaling by nuclear plakoglobin recapitulates phenotype of arrhythmogenic right ventricular cardiomyopathy.J Clin Invest,2006,16(7):2012-2021.

35. Paylor B,Fernandes J,Mcmanus B,et al.Tissue-resident Sca1+ PDGFRα+ mesenchymal progenitors are the cellular source of fibrofatty infiltration in arrhythmogenic cardiomyopathy.F1000research,2013,2:141.

36. Samanta R,Pouliopoulos J,Thiagalingam A,et al.Role of adipose tissue in the pathogenesis of cardiac arrhythmias.Heart Rhythm,2016,13(1):311.

37. Jr Farese Rv,TC Walther.Lipid droplets finally get a little R-E-S-P-E-C-T.Cell,2009,139(5):855.

38. Cheng J,Fujita A,Ohsaki Y,et al.Quantitative electron microscopy shows uniform incorporation of triglycerides into existing lipid droplets.Histochemistry & Cell Biology,2009,132(3):281.

39. Murphy DJ.The biogenesis and functions of lipid bodies in animals,plants and microorganisms.Progress in Lipid Research,2001,40(5):325.

40. Shaw CS,Jones DA,Wagenmakers AJM.Network distribution of mitochondria and lipid droplets in human muscle fibres.Histochemistry & Cell Biology,2008,129(1):65-72.

41. Fujita S,Terasaki F,Otsuka K,et al.Markedly increased intracellular lipid droplets and disruption of intercellular junctions in biopsied myocardium from a patient with arrhythmogenic right ventricular cardiomyopathy.Heart Vessels,2008,23(6):440-444.

42. Murphy S,Martin SParton RG.Lipid droplet-organelle interactions:sharing the fats.Biochimica et Biophysica Acta(BBA) - Molecular and Cell Biology of Lipids,2009,1791(6):441-447.

43. Martin S,Parton R G.Lipid droplets:a unified view of a dynamic organelle.Nature Reviews Molecular Cell Biology,2006,7(5):373.

44. Bloch RJ,Capetanaki Y,O'Neill A,et al.Costameres:repeating structures at the sarcolemma of skeletal muscle.Clin Orthop Relat Res,2002,(403 Suppl):S203-210.

45. Blankenship DC,George Hug M,Gregory Balko M,et al.Hemodynamic and myocyte mitochondrial ultrastructural abnormalities in arrhythmogenic right ventricular dysplasia.American Heart Journal,1993,126(4):989-995.

46. Romero J,Mejialopez E,Manrique C,et al.Arrhythmogenic Right Ventricular Cardiomyopathy(ARVC/D):A Systematic Literature Review.Clinical Medicine Insights Cardiology,2013,7(7):97-114.

47. Asimaki A,Tandri HH,Halushka M,et al.Arrhythmogenic right ventricular cardiomyopathy.New England Journal of Medicine,2009,360(26):2785-2786.

48. d'Amati G1, di Gioia CR, Giordano C, et al.Myocyte transdifferentiation: a possible pathogenetic mechanism for arrhythmogenic right ventricular cardiomyopathy.Arch Pathol Lab Med, 2000, 124(2): 287-290.

49. Kazama T, Fujie M, Endo T, et al.Mature adipocyte-derived dedifferentiated fat cells can transdifferentiate into skeletal myocytes in vitro.Biochemical & Biophysical Research Communications, 2008, 377(3): 780.

50. Hu E, Tontonoz P, Spiegelman BM.Transdifferentiation of myoblasts by the adipogenic transcription factors PPAR gamma and C/EBP alpha.Proc Natl Acad Sci U S A, 1995, 92(21): 9856-9860.

51. Lombardi R, Dong J, Rodriguez G, et al.Genetic fate mapping identifies second heart field progenitor cells as a source of adipocytes in arrhythmogenic right ventricular cardiomyopathy.Circ Res, 2009, 104(9): 1076-1084.

52. Lombardi R, Da CHM, Bell A, et al.Nuclear plakoglobin is essential for differentiation of cardiac progenitor cells to adipocytes in arrhythmogenic right ventricular cardiomyopathy.Circulation Research, 2011, 109(12): 1342-1353.

53. Asimaki A, Kleber AG, Saffitz JE.Pathogenesis of Arrhythmogenic Cardiomyopathy.Canadian Journal of Cardiology, 2015, 31(11): 1313-1324.

54. Dalla-Volta S.Right Ventricular Arrhythmogenic Cardiomyopathy: The Clinical Point of View//G Baroldi, F.Camerini, JF Goodwin.Advances in Cardiomyopathies.Heidelberg: Springer, 1990.

55. Christensen AH, Benn M, Tybjaerg-Hansen A, et al.Missense variants in plakophilin-2 in arrhythmogenic right ventricular cardiomyopathy patients—disease-causing or innocent bystanders？Cardiology, 2010, 115(2): 148-154.

56. Callis TE, Jensen BC, Weck KE, et al.Evolving molecular diagnostics for familial cardiomyopathies: at the heart of it all.Expert Rev Mol Diagn, 2010, 10(3): 329-351.

57. Calore M, Lorenzon A, Bortoli MD, et al.Arrhythmogenic cardiomyopathy: a disease of intercalated discs. Cell & Tissue Research, 2015, 360(3): 491-500.

58. Basso C, Czarnowska E, Della Barbera M, et al.Ultrastructural evidence of intercalated disc remodelling in arrhythmogenic right ventricular cardiomyopathy: an electron microscopy investigation on endomyocardial biopsies.Eur Heart J, 2006, 27(15): 1847-1854.

59. Bauce B, Nava A, Beffagna G, et al.Multiple mutations in desmosomal proteins encoding genes in arrhythmogenic right ventricular cardiomyopathy/dysplasia.Heart rhythm, 2010, 7(1): 22-29.

60. Bagnall RD, Das KJ, Duflou J, et al.Exome analysis-based molecular autopsy in cases of sudden unexplained death in the young.Heart Rhythm, 2014, 11(4): 655-662.

61. Fressart V, Duthoit G, Donal E, et al.Desmosomal gene analysis in arrhythmogenic right ventricular dysplasia/cardiomyopathy: spectrum of mutations and clinical impact in practice.Europace: European pacing, arrhythmias, and cardiac electrophysiology: journal of the working groups on cardiac pacing, arrhythmias, and cardiac cellular electrophysiology of the European Society of Cardiology, 2010, 12(6): 861-868.

62. Syrris P, Ward D, Asimaki A, et al.Clinical expression of plakophilin-2 mutations in familial arrhythmogenic right ventricular cardiomyopathy.Circulation, 2006, 113(3): 356-364.

63. Syrris P, Ward D, Asimaki A, et al.Desmoglein-2 mutations in arrhythmogenic right ventricular cardiomyopathy: a genotype-phenotype characterization of familial disease.Eur Heart J, 2007, 28(5): 581-588.

64. Bauce B, Basso C, Rampazzo A, et al.Clinical profile of four families with arrhythmogenic right ventricular

cardiomyopathy caused by dominant desmoplakin mutations.Eur Heart J,2005,26(16):1666-1675.

65. Norman M,Simpson M,Mogensen J,et al.Novel mutation in desmoplakin causes arrhythmogenic left ventricular cardiomyopathy.Circulation,2005,2;112(5):636-642.

66. James CA,Bhonsale A,Tichnell C,et al.Exercise increases age-related penetrance and arrhythmic risk in arrhythmogenic right ventricular dysplasia/cardiomyopathy associated sesmosomal mutation carriers. Journal of the American College of Cardiology,2013,62(14):1290-1297.

67. Rigato I,Bauce B,Rampazzo A,et al.Compound and digenic heterozygosity predicts lifetime arrhythmic outcome and sudden cardiac death in desmosomal gene-related arrhythmogenic right ventricular cardiomyopathy.Circulation Cardiovascular Genetics,2013,6(6):533.

68. Turkowski KL,Tester DJ,Bos JM,et al.Whole exome sequencing with genomic triangulation implicates CDH2-encoded N-cadherin as a novel pathogenic substrate for arrhythmogenic cardiomyopathy.Congenital Heart Disease,2017,12(2):226-235.

69. Zhang M,Tavora F,Li L,et al.Arrhythmogenic right ventricular cardiomyopathy:Reassessing the link with the desmosome.Pathology,2012,44(7):596.

70. Munkholm J,Christensen AH,Svendsen JH,et al.Usefulness of immunostaining for plakoglobin as a diagnostic marker of arrhythmogenic right ventricular cardiomyopathy.American Journal of Cardiology, 2012,109(2):272.

71. Teekakirikul P,Kelly MA,Rehm HL,et al.Inherited cardiomyopathies molecular genetics and clinical genetic testing in the postgenomic era.J Mol Diagn,2013,15(2):158-170.

72. Taylor M,Graw S,Sinagra G,et al.Genetic variation in titin in arrhythmogenic right ventricular cardiomyopathy-overlap syndromes.Circulation,2011,124(8):876.

73. Notari M,Hu Y,Sutendra G,et al.iASPP,a previously unidentified regulator of desmosomes,prevents arrhythmogenic right ventricular cardiomyopathy(ARVC)-induced sudden death.Proc Natl Acad Sci USA, 2015,112(9):E973-981.

74. Sen-Chowdhry S,Syrris P,McKenna WJ.Genetics of right ventricular cardiomyopathy.J Cardiovasc Electrophysiol,2005,16(8):927-935.

75. Jacoby D,McKenna WJ.Genetics of inherited cardiomyopathy.Eur Heart J,2012,33(3):296-304.

76. Jj VDS,Pa VDZ,van Tintelen JP,et al.Clinical and genetic characterization of patients with arrhythmogenic right ventricular dysplasia/cardiomyopathy caused by a plakophilin-2 splice mutation.Cardiology,2012, 123(3):181.

77. Kapplinger JD,Landstrom AP,Salisbury BA,et al.Distinguishing arrhythmogenic right ventricular cardiomyopathy/dysplasia-associated mutations from background genetic noise.Journal of the American College of Cardiology,2011,57(23):2317.

78. Pilichou K,Nava A,Basso C,et al.Mutations in desmoglein-2 gene are associated with arrhythmogenic right ventricular cardiomyopathy.Circulation,2006,113(9):1171-1179.

79. Syrris P,Ward D,Evans A,et al.Arrhythmogenic right ventricular dysplasia/cardiomyopathy associated with mutations in the desmosomal gene desmocollin-2.Am J Hum Genet,2006,79(5):978-984.

80. Rampazzo A,Nava A,Malacrida S,et al.Mutation in human desmoplakin domain binding to plakoglobin causes a dominant form of arrhythmogenic right ventricular cardiomyopathy.Am J Hum Genet,2002,71(5):

1200-1206.

81. Gerull B, Heuser A, Wichter T, et al. Mutations in the desmosomal protein plakophilin-2 are common in arrhythmogenic right ventricular cardiomyopathy. Nature Genetics, 2004, 36(11):1162.

82. Krusche CA, Holthöfer B, Hofe V, et al. Desmoglein 2 mutant mice develop cardiac fibrosis and dilation. Basic Research in Cardiology, 2011, 106(4):617-633.

83. Li D, Liu Y, Maruyama M, et al. Restrictive loss of plakoglobin in cardiomyocytes leads to arrhythmogenic cardiomyopathy. Human Molecular Genetics, 2011, 20(23):4582-4596.

84. Pilichou K, Nava A, Basso C, et al. Mutations in desmoglein-2 gene are associated with arrhythmogenic right ventricular cardiomyopathy. Circulation, 2006, 113(9):1171-1179.

85. Remme C A, Bezzina C R. Cardiac desmosomal (dys)function and myocyte viability. Cell Cycle, 2010, 9(7):1246-1252.

86. Rampazzo A, Nava A, Malacrida S, et al. Mutation in Human Desmoplakin Domain Binding to Plakoglobin Causes a Dominant Form of Arrhythmogenic Right Ventricular Cardiomyopathy. American Journal of Human Genetics, 2002, 71(5):1200-1206.

87. Sepehrkhouy S, Gho JM, Van ER, et al. Distinct fibrosis pattern in desmosomal and phospholamban mutation carriers in hereditary cardiomyopathies. Heart Rhythm the Official Journal of the Heart Rhythm Society, 2017, 14(7):1024-1032.

88. Torsten BRJP, Peter HN, Raffaela M. Mutated desmoglein-2 proteins are incorporated into desmosomes and exhibit dominant-negative effects in arrhythmogenic right ventricular cardiomyopathy. Human mutation, 2013, 34(5):697-705.

89. McKoy G, Protonotarios N, Crosby A, et al. Identification of a deletion in plakoglobin in arrhythmogenic right ventricular cardiomyopathy with palmoplantar keratoderma and woolly hair (Naxos disease). Lancet, 2000, 355(9221):2119-2124.

90. Groeneweg JA, Heijden JFVD, Dooijes D, et al. Arrhythmogenic cardiomyopathy: diagnosis, genetic background, and risk management. Netherlands Heart Journal, 2014, 22(7-8):316-325.

91. Chen X, Chen L, Chen Z, et al. Remodelling of myocardial intercalated disc protein connexin 43 causes increased susceptibility to malignant arrhythmias in ARVC/D patients. Forensic Science International, 2017, 275:14.

92. Agullopascual E, Cerrone M, Delmar M. Arrhythmogenic cardiomyopathy and Brugada syndrome: diseases of the connexome. Febs Letters, 2014, 588(8):1322-1330.

93. Noorman M, Hakim S, Kessler E, et al. Remodeling of the cardiac sodium channel, Connexin43 and Plakoglobin at the intercalated disk in patients with arrhythmogenic cardiomyopathy. Heart Rhythm the Official Journal of the Heart Rhythm Society, 2013, 10(3):412.

94. Paul M, Wichter T, Gerss J, et al. Connexin expression patterns in arrhythmogenic right ventricular cardiomyopathy. American Journal of Cardiology, 2013, 111(10):1488-1495.

95. Tavora F, Zhang M, Cresswell N, et al. Quantitative immunohistochemistry of desmosomal proteins (plakoglobin, desmoplakin and plakophilin), Connexin-43, and N-cadherin in arrhythmogenic cardiomyopathy: an autopsy study. Open Cardiovascular Medicine Journal, 2013, 7(7):28-35.

96. Lorenzon A, Beffagna G, Bauce B, et al. Desmin mutations and arrhythmogenic right ventricular

cardiomyopathy.American Journal of Cardiology,2013,111(3):400-405.

97. Otten E1,Asimaki A,Maass A,et al.Desmin mutations as a cause of right ventricular heart failure affect the intercalated disks.Heart Rhythm,2010,7(8):1058-1064.

98. Mckoy G,Protonotarios N,Crosby A,et al.Identification of a deletion in plakoglobin in arrhythmogenic right ventricular cardiomyopathy with palmoplantar keratoderma and woolly hair (Naxos disease).Lancet,2000,355(9221):2119.

99. Heuser A,Plovie ER,Ellinor PT,et al.Mutant desmocollin-2 causes arrhythmogenic right ventricular cardiomyopathy.Am J Hum Genet,2006,79(6):1081-1088.

100. Bhonsale A,James CA,Tichnell C,et al.Risk stratification in arrhythmogenic right ventricular dysplasia/cardiomyopathy-associated desmosomal mutation carriers.Circulation Arrhythmia & Electrophysiology,2013,6(3):569-578.

101. Ma D1,Wei H,Lu J,et al.Generation of patient-specific induced pluripotent stem cell-derived cardiomyocytes as a cellular model of arrhythmogenic right ventricular cardiomyopathy.Eur Heart J,2013,34(15):1122-1133.

102. Kim C,Wong J,Wen J,et al.Studying arrhythmogenic right ventricular dysplasia with patient-specific iPSCs.Nature,2013,494(7435):105-110.

103. Lombardi R,Marian AJ.Molecular genetics and pathogenesis of arrhythmogenic right ventricular cardiomyopathy:a disease of cardiac stem cells.Pediatr Cardiol,2011,32(3):360-365.

104. Hedberg C1,Melberg A,Kuhl A,et al.Autosomal dominant myofibrillar myopathy with arrhythmogenic right ventricular cardiomyopathy 7 is caused by a DES mutation.Eur J Hum Genet,2012,20(9):984-985.

105. Calaghan SC,Le Guennec JY,White E.Cytoskeletal modulation of electrical and mechanical activity in cardiac myocytes.Prog Biophys Mol Biol,2004,84(1):29-59.

106. Brun F,Barnes CV,Sinagra G,et al.Titin and desmosomal genes in the natural history of arrhythmogenic right ventricular cardiomyopathy.J Med Genet,2014,51(10):669-676.

107. Heart Failure Society of America.Genetic evaluation of cardiomyopathy:HFSA 2010 comprehensive heart failure practice guideline.J Card Fail,2010,16(6):e1-194.

108. Ackerman MJ,Priori SG,Willems S,et al.HRS/EHRA expert consensus statement on the state of genetic testing for the channelopathies and cardiomyopathies.Heart Rhythm,2011,8(8):1308-1339.

109. Camm CF,Tichnell C,James CA,et al.Premature ventricular contraction variability in arrhythmogenic right ventricular dysplasia/cardiomyopathy.Journal of Cardiovascular Electrophysiology,2015,26(1):53-57.

110. Casset-Senon D,Babuty D,Alison D,et al.Delayed contraction area responsible for sustained ventricular tachycardia in an arrhythmogenic right ventricular cardiomyopathy:Demonstration by fourier analysis of SPECT equilibrium radionuclide angiography.Journal of Nuclear Cardiology Official Publication of the American Society of Nuclear Cardiology,2000,7(5):539-542.

111. Hyun-Seok Hwang FRN,Yi Yang,Kafa Walweel,et al.Divergent regulation of Ryr2 calcium release channels by arrhythmogenic human calmodulin missense mutants.Circ Res,2014,114(7):1114-1124.

112. Basso C,Bauce B,Corrado D,et al.Pathophysiology of arrhythmogenic cardiomyopathy.Nature Reviews Cardiology,2012,9(4):223-233.

113. Corrado D, Basso C, Thiene G, et al.Spectrum of clinicopathologic manifestations of arrhythmogenic right ventricular cardiomyopathy/dysplasia: a multicenter study.J Am Coll Cardiol,1997,30(6):1512-1520.

114. Stuurman N, Meijne AM, van der Pol AJ, et al.The nuclear matrix from cells of different origin.Evidence for a common set of matrix proteins.J Biol Chem,1990,265(10):5460-5465.

115. Boulon S, Westman BJ, Hutten S, et al.The nucleolus under stress.Mol Cell,2010,40(2):216-227.

116. Tsai RY, McKay RD.A nucleolar mechanism controlling cell proliferation in stem cells and cancer cells.Genes Dev,2002,16(23):2991-3003.

117. Jacobson MR, Pederson T.Localization of signal recognition particle RNA in the nucleolus of mammalian cells.Proc Natl Acad Sci U S A,1998,95(14):7981-7986.

118. Politz JC, Hogan EM, Pederson T.MicroRNAs with a nucleolar location.RNA,2009,15(9):1705.

119. Roselló-Lletí E, Rivera M, Cortés R, et al.Influence of heart failure on nucleolar organization and protein expression in human hearts.Biochem Biophys Res Commun,2012,418(2):222-228.

120. Neuburger M, Herget GW, Plaumann L, et al.Change in size, number and morphology of the nucleoli in human hearts as a result of hyperfunction.Pathol Res Pract,1998,194(6):385-389.

121. Tsyplenkova VG, Vorob'Ev AA.Ultrastructural and immunohistochemical characteristics of the mechanism of cardiomyocytic death in arrhythmogenic dysplasia of the right ventricle.Arkhiv Patologii,2007,69(6):3.

122. Valente M, Calabrese F, Thiene G, et al.In vivo evidence of apoptosis in arrhythmogenic right ventricular cardiomyopathy.Am J Pathol,1998,152(2):479-484.

123. Ohno S.The genetic background of arrhythmogenic right ventricular cardiomyopathy.Journal of Arrhythmia,2016,32(5):398-403.

124. Pa VDZ, van Rijsingen IA, Asimaki A, et al.Phospholamban R14del mutation in patients diagnosed with dilated cardiomyopathy or arrhythmogenic right ventricular cardiomyopathy: evidence supporting the concept of arrhythmogenic cardiomyopathy.European Journal of Heart Failure,2012,14(11):1199.

125. Xu Z, Zhu W, Wang C, et al.Genotype-phenotype relationship in patients with arrhythmogenic right ventricular cardiomyopathy caused by desmosomal gene mutations: A systematic review and meta-analysis.Scientific reports,2017,7:41387.

126. Corrado D, Link MS.Arrhythmogenic Right Ventricular Cardiomyopathy.New England Journal of Medicine,2017,376(1):61.

127. Blankenship DC, George Hug M, Gregory Balko M, et al.Hemodynamic and myocyte mitochondrial ultrastructural abnormalities in arrhythmogenic right ventricular dysplasia.American Heart Journal,1993,126(4):989-995.

128. Dokuparti MV, Pamuru PR, Thakkar B, et al.Etiopathogenesis of arrhythmogenic right ventricular cardiomyopathy.J Hum Genet,2005,50(8):375-381.

129. Sen-Chowdhry S, Prasad SK, Syrris P, et al.Cardiovascular magnetic resonance in arrhythmogenic right ventricular cardiomyopathy revisited: comparison with task force criteria and genotype.J Am Coll Cardiol,2006,48(10):2132-2140.

130. Corrado D, Basso C, Nava A, et al.Arrhythmogenic right ventricular cardiomyopathy: current diagnostic

and management strategies.Cardiol Rev,2001,9(5):259-265.

131. Cox MG,Pa VDZ,Van dWC,et al.Arrhythmogenic right ventricular dysplasia/cardiomyopathy:pathogenic desmosome mutations in index-patients predict outcome of family screening:Dutch arrhythmogenic right ventricular dysplasia/cardiomyopathy genotype-phenotype follow-up study.Circulation,2011,123(23):2690.

132. Dewilde W.A New Diagnostic Test for Arrhythmogenic Right Ventricular Cardiomyopathy —NEJM.New England Journal of Medicine,2009,360(11):1075-1084.

133. Maron BJ,Towbin JA,Thiene G,et al.Contemporary definitions and classification of the cardiomyopathies:an American heart association scientific statement from the council on clinical cardiology,heart failure and transplantation committee;quality of care and outcomes research and functional genomics and translational biology interdisciplinary working groups;and council on epidemiology and prevention.Circulation,2006,113(14):1807-1816.

134. Elliott P,Andersson B,Arbustini E,et al.Classification of the cardiomyopathies:a position statement from the european society of cardiology working group on myocardial and pericardial diseases.Eur Heart J,2008,29(2):270-276.

135. Marcus FI,Edson S,Towbin JA.Genetics of arrhythmogenic right ventricular cardiomyopathy:a practical guide for physicians.Journal of the American College of Cardiology,2013,61(19):1945-1948.

136. Marcus F,Basso C,Gear K,et al.Pitfalls in the diagnosis of arrhythmogenic right ventricular cardiomyopathy/dysplasia.American Journal of Cardiology,2010,105(7):1036-1039.

137. Yancy CW,Jessup M,Bozkurt B,et al. 2013 ACCF/AHA guideline for the management of heart failure:executive summary:a report of the American college of cardiology foundation/American heart association task force on practice guidelines.Circulation,2013,128(16):1810-1852.

138. Angelini A1,Thiene G,Boffa GM,et al.Endomyocardial biopsy in right ventricular cardiomyopathy.Int J Cardiol,1993,40(3):273-282.

139. Smith W.Guidelines for the diagnosis and management of arrhythmogenic right ventricular cardiomyopathy.Heart Lung & Circulation,2011,20(12):757.

140. Roberts JD,Veinot JP,Rutberg J,et al.Inherited cardiomyopathies mimicking arrhythmogenic right ventricular cardiomyopathy.Cardiovascular Pathology,2011,20(6):387-388.

141. Wolterbeek R,Stricker BH.Side effects of cholesterol synthesis inhibitors.Nederlands Tijdschrift Voor Geneeskunde,1993,137(19):973-972.

142. Altamirano E,Drut R.Arrhythmogenic cardiomyopathy in a patient with Noonan syndrome.Fetal & Pediatric Pathology,2010,29(3):158.

143. Kaplan SR,Gard JJ,Carvajal-Huerta L,et al.Structural and molecular pathology of the heart in Carvajal syndrome.Cardiovasc Pathol,2004,13(1):26-32.

144. UHL HS.A previously undescribed congenital malformation of the heart:almost total absence of the myocardium of the right ventricle.Bull Johns Hopkins Hosp,1952,91(3):197-209.

145. Philip S,Bharati S,Cherian KM,et al.Prenatal diagnosis of Uhl anomaly with autopsy correlation.AJP Rep,2016,6(1):e91-95.

第七章 心室肌致密化不全病理与组织形态及超微结构

第一节 定义及研究进展 / 756
　一、遗传综合征的一部分 / 757
　二、先天性代谢异常 / 757
　三、单基因疾病 / 757
　四、环境及血流动力学因素 / 758

第二节 形态学特点 / 758
　一、大体表现 / 758
　二、组织学表现 / 760

第三节　超微形态学特点 / 764

一、NVM 心壁内多种早期发育阶段的亚微成分与结构 / 764

（一）心脏胚胎发育与 NVM 心壁组织结构的形成 / 764

（二）心内膜中的未成熟细胞及间质成分 / 766

（三）心室肌壁内的原始及幼稚的间质细胞 / 772

（四）发育不成熟的心肌细胞 / 781

（五）原始幼稚的间质成分 / 817

二、线粒体形态及数量异常的表型 / 825

（一）线粒体形状异常 / 826

（二）线粒体体积异常 / 830

（三）线粒体数量增加 / 834

（四）位置异常：线粒体与肌丝束间的平行关系异常 / 836

三、心肌细胞发育不良的其他表现 / 838

（一）肌丝束成分缺失及结构异常 / 838

（二）肌丝束排列紊乱 / 848

（三）心肌细胞核的改变 / 852

（四）闰盘形态、位置异常及细胞黏附异常 / 863

四、心肌细胞凋亡和坏死 / 899

（一）心肌细胞凋亡 / 899

（二）心肌细胞变性坏死 / 902

（三）巨噬细胞吞噬现象 / 907

五、继发性改变 / 908

（一）心肌细胞收缩不良与过度收缩 / 908

（二）细胞内脂滴及脂褐素 / 910

（三）线粒体肿胀、嵴溶解 / 911

（四）间质增生及改变 / 914

第四节　诊断及鉴别诊断 / 932

一、左室致密化不全 / 932

二、鉴别诊断 / 932

（一）心肌缺血性疾病 / 932

（二）合并其他先心病 / 933

（三）线粒体肌病 / 933

（四）其他遗传性疾病 / 933

（五）其他类型原发性心肌病 / 934

第七章

心室肌致密化不全病理组织形态与超微结构

第一节 定义及研究进展

心室肌致密化不全（non-compaction of ventricular myocardium，NVM）是一种遗传性心肌病，以心室收缩和舒张功能不全、进行性加重的心力衰竭为主要临床表现；以心室内壁呈大量小梁状残存结构，伴或不伴致密层心肌减薄为主要病理学改变，病变均累及左心室，亦可同时累及右心室。该病首次报道于 1926 年，又称"海绵状心肌"或"左室致密化不全"。

NVM 多为散发，亦有家系发病报道。儿童孤立性 NVM 的检出率约为 0.014%，是儿童心肌病的第三种常见类型。目前尚不清楚 NVM 成年人群的患病率。运动员检出率较普通人群高。Caselli 等对 2501 例运动员进行三维超声心动图（three dimensional echocardiography）和心脏核磁成像（magnetic resonance imaging，MRI）检查，其中 36 例（1.4%）左心室腔内呈大量突出的肌小梁，3 例心功能受影响（射血分数 <50%）。

2006 年，美国心脏协会（American Heart Association，AHA）将 NVM 分类为遗传性心肌病，依据是 NVM 存在肌节编码基因、肌营养不良蛋白 DTNA 基因、钙处理基因、Nkx2.5 及导致线粒体功能受损的基因突变等。NVM 病因学复杂，有研究认为 NVM 的发生与胚胎发育第二个月时心肌致密化过程停止有关，但 NVM 的一些形态学特征不同于胚胎心脏；亦有研究认为 NVM 是基因异常所致，但突变基因检出率仅 30%~40%，涉及基因缺陷的种类较多，可重复性低，并且胚胎期心室腔血压及血流动力学改变亦可引起心肌致密化不全的表现，因此基因突变仅是 NVM 的病因之一。NVM 的遗传方式多样，有 X 染色体遗传、常染色体显性遗传或线粒体遗传模式（儿童多见）。

目前，NVM 病因大致分为以下 4 类：遗传综合征的一部分、先天性代谢异常（inborn error of metabolism，IEM）、单基因改变、环境及血流动力学因素。

一、遗传综合征的一部分

NVM 遗传学病因多样，如多种染色体异常遗传病可合并出现 NVM，包括 Turner 综合征、18-三体、13-三体等；多种遗传性神经肌肉病可合并出现 NVM，包括 Becker 肌营养不良、Duchenne 肌营养不良、肢带型肌营养不良、Multiminicore 病等；与拷贝数变异相关的综合征亦可合并出现 NVM，如 1p36 缺失、软腭-心-面综合征等。NVM 可与遗传性结缔组织病 Marfan 综合征合并出现。其他许多综合征也可合并出现 NVM，如 Sotos 综合征、Noonan 综合征、Leopard 综合征、德朗热综合征（Cornelia De Lange syndrome）、Roifman 综合征、无色性色素失调症（hypomelanosis of ito）、指甲髌骨综合征（nail patella syndrome）等。染色体畸形亦与 NVM 相关，如 8p23.1 缺失、4q31→qter 区域三体、1q43→1qter 区域单体、1q43 缺失、5q 末端缺失等。复杂的遗传背景使 NVM 的遗传学研究更加复杂，Sasse-Klaassen 等通过遗传共分离研究将一个 NVM 家系中的致病基因定位于染色体 11p15 上，推测该区域具有常染色体显性遗传位点，但是 NVM 与众多疾病的并存现象依然无法解释。

二、先天性代谢异常

很多代谢性疾病可出现 NVM，已报道的有糖原贮积症 I b 型、丙二酰辅酶 A 脱羧酶缺乏症（malonyl coenzyme A decarboxylase deficiency）、氰钴胺素 C 缺乏（cobalamin C deficiency）、线粒体疾病等。代谢性疾病引起 NVM 的原因尚不清楚。

三、单基因疾病

与 NVM 相关的单基因异常较多，发现的第一个基因为 G4.5 编码 tafazzin 蛋白，位于 Xq28 染色体区域中，主要在骨骼肌和心肌中表达。tafazzin 蛋白在线粒体中行使功能，该基因异常可引起全身性肌肉疾病，包括 Emery-Dreifuss 肌肉萎缩症、肌管性肌病和 Barth 综合征。另外，有研究（108 例 NVM）显示，基因异常的检出率分别为 *MPS*（24%）、*MYH7*（13.6%）、*MYBPC3*（4.0%）、*TNNI3*（2.0%）、*VCL*（2.8%）、*TAZ*（1.1%）和 *TNNT2*（1.0%）。其他突变基因还有 α-dystrobrevin（*DTNA*）、LIM 结构域结合蛋白 3（*ZASP/LDP3*）、核纤层蛋白 A/C（*LMNA*）以及钠通道 α-亚基基因（*SCN5A*）等。

四、环境及血流动力学因素

心脏对压力负载增大的应答表现为增生或肥大。在胎儿期，胎心对压力变化的应答反应表现为致密心肌比例的增加或减少，特征是对压力负荷的增加产生增生性应答。David H.Maciver 等使用数学模型证明，血流动力学因素会加重发育不良的致密层心壁减薄。心肌缺血或压力过载可能与小梁层的增厚有关。

NVM 的临床常见症状为左或右心室或双心室心力衰竭、心律失常及血栓形成（21%~24%），可同时有左心室肥厚、心室扩张或舒张受限。该病预后较差，主要死因为顽固性心力衰竭和致死性心律失常。RyR2 突变可能为致心律失常的原因之一。超声心动图的典型表现为受累心腔呈网状结构，杂乱粗大的小梁和小梁间纵横交错的隐窝间隙，间隙内血流信号与心室腔相通，收缩期末心壁的小梁层与致密层厚度比 >2.0；可伴有室壁受累节段运动减弱。治疗策略主要为置入埋藏式自动心脏复律除颤器以降低致死（残）率，口服抗凝药以减少血栓栓塞，目前唯一有效的治疗手段是心脏移植。

病理形态学主要诊断依据：左心室腔的内壁呈众多粗大的肌小梁和深陷的肌隐窝，心室壁小梁层与致密层的厚度比值 ≥ 2.0。

第二节　形态学特点

NVM 可独立存在，亦可与其他心脏畸形并存，如 Ebstein 畸形、主动脉瓣单叶畸形、二叶化畸形、主动脉缩窄、主动脉发育不全伴瓣下狭窄、法洛四联症、右心室双出口等。

一、大体表现

NVM 多累及左心室，典型部位在左室心尖部及前壁和侧壁的中下部，偶见右心室或双心室受累；心室腔缩小，心室腔内壁的小梁层高度增厚，呈异常粗大的肌小梁及交错深陷的小梁间隐窝表型，小梁层与致密层厚度比值 >2.0；隐窝内常伴血栓形成；亦可出现致密层和小梁层层叠相间结构；若合并左心室扩张或肥大，可有心腔扩张等表现。

NVM 与其他类型的"心肌窦状隙持续状态（persisting sinusoids）"不同，后者多见于先天性心脏病，如肺动脉闭锁及其变异型，心室壁外层缺乏致密层，心腔与心外膜循环相通。而 NVM 心室壁外层为致密层心肌，心腔与心外膜循环不相通（图 7-1~图 7-3）。

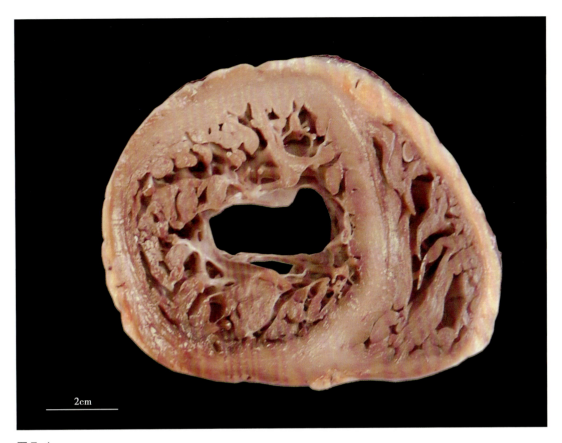

图 7-1
NVM 心室壁增厚，肌小梁多而粗大，小梁间隐窝深陷，心室腔狭小（此图片为北京安贞医院病理科陈东教授提供）

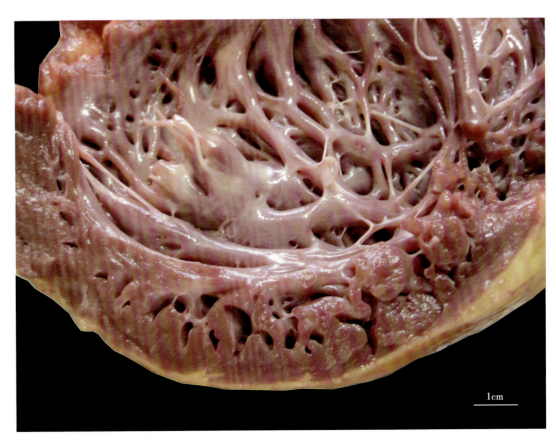

图 7-2
NVM 左心室壁，显示小梁层：致密层 >2：1

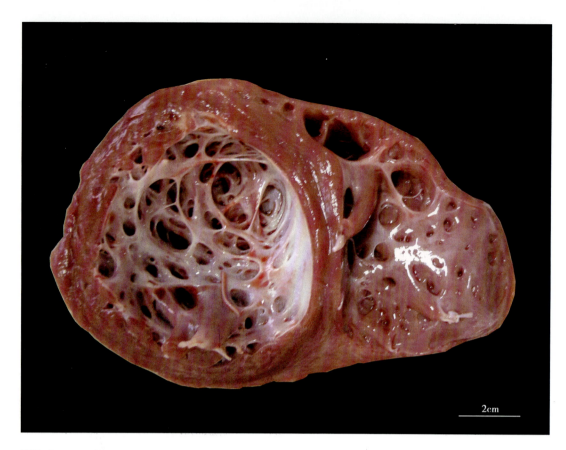

图 7-3
NVM 左心室心尖部扩张，粗大的肌小梁及小梁间隐窝仍较明显

二、组织学表现

病理组织学的典型表现为：左心室壁内膜侧的小梁层高度增厚及心外膜侧的致密层显著变薄。心内膜常增厚，肌小梁异常粗大，小梁间隐窝深陷，隐窝表面被覆的内膜与心室腔内膜相连续。致密层和小梁状的心肌内毛细血管丰富。心内膜及心肌间质内有胚胎早期的残留物，如华通胶（Wharton's Jelly）、梭形原始细胞等，可有淋巴细胞浸润。肌丝束排列紊乱，肌丝束间小片纤维化。由于室壁运动异常、血流动力学变化及自身血管的异常，可出现渐进性微循环缺血改变。根据光镜表现分为 3 种组织学类型：①黏液基质型，左心室壁近心内膜处多量不规则扩张的腔隙，内衬扁平内皮细胞，内皮下为大量黏液样基质，其中散在细长型、梭形或星状细胞，类似胚胎期覆盖在原始心管上的胶样结构；②纤维脂肪浸润型，心肌间质大量纤维脂肪组织增生，由心外膜侧向心肌层浸润，心肌细胞肥大、变性，亦可有极向紊乱；③心肌细胞密集型，心肌细胞密度高，体积无明显增大，间质无明显纤维增生（图 7-4~ 图 7-9）。

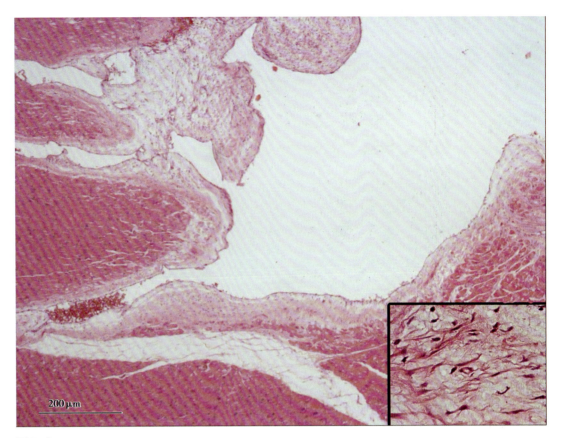

图 7-4
黏液基质型：心内膜中有大量黏液样基质，其中有散在细长形细胞（图右下角），HE 染色

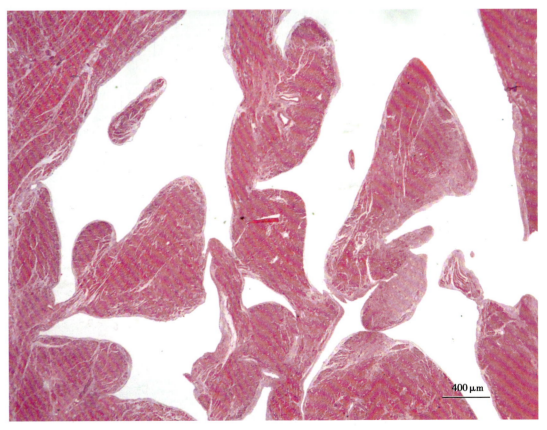

图 7-5
心内膜侧异常增大的肌小梁，HE 染色

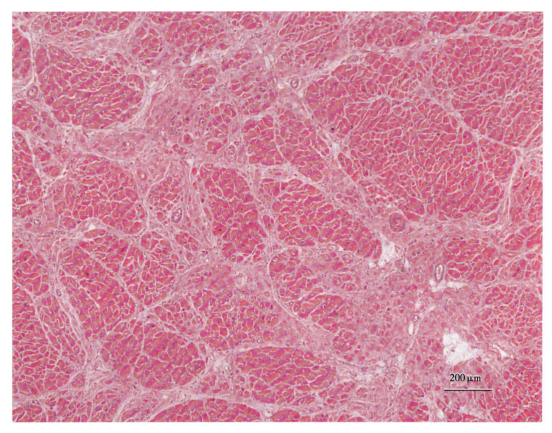

图 7-6
纤维脂肪浸润型：心肌间质大量以纤维为主的纤维脂肪增生，HE 染色

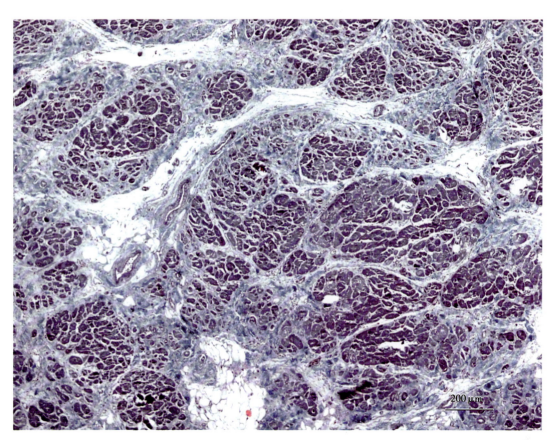

图 7-7
纤维脂肪浸润型：心肌间质大量以纤维为主的纤维脂肪增生，Masson 染色

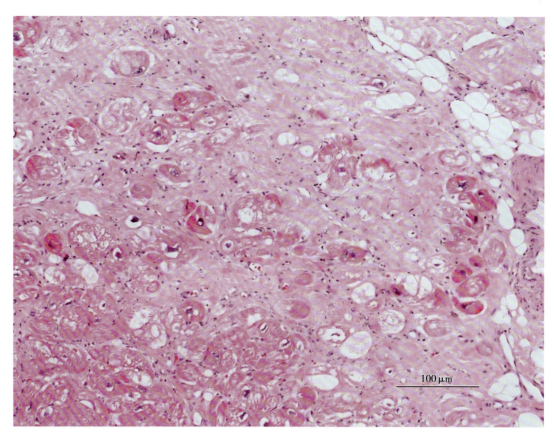

图 7-8
纤维脂肪浸润型：心肌间有大量纤维脂肪组织浸润，HE 染色

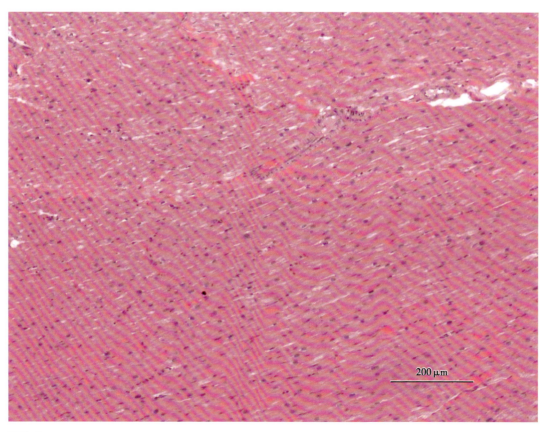

图 7-9
心肌细胞密集型：心肌细胞密集，细胞体积无明显增大，HE 染色

第三节　超微形态学特点

NVM 的特点为心室壁内层的肌小梁不能有效消退并致密化。超微结构表现为心内膜及心肌层的多种异常，包括心肌细胞内细胞器的发育不良和结构改变，胚胎期的残留物以及心肌细胞和间质的继发性改变等，尤其在心肌细胞内较易观察到有以基质样物为主的片状区域，其内几乎没有肌丝束及细胞器等结构，此种空化表型可见于不同发育阶段及成熟的心肌细胞。

NVM 的病因较肥厚型心肌病、原发性限制型心肌病等其他类型的原发性心肌病更为复杂。近年来，NVM 的分子遗传学研究检测到许多与肌小节基因及与肌肉萎缩相关基因的异常，包括 TAZ、DNTA、LDB3、YWHAE、MIB1、PRDM16 等；亦发现存在与其他类型原发性心肌病相重叠的异常基因，如肌小节基因 α-心肌肌动蛋白（ACTC），还有心肌肌钙蛋白 T（TNNT2）、β-myosin 重链（MTH7）等的突变，甚至检测到与肥厚型心肌病和扩张型心肌病相同的肌节蛋白基因突变位点，提示原发性心肌病各类型间可能具有类似的分子病因学基础。然而，为何相同的遗传学基础却表现出不同的形态学特征？NVM 超微结构研究有可能为解释这一矛盾现象提供超微形态学依据。

一、NVM 心壁内多种早期发育阶段的亚微成分与结构

NVM 超微形态学的多样性表型，与遗传学多样性改变相对应，包括发育不成熟的心肌细胞、幼稚及畸形的线粒体、肌丝束及肌节的异常、细胞连接改变等；与组织学表型相对应，包括心内膜下胚胎期基质样物或胶原纤维沉积、幼稚的间质细胞、间质改变等。由于样本采自终末期心脏，亦观察到多种继发性表现。

（一）心脏胚胎发育与 NVM 心壁组织结构的形成

以往对成年人 NVM 的研究，观察到心内膜中存在较多胚胎期残留结构，故推测 NVM 的发生与胚胎发育过程中心室壁海绵状肌小梁向致密化心肌的转化停止有关。更深入的研究结果表明，心壁的致密化过程非常复杂，可能受到细胞分化、迁移、压力负荷及基因调控等多重因素的影响。

在脊椎动物的胚胎发育中，心脏是第一个形成的具有功能的器官。心脏在发育过程中包含了无数精准而和谐的关键事件，任何一个环节受到干扰都可能导致心脏发育异常。由海绵状管状心脏发育成具有四腔室的成熟心脏至少经历 3 个必要步骤：形成小梁状心肌、心内膜垫发育及心脏瓣膜和隔膜的形成、心室壁外层致密化及冠状循环系统建立。

胚胎第 15~17 天，第一生心区和第二生心区开始发育，胚胎第 18~19 天，生心区的中胚层内出现围心腔和生心板（cardiogenic plate），继而生心板的中央变空，逐渐形成一对心内膜管（endocardial tube），分别位于胚盘两侧。心内膜管随之向躯体的中线靠拢并从头端向尾端融合。于第 21 天左右原始心管（heart tube）形成，内层为心内膜内皮细胞，外层为心肌细胞，内、外层之间为细胞外基质——心胶质。在心管发育过程中，心内膜内皮细胞和心肌细胞几乎同时出现。目前的研究表明，二者并无共同前体，而是由两类不同的细胞亚群分化而成。心肌细胞与心内膜内皮细胞分化后，后者进入心胶质并向心肌管方向迁移，沿心肌细胞排列形成单层内皮细胞层。在此过程中一些具节律性搏动的心肌细胞向心内膜方向迁移，并产生一系列突起和小的横梁组织，有助于增大心内膜表面积。由此，心内膜内皮细胞层与心肌细胞层共同构成海绵状心管。胚胎第 4 周始，原始心管中出现小梁状心肌，由于冠脉系统尚未形成，血氧供给由小梁间隙提供。胚胎早期的肌小梁细小，有丰富的 ANF/NPPA 和 CX40/GJA5 表达，小梁宽度不到 50μm，其内只有少数细胞。

关于小梁层与致密层间的关系，一种假说认为，在胚胎第 4 周原始心管阶段，已有致密层，功能是承受压力，并持续形成小梁层。另一种假说认为，胚胎第 6 周，小梁形成终止，已有的小梁逐步构成一个个小块的心室肌，后者仍保持早期肌小梁 ANF 和 CX40 的阳性表型。随着胚胎发育，心肌细胞数量的增加及出生后心肌细胞体积的增大使心室壁继续增厚，小梁不断增粗，心脏体积变大，左心室承受更大压力，因此致密程度更高。随着心室容量及小梁间隙的增加，心室壁内侧的网状非致密层重新排列并高度压缩，出生后进一步紧压。正常成年人心脏与新生儿或临产胎儿的心脏相比，致密层心肌显著厚于小梁层。由此可见，胚胎发育过程中的多个时间点可能影响心肌致密化不全的形成。

对基因敲除小鼠的研究表明，心肌致密化过程受到多种信号途径以及与之相应的心肌特异性受体基因的调控。例如，视黄酸和心肌特异性维甲酸受体信号途径、碱性纤维细胞生长因子（basic fibroblast growth factor，bFGF）及其受体（fibroblast growth factor receptor-1，$FGFR_1$）、转化生长因子-β_2（transforming growth factor-β_2，TGF-β_2）、核蛋白 fog-2 基因，甚至还有尚未发现的信号分子均参与了心肌致密化过程。在目前已知的信号途径中对致密化过程具有促进作用的因子很多，亦有一些因子通过抑制心肌细胞的增生而阻碍致密化过程。例如，TGF-$\beta^{-/-}$ 的小鼠心肌细胞过度增生导致心室壁明显增厚，心室腔被增厚的心肌细胞填塞。

（二）心内膜中的未成熟细胞及间质成分

在 NVM 心肌样本，透射电镜观察到心内膜下有胚胎期基质样物及幼稚的间质细胞等。

1. 心内膜及心内膜下间质　心脏形态发生早期，心室壁致密化形成之前，海绵状肌小梁对维持机体的正常血液流动具有重要作用。心内膜层是小梁层内心肌细胞的关键来源，内皮 - 心肌信号途径在小梁发育过程中起着必不可少的作用。例如，cloche 基因突变的斑马鱼胚胎缺乏心内膜内皮管，其外侧的心肌层比正常薄且形态紊乱，心室内不形成小梁，且心房膨大、心室内陷，单层心肌管收缩性明显降低。

NVM 常见粗大肌小梁表面的心内膜增厚，考虑除与心肌小梁致密化过程相关外，可能与心内膜垫的发育亦有关系。在体外细胞实验中，使用反义脱氧寡核苷酸干扰 BMP-2 信号可以抑制心内膜垫的形成，心肌细胞和心内膜垫间叶细胞的不同增生率会驱使这些组织之间的信号相互干扰，形成畸形。

2. 心内膜内皮细胞　与心肌细胞同源。胚胎期，心肌细胞起源于初级生心区、次级生心区以及一些"区外"细胞。在心管形成之初，生心中胚层首先形成上皮样细胞层，表达 N- 钙黏附素。此层细胞再分化成两个亚细胞群：多数细胞仍维持上皮样细胞形态，持续表达 N- 钙黏附素，此为向心肌细胞分化的亚细胞群；少部分细胞的 N- 钙黏附素表达减弱，从初期的上皮样细胞层中分离出来，此为向心内膜内皮的祖细胞分化的亚细胞群。

心内膜内皮细胞与心肌细胞相邻，参与内皮 - 心肌间通讯与信号的传递，直接调控心脏的功能活动。随着基因功能研究技术的发展，人们认识到心肌 - 内皮细胞间的相互作用是维持正常心脏发育、形态结构及功能的必要调控因素之一。这种相互作用包括一系列分子开关、形态以及功能事件，如心脏内皮细胞表达生长因子 NRG-1 和 IGF，两者相互作用能使心室壁的致密层增厚，并可协同诱导心肌细胞中的 DNA 合成；若小鼠只有 NRG-1 一种因子时，则仅能诱导心室壁形成小梁而不能促进心肌细胞增生。

心内膜内皮细胞排布于心室腔内表面，体积大于循环系统其他部位的内皮细胞，胞核居中、明显而突出，细胞相互间有大量细胞间连接。成熟心脏的心内膜内皮细胞表面有各种附加体及微绒毛。多种活性物质能引起心肌小梁、非致密层及微绒毛的变化，从而影响心腔表面积。多个心内膜内皮细胞相互接触可形成片层结构，使心内膜表面积显著增加，并调节心腔内血容量。

透射电镜观察到 NVM 内皮细胞表型改变，微绒毛减少，未观察到内皮细胞连接处形成片层结构（图 7-10~ 图 7-12）。

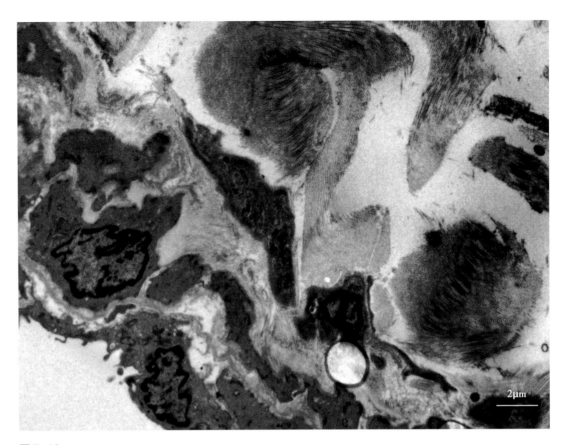

图 7-10
心内膜表面的内皮细胞，呈立方形，胞核突出，表面有少量微绒毛；心内膜下间质增多，结构疏松，中见粗大胶原纤维

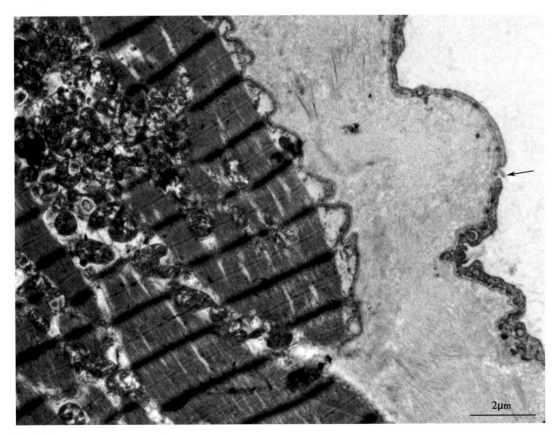

图 7-11
两个内皮细胞的连接（↑），连接处有微小缝隙，未见片层结构，细胞表面微绒毛减少；心内膜下间质纤维化

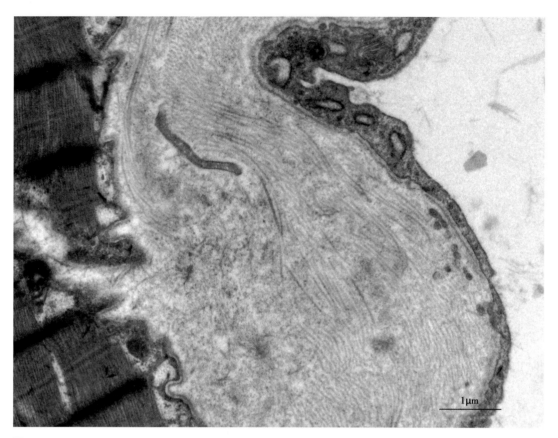

图 7-12
图 7-11 放大，心内膜下粗大的 I 型胶原纤维，内皮细胞胞质中多种管状结构

3. 内皮细胞与心肌细胞间距的改变　心内膜内皮细胞和心肌细胞间的相互作用主要由两大途径介导。一是内皮细胞通透性改变，血液中的各种理化物质进入心肌细胞内，实现心肌－内皮细胞的相互作用；二是内皮细胞释放各种生物活性物质，以实现对心肌细胞生长发育的调节作用，如 NO、内皮素、环前列腺素等。这两大途径在心肌－内皮细胞间相互协调，互为补充，共同调节着心脏的各项功能活动。

心肌－内皮细胞间相互作用的强度取决于两方面因素，一是两者间的距离，二是两者间的物质结构。透射电镜观察到 NVM 心内膜下胶原纤维沉积或原始基质增多，使心内膜内皮细胞与心肌细胞间的距离增宽，对心肌－内皮细胞的相互作用产生不利影响（图 7-13，图 7-14）。

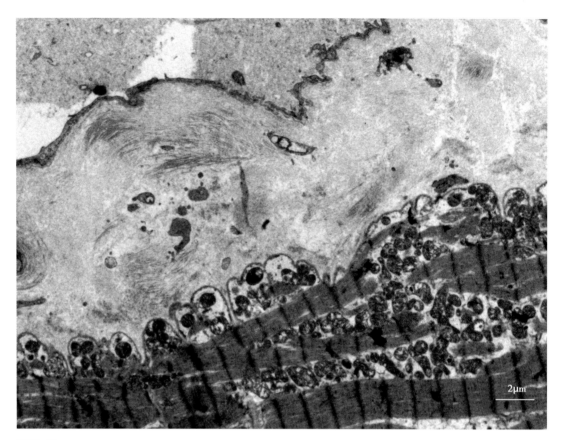

图 7-13
心内膜下间质中丰富的胶原纤维沉积,增宽了心内膜内皮细胞与心肌细胞间的距离

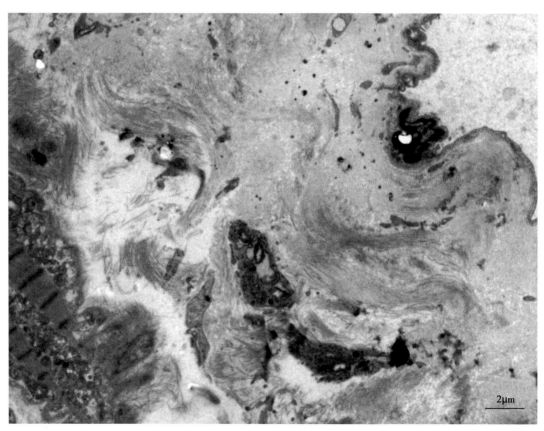

图 7-14
心内膜间质纤维化,内皮细胞与心肌细胞间距离增宽

4. 心内膜细胞成分改变　正常心内膜表层为单层内皮细胞，内皮下可有少量纤维细胞。从基因遗传学角度，多种基因异常均可导致心内膜发育异常，包括生长因子及其受体信号途径中的因子，如在 *cloche* 基因突变的斑马鱼及 *VEGFR-2* 基因突变的小鼠，均发现有心内膜内皮细胞的缺失；而 *VEGFR-1* 基因缺失的小鼠，则表现为心内膜内皮细胞异常增厚、排列紊乱，甚至填充心室腔致胚胎死亡。

虽然超微形态学尚难以从结构上对基因和细胞因子的改变进行识别，但透射电镜观察到 NVM 心内膜间质中胶原成分和细胞成分增多及细胞内超微成分的改变（图 7-15～图 7-17）。

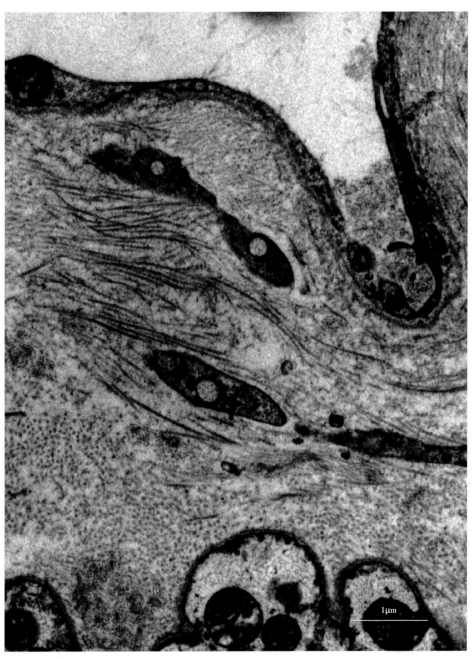

图 7-15
心内膜与心肌细胞间距离增宽，心肌细胞膜呈扇贝状凸起，间质中可见成纤维细胞的胞质，其周围有较多粗大的Ⅰ型胶原纤维

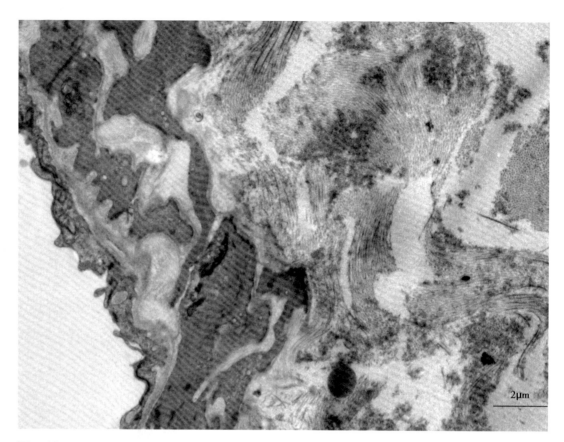

图 7-16
心内膜基质增多、疏松，内皮细胞下细胞成分增多，间质胶原纤维沉积

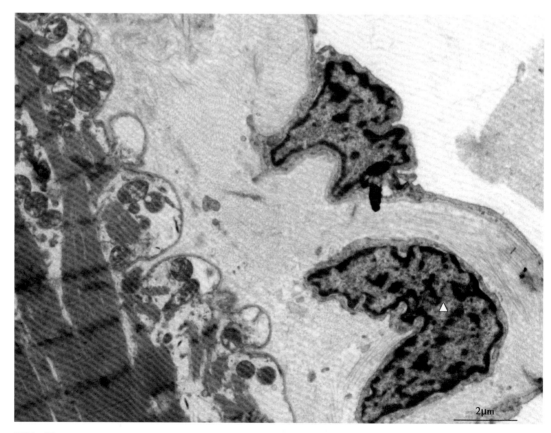

图 7-17
心内膜下结构，内皮细胞下为薄层稀疏的间质，间质中散在Ⅰ型胶原纤维，中有幼稚的间质细胞（△），胞核大，胞质少，无明确分化方向

（三）心室肌壁内的原始及幼稚的间质细胞

如前所述，心肌壁的形态发生分为几个过程：①心管形成，心肌前体分化为上皮样细胞，再进一步分化为心内膜内皮细胞和上皮细胞样肌细胞；②小梁形成，已分化的上皮细胞样肌细胞发生间叶细胞转化（上皮-间质转化，epithelial-mesenchymal transition，EMT），再向心内膜垂直迁移，形成小梁；③致密层形成，小梁内肌细胞增生，相邻小梁融合，构成心壁致密层，外层致密肌壁增厚；④在血流动力学作用下，心室壁空间结构进一步完善。

由此可知，心脏中间叶细胞的来源有两种途径：①心脏发育过程中的上皮-间叶转化，即上皮细胞样肌细胞分化为间叶细胞，间叶细胞具有多向分化潜能，不分化时能够复制；②来源于心外膜的间叶细胞，迁移到心肌层并随后分化成各种细胞类型，包括未分化的间叶细胞、成纤维细胞、冠状动脉内皮细胞、冠状动脉平滑肌细胞和血液前体细胞。

透射电镜观察到 NVM 心肌间质有较多无明确分化方向的原始、幼稚的间叶细胞以及功能意义不明的 Telocyte（TC），支持 NVM 的病因是由于在心脏胚胎发育过程中心室壁的致密化过程提前终止这一学说。

透射电镜还观察到，NVM 心肌间质内的一类未分化细胞有的似围成腔隙样、有的呈梭形、有的核大浆少；胞质内可见细丝状物，未见明确分化的特征性结构，周围有胶原纤维围绕，推测可能为发育过程中的幼稚间质细胞。

1. 心肌间质中的幼稚间质细胞　透射电镜观察到 NVM 心肌间质有较多无明确分化方向的原始、幼稚的间叶细胞（图 7-18~图 7-26）。

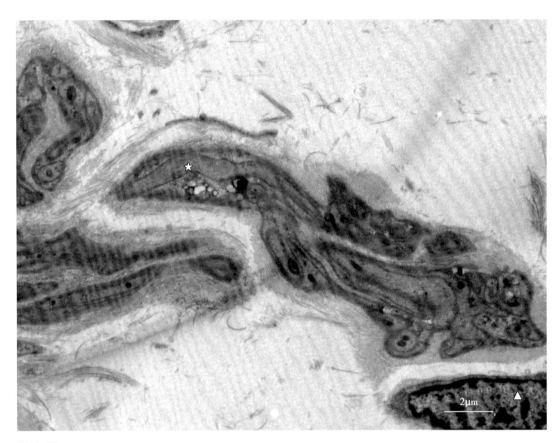

图 7-18
间质内未特化的细胞，有的呈梭形（☆）、有的核大浆少（△），胞质中无明显的细胞器；在丰富的基质样物中有胶原纤维

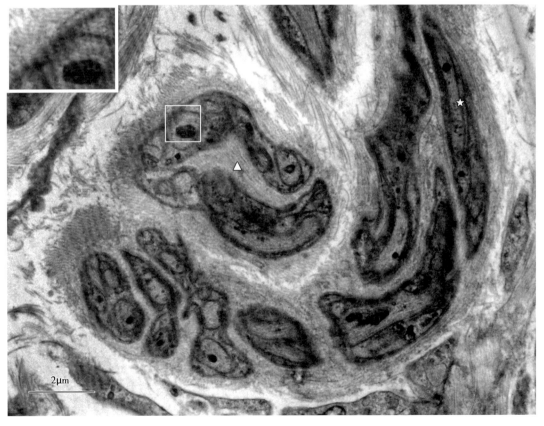

图 7-19
心肌间质内呈簇小团状的未特化细胞的部分胞质，外观多呈梭形（☆），有的似围成腔隙样（△）、内有丝样结构（左上角图）及高电子密度的块状物，极向不同

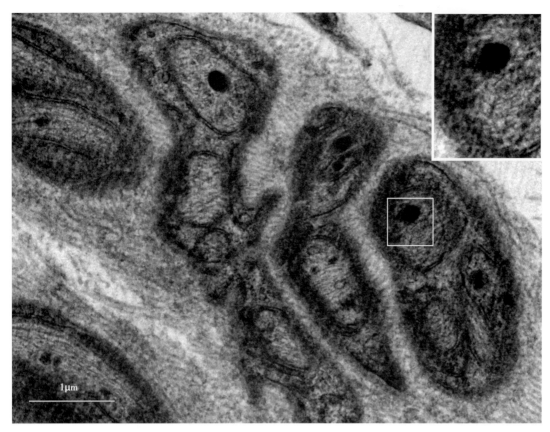

图 7-20
间质内小团未特化细胞的局部放大,胞质内有细丝状物,周围较多胶原纤维。右上角图示细丝状物

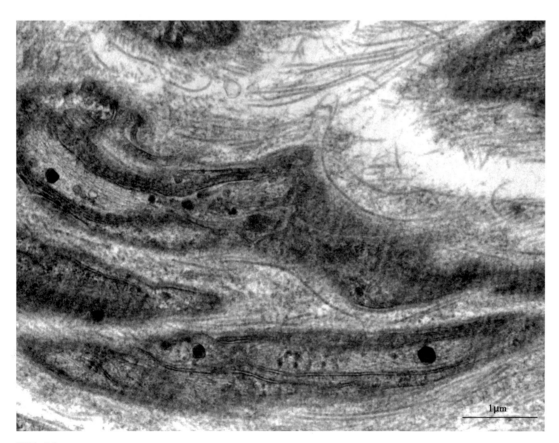

图 7-21
局部放大的间质中未特化细胞的纵切面,胞质内有细丝状物,周围较多胶原纤维及试管刷样物

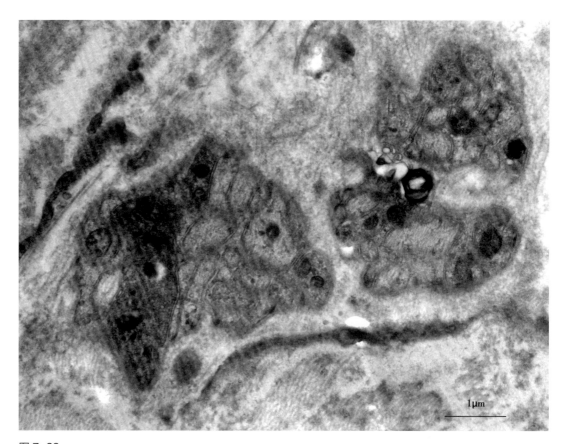

图 7-22
局部放大的间质中 3 个未特化细胞胞质的横切面,内有细丝状物,中央一团胞质处见髓鞘样结构。周围较多胶原纤维及试管刷样物

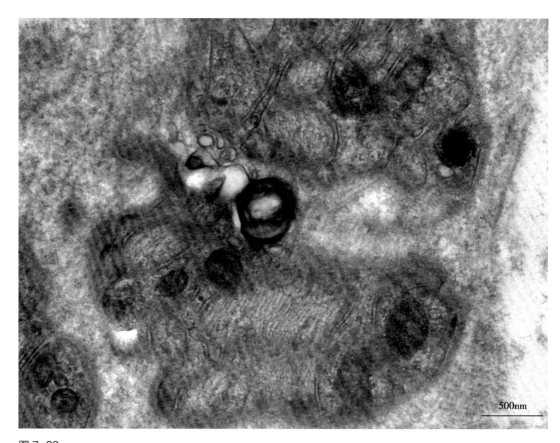

图 7-23
图 7-22 放大,未特化细胞胞质的横切面,内有细丝状物;胞质边缘处有髓鞘样结构。周围较多胶原纤维及试管刷样物

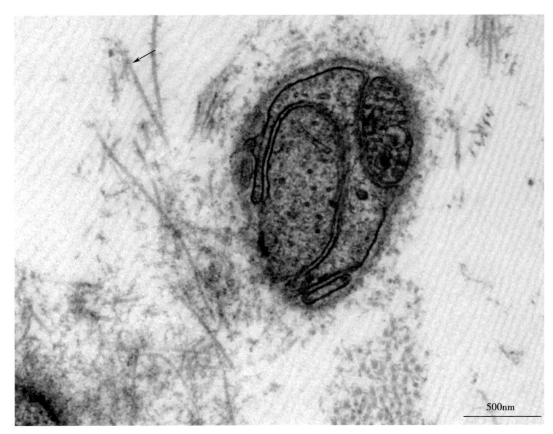

图 7-24
心肌间质内的细胞末梢的小片胞质,其内无特征性结构。间质中较多试管刷样物质(↑)

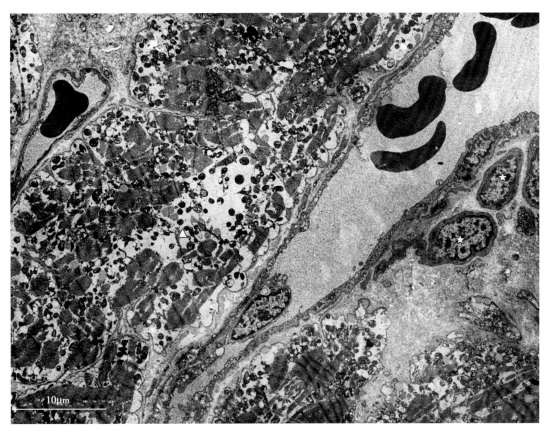

图 7-25
心肌间小血管,可见血管内皮细胞及周细胞,小血管一侧心肌细胞内空化(△),另一侧间质增多,间质细胞聚集(☆),形态幼稚

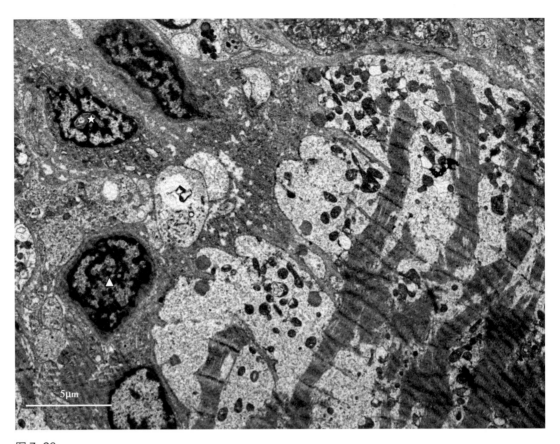

图 7-26
心肌细胞的发育不良区域,在大片的无肌节结构区内有密集的颗粒状物,呈低电子密度。心肌细胞周边围绕多个间质细胞,其中有较成熟的成纤维细胞(☆),亦有幼稚的间质细胞(△),间质中有丰富的基质样物

2. 心肌间质中的 Telocyte　如第二章所述,有研究提示心肌间质中的 TC 可能在机械力传感、机械化学转换,细胞通信及迁徙,调控心肌循环、内稳态和损伤后的内源性修复等方面发挥作用,TCs 网络通过释放微囊泡或多泡体营养心肌。在病理状态下 TCs 可作为病变心肌细胞修复的备选细胞。透射电镜观察发现,NVM 较其他类型原发性心肌病更易见到 TCs,并具有功能活跃的表型。TCs 主要存在于心肌细胞周围及毛细血管旁的间质中,胞突(telopode,Tp)呈长管状,其末端有膨大(podoms),伸长的 Tps 卷曲环绕,可与细胞膜相贴附,Tps 周围有较多微囊泡及多泡体;多个 TCs 亦可相互"牵手"盘成迷宫样连接,TCs 周围的间质成分主要为具有试管刷样形态的透明质酸(图 7-27~图 7-32)。

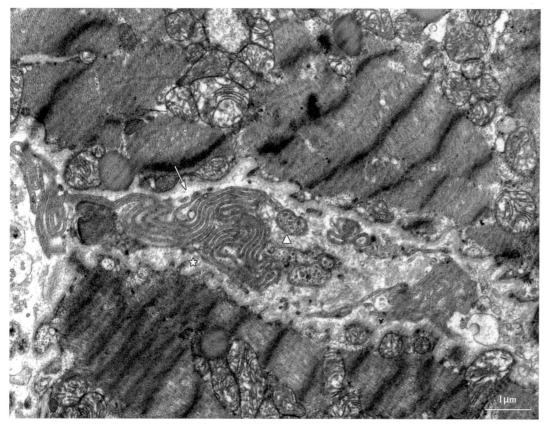

图 7-27
心肌间质多个 TCs，细长管状的胞突呈迷宫样盘绕（↑），端部膨大；另见环状胞质突起（△），呈单环或相互连接的多环，环内有大小不等的中等密度的颗粒状物。周围有较多微囊泡及多泡体。心肌细胞膜出芽，朝向 TCs（☆）

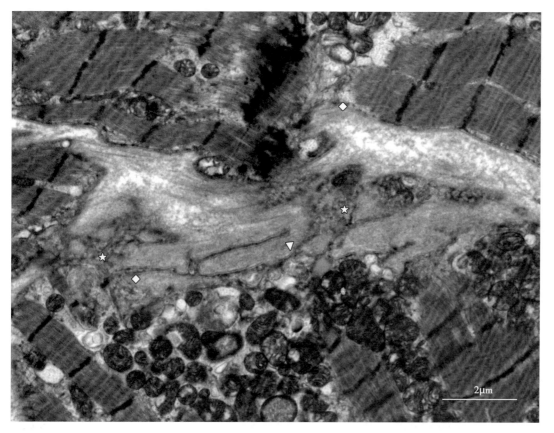

图 7-28
间质中 TCs 胞突呈单条或相互连接的网状（☆），并与心肌细胞膜相贴附（△）；心肌细胞膜模糊断续（◇），肌丝与 TC 胞突间的界限不清；间质中有丰富的试管刷样物

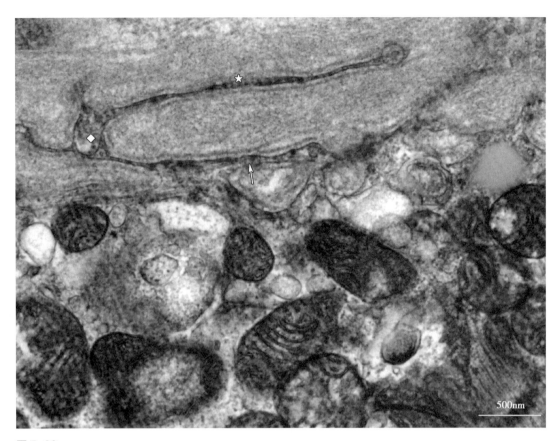

图 7-29
图 7-28 放大，示 TC 的主体呈卵圆形（◇），多条胞突呈细长的管状结构（☆），端部有球形膨大，其中一条胞突与心肌细胞膜有融合（↑），端部分泌较多微囊泡

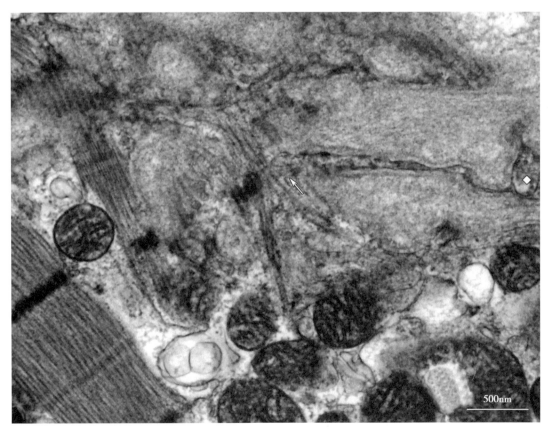

图 7-30
TC 主体（◇）伸出的一条胞突与肌丝相融合（↑）

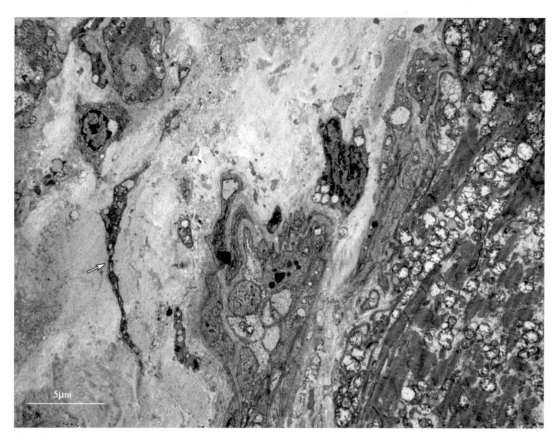

图 7-31
心肌间质的 TC 体积较小，主体呈细长管状（↑），其上多处膨大；心肌间质纤维化，中有小血管及淋巴细胞

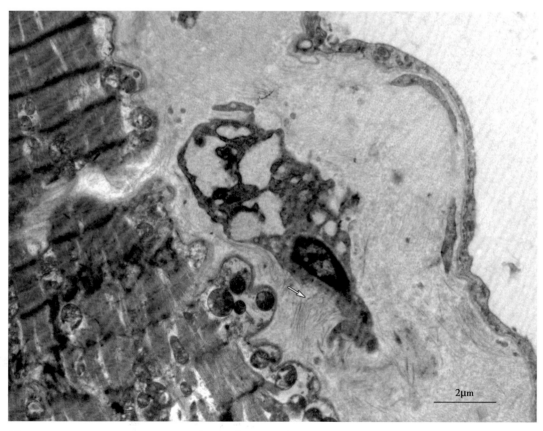

图 7-32
孤立存在于纤维化间质中的 TCs，Tps 团缩、卷曲、环绕，呈迷宫样连接，胞膜处有试管刷样基质附着（↑）

（四）发育不成熟的心肌细胞

发育成熟的心肌细胞的形态特征、骨架、极性与心肌的收缩和传导功能相适应。组织学研究发现，NVM 心壁致密层心肌细胞稀少，无法排列成多层束状螺旋结构，透射电镜进一步观察到 NVM 发育不成熟心肌细胞的异常亚微表型，均为导致心肌收缩功能降低的结构基础。心肌细胞发育异常并非本病所特有，亦可见于原发性心肌病的其他类型，区别在于各类型中发育异常的成分不同。已知众多转录因子影响着原始心管的发生，单个转录因子的异常亦可通过复杂的调控因子网络引起心脏疾病，如 *MIB1* 失活性突变导致的 NOTCH 活性降低可引起 NVM 表型；基因检测发现 *GATA4* 基因缺失或点突变的患者具有 NVM 表型等。

1. 幼稚心肌细胞　胚胎期的幼稚心肌细胞短小、分支少；胞质内基质样物丰富，细胞器疏松，糖原颗粒多，肌节和肌丝束较少；蛋白合成功能旺盛，细胞核附近有大量高尔基复合体，表面较多分泌小泡；肌浆网不发达，主要分布在细胞膜下，与细胞膜直接形成耦联。透射电镜观察偶见 NVM 心内膜及心肌间质中有发育早期阶段、呈簇聚集的小团原始心肌细胞，有的外观呈梭形，胞质及细胞器缺乏，细胞间有少量胶原成分。有的外被单层膜，胞质内有数量不等的环形双层膜结构，内有细肌丝及类 Z 线样物质，当两个环形膜结构的膜共壁时，该处膜上电子密度增高，似呈桥粒样；偶见小圆形、高电子密度退变颗粒及幼稚线粒体，其他细胞器极少见。还有的细胞膜内侧较多吞饮小泡及胞质内出现较多类似肌浆网的小管网状结构。细胞表型的上述特点支持了发育停滞学说，提示这类停滞于发育早期阶段的原始或幼稚的心肌细胞，由于心肌细胞成分的缺陷，缺乏继续分化成熟的条件，更易发生变性甚至死亡（图 7-33，图 7-34）。

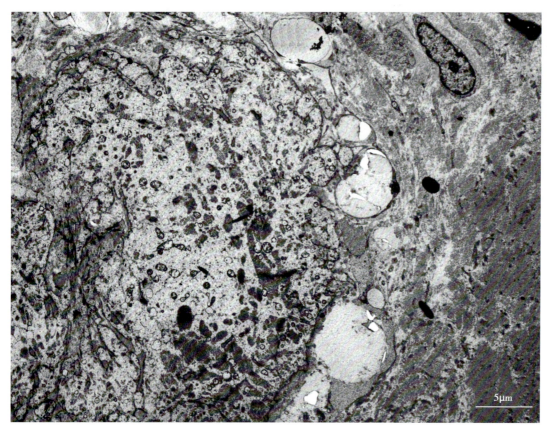

图 7-33
心肌细胞发育不成熟，肌浆网系统分布不均匀，多位于细胞周边，少量肌丝未形成肌节结构，线粒体体积小，胞质内基质样物丰富、有糖原颗粒，细胞周边及间质中基质样物储集

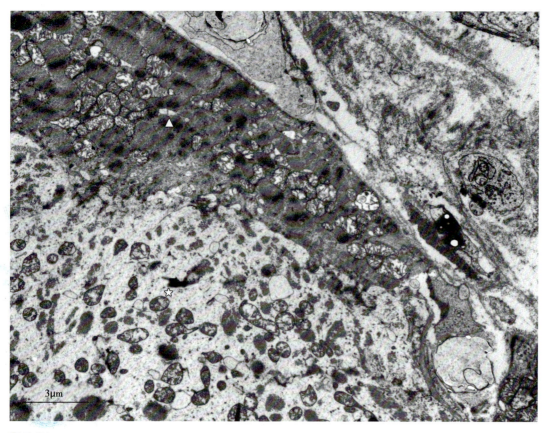

图 7-34
两个相邻未发育成熟的心肌细胞，二者的超微表型各异：（△）心肌细胞电子密度较高，有不规则肌节，Z 线粗而宽，（☆）心肌细胞基质丰富，有少量肌丝，少许肌节碎片，周围间质纤维化

2. 具有不成熟亚细胞结构的心肌细胞表型　在 NVM 心肌样本，透射电镜观察鲜见胚胎期或胎儿期形态的幼稚心肌细胞，但是较易见到间质中胚胎期基质样物储集，不成熟心肌细胞及肌节发育不良等处于不同发育阶段的幼稚心肌细胞的表型。

（1）肌丝束结构不良：胚胎期肌小梁内心肌细胞的表达具有增生和分化的双向潜能，此特点与传导系统心肌细胞表达的蛋白相似。心肌细胞在发育过程中，部分发育为成熟心肌细胞，部分分化为心肌内的特殊结构，还有部分保留干细胞特征。

胚胎期心肌细胞内首先出现少量肌丝，后聚集成碎片状的肌丝束，随着发育生长，逐渐成为成熟肌丝束，并出现极性。Z线出现于碎片状肌丝束阶段，呈点、灶状的团块，其他肌节结构在形成肌丝束后逐渐清晰。在 NVM 心肌样本，透射电镜观察到类似胚胎期心肌细胞的碎片状肌丝束（图 7-35~ 图 7-39）。

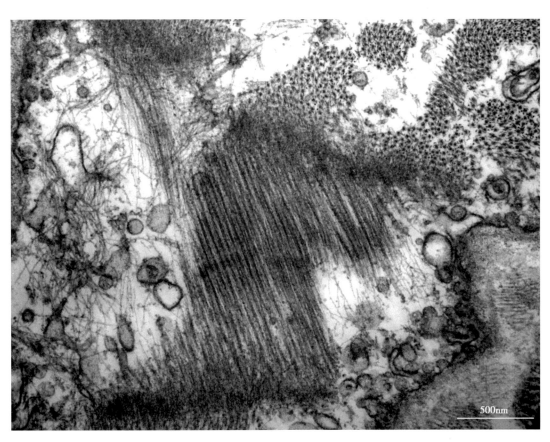

图 7-35
发育异常的肌节。Z线结构不良致细肌丝散落于胞质内，Z线两侧的肌丝不同向。细胞膜内侧较多吞饮小泡

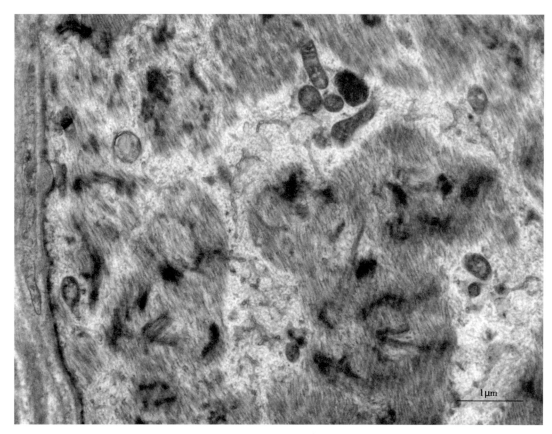

图 7-36
肌丝束结构不良,呈碎片状,Z 线形状不规则,多数呈短小团块状

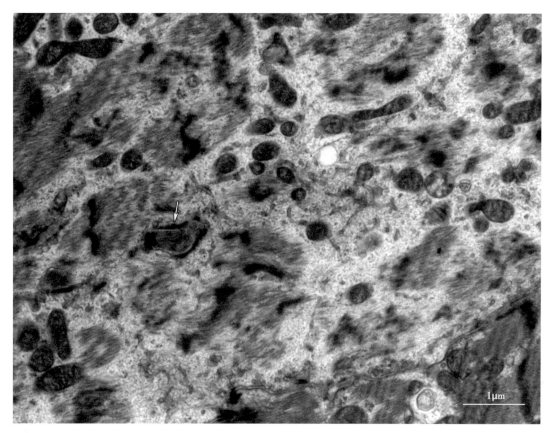

图 7-37
心肌细胞内原始样基质,较多散在碎片状肌丝束,部分形成 Z 线样结构,宽窄不等、粗细不均,极向不同;另见孤立的环形闰盘样结构(↑)

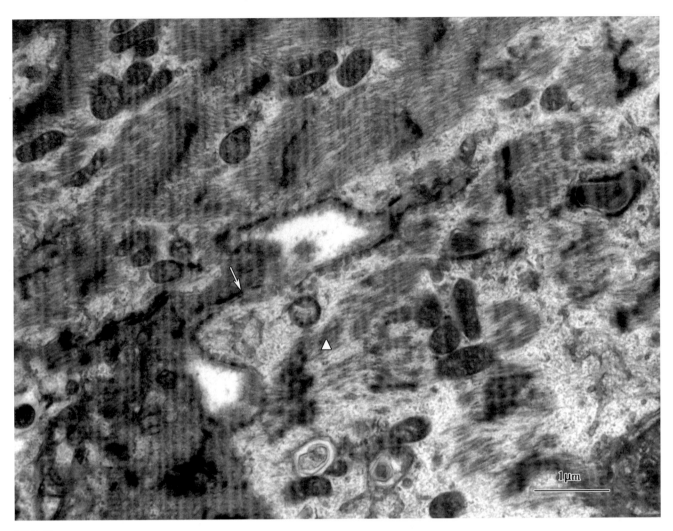

图 7-38
相邻两个心肌细胞内显示不同的结构差异,图右方呈散在碎片状肌丝束(△);另见闰盘样结构上有较多吞饮小泡,一处见少量肌丝附着(↑)

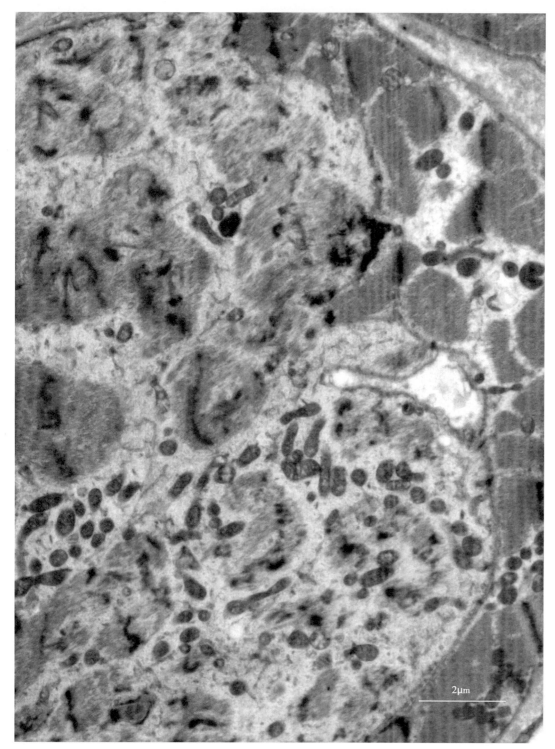

图 7-39
结构不良的心肌细胞，胞质内有散落的肌丝及形成不良的肌节

（2）心肌细胞内的幼稚细胞器：正常非心肌细胞的内质网及高尔基复合体的主要功能是蛋白质合成及转运的场所，而成熟心肌细胞的内质网为规则排列的肌浆网，与T管系统共同构成心肌细胞内的管网状系统，调节细胞内 Ca^{2+} 离子浓度，在心肌收缩中起重要作用。

透射电镜观察发现，NVM 发育成熟的心肌细胞内存在幼稚的细胞器（图 7-40～图 7-42）。

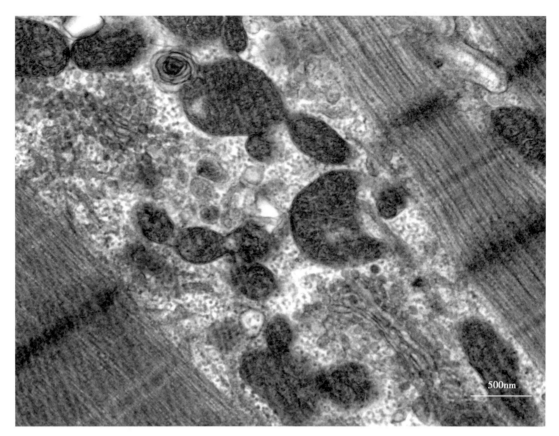

图 7-40
肌丝束间的高尔基复合体

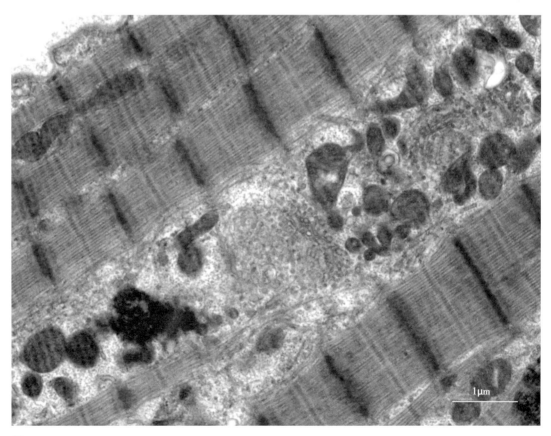

图 7-41
心肌细胞内多数肌丝束排列整齐，肌节结构清晰，其中一条肌丝溶解，肌节消失，溶解区内有粗面内质网、肌浆网

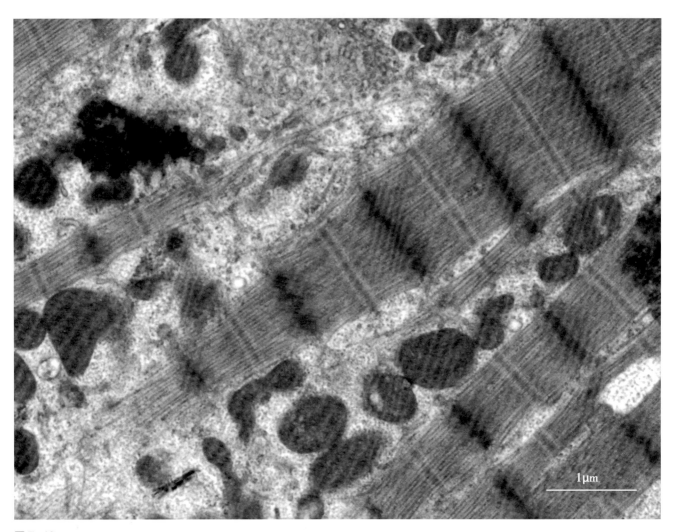

图 7-42
心肌细胞肌丝松散、溶解，肌丝束间见较多粗面内质网

3. 心肌细胞发育不良与微环境　细胞的发育、分化、成熟及功能与周围间质所构成的微环境关系密切，间质的改变对心肌细胞的结构和功能将产生影响，同时心肌细胞自身的改变也会影响周围间质的结构。透射电镜观察到 NVM 心肌细胞内及心肌细胞间有大泡状结构，并常见发育不良的心肌细胞位于纤维化的间质中（图 7-43~图 7-54）。

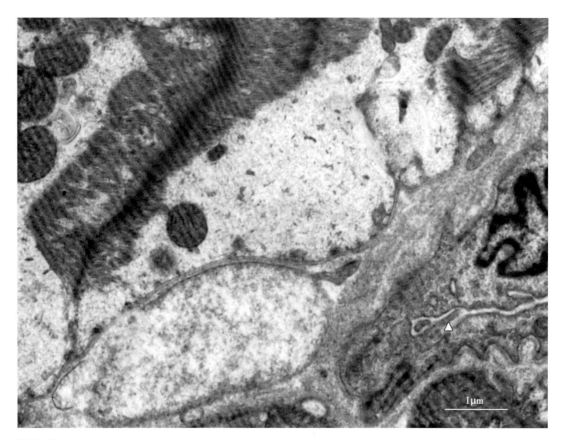

图 7-43
发育不良的心肌细胞，Z 线呈线性连续状，Z 线间为无肌丝的基质区，细胞膜外大泡状结构，间质毛细血管管腔狭窄（△）

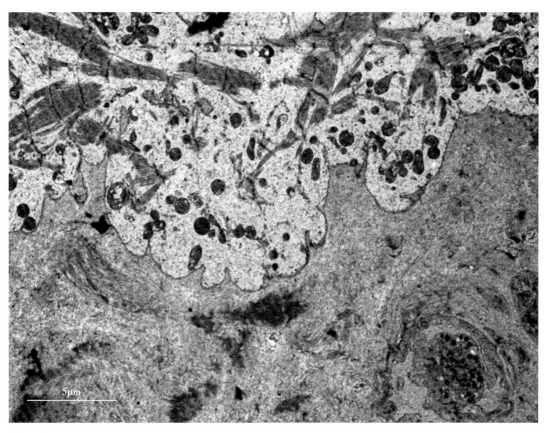

图 7-44
心肌细胞细胞膜下稀松，基质丰富，中有短小肌节片段，线粒体体积小，电子密度高，间质纤维化

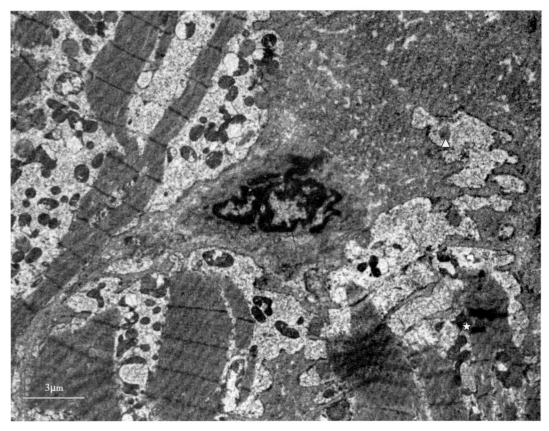

图 7-45
间质增多，心肌细胞端侧无闰盘结构，心肌细胞内肌节发育不完善（☆），局部肌丝束溶解，T 管扩张，可见残留细胞膜轮廓（△）

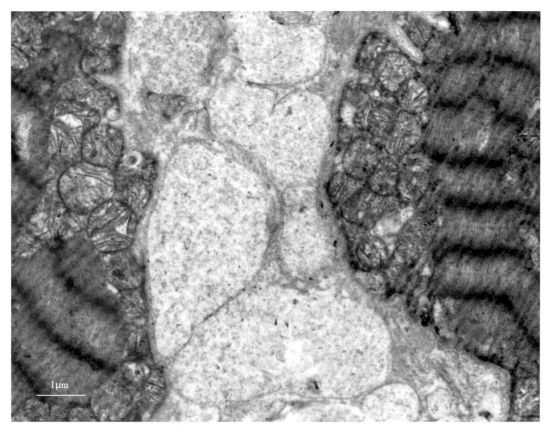

图 7-46
多个相互紧贴的大泡样结构位于两个心肌细胞间

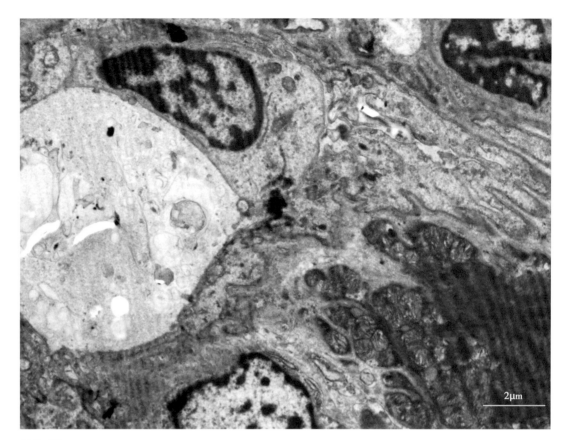

图 7-47
心肌细胞间质的大泡结构

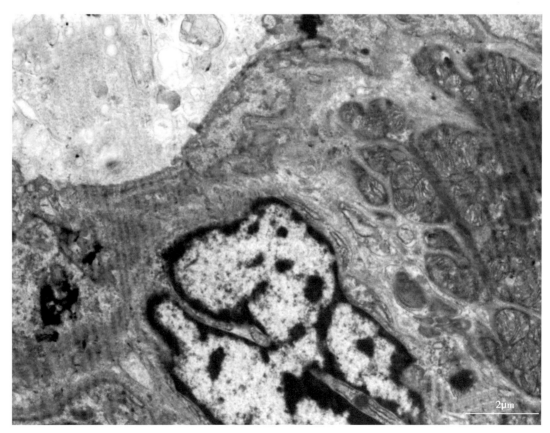

图 7-48
心肌细胞间质内泡样结构

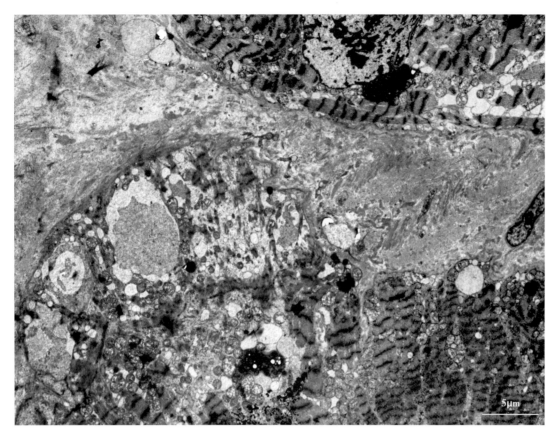

图 7-49
心肌细胞局部疏松区，肌丝束溶解缺失，周围间质纤维化

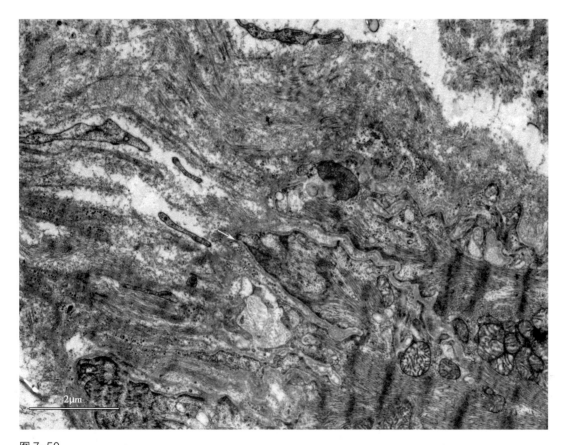

图 7-50
心肌细胞与间质。间质中大片成束状以纤细Ⅲ型为主的胶原纤维，与基底膜界限不清（↑）；与心肌细胞长轴平行，并沿细胞膜间隙纵向延伸入心肌细胞内。心肌细胞端部未见闰盘结构，肌节缺失，部分肌丝溶解，细胞膜下基质样物增多

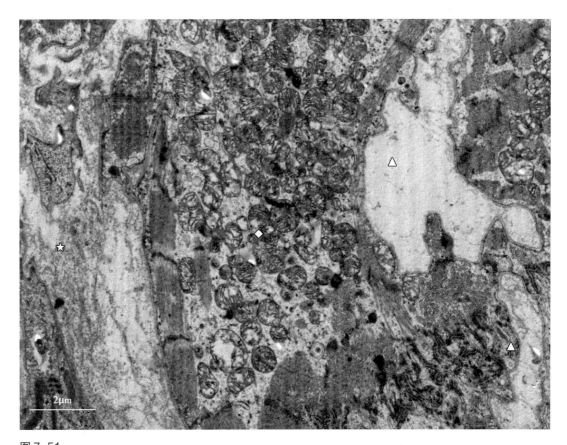

图 7-51
发育不良的心肌细胞（◇）及疏松的间质。心肌间质增宽，散在大量试管刷样基质（☆）；细胞膜内陷入心肌细胞内，并分隔该细胞（△）

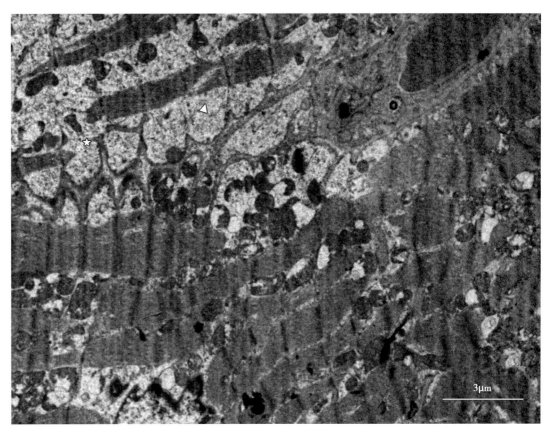

图 7-52
相邻两心肌细胞的间隔稍增宽，伸入细胞内的 T 管扩张（☆），肌丝束部分溶解消失，可见 Z 线痕迹（△）

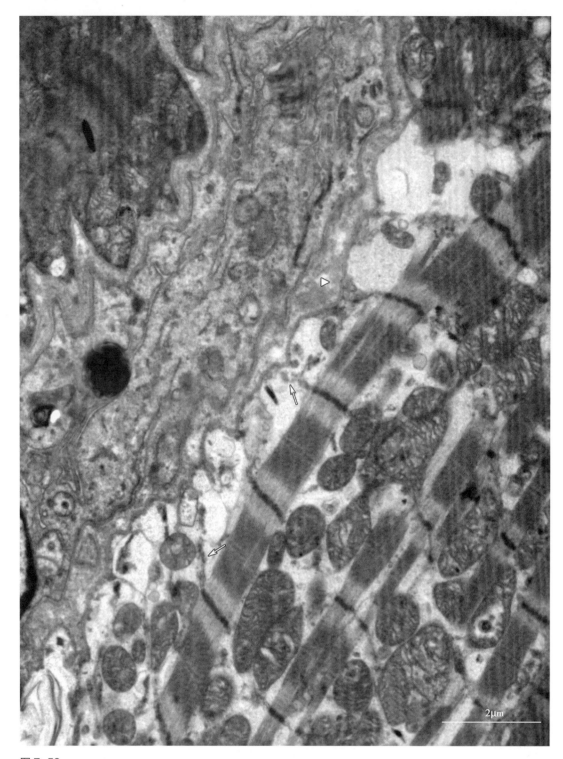

图 7-53
两个侧-侧相邻的心肌细胞,细胞膜与间质细胞间有一薄层间质成分(△)。左上角心肌细胞肌节过度收缩,右下角肌节过度舒张,细胞膜下结构疏松,T管移位、破碎(↑)

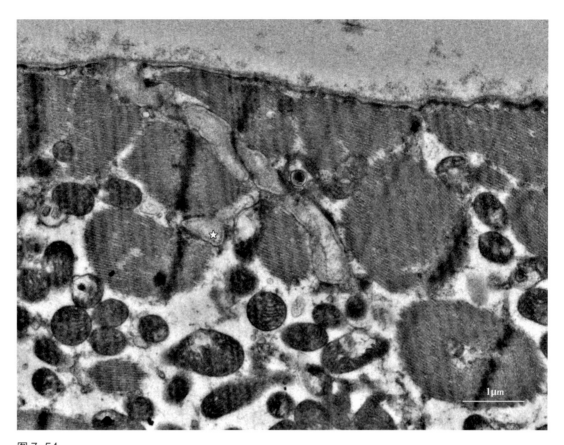

图 7-54
心肌细胞细胞膜外为无结构的中等电子密度物，细胞膜内陷，内有多量基质样物，电子密度同细胞膜外，T 管增宽（☆）；Z 线宽窄不等并错位，肌节结构不良呈短小片段

4. 心肌细胞内原始基质样物质储集　正常心肌细胞胞质的基质为胶质状态，含水、无机盐、脂质、糖类、蛋白质、氨基酸、核苷酸及细胞骨架等，为新陈代谢提供基础物质和所需的能量以及环境条件，是新陈代谢的主要场所。细胞质基质是一个高度有序的体系，其中细胞骨架纤维贯穿于黏稠的蛋白质胶体中，多数蛋白质直接或间接地与细胞骨架结合，或与生物膜结合，以完成特定的生物学功能。胚胎期的心肌细胞内无定形基质丰富，肌丝束稀少，线粒体数量不多。

透射电镜观察到，NVM 心肌细胞内无定形基质样物质储集，呈中等电子密度，分布或局限或弥漫，细胞器稀少、缺失，呈大片空化状；线粒体和肌节的发育不均衡，线粒体有幼稚畸形、退变及空泡变性，肌节部分形成良好、部分缺失，肌丝散落于胞质中；胞质内及间质中有不明空泡样物等。透射电镜观察到的细胞内空化区可能为组织学上心肌细胞空泡变性的超微结构基础。因本组样本均采自成年人，推测此种表型可能与心肌细胞发育不成熟有关（发育不良性空化），也可能存在细胞骨架结构的异常（参见第六章相关内容）。

（1）心肌细胞内无结构区的表型特点：透射电镜观察发现，NVM 的心肌细胞内常有呈片状无结构的胚胎期基质样物区，无质膜边界、大小不一、形态有别，其内电子密度不等，或仅有细腻均匀的低电子密度物，而无细胞器或偶有少量残存的退变细胞器。部分形态似原始样基质，部分呈小管样结构，推测其形成原因可能与发育不良相关。此表型不同于水肿或肌溶解（图 7-55~ 图 7-68）。

（2）泡状结构的不同表型：透射电镜在 NVM 心肌细胞内的不同位置观察到大小各异、形态不同的泡状结构，其内容物电子密度不均（图 7-69~ 图 7-77）。

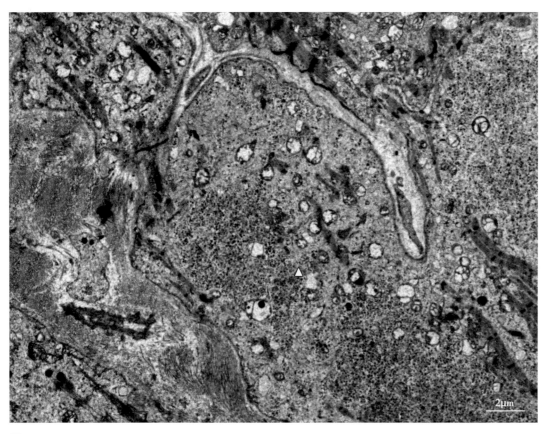

图 7-55
发育不全心肌细胞（△），胞质内大部分为基质，少量肌丝散在分布，糖原颗粒丰富，聚集成片

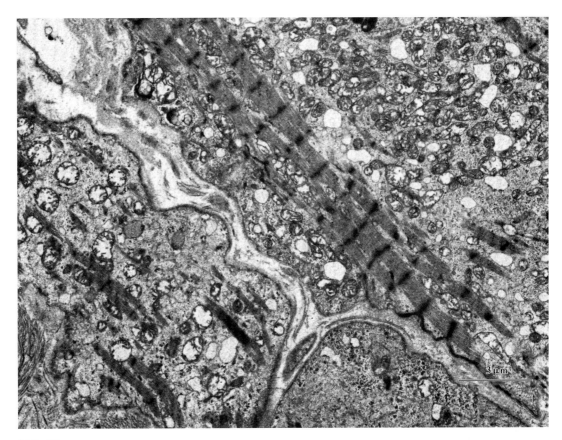

图 7-56
3 个发育异常的心肌细胞，胞质内原始基质样物增多，肌丝束稀少，糖原颗粒丰富。间质有束状胶原纤维

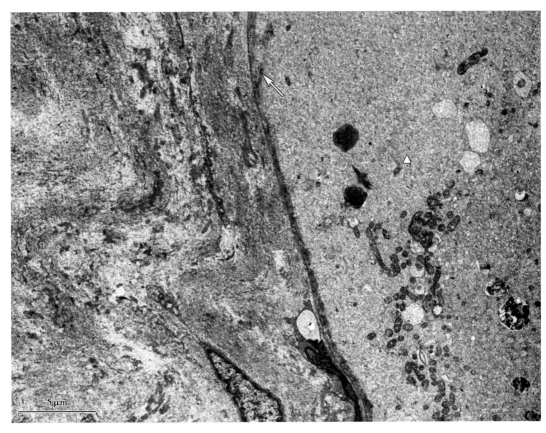

图 7-57
幼稚心肌细胞（△），胞质内大片无结构区，紧邻细胞膜处有少量肌丝（↑），心肌细胞周围间质中大量胶原纤维沉积

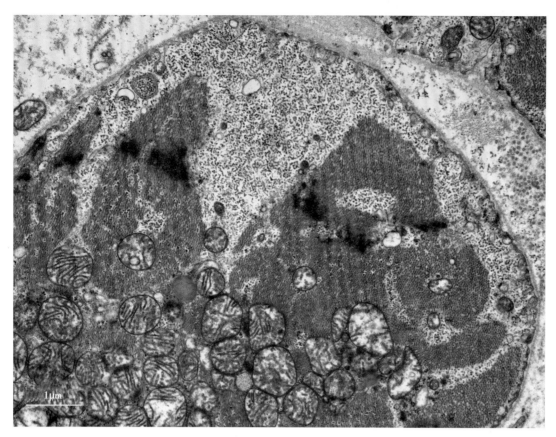

图 7-58
心肌细胞发育不成熟,在肌丝缺失的区域内有较多肌浆网及糖原颗粒;肌节形成不良,Z 线宽大、形状不规则

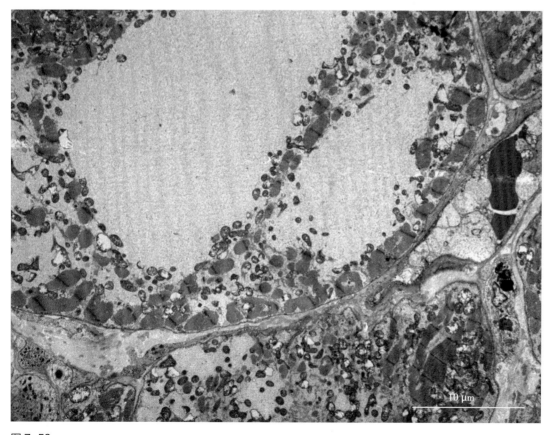

图 7-59
心肌细胞内大片边界清楚的无结构区,内为中等电子密度的无定形基质,中有残余肌丝束及肌节;心肌细胞周边的肌丝束间被基质穿插分隔呈稀疏分散状

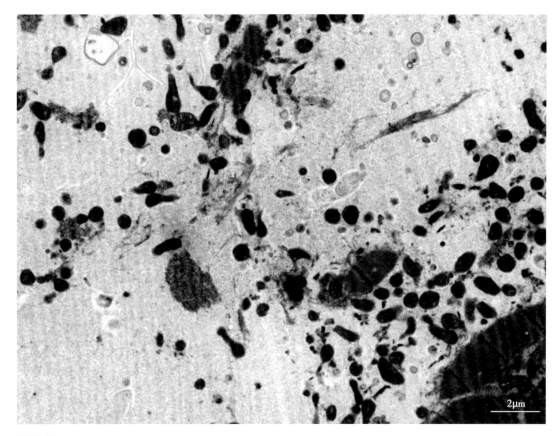

图 7-60
心肌细胞内大片基质样物中有小片肌节、幼稚线粒体和性质不明的空泡

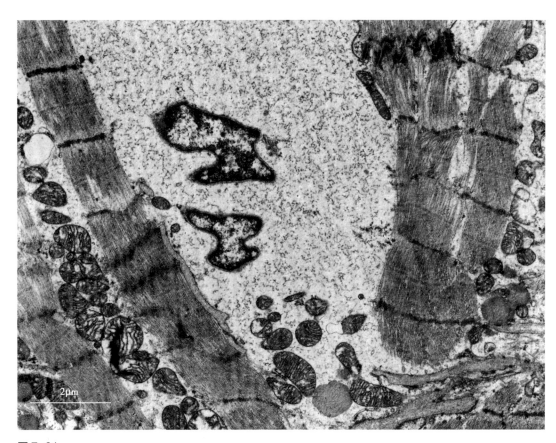

图 7-61
心肌细胞内大片状原始基质样物区，肌节结构不良，Z 线形态不规则、断续、缺失，细肌丝附着不良、极向紊乱及肌丝束缺失

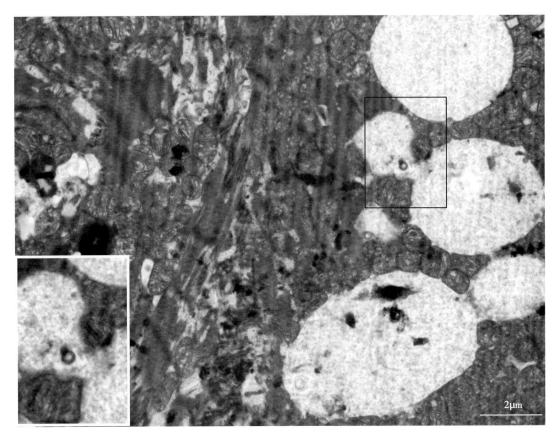

图 7-62
心肌细胞内大泡结构,与周围细胞器界限清,无明确包膜,呈低电子密度,大泡周为密集的线粒体,并突入泡内

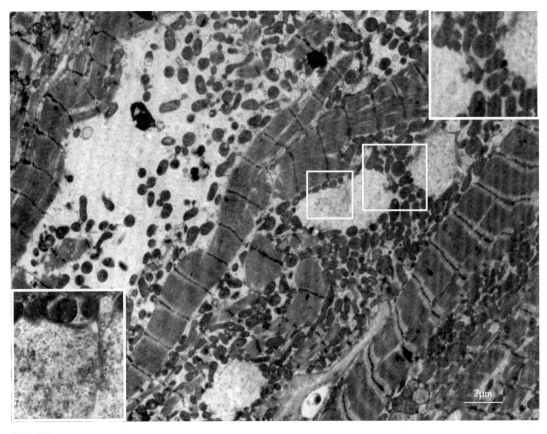

图 7-63
心肌细胞内一侧弥漫性基质样物增多,其内无肌丝束、线粒体散在分布。一侧肌丝束间线粒体增多,中有多个大泡状结构,无明确质膜,大泡状结构内有少量高电子密度颗粒

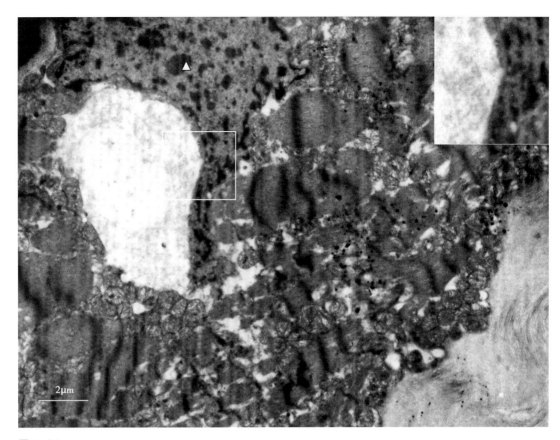

图 7-64
心肌细胞核（△）旁巨大空泡结构，空泡内可见丝状碎屑，胞核受挤压，心肌间质纤维化

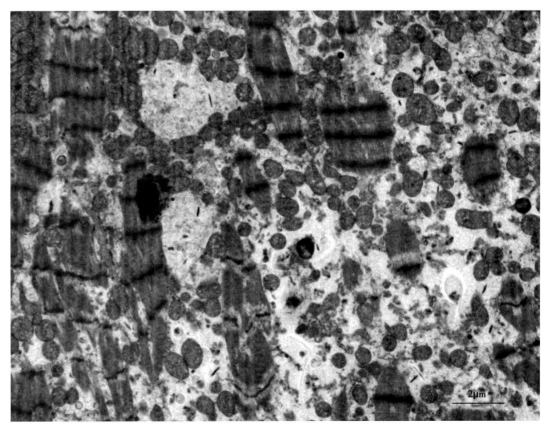

图 7-65
心肌内同时存在无肌丝区和泡状结构，两者电子密度不同

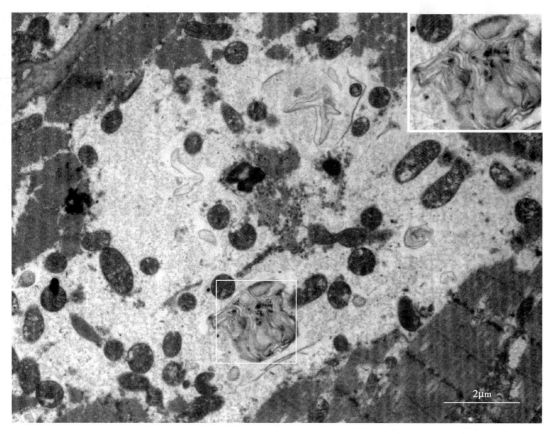

图 7-66
心肌细胞内空化区，无明确界限，基质为中等密度细颗粒状，中有散在线粒体及退变的多层膜状细胞器

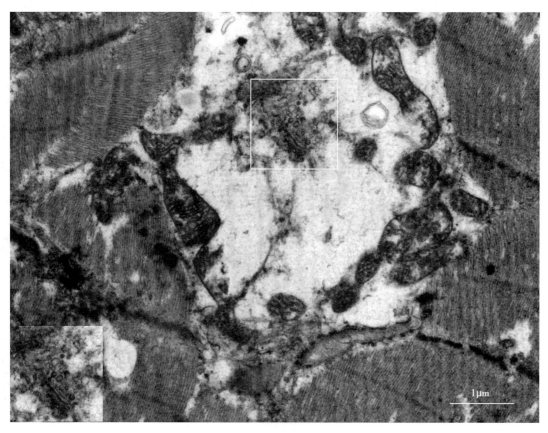

图 7-67
心肌细胞空化区内有粗面内质网结构

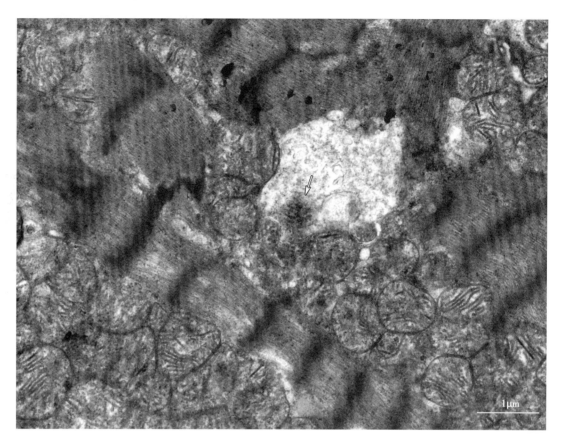

图 7-68
肌丝束内的基质样物灶中有肌丝碎片（↑），肌丝束极向紊乱，Z 线增宽不规则状，线粒体密集

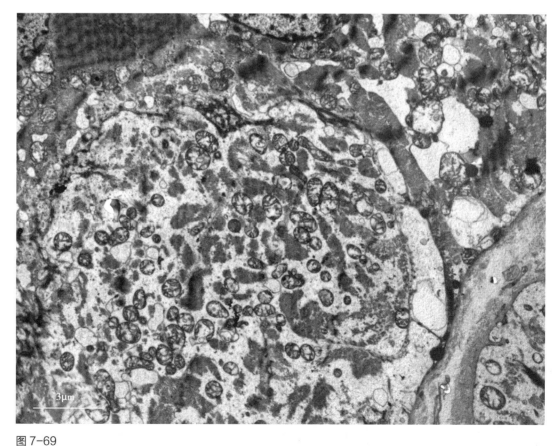

图 7-69
同一心肌细胞内存在多个亚微表现不同的区域，左侧为结构疏松区，中有小片结构模糊的肌节，线粒体肿胀，嵴减少；右侧见呈束状的肌丝束，肌节结构不良，肌节过长，Z 线增粗，M 线不清；束状肌丝束周围有多个大泡样结构

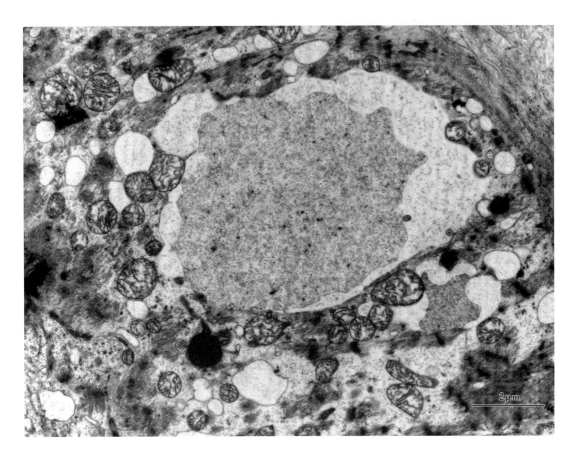

图 7-70
心肌细胞内大泡，泡内为大片颗粒状物区，周边有被挤压的未发育成熟的肌节

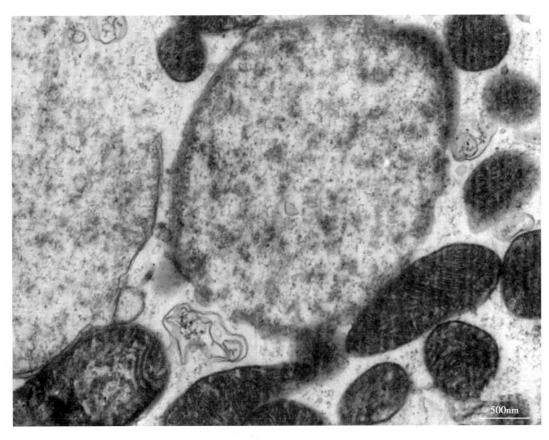

图 7-71
心肌细胞内大泡状结构，电子密度较周围无定形基质高

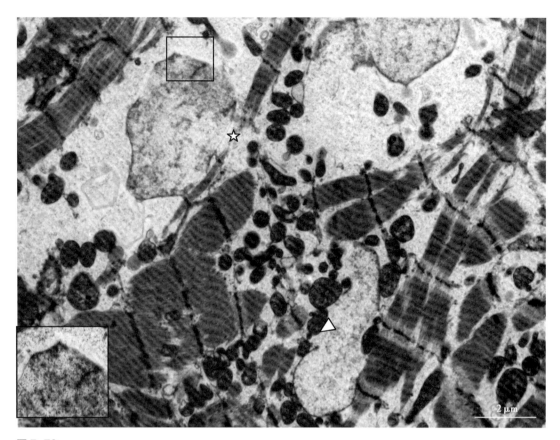

图 7-72
心肌细胞内大泡样结构，泡内有各种高电子密度的碎屑，其旁的肌节溶解（☆）；线粒体位于大泡泡膜的断裂处（△）

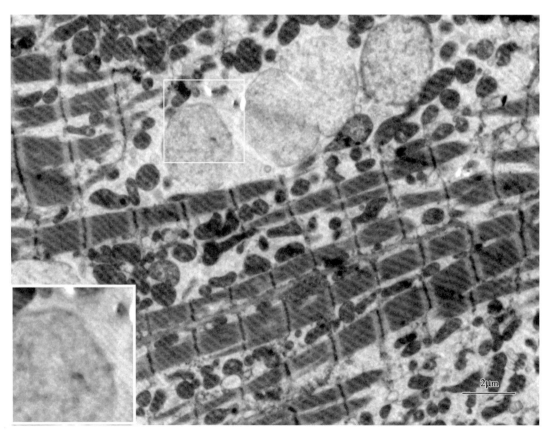

图 7-73
心肌细胞内大泡状结构，泡内物质的电子密度较周围无定形基质高

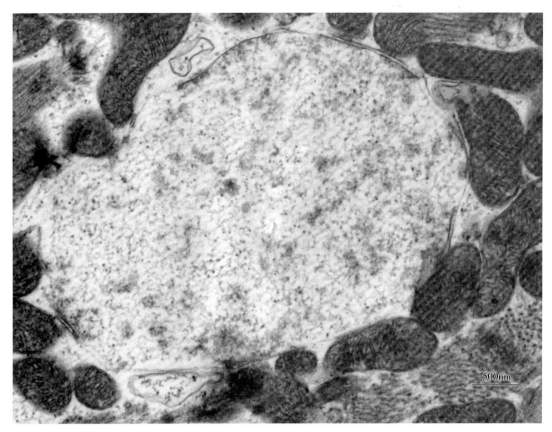

图 7-74
心肌细胞内有双层膜的大泡状结构,位于线粒体间

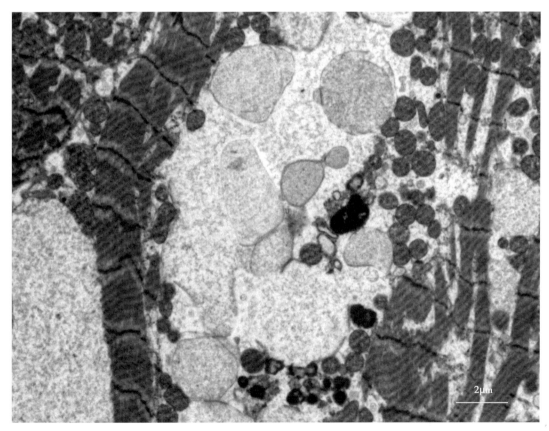

图 7-75
心肌细胞内空化区中的大泡状结构,均有膜包被

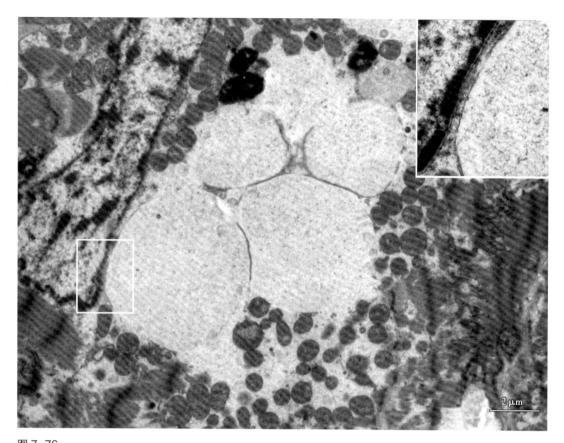

图 7-76
心肌细胞内，位于细胞核旁的巨大空泡状结构，大泡结构的膜与核膜之间有小间隙，间隙内有囊泡及高电子密度物，大泡的膜呈双层结构

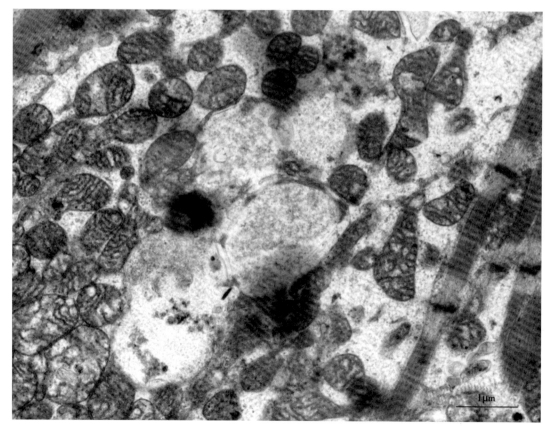

图 7-77
心肌细胞内线粒体间的大泡样结构旁可见脂褐素

（3）泡状结构与肌丝束溶解及肌浆网扩张：透射电镜观察到在 NVM 心肌细胞的泡状结构区内有基质样物增多，并有不规则的肌节溶解灶、散落的肌丝、残存的 Z 线、变性的线粒体及扩张的肌浆网。

肌丝束蛋白是由肌球蛋白、肌动蛋白、肌动球蛋白以及被称为调节蛋白的原肌球蛋白、肌钙蛋白组成的复合体。已知 NVM 存在肌小节基因突变，在疾病状态下，肌丝束的蛋白质变性、三维结构展开，并发生聚合反应，形成大分子的凝胶体。这种凝胶体与原始基质样物在透射电镜下难以区分。肌丝束溶解后残余的肌浆网系统缺乏支撑，或因局部环境改变，易发生扩张。

1）空化区周围肌节形态不良：透射电镜在 NVM 心肌细胞空化区周围观察到，肌节溶解早期阶段的表现呈单个或多个肌小节结构疏松、肌丝部分溶解消失，Z 线仍存在，M 线模糊不清；晚期阶段则肌丝束呈大片状溶解消失（图 7-78~ 图 7-82）。

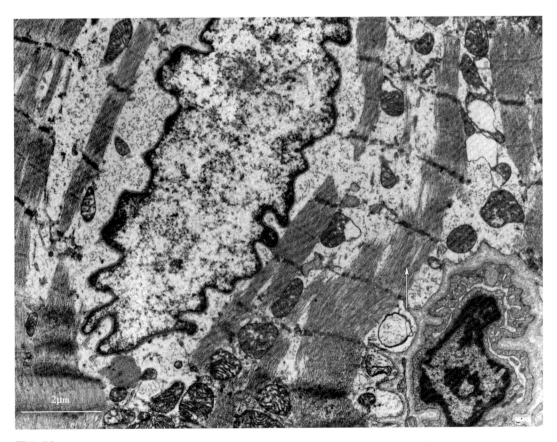

图 7-78
肌节 M 线增宽，密度降低（↑），局部肌丝由 M 线处断裂、缺失

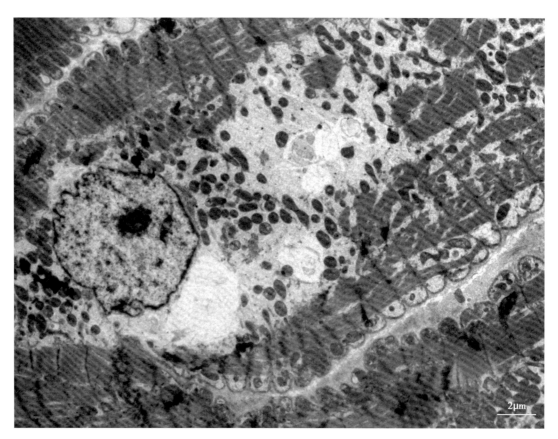

图 7-79
心肌细胞核旁、肌丝束间局部性空泡化，空化区周围肌节的 M 线结构不清，肌丝束小片状溶解

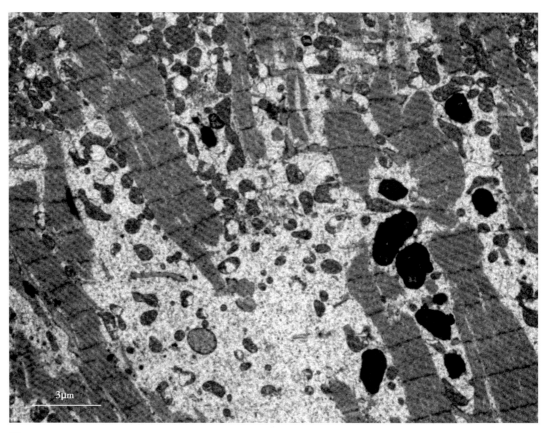

图 7-80
局灶肌节缺失，肌丝束排列松散，局部 M 线模糊不清，Z 线电子密度降低

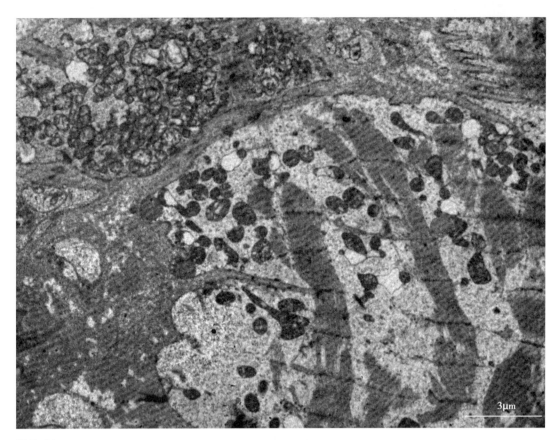

图 7-81
局部肌丝束缺失，基质样物区内有残存的 Z 线、肌浆网及扩张的 T 管

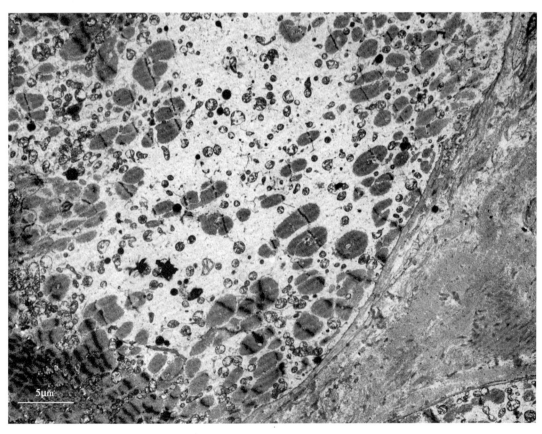

图 7-82
心肌细胞内大片空化区，其中有少量肌节小片段，肌节标志性结构不清，左下方 Z 线密集

2）空化区与水肿的区别：透射电镜在 NVM 中观察到的心肌细胞内空化区，需与胞内水肿相鉴别，后者是因胞质内水分含量增多，致心肌细胞体积增大，呈胞质疏松淡染，线粒体肿胀，肌浆网扩张。而 NVM 空化区多呈片状，区内或无细胞器或有少量肌节碎片，线粒体形态较正常，无明显肿胀，提示 NVM 心肌细胞内疏松或空化区的性质与水肿不同（图 7-83~ 图 7-86）。

3）空化区内肌浆网残留：透射电镜观察到，在 NVM 心肌细胞内的无结构区中有断裂散落的肌丝，于 Z 线附近可见残留肌浆网（图 7-87，图 7-88）。

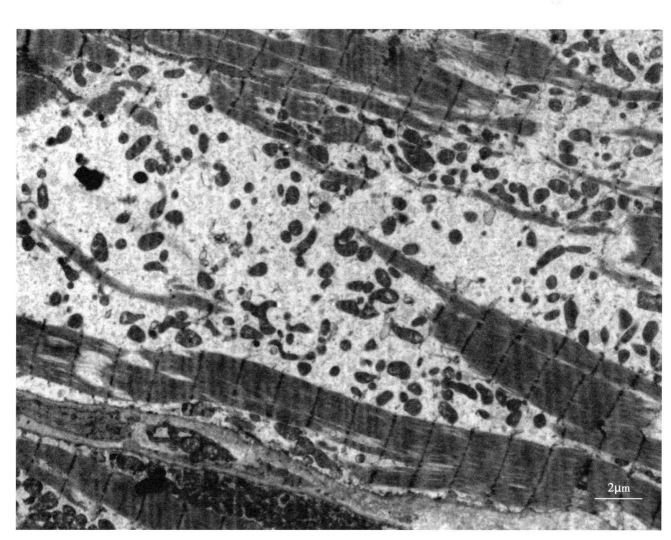

图 7-83
心肌细胞内无结构区位于肌丝束之间，中有幼稚线粒体及残存的细条状肌丝束

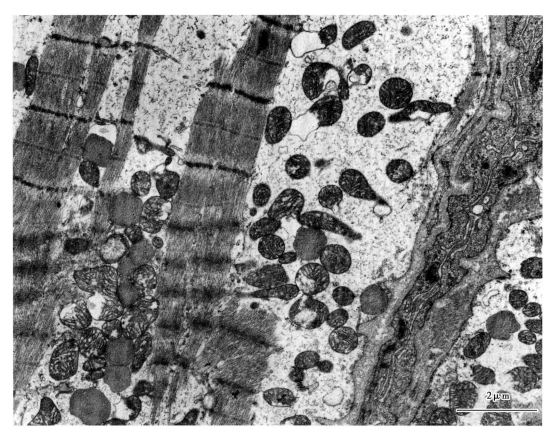

图 7-84
两个相邻的心肌细胞,局部肌丝束缺失,基质内有少许散落的细肌丝,局部可见 Z 线残留,间质毛细血管闭塞

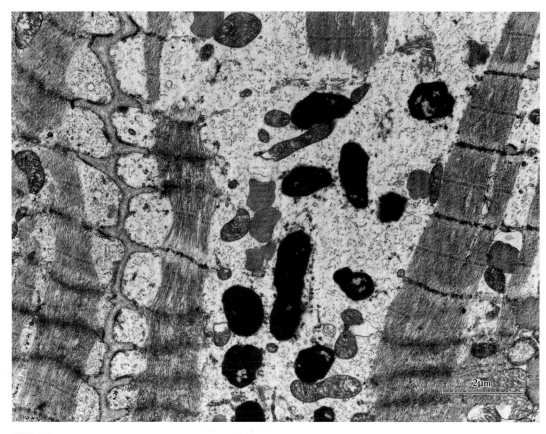

图 7-85
心肌细胞内基质样物增多,部分区域肌丝束缺失,肌节局部过度收缩,T 管扩张

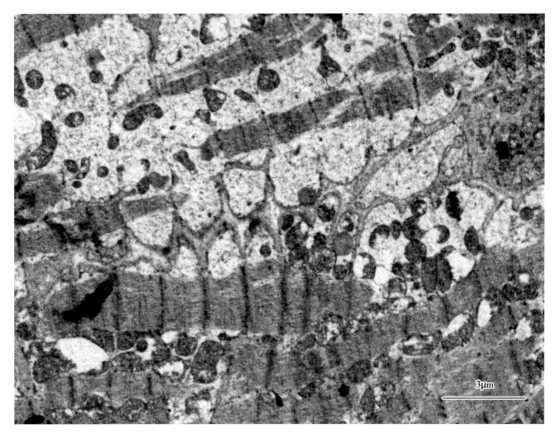

图 7-86
心肌细胞空化区内基质样物增多，T 管扩张，其内有中等电子密度的物质，线粒体无肿胀

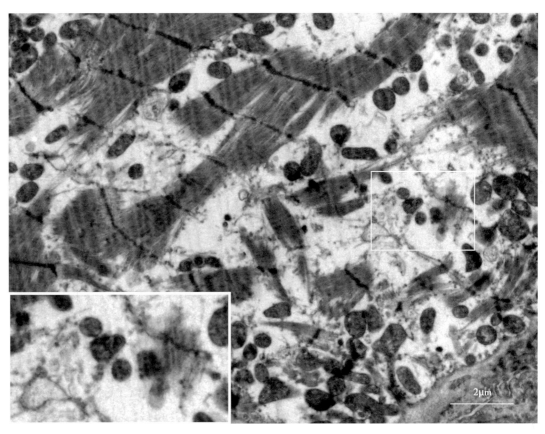

图 7-87
肌丝溶解、缺失，T 管结构存在，肌丝溶解区中有残存的肌浆网骨架，局部扩张呈泡状

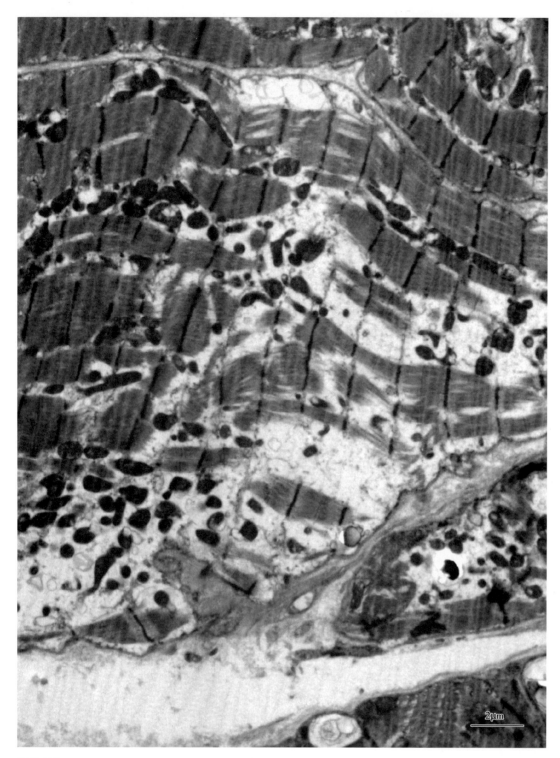

图 7-88
心肌细胞内部分肌丝束溶解，间质疏松空化，Z 线附近有较多肌浆网结构

4）空化区内的泡状结构或为肌浆网或为 T 管：透射电镜观察发现，NVM 心肌细胞内的泡状结构外被质膜，此种结构有的与 Z 线相连，有的位于胞质中，电子密度较低且不均匀，推测带膜的泡状结构或为扩张的肌浆网或为 T 管，取决于与 Z 线的关系及分布位置（图 7-89~ 图 7-92）。

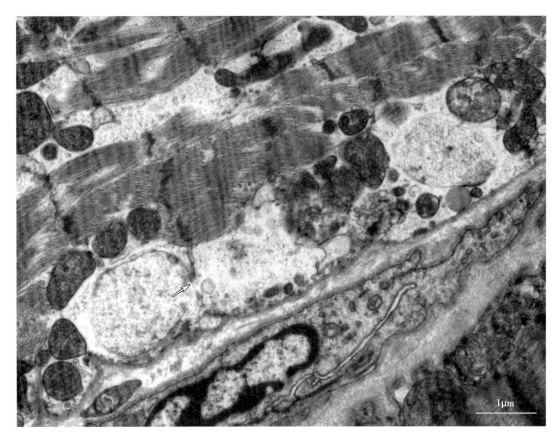

图 7-89
心肌细胞内大泡结构,示泡状结构与肌节间的关系,泡状结构外有双层膜,此膜与残余 Z 线位置的 T 管相延续（↑）

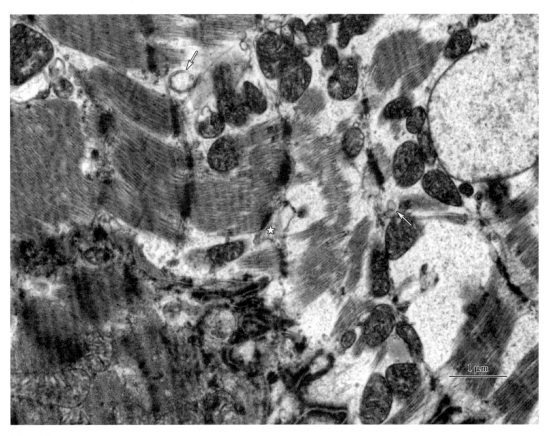

图 7-90
泡状结构与肌节之间的关系,部分肌节的肌丝缺失,仅残留 Z 线,泡状结构有膜包裹,膜位于 Z 线水平,周围残余 Z 线增宽,肌浆网轻度扩张（↑）,可见扩张的 T 管（☆）

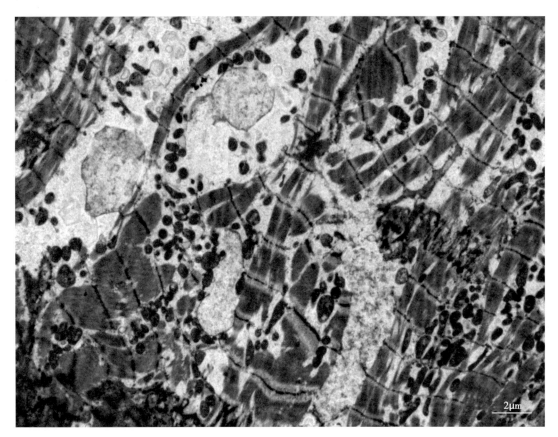

图 7-91
心肌细胞内大泡样结构和无肌丝区内较多扩张程度不同的管状结构

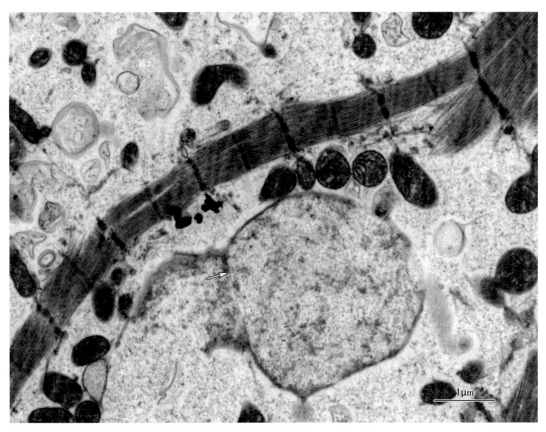

图 7-92
图 7-91 放大，心肌细胞内大泡结构中部（↑）在 Z 线水平

（五）原始幼稚的间质成分

NVM 心肌间质超微结构常表现有间质成分增多，主要为胶原纤维，亦有幼稚的间质成分，如透明质酸等，经扩张的 T 管进入心肌细胞内，这种延伸方式不同于其他类型的原发性心肌病。

心脏发育早期，未成熟心肌细胞的周围存在较多黏液样基质，肉眼观察呈胶冻样，为富含胶原纤维和蛋白多糖的水合凝胶。胶原纤维束相互交错，组成胶体骨架，蛋白多糖结构以透明质酸为主干，结合蛋白多糖亚单位在透射电镜下呈试管刷样形态。动物实验发现，透明质酸广泛分布于动物体内多种组织的细胞外基质和体液中，其分子表面含有众多的 -COO- 基团和亲水基团，前者与阳离子结合，增加了离子浓度和渗透压，使水分子被摄入基质，后者则能够与大量水分子结合，形成黏性的水合凝胶并占据较大空间。透明质酸的这种理化性质赋予组织较强的抗压性，并有润滑作用。在胚胎早期或创伤组织中，透明质酸合成旺盛、含量丰富，可促进细胞的增生及迁移，当细胞增生、迁移活动结束并开始相互黏合时，透明质酸则立即被细胞外基质的透明质酸酶（hyaluronidase）降解，同时，细胞膜上的透明质酸受体减少，细胞进入分化状态。据此推断，在细胞增生未达足够数量及迁移未达既定位置之前，透明质酸似应具有防止其过早分化的重要作用，而 NVM 中透明质酸增多有可能是阻碍心肌细胞发育成熟的原因之一。

1. 透明质酸丰富的间质　透射电镜观察到 NVM 心肌间质中透明质酸样物质增多，部分样本的心肌间质内有黏液样成分沉积，表现为组织疏松，中低电子密度，内有试管刷样结构（图 7-93~ 图 7-100）。

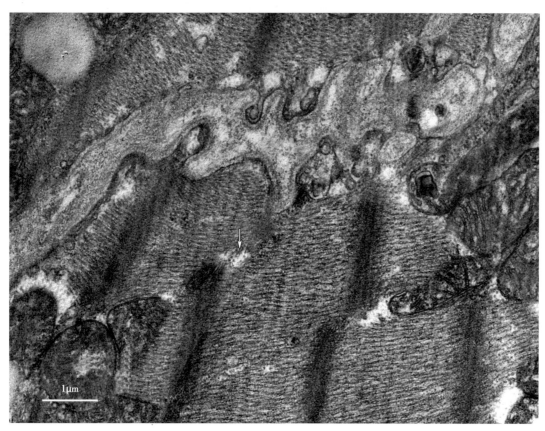

图 7-93
心肌间质增宽，内有较多试管刷样基质，并随增宽的 T 管向细胞内延伸。相邻心肌细胞肌丝束排列方向不同，纵切面 Z 线增宽、电子密度降低、有断裂移位（↑）

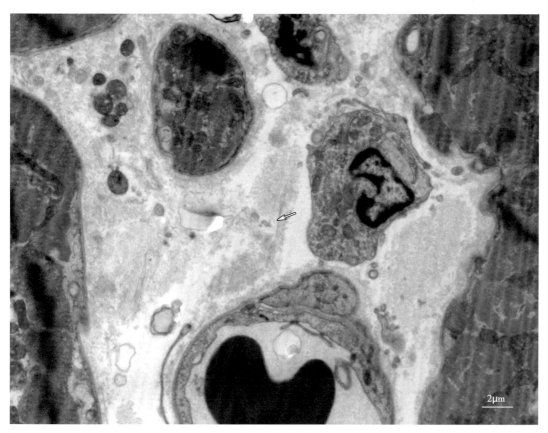

图 7-94
心肌细胞间的结构，细胞间隙增宽，基质为较多中低电子密度的试管刷样物（↑），分布不均匀，中见散在间质细胞及线粒体

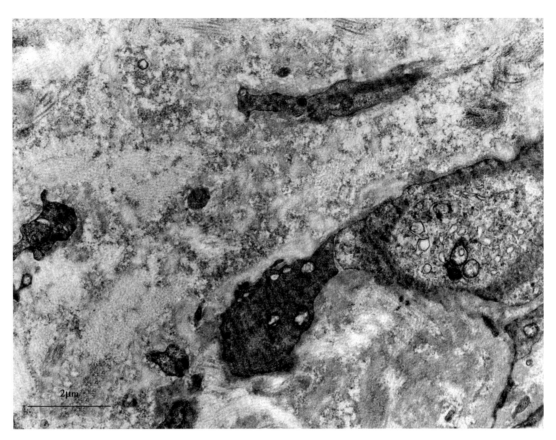

图 7-95
心肌间质疏松，丰富的基质样物中有成片的胶原纤维及试管刷样物，见成纤维细胞胞质

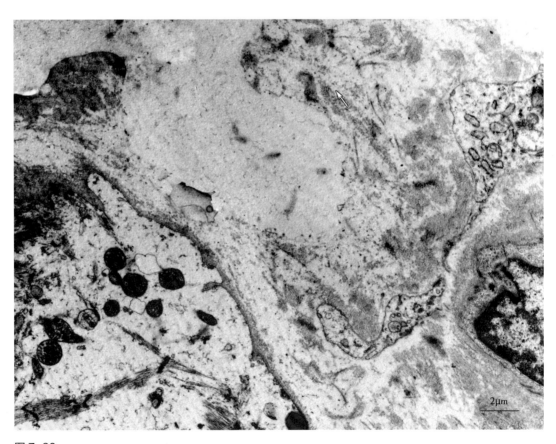

图 7-96
心肌细胞内和间质中皆为低电子密度物，间质内有小片及散在的试管刷样物（↑），心肌细胞局部发育不良，肌丝极向紊乱，肌节形成不良

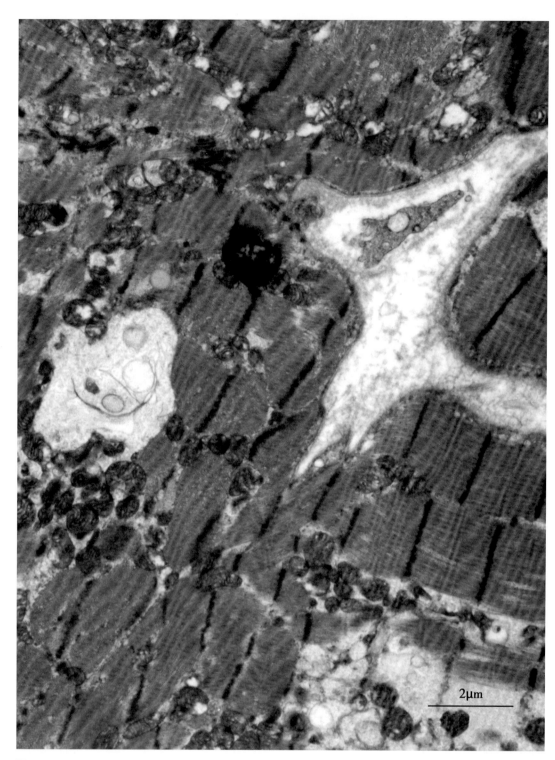

图 7-97
心肌细胞间疏松的间质，散在及成片状的试管刷样物

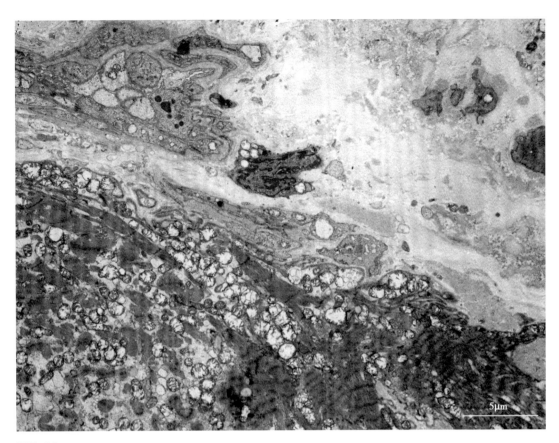

图 7-98
心肌细胞周围的大量间质成分，稀疏分布，密度不均，内有间质细胞及细胞碎片

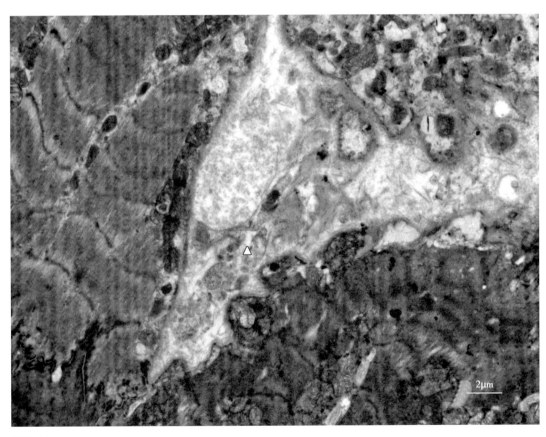

图 7-99
3 个相邻心肌细胞呈不同收缩状态，间质疏松，较多透明质酸物质。图右侧上下两心肌细胞发育不良，三者之间有一个退变心肌细胞的残留结构（△）

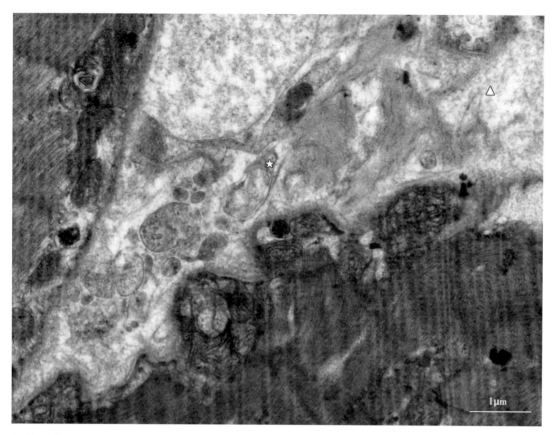

图 7-100
图 7-99 放大,心肌间质疏松,有较密集的试管刷样物(△)及残留细胞轮廓(☆),其内有囊泡状退变结构和片状的退变肌丝;右下角心肌细胞肌丝极向紊乱

2. 间质成分经 T 管延伸进入心肌细胞 透射电镜观察到 NVM 心肌细胞间质中的基质及胶原纤维经扩张的 T 管进入心肌细胞内,T 管内的物质呈较低电子密度,不均匀,类似于间质中的胚胎期基质样物,但不同于胞质内基质样物的密度及形态。不仅 NVM 间质向心肌细胞内延伸的表现较其他类型的原发性心肌病相对少见,同时间质的延伸方式亦与其他类型心肌病不同(图 7-101~图 7-105)。

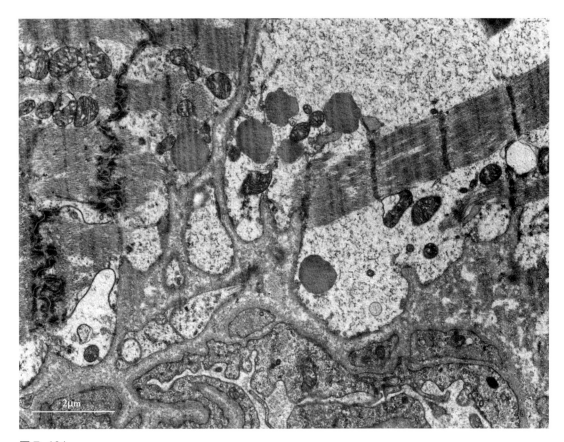

图 7-101
多条扩张的 T 管向心肌细胞内延伸,有的 T 管相互融合呈网状,T 管内为中低电子密度物,与增宽的间质内的胚胎期基质样物相同;胞质中基质样物丰富,呈细颗粒状,肌丝束溶解、缺失

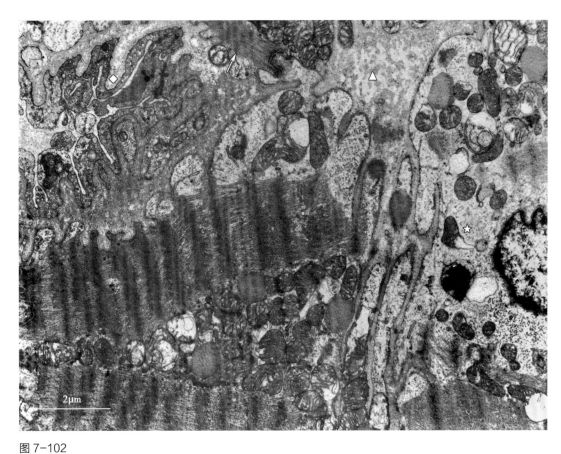

图 7-102
3 个心肌细胞(△)相交处,间质稍增多,T 管扩张,块状中等电子密度的间质进入 T 管,细胞膜下肌丝束溶解,相邻心肌细胞间肌丝束不同向(↑),细胞内基质样物增多(☆)。间质毛细血管内皮细胞下基质样物增多(◇)

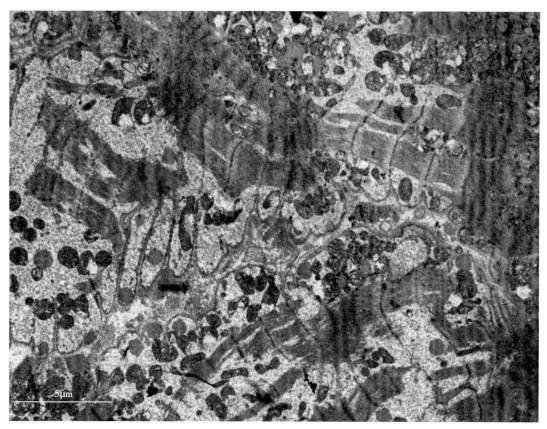

图 7-103
肌丝溶解区内有残留扩张的 T 管，疏松的胚胎期间质经 T 管延伸入胞质内；肌丝束过度收缩

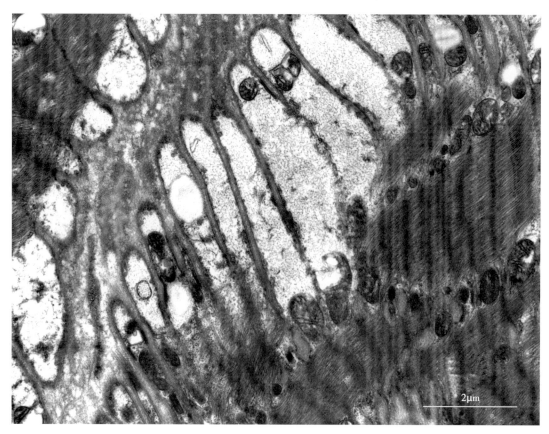

图 7-104
间质增宽，内有透明质酸及较多中等电子密度的基质样物，并经扩张的 T 管进入胞质内；细胞膜呈扇贝样，肌丝大片溶解，残余肌丝束过度收缩

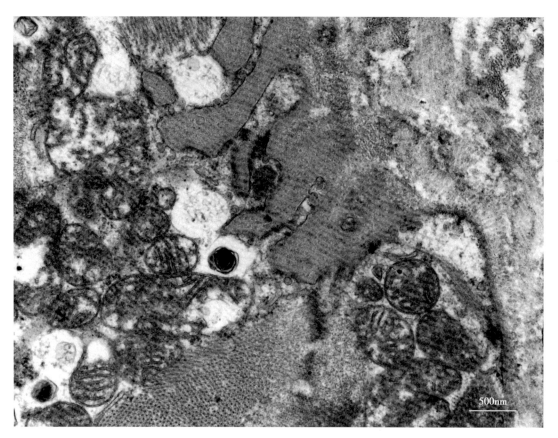

图 7-105
纤维化的间质通过扩张的 T 管延伸入心肌细胞内

二、线粒体形态及数量异常的表型

约 50%NVM 具有家族性，部分呈线粒体遗传模式。已发现线粒体的多种异常可引起 NVM 临床表型，如线粒体导肽变异以及核编码线粒体蛋白突变等。散发性 NVM 中也发现线粒体基因突变。

线粒体遗传方式为母系遗传，即具有自己相对独立的遗传体系，又依赖核遗传体系，具有半自主性，同一细胞中每个线粒体内的遗传物质不尽相同，并非所有线粒体都具有致病性突变，因此，在同一个体内线粒体的形态、数量都可能有较大差异。胚胎发育过程中，随着冠脉循环的建立，心肌细胞的能量代谢从无氧糖酵解为主转变为耗氧的脂肪酸代谢，线粒体发挥着重要调控作用。正常成熟心肌细胞内线粒体十分丰富，呈线状、粒状或杆状等，位于肌丝束间，呈单层线状排列。

NVM 患者的线粒体基因组的突变形式复杂，有 tRNA 的突变、编码呼吸链蛋白复合物的基因突变，编码氧化磷酸化电子传递链上的蛋白的基因突变和 mtDNA 片段的缺失。线粒体突变和缺陷的区域不同，临床表现也不尽相同。例如与 Barth 综合征相关的 *TAZ* 基因突变，患者可表现为扩张型心肌病、肥厚型心肌病、心内膜弹力纤维增生症和 NVM。

先前的 NVM 超微结构研究发现，线粒体可以是拷贝数异常，也可以是形态异常，甚至在某些病例中线粒体结构异常可能是唯一改变。在本组 NVM 心肌样本，透射电镜普遍观察到线粒体表型异常，包括大小、形态及数量，既有巨型线粒体，亦有微小线粒体，这与文献报道一致。

（一）线粒体形状异常

如前所述，正常线粒体外形多呈短棒状或圆球形，是由双层单位膜套叠而成的密闭性膜囊结构，外膜厚 5~7nm，光滑平整，内膜平均厚 4.5nm。内膜上有大量向内腔突起的折叠，形成嵴，人心肌细胞内线粒体嵴主要为"片状嵴（lamellar cristae）"，这些片状嵴多数与线粒体长轴垂直。透射电镜观察可见 NVM 心肌线粒体呈多种形态的异常，如细长形、蛇形、弓形、哑铃形、T 形等以及环状嵴线粒体（图 7-106~ 图 7-113）。

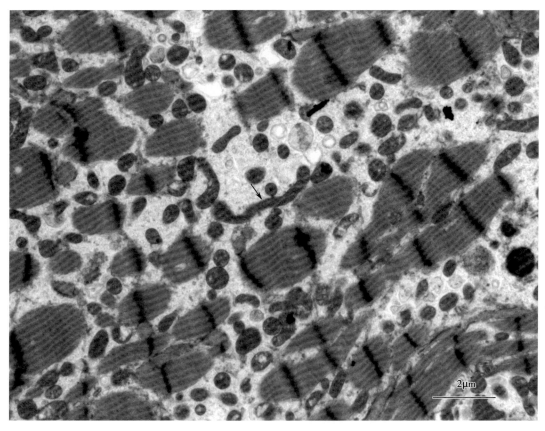

图 7-106
心肌细胞中形状怪异的线粒体，蛇形（↑）；肌节排列疏松，淡染的基质中有泡状物

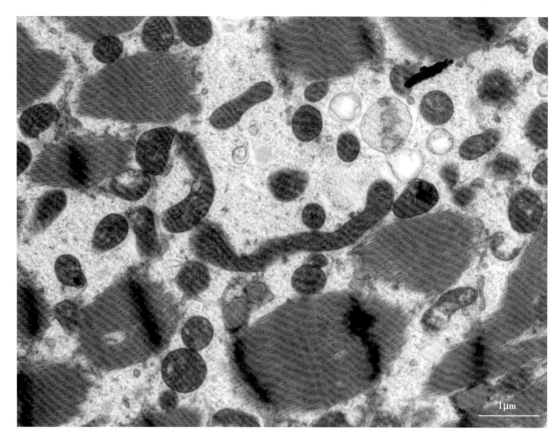

图 7-107
图 7-106 放大，蛇形线粒体，嵴可见；基质中泡状物为双层膜结构

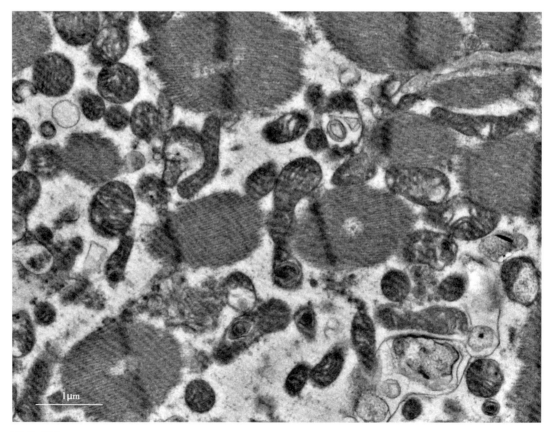

图 7-108
心肌细胞内的异形线粒体及其髓鞘样变

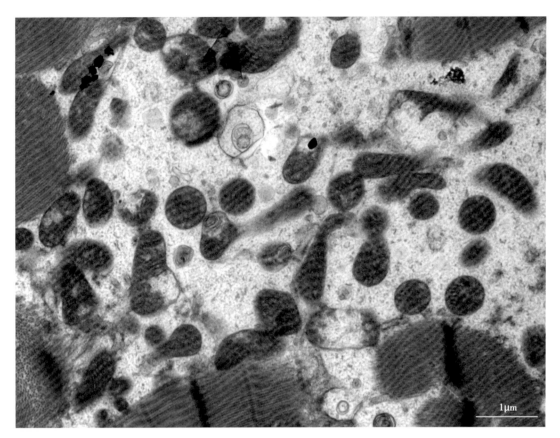

图 7-109
心肌细胞内的线粒体外形异常及退变

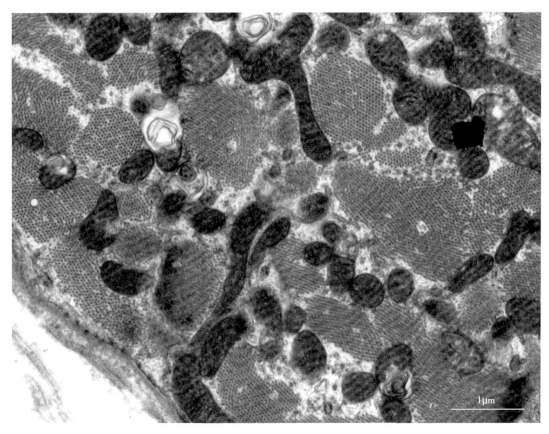

图 7-110
心肌细胞断面，肌丝极向不一致，有多条长形、"T"形线粒体，部分线粒体内可见髓鞘样结构

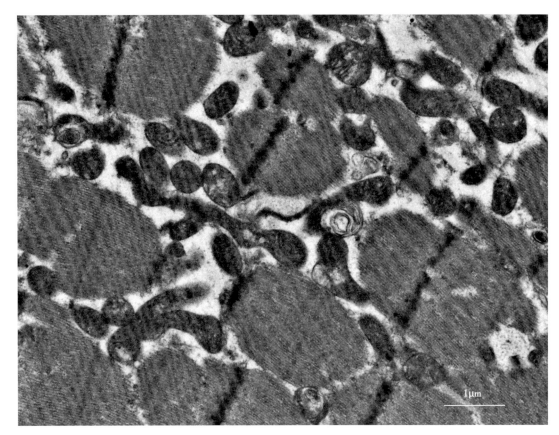

图 7-111
心肌细胞内细长形的线粒体

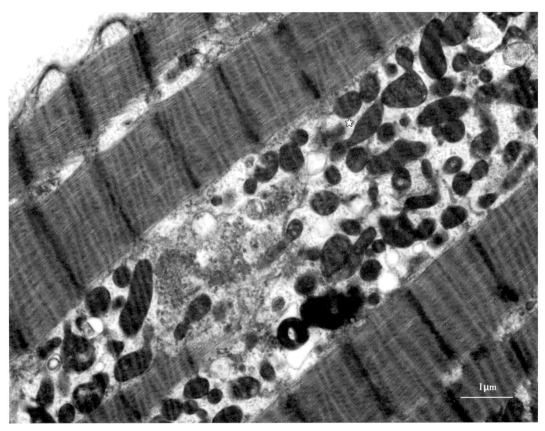

图 7-112
肌丝束间密集的管状嵴线粒体（☆）

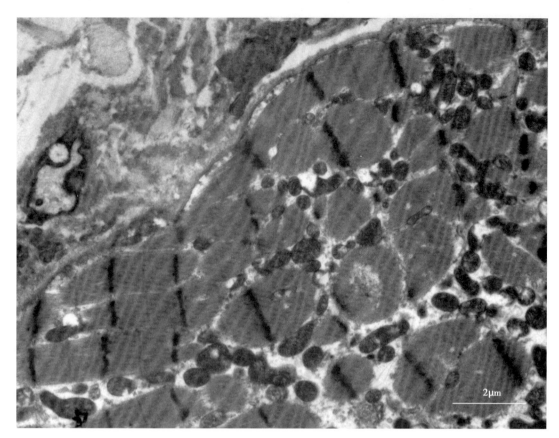

图 7-113
心肌细胞内线粒体大小不等，分布散乱，形状怪异

（二）线粒体体积异常

NVM 心肌细胞内线粒体呈大小不一表型。

1. 线粒体体积减小　正常机体细胞内线粒体的发育需经历增生和分化两个过程，即数量的增加及功能的成熟。在分化期间，线粒体逐渐增长变大，内腔呈细长网状结构，嵴逐渐成熟。

透射电镜观察到 NVM 心肌细胞内的线粒体多数结构幼稚，呈小球形，分布于胞核周围，缺乏嵴样结构，电子密度高而均匀，其周围基质的电子密度较低，似增生期表型（图 7-114~图 7-116）。

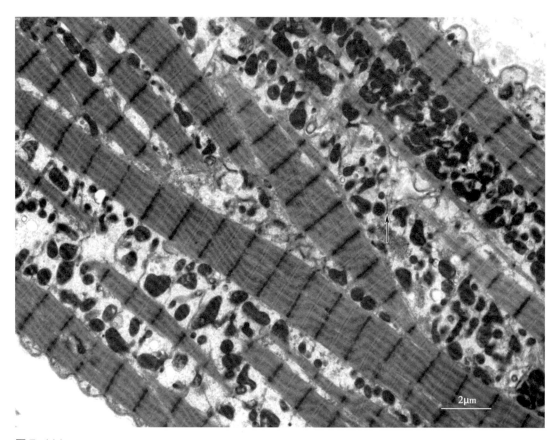

图 7-114
肌丝束间隙增宽,其内充满大小不等的线粒体,以密集的幼稚小线粒体为多,呈高电子密度,嵴少或无,形态各异。细胞膜呈扇贝状

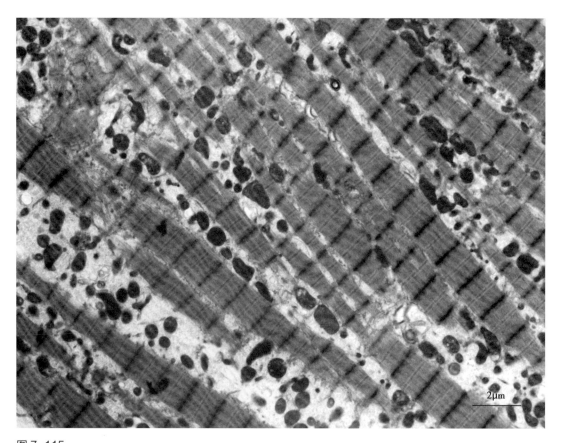

图 7-115
心肌细胞内呈幼稚表型的线粒体,短棒状,嵴少而短,散在分布于肌丝束之间;局部肌丝溶解,排列紊乱;T管扩张(图左上角)

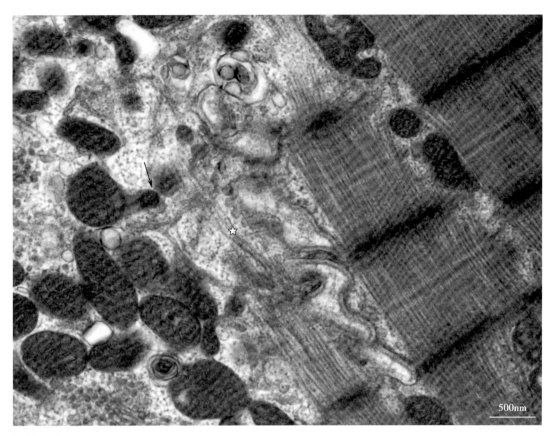

图 7-116
肌丝束溶解区内的幼稚线粒体（↑），体积小、电子密度高，内陷的细胞膜内侧有较多吞饮小泡（☆）

2. 线粒体肿胀　为细胞损伤时常见的超微表型。根据肿胀类型分为基质型与嵴型，前者较常见，亦可二者兼有，即混合型。基质型肿胀时线粒体变大而圆，基质密度减低，嵴变短少甚至消失；极度肿胀时，线粒体呈小空泡状，即为光镜下观察到的浊肿细胞内的细颗粒形态，此型肿胀为细胞水肿的部分改变。嵴型肿胀较少见，是局限于嵴内隙的肿胀，呈烧瓶状甚至空泡状，而基质致密。嵴型肿胀一般为可复性，但当膜损伤加重时，可经混合型过渡为基质型。

线粒体对损伤极为敏感，肿胀可由多种损伤因子引起，常见为缺氧，此外，微生物毒素、各种毒物、射线及渗透压改变等亦可导致。若损伤较轻、损伤因子作用的时间较短，肿胀仍可恢复。有时线粒体的轻度肿胀可能为功能升高的反应。

线粒体体积的增大有时是器官功能负荷增加而引起的适应性肥大，此时线粒体的数量常增多，如见于器官肥大时。反之，器官萎缩时，线粒体体积缩小、数量减少。

透射电镜较易在发育异常的 NVM 心肌细胞内及肌丝束溶解区观察到线粒体呈不同程度的肿胀表现（图 7-117，图 7-118）。

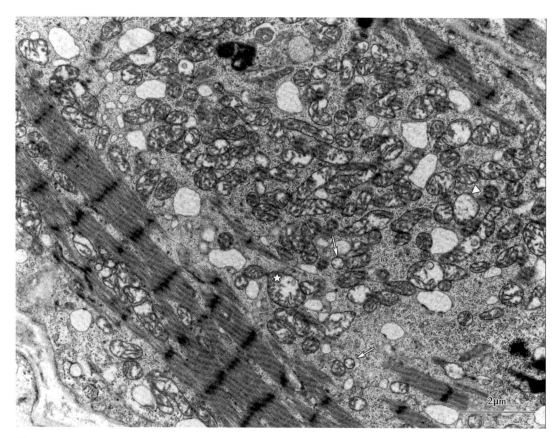

图 7-117
发育异常的心肌细胞内线粒体堆积，部分呈基质型肿胀（△），亦有呈混合型肿胀（☆），可见小空泡状结构（↑）

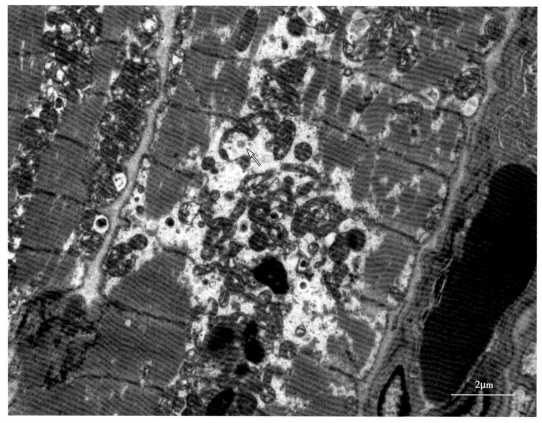

图 7-118
肌丝束溶解区见线粒体密集、大小不等、空泡变性，有的高度肿胀，膜破裂（↑）。多个溶酶体位于线粒体间

(三)线粒体数量增加

线粒体数量的变化可与细胞代谢活动有关,也可因外界环境因素的变化而改变。代谢旺盛所需能量增加时,线粒体数量较多;反之数量较少。线粒体平均寿命约为10天。其数量的补充和保持以线粒体直接分裂为二的方式进行。

病理状态下,线粒体数量可表现为增多或减少。线粒体数量增多,为线粒体的适应性反应,常见于线粒体慢性损伤或器官负荷增加时,如心脏瓣膜病中心肌细胞内线粒体增生等;数量减少主要见于急性细胞损伤时线粒体崩解或自溶,而慢性损伤时由于线粒体逐渐增生,数量减少不明显(甚至有增多)。透射电镜观察到NVM心肌细胞内线粒体数量显著增多并密集聚集,影响肌丝束及闰盘的结构和功能(图7-119~图7-121)。

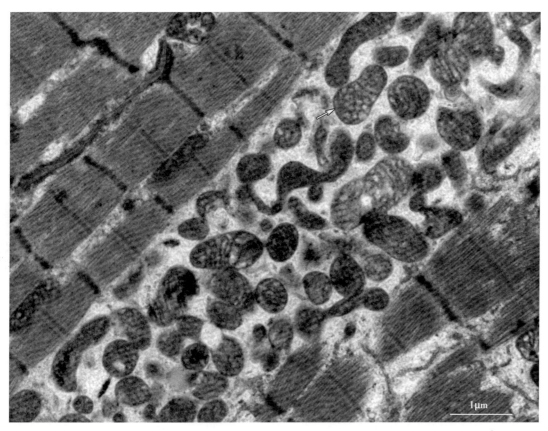

图7-119
心肌细胞肌节形态正常,肌丝束间隙增宽,线粒体密集,大小悬殊,其中可见弓形、长条形、哑铃形等多种形态,管状嵴线粒体(↑)

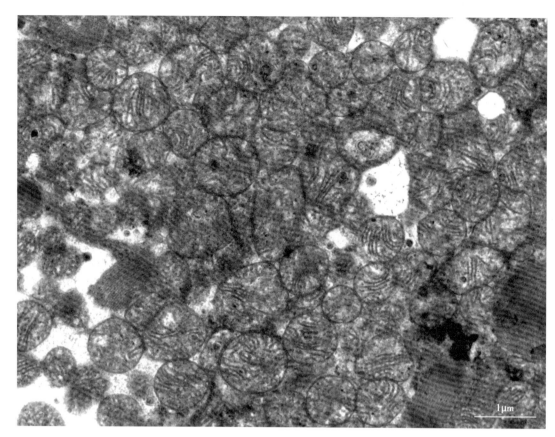

图 7-120
密集的线粒体，呈圆形、饱满，嵴清晰可见，图右下角有小片肌节

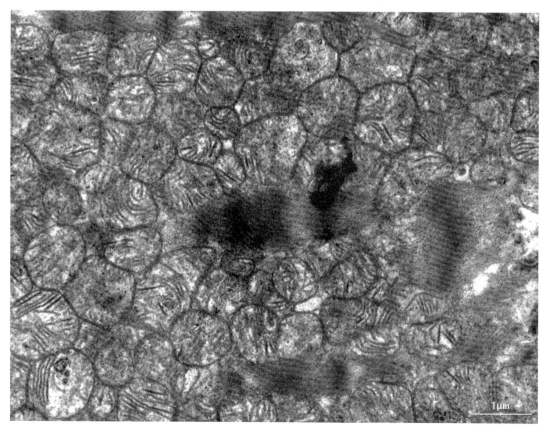

图 7-121
心肌细胞内发育较成熟的线粒体，呈密集堆积状，圆形、大小较一致、嵴清晰，其中有小片肌节

(四)位置异常:线粒体与肌丝束间的平行关系异常

胚胎发育早期,心肌细胞内线粒体的分布随其功能需要而有一定变化,糖原颗粒散在,肌丝束较少、排列散乱且不规则。随着心肌细胞的发育,胞质含量减少,肌丝束增多,呈整齐而平行的排列。与此同时,心肌细胞不断延伸,彼此靠拢,有些部位细胞膜相互衔接,形成闰盘,肌丝束也与闰盘连接。肌丝和 Z 线的出现,使心肌细胞开始有收缩活动。到胚胎发育晚期,心肌组织分化完全,心脏出现有节律性的收缩。成熟线粒体在肌丝束间呈长链形排列,与微管分布相对应,微管亦影响着线粒体在胞质中的分布和迁移。线粒体的位置与其特性有关,多聚集在需要能量供应的区域,如胚胎期聚集于心肌细胞的闰盘处。透射电镜观察到 NVM 心肌细胞内线粒体位置异常,密集拥挤,肌丝束破坏(图 7-122~ 图 7-125)。

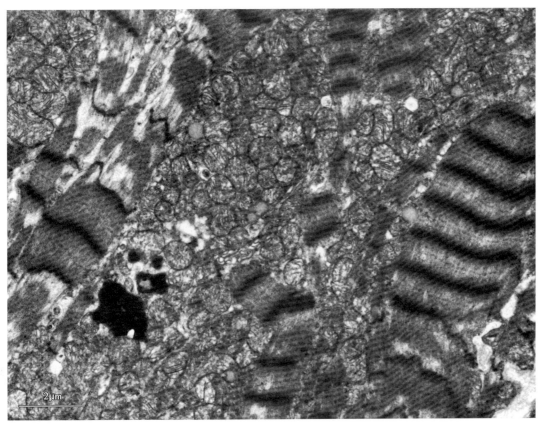

图 7-122
心肌细胞肌丝束间见大量密集线粒体,肌丝束收缩状态不一致,极向不相同

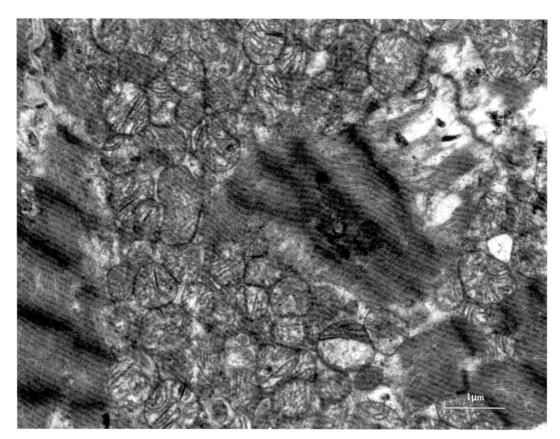

图 7-123
肌丝束过度收缩，密集的线粒体致肌丝束方向扭曲

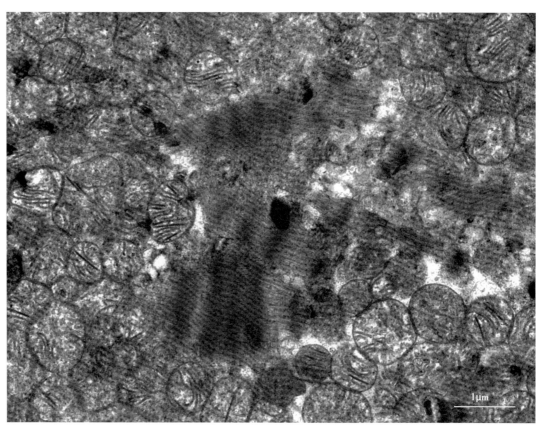

图 7-124
密集的线粒体及过度收缩的肌节，线粒体间有散在呈短片状极向紊乱的肌丝束

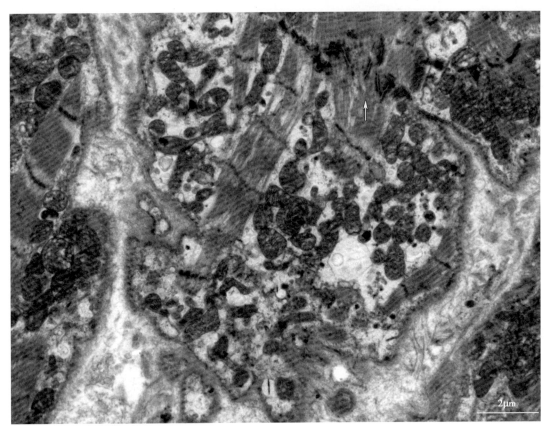

图 7-125
短小心肌细胞,从细胞游离端至闰盘(↑)仅约6μm,肌丝束稀少,基质样物及线粒体增多

三、心肌细胞发育不良的其他表现

NVM 致病基因复杂,遗传方式多样。据文献报道,30%~50% 的 NVM 患者存在遗传基因突变,主要为编码肌节或细胞骨架蛋白基因。因此,超微结构的异质性表型可能与不同致病基因改变有关,亦可能与环境因素有关。本组 NVM 病例中,除线粒体的改变外,亚细胞结构异常的表型多样,甚至非常显著。

(一)肌丝束成分缺失及结构异常

NVM 与肥厚型心肌病和扩张型心肌病可出现于同一家系,三者的基因型亦有很大程度的重叠。NVM 中可检测到非特异性的肌节结构蛋白基因突变,其中肌球连接蛋白 -C 基因(MYBPC3)和原肌球蛋白(TPM1)的杂合突变占29%,β 肌球蛋白重链基因(MYH7)突变占 13%,MYBPC3 突变占 8%。在众多突变中,动物实验证实了 TAZ、FKBP12、TNNT2 和 DNTA 基因和蛋白的突变或缺失能够导致心室发育不全或心肌发育障碍。编码肌节基因的致病性突变会导致肌丝结构不稳定,超微表型呈肌丝束稀少或缺失,肌节短小或形态不良,粗肌丝缺失,细肌丝凌乱散布,Z 线增粗或松散,甚至缺失等。肌节结构的不稳定可致心肌细胞舒缩功能异常。

1. 粗、细肌丝比例异常与肌丝束溶解 粗、细肌丝间的正常比例关系是维持肌节结构稳定、保证肌丝滑动及肌丝束有效收缩的物质基础。正常心肌细胞横切面的透射电镜观察可见，粗、细肌丝呈六角点阵结构，每条粗肌丝周围有6条细肌丝，每条细肌丝周围有3条粗肌丝（参见第二章相关内容）。透射电镜观察到 NVM 肌节结构不良，粗、细肌丝的比例及位置关系紊乱，六角点阵结构消失，粗肌丝缺失、细肌丝散落或肌丝溶解而呈空化区状（图7-126~图7-133）。

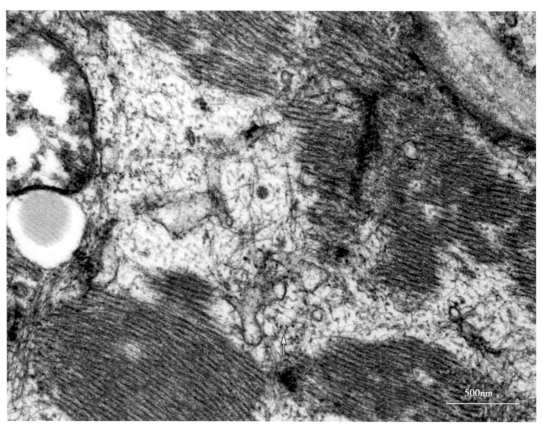

图 7-126
肌节粗、细肌丝比例失调，主要为凌乱散落的细肌丝，粗肌丝较少（↑）。肌节中仅有少量 Z 线，未见 M 线，胞质内有扩张的肌浆网

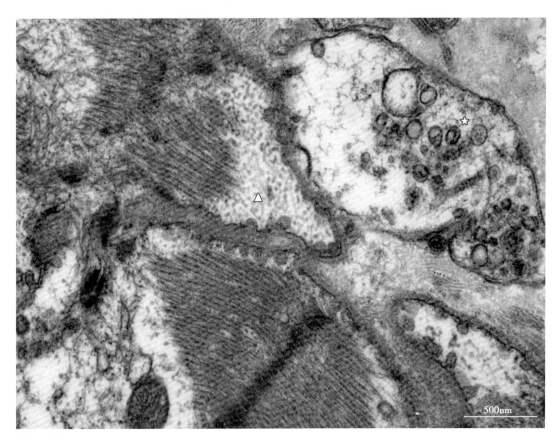

图 7-127
心肌细胞肌节的粗、细肌丝比例紊乱，部分肌丝束溶解，溶解区域分别呈粗肌丝为主表现（△），细肌丝残留表现（☆）

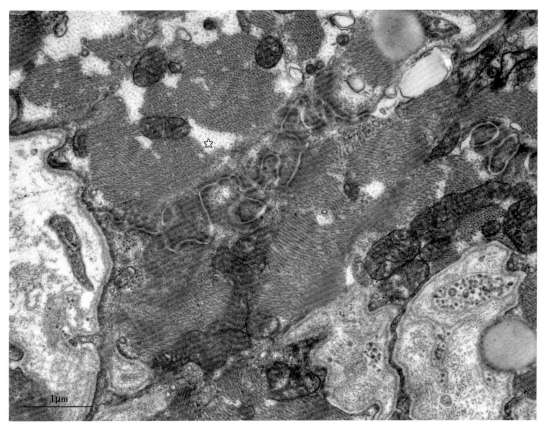

图 7-128
肌丝束不同向，未形成明确 Z 线结构，局部肌丝溶解，空化区（☆）内有残留粗肌丝轮廓，细肌丝较少

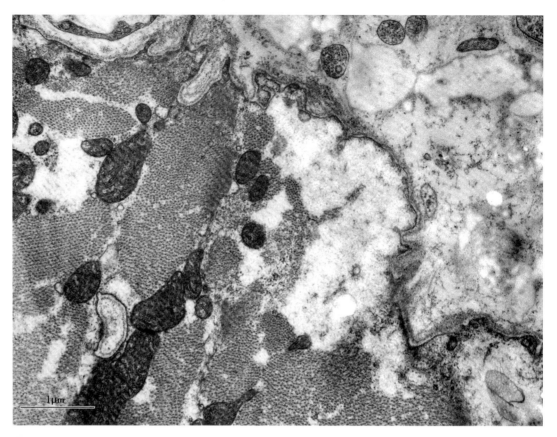

图 7-129
肌节横断面，粗、细肌丝非六角点阵排列关系，区域性肌丝溶解消失。间质基质样物增多疏松

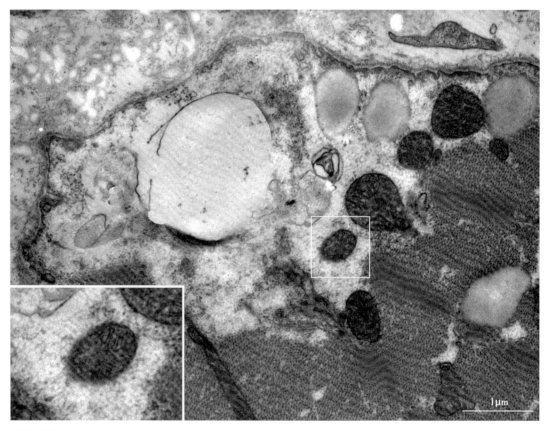

图 7-130
横切面，心肌细胞空化区中可见少量残存细肌丝，粗肌丝缺失

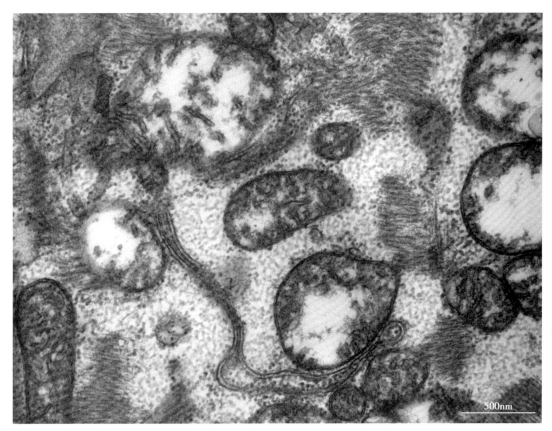

图 7-131
肌节结构不良，Z 线消失，大部分肌丝缺失，缺失区内残余颗粒状粗肌丝轮廓。线粒体肿胀，嵴溶解消失。胞质内有不规则环形双层膜物质

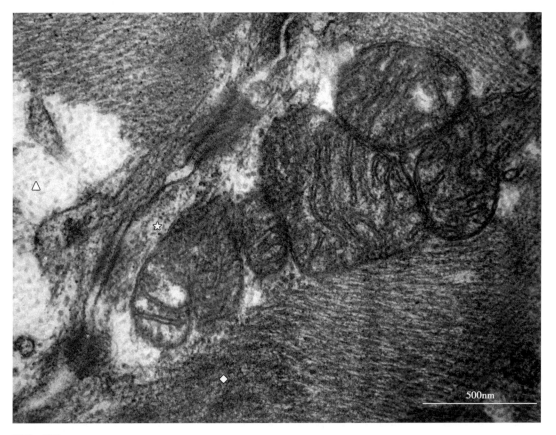

图 7-132
两个心肌细胞连接处，可见桥粒；肌节局部粗肌丝缺失（◇）；细胞膜下疏松区肌丝溶解，一个细胞内有少量残余粗肌丝截面轮廓及细肌丝（☆），另一个细胞内粗肌丝轮廓散在稀疏（△）；线粒体大小悬殊，部分肿胀，嵴消失

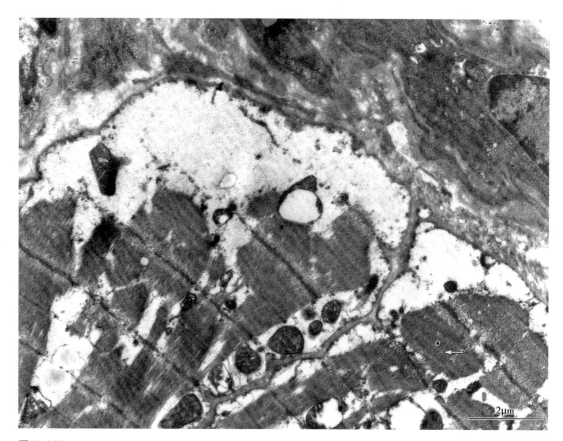

图 7-133
肌节 Z 线位置规则，M 线未居于肌节正中（↑），肌丝束溶解，T 管与 Z 线分离，可见残余肌浆网结构

2. Z 线形成不良　编码 Z 线蛋白的基因突变，可以引起多种心肌病，包括 NVM。Perrot A 等在 1 例 NVM 患者中检测到编码 Z 线蛋白的 *NEBL* 基因突变。正常 Z 线为细肌丝附着点，Z 线在肌节收缩时呈提篮编织状，在舒张状态下呈编席状。Z 线异常，直接影响肌节结构和功能。在本组 NVM 心肌样本，透射电镜观察到肌节 Z 线有多种异常表型，包括缺失、位置异常、密度减低或增高、形状不规则、呈团块状或不完整（图 7-134~ 图 7-138）。

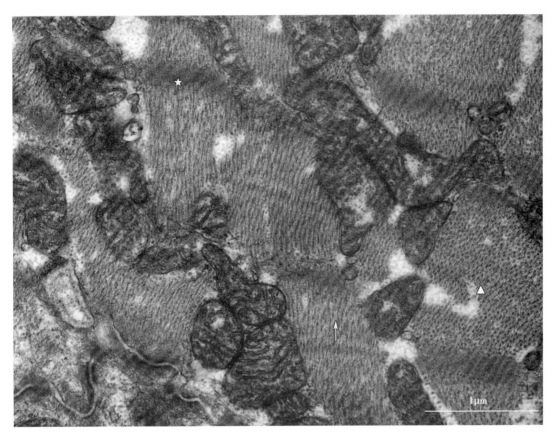

图 7-134
Z线不规则，结构模糊，密度减低，提篮编织形态部分消失（☆）；肌丝不同向，与Z线或平行（△）或垂直（↑），局部有肌丝束溶解

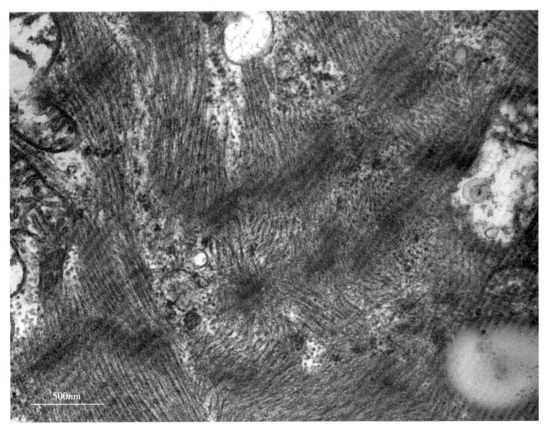

图 7-135
Z线部分有缺失，部分形态不规则，结构疏松、呈片灶状，肌丝纵横交错，排列紊乱，未形成肌节及肌丝束

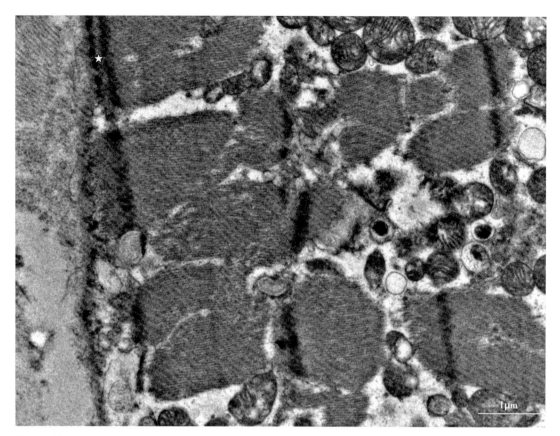

图 7-136
Z 线位置异常，呈错位表型，两条平行排列的 Z 线（☆），间隙仅 0.2μm

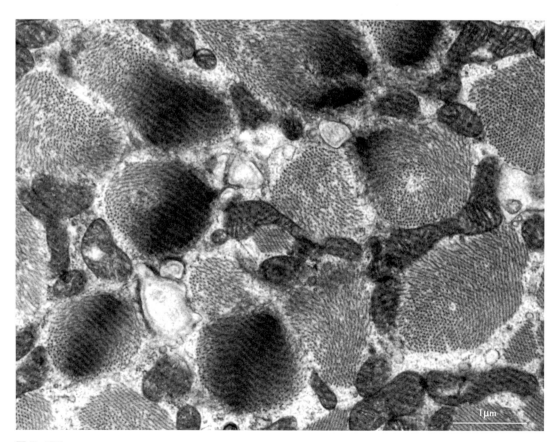

图 7-137
肌丝束内的肌丝呈纵横交错螺旋状排列，Z 线电子密度较高，宽窄不等，形状不规则

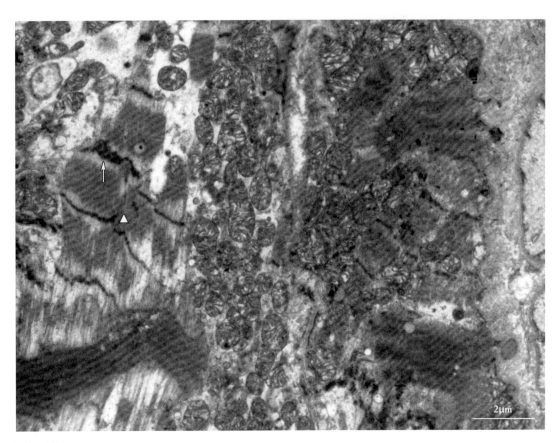

图 7-138
过度收缩，局部 Z 线增宽（↑），M 线断续成多节（△）

3. M 线缺失　M 线为粗肌丝附着点，电子密度与 Z 线相近，其结构异常直接影响粗肌丝的稳定性。M 线的形成受以下蛋白调节，包括 titin、$GMEB_1$（glucocorticoid modulatory element binding protein-1）、$MuRF_1$（Muscle-specific RING finger-1）等。透射电镜观察到 NVM 肌节的 M 线结构不清，甚至缺失，而粗肌丝依然存在的矛盾表型，推测可能为 M 线上某些呈高电子密度的蛋白丢失，而与粗肌丝相连接的蛋白尚存在；还观察到肌丝溶解、肌丝束断裂、线粒体进入肌节内等表现，提示 M 线结构异常，以致粗肌丝不能保持正确的空间结构而易降解，影响肌节的稳定性（图 7-139~图 7-141）。

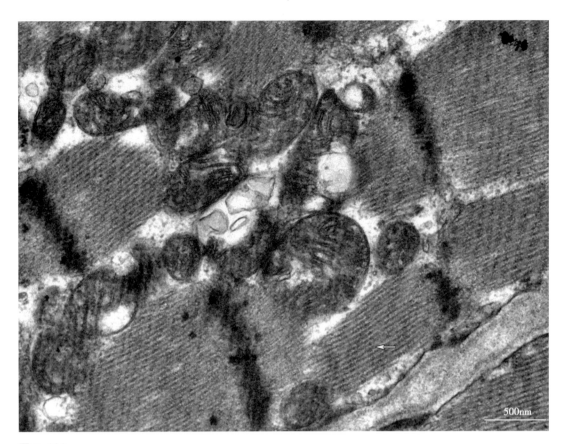

图 7-139
Z 线增宽错位，M 线不清（↑），肌丝溶解，肌丝束断裂，线粒体进入肌丝束内部

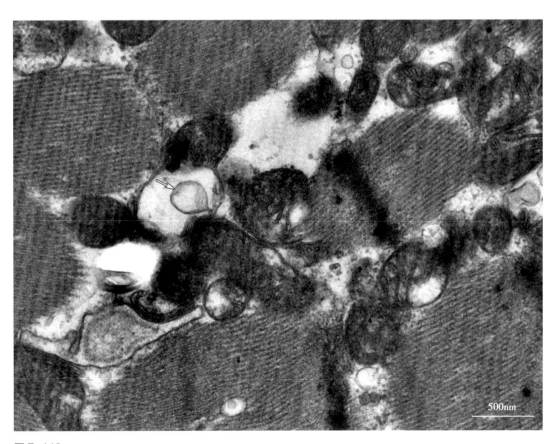

图 7-140
肌节不完整，Z 线错位，M 线模糊不清，肌丝溶解，线粒体进入肌节内；一个严重肿胀的线粒体，嵴消失，仅残留一个呈空泡状肿胀的嵴（↑）

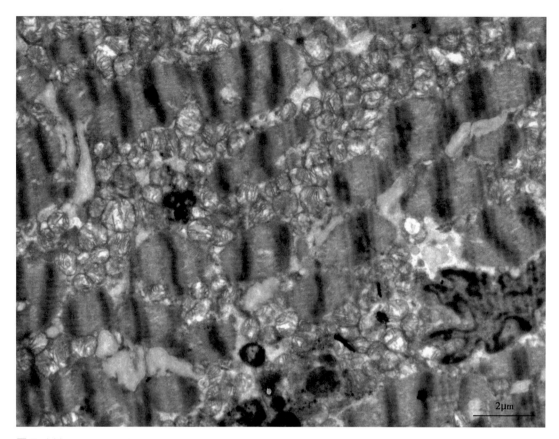

图 7-141
过度收缩的心肌细胞，Z 线增宽，电子密度降低，M 线难以辨识

（二）肌丝束排列紊乱

心肌细胞中，肌丝束的正常结构由肌丝、肌浆网、T 管及中间丝 4 种结构共同维持。肌丝为肌丝束的主要结构；肌浆网纵行包绕每条肌丝束，T 管位于 Z 线水平与肌丝束垂直，两者共同构成心肌细胞的肌浆网与横管系统；中间丝由不同类型的中间丝蛋白组成（主要有 6 种类型，直径在 10nm 左右），由中间丝结合蛋白相互连接，外连细胞膜和细胞外基质，内达核骨架，并与其他骨架之间相互作用，在细胞内形成一个完整的支撑网架系统，参与细胞内信息传递，并与 mRNA 的运输有关。由此可见，上述 4 种结构中任一环节异常均将直接导致肌丝束排列紊乱。在心肌病终末期，其影响因素可能更加复杂。如光镜下所见，透射电镜亦进一步观察到各种类型原发性心肌病肌丝束排列紊乱的超微结构表型，可呈心肌细胞极向不同轴，也可以是同一个细胞内肌丝束斜角分支、纵横交错、不同轴向等，并常伴有肌节特化结构的改变。NVM 中亦见到多种形式的排列紊乱（图 7-142~图 7-147）。

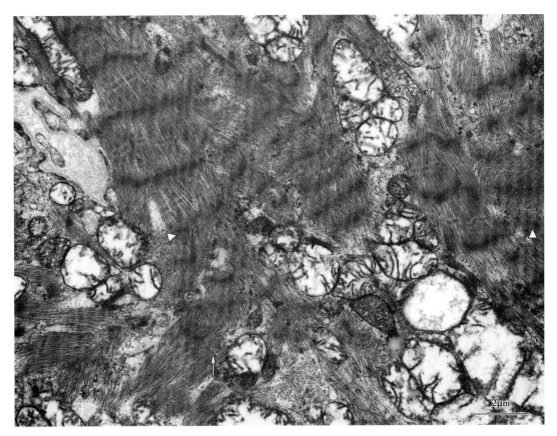

图 7-142
发育异常的肌丝束。同一条肌丝束有多条极向不同的分支（↑），同一肌节内肌丝极向紊乱（△）；同一心肌细胞内肌丝束收缩状态不同步，可见过度收缩及 Z 线扭曲

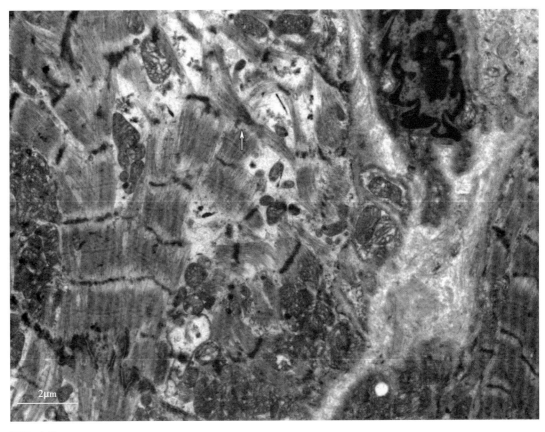

图 7-143
肌丝束纵横交错（↑），方向不一

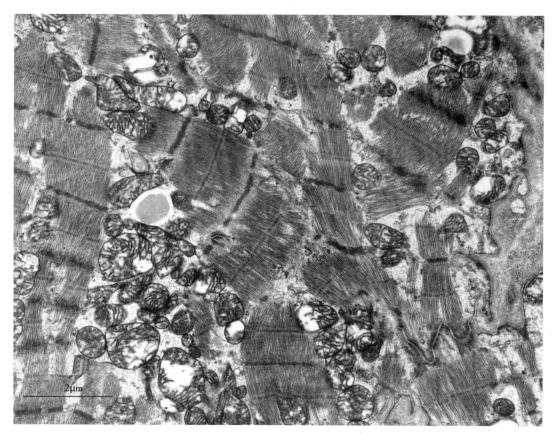

图 7-144
心肌细胞肌丝束排列不同轴

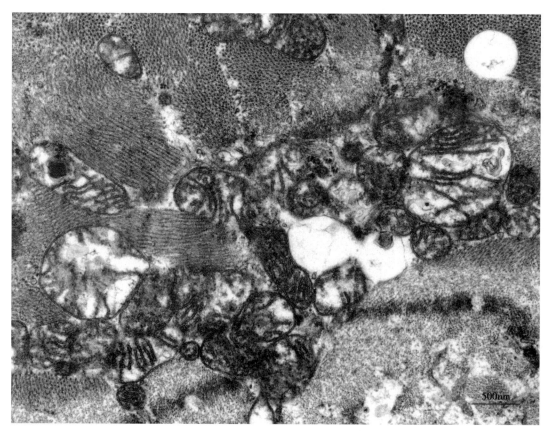

图 7-145
肌丝束排列不同轴，部分呈纵向，部分呈横向

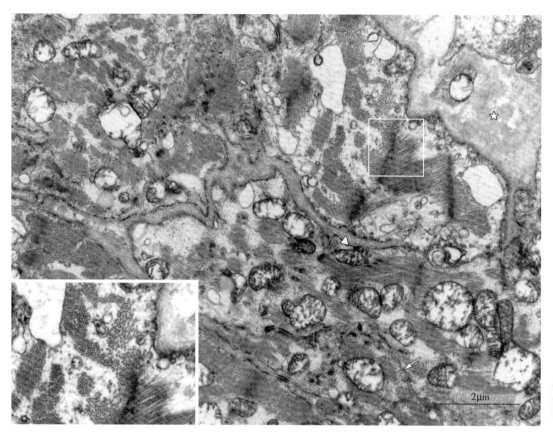

图 7-146
多个发育不良的心肌细胞。肌节发育异常，Z 线两侧的肌丝极向不同（左下角图）；肌丝束方向不一，肌丝稀少，纵横交错；形态不规则的细胞膜盘绕于心肌细胞间，T 管形成不良（△）；直线形的闰盘，中间连接匮乏（↑）；间质增宽；有丰富的中等电子密度的基质样物（☆）

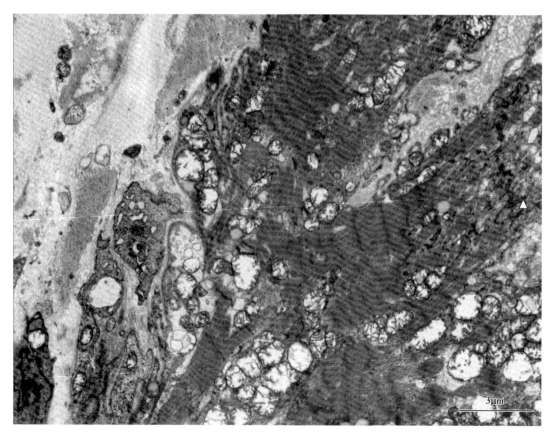

图 7-147
肌丝束发育异常，宽窄不等，肌节极向紊乱、舒缩不匀；闰盘（△）中间连接减少，周围肌丝束溶解

(三）心肌细胞核的改变

原发性心肌病中较易见到心肌细胞胞核畸形。细胞核的形状由细胞骨架、核骨架共同决定（参见第四章相关内容）。核骨架中最重要的基因为 *LMNA* 基因，位于1q22，编码的核纤层蛋白（lamin）是中间纤维蛋白家族重要成员，其多聚体组成的网格状结构紧贴核膜内侧，维持细胞核的正常形状，调节核孔复合物的间距，以保持胞核功能正常。Lamin 能与众多结构蛋白（如 emerin、NUP153、LAP2a、nesprins、actin 等）相互作用，与 emerin、4.1R 和 actin 在核膜处形成网络结构，增强细胞核的稳定性。Lamin 还能够与众多转录因子作用，以调控细胞增生、分化和凋亡。*LMNA* 基因突变会引起一系列疾病，包括横纹肌疾病、脂肪代谢障碍综合征、周围神经病变、早衰综合征等。已有研究在 NVM 家系中发现 *LMNA* 基因突变（R644C 和 R190W）。透射电镜观察到 NVM 细胞核形态改变，核结构塌陷、核膜深大皱褶，异染色质边聚核周等表型，但与 *LMNA* 基因突变的关系尚不明确，有待进一步研究。

1. 形态正常的细胞核　正常心肌细胞的胞核呈规则的椭圆形，核膜轻度褶皱，染色质均匀（图7-148）。

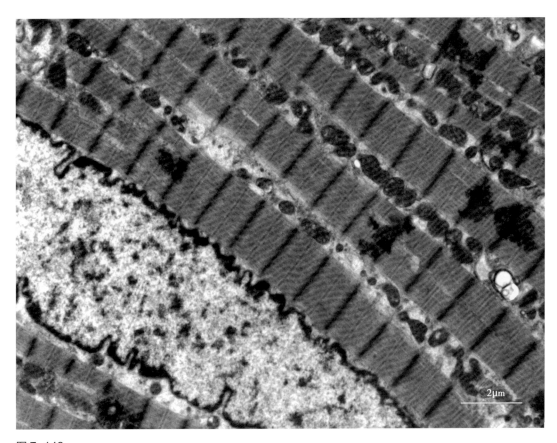

图 7-148
相对正常的心肌细胞核，核膜清晰，核染色质细腻，核周肌丝束结构正常，排列规则，肌节清晰

2. 细胞核染色质浓集、边聚　核染色质边集是细胞合成代谢水平较低的表现，较多基因表达关闭，固缩形成异染色质，紧贴核膜。在一些代谢不活跃的细胞、部分肿瘤细胞及凋亡细胞中可见到此类现象。透射电镜观察发现，NVM 心肌细胞胞核的染色质边聚于皱缩的核膜周围，核周基质样物减少，提示基因转录不活跃。这一现象是疾病的原因之一，还是疾病进程中的环节之一，抑或是因本组样本采自于 NVM 的终末期病例而表现的后期结果？有待更深入的研究以阐明机制（图 7-149~图 7-152）。

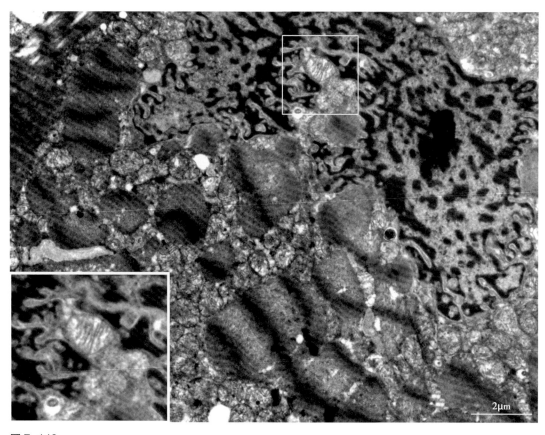

图 7-149
心肌细胞核不规则，核膜褶皱，核结构塌陷，核内异染色质增多、浓集、边聚。核周充满大量饱满的线粒体

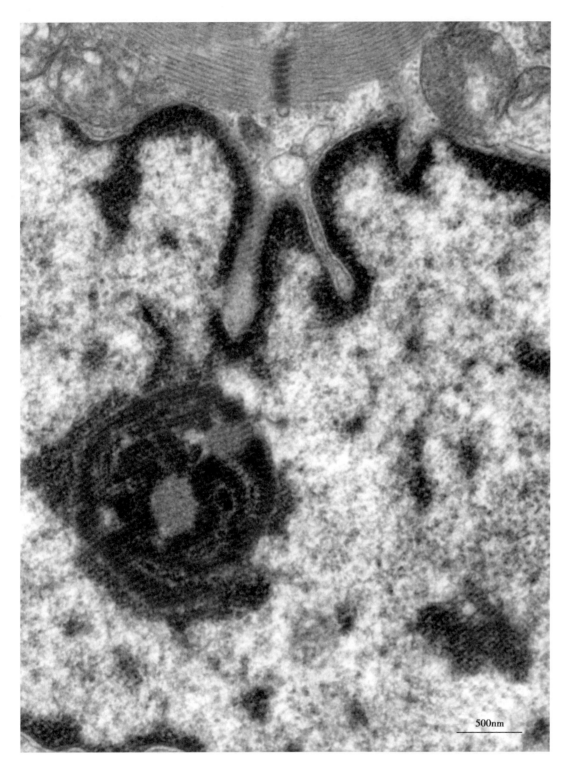

图 7-150
心肌细胞核异染色质浓集

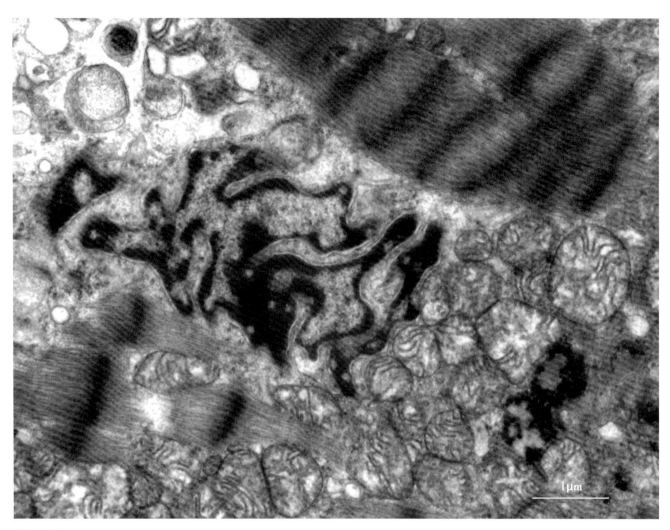

图 7-151
心肌细胞具有不规则形核,核膜皱褶深大,染色质浓集、边聚

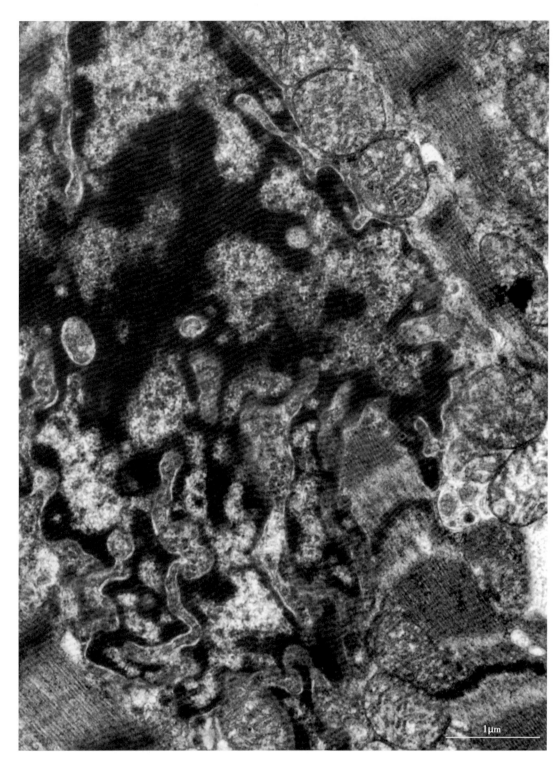

图 7-152
不规则心肌细胞核，核内染色质聚集成团块状，部分边聚，肌丝束挤压细胞核

3. 细胞核膜褶皱　如前所述，正常心肌细胞的核膜轻度褶皱。细胞核的形状受细胞内骨架和核骨架两者共同影响。已知 NVM 中可能存在细胞核骨架 *LMNA* 基因突变，即核骨架异常，导致细胞核形态改变。肌丝束和线粒体等细胞器改变也会对细胞核表型产生影响。透射电镜观察到 NVM 畸形细胞核周围可为基质样物（图 7-153），亦可伴随有异常的细胞器结构（图 7-154~ 图 7-156）。

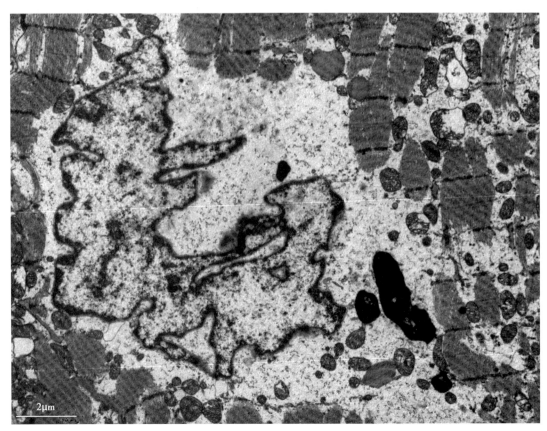

图 7-153
核畸形，核膜内陷，核周为低电子密度基质样物，部分区域肌丝束缺失

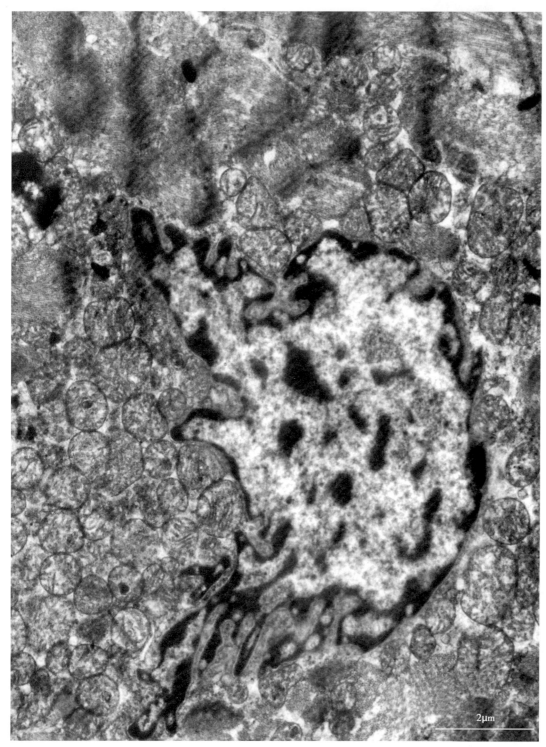

图 7-154
心肌细胞胞核形状不规则,核膜显著内陷,周围密集的线粒体挤压细胞核

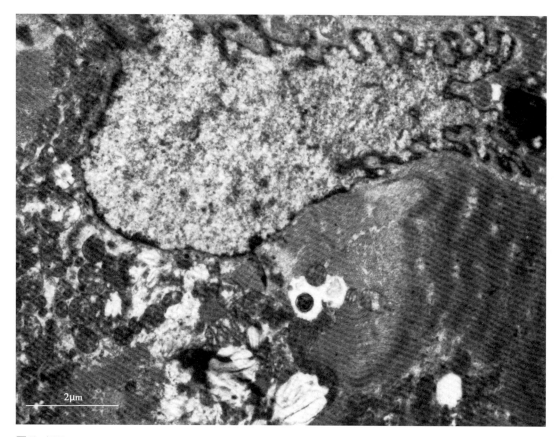

图 7-155
肌丝束纵横交错,肌节过度收缩,肌丝束与细胞核关系紧密,核膜皱褶,胞核畸形

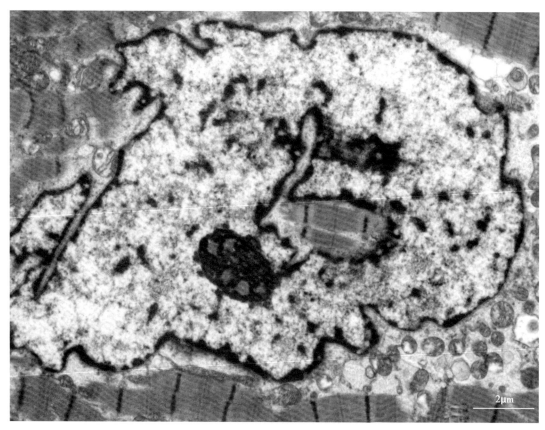

图 7-156
心肌细胞核周内陷,由于切面原因,可在核内看到一个肌节,提示核膜严重褶皱,肌丝束与胞核紧密相贴

第七章 | 心室肌致密化不全病理组织形态与超微结构

4. 核内结构不均一　透射电镜观察到 NVM 心肌细胞胞核内呈结构不均一表型，如同一胞核的染色质中部分呈常染色质丰富区，部分呈异染色质密集区（图 7-157，图 7-158）。

5. 核仁形态改变　透射电镜在 NVM 形状不规则的心肌细胞胞核内观察到增大的核仁，其内有呈高电子密度的网络样结构（图 7-159~ 图 7-161）。

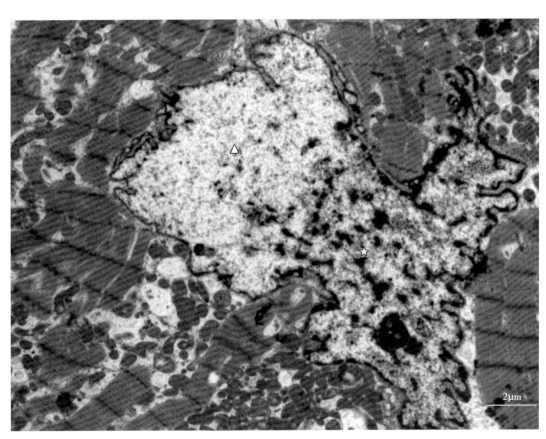

图 7-157
心肌细胞胞核内两侧结构不同，常染色质丰富区（△），异染色质密集区（☆）

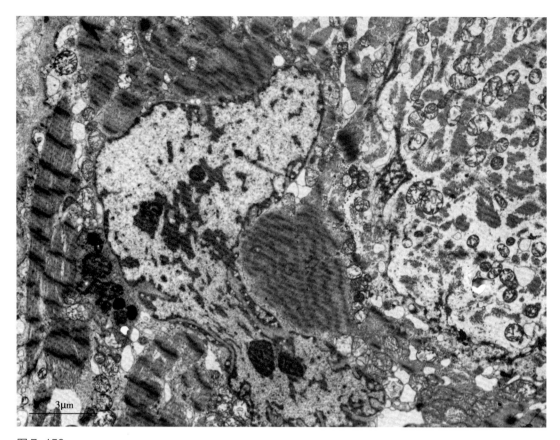

图 7-158
心肌细胞宽度稍窄，核相对增大，核形不规则，核膜内陷，核两侧肌丝束不同向，一侧挤压细胞核，核内异染色质聚集呈团块状

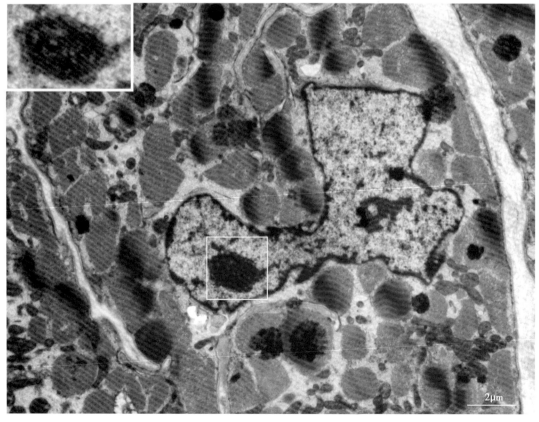

图 7-159
不规则形心肌细胞胞核，核仁增大，内可见高电子密度的网络样结构

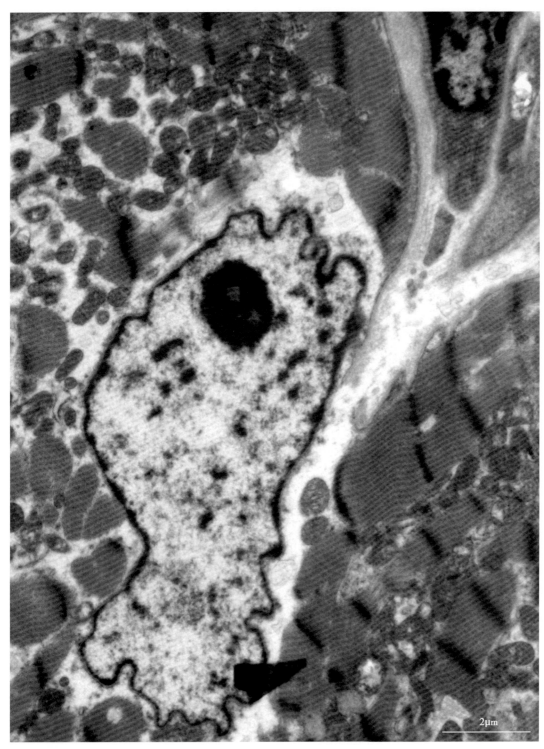

图 7-160
不规则形心肌细胞核，核仁增大

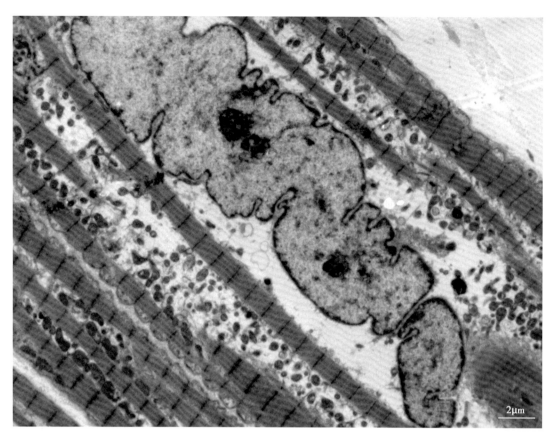

图 7-161
心肌细胞核整体扭曲，两个大核仁，核周间隙增宽

（四）闰盘形态、位置异常及细胞黏附异常

心肌细胞间及心肌细胞与基质间正常的黏附活性及正确的形态演变是心肌致密化的关键。此过程中，细胞黏附蛋白、细胞连接蛋白以及细胞骨架蛋白具有极其重要的作用，同时亦是参与构成闰盘的成分。

在心肌致密化之前，幼稚心肌细胞间细胞黏附所需的组分就已存在，位于细胞膜表面，形态呈点状，较疏松，随着心肌细胞的发育成熟，细胞形态逐渐由球形演变成圆柱形，胞膜表面的黏附蛋白亦随之分布于心肌细胞的端部，参与形成闰盘，心肌细胞间的结构逐渐紧密。胚胎约 3 个月时心肌细胞的闰盘开始发育，约 4 个月时闰盘呈直线形态，至胚胎后期闰盘基本发育成熟，呈明显阶梯样表型。随着闰盘形态由简至繁，其结构亦逐渐复杂，心肌细胞传导功能渐增强。在心肌细胞的闰盘形成区常有大量核糖体聚集，有可能是为闰盘的进一步完善提供物质基础。

透射电镜观察可见 NVM 异常表型的闰盘及不成熟的细胞连接，如闰盘呈团块状或不规则状，以及呈端－侧或侧－侧连接等表现，还可观察到结构不良的闰盘与发育不完善的肌节共存，以及线粒体在结构异常的闰盘处堆积的表型。

1. 闰盘位置及结构相对正常　正常闰盘与肌丝束长轴垂直，位于两相邻心肌细胞端－端连接处，呈阶梯状（图 7-162~ 图 7-164）。

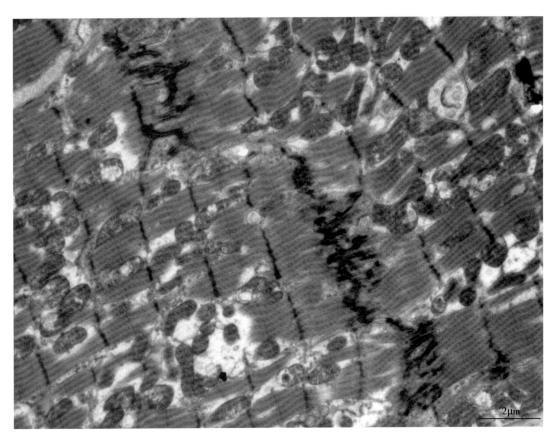

图 7-162
闰盘的形态及位置正常，呈阶梯状

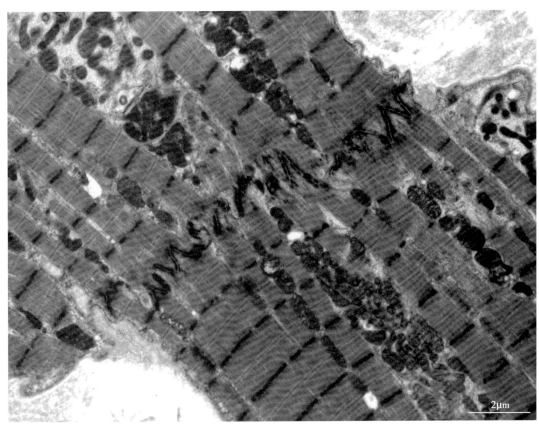

图 7-163
正常闰盘的锯齿状表型

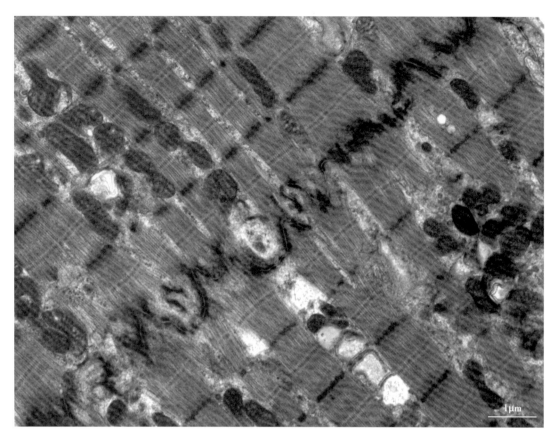

图 7-164
正常闰盘，中间连接及桥粒清晰可见，肌丝与闰盘垂直连接

2. 闰盘形态异常及特化结构脱失　如前所述，正常心肌细胞的连接方式包括，心肌细胞端部间的闰盘通过各种特化结构与肌丝及细胞骨架相连，以及心肌细胞侧面之间的相邻细胞细胞膜的紧密黏附及连接。

透射电镜观察到 NVM 两心肌细胞端－端连接处的闰盘缺乏特化结构，以中间连接缺失为明显；亦观察到一些相关超微结构间的矛盾表型，如虽中间连接形态异常但并未伴随肌丝的溶解，增宽的闰盘间隙周围仍可见较多高电子密度物，缺乏特化区结构处的闰盘细胞膜长度变短等，其原因尚不明确。

（1）闰盘平直：透射电镜观察到 NVM 平直形态的闰盘结构不良，中间连接数量减少，其上的高电子密度物松散、脱离质膜，质膜间隙宽窄不等；肌丝附着不良、极向紊乱，甚至溶解消失（图 7-165~ 图 7-171）。

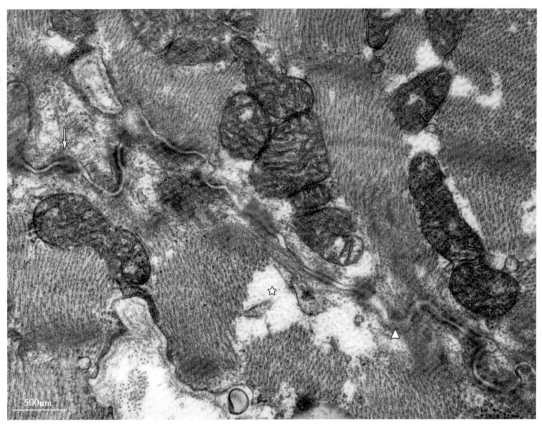

图 7-165
细胞间连接。闰盘平直，中间连接结构不良，电子密度减低、宽度变窄，质膜间隙增宽（△），致多处细肌丝附着不良（↑），极向紊乱甚至溶解消失，残留粗肌丝轮廓（☆）

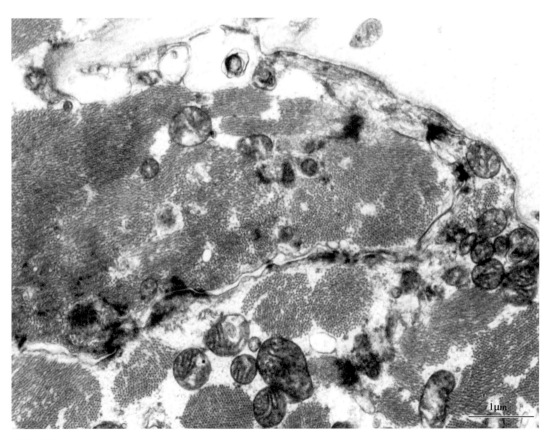

图 7-166
闰盘平直，质膜间隙宽窄不等，中间连接减少，其上的高电子密度物松散并脱离质膜

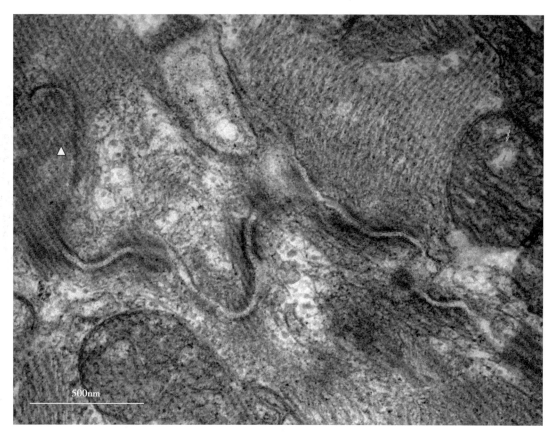

图 7-167
细胞间连接，闰盘平直，质膜间隙增宽，中间连接结构模糊（△），数量减少，细肌丝杂乱散布

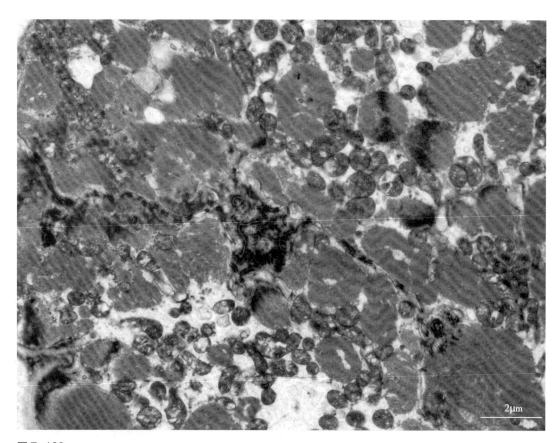

图 7-168
闰盘两侧肌丝束与闰盘未垂直相连，闰盘平直或局部堆积，高电子密度，肌节呈小团碎片状，少量 Z 线增宽、模糊

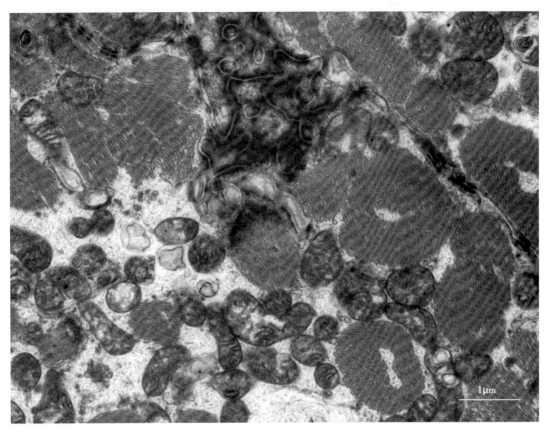

图 7-169
图 7-168放大,横切面,闰盘形态异常,部分缠绕成团状,其上的高电子密度物松散、结构模糊;部分呈直线状,中间连接减少;肌丝束形成不良,与闰盘呈平行走向

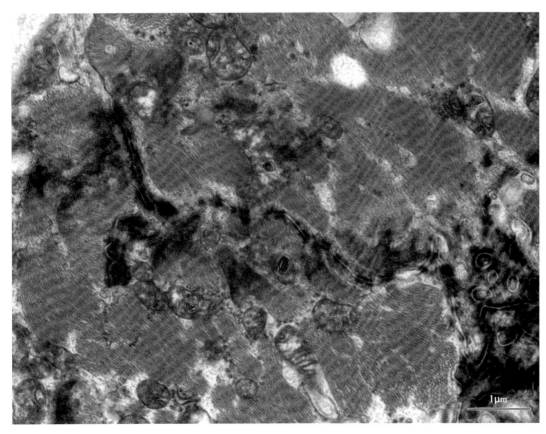

图 7-170
闰盘呈半直形态,闰盘上多为桥粒结构,中间连接减少,与之相连的肌丝未形成肌节

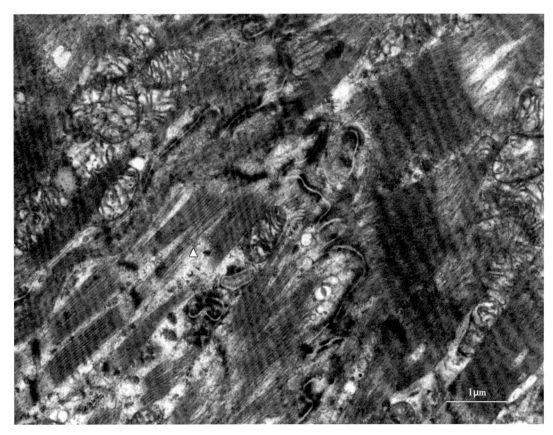

图 7-171
平直形态的闰盘,其两侧的肌丝束收缩状态不同,部分肌丝束断裂(△)

(2)闰盘质膜间隙增宽伴高电子密度物聚集:透射电镜观察见 NVM 呈团状盘绕的闰盘,其上的基本结构类型难以辨识,质膜间隙增宽,有大量高电子密度物聚集,细肌丝附着不良(图 7-172~ 图 7-174)。

(3)闰盘缺失:透射电镜在 NVM 发育短小的心肌细胞端部未观察到闰盘结构(图 7-175)。

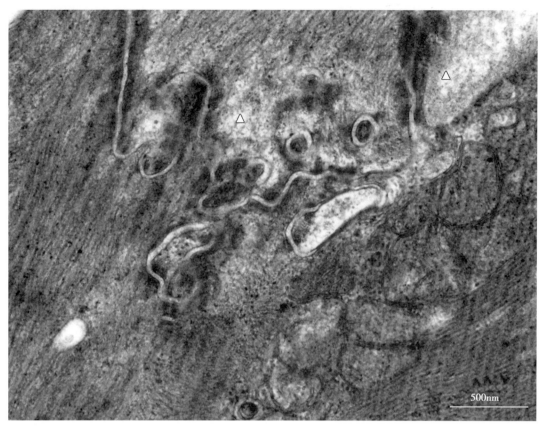

图 7-172
环状盘绕的闰盘，质膜间隙增宽，折角消失，其上高电子密度物聚集并弥散，闰盘质膜特化结构的基本类型模糊不清，局部肌丝溶解（△）

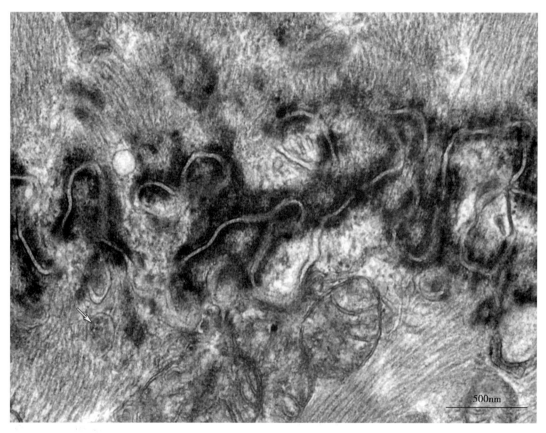

图 7-173
闰盘阶梯状折角结构消失，代之以团状盘绕形态，增宽的质膜间隙处，有大量高电子密度物聚集，闰盘的基本结构类型难以辨识，细肌丝附着不良。闰盘旁自噬体（↑）

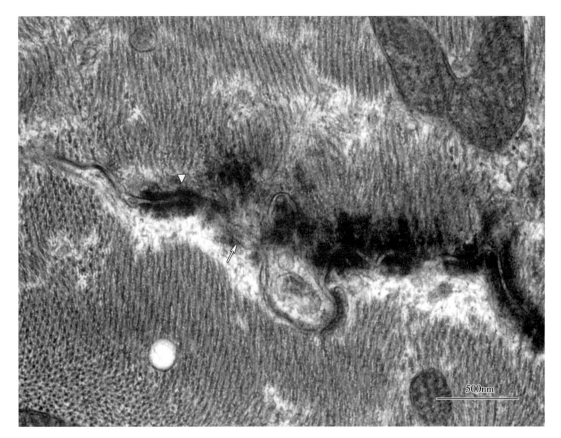

图 7-174
闰盘平直状，质膜间隙增宽处，高电子密度物分布不均，有聚集呈团块（△），亦有脱失（↑）

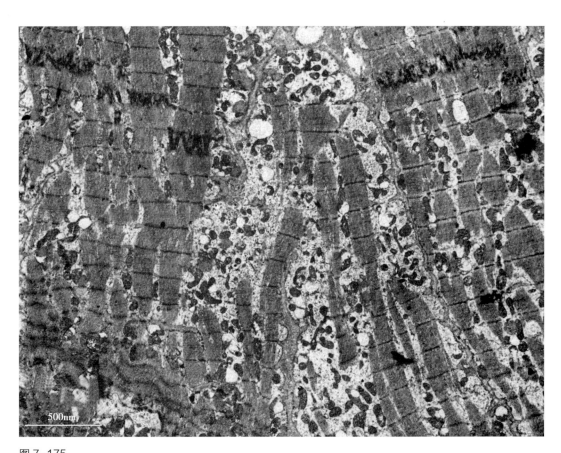

图 7-175
3 个相邻心肌细胞，两侧细胞存在闰盘结构，中间的心肌细胞短小，未见闰盘结构，细胞内肌丝束溶解，并可见畸形线粒体

（4）中间连接异常：细肌丝通过闰盘的中间连接与细胞膜相连。在本组病例心肌样本中，透射电镜观察到中间连接稀少及缺失或模糊等表型，前者伴有肌丝溶解，后者未伴有肌丝溶解。闰盘中间连接为相邻心肌细胞间锚定的重要结构。在本组病例心肌样本中，透射电镜观察到中间连接模糊伴质膜间隙增宽（图 7-176~ 图 7-180）。

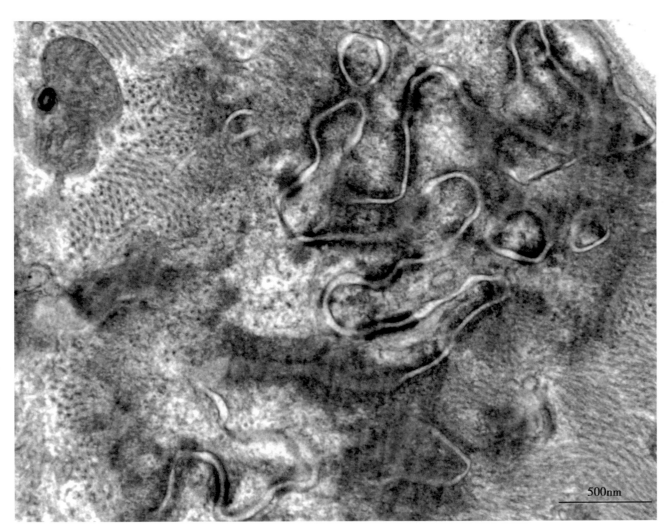

图 7-176
闰盘中间连接减少及形态异常，闰盘间隙增宽，肌丝排列不规则

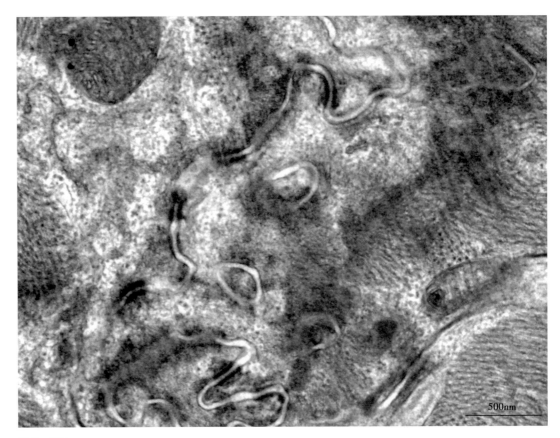

图 7-177
闰盘平直,中间连接减少,质膜间隙增宽,肌丝极向紊乱、溶解

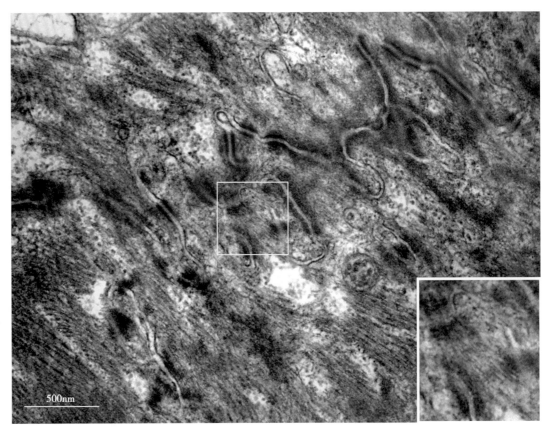

图 7-178
闰盘呈大折角,质膜间隙增宽,中间连接减少、形态异常,桥粒存在,肌丝溶解、附着不良。右下角图示肌丝两端均附着于闰盘

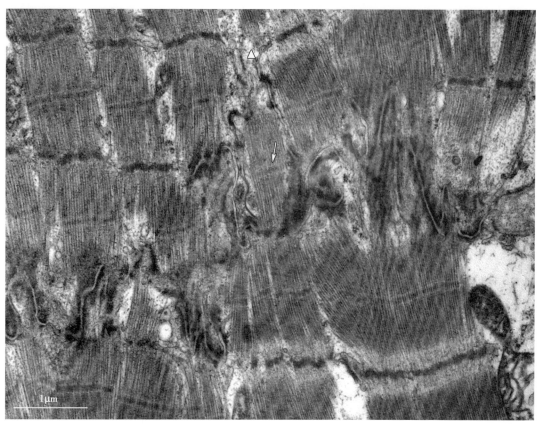

图 7-179
闰盘呈不规则锯齿状，有的锯齿跨越两个肌节呈锐角（△），该肌节错位，M 线与相邻肌丝束的 Z 线平齐（↑）。中间连接电子密度降低、结构模糊，质膜间隙增宽

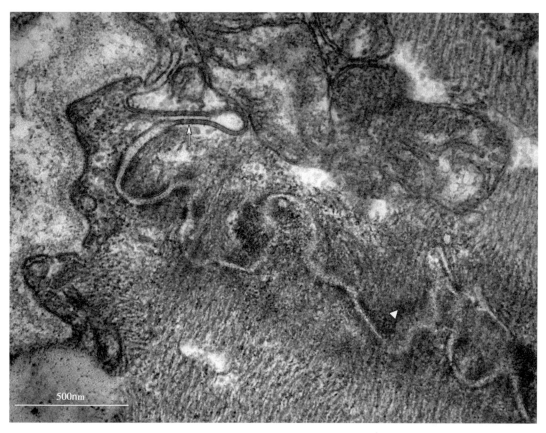

图 7-180
心肌细胞纵切面，中间连接结构模糊、电子密度降低，质膜间隙增宽；周围肌丝极向紊乱，Z 线（△）与闰盘垂直；缝隙连接结构正常（↑）

3. 闰盘位置异常　正常闰盘位于心肌细胞长轴端-端相接处，以保证心肌细胞的同步收缩。在 NVM 心肌样本，透射电镜观察到闰盘位置改变，位于细胞内或细胞侧面。

闰盘为心肌细胞细胞膜的特化结构，本质为细胞脂质双层膜上聚集的一组特化蛋白。闰盘蛋白的功能为将细肌丝和细胞骨架与细胞膜相连，以及将两侧细胞膜紧密连接。当闰盘相关蛋白异位至细胞内的膜性结构上时，该部位可呈闰盘样表现，出现相应的功能改变。异位于细胞内的闰盘若阻断了肌丝与 Z 线的正常相连结构，则引起肌丝束排列紊乱；若扰乱细胞膜电信号的传递，则引起同一细胞内肌节收缩不同步，肌丝断裂等表型改变。

（1）闰盘位于心肌细胞内：透射电镜在 NVM 心肌细胞纵切面观察到异形闰盘位于心肌细胞内部，数量可增多或正常，呈小片状及团块状堆积（图 7-181~图 7-185）。

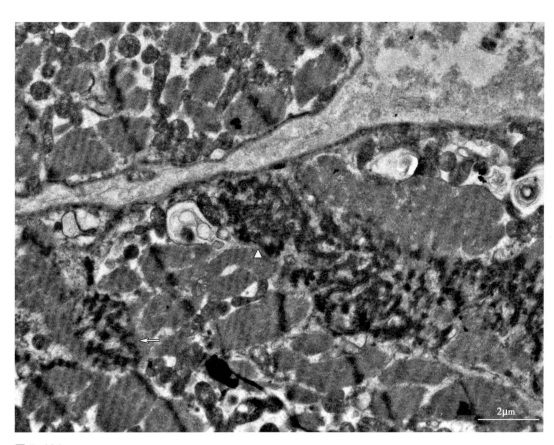

图 7-181
纵切面，细胞一端为团块状聚集的闰盘，密集而结构不清，与 Z 线呈 45° 夹角，整体电子密度较 Z 线为低，局部（△）电子密度和 Z 线相同，与其相隔两个肌节的 Z 线部位有小片闰盘样结构（↑）。肌节结构紊乱，Z 线呈错位表现

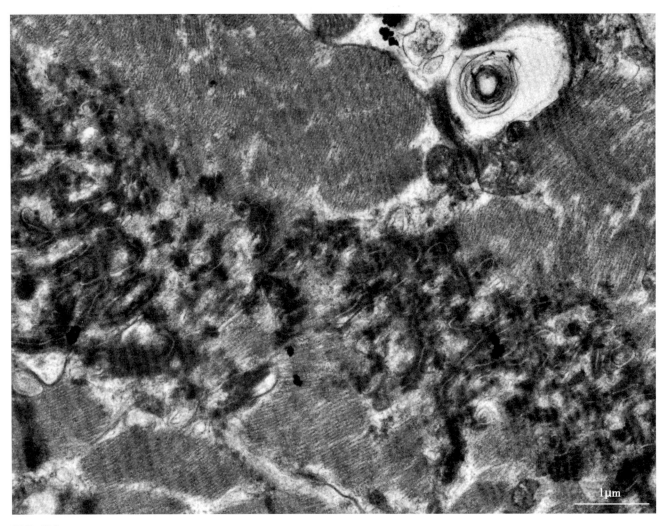

图 7-182
图 7-181 放大,显示密集盘绕的闰盘,其上的电子密度物呈小片、弥散状

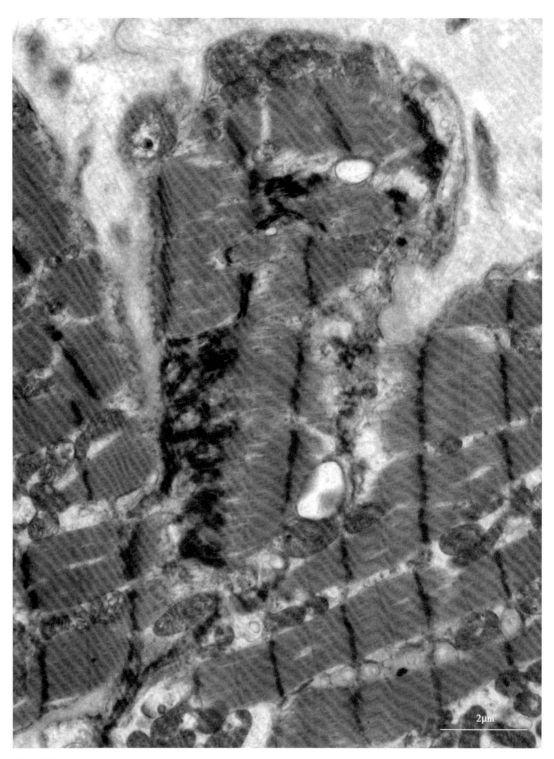

图 7-183
闰盘位于心肌细胞内部,肌节结构正常

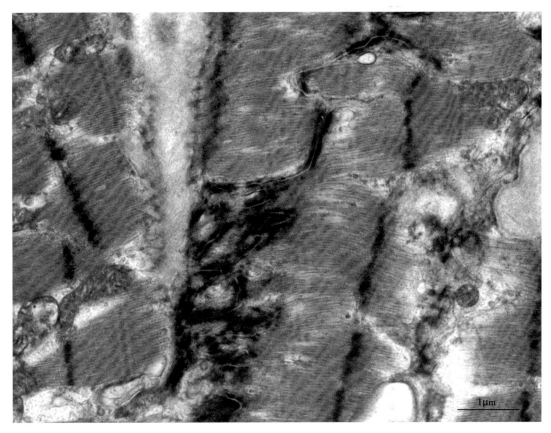

图 7-184
纵切面，位于细胞内的闰盘，一半盘绕，一半横位呈直线，桥粒结构少，中间连接密度不均匀

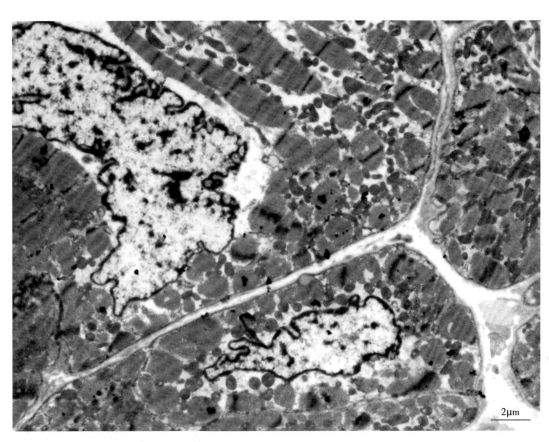

图 7-185
纵切面，3个心肌细胞端-端相接处，未见闰盘结构，左上心肌细胞内可见小团与肌丝束平行的闰盘

（2）细胞内闰盘与肌丝束排列紊乱：透射电镜观察到 NVM 心肌样本中位于心肌细胞内部的闰盘形态异常，或呈密集蜷曲的团块状，或呈平直线状，闰盘上的基本结构类型或数量减少或形态异常，如中间连接显著减少、质膜间隙增宽，肌丝与闰盘附着不良，极向紊乱等（图 7-186~ 图 7-196）。

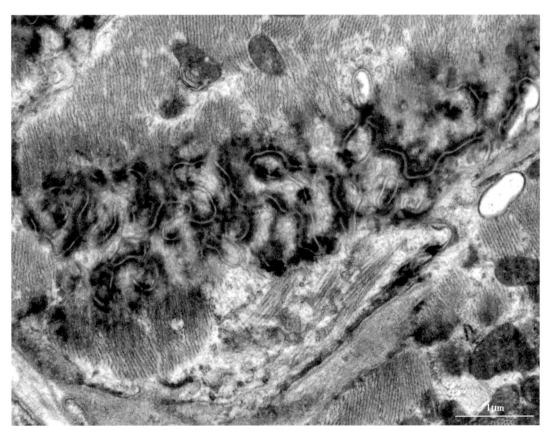

图 7-186
心肌细胞内近端部团块状盘绕的闰盘，闰盘两侧肌丝极向不同，部分呈斜行走向，未附着于中间连接

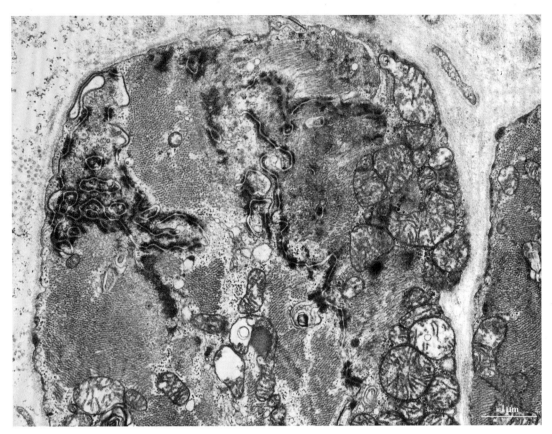

图 7-187
同一心肌细胞内的两条闰盘，二者附着的肌丝束不同向

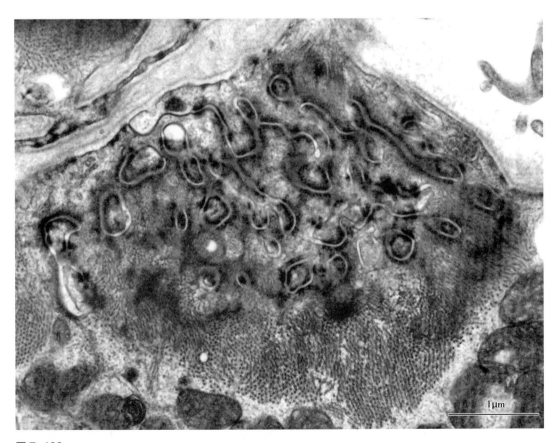

图 7-188
肌丝束纵横交错，大部分呈横断形态，闰盘位于心肌细胞边缘，团块状盘绕，中间连接电子密度不均匀，闰盘间隙有增宽

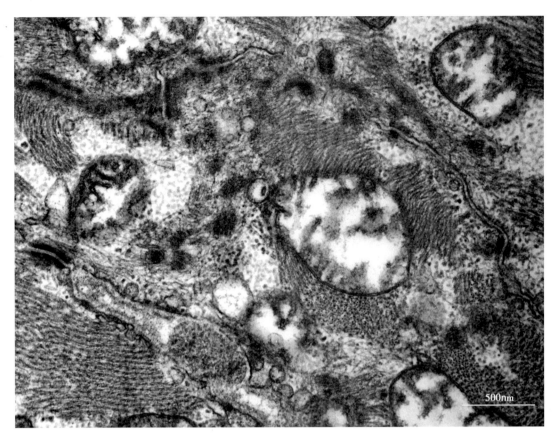

图 7-189
两条平直的闰盘距离接近,中间连接减少,细肌丝附着不良,肌丝束纵横交错

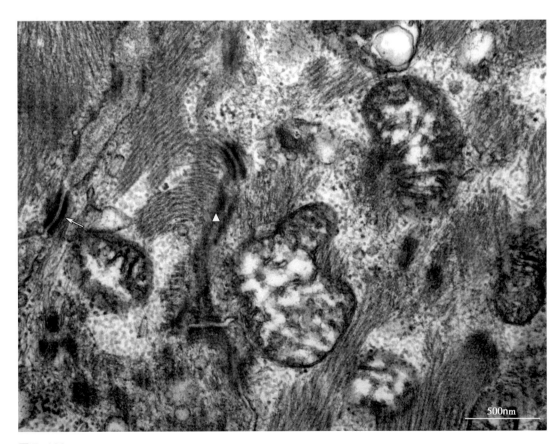

图 7-190
相邻细胞间连接(↑)。中间连接间隙增宽(△),一侧有肌丝垂直附着,一侧的肌丝与闰盘平行并杂乱分布

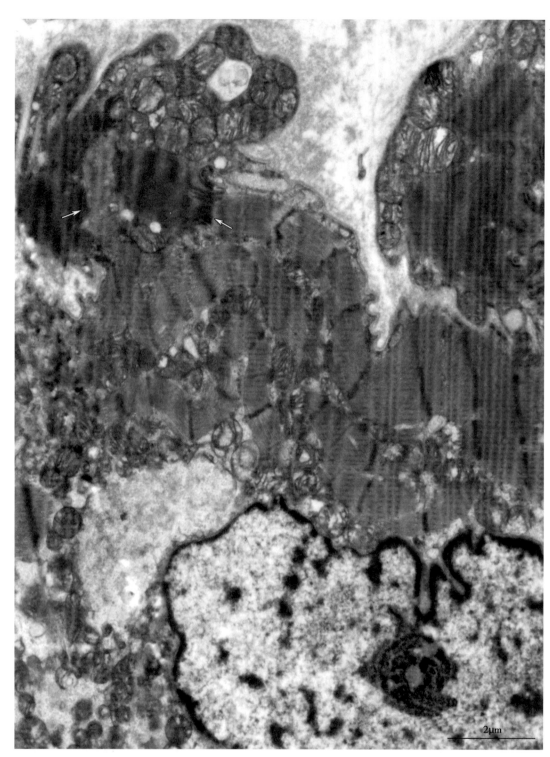

图 7-191
心肌细胞不规则隆起处的两条短小闰盘结构（↑），闰盘间及两侧的肌丝束呈过度收缩和伸张状态

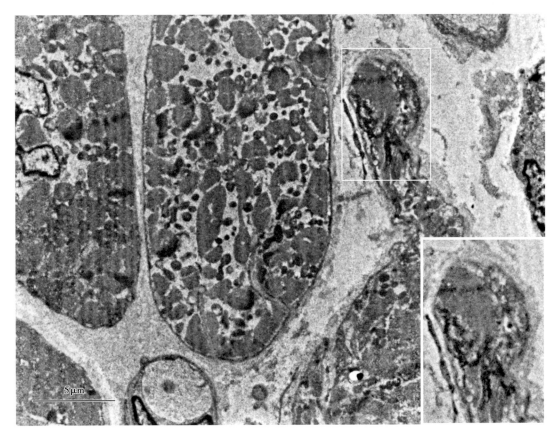

图 7-192
心肌细胞之间间质增多,心肌细胞间未形成有效连接,细胞形状怪异,闰盘位于细胞的一端

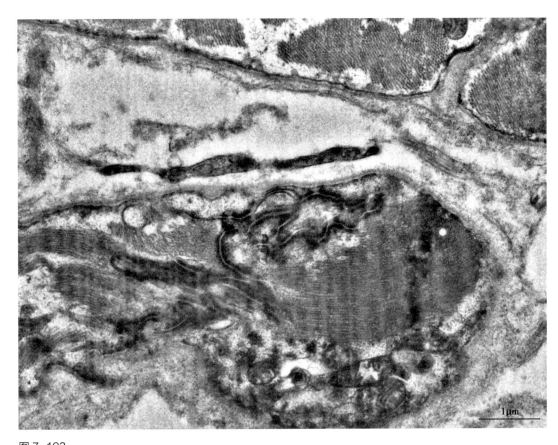

图 7-193
图 7-192 放大,异常闰盘纵切面,距细胞端部仅一个肌节长度,呈线性盘绕,锯齿状结构消失,高电子密度物聚集并弥散,闰盘的基本结构类型辨识不清,闰盘两侧肌丝不同向,部分肌丝溶解

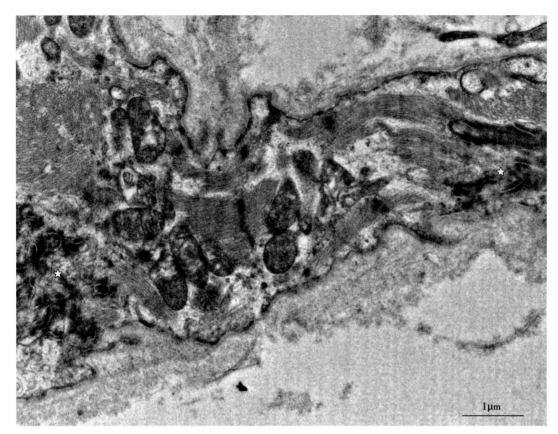

图 7-194
两条异常闰盘（☆）间的肌丝束结构异常、极向紊乱

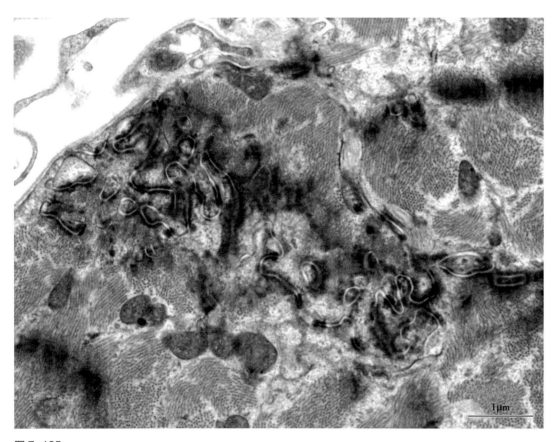

图 7-195
心肌细胞内肌丝纵横交错，闰盘位于细胞一端，密集蜷曲呈团块状，质膜间隙增宽，中间连接显著减少、与肌丝连接不良，桥粒结构可见

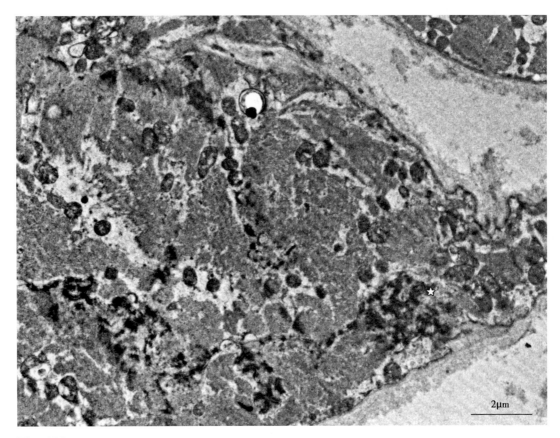

图 7-196
心肌细胞肌丝束不同向，沿细胞长轴可见不规则闰盘（☆），部分呈团块状、部分呈线形位于心肌细胞内

（3）细胞内闰盘与肌节结构不良及收缩异常：透射电镜观察到 NVM 心肌细胞内结构异常的闰盘，伴肌节发育异常、肌丝束收缩不同步及过度收缩（图 7-197~ 图 7-204）。

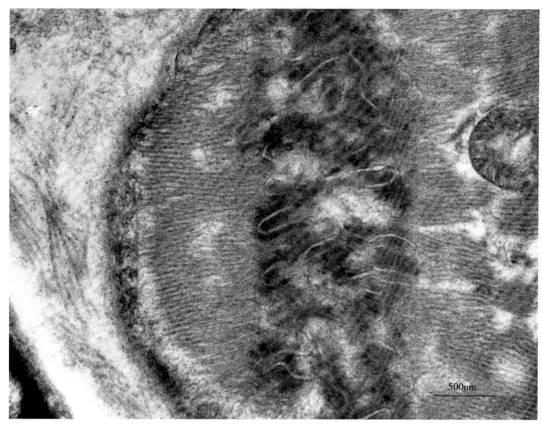

图 7-197
纵切面，闰盘位于心肌细胞内，与心肌细胞端部边缘约 1 个肌节距离，闰盘两侧肌节无 M 线及 Z 线，闰盘上高电子密度物弥散

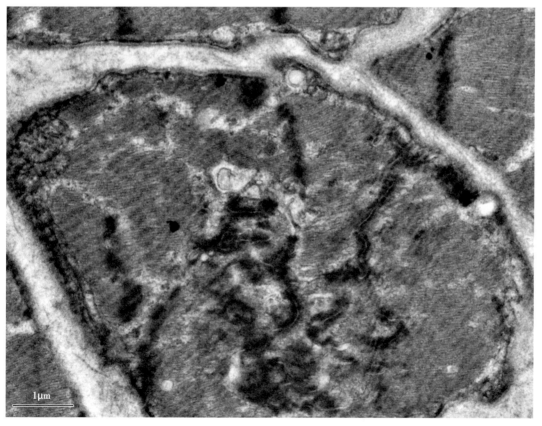

图 7-198
纵切面的一个短小心肌细胞，细胞膜周围无闰盘，细胞内闰盘形态异常、结构紊乱，大量高电子密度物质聚集，闰盘的基本结构类型难以辨识

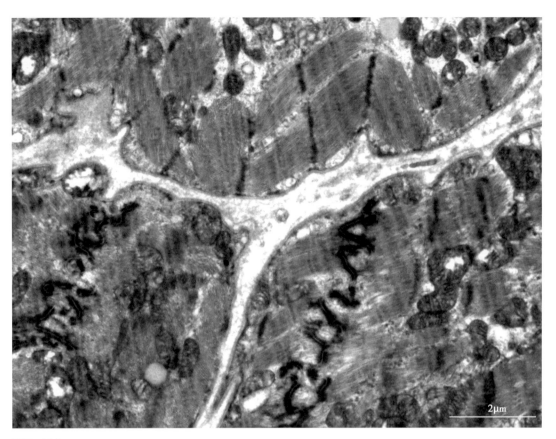

图 7-199
纵切面，3 个相邻心肌细胞的异常连接。图上方细胞与下方两细胞为侧 – 侧连接形态；图下方两细胞呈端 – 端相接形态，二者连接处闰盘结构缺失，各自闰盘位于距细胞连接处 1~2 个肌节，左下方细胞肌节结构不良

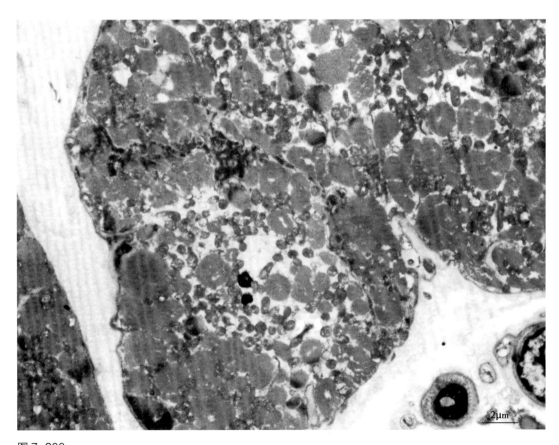

图 7-200
一个形状不规则的心肌细胞，在细胞中部见一斜穿细胞的闰盘，闰盘平直，部分呈团块状，肌节短小，Z 线增粗

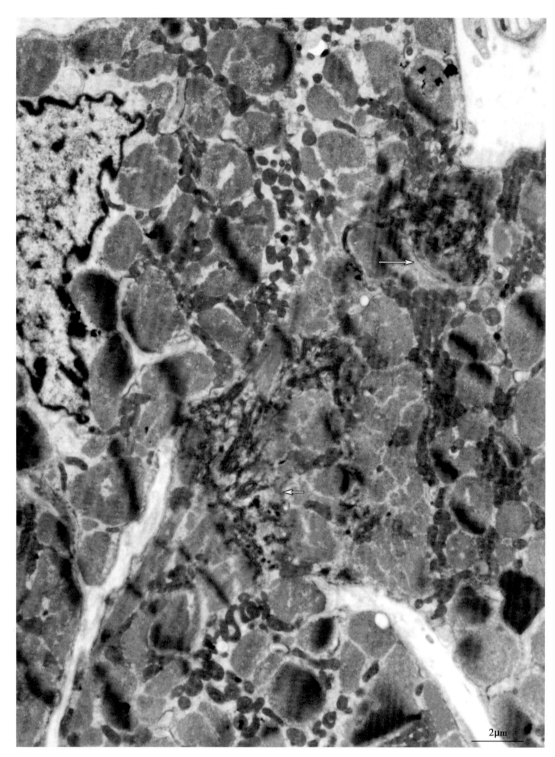

图 7-201
肌丝束纵横交错,心肌细胞内两团结构紊乱的闰盘(↑)

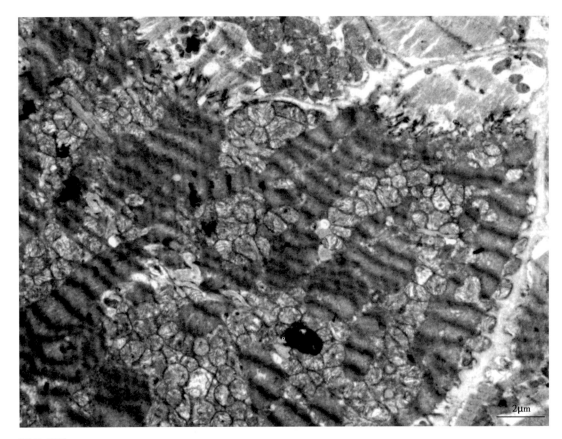

图 7-202
闰盘位置异常,图右上方闰盘位于心肌细胞一端,距心肌细胞游离端约 2 个肌节的距离,闰盘两侧的心肌细胞形态不同,上方肌节过度拉伸,下方肌节过度收缩

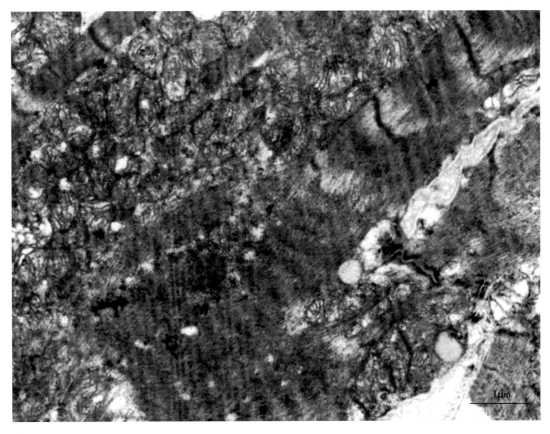

图 7-203
闰盘平直,特化结构不清晰,两侧肌节发育不良,过度收缩与收缩不良并存,部分肌丝溶解

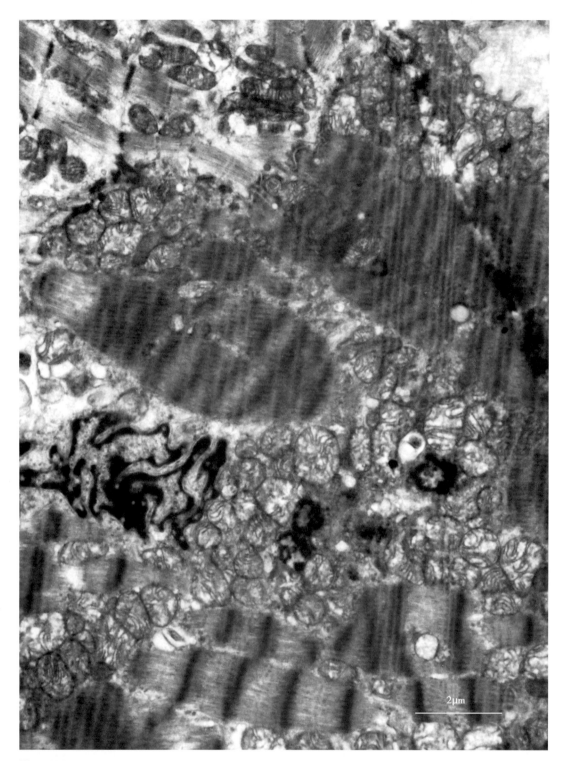

图 7-204
两个端 - 端相接的心肌细胞，闰盘平直，闰盘上方心肌细胞肌丝束拉伸断裂，线粒体密度接近正常；闰盘下方肌丝束过度收缩，线粒体密集，部分形成溶酶体，心肌细胞核染色质在核膜处边聚

4. 闰盘结构异常与肌节发育不良相伴　已知正常肌节的细肌丝通过闰盘的中间连接与闰盘整体结构相连，是保证收缩单位的结构及功能正常的重要条件之一。心肌细胞收缩与舒张时，与闰盘具有良好连接关系的肌丝将随闰盘位置的改变而改变，或随中间连接分布的变化而变化。因此，闰盘的结构及位置异常将导致肌丝束异常。

（1）闰盘结构异常导致肌丝束排列紊乱：透射电镜在 NVM 形态异常的闰盘中观察到同时伴有肌丝束发育不良、排列紊乱、肌丝溶解等表型（图 7-205~ 图 7-207）。

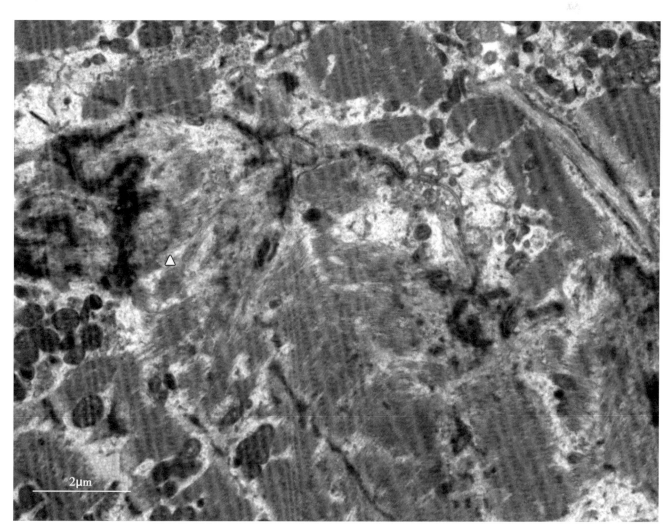

图 7-205
形态异常的闰盘位于 Z 线位置，与细胞间隙仅一个肌节的长度，肌丝束排列紊乱（△），局部肌丝溶解

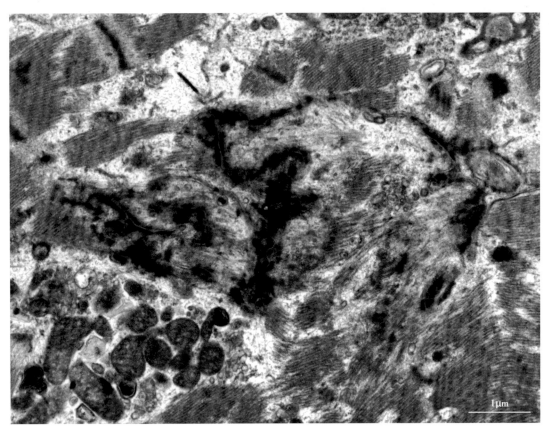

图 7-206
图 7-205 放大,两闰盘距离相近,呈不规则线形,结构模糊不清,二者间的肌丝杂乱无序,未形成肌节

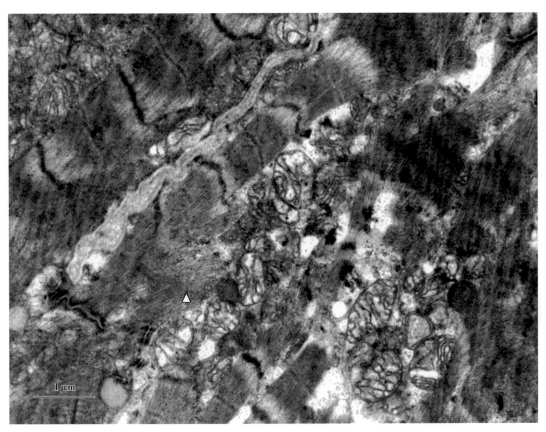

图 7-207
闰盘呈平直形态,肌节结构不良,与闰盘邻近的 Z 线消失,局部肌丝分叉,肌丝束形态异常(△);部分肌丝溶解,肌节过度收缩或形成不良

（2）闰盘异常致肌丝连接不良及肌丝束断碎：透射电镜观察到 NVM 闰盘的中间连接异常致细肌丝连接不良，或松散分布于胞质中，或大片状降解，致肌节结构毁损，肌丝束呈断碎状（图 7-208~图 7-214）。

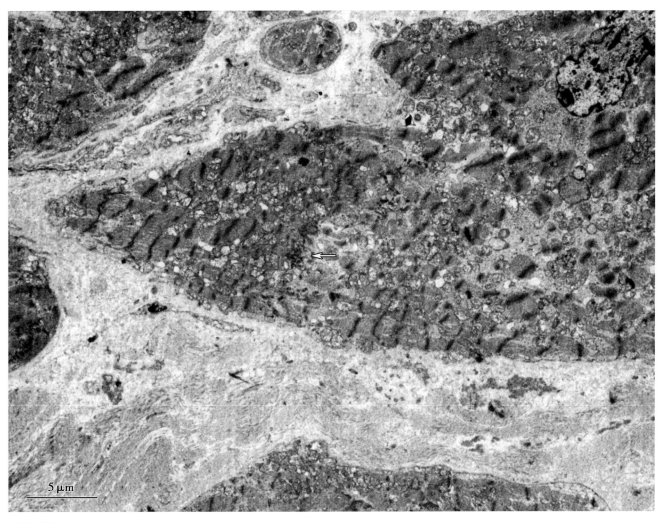

图 7-208
心肌细胞内闰盘结构（↑），一侧肌丝溶解，心肌细胞 Z 线形态不规则，部分呈小团块状

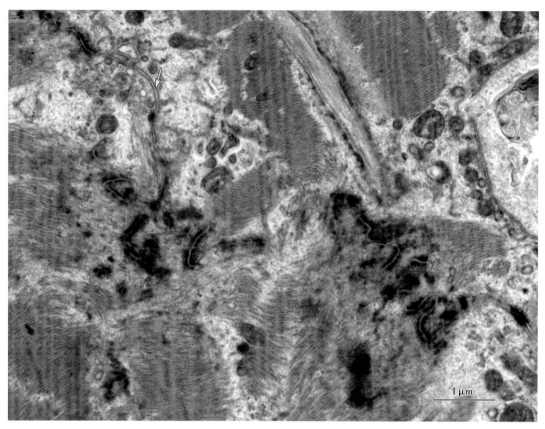

图 7-209
闰盘锯齿状结构消失,区域性中间连接脱失(↑),脱失区周围散落少量肌丝;肌节发育不完善,无明确 Z 线结构

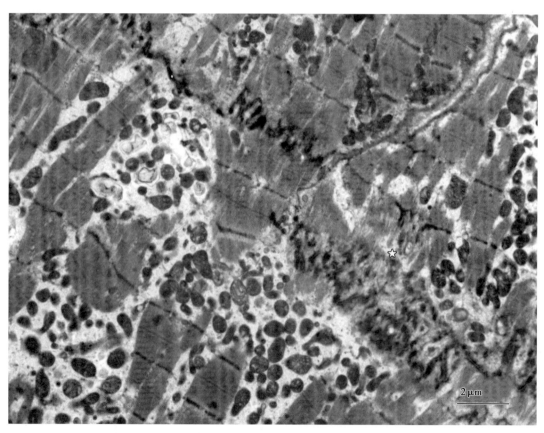

图 7-210
纵切面,闰盘位于心肌细胞端-端连接处,其形态不良结构模糊,呈高电子密度,与之相连的肌丝束局部溶解,断离(☆)

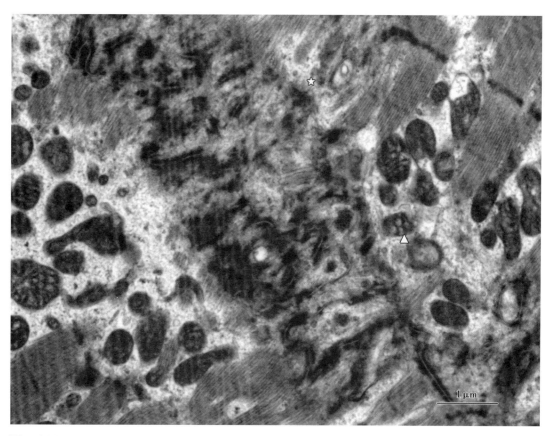

图 7-211
图 7-210 放大,闰盘呈高电子密度,闰盘的基本结构类型难以辨识,尤其是中间连接和桥粒结构模糊不清,与闰盘相连的肌丝缺失(△),断离(☆)

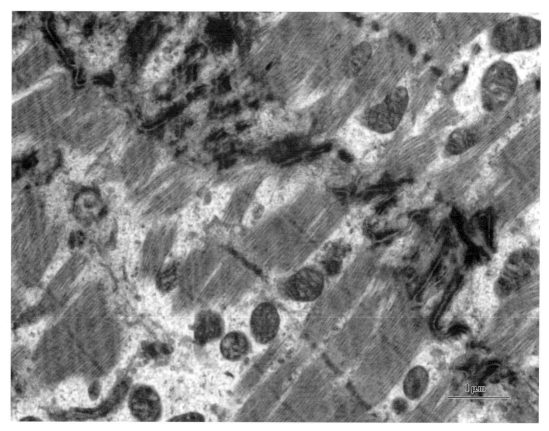

图 7-212
闰盘与肌丝束相连,闰盘结构模糊不清,其上较多高电子密度物呈团块状,部分肌丝束溶解

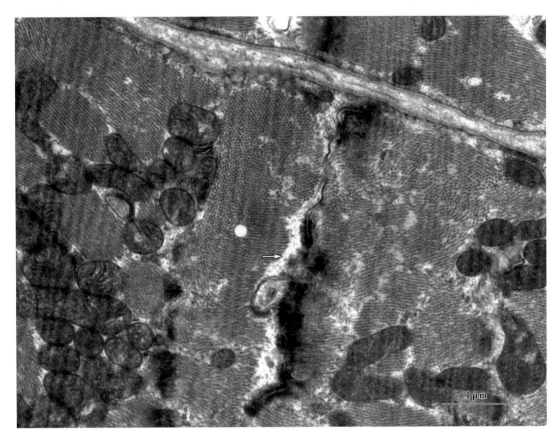

图 7-213
闰盘平直,两侧肌丝束不同向,一侧(↑)肌丝未与闰盘相连接

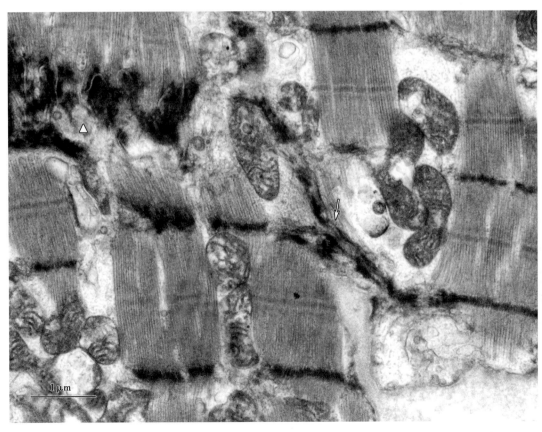

图 7-214
闰盘与 Z 线相移行(↑),闰盘的基本结构类型模糊不清,与之相连的肌丝断碎(△)

5. 线粒体堆积与结构异常的闰盘并存　透射电镜观察到 NVM 密集增多的线粒体挤压周围结构，影响闰盘形态及肌丝在闰盘的附着（图 7-215~图 7-217）。

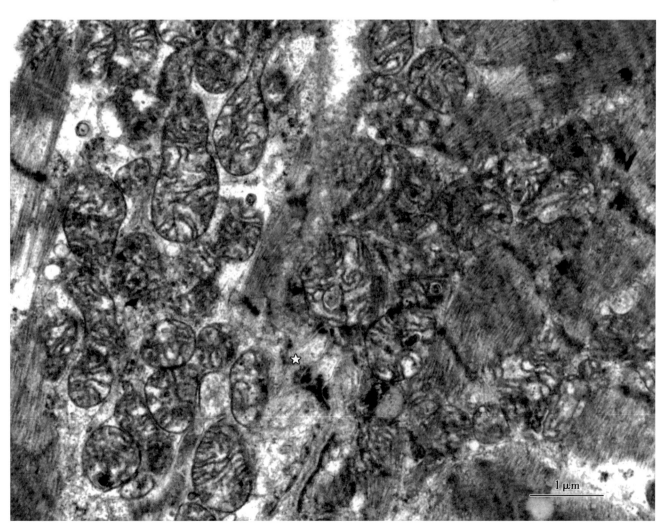

图 7-215
闰盘附近大量线粒体堆积，闰盘局部的中间连接脱失（☆），肌丝束溶解

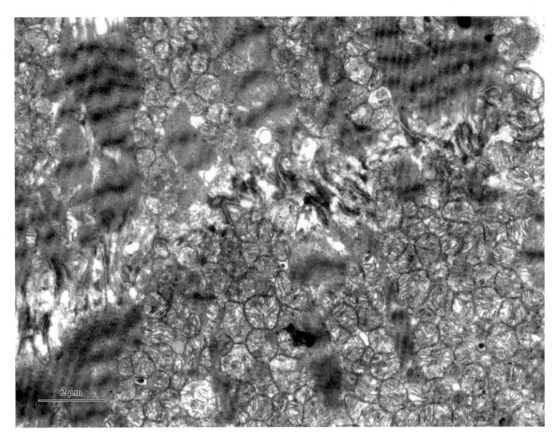

图 7-216
闰盘两侧的心肌细胞呈不同形态,两心肌细胞的线粒体均密集、相互挤压,图下方心肌细胞内线粒体间仅残余少量肌节片断,上方心肌细胞肌节呈过度收缩状态

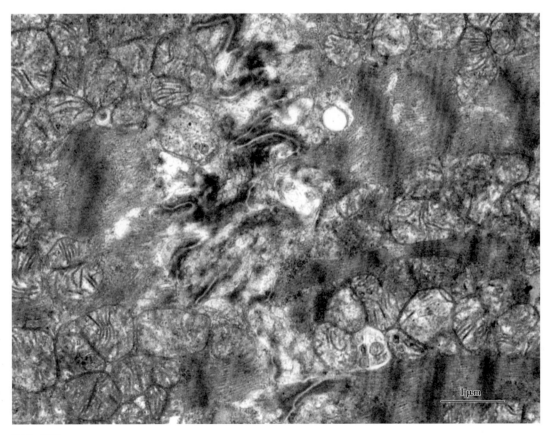

图 7-217
图 7-216 局部放大,闰盘处密集增多的线粒体相互挤压,影响肌丝对闰盘的附着

四、心肌细胞凋亡和坏死

心肌致密化过程复杂、尚不清楚心肌致密层的增厚是否需要来自心内膜内皮细胞、发育中的心外膜冠状血管内皮细胞或心肌微血管内皮细胞（Myo-CapE）中的相关信号途径等的参与，推测若致密化过程停滞、中断或不能正常启动，将有可能缩短心肌细胞的寿命。已有研究证明，NVM 的心肌细胞坏死和凋亡较其他类型的心肌病为多见，凋亡检测试剂盒可检测到较高的凋亡率。Kurihara 等在动物实验研究发现，当 *ET-1* 基因缺失时，心室壁致密层心肌细胞大量死亡。

（一）心肌细胞凋亡

凋亡的心肌细胞皱缩，细胞膜完整，在致密的胞质中有密集的不同退变程度的细胞器；核染色质致密，形成形状不一、大小不等的团块边集于核膜处，进而胞核裂解；胞质生出芽突，芽突脱落，形成凋亡小体。

线粒体参与细胞凋亡的调控，如：Bcl-2 家族中抑制凋亡的成员能与线粒体膜蛋白产生交叉反应，通过抑制线粒体膜通透性而抑制细胞凋亡。NVM 中的线粒体异常与凋亡的关系尚不清楚。根据 Alexei 等提出的溶酶体-线粒体轴理论，凋亡因素致使溶酶体膜通透性改变，溶酶体再导致线粒体膜通透性改变，最终导致细胞凋亡；或线粒体膜改变在先继之溶酶体膜改变，致使细胞凋亡。在本组 NVM 心肌样本，透射电镜较易观察到心肌细胞的凋亡现象，并发现在变性的线粒体周围常有大量溶酶体存在，提示二者间的伴随现象可能存在相互作用的关系，并促发心肌细胞的凋亡（图 7-218～图 7-221）。

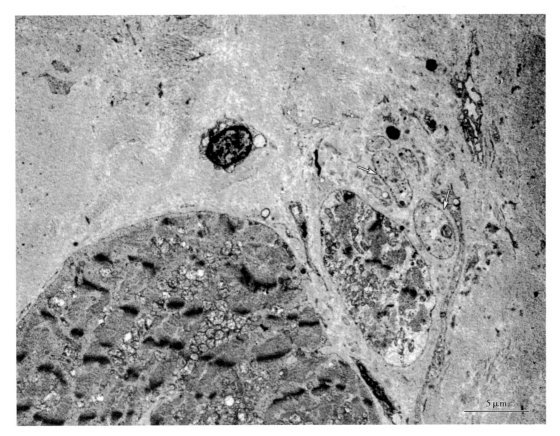

图 7-218
变性心肌细胞，周围有凋亡小体（↑）

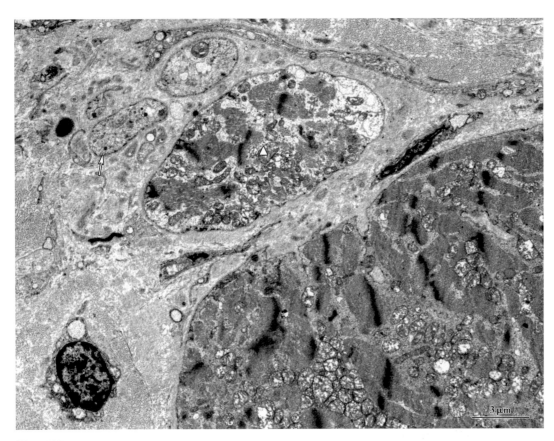

图 7-219
图 7-218 放大，左上变性的心肌细胞（△）及凋亡小体（↑）。凋亡小体体积小，外被细胞膜，胞质内有肌节碎片及变性的线粒体，周围间质中较多细胞碎片

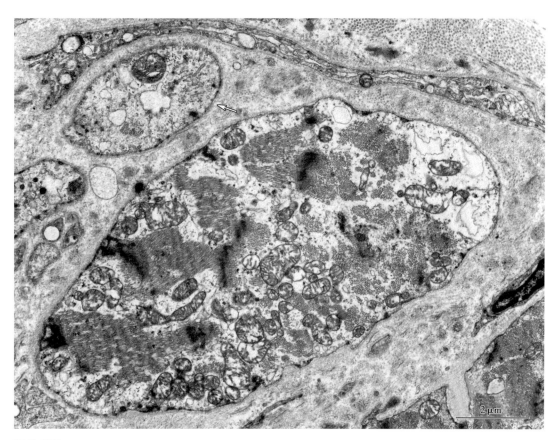

图 7-220
凋亡小体（↑），外被细胞膜，胞质内散在微小肌节样结构片段及变性的细胞器

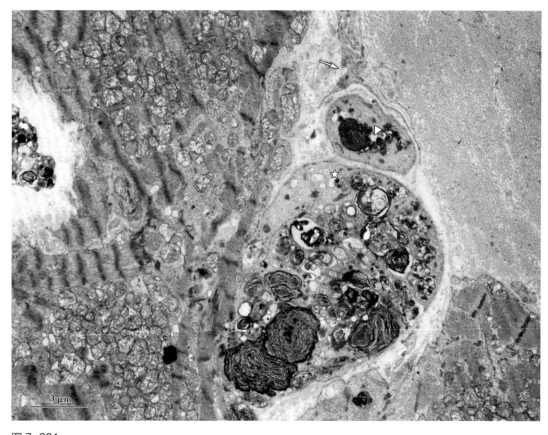

图 7-221
心肌细胞一侧呈泡状凸起的胞质变性，内有大量髓鞘样结构，细胞膜断续不完整（☆）。其旁见一个脱落的凋亡小体（△），小体被 TC 的胞质突起环抱（↑）

（二）心肌细胞变性坏死

透射电镜观察常见 NVM 心肌细胞有不同程度的变性，甚至碎裂，细胞器进入间质中，尤以线粒体的改变较突出，这些表型特点在发育不良的心肌细胞内更为易见。

细胞死亡是一个交互作用的复杂机制，取决于死亡信号的类型及强度。已有实验研究显示线粒体参与细胞死亡：①尽管死亡细胞的类型不同，导致细胞死亡的因素各异，但细胞死亡具有共同的特征，即细胞死亡前都有线粒体膜通透性的改变（mitochondrial permeability transition）；②线粒体膜通透性改变是预测细胞死亡很有价值的指标；③凋亡诱导剂可诱导线粒体膜通透性改变；④通过特异性药物抑制线粒体膜的通透性可阻止或延缓细胞死亡；⑤无细胞系统（cell-free system）已分离出一些具有水解酶活性的线粒体蛋白，可损伤细胞膜、细胞器等，参与细胞死亡。这些研究都说明线粒体构成了导致细胞死亡的一个或几个关键步骤，甚至是控制细胞死亡的中心环节之一。在细胞的死亡途径中，线粒体可为主要途径、次要途径或若干途径之一（图 7-222~ 图 7-230）。

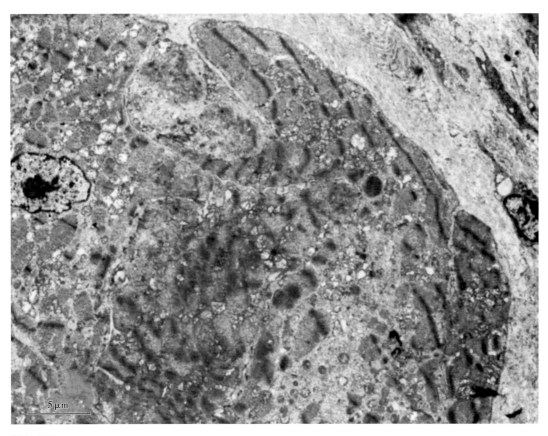

图 7-222
心肌细胞内多处变性，肌丝呈灶性溶解，代之以密度不均匀的基质，出现小泡状结构、脂褐素、空泡状线粒体

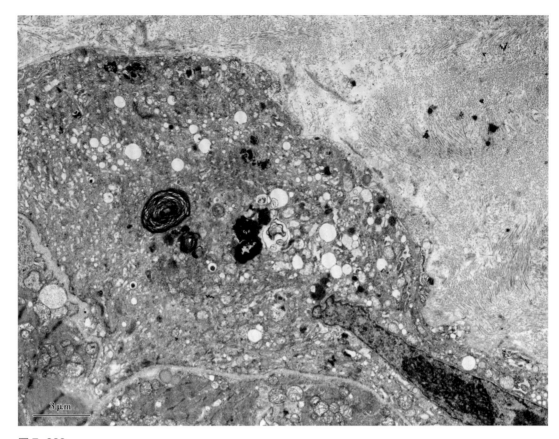

图 7-223
发育异常的心肌细胞变性,胞核位于细胞膜下,形态狭长,大核仁;肌丝断裂,线粒体呈空泡状,亦见脂褐素、溶酶体及多个髓鞘样结构。间质有丰富的纤维成分

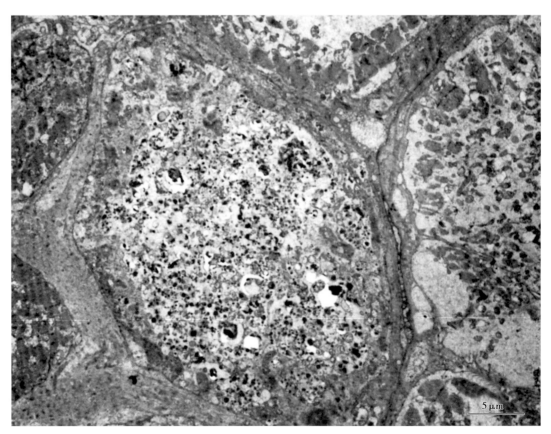

图 7-224
变性心肌细胞,大量肌丝束溶解,胞质内有密集的大小不等的高电子密度颗粒状物

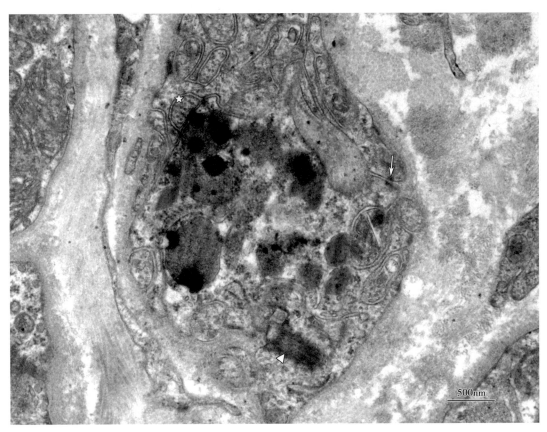

图 7-225
间质内的退变细胞，其内有脂滴、溶酶体、内质网及网内有较多小管（☆），一处见桥粒样物（↑），棒状小体上有细丝附着（△）。其旁的间质内有 TCs

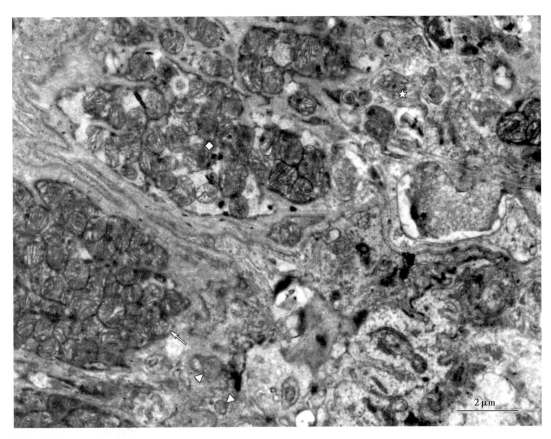

图 7-226
增生的间质纤维将心肌细胞分隔成大小不等的片状，其内或有肌丝（☆）或仅有线粒体（◇），局部细胞膜破裂（↑），基质及细胞器溢出，可见孤立于细胞外的线粒体（△）

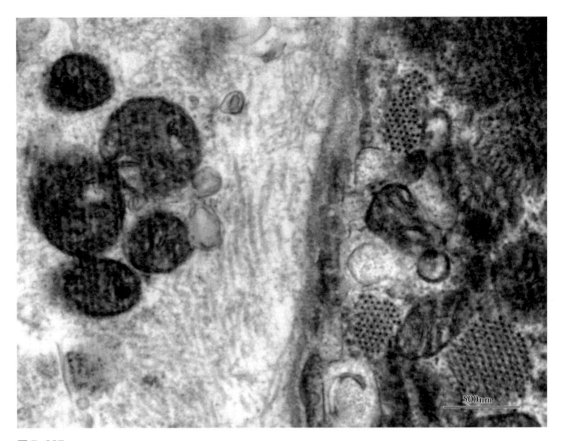

图 7-227
心肌细胞旁基质沉积，试管刷样物质及粗大的分支点状糖蛋白样结构，其中可见线粒体，推测线粒体源于变性崩解的心肌细胞

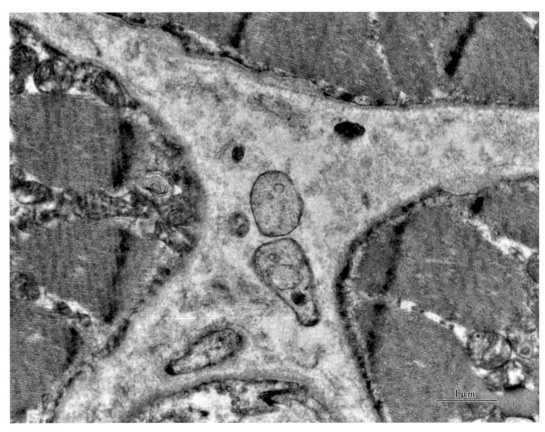

图 7-228
心肌细胞端-端间隔的间质中见细胞碎片

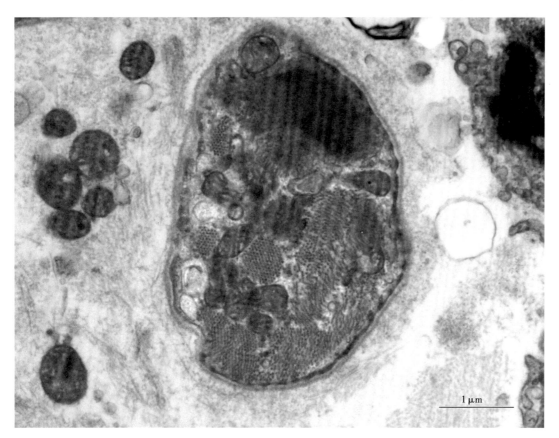

图 7-229
间质内的线粒体来自于损伤坏死崩解的心肌细胞

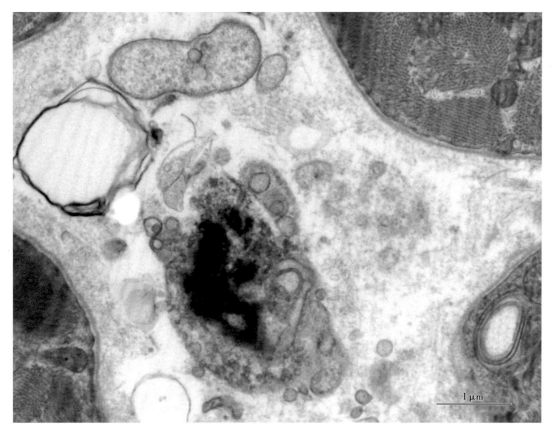

图 7-230
间质内退变细胞的片段

（三）巨噬细胞吞噬现象

如前所述，NVM 中有心肌细胞坏死、崩解及凋亡等表现，心肌间质内可见孤立的细胞器等细胞碎屑。透射电镜在 NVM 心肌间质中观察到巨噬细胞的聚集，并可见吞噬现象（图 7-231，图 7-232）。

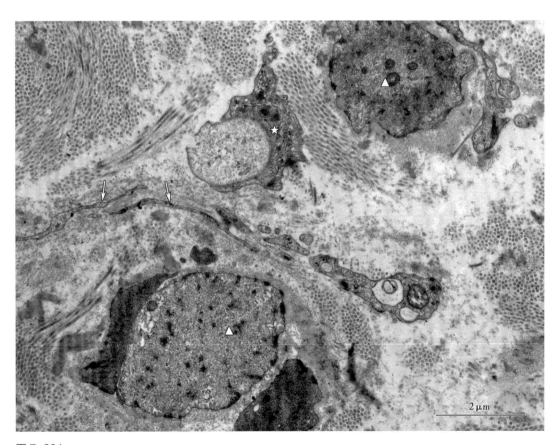

图 7-231
间质中有多个巨噬细胞（△），其中一个正在吞噬细胞碎片（☆）；巨噬细胞之间有 TCs（↑）及其分泌的微囊泡；间质内丰富的胶原纤维沉积

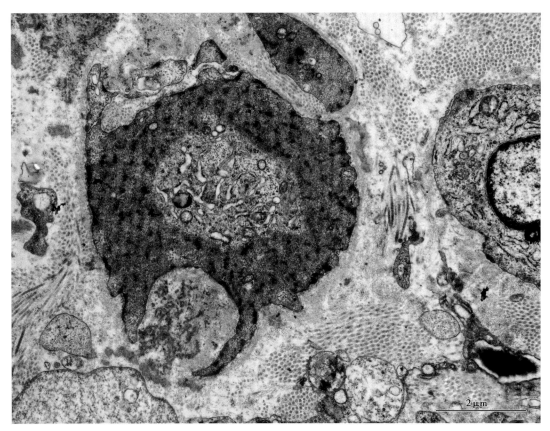

图 7-232
巨噬细胞正在吞噬心肌间质内的碎片状物

五、继发性改变

透射电镜在 NVM 心肌细胞内观察到一些继发性改变，包括心肌细胞内脂滴、肌节改变，胞质内异常物质堆积，间质细胞改变等。

（一）心肌细胞收缩不良与过度收缩

透射电镜观察到，NVM 肌丝束的局部溶解可导致残余部分的肌节呈过度收缩表现；亦见到当肌节收缩不同步时，可因局部的过度收缩将周围肌节牵拉断裂，而致肌丝束溶解（图 7-233，图 7-234）。

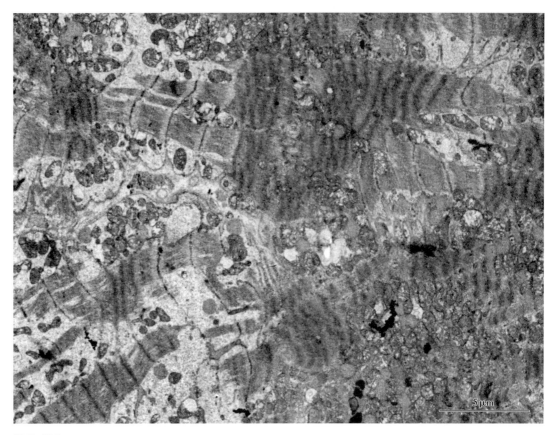

图 7-233
同一条肌丝束上见肌节溶解消失及过度收缩

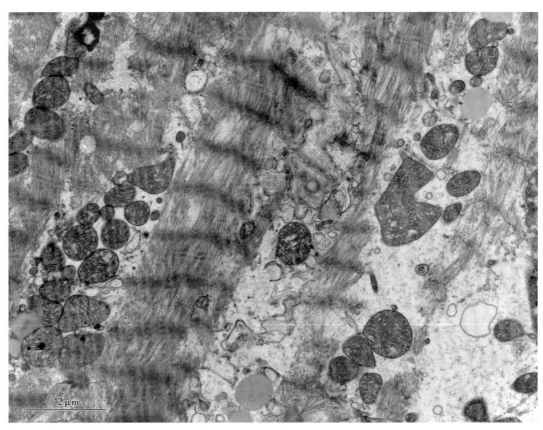

图 7-234
心肌细胞的过度收缩区内肌丝溶解、松散,周围呈大片肌丝溶解区

(二)细胞内脂滴及脂褐素

透射电镜在 NVM 心肌细胞内偶见脂滴,呈中低电子密度,相互间极少融合,位于肌丝束间,或散在分布或紧贴线粒体(图 7-235,图 7-236)。

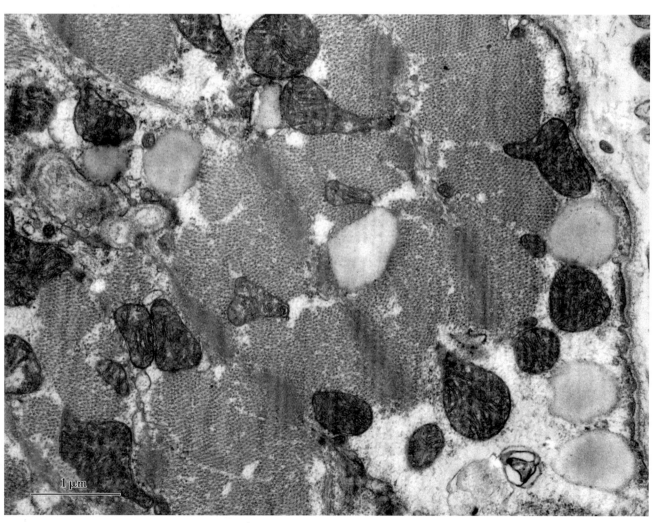

图 7-235
横切面,位于肌丝束间的小脂滴

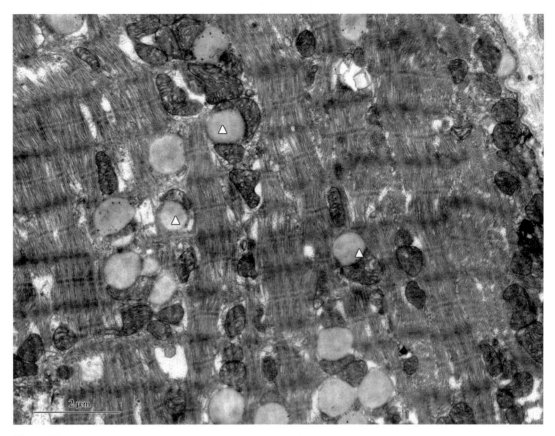

图 7-236
纵切面，心肌细胞内脂滴位于肌丝束间，部分脂滴与线粒体关系密切（△）

（三）线粒体肿胀、嵴溶解

线粒体对环境因素的变化敏感，某些环境因素可直接造成线粒体形态及功能的异常，如有害物质渗入、缺血性损伤等均可致线粒体出现凝集、肿胀甚至破裂，肿胀的体积可大于正常3~4倍；线粒体可呈球状表型，即2~3个线粒体融合成一个大线粒体。线粒体内亦可累积大量的脂肪或蛋白质、基质颗粒大量增加等，这些物质的充塞往往影响线粒体功能甚至导致细胞死亡。透射电镜观察到NVM心肌细胞内线粒体的多种异常表型（图7-237~图7-241）。

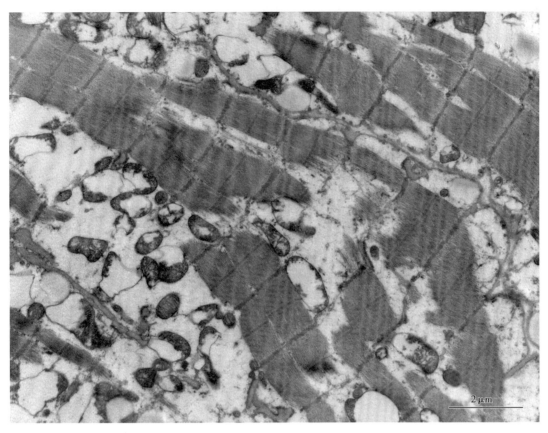

图 7-237
心肌细胞内肌丝束间电子密度整体降低,线粒体数量减少,线粒体内局灶空化,肌丝束部分溶解

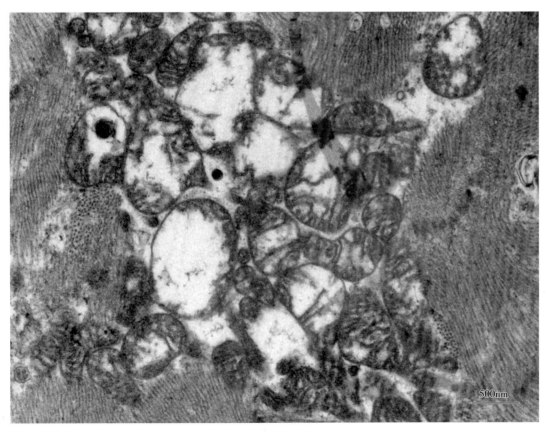

图 7-238
线粒体肿胀、空泡化,局部有高电子密度颗粒

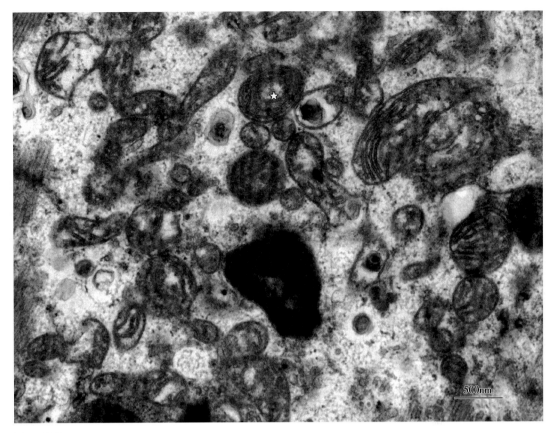

图 7-239
线粒体形态异常，嵴清晰，有呈环形嵴表型（☆），线粒体内局部空化，部分可见髓鞘样结构，溶酶体形成

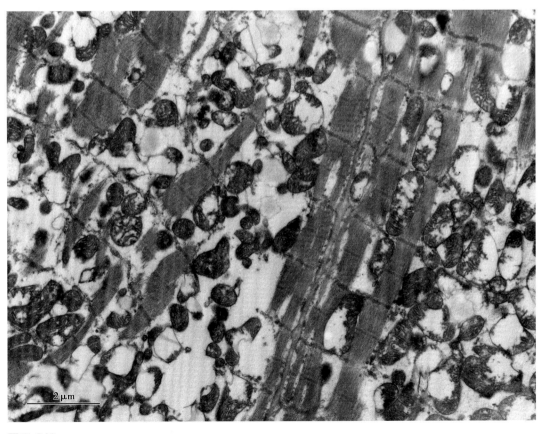

图 7-240
心肌细胞内肌丝束疏松，部分有溶解，残余 T 管系统裸露，Z 线减淡，线粒体局灶空泡化

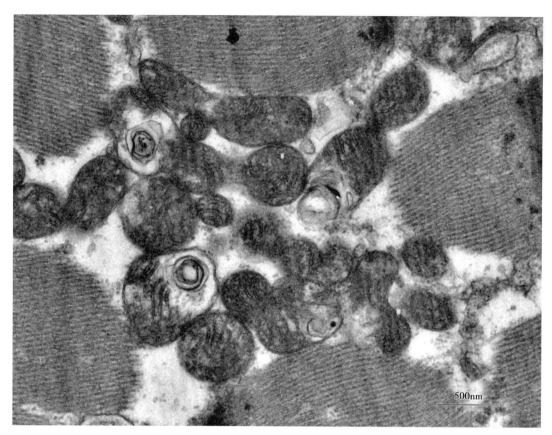

图 7-241
线粒体局部呈髓鞘样结构

（四）间质增生及改变

细胞外基质是异常复杂的功能物质体系，主要成分可大致归纳为三大基本类型，即氨基葡聚糖与蛋白聚糖、胶原与弹性蛋白以及非胶原糖蛋白。NVM 心内膜及心肌间质中的无定型基质样成分显著增多，尤其透明质酸，透射电镜下呈试管刷样结构。

1. 心内膜下间质成分增多　心内膜是被覆于心腔内面的一层光滑薄膜，主要由内皮细胞和少量结缔组织构成。心房内膜厚于心室内膜。心内膜的组织结构分为 3 层：①内皮，为单层扁平上皮，与出入心脏的血管内皮相连续；②内皮下层，为一薄层较细密的结缔组织，近房间隔处有少量平滑肌束；③内膜下层，由疏松结缔组织构成，与内皮下层相平行而无明显界限，内有传导系统的分支和小血管、神经束等。有时可见束细胞的纵切面，较心肌细胞短而粗，胞质中肌丝束少，胞质淡染，有 1~2 个胞核，位于细胞中央。在腱索和乳头肌处无心内膜下层。

内皮细胞能通过表达、活化或释放一系列生物活性因子而在心脏发育过程中行使重要功能。这些物质包括血管收缩因子、凝血及抗凝因子、免疫反应相关因子以及各种调节多肽等。

心肌细胞外基质，在心内膜信号的传导、综合或维持信号的稳定中具有重要作用。敲除透明质酸合成酶基因 Has2 的小鼠，肌小梁和心内膜垫完全消失。

如前所述，组织学观察到 NVM 心内膜下间质增多，黏液样物质沉积，似胶冻样。透射电镜除观察到类似表现，还有纤维细胞和成纤维细胞等（图 7-242，图 7-243）。

2. 心肌间质纤维增生　透射电镜观察到 NVM 的心肌间质中有大量胶原纤维沉积，主要为粗大的Ⅰ型胶原（图 7-244~图 7-248）。

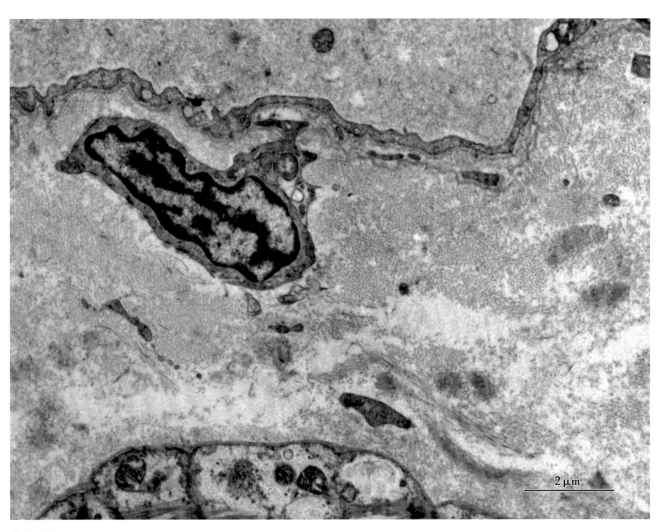

图 7-242
心内膜内皮下层基质样成分增多，中有成纤维细胞，其下方心肌细胞的细胞膜下水肿

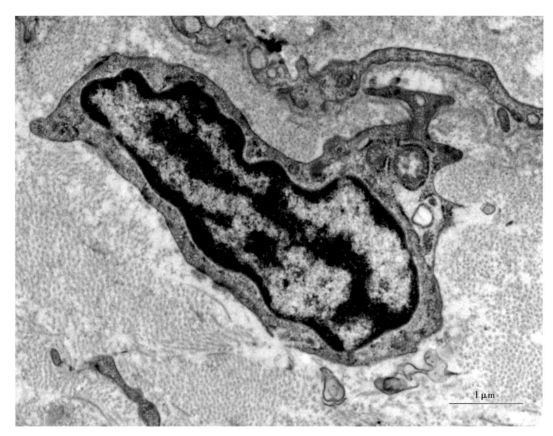

图 7-243
图 7-242 放大，内皮下层的成纤维细胞及横断面的Ⅰ型胶原纤维

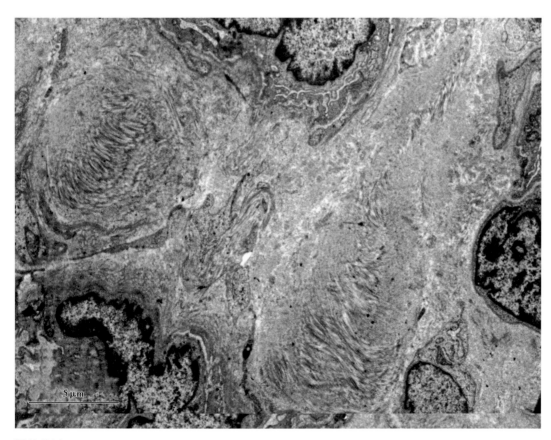

图 7-244
心肌间质粗大的Ⅰ型胶原纤维束排列成小体状结构

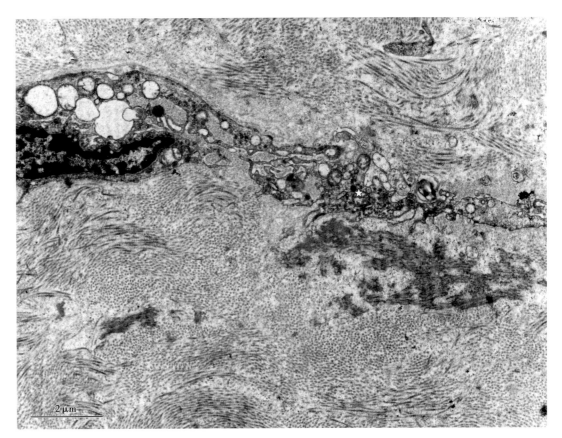

图 7-245
心肌间质的成纤维细胞（☆），周围为大量 I 型胶原纤维

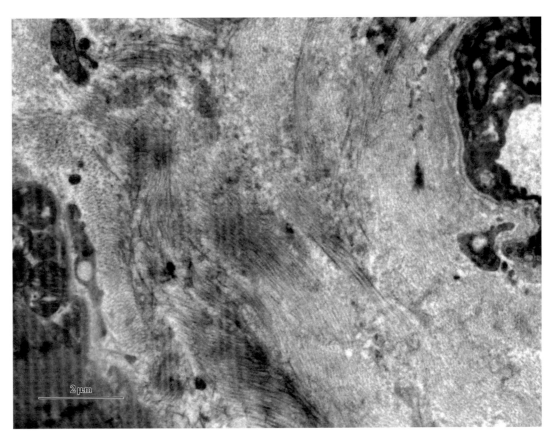

图 7-246
间质纤维化，大量粗大的 I 型及纤细的 III 型胶原纤维

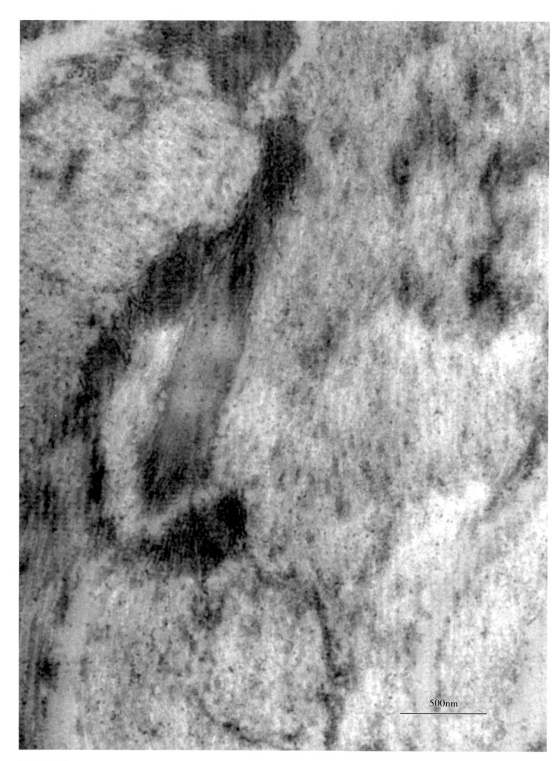

图 7-247
间质中粗大的 I 型胶原纤维束

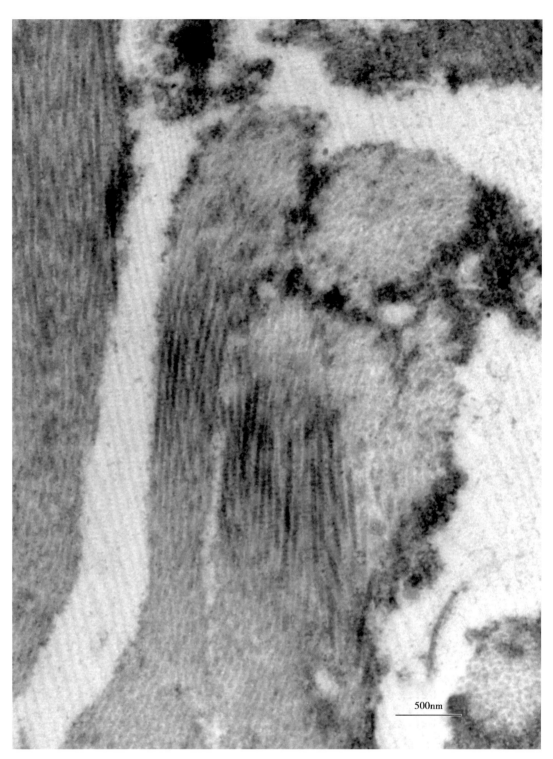

图 7-248
粗大、平行排列的 I 型胶原纤维束，有横纹

3. 间质内细胞成分　NVM 心肌间质中的细胞成分较复杂，除纤维细胞外，还可见浆细胞、肥大细胞、巨噬细胞等多种细胞成分。

（1）成纤维细胞（fibroblast）和纤维细胞（fibrocyte）：是心肌间质内的主要细胞，前者功能活跃，后者功能静止。成纤维细胞具有合成及分泌功能，通过错综复杂的机制调控心肌病的进程，并对表型和预后产生重要影响；在心肌病中具有双向调节作用，一方面填补坏死心肌细胞，另一方面所产生的基质成分影响细胞间相互作用。透射电镜下，成纤维细胞比纤维细胞大，呈星形或梭形，表面有微绒毛和粗短突起，胞质内富含粗面内质网和游离的多核糖体以及发达的高尔基复合体，胞核较大，扁卵圆形，染色质颗粒细小、稀疏、着色浅，核仁明显。成纤维细胞可合成和分泌胶原蛋白、弹性蛋白和蛋白多糖，产生Ⅰ型胶原纤维、弹性纤维及纤连蛋白等间质成分，一方面通过分泌细胞因子向邻近细胞传达促增生、迁移等信号；另一方面，参与并促进血管生成、细胞外基质重塑及炎症反应。透射电镜观察到 NVM 中存在间质纤维增生、胶原沉积等表现（图 7-249~ 图 7-252）。

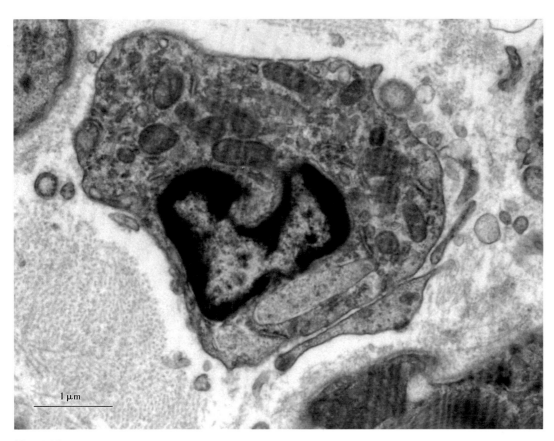

图 7-249
间质内成纤维细胞

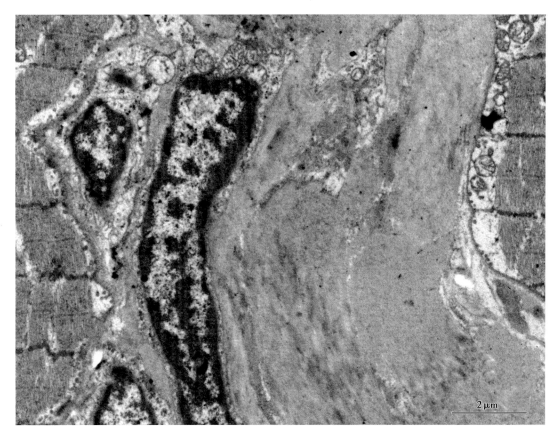

图 7-250
心肌细胞外间质细胞增生，两心肌细胞间大量胶原沉积，其内纤维细胞与心肌细胞平行排列

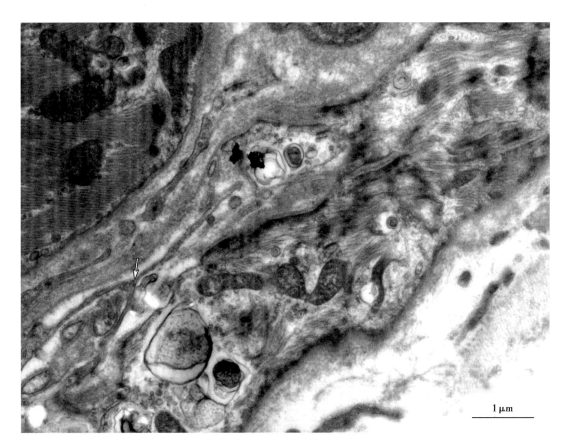

图 7-251
间质内的成纤维细胞，长梭形，胞质内有丰富的胶原纤维、线粒体及髓鞘样结构。成纤维细胞与心肌细胞间有多个 TCs，其中一个呈"Y"形（↑），有分泌囊泡

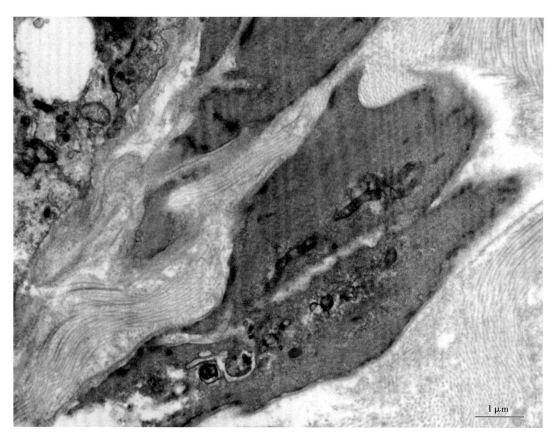

图 7-252
老化的纤维细胞，胞质内较多溶酶体，周围有丰富的 I 型胶原纤维

（2）浆细胞（plasma cell）：是成熟异化的 B 细胞，参与体液免疫反应，有丰富的粗面内质网，具有合成、贮存免疫球蛋白（immunoglobulin）的功能。透射电镜下，浆细胞呈卵圆形或圆形；核圆形，多偏于细胞一侧，染色质呈粗块状，沿核膜内面辐射状排列；细胞表面平滑，仅见很少的微绒毛突起。胞质内含有丰富的粗面内质网，呈平行排列、扩张网池状，有大量游离多核糖体及发达的高尔基复合体，中心体位于核旁浅染区。在本组 NVM 心肌样本，透射电镜观察偶见浆细胞，免疫反应是否参与疾病进程并不明确（图 7-253）。

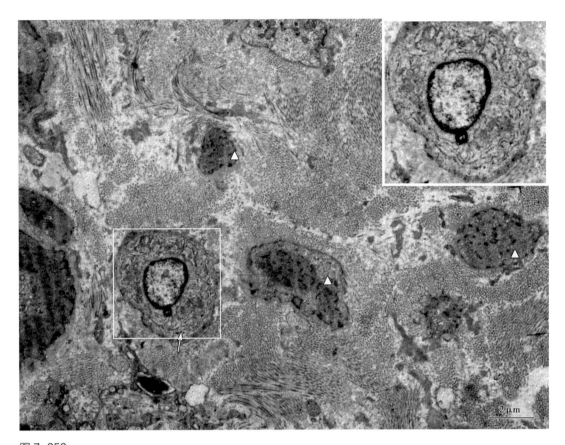

图 7-253
间质增生的纤维中有多个细胞,其中有巨噬细胞的胞质(△)和浆细胞(↑),浆细胞胞质内含有大量平行排列的、有许多扩张网池的粗面内质网和游离的多核糖体;心肌间胶原纤维增生,以粗大的Ⅰ型胶原为主

(3)肥大细胞(mast cell):来源于造血干细胞,广泛分布于全身血管组织,胞质内含丰富的贮存炎症介质的颗粒状物,肥大细胞活化后释放颗粒。透射电镜下肥大细胞较大,呈圆形或卵圆形;胞核小,圆形或卵圆形,多位于细胞中央,染色质分布在核边缘;胞质内充满大小不一的圆形或卵圆形,呈螺旋状或网格状排列的细颗粒,有单位膜包裹。透射电镜在NVM心肌间质中观察到少量肥大细胞,其在疾病进程中的意义尚不明确(图7-254,图7-255)。

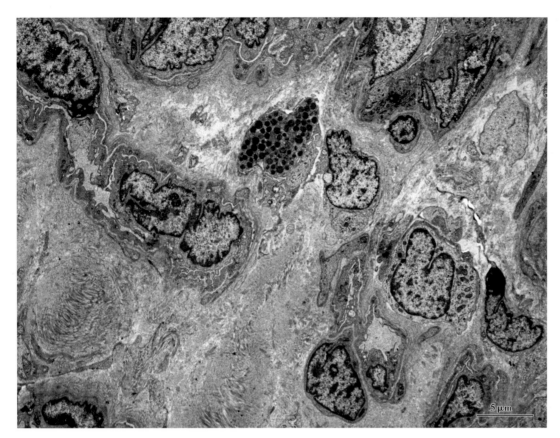

图 7-254
间质中的肥大细胞，胞质内充满大小不等的圆形颗粒。

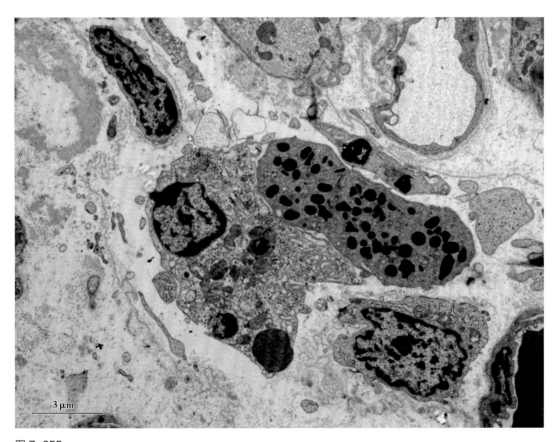

图 7-255
间质中肥大细胞及与之接触的巨噬细胞，肥大细胞内颗粒大小不等，形状不一，巨噬细胞胞质细突触与之接触

4. 间质毛细血管改变　在心脏胚胎发育过程中，随着小梁层的致密化，增厚的致密层心肌对供氧需求提高，在成纤维细胞和血管内皮细胞生长因子的共同作用下，心肌冠状循环和微血管丛系统逐步建立并发育成熟，然而，这一过程的发生亦取决于心肌致密化区与非致密化区的比例。

冠状血管内皮细胞（MyoCapE）与心内膜内皮细胞（endocardium endotheliocyte，EE）起源不同。例如，在 cloche 突变的斑马鱼胚胎中缺乏心内膜管却有血管内皮细胞。又如，在体外培养的成年人 EE 趋于成簇生长，其增长速度明显快于 MyoCapE。MyoCapE 主要对冠状血管的功能活动起调控作用，也可通过控制心肌细胞的血液供应而对心脏活动起间接的影响。

先前对 NVM 的研究观察到，在发育正常的冠状动脉中心肌间有血流量减少和灌注异常。在本组 NVM 心肌样本，透射电镜虽然观察到心肌中有丰富的血管结构，包括微动脉、微静脉及毛细血管，亦观察到内皮细胞胞质增多致管腔堵塞呈未开放状态、毛细血管基底膜增厚及毛细血管与心肌细胞间纤维沉积等异常表型，解释了 NVM 心肌灌注不良的原因。

（1）心肌间正常毛细血管：正常心肌间质内的血管为连续毛细血管，在物质交换中起着重要的屏障作用（图 7-256~图 7-258）。

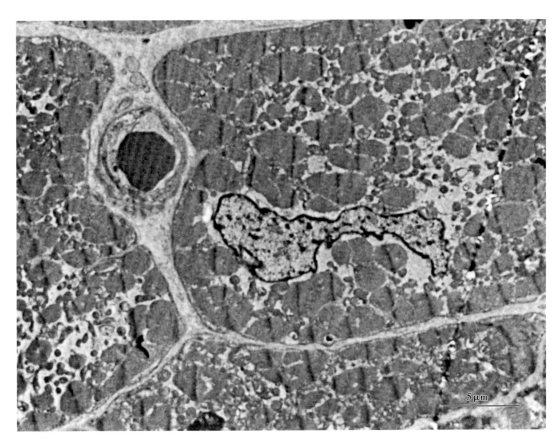

图 7-256
心肌间质毛细血管，单个扁平内皮细胞围成管腔，腔内可见一个红细胞

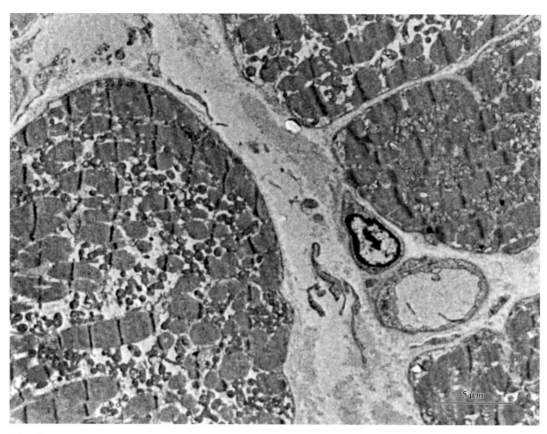

图 7-257
心肌间质毛细血管,内皮细胞有薄层的胞质,及凸向管腔的胞质呈微绒毛状突起

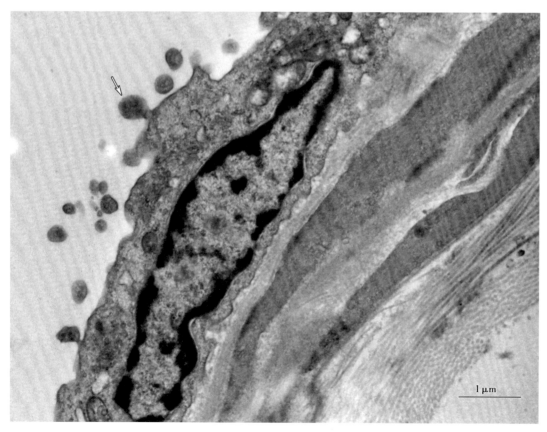

图 7-258
较正常的血管内皮细胞,表面有少量小突起(↑)

（2）内皮细胞胞质增多堵塞管腔：正常心肌内毛细血管内皮细胞的胞质很薄，而透射电镜常观察到 NVM 心肌间质中毛细血管的内皮细胞胞质增多、增宽，甚至形成大量突起而致管腔阻塞（图 7-259~ 图 7-261）。

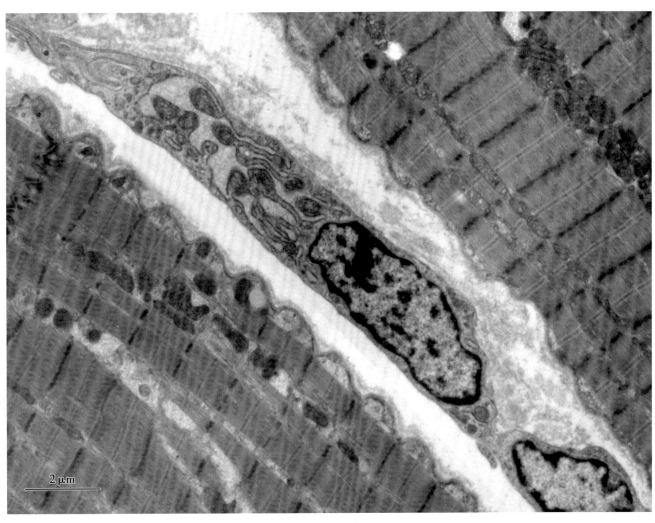

图 7-259
连续毛细血管内皮，胞质有长指状突起，指端膨大

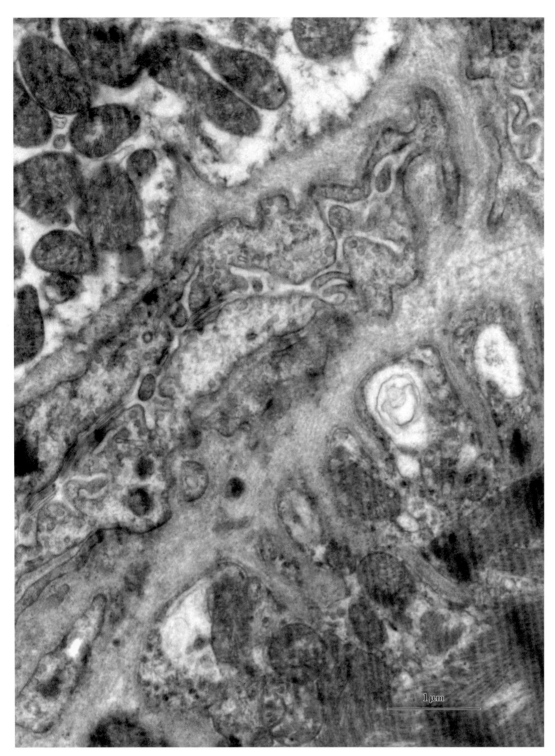

图 7-260
连续毛细血管的内皮细胞，胞质内有丰富的吞饮小泡，胞质水肿、突起增宽，致毛细血管腔狭窄

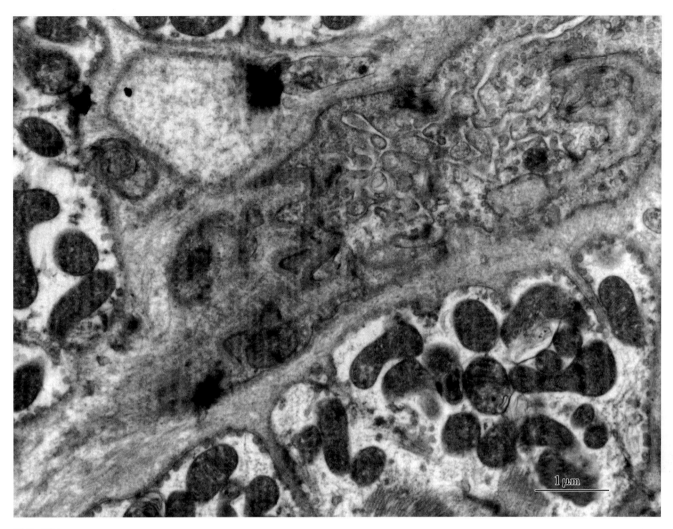

图 7-261
连续毛细血管内皮细胞，胞质丰富的长指状突起肿胀，填满血管腔，呈未开放状态

（3）毛细血管基底膜增厚：毛细血管基底膜既是一道保护心肌细胞的屏障，又对毛细血管内血氧向心肌细胞的弥散起着重要作用。基底膜厚度随年龄的增长而增加，基底膜过度增厚不利于氧和营养物质的弥散。透射电镜观察到 NVM 毛细血管基底膜的增厚表现（图 7-262，图 7-263）。

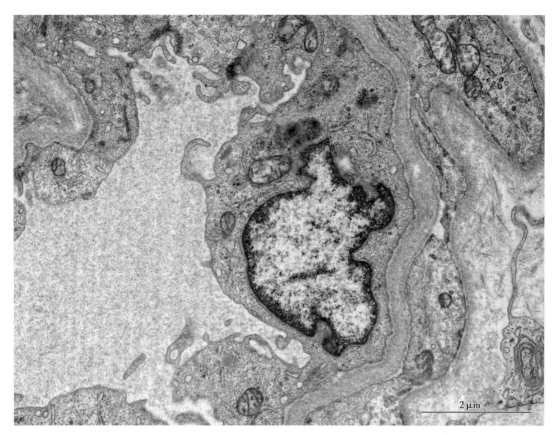

图 7-262
毛细血管基底膜增厚

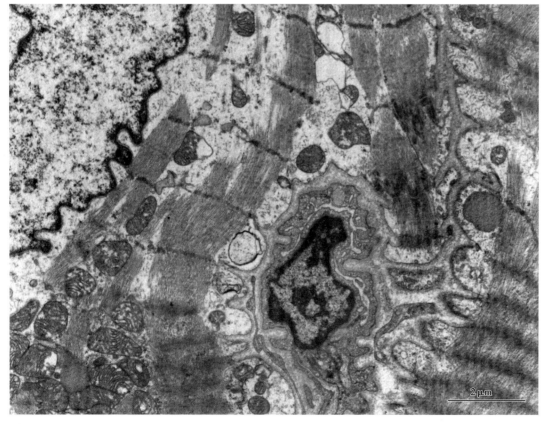

图 7-263
两个心肌细胞间的毛细血管管腔狭窄，内皮细胞胞核隆起，凸向腔内，基底膜增厚。心肌细胞T管扩张，间质中等电子密度物沿T管进入心肌细胞内

（4）毛细血管与心肌细胞间纤维沉积：生理情况下，毛细血管与心肌细胞的正常间距是氧和营养物质扩散的保证。透射电镜观察到 NVM 毛细血管与心肌细胞间有大量纤维增生，致使二者间的距离增宽（图 7-264，图 7-265）。

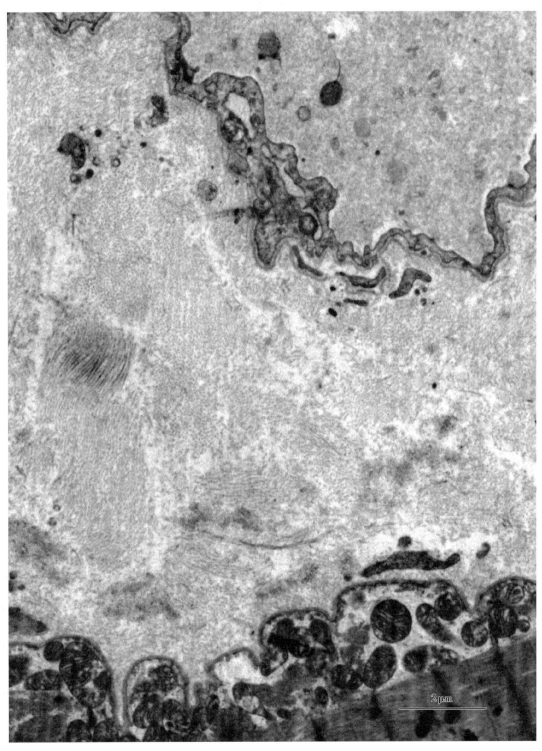

图 7-264
间质纤维化，毛细血管与心肌间距离增加

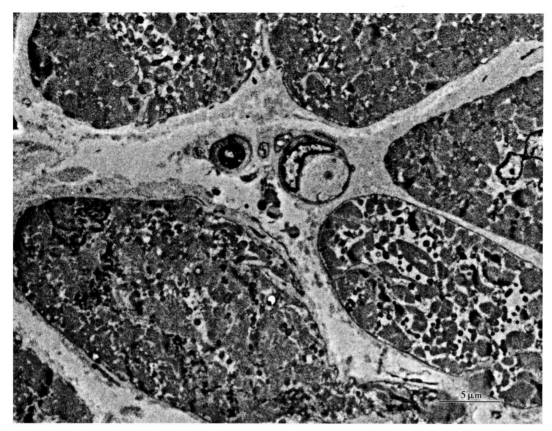

图 7-265
毛细血管与心肌细胞间距离增宽

第四节 诊断及鉴别诊断

一、左室致密化不全

NVM 的病理学诊断依赖大体形态，左心室非致密化心壁厚度（noncompaction，NC）:致密化心壁厚度（compaction，C）>2.0，左心室腔心内膜面有大量异常粗大的肌小梁及深陷的小梁隐窝，可明确诊断。正常心脏的左室心尖部心壁致密层较薄、小梁较丰富，应注意全面观察避免过度诊断。

二、鉴别诊断

由于 NVM 的临床表现缺乏特异性，常表现为心力衰竭、心律失常和血栓栓塞，晚期亦可发生心腔扩张，易与扩张型心肌病、肥厚型心肌病、心肌缺血病变等相混淆。左心室过度小梁化（left ventricular hypertrabeculation，LVHT）为继发性改变，多见于扩张型心肌病，需与原发性 NVM 鉴别。

（一）心肌缺血性疾病

左心室后壁心肌的供血形式取决于冠状动脉的走行与分布，为 3 种方式，分别为左优势型、右优势型及混合型，亦即左旋支或右冠状动脉供血，或两者同时供血。正常情况下，左心室后壁为冠状动脉的末端供血，与心脏其他部位相比血、氧供给偏低，可表现为致密层相对减薄，小梁层相对增厚。当发生心肌缺血性疾病时，左心室后壁致密层变薄更为显著，甚至接近 NVM 的国际诊断标准，但并非真性 NVM，应注意检查冠脉系统。

（二）合并其他先心病

NVM 可以孤立发生，也可以与先天性结构性心脏缺陷共存，如 Ebstein 畸形、主动脉瓣单瓣畸形、二叶化畸形、主动脉缩窄、主动脉发育不全伴瓣下狭窄、法洛四联症、右心室双出口等。当患者以结构性心脏畸形为就诊表现时，应注意是否存在心壁的致密化不全；当出现 NVM 表现时，亦应注意除外是否合并其他畸形，以免漏诊。

（三）线粒体肌病

线粒体肌病（mitochondrial myopathy）是指因遗传基因缺陷导致线粒体结构和功能异常，以致细胞呼吸链及能量代谢障碍的一组多系统疾病。线粒体肌病心脏受累时，表现为传导系统受累和心肌病，其中又以肥厚型心肌病（58%）最常见，其次为扩张型心肌病（29%），NVM 约占 13%。线粒体遗传特点为母代细胞将突变的 mtDNA 以不同比例传递给子细胞，因此其发病具有阈值效应，即当突变的 mtDNA 达到一定比例时，才有受损的表型出现。多项研究报道，NVM 存在线粒体基因异常，透射电镜亦观察到幼稚畸形的线粒体，然而 NVM 临床表型亦可由许多其他原因引起。综合分析患者的临床表现、肌肉组织活检、影像学检查、基因检查、代谢和酶学检测等结果，强调个体化的诊断原则以提高诊断的准确性。

（四）其他遗传性疾病

一些合并 NVM 表现的遗传性综合征具有明确的基因异常位点，依靠基因检测手段有助于诊断。

1. Barth 综合征（Barth syndrome，BTHS） 是由于 Xq28 上的 *TAZ* 基因突变，导致心肌磷脂缺乏及线粒体异常。心肌病是 BTHS 最常见的临床表现，多在婴儿期发病。BTHS 合并的心肌病可有不同病理表型，其中以扩张型心肌病和 NVM 多见，少部分表现为肥厚型心肌病，亦可同时合并有心腔扩张和肥厚。BTHS 常有多种临床表型，如骨骼肌病、中性粒细胞减少、生长发育迟缓等，因此临床较易漏诊。*TAZ* 基因测序以及采用高效液相质谱法检测皮肤成纤维细胞、肌肉组织或外周血测定 MLCL（monolysocardiolipin）与 L4-CL（tetralinoleoyl cardiolipin）的比值都是诊断 BTHS 的有效方法。

2. Fabry 病 是性连锁遗传的溶酶体半乳糖苷酶缺乏性疾病，属于 X 连锁显性遗传。患儿为男性，儿童期或青春期起病，早期症状为四肢阵发性烧灼样疼痛，感觉异常和腹痛，可有不明原因的高热，常见皮肤和肾脏受累，心肌细胞及血管内皮细胞亦可被累及。有研究认为，肥厚型心肌病中有 3% 是由本病引起的，偶有报道心脏可呈 NVM 表现。本病透射电镜下的特征性表现为，肾小球脏层上皮细胞胞质内含有多数致密的、圆形或椭圆形洋葱皮样小体，称髓鞘体（myelin figure）。

3. Sotos 综合征 约 75% 的病例是由核受体结合 SET 域蛋白 1（nuclear receptor binding SET domain protein 1，NSD1）基因编码的一种组蛋白甲基转移酶缺失或突变引起。临床表现为婴儿期或儿童期骨骼发育生长过快、头颅巨大、智力发育迟滞的一种综合征。Martinez 等报道了两例 NVM 和 Sotos 综合征同时出现的病例，并建议对 Sotos 综合征患者进行心脏疾病筛查。

（五）其他类型原发性心肌病

NVM 心脏的大体表型特点是心室壁大量粗大、突出的肌小梁及深陷的肌隐窝。部分 NVM 患者具有与扩张型心肌病和肥厚型心肌病相同的基因表型，因此基因检测不能作为确诊的唯一手段。

1. 扩张型心肌病 表现为显著的心室腔扩张、室壁均匀变薄，肌小梁扁平，有时心尖部可有轻度增粗的肌小梁，然而，根据超声左心室壁 17 节段分析法，NC/C>2 的范围不超过 3 个节段。NVM 终末期亦可表现为左心室扩张，有研究对一组 NVM 患者超过 10 年的随访发现，约 66% 的患者出现左心室扩张和收缩功能受损。因此，应早期诊断及详细询问病史，并结合家族史进行鉴别诊断。

2. 肥厚型心肌病 左心室壁可见粗大的肌小梁，但无深陷的肌隐窝。肥厚型心肌病的诊断需严格掌握心壁厚度的测量标准，左心室游离壁致密层或室间隔厚度 >15mm，则可从大体形态对肥厚型心肌病与 NVM 进行区分。肥厚型心肌病的组织学特征为心肌细胞排列紊乱和心肌间质小血管壁肌性增厚，而无心内膜及心肌间质的原始基质胶样成分。

参考文献

1. Arbustini E, Weidemann F, Hall JL. Left ventricular noncompaction: a distinct cardiomyopathy or a trait shared by different cardiac diseases? Journal of the American College of Cardiology, 2014, 64(17): 1840.

2. Ahmed MA, Yousuf M, Syed AU, et al. Isolated non-compaction of left ventricular myocardium. Journal of the College of Physicians and Surgeons – Pakistan: JCPSP, 2005, 15(5): 302-303.

3. Jefferies JL, Wilkinson JD, Sleeper LA, et al. Cardiomyopathy phenotypes and outcomes for children with left

ventricular myocardial noncompaction: results from the pediatric cardiomyopathy registry. J Card Fail, 2015, 21(11):877-884.

4. Roopinder SMD, Robert SFMD, Diyana RGMD, et al. Prevalence and characteristics of left ventricular noncompaction in a community hospital cohort of patients with systolic dysfunction. Echocardiography, 2008, 25(1):8-12.

5. Caselli S, Autore C, Serdoz A, et al. Three-dimensional echocardiographic characterization of patients with left ventricular noncompaction. Journal of the American Society of Echocardiography, 2012, 25(2):203-209.

6. Andrews RE, Fenton MJ, Ridout DA, et al. British Congenital Cardiac Association. New-onset heart failure due to heart muscle disease in childhood: a prospective study in the United Kingdom and Ireland. Circulation, 2008, 117:79-84.

7. Caselli S, Ferreira D, Kanawati E, et al. Prominent left ventricular trabeculations in competitive athletes: A proposal for risk stratification and management. Int J Cardiol, 2016, 223:590-595.

8. Maron BJ, Towbin JA, Thiene G, et al. Contemporary definitions and classification of the cardiomyopathies: an American Heart Association Scientific Statement from the Council on Clinical Cardiology, Heart Failure and Transplantation Committee; Quality of Care and Outcomes Research and Function. Circulation, 2006, 113(14):1807.

9. Teekakirikul P, Kelly MA, Rehm HL, et al. Inherited cardiomyopathies: molecular genetics and clinical genetic testing in the postgenomic era. Journal of Molecular Diagnostics, 2013, 15(2):158.

10. Cahill TJ, Ashrafian H, Watkins H. Genetic cardiomyopathies causing heart failure. Circulation Research, 2013, 113(6):660-675.

11. Oechslin E, Jenni R. Left ventricular non-compaction revisited: a distinct phenotype with genetic heterogeneity? Eur Heart J, 2011, 32(12):1446-1456.

12. Lorsheyd A, Cramer MJ, Velthuis BK, et al. Familial occurrence of isolated non-compaction cardiomyopathy. Eur J Heart Fail, 2006, 8(8):826-831.

13. Xia S, Wang HX, Zhu J, et al. Clinical presentation and genetic analysis of a five generation Chinese family with isolated left ventricular noncompaction. Intern Med, 2008, 47(7):577-583.

14. Moric-Janiszewska E, Markiewicz-Łoskot G. Genetic heterogeneity of left-ventricular noncompaction cardiomyopathy. Clinical Cardiology, 2008, 31(5):201.

15. Zhang W, Chen H, Qu X, et al. Molecular mechanism of ventricular trabeculation/compaction and the pathogenesis of the left ventricular noncompaction cardiomyopathy (LVNC). American Journal of Medical Genetics Part C Seminars in Medical Genetics, 2013, 163(3):144-156.

16. Greutmann M, Mah ML, Silversides CK, et al. Predictors of adverse outcome in adolescents and adults with isolated left ventricular noncompaction. American Journal of Cardiology, 2012, 109(2):276-281.

17. Hermida-Prieto M, Monserrat L, Castro-Beiras A, et al. Familial dilated cardiomyopathy and isolated left ventricular noncompaction associated with lamin A/C gene mutations. American Journal of Cardiology, 2004, 94(1):50.

18. Hui P. Isolated noncompaction of the ventricular myocardium: clinical and molecular aspects of a rare cardiomyopathy. Laboratory investigation; a journal of technical methods and pathology, 2002, 82(2):117-122.

19. Kovacevicpreradovic T, Jenni R, Oechslin EN, et al. Isolated left ventricular noncompaction as a cause for heart failure and heart transplantation: a single center experience. Cardiology, 2009, 112(2):158-164.

20. Kawasaki T, Azuma A, Taniguchi T, et al. Heart rate variability in adult patients with isolated left

ventricular noncompaction. International Journal of Cardiology, 2005, 99(1): 147-150.

21. Kelleyhedgepeth A, Towbin JA, Maron MS. Images in cardiovascular medicine. Overlapping phenotypes: left ventricular noncompaction and hypertrophic cardiomyopathy. Circulation, 2009, 119(23): 588-589.

22. Klaassen S, Probst S, Oechslin E, et al. Mutations in sarcomere protein genes in left ventricular noncompaction. Circulation, 2008, 117(22): 2893-2901.

23. Luedde M, Frey N. Left ventricular noncompaction. Lijecnicki Vjesnik, 2017, 11(2): 114-117.

24. Murphy RT, Thaman R, Blanes JG, et al. Natural history and familial characteristics of isolated left ventricular non-compaction. Eur Heart J, 2005, 26(2): 187-192.

25. Oechslin EN, Attenhofer Jost CH, Rojas JR, et al. Long-term follow-up of 34 adults with isolated left ventricular noncompaction: a distinct cardiomyopathy with poor prognosis. Journal of the American College of Cardiology, 2000, 36(2): 493-500.

26. Parent JJ, Towbin JA, Jefferies JL. Medical Therapy Leads to Favorable Remodeling in Left Ventricular Non-compaction Cardiomyopathy: Dilated Phenotype. Pediatr Cardiol, 2016, 37(4): 674-677.

27. Senchowdhry S, Mckenna WJ. Left ventricular noncompaction and cardiomyopathy: cause, contributor, or epiphenomenon? Current Opinion in Cardiology, 2008, 23(3): 171.

28. Stöllberger C, Blazek G, Winkler-Dworak M, et al. Sex differences in left ventricular noncompaction in patients with and without neuromuscular disorders. Revista Española De Cardiología, 2008, 61(2): 130-136.

29. Stephen MF, Maria AL, Jacobo A. Handbook of Pathology and Pathophysiology of Cardiovascular Disease. Berlin: Springer, 2013.

30. Ichida F, Tsubata S, Bowles KR, et al. Novel gene mutations in patients with left ventricular noncompaction or Barth syndrome. Circulation, 2001, 103(9): 1256-1263.

31. Bleyl SB, Mumford BR, Brownharrison MC, et al. Xq28-linked noncompaction of the left ventricular myocardium: prenatal diagnosis and pathologic analysis of affected individuals. American Journal of Medical Genetics Part A, 1997, 72(3): 257.

32. Vermeer AM, Van EK, Postma AV, et al. Ebstein anomaly associated with left ventricular noncompaction: an autosomal dominant condition that can be caused by mutations in MYH7. American Journal of Medical Genetics Part C Seminars in Medical Genetics, 2013, 163(3): 178-184.

33. Connuck DM, Sleeper LA, Colan SD, et al. Characteristics and outcomes of cardiomyopathy in children with Duchenne or Becker muscular dystrophy: A comparative study from the Pediatric Cardiomyopathy Registry. American Heart Journal, 2008, 155(6): 998-1005.

34. Stöllberger C, Finsterer J, Blazek G. Left ventricular hypertrabeculation/noncompaction and association with additional cardiac abnormalities and neuromuscular disorders. Am J Cardiol, 2002, 90(8): 899-902.

35. Hanke SP, Gardner AB, Lombardi JP, et al. Left Ventricular noncompaction cardiomyopathy in barth syndrome: an example of an undulating cardiac phenotype necessitating mechanical circulatory support as a bridge to transplantation. Pediatric Cardiology, 2012, 33(8): 1430.

36. Azevedo O, Gaspar P, Sámiranda C, et al. Left ventricular noncompaction in a patient with fabry disease: overdiagnosis, morphological manifestation of fabry disease or two unrelated rare conditions in the same patient? Cardiology, 2011, 119(3): 155-159.

37. Kirwin SM, Manolakos A, Barnett SS, et al. Tafazzin splice variants and mutations in Barth syndrome. Mol

Genet Metab, 2014, 111(1): 26–32.

38. Martinez HR, Belmont JW, Craigen WJ, et al. Left ventricular noncompaction in Sotos syndrome. American Journal of Medical Genetics Part A, 2011, 155A(5): 1115–1118.

39. Carrilho-Ferreira P, Almeida AG, Pinto FJ. Non-compaction cardiomyopathy: prevalence, prognosis, pathoetiology, genetics, and risk of cardioembolism. Current Heart Failure Reports, 2014, 11(4): 393–403.

40. Şimşek Z, AçarG, Akçakoyun M, et al. Left ventricular noncompaction in a patient with multiminicore disease. Journal of Cardiovascular Medicine, 2012, 13(10): 660–662.

41. Lorts A, Ryan TD, Jefferies JL. Cardiomyopathies in children//Derek S. Wheeler, Hector R. Wong, Thomas P. Shanley. Pediatric Critical Care Medicine. London: Springer, 2014: 483–496.

42. Purevjav E. Molecular pathways and animal models of cardiomyopathies//S Rickert-Sperling, Kelly RG, Driscoll DJ. Congenital Heart Diseases: The Broken Heart. Vienna: Springer, 2016.

43. Sasse KS, Probst SB, Oechslin E, et al. Novel gene locus for autosomal dominant left ventricular noncompaction maps to chromosome 11p15. Circulation, 2004, 109(22): 2720–2723.

44. Prada CE, Jefferies JL, Grenier MA, et al. Malonyl coenzyme A decarboxylase deficiency: early dietary restriction and time course of cardiomyopathy. Pediatrics, 2012, 130(2): e456–460.

45. Finsterer J, Stöllberger C. Disappearance of congenital noncompaction in hereditary cobalamin-C-deficiency 2.5 years after birth. Journal of Inherited Metabolic Disease, 2013, 36(6): 1083–1084.

46. Phoon CK, Acehan D, Schlame M, et al. Tafazzin knockdown in mice leads to a developmental cardiomyopathy with early diastolic dysfunction preceding myocardial noncompaction. Journal of the American Heart Association, 2012, 1(2): 500–501.

47. Chen R, Tsuji T, Ichida F, et al. Mutation analysis of the G4.5 gene in patients with isolated left ventricular noncompaction. Molecular Genetics & Metabolism, 2002, 77(4): 319–325.

48. Xing Y, Ichida F, Matsuoka T, et al. Genetic analysis in patients with left ventricular noncompaction and evidence for genetic heterogeneity. Molecular Genetics & Metabolism, 2006, 88(1): 71.

49. Maciver DH, Adeniran I, Zhang H. Left ventricular ejection fraction is determined by both global myocardial strain and wall thickness: International Journal of Cardiology Heart & Vasculature, 2015, 7: 113.

50. Gerger D, Stöllberger C, Grassberger M, et al. Pathomorphologic findings in left ventricular hypertrabeculation/noncompaction of adults in relation to neuromuscular disorders. International Journal of Cardiology, 2013, 169(4): 249–253.

51. Stöllberger C, Finsterer J. Cardiologic and neurologic findings in left ventricular hypertrabeculation/non-compaction related to wall thickness, size and systolic function. European Journal of Heart Failure, 2005, 7(1): 95–97.

52. Barbara E. Stähli, Gebhard C, Biaggi P, et al. Left ventricular non-compaction: Prevalence in congenital heart disease. International Journal of Cardiology, 2013, 167(6): 2477.

53. Chaowu Y, Li L, Shihua Z. Histopathological features of delayed enhancement cardiovascular magnetic resonance in isolated left ventricular noncompaction. Journal of the American College of Cardiology, 2011, 58(3): 311–312.

54. Finsterer J, Stöllberger C, Feichtinger H. Histological appearance of left ventricular hypertrabeculation/noncompaction. Cardiology, 2002, 98(3): 162–164.

55. Jensen B, Ac VDW, Moorman AF, et al. Excessive trabeculations in noncompaction do not have the

embryonic identity. International Journal of Cardiology,2016,227.

56. Finsterer J,Stöllberger C. Ultrastructural findings in noncompaction prevail with neuromuscular disorders. Cardiology,2013,126：219-223

57. 赵红,孙洋,宋来凤,等. 左心室致密化不全的超微结构与临床和病理表现的关系. 中华心血管病杂志,2015,43(5):418-422.

58. Bainbridge MN,Davis EE,Choi WY,et al. Loss of function mutations in NNT are associated with left ventricular noncompaction. Circ Cardiovasc Genet,2015,8(4):544-552.

59. Chang B,Nishizawa T,Furutani M,et al. Identification of a novel TPM1 mutation in a family with left ventricular noncompaction and sudden death. Molecular Genetics & Metabolism,2011,102(2):200.

60. Hoedemaekers YM,Caliskan K,Michels M,et al. The importance of genetic counseling, DNA diagnostics, and cardiologic family screening in left ventricular noncompaction cardiomyopathy. Circulation Cardiovascular Genetics,2010,3(3):232.

61. Kenton AB,Sanchez X,Coveler KJ,et al. Isolated left ventricular noncompaction is rarely caused by mutations in G4.5, α-dystrobrevin and FK Binding Protein-12. Molecular Genetics & Metabolism,2004, 82(2):162.

62. Liu Z,Shan H,Huang J,et al. A novel lamin A/C gene missense mutation (445 V > E) in immunoglobulin-like fold associated with left ventricular non-compaction. Europace,2016,18(4):617-622.

63. Rigopoulos A,Rizos IK,Aggeli C,et al. Isolated left ventricular noncompaction: an unclassified cardiomyopathy with severe prognosis in adults. Cardiology,2002,98(1-2):25-32.

64. D'Amato G,Luxán G,de la Pompa JL. Notch signalling in ventricular chamber development and cardiomyopathy. FEBS J,2016,283(23):4223-4237. .

65. Sasse KS,Probst SB,Oechslin E,et al. Novel gene locus for autosomal dominant left ventricular noncompaction maps to chromosome 11p15. Circulation,2004,109(22):2720-2723.

66. 吴秀山. 心脏发育概论. 北京:科学出版社,2006.

67. Srivastava D,Olson EN. A genetic blueprint for cardiac development. Nature,2000,407(6801):221-226.

68. Martinsen BJ,Lohr JL. Cardiac Development// Paul A. Laizzo. Handbook of Cardiac Anatomy, Physiology, and Devices. New York:Springer. 2008.

69. Barton PJR,Boheler KR,Brand NJ,et al. Cardiac Development//Paul JRB,Kenneth RB,Nigel JB,et al. Molecular Biology of Cardiac Development and Growth. Heidelberg:Springer,1995.

70. Boyd MT,Seward JB,Tajik AJ,et al. Frequency and location of prominent left ventricular trabeculations at autopsy in 474 normal human hearts: implications for evaluation of mural thrombi by two-dimensional echocardiography. Journal of the American College of Cardiology,1987,9(2):323.

71. Probst S,Oechslin E,Schuler P,et al. Sarcomere gene mutations in isolated left ventricular noncompaction cardiomyopathy do not predict clinical phenotype.Circ Cardiovasc Genet, 2011,4(4):367-374.

72. Paterick TE,Umland MM,Jan MF,et al. Left ventricular noncompaction: a 25-year odyssey. Journal of the American Society of Echocardiography,2012,25(4):363-375.

73. Probst S,Oechslin E,Schuler P,et al. Sarcomere gene mutations in isolated left ventricular noncompaction cardiomyopathy do not predict clinical phenotype. Circulation Cardiovascular Genetics,2011,4(4):367.

74. Tian T,Wang J,Wang H,et al. A low prevalence of sarcomeric gene variants in a Chinese cohort with left

ventricular non-compaction. Heart Vessels, 2015, 30(2): 258-264.

75. Sedmera D, Mcquinn T. Embryogenesis of the heart muscle. Heart Failure Clinics, 2008, 4(3): 235-245.

76. Ichida F, Rui C, Tsuji T, et al. Novel gene mutations in patients with left ventricular noncompaction and evidence for genetic heterogeneity//Michael Artman, D. Woodrow Benson, Deepak Srivastava, et al. Cardiovascular Development and Congenital Malformations: Molecular & Genetic Mechanisms. New Jersey: Wiley-Blackwell, 2005.

77. Raman S, Kelley MA, Janssen PML. Effect of muscle dimensions on trabecular contractile performance under physiological conditions. Pflügers Archiv European Journal of Physiology, 2006, 451(5): 625-630.

78. Schrör K, Woditsch I, Strobach H, et al. Interactions between nitric oxide and prostacyclin in myocardial ischemia and endothelial cell cultures//Noack E, Feelisch M. Endothelial Mechanisms of Vasomotor Control. Berlin: Springer, 1991.

79. Mazhari R, Hare JM. Mechanisms of action of mesenchymal stem cells in cardiac repair: potential influences on the cardiac stem cell niche. Nature Clinical Practice Cardiovascular Medicine, 2007, 4 Suppl 1(supplement 1): S21.

80. Gherghiceanu M, Popescu LM. Cardiomyocyte precursors and telocytes in epicardial stem cell niche: electron microscope images. Journal of Cellular & Molecular Medicine, 2010, 14(4): 871-877.

81. Jacot JG, Kita-Matsuo H, Wei KA, et al. Cardiac myocyte force development during differentiation and maturation. Annals of the New York Academy of Sciences, 2010, 1188(1): 121-127.

82. Schroder E A, Wei Y, Satin J. The developing cardiac myocyte: maturation of excitability and excitation-contraction coupling. Annals of the New York Academy of Sciences, 2010, 1080(1): 63-75.

83. Richter M, Kostin S. The failing human heart is characterized by decreased numbers of telocytes as result of apoptosis and altered extracellular matrix composition. J Cell Mol Med, 2015, 19(11): 2597-2606.

84. Gherghiceanu M, Popescu LM. Cardiac telocytes— their junctions and functional implications. Cell & Tissue Research, 2012, 348(2): 265-279.

85. Fertig ET, Mihaela G, Popescu LM. Extracellular vesicles release by cardiac telocytes: electron microscopy and electron tomography. Journal of Cellular & Molecular Medicine, 2014, 18(10): 1938-1943.

86. Hussein A, Karimianpour A, Collier P, et al. Isolated noncompaction of the left ventricle in adults. J Am Coll Cardiol, 2015, 66(5): 578-585.

87. Ichida F. Left ventricular noncompaction. Circulation Journal Official Journal of the Japanese Circulation Society, 2009, 73(1): 19-26.

88. Ikeda U, Minamisawa M, Koyama J. Isolated left ventricular non-compaction cardiomyopathy in adults. J Cardiol, 2015, 65(2): 91-97.

89. Kelle AM, Bentley SJ, Rohena LO, et al. Ebstein anomaly, left ventricular non-compaction, and early onset heart failure associated with a de novo α-tropomyosin gene mutation. Am J Med Genet A, 2016, 170(8): 2186-2190.

90. Luxán G, Casanova JC, Martínezpoveda B, et al. Mutations in the NOTCH pathway regulator MIB1 cause left ventricular noncompaction cardiomyopathy. Nature Medicine, 2013, 19(2): 193.

91. Malek LA, Labib S, Mazurkiewicz L, et al. A new c.1621 C > G, p.R541G lamin A/C mutation in a family with DCM and regional wall motion abnormalities (akinesis/dyskinesis): genotype-phenotype correlation. J

Hum Genet, 2011, 56(1): 83-86.

92. Borg TK, Rubin K, Lundgren E, et al. Recognition of extracellular matrix components by neonatal and adult cardiac myocytes. Developmental Biology, 1984, 104(1): 86.

93. Lundgren E, Terracio L, Borg TK. Adhesion of cardiac myocytes to extracellular matrix components//Piper HM, Spieckermann PG. Adult heart muscle cells. Berlin: Springer, 1984.

94. Schaper J, Mollnau H, Hein S, et al. Interaction Between Cardiac Myocytes and the Extracellular Matrix in Failing Human Myocardium//Naranjan SD, Grant NP, Vincenzo Panagia. Heart Hypertrophy and Failure. New York: Springer, 1995.

95. Sasse KS, Probst SB, Oechslin E, et al. Novel gene locus for autosomal dominant left ventricular noncompaction maps to chromosome 11p15. Circulation, 2004, 109(22): 2720-2723.

96. Stanton C, Bruce C, Connolly H, et al. Isolated left ventricular noncompaction syndrome. American Journal of Cardiology, 2009, 104(8): 1135.

97. Sarma R J, Chana A, Elkayam U. Left ventricular noncompaction. Jnma J Nepal Med Assoc, 2010, 52(4): 264.

98. Lundgren E, Terracio L, Mårdh S, et al. Extracellular matrix components influence the survival of adult cardiac myocytes in vitro. Experimental Cell Research, 1985, 158(2): 371.

99. Manasek FJ. Embryonic development of the heart. I. A light and electron microscopic study of myocardial development in the early chick embryo. Journal of Morphology, 1968, 125(3): 329.

100. Jenni R, Wyss CA, Oechslin EN, et al. Isolated ventricular noncompaction is associated with coronary microcirculatory dysfunction. Journal of the American College of Cardiology, 2002, 39(3): 450-454.

101. Eldomery MK1, Akdemir ZC1, Vögtle FN2, et al. MIPEP recessive variants cause a syndrome of left ventricular non-compaction, hypotonia, and infantile death. Genome Med, 2016, 8(1): 106.

102. Liu S, Bai Y, Huang J, et al. Do mitochondria contribute to left ventricular non-compaction cardiomyopathy? New findings from myocardium of patients with left ventricular non-compaction cardiomyopathy. Mol Genet Metab, 2013, 109(1): 100-106.

103. Zaragoza MV, Arbustini E, Narula J. Noncompaction of the left ventricle: primary cardiomyopathy with an elusive genetic etiology. Current Opinion in Pediatrics, 2007, 19(6): 619.

104. Sasse-Klaassen S, Gerull B, Oechslin E, et al. Isolated noncompaction of the left ventricular myocardium in the adult is an autosomal dominant disorder in the majority of patients. American Journal of Medical Genetics Part A, 2003, 119A(2): 162-167.

105. Udeoji DU, Philip KJ, Morrissey RP, et al. Left ventricular noncompaction cardiomyopathy: updated review. Therapeutic Advances in Cardiovascular Disease, 2013, 7(5): 260.

106. Paterick TE, Gerber TC, Pradhan SR, et al. Left ventricular noncompaction cardiomyopathy: what do we know? Rev Cardiovasc Med, 2010, 11(2): 92-99.

107. Towbin JA. Left ventricular noncompaction: a new form of heart failure. Heart Failure Clinics, 2010, 6(4): 453.

108. Hermidaprieto M, Monserrat L, Castrobeiras A, et al. Familial dilated cardiomyopathy and isolated left ventricular noncompaction associated with lamin A/C gene mutations. American Journal of Cardiology, 2004, 94(1): 50.

109. Finsterer J, Stöllberger C, Blazek G. Left ventricular noncompaction suggests myopathy. Circulation, 2004, 109(16): e201.

110. Ieda M, Fukuda K, Hisaka Y, et al. Endothelin-1 regulates cardiac sympathetic innervation in the rodent heart by controlling nerve growth factor expression. Journal of Clinical Investigation, 2004, 113(6):876.

111. Terman A, Kurz T, Navratil M, et al. Mitochondrial turnover and aging of long-lived postmitotic cells: the mitochondrial-lysosomal axis theory of aging. Antioxidants & Redox Signaling, 2010, 12(4):503.

112. Klewer SE, Yatskievych T, Pogreba K, et al. Has2 expression in heart forming regions is independent of BMP signaling. Gene Expression Patterns Gep, 2006, 6(5):462-470.

113. Curtis MW, Russell B. Micromechanical regulation in cardiac myocytes and fibroblasts: implications for tissue remodeling. Pflügers Archiv – European Journal of Physiology, 2011, 462(1):105-117.

114. Dodd JD, Holmvang G, Hoffmann U, et al. Quantification of left ventricular noncompaction and trabecular delayed hyperenhancement with cardiac MRI: correlation with clinical severity. Ajr Am J Roentgenol, 2007, 189(4):974-980.

115. Paterick TE, Tajik AJ. Left ventricular noncompaction: a diagnostically challenging cardiomyopathy. Circulation Journal Official Journal of the Japanese Circulation Society, 2012, 76(7):1556.

116. Belanger AR, Miller MA, Donthireddi UR, et al. New classification scheme of left ventricular noncompaction and correlation with ventricular performance. American Journal of Cardiology, 2008, 102(1):92-96.

117. Gati S, Sharma S. Dilated cardiomyopathy, left ventricular hypertrabeculation and noncompaction//Mathew GW, Jonathan AD, Sanjay Sharma. IOC Manual of Sports Cardiology. New Jersey: Wiley-Blackwell, 2016.

118. Tian L, Zhou Q, Zhou J, et al. Ventricular non-compaction cardiomyopathy: prenatal diagnosis and pathology. Prenat Diagn, 2015, 35(3):221-227.

119. Koh C, Lee PW, Yung TC, et al. Left ventricular noncompaction in children. Congenital Heart Disease, 2009, 4(4):288-294.

120. Tsai SF, Ebenroth ES, Hurwitz RA, et al. Is left ventricular noncompaction in children truly an isolated lesion? Pediatric Cardiology, 2009, 30(5):597-602.

121. Kilic ID, Tanriverdi H, Evrengul H, et al. Left ventricular non-compaction in pregnancy. Cardiovasc J Afr, 2013, 24(3):e1-2.

122. Finsterer J. Cardiogenetics, neurogenetics, and pathogenetics of left ventricular hypertrabeculation/noncompaction. Pediatric Cardiology, 2009, 30(5):659-681.

123. Agarwal A, Khandheria BK, Paterick TE, et al. Left ventricular noncompaction in patients with bicuspid aortic valve. J Am Soc Echocardiogr, 2013, 26(11):1306-1313.

124. Yuan L, Xie M, Cheng TO, et al. Left ventricular noncompaction associated with hypertrophic cardiomyopathy: echocardiographic diagnosis and genetic analysis of a new pedigree in China. Int J Cardiol, 2014, 174(2):249-259.

125. Chin TK, Perloff JK, Williams RG, et al. Isolated noncompaction of left ventricular myocardium. A study of eight cases. Circulation, 1990, 82(2):507-513.

126. Finsterer J, Stöllberger C, Bonner E. Left ventricular hypertrabeculation/noncompaction associated with coronary heart disease and myopathy. International Journal of Cardiology, 2011, 148(3):e53.

127. Prendiville T W, Gauvreau K, Tworog-Dube E, et al. Cardiovascular disease in Noonan syndrome. Archives of Disease in Childhood, 2014, 99(7):629.

第八章

特发性扩张型心肌病病理组织形态与超微结构

第一节 定义及研究进展 / 944

第二节 形态学特点 / 945
 一、大体表现 / 945
 二、组织学表现 / 947

第三节 超微形态学特点 / 952

一、心肌细胞对压力负荷的适应性反应及
损伤的超微表型 / 952

(一) 肌节新生 / 952

(二) 肌节过度收缩 / 957

(三) 心肌细胞损伤 / 978

二、心肌细胞发育不成熟 / 983

(一) 心肌细胞发育不同步 / 984

(二) 肌节结构不良 / 989

(三) 闰盘结构不良 / 999

(四) 幼稚的细胞器 / 1011

(五) 细胞核形态改变 / 1014

三、心肌细胞衰老及损伤 / 1027

(一) 细胞核皱缩 / 1028

(二) 自噬与自溶增强 / 1031

(三) 线粒体损伤与衰老 / 1043

(四) 肌丝溶解 / 1048

(五) 细胞膜损伤、破裂 / 1057

(六) 心肌细胞肿胀 / 1059

四、心肌细胞能量代谢异常 / 1063

(一) 线粒体超微结构改变与能量代谢 / 1063

(二) 糖原堆积 / 1074

五、心肌间质的改变及影响 / 1091

(一) 细胞外基质对心肌细胞形态的影响 / 1092

(二) 细胞外基质的成分及其亚微表型 / 1133

(三) 间质内细胞成分对间质表型的影响 / 1146

(四) 心肌间质内炎性反应表型 / 1196

第四节 诊断与鉴别诊断 / 1204

一、特发性扩张型心肌病 / 1204

二、鉴别诊断 / 1204

(一) 酒精性心肌病 / 1204

(二) 感染/免疫性扩张型心肌病 / 1204

(三) 遗传性肌病伴发扩张型心肌病 / 1206

(四) 线粒体心肌病 / 1206

(五) 糖原贮积症 / 1206

(六) 脂质沉积性肌病 / 1206

(七) 溶酶体病 / 1206

第八章

特发性扩张型心肌病病理组织形态与超微结构

第一节 定义及研究进展

扩张型心肌病（dilated cardiomyopathy，DCM）是一类由遗传和非遗传因素共同影响的复合型心肌病，为多种心脏疾病及系统性疾病的终末期表现，以进行性心力衰竭、室性和（或）室上性心律失常、传导系统异常、血栓栓塞及猝死为主要临床特点，以进行性左室或双室扩大、心室壁变薄、心肌收缩功能障碍为病理及病理生理学特征。DCM 分为继发性和特发性。由心脏重要表型相关基因突变引起的 DCM 或不明原因的 DCM，称为特发性 DCM（idiopathic dilated cardiomyopathy，IDC）。

IDC 为遗传易感性与环境因素共同作用的结果，分子遗传学及全基因连锁分析检测技术揭示了其部分病因，约 35% 的 IDC 患者存在致病基因突变，包括编码肌小节蛋白的基因、编码细胞骨架蛋白（MLP20、Desmin、Tafazzin、Cypher/ZASP）的基因、编码桥粒蛋白（vinculin）的基因、编码核膜骨架的基因、编码肌营养蛋白（δ-sarcoglycan、destrophin）的基因、线粒体基因及编码离子通道（SCN5A）的基因等。然而，IDC 的致病基因具有一定的不完全外显率，即携带致病性突变的个体未出现表型，或虽未携带致病性突变基因，而修饰基因、种族和生活方式等也可能导致个体出现表型。因此本病的发病机制除遗传因素外，还涉及代谢、自身免疫、毒性损害、炎症及感染等多种复杂机制。欧洲心脏病学会（European Society of Cardiology，ESC）心肌、心包疾病专家组于 2016 年强调了遗传因素的重要性，指出应关注 DCM 患者及其亲属的系统性临床表现，筛查各种可能的病因并检测是否携带致病基因，建议对 IDC 患者及其亲属进行基因筛查。

IDC 的潜伏期长，临床症状及病程存在个体差异。在病程早期阶段，可无心肌病表现，或可出现孤立性心室扩张或心律失常/传导障碍，临床阶段表现为收缩功能减低性非扩张型心肌病，至病程晚期阶段发展为扩张型心肌病。

IDC 病理形态学主要诊断依据：心脏重量增加；左心室或双心室腔显著扩大，心室壁变薄，可有附壁血栓；组织学表型不特异，有心肌细胞萎缩、肥大及空泡变性，细胞核多形性，间质纤维组织呈小片或灶状增生。

第二节　形态学特点

一、大体表现

IDC 大体表现的主要特征：①心脏扩大呈球形，心腔显著扩张，扩张的程度心室重于心房，左室重于右室；②心脏重量增加，多为 400~750g，亦可超过 1000g；③心室壁厚度：早期无或轻度变薄，晚期显著变薄。心尖部变薄致局部呈钝圆形；④乳头肌及肌小梁扁平，小梁间隐窝变浅，心内膜弥漫轻度增厚或斑片状增厚，心腔内常有血栓，多位于左室心尖部；⑤心脏瓣膜多正常，亦可因心室腔高度扩张，致房室瓣环周径扩大继发关闭不全；⑥冠状动脉多正常；⑦心壁切面有灰白色线条状和小灶状纤维化（图 8-1~图 8-3）。

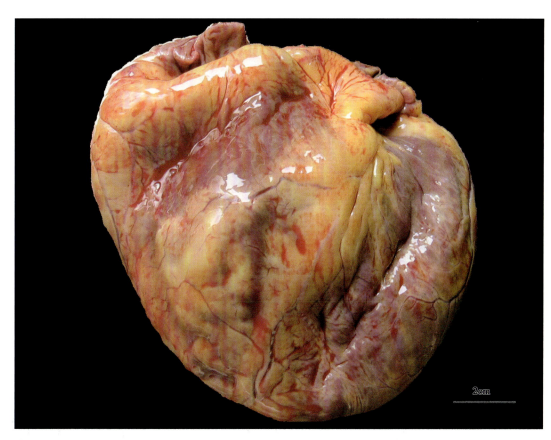

图 8-1
IDC 心脏正面观，心脏球形增大，心室壁塌陷

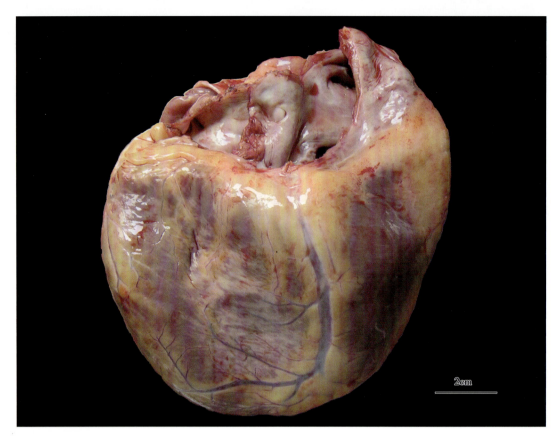

图 8-2
IDC 心脏背面观，心脏球形增大，心室壁塌陷

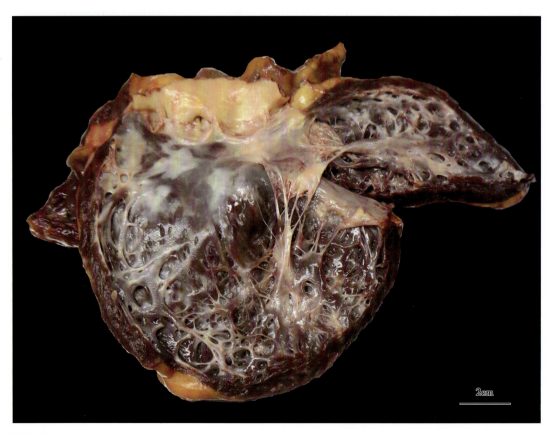

图 8-3
IDC 左心室腔剖面，心腔扩张，心壁变薄，肌小梁扁平，心内膜灶状灰白增厚

二、组织学表现

IDC 组织学表型多呈非特异性，主要表现为：①心肌细胞大小不等、粗细不均，呈肥大兼萎缩并存。②心肌细胞核大小不一、核形怪异。③心肌退行性变：包括心肌细胞变性（如空泡变性、黏液变性、脂褐素增多等），重者心肌细胞空化，仅残留细胞膜，小灶肌溶解消失等。④心肌细胞与纤维组织以长轴方向呈肌腱样相接续。⑤间质纤维化：心室壁较多小灶状纤维化，相互间可交织融合，呈片网状包绕于心肌细胞周围；血管周纤维增多，影响心肌细胞氧供。⑥间质其他改变：不同程度的小灶脂肪替代，偶有小片心肌细胞坏死区及炎细胞浸润。⑦传导系统损伤：左束支和左右心室的浦氏纤维网易受累，若右心房病变较重，窦房结亦可受累，组织学改变同心肌但程度较轻。⑧心内膜：可有程度不等的弥漫性或局限性纤维性增厚，小梁隐窝内附壁血栓形成。⑨冠状动脉多正常，本组病例中少数病例有冠状动脉粥样硬化性狭窄，多为单支病变，狭窄程度Ⅱ～Ⅲ级（图 8-4～图 8-12）。

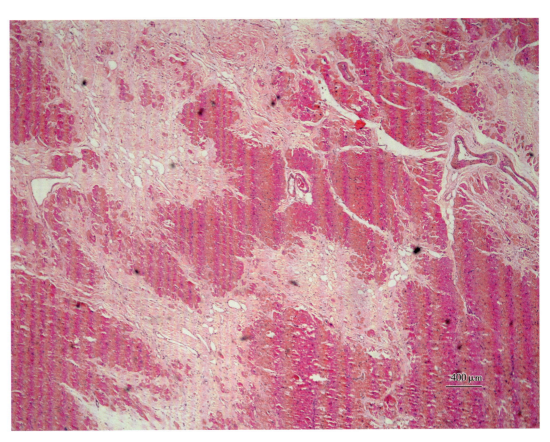

图 8-4
心肌间质小片状纤维化，相互间可交织融合，在心肌内呈片网状分布，HE 染色

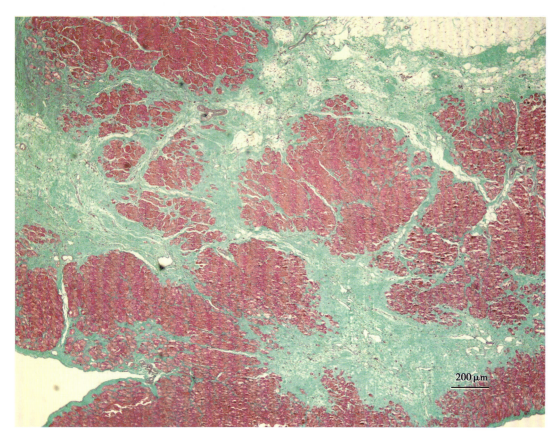

图 8-5
心肌间质小片状纤维化，有交织融合表现，Masson 染色

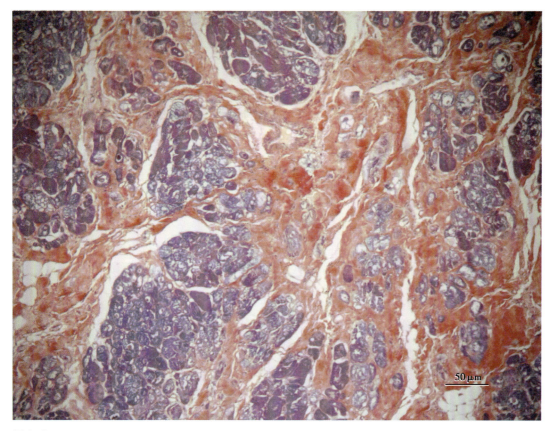

图 8-6
心肌间质小片状纤维化，相互间有融合，PTAH 染色

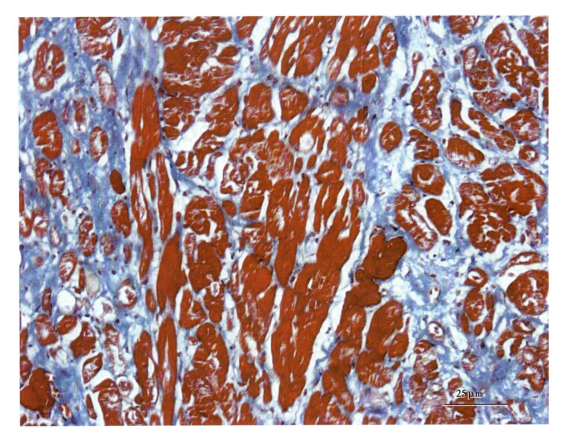

图 8-7
心肌细胞肥大、变性，间质纤维化，Masson 染色

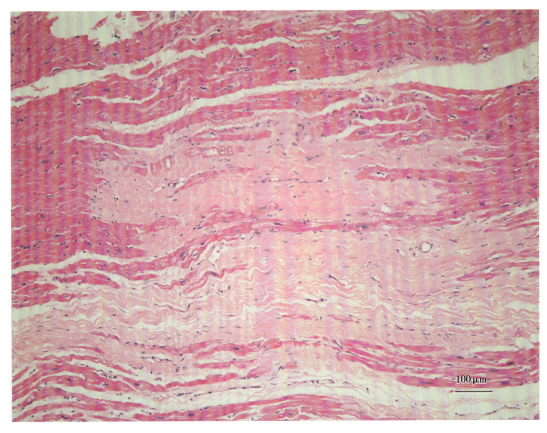

图 8-8
心肌细胞与纤维组织以长轴方向似肌腱样相接续，HE 染色

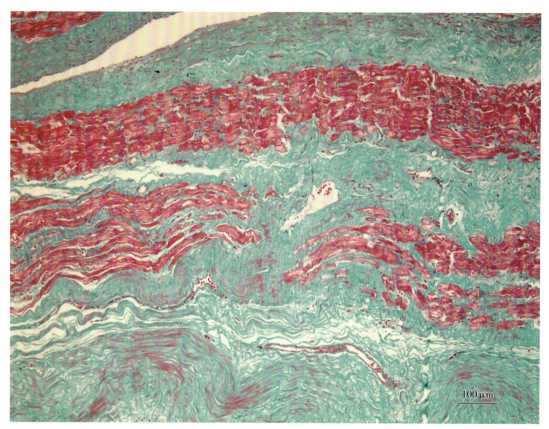

图 8-9
心肌细胞与纤维组织以长轴方向似肌腱样相接续，Masson 染色

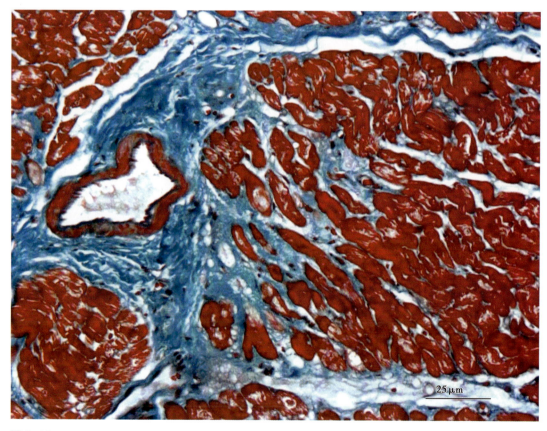

图 8-10
心肌间小血管周围纤维组织增生，Masson 染色

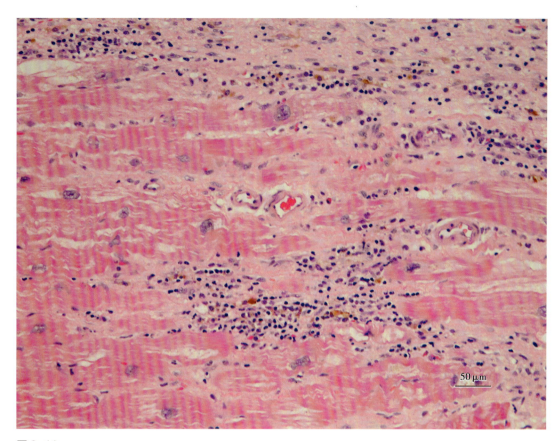

图 8-11
心肌间质有小灶及散在性淋巴细胞浸润，HE 染色

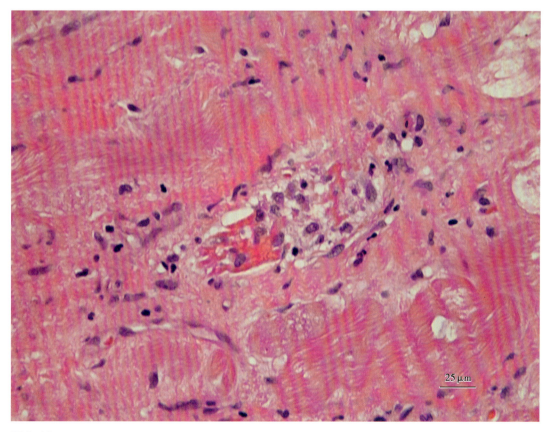

图 8-12
正中示单个心肌细胞坏死，周围有淋巴细胞浸润，HE 染色

第三节　超微形态学特点

IDC 超微结构表型既有与其他类型心肌病相似的发育不良表现，亦有不同于其他类型心肌病的特点，包括：①压力负荷下心肌细胞过度拉伸的适应性反应及损伤；②大量增生且成分复杂的间质，并以多种方式分隔心肌细胞，间质中成片粗大的Ⅰ型胶原及丰富的 Telocytes（TCs）；③心肌细胞代谢异常，糖原增多等。IDC 超微结构表型具有较大的异质性：①个体异质性，不同 IDC 个体的超微结构形态及特异性改变不同；②组织结构异质性，正常心肌细胞为功能性合体结构，IDC 心肌细胞间的连接方式在不同病变区域有不同表现；③细胞形态异质性，IDC 心肌细胞间的病变不同步，具有形态差异。

IDC 超微表型以心肌细胞的机械力损伤及显著而复杂的间质改变为主要特点。前者可对进行性加重的终末期心力衰竭提供超微形态学依据。然而，是哪些因素和机制诱发了心肌细胞损伤；又是哪些机制启动了如此显著而复杂的心肌间质表型改变，间质改变在 IDC 进程中具有什么样的性质和意义，是主动修复反应还是被动填补替代表现，或为加重心肌损伤的继发环节；以及调控机制和环境因素对疾病的发生、发展产生了何等影响均不明确，期待更深入的研究。

一、心肌细胞对压力负荷的适应性反应及损伤的超微表型

已有动物实验的研究数据表明，心肌细胞长期受到缓慢被动的拉伸时出现拉力负荷增加，发生适应性反应及损伤性反应，前者主要表现为肌节新生、心肌细胞长度增加；后者表现为肌节过度收缩（可逆性损伤）及肌丝束断裂和闰盘（intercalated discs，ID）开裂（不可逆性损伤）。

在 IDC 的病程进展中，心肌长期承受缓慢的拉伸，透射电镜观察到心肌细胞呈适应性反应、可逆性损伤、不可逆性损伤，直至细胞破裂、死亡等各种表型。

（一）肌节新生

IDC 心脏由于负荷过载而引起心肌过度舒张，心肌细胞长期处于缓慢拉伸状态，当被拉伸的长度超过正常松弛状态时，心肌细胞纵向生长的信号则增加。体外实验及动物实验均表明，在长期缓慢的拉伸状态下心肌细胞能够产生新的肌节，使肌丝束长度增加。肌节新生包括 4 个过程，即闰盘褶皱幅度增加、肌丝合成、新生肌丝插入闰盘及肌节结构形成。光镜观察到 IDC 时心肌细胞长度增加、宽度减小或不变的形态学表现（图 8-13）；透射电镜观察到闰盘处新生肌节的一些细节改变，如局部闰盘褶皱

幅度增加，片状不成熟肌节，无 M 线、H 带、Z 线等标志性结构，一端连于闰盘质膜，另一端连于周围成熟肌节。IDC 新生肌节的意义尚不清楚，推测可能是对缓慢拉伸刺激的反应性表现，尚不具备正常肌节的形态和功能。

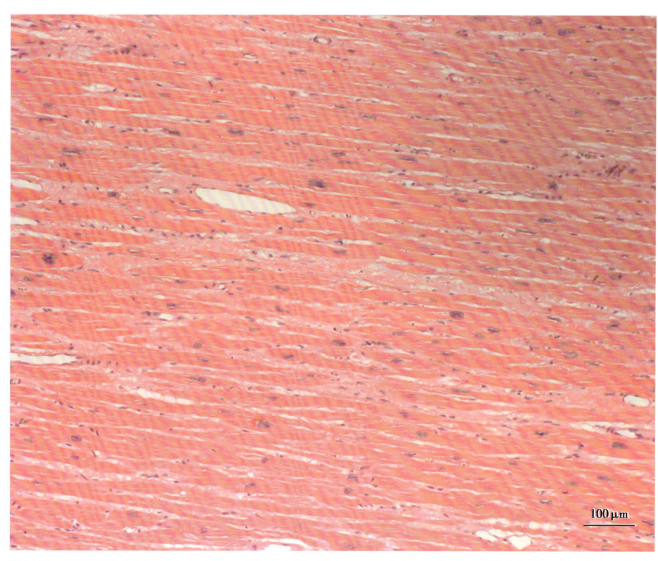

图 8-13
心肌细胞宽度在正常范围内，长度明显增加，部分超过 200μm，HE 染色

1. 心肌细胞长度增加　新生儿出生后数周，心肌细胞的数量即不再增加，心脏体积的增长主要依赖心肌细胞体积的逐渐增大及长度的逐渐增加。初期心肌细胞长度的增长较迅速，可达 2μm/d，之后呈持续缓慢增长，直至成人，单个心肌细胞长达 80~150μm，宽约 20μm。心肌细胞的大小亦受到营养、锻炼等因素的影响。正常成人每个心肌细胞内约含 400 根肌丝束，每根肌丝束内约含 1500 根粗肌丝和 3000 根细肌丝。透射电镜下心肌细胞的纵向观察，每个心肌细胞约有 60 个肌节，每个肌节的长度约 2μm。IDC 心肌样本中，透射电镜观察到心肌细胞肌节的数量增多（图 8-14）。

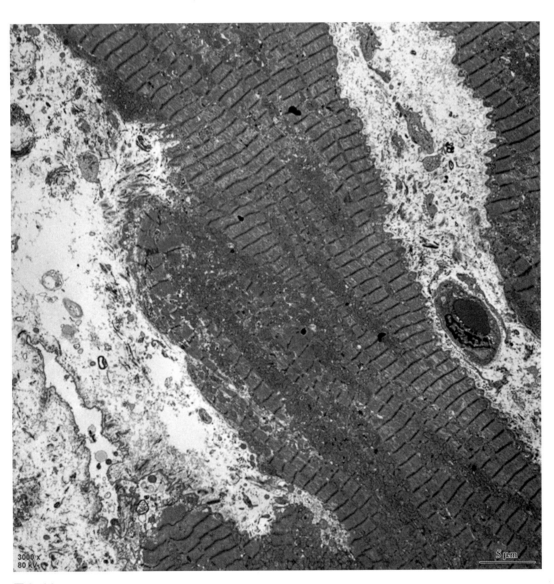

图 8-14
心肌细胞纵切面，长度增加，宽度正常（约 20μm），肌节规则，长约 2μm；心肌细胞侧面间质增生

2. 闰盘深大褶皱及肌节新生　正常心肌细胞闰盘褶皱幅度为 20nm~2μm，平均 0.5μm。动物实验观察到，当心肌细胞被瞬间拉伸时，闰盘褶皱幅度减小，而当心脏血流压力持续缓慢增加时，即心肌细胞被长时间缓慢拉伸时，闰盘褶皱幅度增大，有新的肌节形成。在通过动/静脉瘘造成容量超负荷的兔模型中，单个心肌细胞每天增生 1 个肌节，在增生过程中闰盘褶皱的长度反复从正常增加到 2μm，再回缩到初始长度。Pizon 等用透射电镜观察发现，当闰盘间距达到一个肌节长度（约 2μm）时，褶皱处开始出现粗肌丝，可见核糖体在闰盘附近合成蛋白及囊泡转运蛋白，随后在 M 线蛋白、肌联蛋白（titin）、肌间蛋白（myomesin）、遮蔽蛋白（obscurin）等的协同作用下形成新生肌节。

透射电镜观察到 IDC 心肌细胞内呈深大褶皱的闰盘，在其附近有散乱的肌丝或幼稚的肌节，表现为孤立 H 带及成束的粗肌丝，闰盘附近有核糖体，提示 IDC 心肌细胞内存在新生肌节（图 8-15~ 图 8-17）。

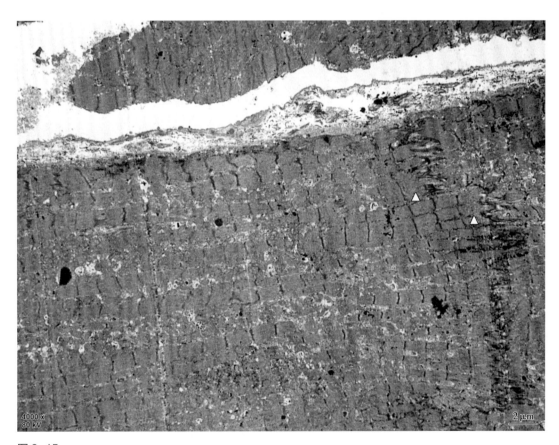

图 8-15
心肌细胞纵切面，肌节长度及形态大致正常，闰盘位置正常，褶皱不均匀，局部幅度显著增加，闰盘附近肌节结构尚未完全形成（△）

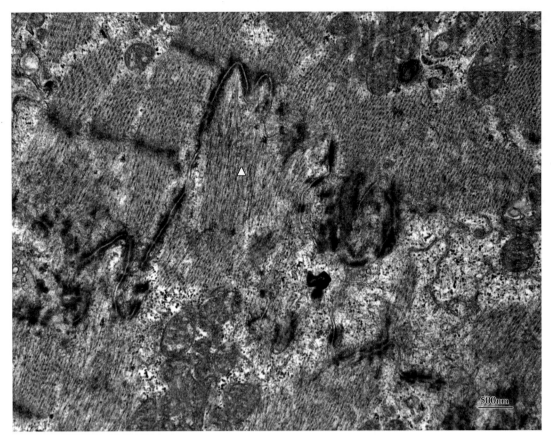

图 8-16
闰盘褶皱增大（>3μm），新生肌节（△）跨越两个肌节距离，肌丝呈片状，尚未形成 Z 线、M 线及肌丝束等结构；闰盘附近可见直径 10~20nm 的高电子密度不规则形核糖体颗粒

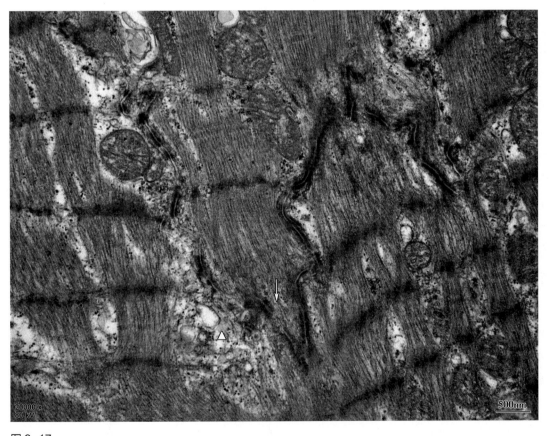

图 8-17
闰盘褶皱增大（>3μm），跨越两个肌节，穿过相邻 Z 线，Z 线延续性中断，侧面闰盘长度增加、中间连接减少；闰盘一侧肌丝溶解（△），对侧新生肌节的肌丝呈片状（↑），H 带结构模糊可见，无 Z 线结构，闰盘附近可见囊泡状结构和直径 10~20nm 的高电子密度不规则形核糖体颗粒

（二）肌节过度收缩

机械力改变可引起心肌细胞出现收缩带，透射电镜下肌节呈过度收缩。当肌节缩至 1.4μm 时，肌节内的粗肌丝触及两端 Z 线，当肌节继续缩短时，相邻两肌节内的粗肌丝被动性相互穿越同一 Z 线，肌节结构破坏，超微结构表现为 Z 线增宽、变型。在 IDC 心肌样本，透射电镜观察到肌节呈过度收缩的表型。

1. 肌节过度收缩的超微形态表现　IDC 中肌节过度收缩表现为肌节长短不一，部分肌节长度＜1.4μm，Z 线增宽、浓集、电子致密物模糊或形态改变，细胞膜褶皱增加，扇贝状结构突出（图 8-18~图 8-20）。

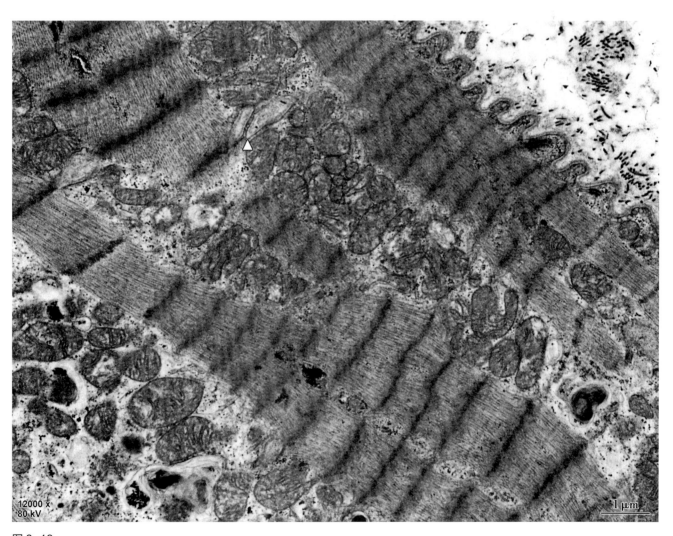

图 8-18
心肌细胞内肌节呈不同程度的过度收缩，最短的肌节长度＜1μm，Z 线增宽，边界模糊，细胞膜呈扇贝状突起，细胞膜下大量小泡状结构，局部细胞膜与 Z 线连接中断；肌丝束间线粒体增多，T 管扩张（△）

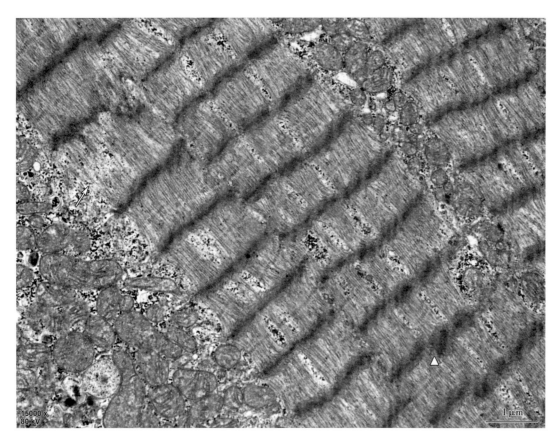

图 8-19
肌节过度收缩，长度约 1μm，Z 线增宽、模糊、形态不规则（△），局部肌丝断裂溶解（↑），溶解区内较多大小不等的高电子密度颗粒；线粒体堆积

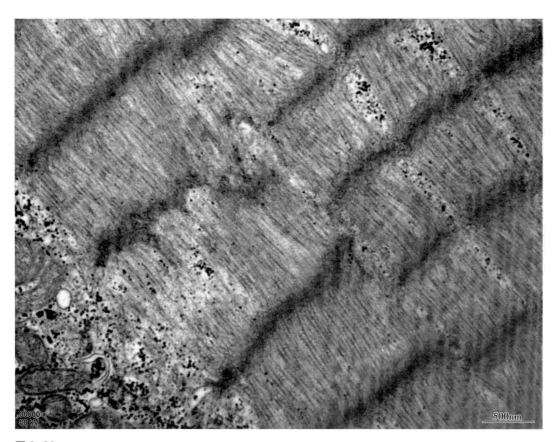

图 8-20
图 8-19放大，不均匀增粗的 Z 线内编织样结构消失，代之以小泡状结构；肌丝断裂，肌丝间见高电子密度颗粒，大小不一、形状不规则

2. 肌节过度收缩与邻近肌节过度拉伸　在 IDC 心肌样本，透射电镜观察到部分肌节的过度收缩导致相邻肌节被动过度拉伸，表现为闰盘两侧心肌细胞收缩不同步或同一细胞内肌节收缩不同步。肌节强烈的主动收缩以及被动的过度拉长可造成肌节微细的损伤，甚至可发生断裂及退变（图 8-21~ 图 8-23）。

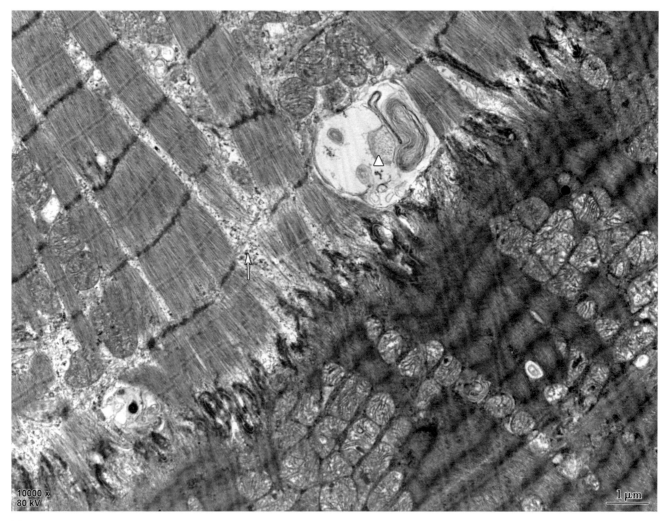

图 8-21
闰盘两侧相邻心肌细胞收缩不同步，右下角心肌细胞过度收缩，肌节长度显著缩短，Z 线增粗模糊，闰盘旁大量线粒体堆积；与之相接的左上角心肌细胞被过度拉伸，肌节长度 >2μm，肌丝与 Z 线分离（↑），部分肌丝溶解，闰盘旁出现多个退变泡状结构（△），内有髓鞘样小体

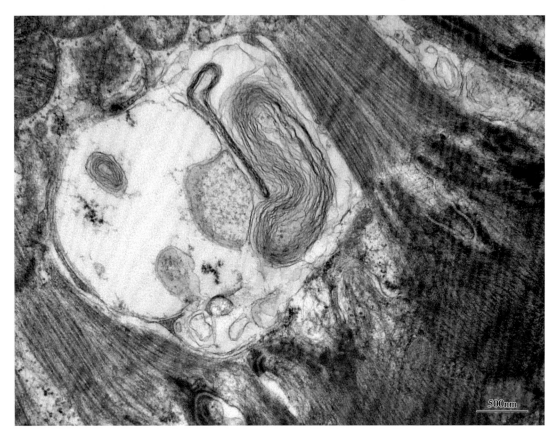

图 8-22
图 8-21 放大,闰盘旁泡状结构,界限清楚,内含多层膜状髓鞘样小体

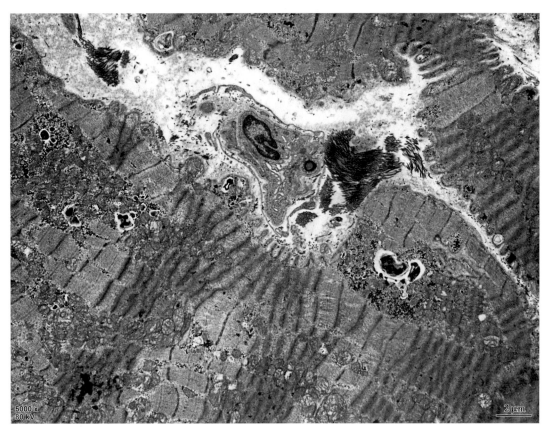

图 8-23
同一心肌细胞内肌节舒缩状态不一,部分肌节收缩,相邻肌节长度正常,过度收缩的肌节 Z 线增粗、模糊;肌丝束间线粒体堆积,其中见较多溶酶体

3. 过度收缩的肌节结构改变及闰盘重塑　心肌细胞在受到损伤和（或）出现适应性改变的过程中会发生与细胞骨架相关的一系列超微形态变化。心肌细胞的外形及细胞内结构由细胞骨架所决定，包括微丝（细肌丝）、微管、中间丝（主要为 desmin）、M 线、Z 线及闰盘等。微丝决定细胞表面特征，并使细胞收缩和舒张；微管确定膜性细胞器（membrane-enclosed organelle）的位置，并作为膜泡运输的轨道；中间丝使细胞具有张力和抗剪切力；M 线及 Z 线分别为粗、细肌丝附着的支架；闰盘一方面锚定相邻细胞，另一方面通过中间连接与细肌丝相连，通过桥粒与中间丝相连（参见第五章相关内容）。

透射电镜观察到本组 IDC 心肌样本肌节的过度收缩常伴有多种细胞骨架破坏的形态表现，包括 M 线的形态及电子密度改变、Z 线的形态和结构异常及闰盘重塑的各种形态表现。

（1）M 线形态及电子密度：M 线为位于肌节"中心"与肌丝垂直的高电子密度带，粗肌丝附着其上。构成 M 线的蛋白众多，其中之一的 Myomesin 蛋白能够将粗肌丝与肌节内其他纤维状结构（如 titin）相连。在运动的肌节中，M 线能够为一个肌节中的粗肌丝（肌球蛋白）提供力量平衡，利于拉伸状态的肌节恢复长度。

IDC 过度收缩肌节的 M 线可表现为增粗、模糊、电子密度不均匀或电子密度增高，与周围相邻肌节的 M 线错位、不在同一水平等。M 线的形态改变可影响肌节的功能，导致心肌收缩及舒张不良（图 8-24，图 8-25）。

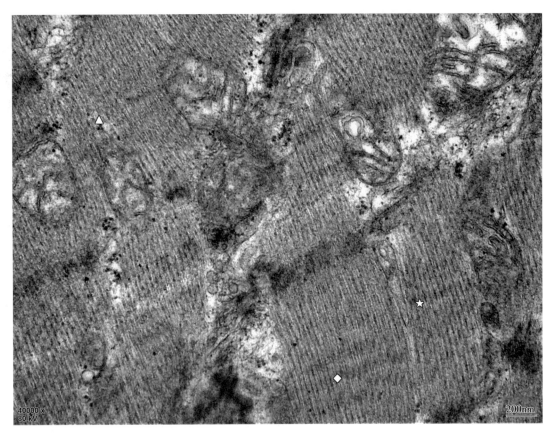

图 8-24
同一肌丝束中部分 M 线消失（△）、部分 M 线电子密度增高，部分 M 线呈 2~3 条增粗的模糊线状（◇），相邻肌节的 M 线未在同一水平线（☆）

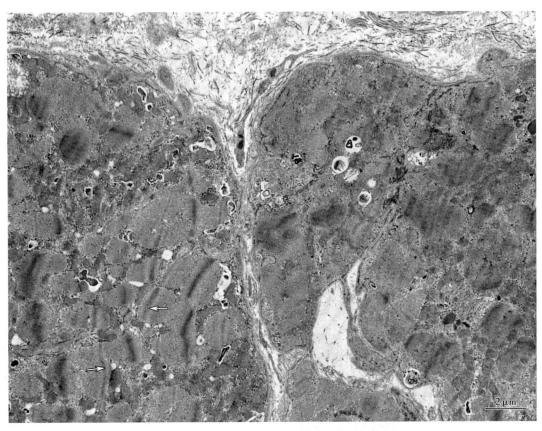

图 8-25
纵切面，心肌细胞 M 线增粗、电子密度增高（↑）；两心肌细胞端-端相接处未形成闰盘结构，成纤维细胞沿间质进入细胞间；肌节发育不良，肌丝束间方向有夹角

（2）Z 线形态及结构：如前所述，Z 线是肌节的显著性标志之一，较易辨认。Z 线内部呈多层交错排列形态，静息状态下呈"编席样"，收缩时则呈"提篮编织样"。Z 线具有连接两个相邻肌节的细肌丝、星云丝（nebulette）、巨丝（titin，即肌联蛋白）的作用，并能横向传导收缩力至细胞膜外，T 管与肌浆网终池亦汇集于 Z 线部位。多种损伤因素均可造成 Z 线形态及结构破坏，以致影响其与细肌丝等的接连，减弱肌节收缩力，甚至诱发肌丝溶解。透射电镜观察到 IDC 肌节的过度收缩不仅伴有 Z 线模糊、增宽，并常伴有 Z 线消失、形态结构及电子密度异常等多种改变（图 8-26~ 图 8-34）。

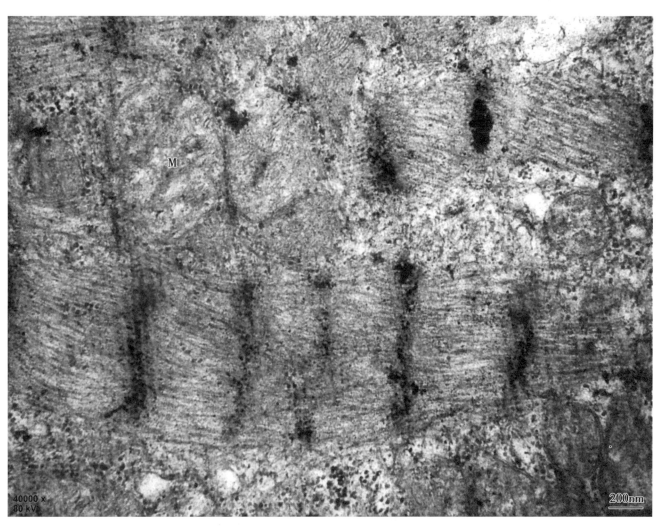

图 8-26
过度收缩的肌节中，Z 线增宽，呈现颗粒状，颗粒大小不一、密度不等，局部 Z 线缺失，肌丝散乱

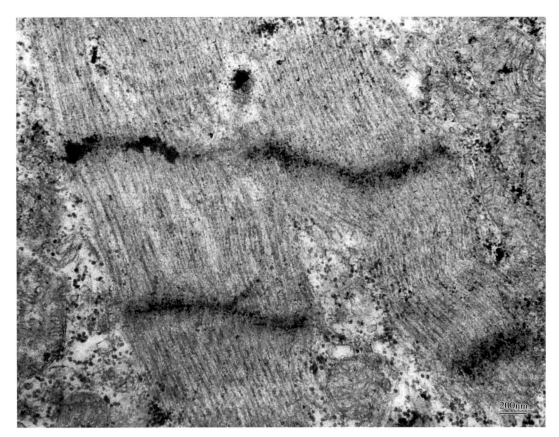

图 8-27
图 8-26 放大，Z 线局部编席样结构消失，部分呈细颗粒状，部分呈高密度团块状，部分电子密度减低；肌节内 M 线消失

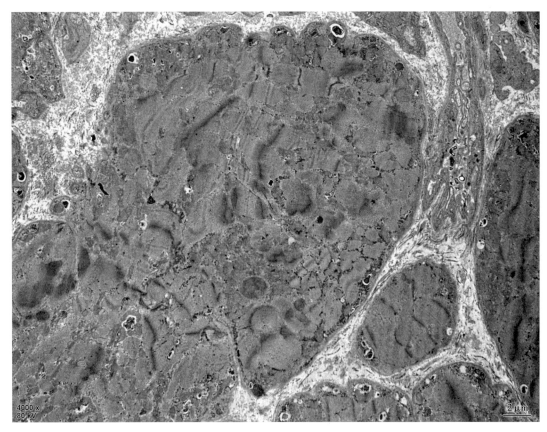

图 8-28
心肌细胞内 Z 线粗细不等，方向不一，部分呈环状，部分呈片状；间质内见 TC

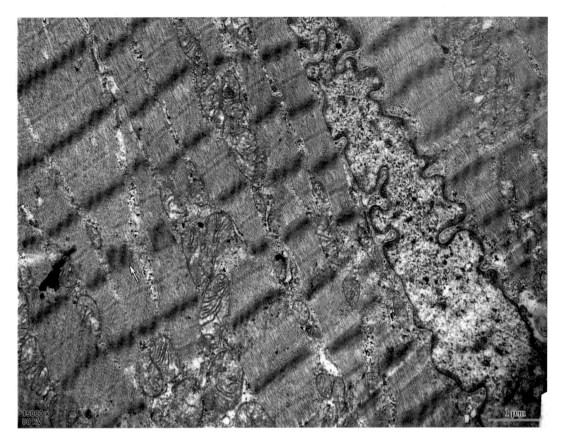

图 8-29
肌节长度稍短，Z 线增宽、模糊（↑）

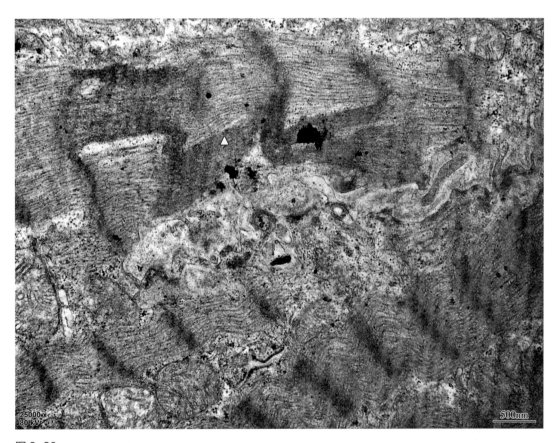

图 8-30
肌节过度收缩（长度 0.5~1μm），Z 线普遍增粗，局部相邻肌节肌丝和 Z 线浓集呈高密度团块样不规则形态（△）；肌丝束间肌浆网扩张，内电子密度不均匀

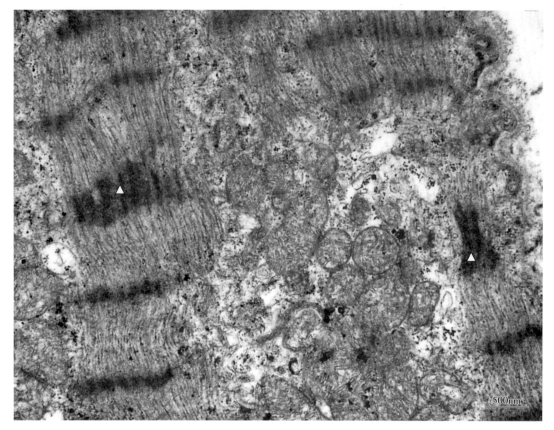

图 8-31
肌节过度收缩，Z 线形态不规则（△），肌丝和 Z 线浓集呈高密度团块

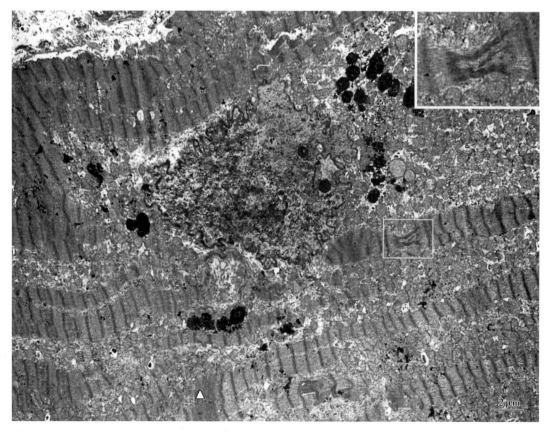

图 8-32
肌丝束过度收缩，肌节长短不一，局部融合（△），局部肌丝溶解，肌丝和 Z 线浓集，出现形态怪异的 Z 线

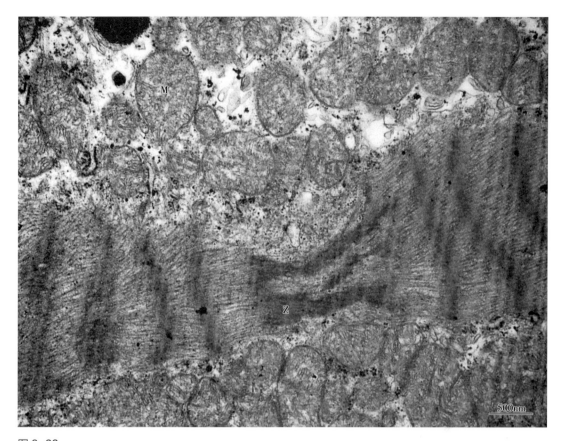

图 8-33
图 8-32 放大，在过度收缩的肌节中，相邻肌节融合，肌丝和 Z 线形成不规则形高电子密度团块，肌丝束侧面肌丝游离

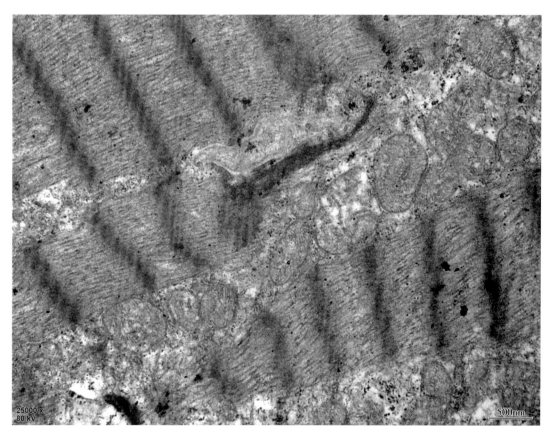

图 8-34
周围肌节过度收缩，肌丝束一侧溶解，肌浆网扩张，Z 线与断端肌丝凝集成高密度团块样不规则形结构，长度达 1.5 个肌节，周围线粒体密集

（3）闰盘重塑：闰盘是相邻心肌细胞进行电、机械和代谢耦联的结构基础。已有动物实验证实，当压力负荷增加时可发生闰盘重塑，超微结构表现为：中间连接及桥粒结构模糊；闰盘间隙增宽，各种标志性蛋白减少，并呈无序排列；各种闰盘相关蛋白由细胞端部的闰盘处移至细胞侧面的细胞膜上。当心肌细胞间连接改变时，会影响心肌收缩力的传递，破坏细胞间的机械-电耦合，致心律失常，促进间质纤维化。

闰盘与 Z 线的部分功能相似：①两者均为张力传感器，与闰盘相连的肌节无 Z 线结构，肌丝直接附着于闰盘上，相邻心肌细胞的肌丝束通过闰盘形成功能连接；②两者均能锚定 titin，提供被动张力，Z 线和 M 线直接锚定 titin 分子，闰盘通过过渡性连接与 titin 相连；③两者均能连接细肌丝，保证肌节结构的稳定。虽然闰盘与 Z 线功能相似，但两者的形态和结构不同，Z 线平直，而闰盘呈锯齿状褶皱，并具有特化区结构。

在 IDC 病例，透射电镜观察到闰盘重塑的超微结构特点：① Z 线形态异常并与闰盘移行，Z 线增宽、呈锯齿状，形似闰盘，但其上无明确的中间连接、桥粒等结构，或虽与肌丝相连，但非中间连接的形态。这种异常结构可影响力学及电信号的传递。亦观察到闰盘与形态正常的 Z 线相接、移行。②闰盘位于细胞侧位或肌丝束间，侧位闰盘对心肌细胞有两方面影响：一是可以抵抗心肌收缩产生的应切力，防止平行排列的心肌细胞间的滑动，此为代偿保护机制；另一方面使心肌僵硬度增加，阻碍心肌细胞运动，可引起心脏舒、缩功能失调（图 8-35~ 图 8-52）。

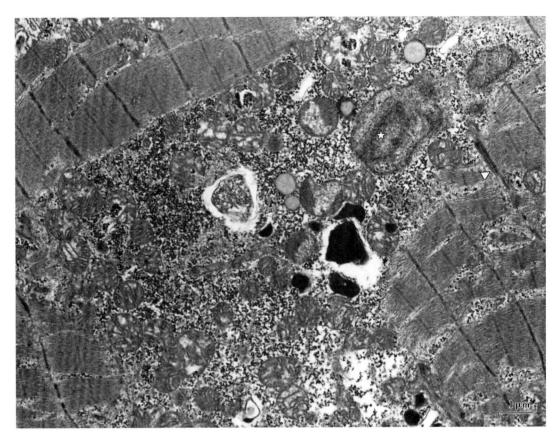

图 8-35
心肌细胞内部分肌丝溶解,其旁 Z 线增宽,中间出现高电子密度双层膜样结构(△);溶解区内糖原、线粒体与溶酶体聚集,并可见残余的环状肌节(☆)

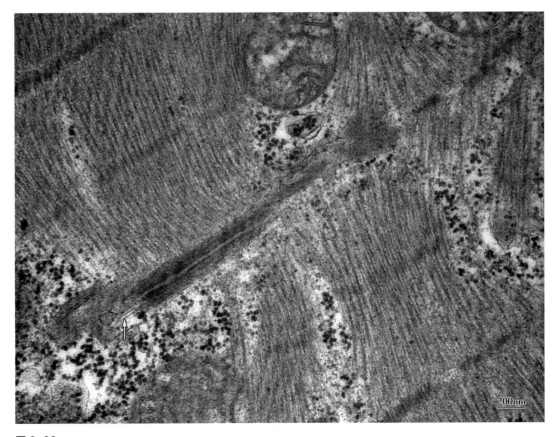

图 8-36
图 8-35 放大,Z 线内出现明显的双层膜间隙,细丝状物围绕双层膜并与其平行走向,双层膜的一端溶解呈小泡状(↑)

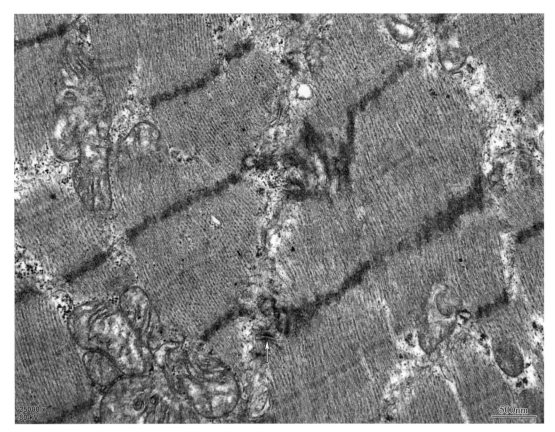

图 8-37
两相邻 Z 线均出现闰盘样折叠，并出现双层膜间隙结构（↑）

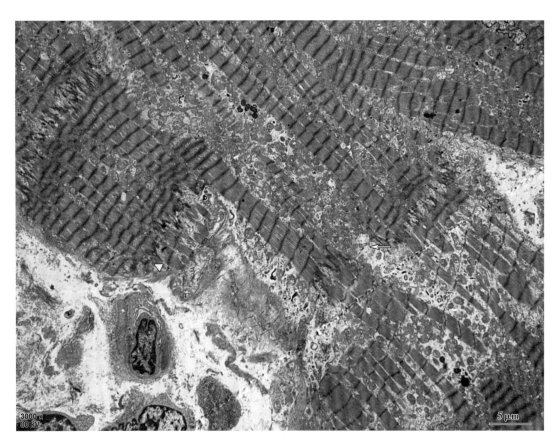

图 8-38
多处闰盘异常，同一肌丝束上较近的距离出现多条闰盘；肌节过度收缩，细胞膜内陷，距离闰盘（△）仅 2 个肌节，细胞膜下肌丝断裂、溶解；心肌细胞内肌丝溶解，线粒体密集，肌丝溶解区内与闰盘连接的 Z 线平直（↑）

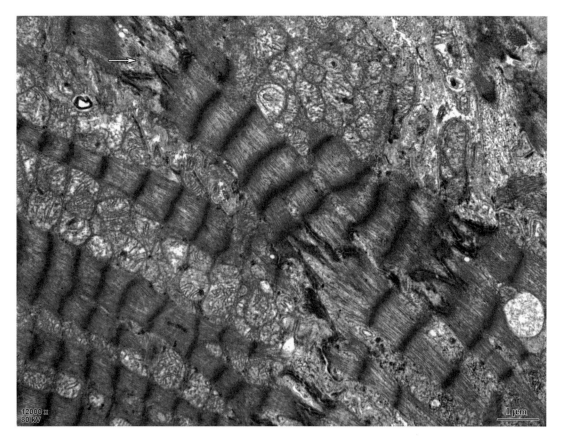

图 8-39
图 8-38 放大，同一肌丝束上两条锯齿状双层膜结构闰盘，仅相隔 5 个肌节，其上可见与肌丝相连的中间连接样结构，并见桥粒，部分与闰盘样结构相连的肌丝溶解（↑）；肌丝束周围线粒体密集、肿胀

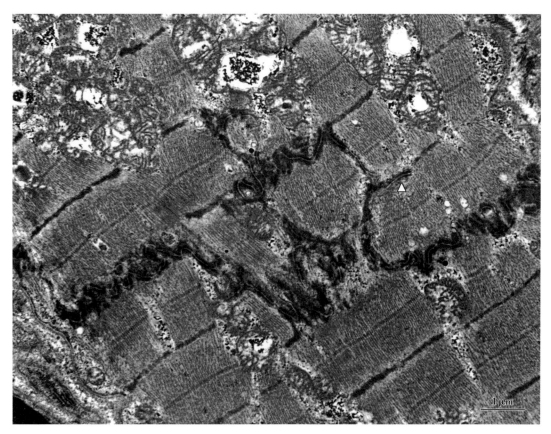

图 8-40
走行于 Z 线水平阶的闰盘呈阶梯状分布，包绕一个肌节，中间连接样区域增多，非特化区减少，局部 Z 线间隙增宽与闰盘移行（△）

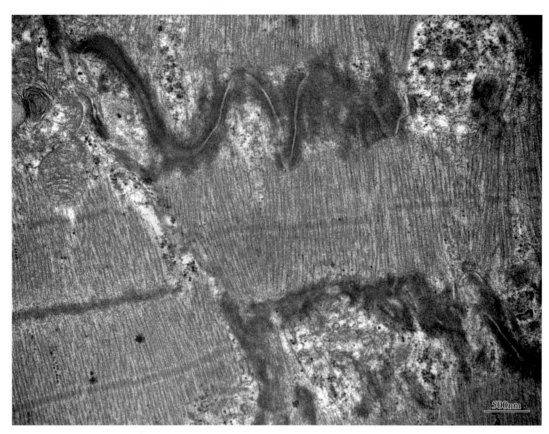

图 8-41
同一肌节两侧闰盘，附近肌丝部分溶解，溶解区内见较多小泡状结构；闰盘电子密度不均匀，闰盘间隙宽窄不一

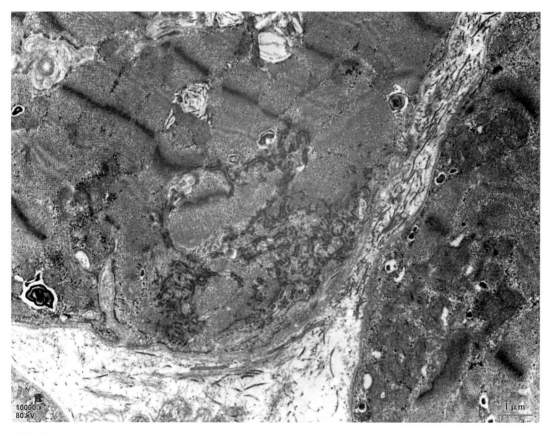

图 8-42
细胞一端与 Z 线相连的团块状闰盘，闰盘间隙增宽，中间连接减少

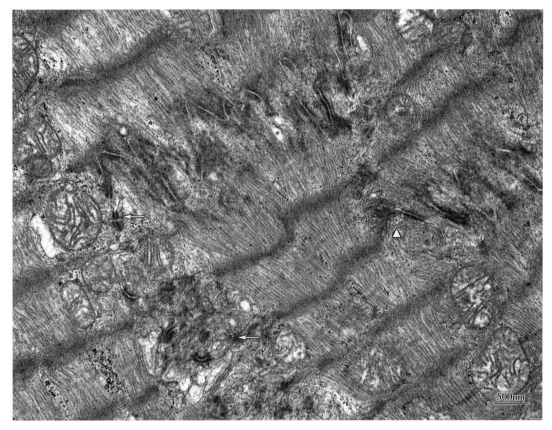

图 8-43
多种闰盘位置异常，与 Z 线移行的闰盘样结构（△），走行于肌丝束间与 Z 线垂直的闰盘样结构（↑）

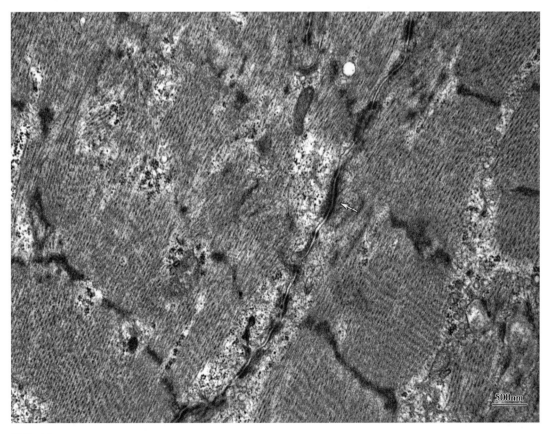

图 8-44
纵向与肌丝束平行的直线形闰盘走行于肌丝束间，其上可见中间连接及桥粒样结构，局部中间连接与肌丝相连（↑）；部分肌节 Z 线结构消失

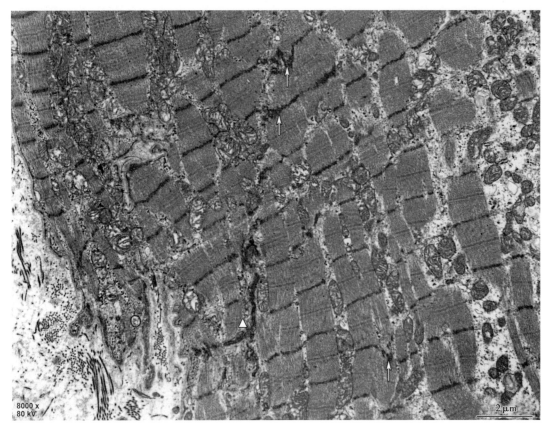

图 8-45
多种"闰盘"位置异常。与Z线移行的闰盘（△）平行于肌丝束走行；多条Z线褶皱、弯曲、电子密度增高（↑）、间隙增宽、出现折角，似闰盘形态

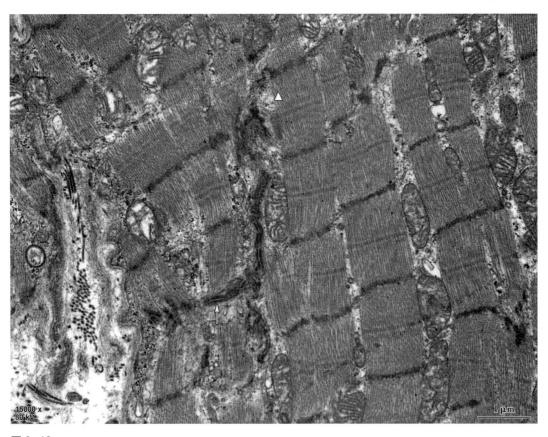

图 8-46
图 8-45 放大，一端位于Z线的闰盘（↑）行走于肌丝束间，跨越两个肌节后与另一肌节Z线相连（△）；肌节Z线错位

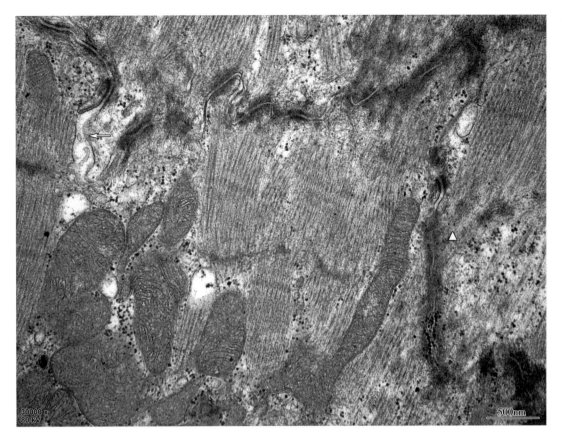

图 8-47
闰盘走行于肌丝间（△）；锯齿状结构消失，中间连接分布及大小不均，数量减少、形态模糊，闰盘间隙增宽（↑），周围肌丝部分断裂及消失

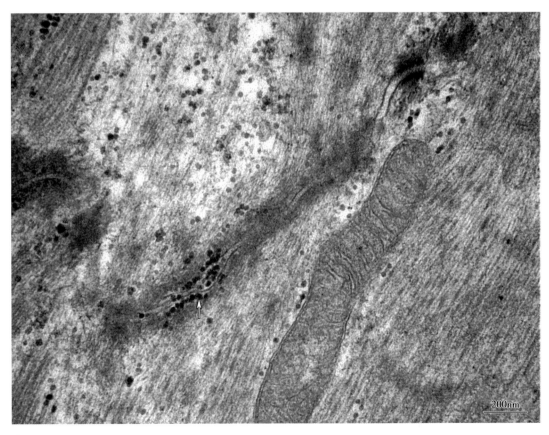

图 8-48
图 8-47 放大，线性闰盘与肌丝束有斜角夹角，中间连接与肌丝相连，周围较多糖原颗粒，部分附着于膜上，部分位于闰盘间隙内（↑）

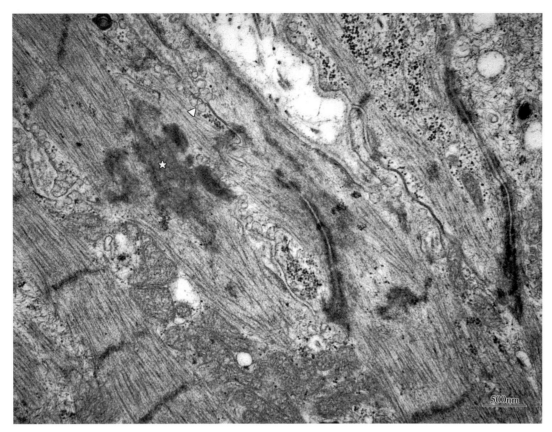

图 8-49
纵向走行的平直闰盘样结构上有与肌丝相连的中间连接,并与内陷细胞膜相连(△);细胞膜附近多个小囊泡;邻近肌节 Z 线崩解为模糊片状(☆)

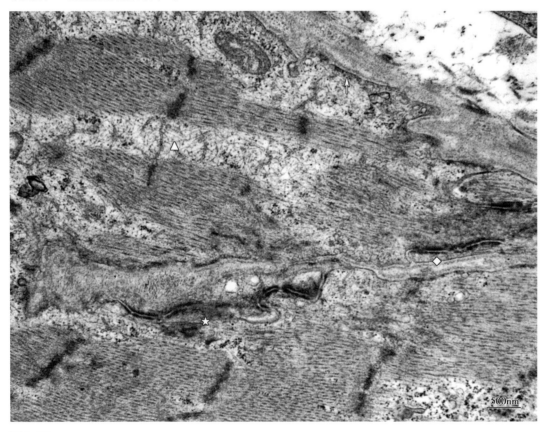

图 8-50
纵向闰盘位于侧－侧细胞膜上(☆)及与肌丝束平行的肌丝间(◇);细胞膜形态不规则,成褶皱状,与心肌细胞相邻处有闰盘结构(☆),与基质相邻处亦可见闰盘结构(↑),细胞膜下可见较多小泡;细胞内闰盘为多分支状,纵向间隙增宽,其内可见不均匀物质,分支上中间连接部分与肌丝相连;部分肌丝溶解,Z 线位置可见残余的 T 管(△)

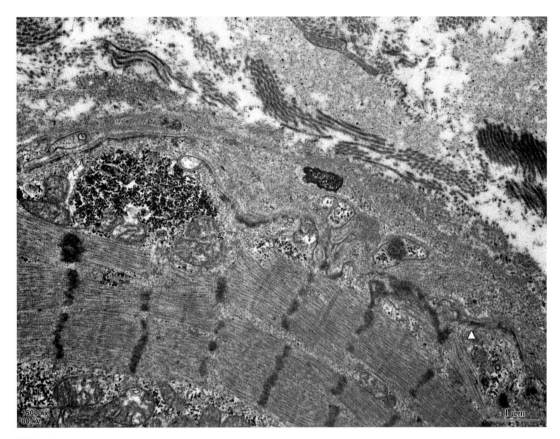

图 8-51
心肌细胞侧位细胞膜结构复杂,局部出现闰盘样双层膜结构(△),并与Z线及肌丝相连;局部细胞膜下大量糖原颗粒聚集;间质基质增加,成分复杂,见束状粗大的Ⅰ型胶原纤维;部分细胞成分被分隔成小片状与细胞主体分离

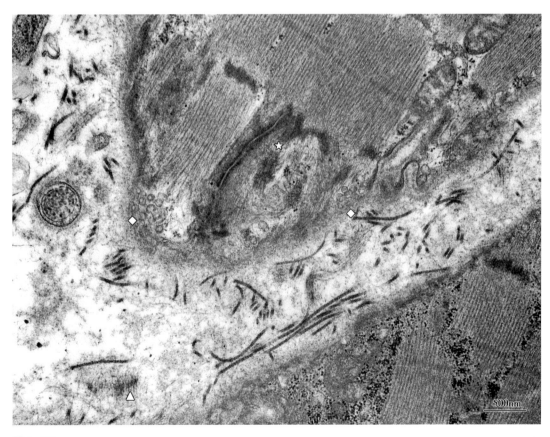

图 8-52
心肌细胞一端的闰盘结构,沿肌丝间隙纵向进入心肌细胞内,止于Z线,相邻Z线出现锯齿状褶皱(☆);细胞膜溶解,代之以多个小泡(◇);间质中见小片肌节,其中有Z线结构(△)

(三)心肌细胞损伤

1. 肌丝束断裂　当肌丝束处于一定范围内的拉长时,心肌收缩力可增强,但如果过度拉伸或突然受到强大的拉力时,则可造成肌节断裂。IDC 组织形态学可见心肌细胞断裂的表现(图 8-53),透射电镜观察到心肌细胞内有肌丝束断裂、肌丝溶解,相邻 Z 线、M 线形态异常等(图 8-53~图 8-55)。

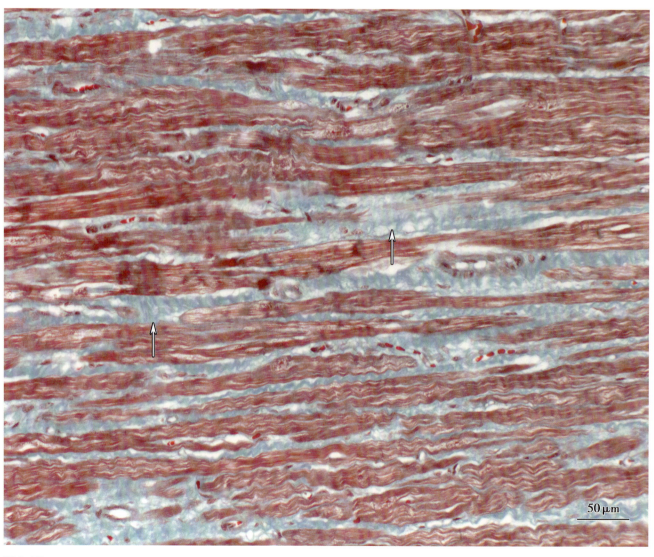

图 8-53
心肌细胞断裂(↑),间质替代

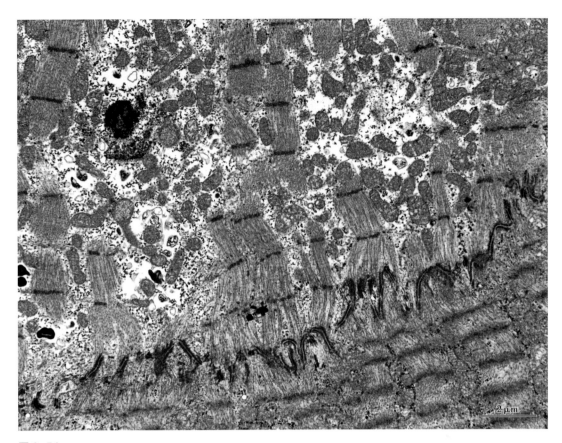

图 8-54
心肌收缩不同步,闰盘一侧肌丝束过度收缩,另侧肌丝束过度拉伸,其中见多处肌节断裂

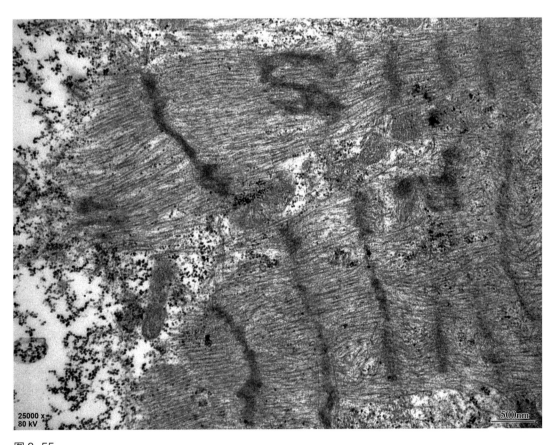

图 8-55
图 8-55 放大,残余肌节舒缩状态不一,M 线消失,Z 线粗细不等、形态怪异,肌丝束间散落肌丝,肌丝断端溶解,溶解区内见高电子密度颗粒

2. 闰盘开裂　闰盘是心肌细胞端-端的复杂连接，闰盘上有桥粒、中间连接和缝隙连接3种特殊功能的连接结构，将相邻细胞机械锚定在一起。正常情况下3种连接结构的质膜间隙宽度不等，如桥粒间隙20~30nm，中间连接间隙17~37nm，缝隙连接间隙2~3nm。闰盘间隙内，桥粒中心的cadherin、中间连接的N-cadherin及缝隙连接的Cx43蛋白是最主要的连接蛋白。当闰盘两侧肌节受到强大的牵拉力时，连接蛋白断裂，导致闰盘间隙增宽，甚至开裂。在IDC心肌样本，透射电镜观察到闰盘间隙存在多种异常表型，对心肌细胞间收缩力及电信号的传递产生不利影响（图8-56~图8-61）（参见第六章相关内容）。

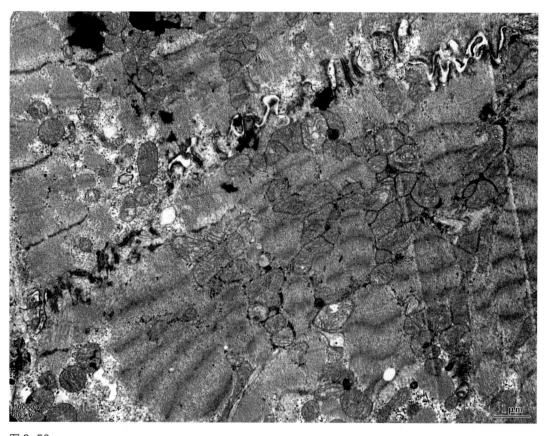

图8-56
两心肌细胞闰盘相接处，闰盘间隙增宽，闰盘上高电子密度的特化结构减少，两侧肌节均呈过度收缩状态（图中有刀痕）

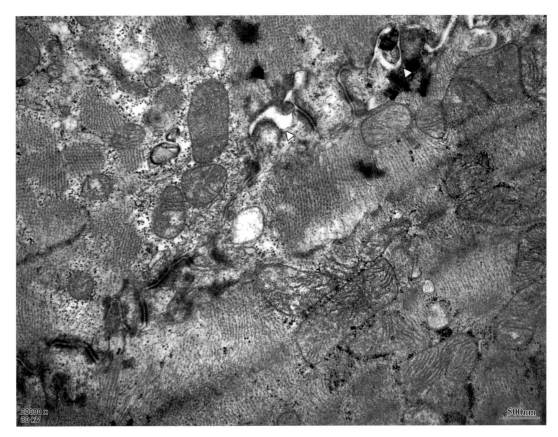

图 8-57
两心肌细胞闰盘连接处，闰盘上特化结构减少，局部间隙增宽（△）

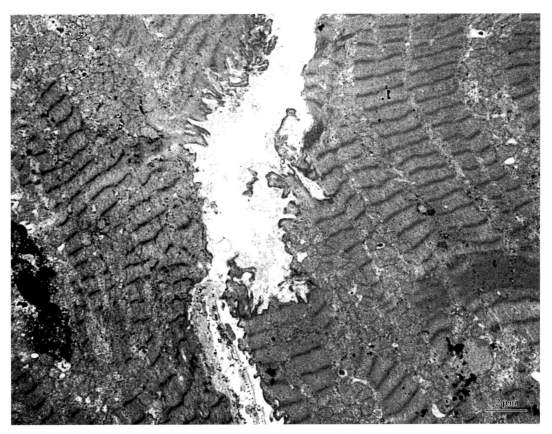

图 8-58
两相邻心肌细胞间闰盘开裂

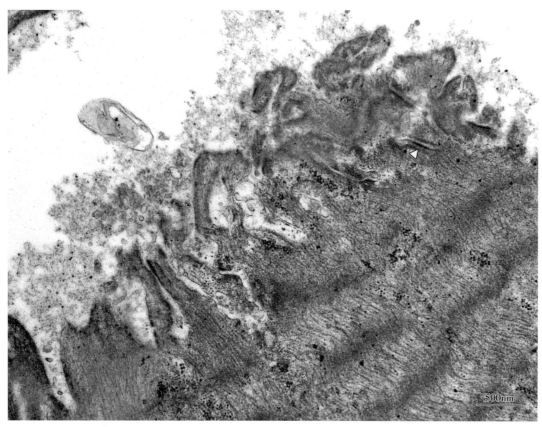

图 8-59
图 8-58 放大，细胞闰盘断裂处，细胞膜上仍可见闰盘颗粒状结构，局部可见闰盘双层膜结构（△），间质中见多个小囊泡结构及细颗粒状物；心肌细胞肌节过度收缩，肌丝弯曲，Z 线模糊，肌丝束间散在糖原颗粒

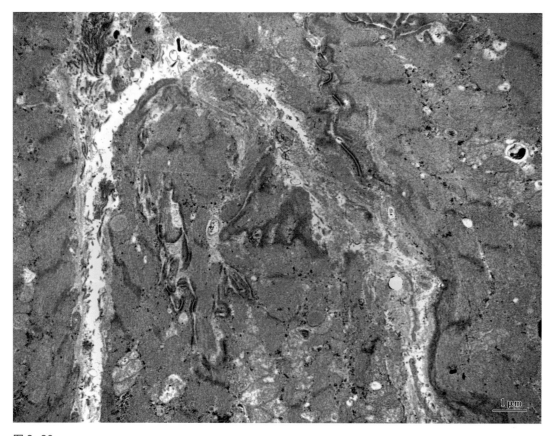

图 8-60
闰盘位置异常及结构异常，心肌细胞游离端内部出现闰盘样结构，局部特化结构减少，闰盘间隙增宽；闰盘两侧肌节结构不良；相邻心肌细胞间隙增宽

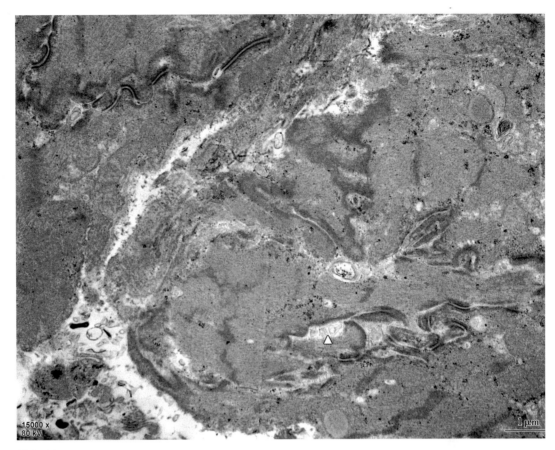

图 8-61
图 8-60 放大，位置异常的闰盘间隙增宽，闰盘特化结构减少，间隙内见环形膜状结构（△）

二、心肌细胞发育不成熟

如前所述，胚胎发育过程中的不成熟心肌细胞，表现为核质比高，肌丝无序排列，有脂滴，有形似原始 Z 线的致密小体，线粒体体积小，胞质内含有桥粒样结构（原始闰盘）及大量囊泡。

原发性心肌病的各类型均存在发育不成熟的心肌细胞和结构基因突变。20%~40%的 IDC 患者可检出致病基因，包括编码肌节蛋白、细胞骨架、核膜蛋白、离子通道蛋白等 40 余种蛋白的基因突变，多为单基因缺陷。基因突变引起心脏扩张的机制可分为两类：一类导致心肌收缩力异常，即肌节蛋白及 Z 线相关蛋白的结构和功能异常，或钠离子、钙离子调节异常；另一类导致心肌收缩力传导异常，即与细胞骨架结构蛋白的功能异常相关。

虽然透射电镜在 IDC 心肌样本中观察到的幼稚心肌细胞较其他心肌病为少见，但是心肌细胞内部分细胞器发育不成熟的表型仍较常见，与胚胎期不成熟心肌细胞的结构相类似，推测此种表型可能为致病基因突变的亚微形态学特点。

（一）心肌细胞发育不同步

在多细胞生物体内，单个细胞的分化、成熟受周围细胞调控，因此各细胞间功能相协调，实现了生物体的健康生存。在心脏发育中这种协调性尤为重要，如心肌细胞的同步发育保证了同步收缩、信息交流、物质和能量的交换等。细胞的分化成熟涉及基因和环境两方面因素，过程复杂。基因方面，同一个体的不同细胞含有相同的遗传物质，相邻心肌细胞间DNA无差异，因此出现不成熟表型的原因可能为表观遗传学修饰或各种与发育相关的信号通路异常；环境方面，心肌细胞的成熟受周围心肌细胞、基质和间质细胞的共同影响。基质对心肌细胞提供的支持力和心肌细胞间耦合的牵拉力，起着协调细胞骨架成熟的作用，这种建立于心肌细胞群内的相互协调关系，保证了正常心脏器官的形成。已有研究显示，多种细胞骨架的单基因突变可引起心脏的扩张表型，包括定位于细胞膜的黏着斑蛋白（vinculin）、中间丝（desmin）、肌联蛋白（titin）和肌动蛋白（actinin）等。细胞骨架蛋白的突变和力学的改变致细胞骨架破坏，造成与之相连心肌细胞内的亚微结构类似于幼稚心肌细胞的表型。

在IDC心肌样本，透射电镜观察到心肌细胞内发育不同步的多种表型，包括相邻心肌细胞的不同成熟形态及（或）心肌细胞内细胞器间的发育不平衡形态和分布异常。①相邻心肌细胞不同发育阶段的表型：为与周围心肌细胞发育不同步的单个未成熟心肌细胞，形态类似胚胎期心肌细胞，推测此种表现可能是因心肌细胞基因突变或微环境因素导致心肌细胞未分化成熟或分化停滞，也可能是心脏内的正常储备细胞；②同一心肌细胞内细胞器的成熟状态不同：如单个心肌细胞内部分细胞器发育良好，部分呈幼稚形态；③同一心肌细胞内不同区域肌丝束组装的成熟度不一致，局部区域未形成规则的Z线和肌丝束等（图8-62~图8-70）。

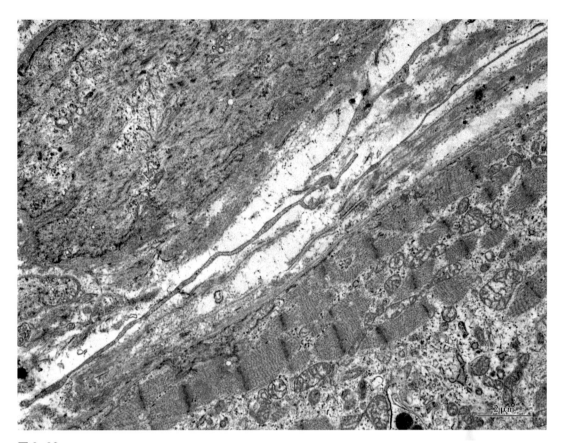

图 8-62
相邻心肌细胞发育不同步，左上为发育不良心肌细胞，右下为成熟心肌细胞，两心肌细胞间距离增宽，间质电子密度较低，其内可见 TC

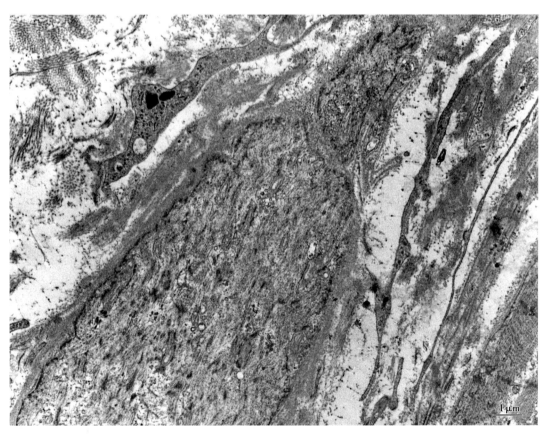

图 8-63
未成熟心肌细胞，端－端处未见闰盘连接，胞质内肌丝无序，可见未成熟 Z 线；周围为增生的基质，其中有 TC 和成纤维细胞

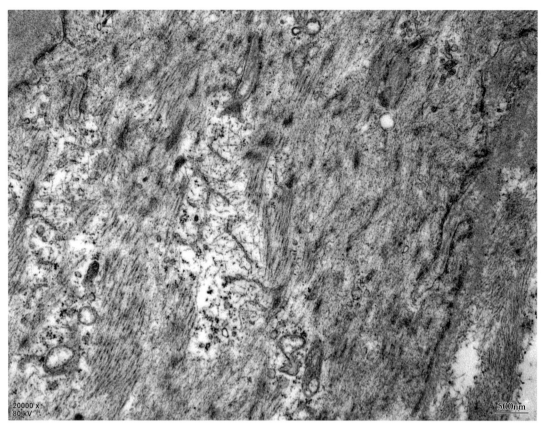

图 8-64
图 8-63 放大，发育不成熟的心肌细胞内肌丝松散、方向杂乱，Z 线呈短片段状，形似原始的致密小体，胞质内见原始的管网状结构，侧位细胞膜上有较多密斑样结构与肌丝相连

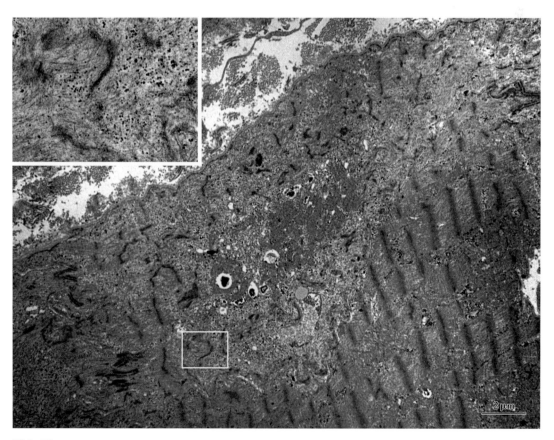

图 8-65
心肌细胞上半部分呈现发育不成熟的表型，下半部分为成熟的肌丝束；不成熟结构内见异形的 Z 线，紊乱的肌丝

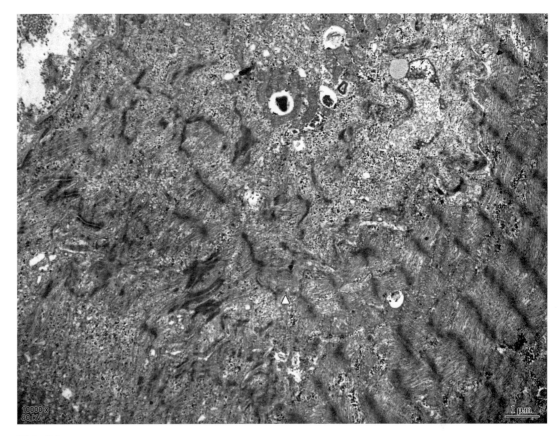

图 8-66
图 8-65 放大,发育成熟与不成熟部分位于同一细胞内,可见两者 Z 线延续(△),不成熟部分原始的细颗粒状基质中肌丝束形态不规则,并可见结构异常的闰盘

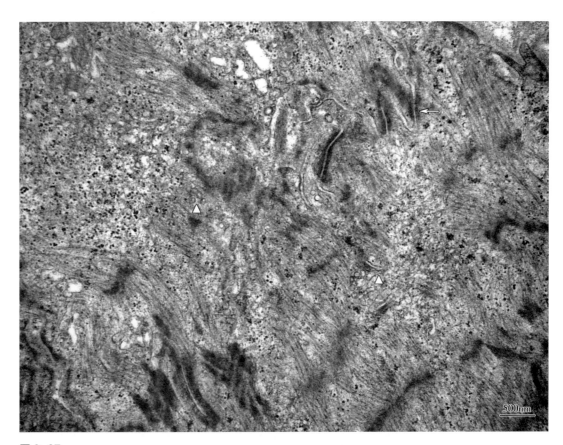

图 8-67
图 8-66 放大,结构不良的闰盘,闰盘折角增大,形态弯曲,两侧闰盘相连中断,中间有较多囊泡状结构(△),高电子密度物与双层膜结构分离,两侧肌丝散落(↑),中间连接部分与肌丝相连

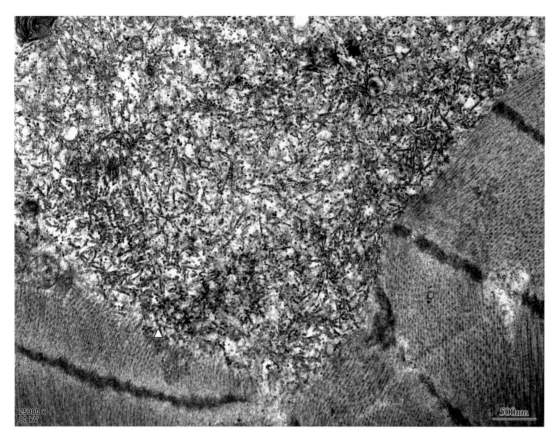

图 8-68
心肌细胞局部发育不良，肌丝束间有较多高电子密度的丝状结构及球状结构密集区（△），与肌丝束间无膜性间隔

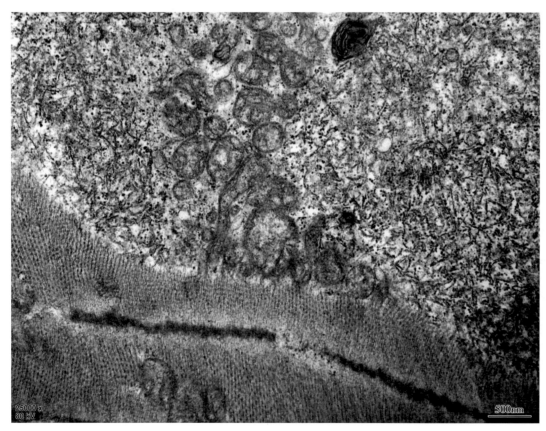

图 8-69
心肌细胞局部发育不良，肌丝束间有高电子密度丝状结构及球状结构的密集区，其中线粒体密集

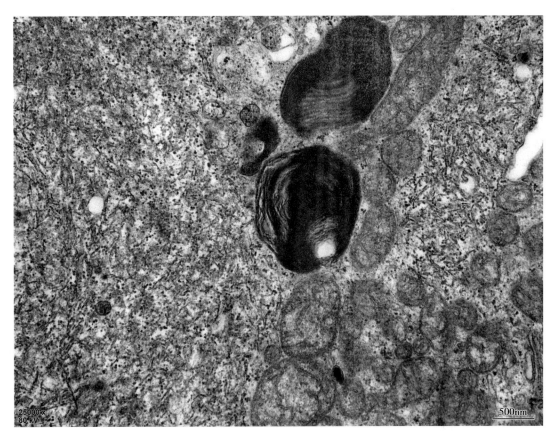

图 8-70
密集区内的高电子密度丝状物及不规则颗粒状物，线粒体，层状结构的溶酶体

（二）肌节结构不良

肌节是心肌收缩和舒张的基本结构单位，结构不良直接导致心脏舒缩功能障碍。在 IDC 心肌样本，透射电镜常观察到肌节结构不良，呈类似胚胎期不成熟心肌细胞表型，以及肌节上的各种标志性结构异常。转基因动物及基因敲除动物模型证实，多种肌节蛋白的突变均可引起 IDC 表型，包括肌节收缩蛋白的基因突变（*MYH6*、*MYH7*、*MYBPC3*、*ACTC*、*TPM1*、*TNNT2*、*TNNC1* 和 *TNNI3* 等）以及 Z 线相关蛋白的基因突变（*TCAP*、*CSRP3*、*ACTN2*、*MYPN*、*ANKRD1* 和 *TTN* 基因等）。基因检测发现，20%~25% 家族性 IDC 患者可检测到 Z 线蛋白 *TTN* 基因突变，推测肌节形态异常与肌节基因突变有关。

IDC 肌节结构不良的超微表型为：①未形成肌节结构：肌节是肌丝束的基本单位，Z 线通过 α-actinin 蛋白与细肌丝 actin 锚定，粗肌丝固定于肌节中部的 M 线上。肌丝束形成过程复杂，首先形成前体结构，如"I-Z-I"型刷子结构或前肌丝束，随发育成熟组装成肌丝束。IDC 中部分心肌细胞或心肌细胞中的部分区域似胚胎心肌细胞，表现为肌丝稀疏散落，Z 线呈短片状或颗粒状。② Z 线呈多种形态异常：Z 线的组成结构复杂，相关蛋白众多，承受多种机械力牵拉，故对其形态改变的影响因素较多。Z

线结构蛋白基因突变在 IDC 中发生率较高,如由于星云状小体(nebulette)突变而致的扩张型心肌病动物模型存在心肌细胞的 Z 线结构不良、细肌丝长度变短。在本组 IDC 心肌样本,透射电镜观察到 Z 线形态异常,有呈增宽、结构模糊,有呈"S"形、"Y"形及半环形并连接于细胞膜上等表型。③ M 线不成熟:M 线是位于肌节 H 带正中央的一组横向的"线",呈高电子密度,为粗肌丝附着的支架,主要成分包括 myomesin 家族、肌肉肌酸激酶(MM-CK 酶)和 obscurin 等包含信号域的蛋白。M 线在不同发育阶段和功能状态下具有不同的形态,如透射电镜下观察到正常成人心肌细胞的 H 带中有 3~5 条高电子密度的线,即 M 线;而胚胎心肌细胞观察不到 M 线形态,但有胚胎期 M 线蛋白的表达。亦有研究发现,在部分 IDC 心肌样本,透射电镜观察不到 M 线,但胎儿期 M 线蛋白(EH-myomesin)呈阳性表达,提示 M 线发育不成熟。在本组 IDC 心肌样本,透射电镜观察到 M 线的缺失多为局部性,考虑这种发育不良表型的病因与 M 线的完全缺失不同,推测可能有表观遗传学改变或环境因素参与(图 8-71~ 图 8-87)。

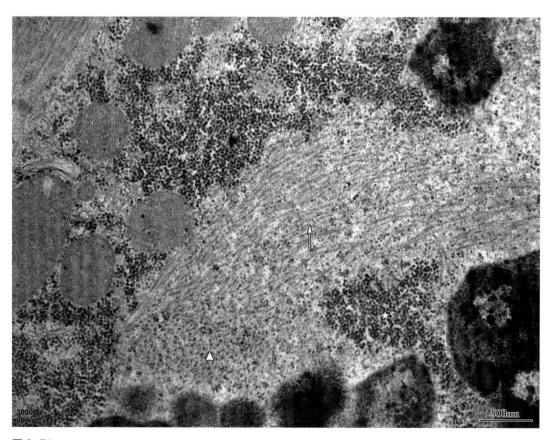

图 8-71
肌节发育不良,心肌细胞内局部粗、细肌丝均存在,纵(↑)横(△)交错,未形成肌节;周围较多糖原颗粒(☆)

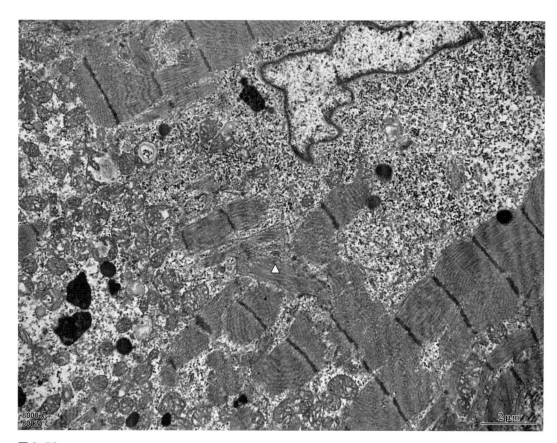

图 8-72
局灶肌丝束结构不良（△）；周围肌丝束排列整齐，肌节结构良好

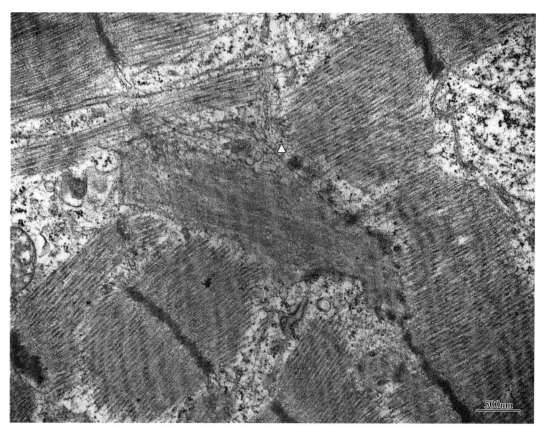

图 8-73
图 8-72 放大，Z 线消失，代之以小管、泡状结构（△），其上连接的细肌丝移位，与周围肌丝束呈角

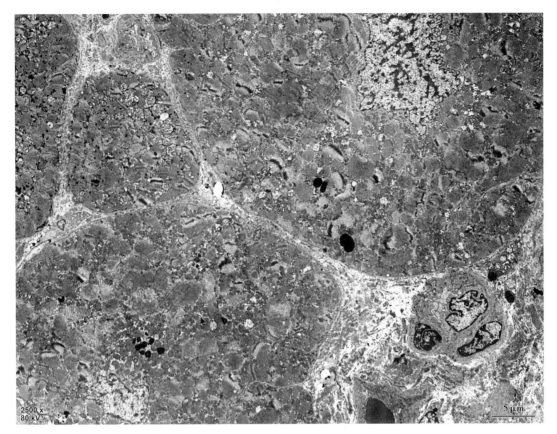

图 8-74
相邻结构不良的心肌细胞，均表现为肌节形成不良，Z 线畸形

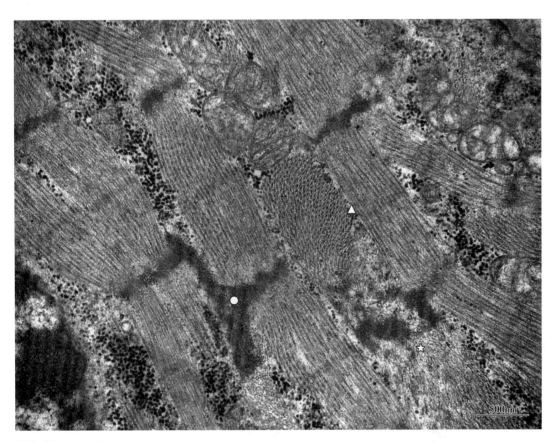

图 8-75
多种 Z 线异常共存，Z 线位于肌丝束间（○）；Z 线模糊呈团块状，与之相连的肌丝断裂（☆）；肌丝束纵横交错（△），肌丝束间较多糖原颗粒

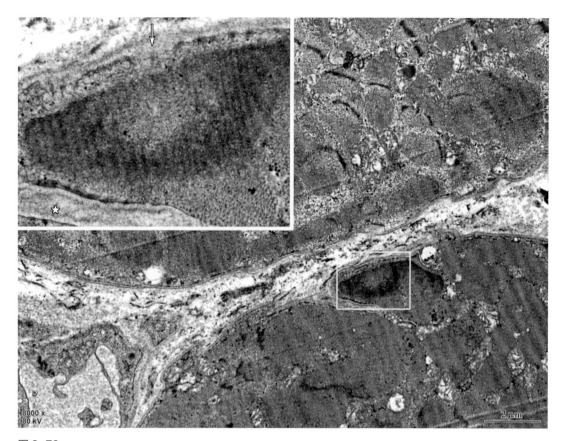

图 8-76
心肌细胞内 Z 线普遍弯曲，肌节形态不规则，细胞膜下见呈半环形 Z 线，其中可见细丝状结构呈编席样排列，为 Z 线结构；其旁细胞膜呈多个小泡状结构，局部断裂（↑）；细胞膜内陷，间质长入（☆）

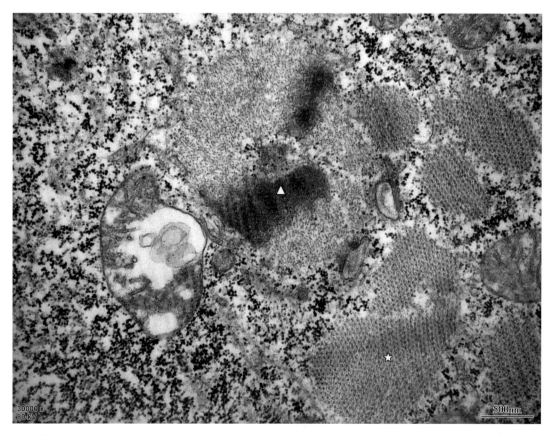

图 8-77
肌丝束横断面，同一心肌细胞内既有成熟的肌丝束（☆）也有不成熟的肌丝束（△），Z 线呈不连续的团块状

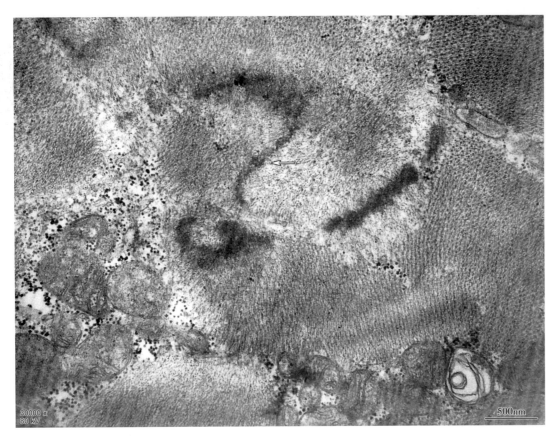

图 8-78
呈"S"形的Z线（↑）

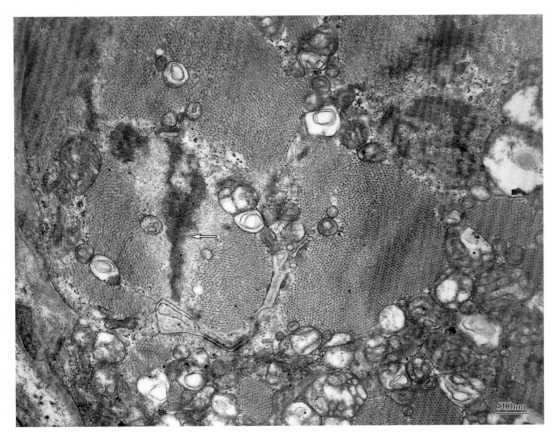

图 8-79
呈"Y"形的Z线（↑）

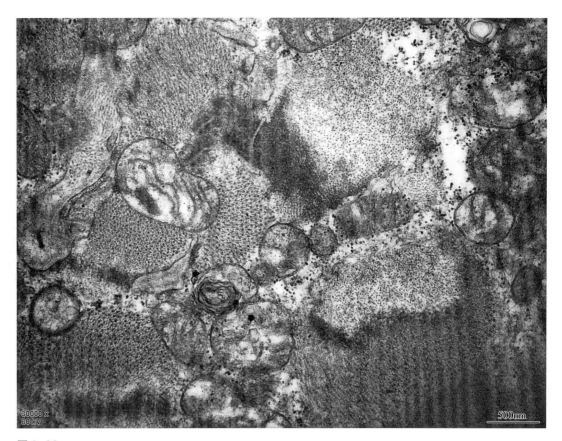

图 8-80
肌节不规则，Z 线增宽畸形，Z 线两侧肌丝不同向，粗、细肌丝比例异常

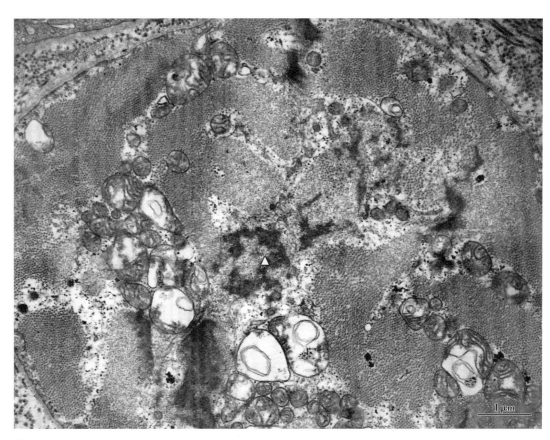

图 8-81
横切面，肌节发育不全，Z 线呈不规则团块状（△）

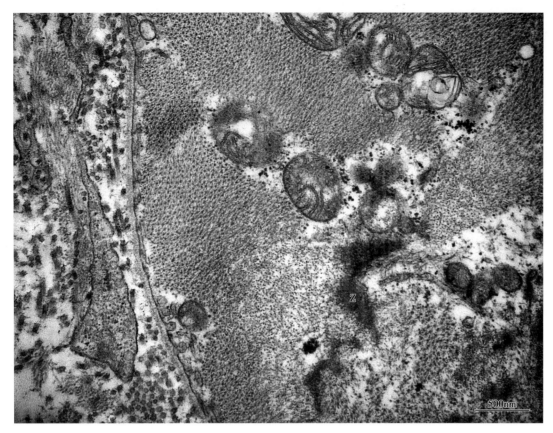

图 8-82
图 8-81 放大，横断面，部分肌丝稀疏、溶解，Z 线不规则

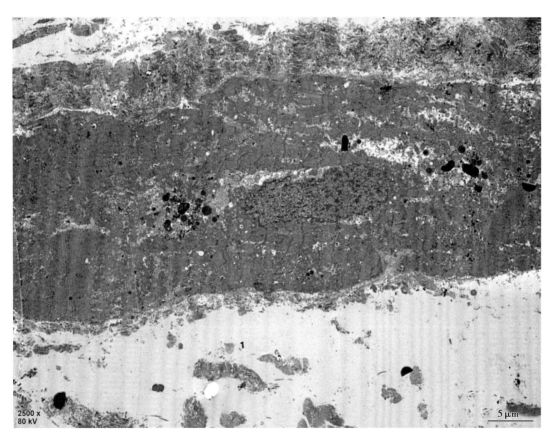

图 8-83
心肌细胞肌节长短不一，Z 线弯曲，M 线消失；一侧间质纤维化，另一侧间质稀疏

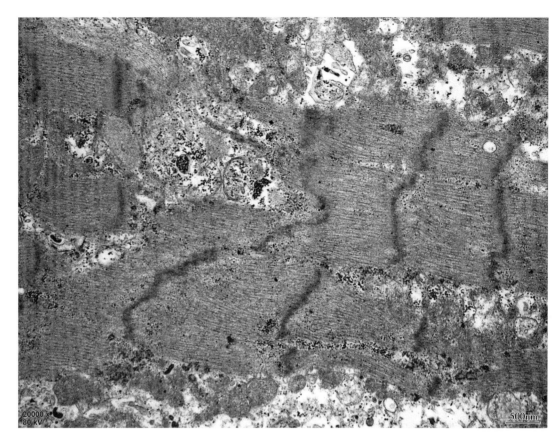

图 8-84
图 8-83 放大,肌节长短不一,M 线呈部分缺失,Z 线弯曲

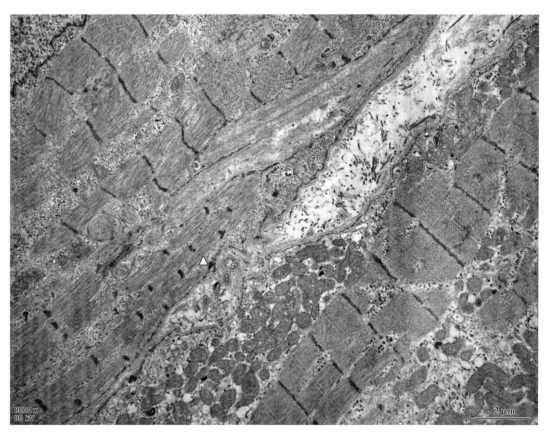

图 8-85
右侧心肌细胞肌节良好,H 带及 M 线形态清晰;左侧心肌细胞内出现细胞膜内陷、间质分隔,肌丝束细小(△),肌节无明确的 M 线,Z 线未能位于同一直线上

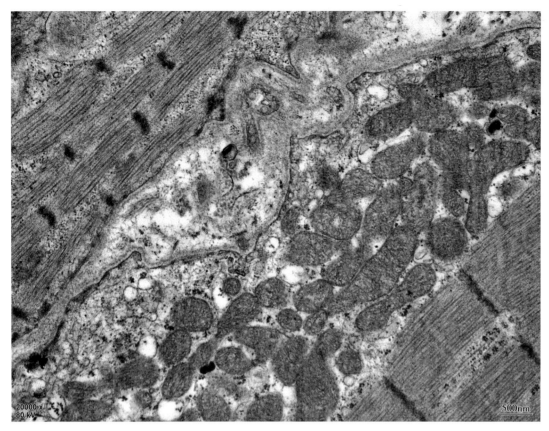

图 8-86
图 8-85 放大,左侧肌丝束窄,肌节结构不良,无明确的 H 带和 M 线,肌丝散乱,细胞膜外间质成分复杂

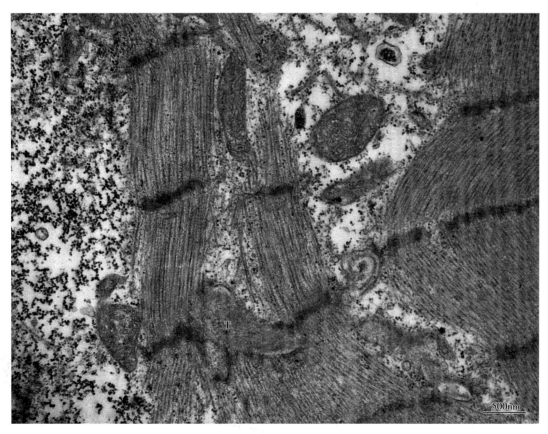

图 8-87
肌节中 M 线消失,部分肌丝溶解,一条肌丝束分裂为两条,Z 部位可见扩张的 T 管,T 管内纤维增多

（三）闰盘结构不良

胚胎早期，心肌细胞呈球形，黏附结构均匀分布于细胞膜表面。在发育过程中，心肌细胞伸长，肌丝束纹理渐明显，细胞外基质尚较幼稚，连接结构仍位于细胞膜表面。当心肌细胞分裂时，肌丝束分解，胞质分裂为两个细胞后，闰盘重新形成，肌丝束重组。发育成熟的心脏，肌丝束纹理高度一致，闰盘位于心肌细胞端-端相接处。由此可见，心脏发育中，闰盘、肌丝束和细胞骨架三者相互依存、关系密切，肌丝束的发育是闰盘发育的重要调节器。原发性心肌病的各类型普遍存在闰盘结构不良表型，除ARVC/D 的病因与桥粒基因突变相关外，其他类型的病因多为肌节蛋白或细胞骨架蛋白的基因突变，肌节及细胞骨架的异常导致闰盘发育不良。在 IDC 心肌样本，透射电镜观察到在发育不成熟的心肌细胞中存在发育不成熟的闰盘，如闰盘位于细胞膜周围、形态平直、基本结构类型不清晰及与肌丝无明确连接等类似胚胎期的形态，以及在发育较成熟的心肌细胞内闰盘位置和闰盘的基本结构类型异常等特点。①幼稚闰盘与未成熟心肌细胞并存的两种表型：一种为两者发育均不成熟，另一种表现为心肌细胞发育相对成熟，闰盘样结构将部分胞质分隔，被分隔的胞质内出现幼稚表现，未形成肌丝束，似细胞分裂过程。②在肌节发育较成熟的心肌细胞内闰盘数量、位置及形态异常：数量异常表现为闰盘减少、增多等；位置异常表现为细胞端-端连接处闰盘缺失、呈边位闰盘；形态异常包括团块状闰盘、闰盘折角异常、线性闰盘等，并可见闰盘上的中间连接、桥粒、缝隙连接等特化区结构的比例、位置、形态异常（图 8-88~图 8-109）。

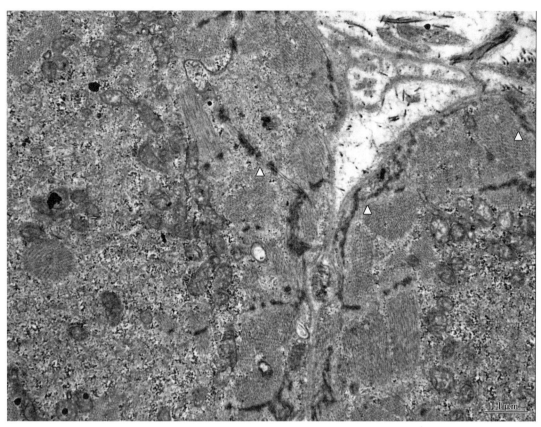

图 8-88
发育不良的心肌细胞，中心部未形成肌丝束，似胚胎期结构，周边部可见不成熟的肌节，细胞膜及细胞膜下多处闰盘样结构（△），平直、特化区较少、结构不清

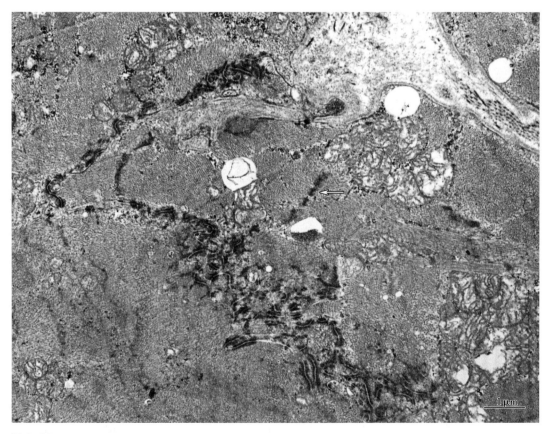

图 8-89
不成熟心肌细胞，肌丝呈片状、未形成肌节，仅见少量 Z 线片段（↑），Z 线与闰盘垂直，细胞膜内陷未与闰盘相连，闰盘未形成规则的褶皱，部分直线状，部分团块状，中间连接减少

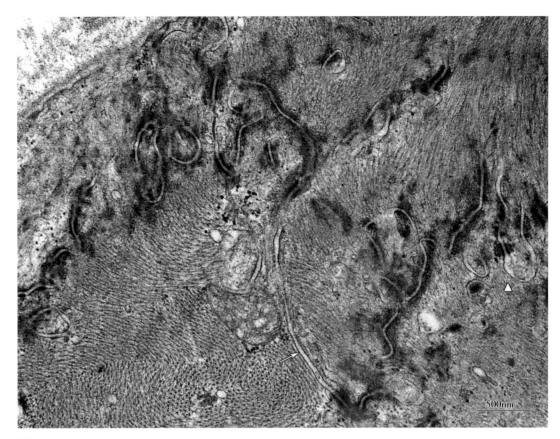

图 8-90
肌丝纵横交错，闰盘中间连接呈不均匀团块状，宽度增加，局部闰盘间隙增宽（△），↑所指处的闰盘呈线状，其上未见任何特化结构

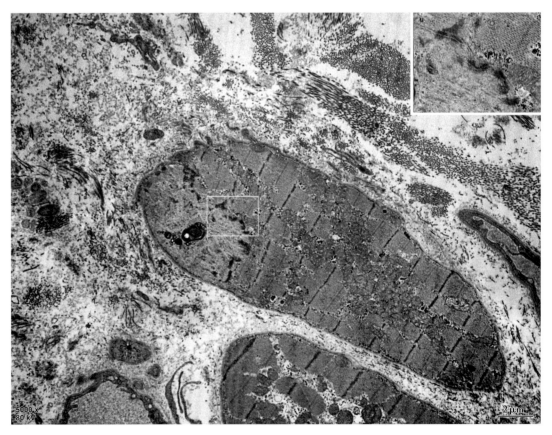

图 8-91
心肌细胞一端部分胞质被闰盘分隔，分隔区内肌丝束结构不成熟；孤立的心肌细胞位于纤维化的间质内

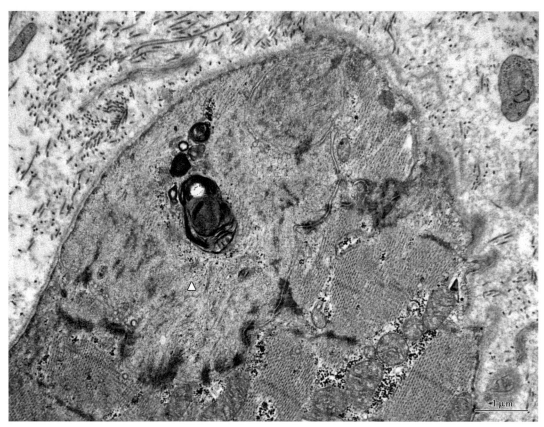

图 8-92
图 8-91 放大，心肌细胞内发育不良部分（△）和发育良好部分之间有闰盘样结构分隔；闰盘平直，其上特化区减少；发育不良区内肌丝散落，Z 线幼稚，并见小泡状结构；发育不良区内见退变的线粒体及溶酶体

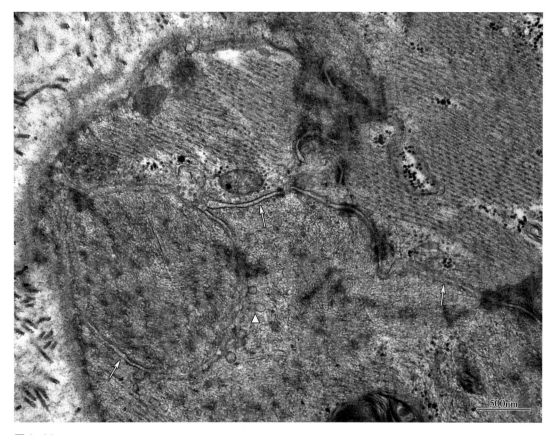

图 8-93
图 8-92 放大，分隔正常心肌与异常心肌的闰盘样结构（↑），双层膜上具有中间连接；环形膜周围有较多小泡（△）；发育不良区内见散落的肌丝

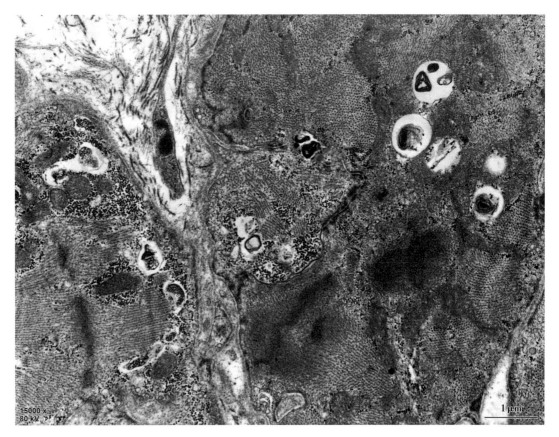

图 8-94
发育不良的心肌细胞内闰盘分隔出部分区域，该区域内肌丝未形成肌节，方向纵横交错，内含较多糖原；成纤维细胞沿间质进入心肌细胞间

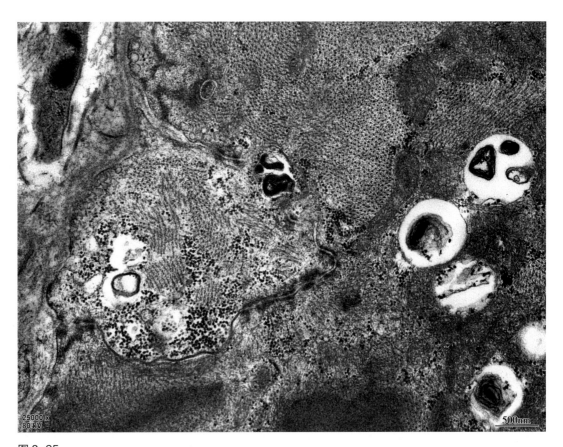

图 8-95
图 8-94 放大，闰盘平直，其上有可辨认的中间连接结构，闰盘两侧肌丝束互相垂直，细胞膜下含较多糖原颗粒

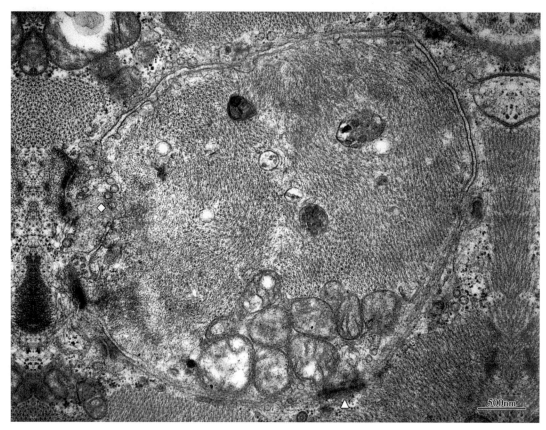

图 8-96
心肌细胞内双层膜围绕、隔离出部分胞质，双层膜上见中间连接样结构（△），膜未完全闭合，局部由小泡状结构连接（◇），隔离的胞质内肌丝未形成肌节，内含溶酶体及线粒体

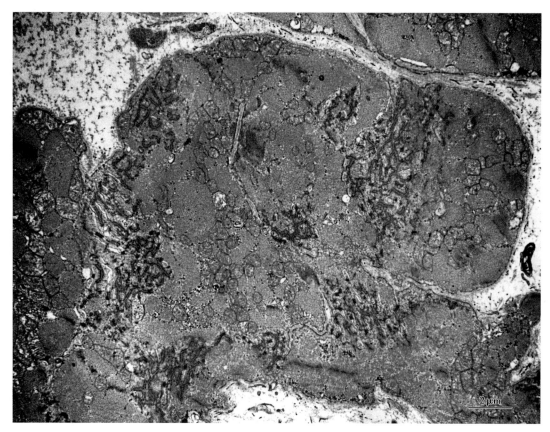

图 8-97
心肌细胞内闰盘围绕的区域内，肌丝束未形成肌节结构

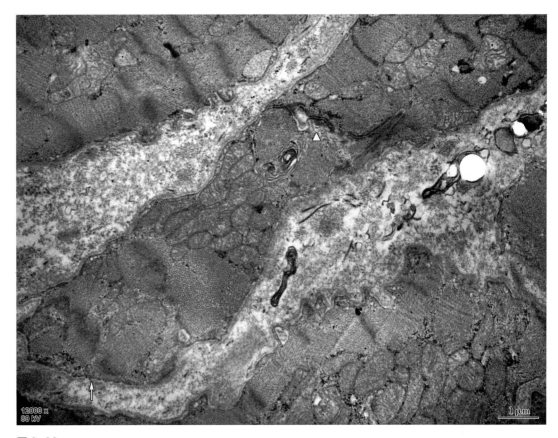

图 8-98
心肌一端游离（↑），另一端被线性闰盘分隔（△），分隔区域内肌丝不同向，肌节不完整，线粒体密集堆积

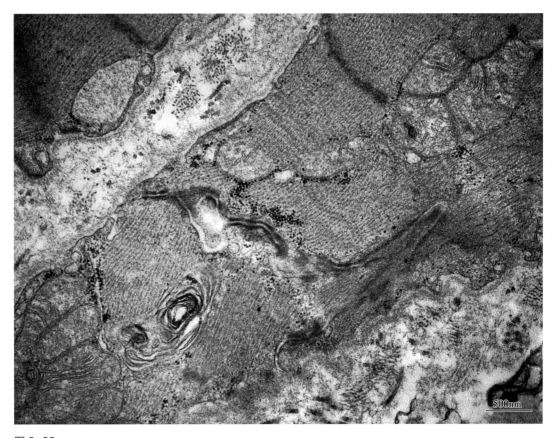

图 8-99
图 8-98 放大，闰盘平直、间隙增宽，其上中间连接与肌丝相连，附近糖原颗粒堆积，下方肌丝内有退变的髓鞘样结构

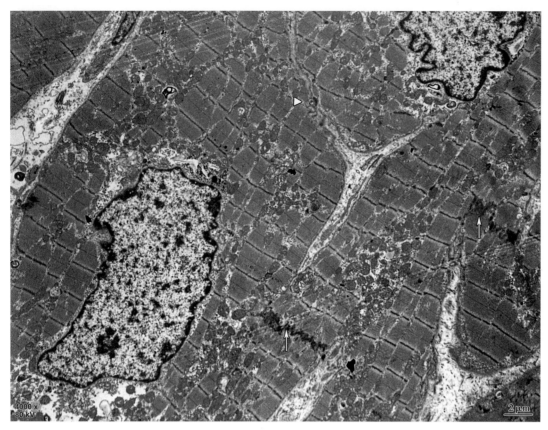

图 8-100
纵切面，闰盘减少，两细胞端-端相接处缺乏闰盘结构（△），细胞间隙内间质成分复杂；两处闰盘（↑）间未见明确的纵位连接，心肌细胞肌节规则

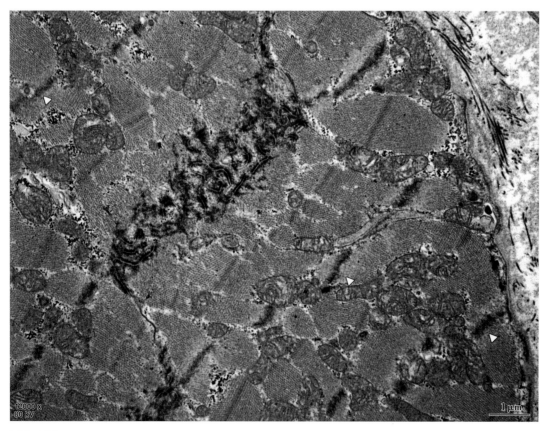

图 8-101
闰盘增宽，相互缠绕，两侧肌节长度 >2μm，两侧 Z 线增粗模糊（△）

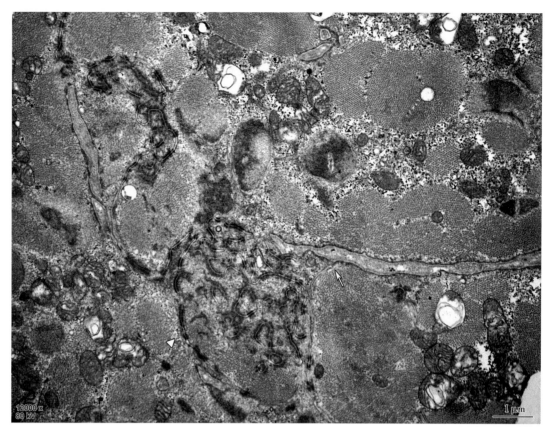

图 8-102
横切面，两细胞交界处，部分闰盘呈团块状，一端与细胞膜连接（↑），部分闰盘平直，锯齿状结构消失，中间连接减少，与肌丝连接不良（△）

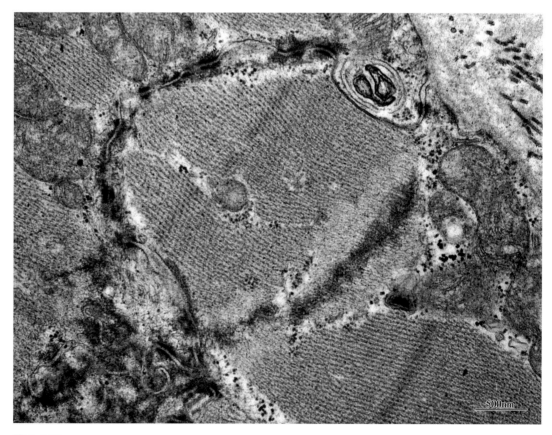

图 8-103
闰盘近细胞膜处平直，其上以桥粒为主，中间连接结构模糊，伴质膜间隙增宽，可见缝隙连接，附近肌节 Z 线增粗、模糊

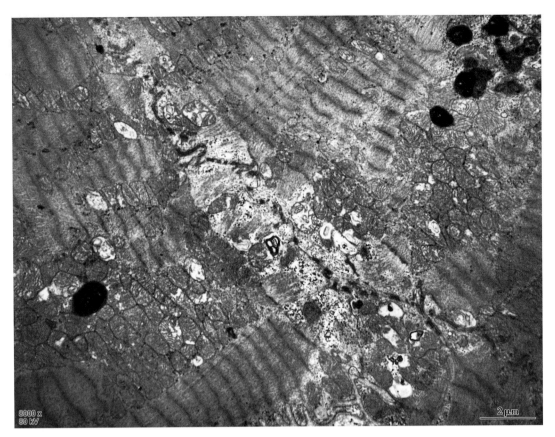

图 8-104
直线形闰盘,其上中间连接减少,两侧肌丝溶解、断裂;闰盘两侧的心肌细胞内肌节均过度收缩

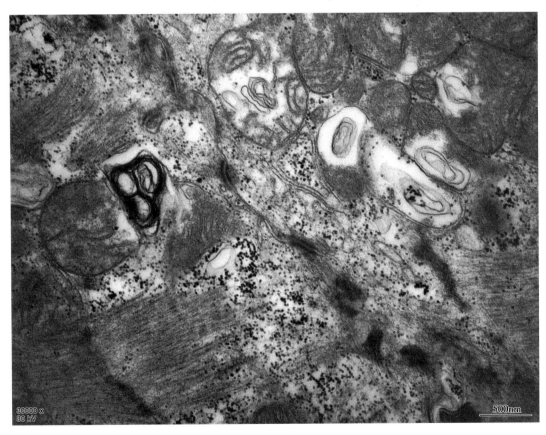

图 8-105
图 8-104 放大,闰盘上中间连接与断裂的肌丝相连,肌丝方向杂乱,周围较多糖原颗粒及线粒体,线粒体部分变性

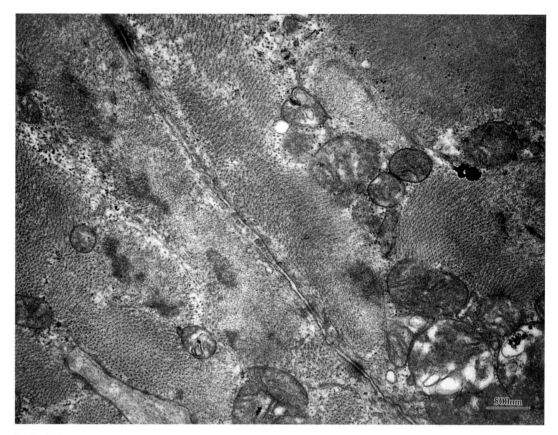

图 8-106
线性闰盘，两侧片状肌丝，未形成肌丝束

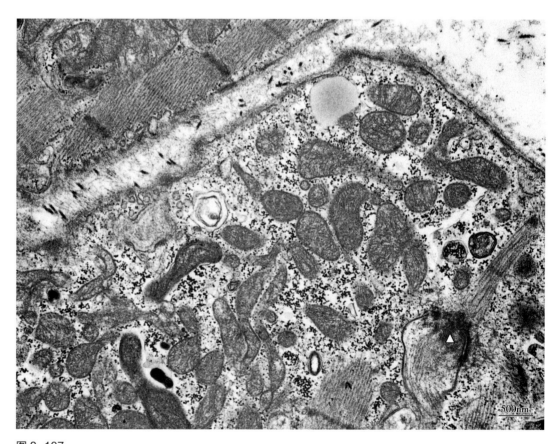

图 8-107
心肌细胞内闰盘（△），位于一条肌丝束的 Z 线位置，延伸至两侧包绕肌丝束；心肌细胞内肌丝部分溶解，有较多糖原颗粒；细胞膜内陷，细胞膜下较多吞饮小泡

第八章 | 特发性扩张型心肌病病理组织形态与超微结构

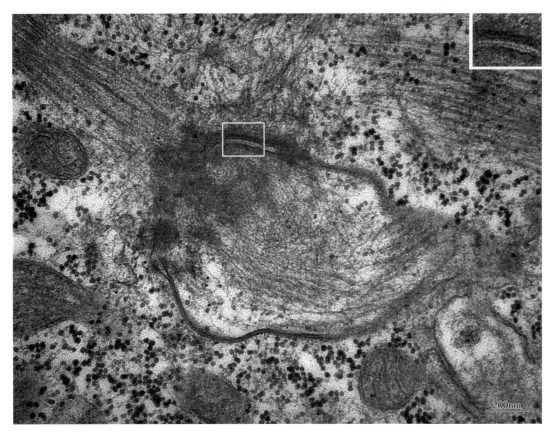

图 8-108
图 8-107 放大，发育不良的闰盘包裹部分肌丝，中间连接上有肌丝与之相连，肌丝排列无序

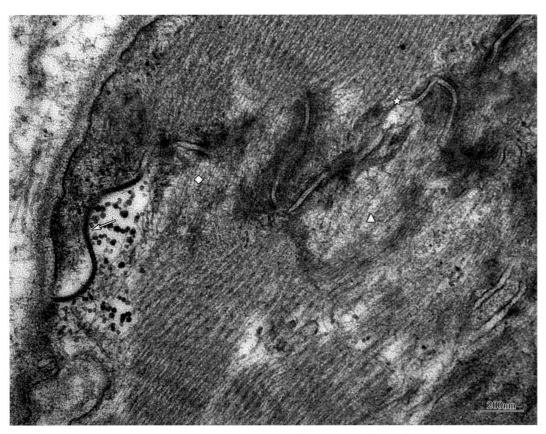

图 8-109
闰盘质膜间隙增宽，局部扩张膨隆（☆），中间连接电子密度不均匀，肌丝与闰盘连接不良（◇），局部仅见稀疏的细肌丝（△），与细胞膜相连处见冗长的联络膜（↑），呈高密度线状

(四)幼稚的细胞器

正常心脏发育过程中,细胞器亦同步发育成熟。透射电镜观察到IDC同其他类型的原发性心肌病有相似的表型,即幼稚细胞器,如高尔基复合体、粗面内质网等,提示心肌细胞发育不成熟或细胞的合成代谢功能较活跃(图8-110~图8-115)。

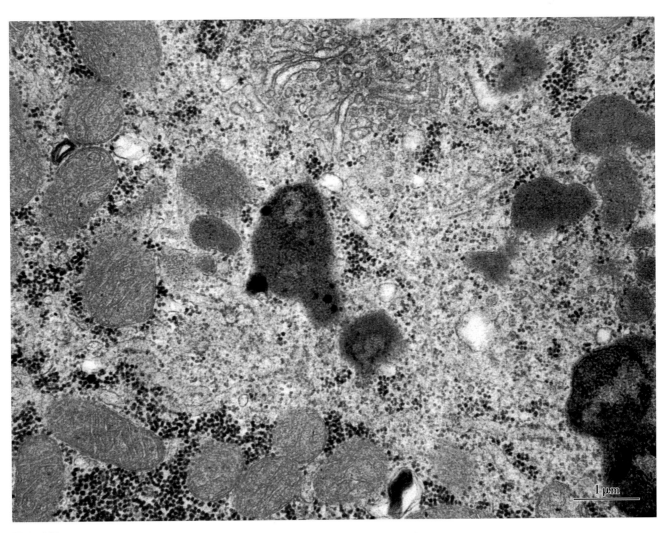

图8-110
心肌细胞内高尔基复合体,周围有溶酶体及较多糖原颗粒

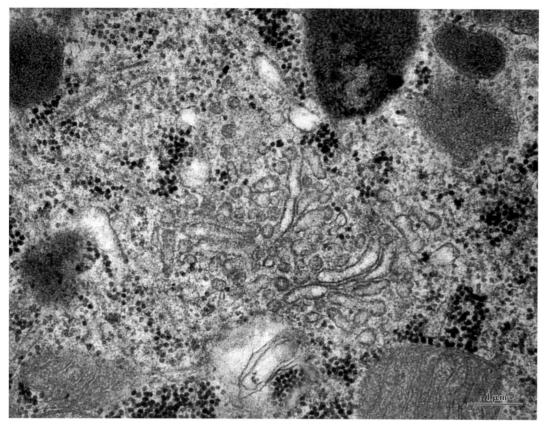

图 8-111
图 8-110 放大,高尔基复合体体呈弓形,由数个平行的扁平囊泡堆叠形成,扁平囊的宽度约 1μm,由单层膜构成,中间形成囊腔,周缘呈泡状,表面有一些大小不等的运输小泡

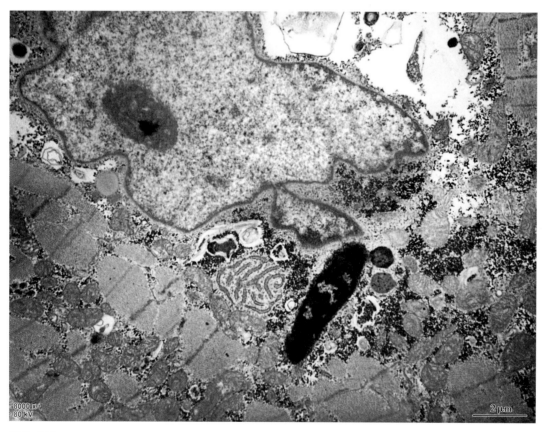

图 8-112
心肌细胞核周有多层排列的粗面内质网、溶酶体、核糖体及线粒体;细胞核染色质疏松,核仁明显

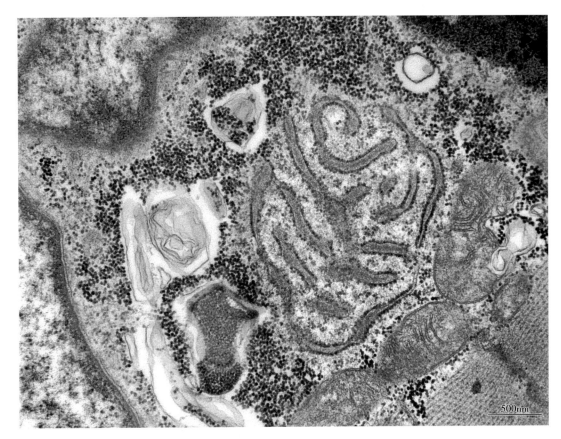

图 8-113
图 8-112 放大，多层排列的粗面内质网表面有核糖体，周围较多糖原颗粒，并可见线粒体、溶酶体及退变的髓鞘样结构

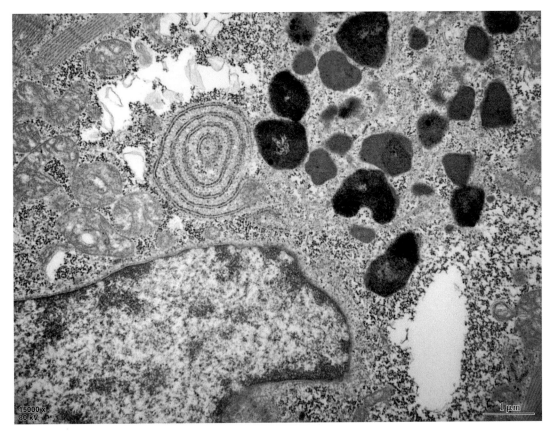

图 8-114
细胞核周多层环状排列的粗面内质网，表面附核糖体颗粒；周围溶酶体密集

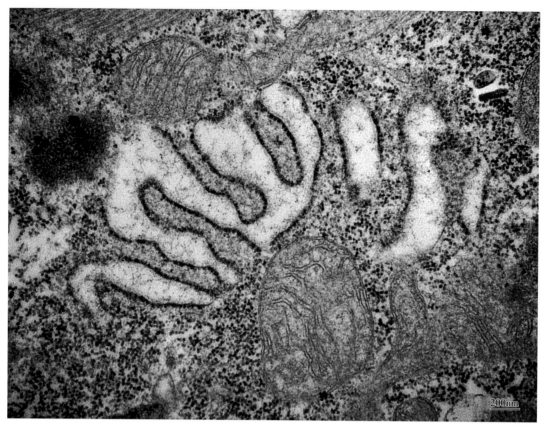

图 8-115
弯曲迷宫样排列的粗面内质网，内部扩张，其上附着核糖体颗粒；周围颗粒状物密集，部分为游离核糖体，部分为糖原

（五）细胞核形态改变

无论散发或遗传性 IDC，均有检出编码核骨架相关蛋白 Lamin 的 *LMNA* 基因突变的报道，目前已发现与 IDC 相关的 *LMNA* 基因的 100 多种突变。编码核骨架蛋白的基因突变可能是 IDC 核形态异常的主要原因。透射电镜观察到 IDC 心肌细胞胞核异常的超微表型：

1. 常见幼稚心肌细胞核，染色质细腻，常染色质丰富，并常伴有不成熟肌节，提示细胞处于幼稚阶段及代谢活跃。

2. 常见畸形心肌细胞核，核大小不等及核内空泡。细胞核的形状由核骨架、核膜和细胞骨架共同决定，核膜骨架的破坏会导致细胞核畸形。畸形核与 IDC 表型的可能关系：①核结构变化不利于核-细胞骨架耦合，心肌细胞更易受到机械应力影响；②核膜蛋白突变破坏心肌细胞核结构的稳定性，影响核内基因的表达，或导致异常基因表达。

3. 心肌细胞胞核位于细胞膜下，呈边位状，并伴有心肌细胞形态的改变，或凸起于细胞侧面，围以少量稀疏的肌丝，而心肌细胞主体内肌节完好。

4. 核仁体积变化及核内包涵体　蛋白质合成旺盛、生长活跃细胞的核仁大，可占总核体积的25%，成熟心肌细胞蛋白质合成水平较低，核仁较小。IDC中可见体积较大、形状怪异的核仁或多个核仁，提示其蛋白质合成活跃。核内包涵体（intranuclear inclusion）泛指在细胞核中出现的除主要结构（即核膜、核孔及核片层、染色质、核仁）以外的其他结构。IDC中偶见核内包涵体，其内有不均匀分布的细颗粒状物。

5. 核周改变　正常心肌细胞核周有少量空隙，称为核周腔。IDC心肌细胞核周腔常见扩大，内有多种退变物质，包括变性线粒体、髓鞘样结构、糖原颗粒等；或核周腔消失，呈肌丝束紧邻核膜（图8-116~图8-139）。

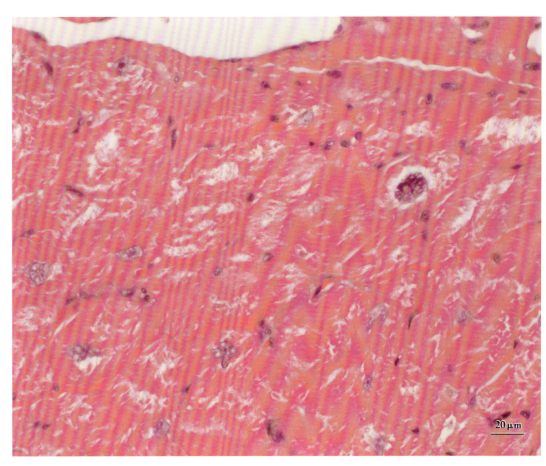

图 8-116
IDC心肌细胞胞核大小不一，形状各异，HE染色

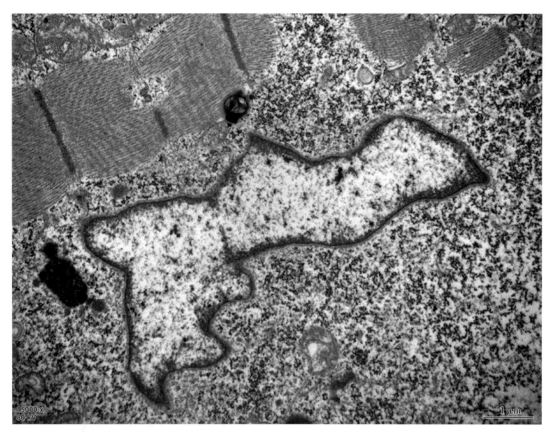

图 8-117
不成熟的心肌细胞核，染色质边聚，核膜增厚，核内常染色质多，异染色质非常少，核周见散落的肌丝

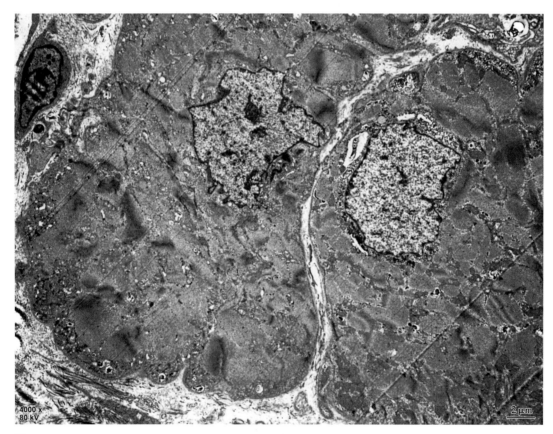

图 8-118
两心肌细胞侧－侧连接处，两心肌细胞核发育不同步，左侧稍成熟，右侧稍幼稚，肌节不规则，间质纤维化

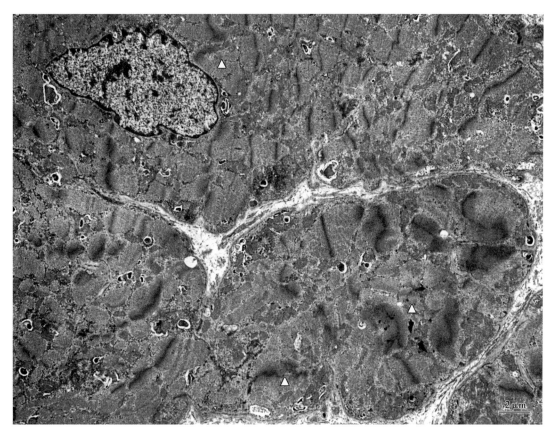

图 8-119
不成熟的心肌细胞核，核内常染色质多，异染色质少；细胞内肌节形成不良，Z 线形状怪异、方向各异（△）

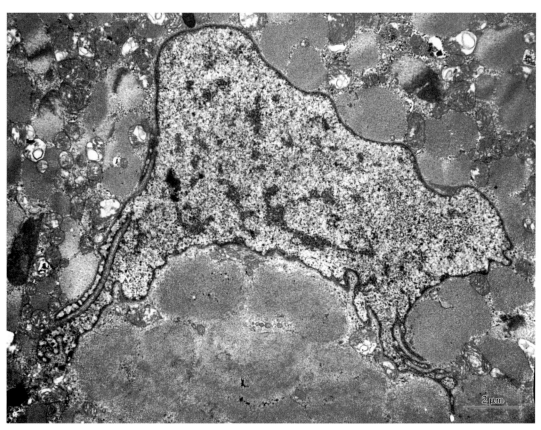

图 8-120
心肌细胞核畸形，核膜深陷形成深大的褶皱，周围肌节结构不良

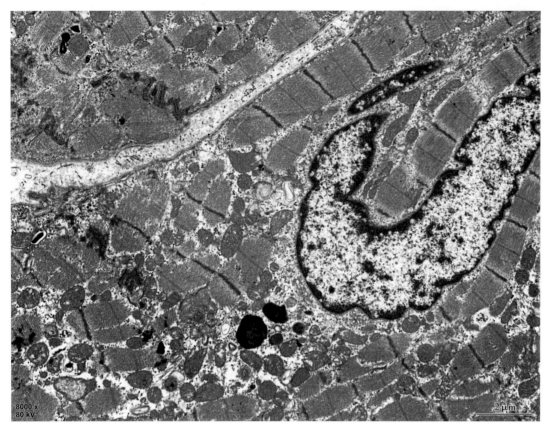

图 8-121
"U"形核,核与肌丝束紧邻,肌丝束挤压、核膜内陷,核内异染色质边集

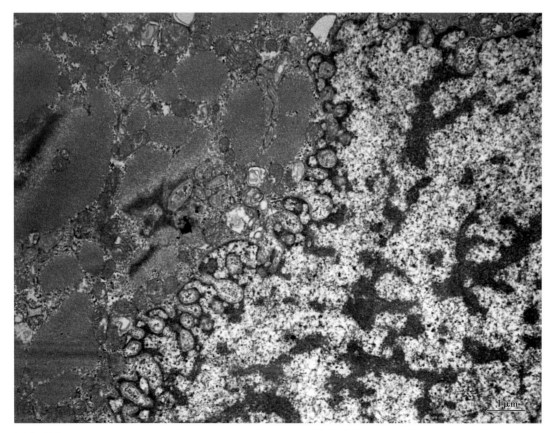

图 8-122
大量核膜微小内陷造成核膜泡状外突形态

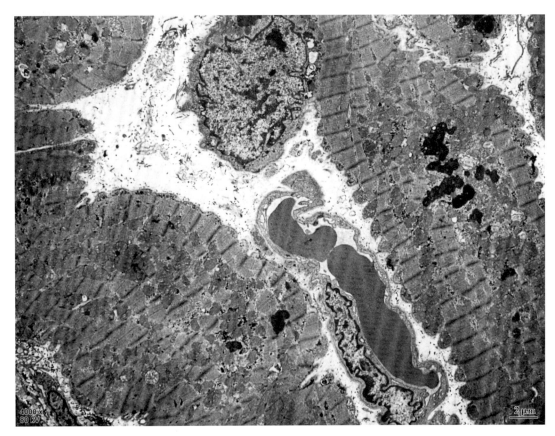

图 8-123
心肌细胞核边位，多处核膜内陷；心肌细胞主体内肌节完好；间质增宽、疏松，纤维组织增生

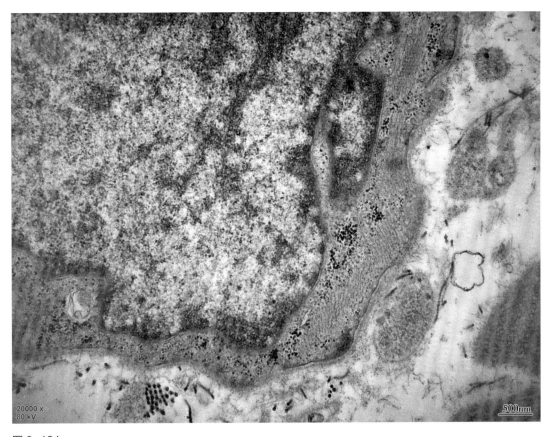

图 8-124
图 8-123 放大，边位的心肌细胞核周围肌节结构不良，Z 线短小，未形成完整肌节；核周有糖原颗粒聚集；间质内有粗大的 I 型纤维

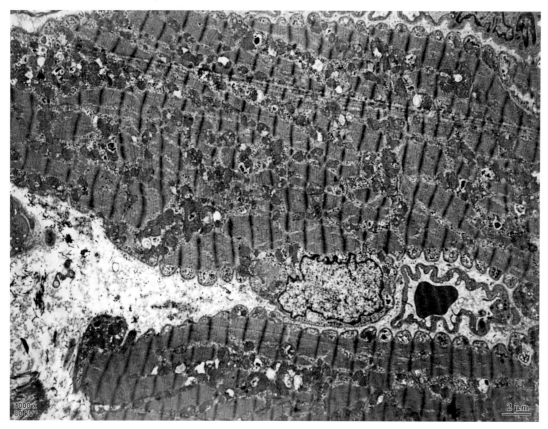

图 8-125
心肌细胞核边位,心肌细胞主体内肌节结构良好,线粒体轻度增生

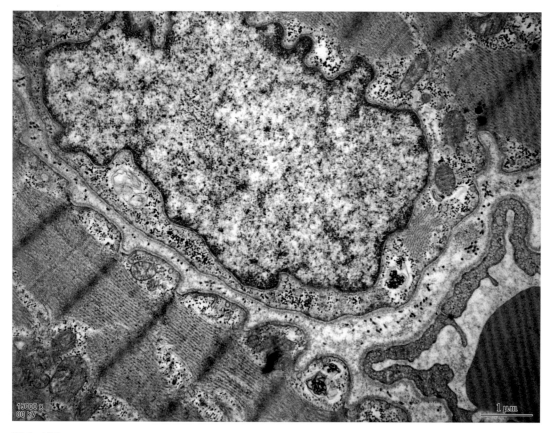

图 8-126
图 8-125 放大,边位心肌细胞核紧贴细胞膜,周围见少量肌丝及核糖体

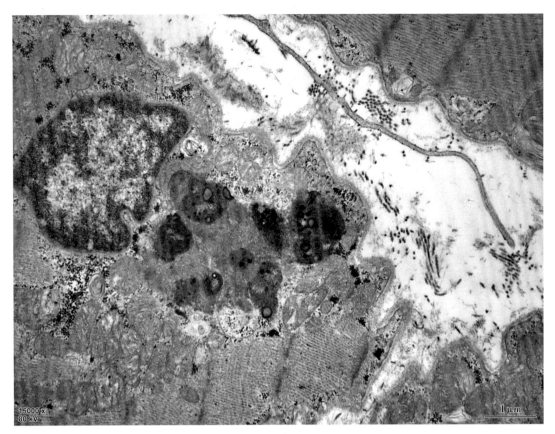

图 8-127
位于细胞膜下的边位心肌细胞核，核旁次级溶酶体和残余体；间质疏松，内有 TC 及散在粗大的 I 型胶原纤维

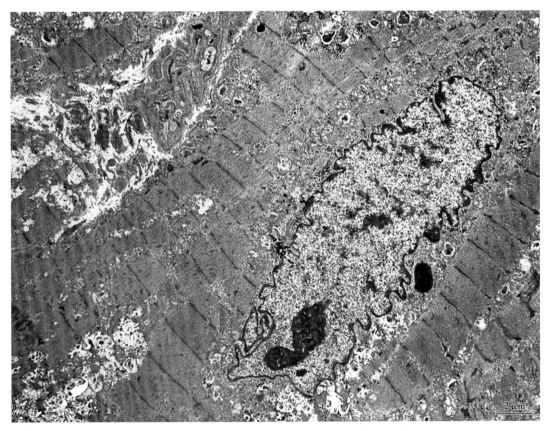

图 8-128
心肌细胞核内见大且畸形的核仁；间质纤维化

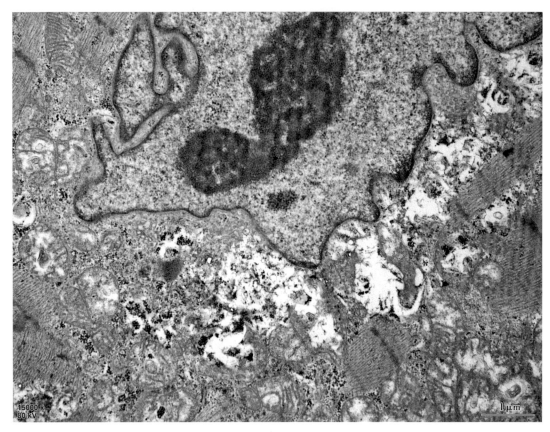

图 8-129
图 8-128 放大,核仁增大、畸形,其中可见高电子密度棒状结构;核周肌丝溶解,线粒体空化

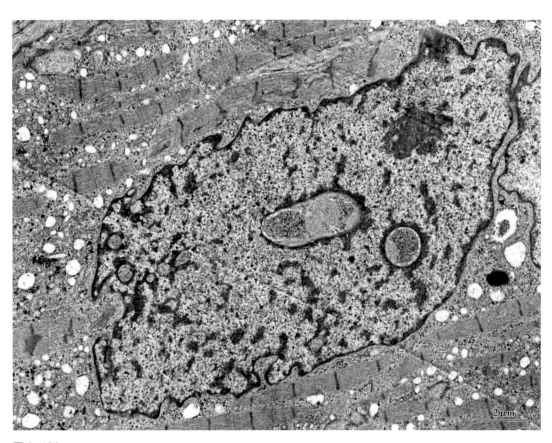

图 8-130
心肌细胞核内假包涵体,呈圆形及椭圆形,异染色质在假包涵体周围浓集,假包涵体内部见不均匀分布的细颗粒状物

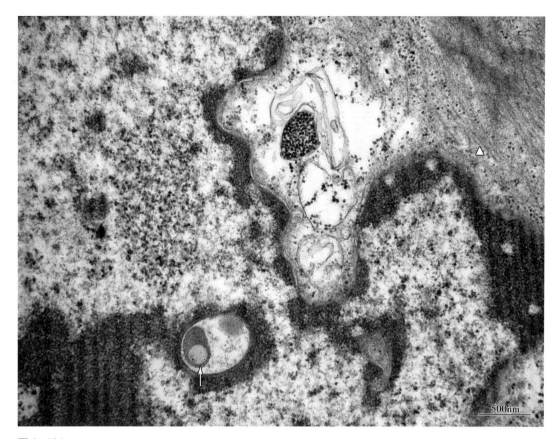

图 8-131
核内见椭圆形假包涵体，异染色质边聚，内含偏心性高电子密度物（↑）；核膜紧邻肌丝（△），核周腔内含板层膜状结构及核糖体颗粒

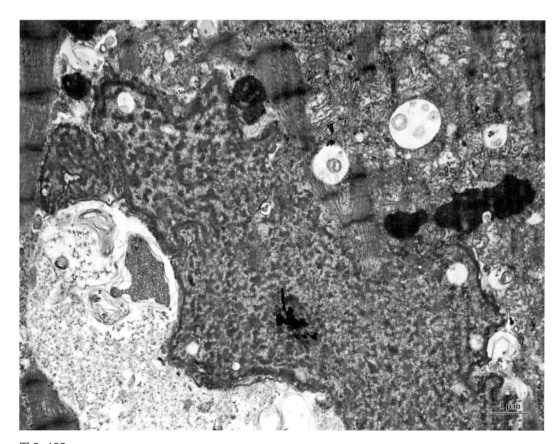

图 8-132
核变异，异染色质增多、浓缩，呈颗粒状弥漫分布；一侧肌丝束紧邻核膜，一侧核周腔增大；核周腔内见退变的髓鞘样结构

第八章　特发性扩张型心肌病病理组织形态与超微结构

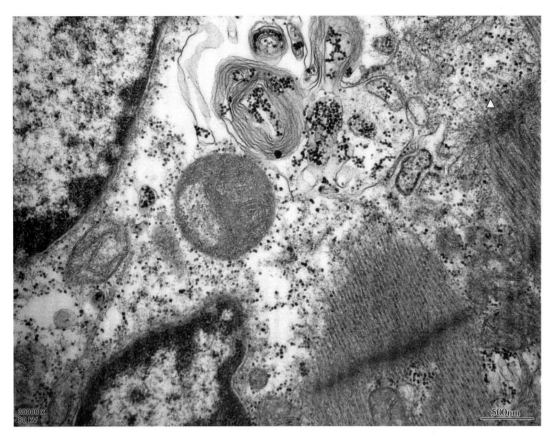

图 8-133
核周间隙增大，内有部分退变的线粒体、板层状髓鞘样小体、糖原颗粒、游离核糖体，一侧见肌丝断裂、溶解（△）

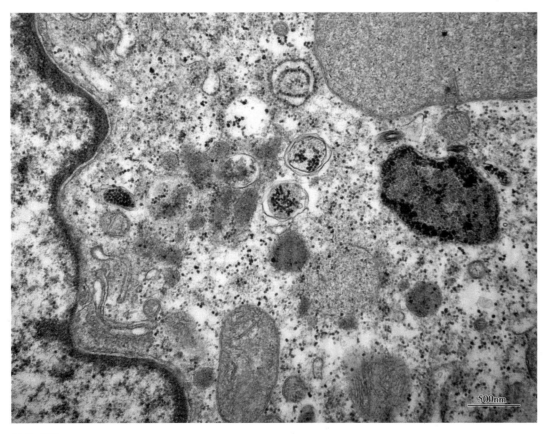

图 8-134
核周腔增大，核周腔内有溶酶体、线粒体、内质网和包裹的颗粒物

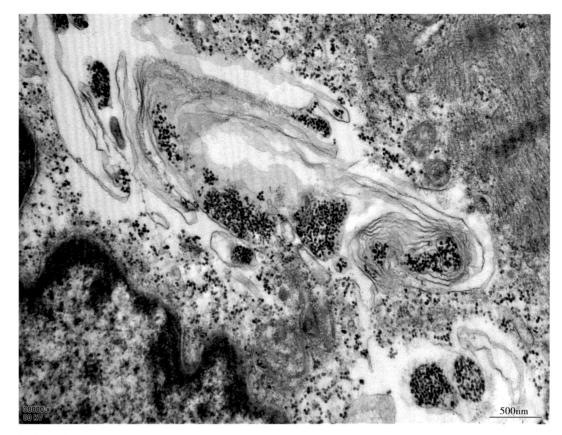

图 8-135
核周腔内散在糖原颗粒，多层膜板层状髓鞘样小体，其内包裹糖原颗粒

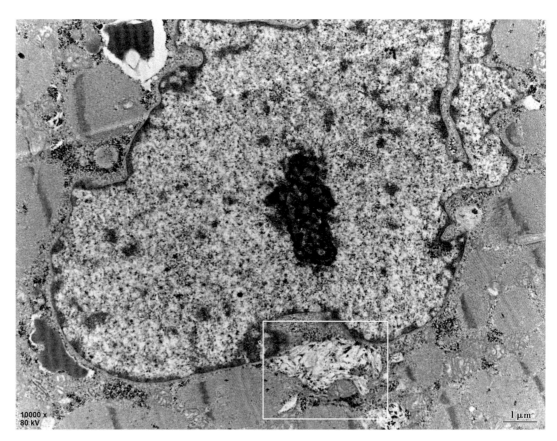

图 8-136
核膜局部内陷，在内陷核膜附近有裂隙状结构（图中有刀痕）

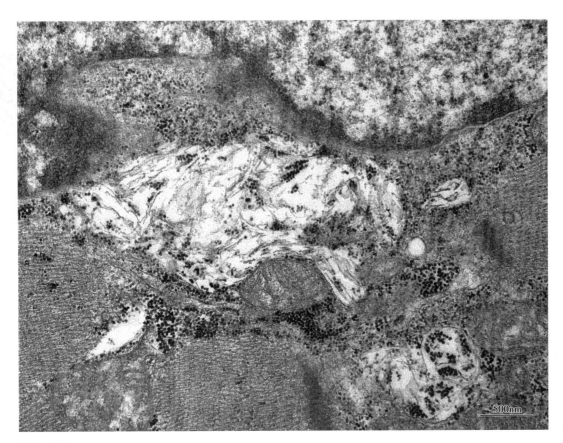

图 8-137

图 8-137 放大,核周肌丝局部溶解,呈裂隙状

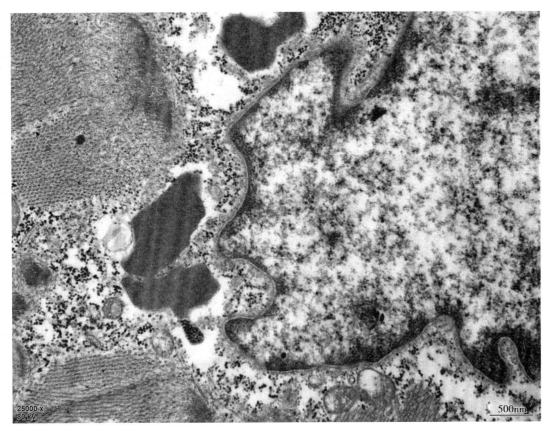

图 8-138

核周溶酶体、糖原颗粒

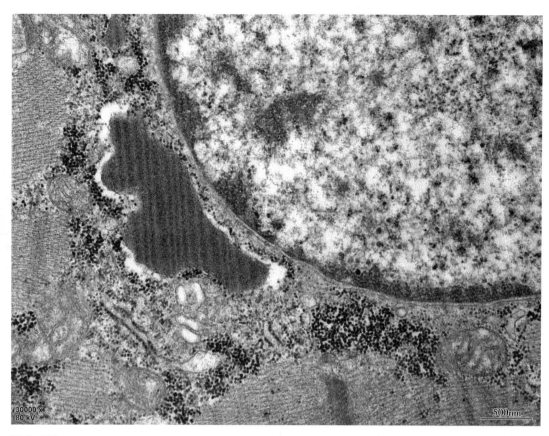

图 8-139
核周溶酶体、糖原颗粒、线粒体

三、心肌细胞衰老及损伤

正常心肌细胞衰老和更新速度很慢。人的正常生命周期中仅约 50% 的心肌细胞参与过更新，更新率与增龄相反，25 岁时每年约更新 1%，75 岁时每年约更新 0.4%，而病变心肌细胞的衰老速度明显增加。生理情况下，人体心肌细胞于出生数周后即逐渐停止分裂，长期保持分化状态，执行特定功能。随年龄增长，心肌细胞的生理功能逐渐下降、衰老，表现为细胞皱缩、体积变小；核膜内折，染色质固缩；自噬增强，脂褐素等残余体堆积；膜性结构通透性和脆性增加、断裂或溶解，闰盘解离，肌浆网肿胀；线粒体数量减少、体积增大、肿胀、嵴少，内容物消失或呈絮状，可有巨型线粒体；细胞骨架改变，肌节形态异常，肌丝排列紊乱等。

透射电镜观察到 IDC 中心肌细胞衰老及损伤的表现较明显，典型改变为胞核皱缩、自噬与自溶增强、细胞器肿胀、肌丝溶解、细胞膜损伤破裂及心肌细胞肿胀等。上述改变更常见于发育不良的心肌细胞，提示由于基因突变，致蛋白质合成错误，引起细胞损伤，可能为导致细胞衰老进程加快的原因之一，尤其是发育不良的心肌细胞更易于衰老、损伤，甚至死亡。

（一）细胞核皱缩

核纤层蛋白基因（*LMNA*）突变是 IDC 的病因之一。核纤层蛋白突变能加速细胞衰老：一方面突变的核纤层蛋白可导致核膜脆性增加，核膜内陷、断裂，直致胞核崩溃瓦解；另一方面核纤层蛋白及其相互作用蛋白与染色质和转录调节因子相关，突变的核纤层蛋白可使组织特异性基因调节异常，加速衰老。透射电镜观察到 IDC 心肌细胞核皱缩、核膜内陷、染色质浓集，同时伴有核周脂褐素增加、髓鞘样结构等核衰老的表型改变（图 8-140~ 图 8-144）。

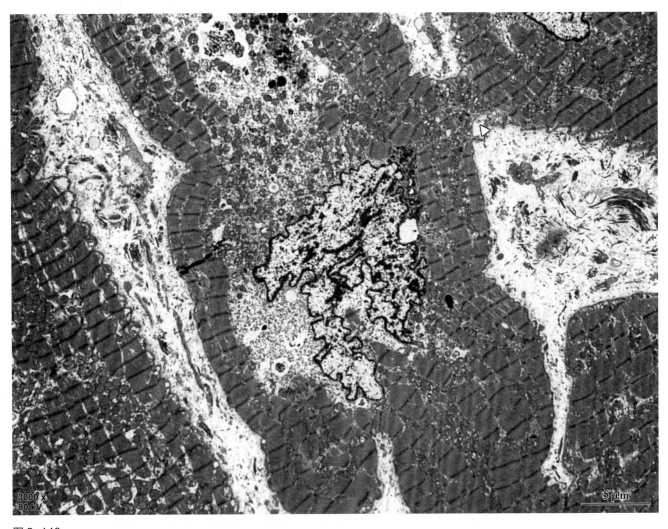

图 8-140
心肌细胞核皱缩、核膜内陷，核畸形；核周腔增宽，局部肌丝束溶解，线粒体堆积；心肌细胞侧面与相邻心肌细胞黏附（△），该处两心肌细胞内的肌丝束延续性均尚好，细胞膜下线粒体聚集；心肌细胞间隙增宽，间质中可见粗大的 I 型胶原纤维及间质细胞

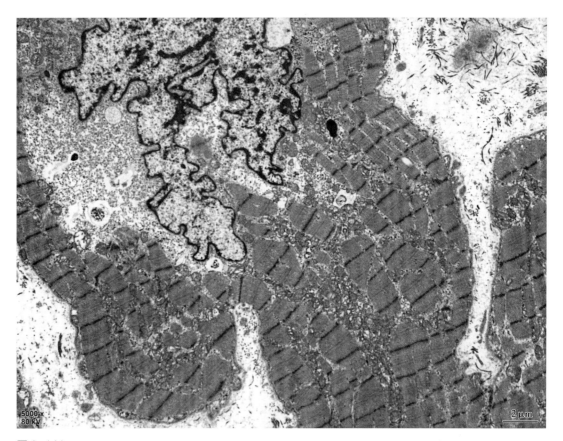

图 8-141
图 8-140 放大,心肌细胞核膜内陷、褶皱,核周大量细颗粒状物质;心肌细胞的两处分叉,间质随细胞膜内陷

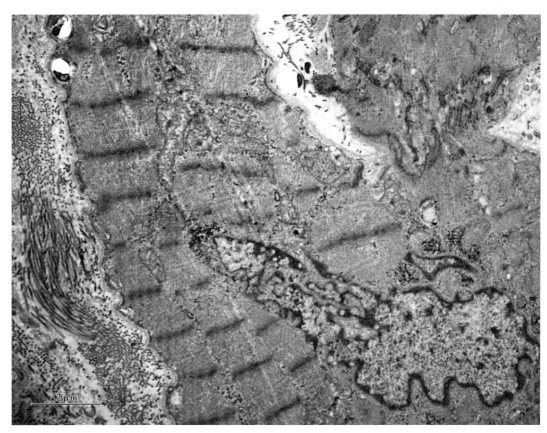

图 8-142
细胞核膜深度褶皱,形成深大切迹,异染色质浓集成块;心肌细胞周围大量粗大Ⅰ型胶原沉积

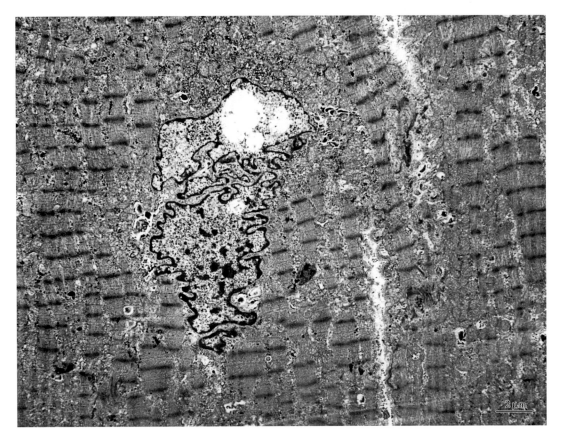

图 8-143
核膜褶皱加深,核内局部空化;周围肌节结构正常

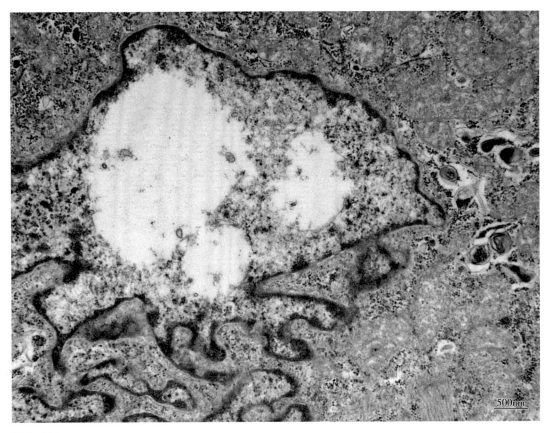

图 8-144
图 8-143 放大,核内局灶空化,空化区与周围分界清楚,局部可见膜结构

（二）自噬与自溶增强

生理状态下，源自游离核糖体的结构性蛋白，即内源性蛋白，如肌细胞中的肌纤维蛋白，具有一定寿命，或长或短，最终被降解。IDC 中肌节蛋白基因缺陷，导致肌节蛋白稳定性降低、寿命缩短，或引起错误蛋白在胞质内聚集。细胞内错误蛋白的清除主要通过 3 个系统进行：自噬/溶酶体系统、泛素-蛋白酶系统（ubiquitin-prolease system，UPS）和蛋白水解酶系统。透射电镜可以观察到自噬/溶酶体系统的改变，而另外两种系统则需要通过分子手段检测。

1. 自噬小体 自噬过程包括发生于细胞内的，由双层膜将胞内物质包裹而形成的小体，称为自噬小体。自噬小体直径一般为 300~900nm，平均 500nm，囊泡内常见的包含物有胞质成分和某些细胞器，如线粒体、肌丝等。自噬小体与溶酶体融合，称为自噬溶酶体，溶酶体酶可促进被自噬物质完全降解或形成不能降解的残余体。正常心肌细胞内蛋白质的合成与降解处于动态平衡状态，保持一种较低的基础自噬活性，对细胞中破损或衰老的细胞器、长寿命蛋白质、错误合成或折叠错误的蛋白质等及时清除。当来自细胞外的（如外界中的营养成分、缺血缺氧、生长因子等）或细胞内的（代谢压力、衰老或破损的细胞器、折叠错误或聚集的蛋白质等）诱发因素出现时，细胞自噬活性将增强。IDC 存在多种可诱发细胞自噬的因素，如细胞器损伤、蛋白质折叠错误或聚集、缺氧等，但自噬过程迅速而短暂，有实验证实，细胞被诱导后 8 分钟左右可观察到自噬体（autophagosome）形成，2 小时后自噬溶酶体（autolysosome）基本降解消失，因此透射电镜往往较难观察到自噬现象。在本组 IDC 心肌细胞，透射电镜观察到心肌细胞内的自噬小体，多为糖原自噬（参见本章糖原自噬相关内容）（图 8-145，图 8-146）。

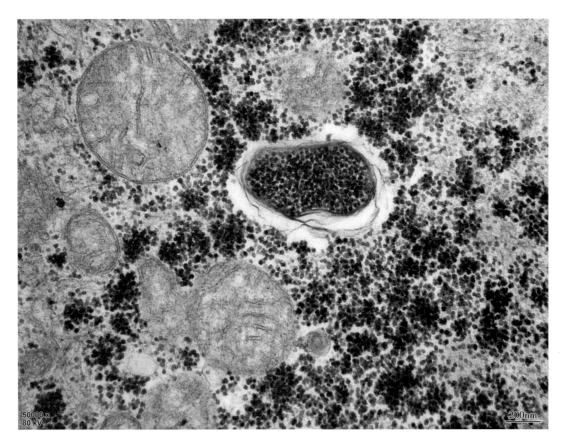

图 8-145
线粒体间有大量糖原颗粒,部分被膜结构包裹形成糖原自噬小体

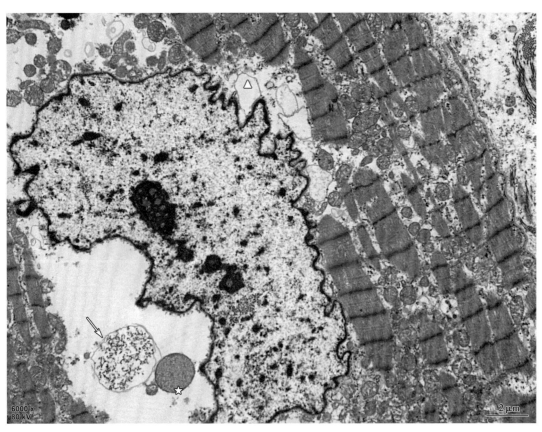

图 8-146
心肌细胞核周腔增大,其中见双层膜包裹的自噬体(↑)、扩张的肌浆网(△)及溶酶体(☆)

2. 溶酶体（lysosome） 是真核细胞内的细胞器，内含多种水解酶，参与细胞的一系列生物功能和物质代谢，若其功能障碍将导致细胞的病理改变。

（1）溶酶体的超微表型：溶酶体形态极其多样化，为直径0.4μm至数微米的颗粒或小泡，外被6~8nm厚的单层膜。①初级溶酶体：为刚从高尔基复合体形成的小囊泡，直径0.2~0.8μm，内含丰富的酸性水解酶，包括蛋白酶、核酸酶、脂酶、糖苷酶和溶菌酶等多种酶类，无作用底物。不同细胞内所含溶酶体的数量差异较大，正常心肌细胞内初级溶酶体较少见。②次级溶酶体（secondary lysosome）：体积较大，外形多不规则，囊腔中含有正在被消化分解的物质颗粒或膜碎片。透射电镜在IDC心肌细胞的胞核旁、肌丝束溶解区及间质纤维增生区均观察到溶酶体，以大量次级溶酶体为主，亦见初级溶酶体（图8-147~图8-152）。

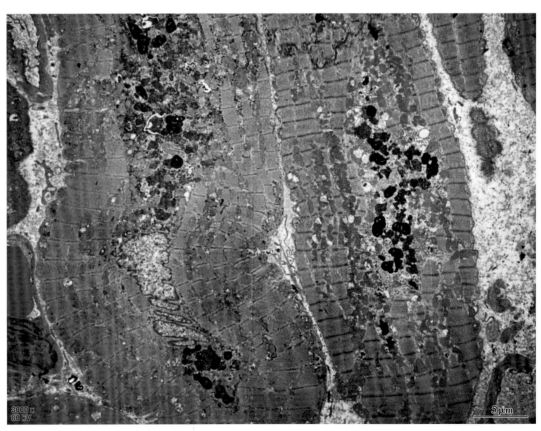

图 8-147
心肌细胞内大量溶酶体及脂褐素

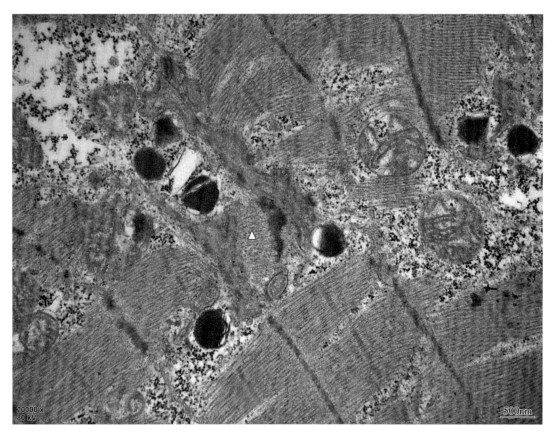

图 8-148
心肌细胞内多个位于肌丝间的初级溶酶体（直径 0.5μm），局部肌节结构破坏（△），Z 线缺失，T 管增宽

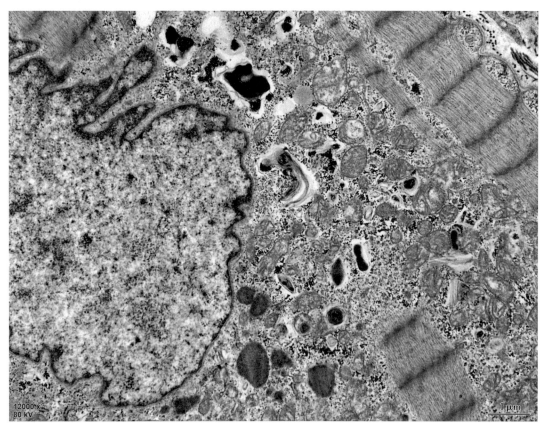

图 8-149
心肌细胞核周大量溶酶体，其中有初级溶酶体和次级溶酶体

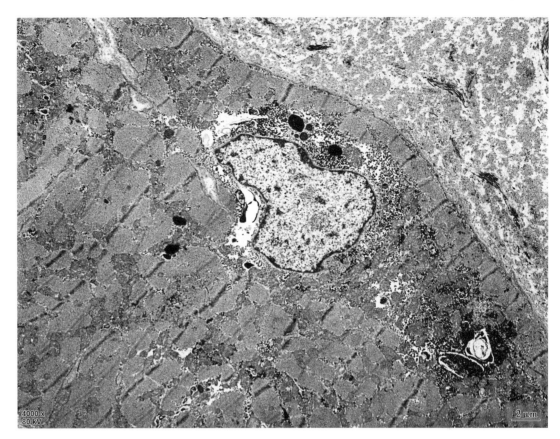

图 8-150
心肌细胞核周围聚集多个细腻均质高电子密度的初级溶酶体

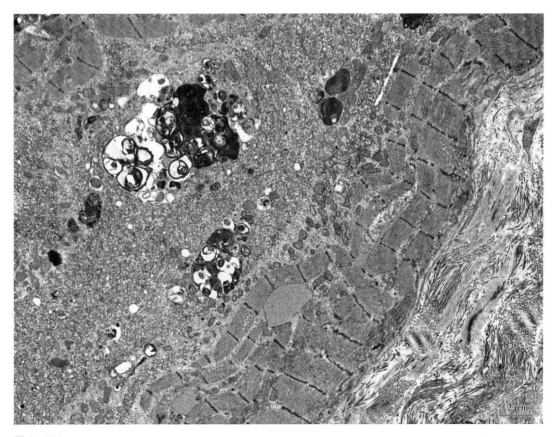

图 8-151
心肌细胞内部分为形态良好的肌丝束，部分肌丝束碎裂、溶解，内有大片溶酶体，外形不规则，电子密度不均匀，内含颗粒状物及膜状物；间质胶原纤维增生，粗大的Ⅰ型胶原束状排列

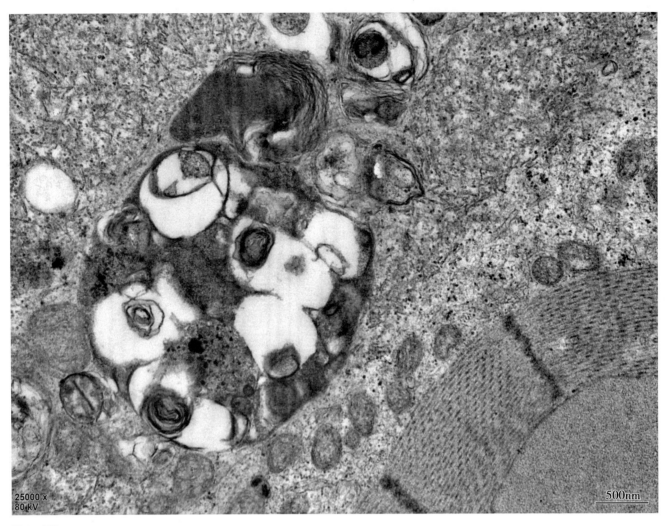

图 8-152
图 8-151 放大，溶解的肌丝束内巨大的次级溶酶体，内部密度不均匀，并含多个环形层状结构

（2）溶酶体与心肌细胞局部溶解：病理状态下，如机体的微循环紊乱，组织缺血缺氧等，均可引起细胞内溶酶体膜损伤及通透性升高，水解酶逸出，受损细胞内的大分子成分被水解酶分解为小分子物质，导致细胞自溶。透射电镜在 IDC 心肌细胞的溶解区中观察到多种形态的溶酶体（图 8-153~ 图 8-155）。

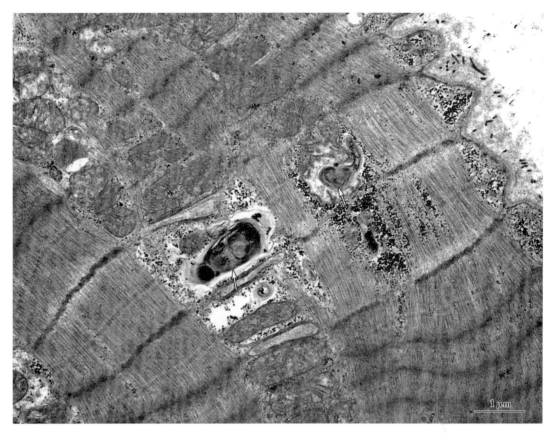

图 8-153
局部肌丝溶解,两 Z 线之间间隙增宽,溶解的肌丝内有次级溶酶体(↑)

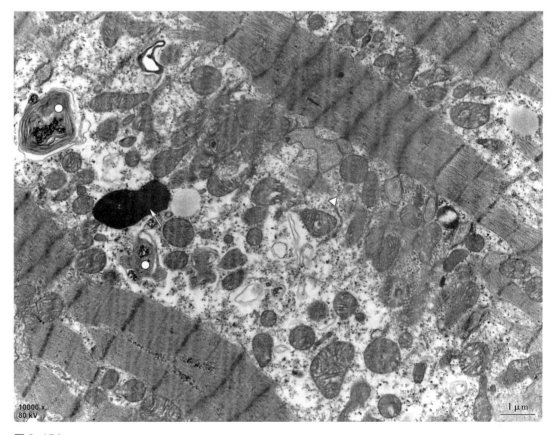

图 8-154
肌丝束间部分肌丝束溶解,残余部分肌节结构(△),其中可见溶酶体(↑)及板层状残余体(○);肌浆网水肿、扩张

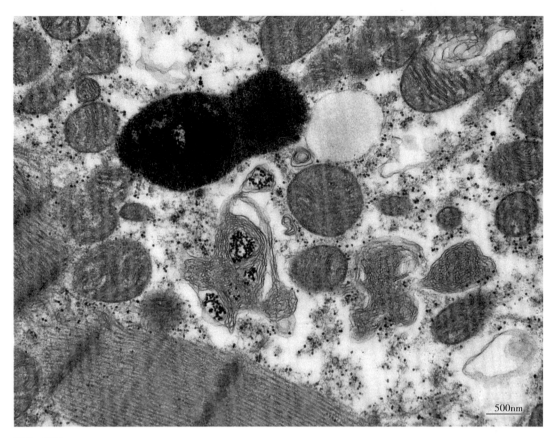

图 8-155
图 8-154 放大，溶酶体和板层状髓鞘样小体

（3）残余体：若自噬溶酶体内的水解酶不能将其中的物质彻底消化溶解，则转化为细胞内的残余体（residual body），有些残余体可通过细胞的胞吐作用清除、排放到胞外，有些则沉积于细胞内。正常心肌细胞内常见的残余体为脂褐素（lipofuscin）。脂褐素是由单位膜包裹的不规则小体，内容物为脂滴、小泡等电子密度不等的物质，其中 50% 为脂质，主要分布在细胞核周围。病理状态下不仅脂褐素数量增多，亦可见到髓鞘样结构（myelin figure），直径在 0.3~3μm 之间，最显著的特征是呈板层状、指纹状或同心层状排列的膜性物质。透射电镜在 IDC 心肌细胞内常观察到大量残余体，除脂褐素外，还有板层状髓鞘样结构（图 8-156~ 图 8-161）。

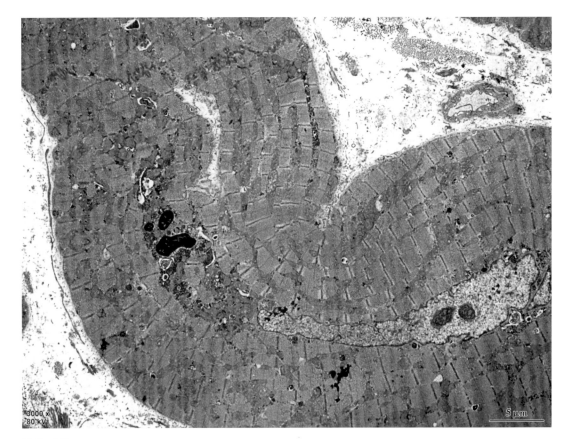

图 8-156
心肌细胞拉长、弯曲，细胞核细长，细胞核周脂褐素堆积

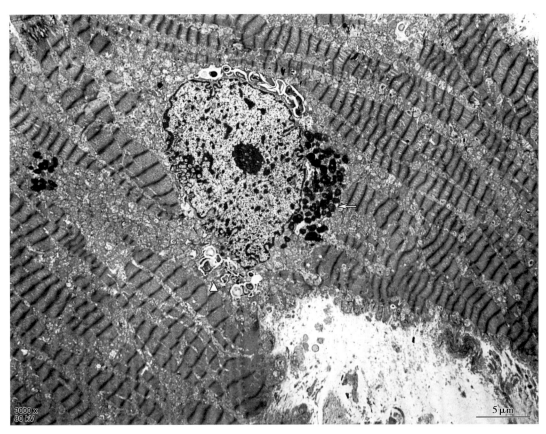

图 8-157
核周较多溶酶体残余体，既有髓鞘样小体（△），又有脂褐素（↑）；心肌细胞内线粒体密集

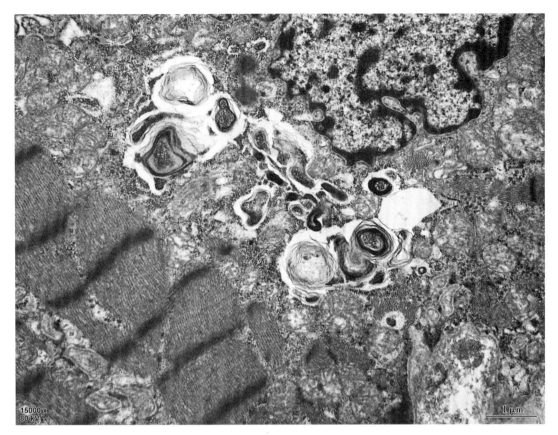

图 8-158
图 8-157 放大,溶酶体残余体,呈髓鞘样小体表型

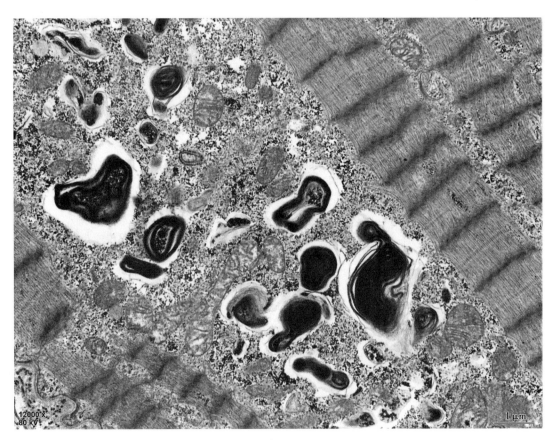

图 8-159
肌丝束间大量呈髓鞘样结构的溶酶体残余体

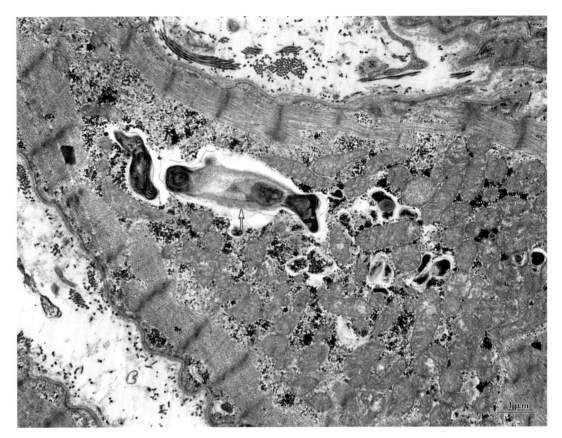

图 8-160
肌丝束间线粒体和溶酶体密集，其中可见形状怪异的溶酶体残余体（↑），部分呈髓鞘样结构，部分为不规则高电子密度物，周围包裹单层膜结构

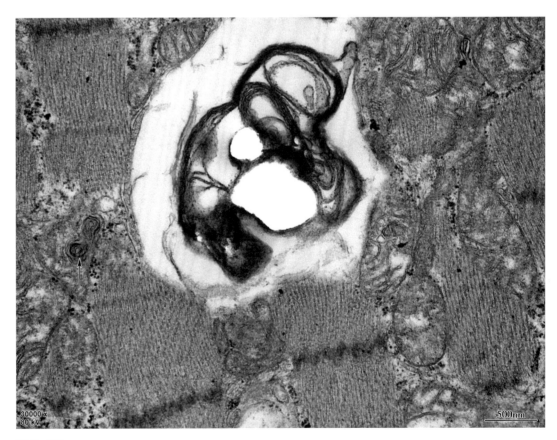

图 8-161
心肌细胞内的板层状结构；周围线粒体内局部髓鞘样变（↑）

（4）溶酶体与间质：疾病过程中影响溶酶体酶外逸的因素很多，一旦溶酶体酶从细胞内释放至间质中，则继续发挥酶解破坏作用，并致间质中的炎细胞受损或破坏，释放致纤维化因子，激活成纤维细胞，导致胶原纤维沉积等。关于IDC溶酶体酶被释放并进入细胞间质的机制尚不十分清楚。透射电镜观察到IDC心肌间质中及间质细胞内有较多溶酶体及丰富的胶原纤维存在（图8-162，图8-163）。

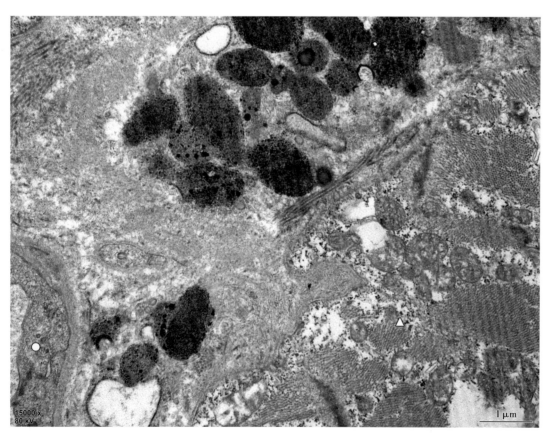

图 8-162
心肌细胞（△）和小血管（○）之间的间质，间质内各种类型胶原纤维沉积，其中有较多的溶酶体

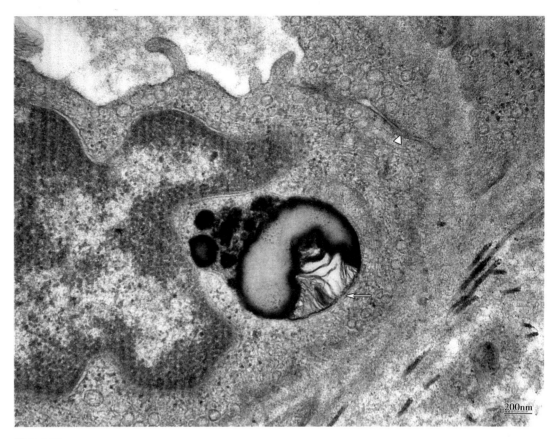

图 8-163
毛细血管内皮细胞内，部分被溶酶体分解的线粒体，可见残存线粒体嵴（↑）；毛细血管间连接结构（△）

（三）线粒体损伤与衰老

细胞损伤后，依损伤的种类和性质不同，可导致线粒体肿胀，或在线粒体基质或嵴内形成病理性包含物。线粒体肿胀的早期表现为嵴变短、稀疏，甚至消失，当极度肿胀时，线粒体可转变成小空泡状结构。线粒体内的包含物有的呈晶形或副晶形（可能由蛋白构成），主要见于线粒体性肌病或进行性肌营养不良；有的呈髓鞘样层状结构，是线粒体膜损伤的结果；有的呈无定形的电子致密物，常见于细胞趋于坏死时，为线粒体成分崩解的产物（脂质和蛋白质）。受损线粒体最终通过细胞的自噬过程加以处理并被溶酶体酶降解消化。在 IDC 心肌样本，透射电镜较易观察到线粒体损伤的形态改变，多为髓鞘样层状结构和无定型的电子致密物（图 8-164~图 8-171）。

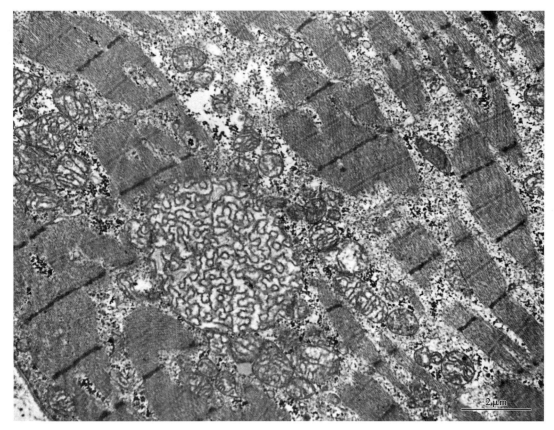

图 8-164
心肌细胞的肌丝束间异型线粒体，直径约 4μm，呈膜性包裹的三维管网结构

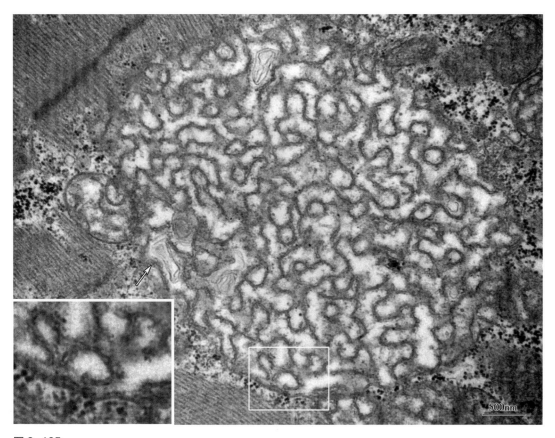

图 8-165
图 8-164 放大，异型线粒体内部为形状各异的扁囊，单位膜的厚度平均为 5~6nm，彼此相互连通，构成一个连续的膜性管网结构，膜内侧附有电子密度不等、形状不一的颗粒，局部呈髓鞘样变（↑），边缘处可见双层膜结构

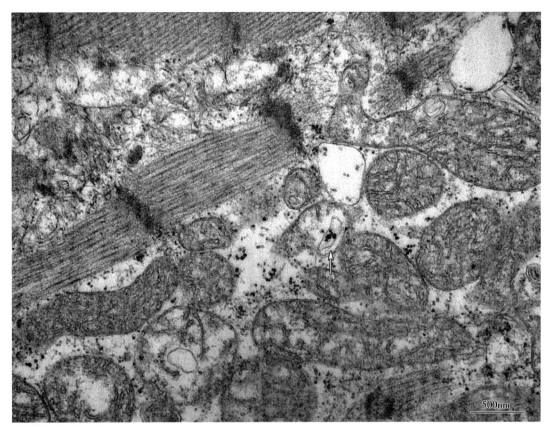

图 8-166
线粒体肿胀、空化、形状不规则,部分线粒体内可见髓鞘样结构及高电子密度颗粒(↑)

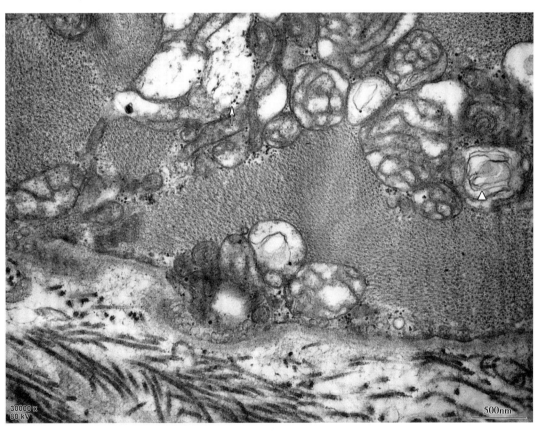

图 8-167
部分线粒体嵴溶解(↑),部分线粒体变性为髓鞘样层状结构(△)

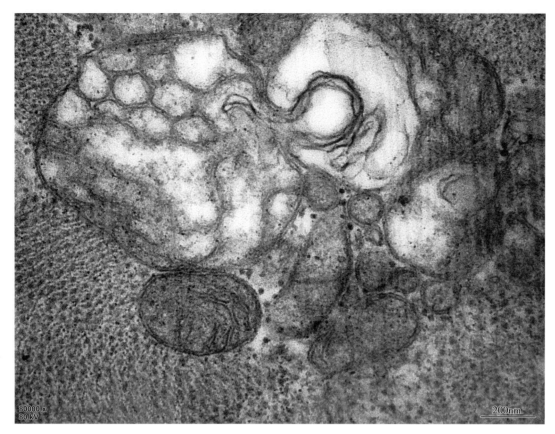

图 8-168
管状嵴线粒体肿胀,局部变性为髓鞘样层状结构,凸入另一变性线粒体内

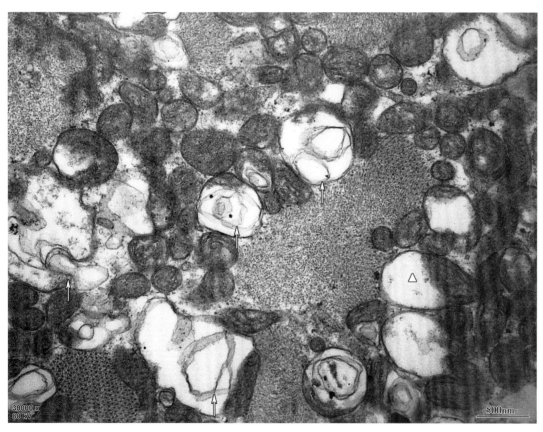

图 8-169
线粒体内部分变性为髓鞘样层状结构(↑),部分线粒体内局部成空泡(△)

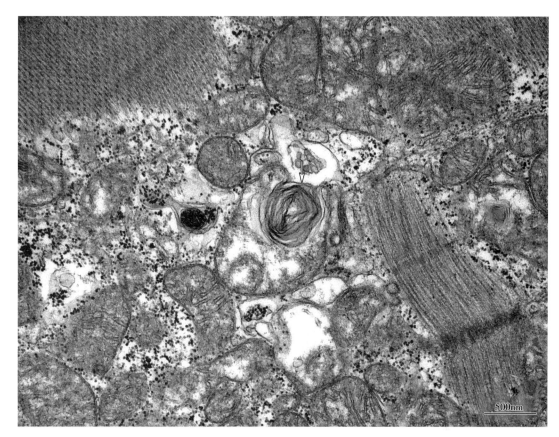

图 8-170
线粒体内一侧膜内陷，局部形成髓鞘样层状结构（↑），胞质内及退变的髓鞘样结构中均见大量糖原颗粒

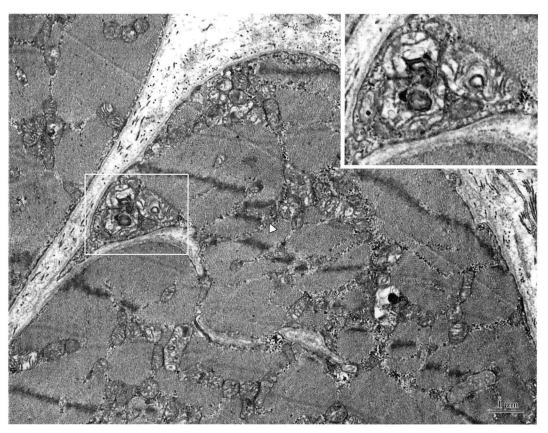

图 8-171
细胞膜下线粒体堆积，局部线粒体变性，内含高电子密度球形结构；肌节形态不良，Z 线未位于同一直线上（△）

(四)肌丝溶解

如前所述,肌节基因突变可致肌丝结构不良,更易发生衰老及降解,表现为肌丝溶解,然而肌丝溶解亦可由多种药物或毒物引起,如调节脂代谢药、酒精、β 受体激动剂、替比夫定、某些麻醉药和精神药等。透射电镜观察到 IDC 肌丝溶解有两种表现,一种呈弥漫性溶解,另一种呈局灶性溶解并形成囊泡状结构。本组 IDC 皆为心肌病的终末期病例,均有长期应用多种药物的治疗史,肌丝溶解的原因可能为遗传因素,或可能为药物影响,亦可能是两者共同作用的结果,有待更深入的研究(图 8-172~图 8-188)。

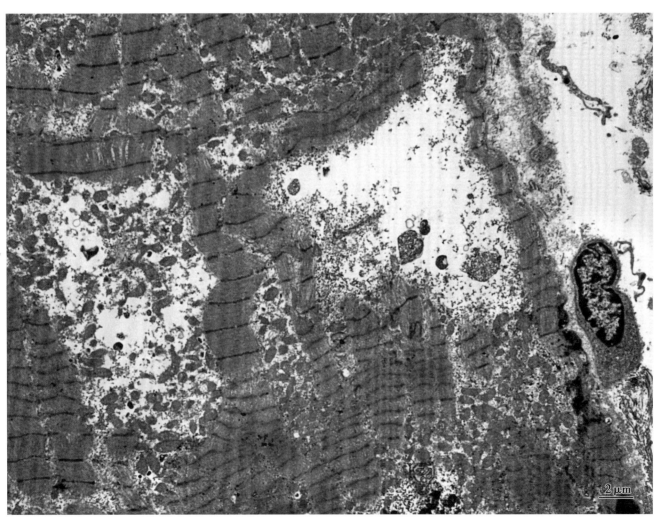

图 8-172
心肌细胞内肌丝溶解,其中见多个自噬小体;肌节过度收缩

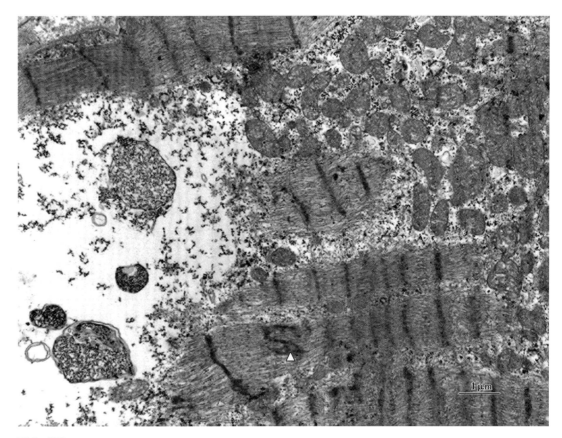

图 8-173
左侧肌丝束断裂、溶解，溶解区内见短链状颗粒及自噬体，右侧残余肌节收缩，肌节拉伸状态不等、长短不一，Z 线呈"S"弯曲（△）

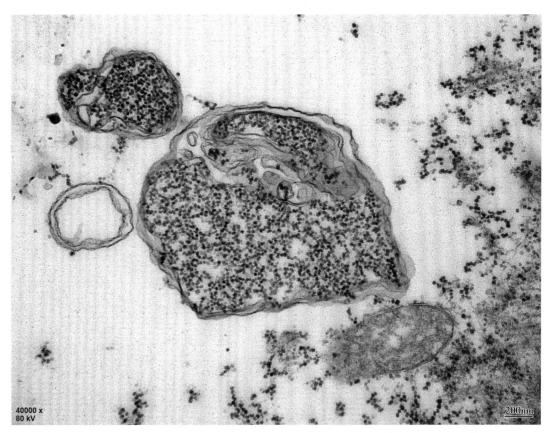

图 8-174
图 8-173 放大，双层膜包裹的自噬体，内有颗粒状物，为糖原及髓鞘样结构

第八章 ｜ 特发性扩张型心肌病病理组织形态与超微结构

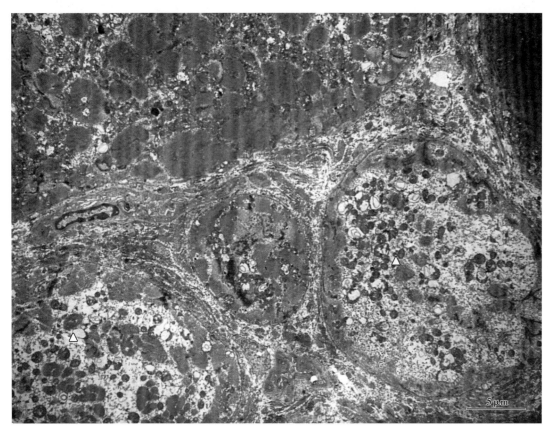

图 8-175
一灶衰老心肌细胞（△），胞质疏松，呈现各种退变表现，细胞之间有较多间质；周围为发育较成熟的心肌细胞

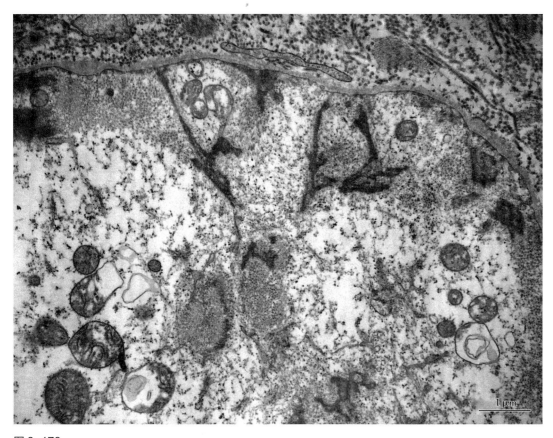

图 8-176
图 8-175 放大，肌丝溶解，细胞膜下高电子密度管状结构，类似 T 管及 Z 线，畸形的 Z 线上附肌丝，胞质内散落细肌丝

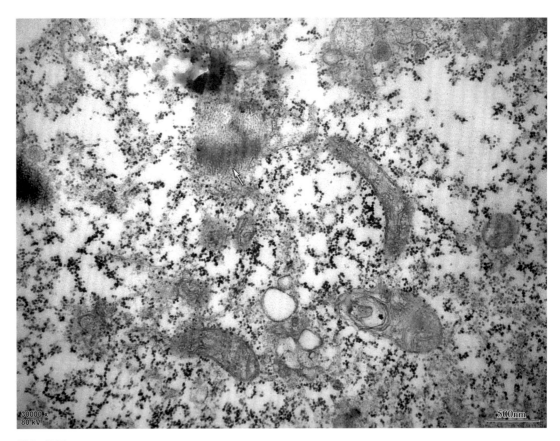

图 8-177
胞质内肌丝散落，肌浆网扩张，残留具有宽大、模糊 Z 线结构的不成熟肌节（↑），糖原颗粒增多，见退变的线粒体

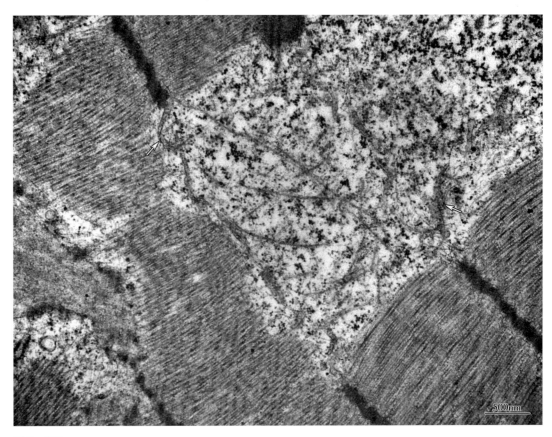

图 8-178
周围肌节形态良好，中间肌丝溶解，残存的 Z 线结构（↑）及肌丝漂浮于溶解区内，溶解区内见形状、大小及电子密度不同的颗粒

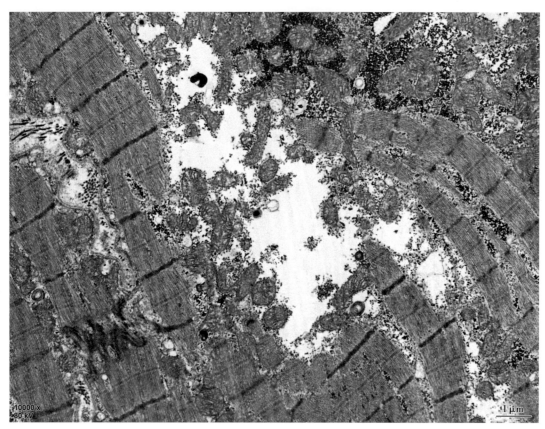

图 8-179
心肌细胞内肌丝束部分溶解,周边线粒体密集,线粒体周围间隙内有较多糖原颗粒

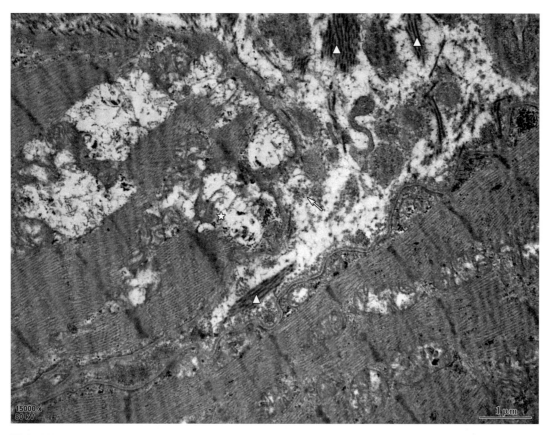

图 8-180
细胞侧-侧连接处,细胞膜下多个心肌液化性泡,部分源于线粒体(☆),部分为肌丝溶解;局部细胞膜溶解、破裂(↑);间质中间粗大的Ⅰ型胶原(△)

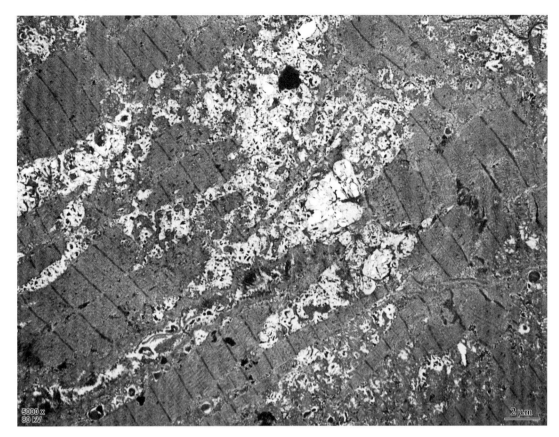

图 8-181
肌丝束部分溶解，见较多泡状结构

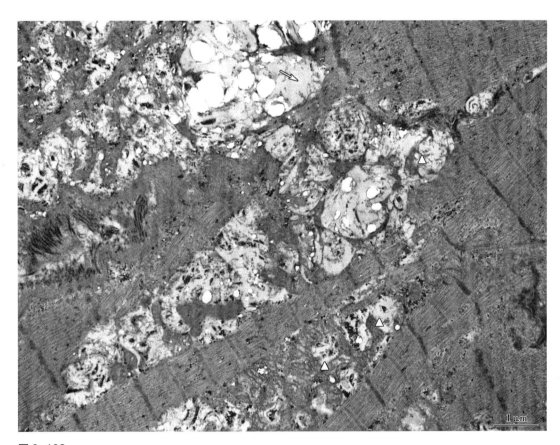

图 8-182
图 8-181 放大，心肌细胞水肿，肌丝部分溶解，形成泡状结构，周边有散落的肌丝（↑）；部分为线粒体空泡化，周边见残存的线粒体嵴结构（△）

第八章　特发性扩张型心肌病病理组织形态与超微结构

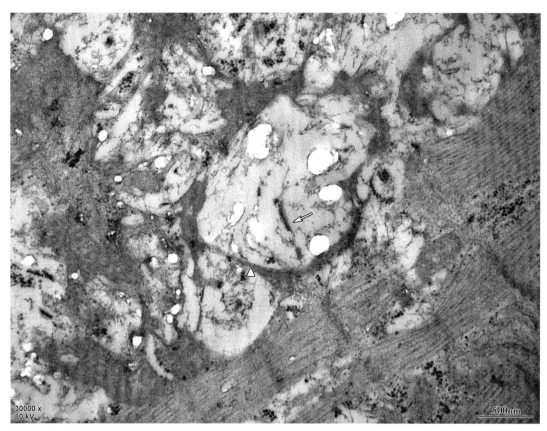

图 8-183
图 8-182 放大，心肌细胞裂隙状液化泡边缘局部见双层膜状结构（△），与 Z 线相连处有 Z 线样结构（↑）

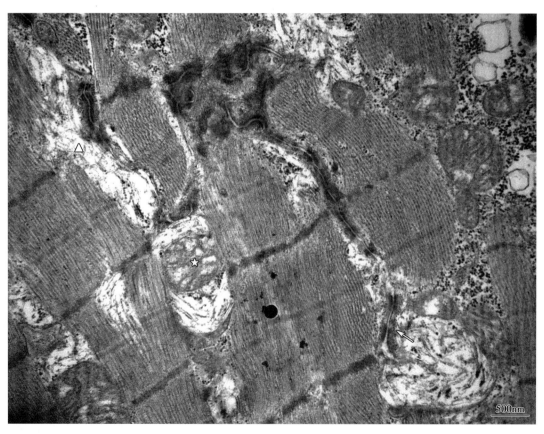

图 8-184
肌丝溶解，残存肌丝散落于胞质内（△）；肌丝束间液性裂隙内可见线粒体（☆）；平直的闰盘走行于肌丝束间，与团状液化区相连（↑）

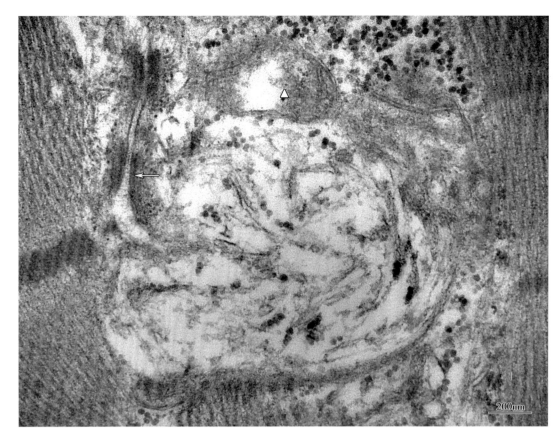

图 8-185
图 8-184 放大,肌丝间液性裂隙,内有丝状和颗粒状结构;闰盘(↑)走向与肌丝束平行,端部似与裂隙相通,闰盘上附少量肌丝;线粒体部分结构溶解(△)

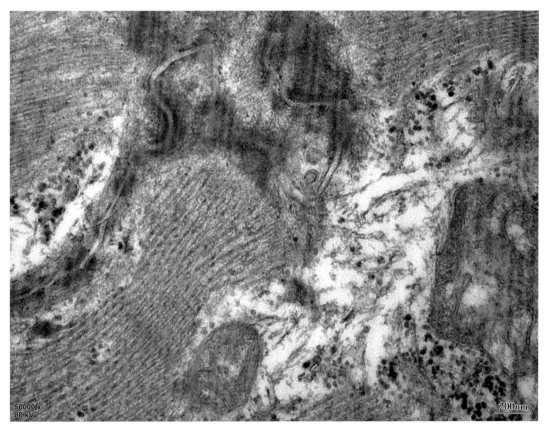

图 8-186
肌丝束间的多处液性裂隙,有与闰盘平行,有与肌丝束垂直,未见直接沟通

第八章 | 特发性扩张型心肌病病理组织形态与超微结构

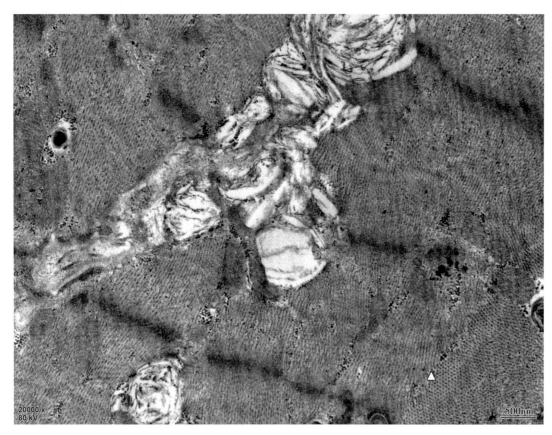

图 8-187
心肌细胞内以针状裂隙为主的液性聚集，其中有较多的丝状及膜状结构；与周围肌丝束间隔不清，肌丝纵横交错（△）

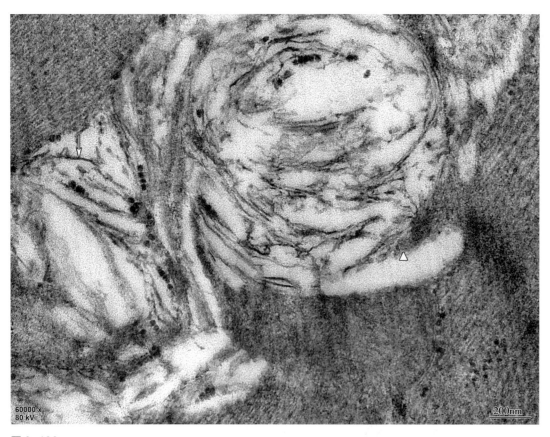

图 8-188
图 8-187 针状裂隙放大，周围无质膜包饶，内有丝状及膜性物，其上可见少量高电子密度颗粒；针状裂隙的边缘延伸入肌丝间（△），并有肌丝嵌入（↑）

(五)细胞膜损伤、破裂

透射电镜观察到 IDC 心肌细胞膜损伤甚至破裂的表现,包括细胞膜出现空泡及断裂等改变。细胞膜损伤导致膜渗透性失衡,液体和离子内流,蛋白、酶、辅酶及核酸等的流失。细胞膜的损伤改变在一定限度内为可逆性,但如果引起损伤的刺激因素持续存在或过于强烈则导致不可逆性改变,细胞将发生凋亡或坏死(图 8-189~图 8-192)。

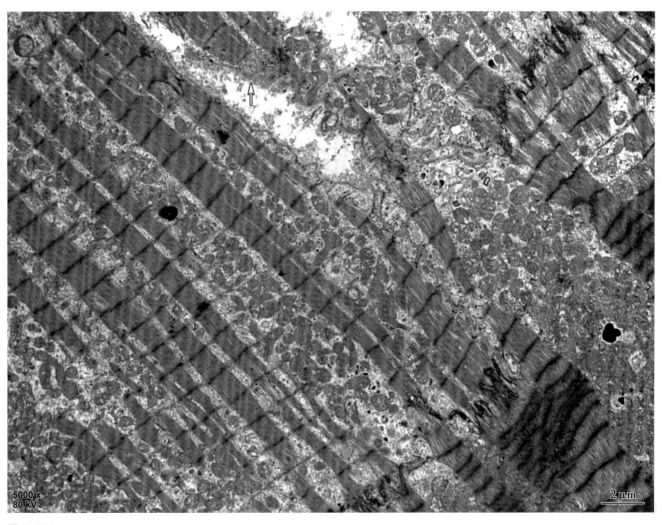

图 8-189
两相邻心肌细胞,局部细胞膜破裂(↑);心肌细胞内肌丝束间隙增宽,线粒体密集

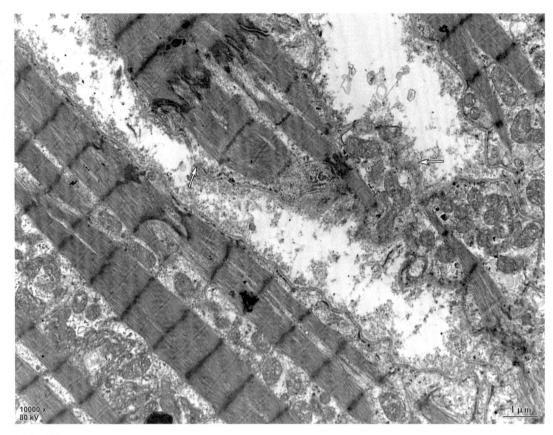

图 8-190
图 8-189 放大，细胞膜破裂（↑），心肌细胞内成分进入间质；心肌间质水肿

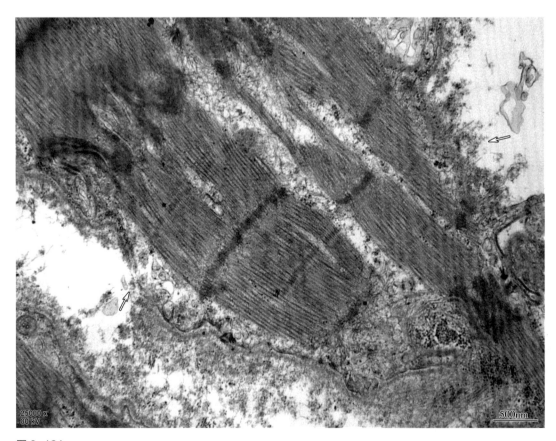

图 8-191
图 8-190 放大，心肌间质水肿，多处细胞膜不完整（↑）

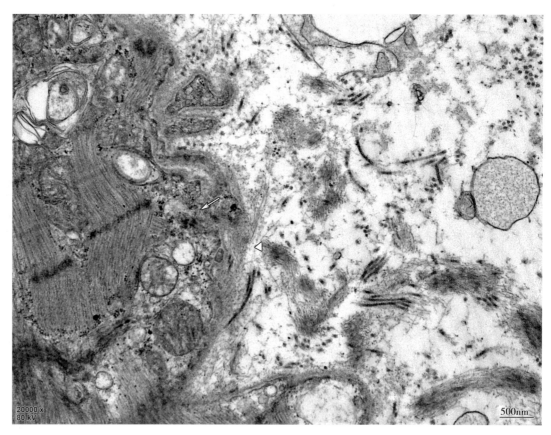

图 8-192
小片心肌细胞凸向间质，并与胞体分离、脱落；细胞膜局部延续性中断（↑），基底膜上附片状Ⅲ型胶原纤维（△）

（六）心肌细胞肿胀

由于水与电解质运输障碍所致的细胞内含水量过度增多为细胞肿胀（参见第七章相关内容）。IDC心肌细胞肿胀的超微形态表现为细胞体积增大、肌丝束间隙增宽、胞质电子密度降低，细胞器相互离散，肌浆网和线粒体等膜性细胞器亦大多同时肿胀（图8-193~图8-198）。

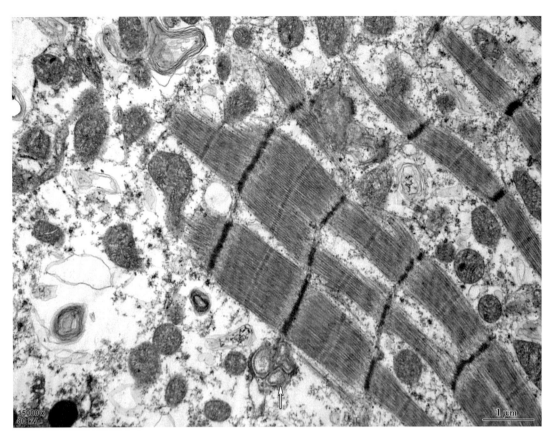

图 8-193
肌丝束间隙增宽，胞质内密度减低，部分肌丝溶解，位于 Z 线部位的 T 管扩张（↑），肌丝束间残存较多线粒体，并有多个扩张的膜状结构及髓鞘样结构

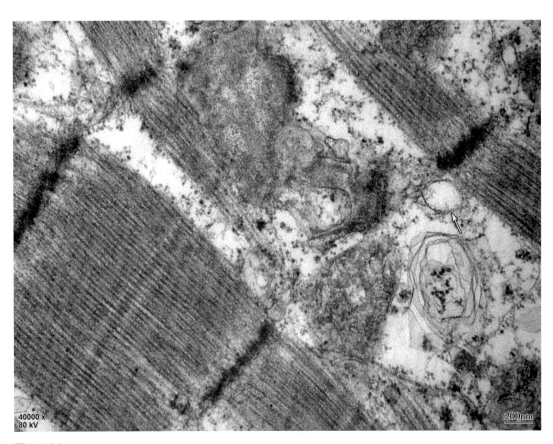

图 8-194
图 8-193 放大，肌丝束间隙增宽，部分肌丝溶解，肌浆网扩张（↑），肌丝束间见退变的多层膜状结构

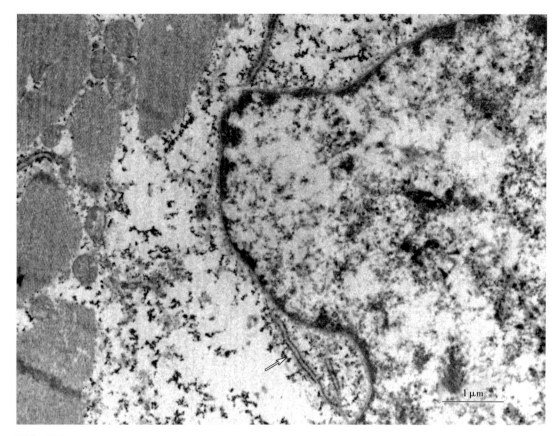

图 8-195
心肌细胞核周水肿，核周物质密度减低，肌管系统扩张（↑）

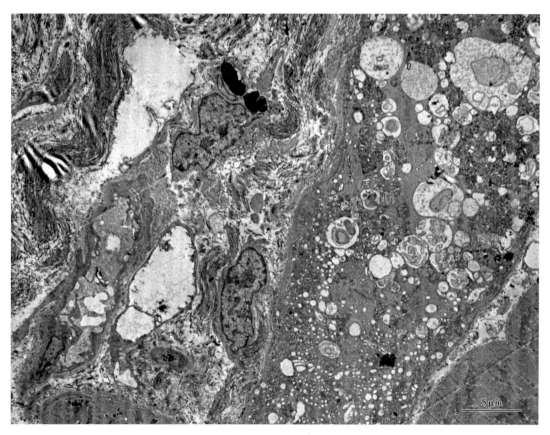

图 8-196
增生的间质分隔心肌细胞，心肌细胞内见大量空泡，泡状结构围以单层膜或多层膜结构；其旁可见成纤维细胞，周围围绕胶原纤维

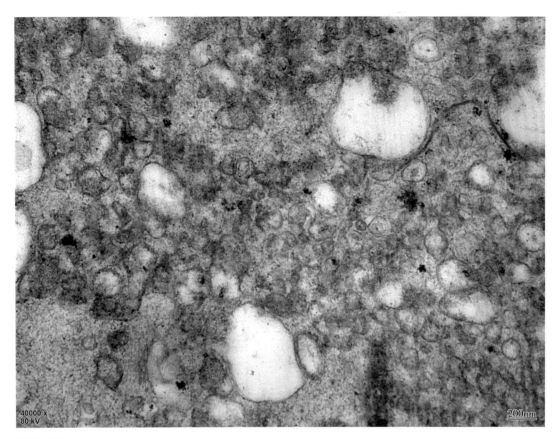

图 8-197
图 8-196 放大,细胞内密集的泡状结构,其内有疏松的颗粒状物

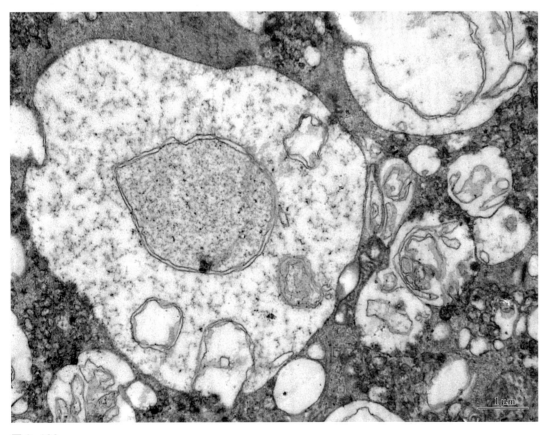

图 8-198
图 8-196 放大,细胞内大量空泡状结构,泡状结构内部疏松,有不同的膜成分

四、心肌细胞能量代谢异常

心脏能量代谢指心肌利用底物合成能量物质并储存、利用能量的全过程。心肌能量来源的底物主要是游离脂肪酸（free fatty acids，FFA）和葡萄糖，正常心肌活动所需能量的60%~90%来源于FFA，另外10%~40%来源于葡萄糖。正常心肌的能量代谢包括3个环节：①心肌细胞从血液中摄取脂肪酸、葡萄糖等底物；②氧化磷酸化产生ATP；③ATP为肌丝及离子泵提供能量。心功能不全时3个环节均发生异常。心肌代谢显像示IDC心肌摄取葡萄糖不均匀，与血流灌注减低区不匹配，利用脂肪酸代谢底物不均匀。本组IDC为终末期心力衰竭，均存在心肌细胞能量的产生和利用障碍，超微形态学表现为线粒体数量和形态异常、糖原颗粒增多和脂质沉积。

（一）线粒体超微结构改变与能量代谢

线粒体为细胞内进行氧化代谢、合成ATP的细胞器，在能量代谢中具有十分重要的意义。正常线粒体由内外两层膜封闭，包括外膜、内膜、膜间隙和基质4个功能区，是糖类、脂肪和氨基酸最终氧化释放能量的场所。IDC中普遍存在线粒体分布异常、结构受损，影响心肌细胞能量代谢。

在IDC心肌样本，透射电镜观察到线粒体超微结构异常的多种表型：①线粒体增多、密集，呈大片状聚集，亦有进入肌丝束的肌节内、肌丝间；②线粒体肿胀，变大变圆，基质变浅，嵴变短变少甚至消失；③线粒体空泡样变性，嵴破坏、消失；④线粒体间连接不良，线粒体群的功能连接网络破坏，出现被肌丝隔离的孤立线粒体或线粒体上出现孤立的凸起；⑤线粒体的密集区内出现溶酶体，并与线粒体融合，溶酶体残余体与线粒体共存等（图8-199~图8-218）。

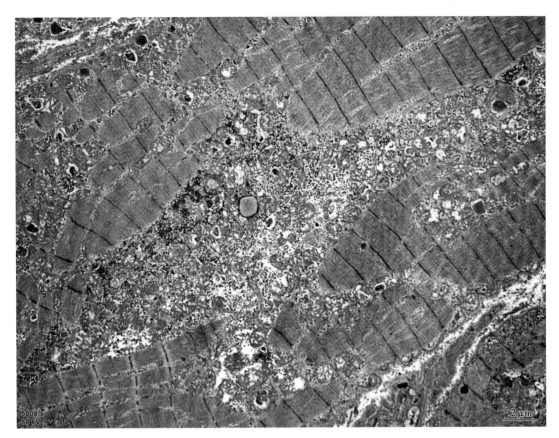

图 8-199
心肌细胞变性,线粒体呈大片状聚集,肌丝束被向两边推挤

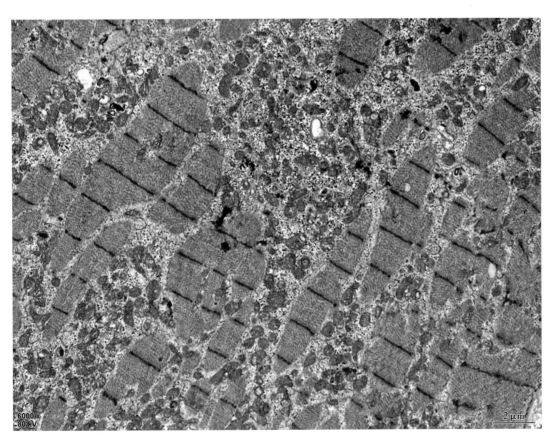

图 8-200
心肌细胞内肌丝束间隙增宽,间隙内线粒体增多、密集

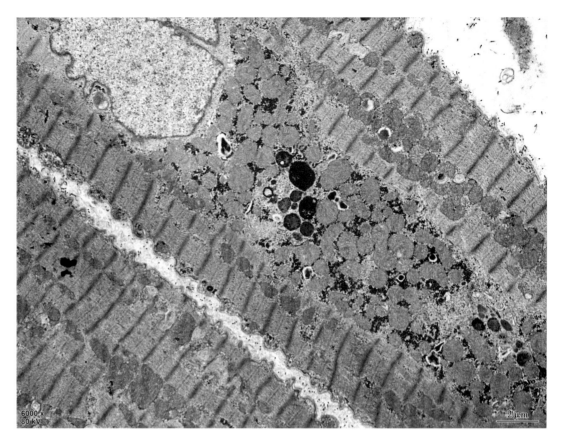

图 8-201
心肌细胞核一端线粒体及溶酶体密集

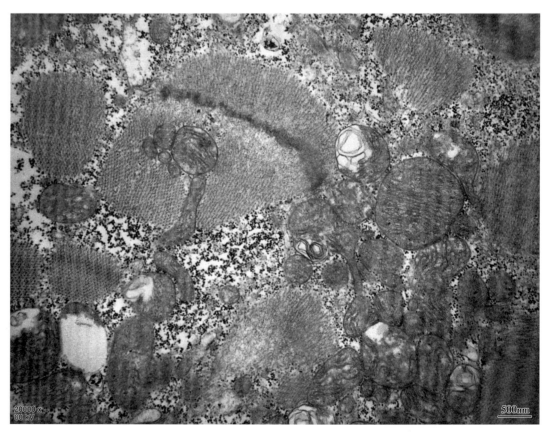

图 8-202
肌丝束间隙增宽,线粒体进入肌丝间,紧贴肌丝,肌丝束间有较多糖原颗粒

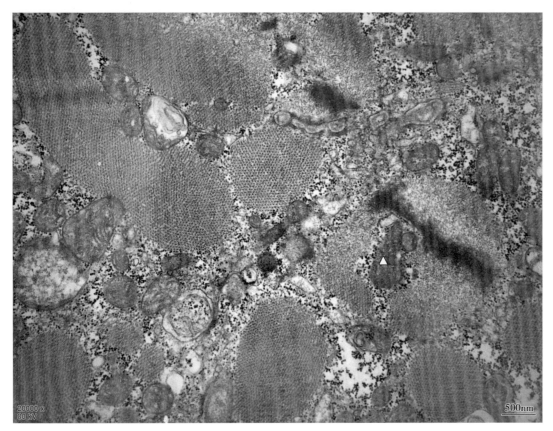

图 8-203
线粒体位于肌丝束内（△），挤压 Z 线，线粒体周围有间隙及糖原颗粒，肌丝束间的间隙增宽，肌浆网扩张，线粒体变性

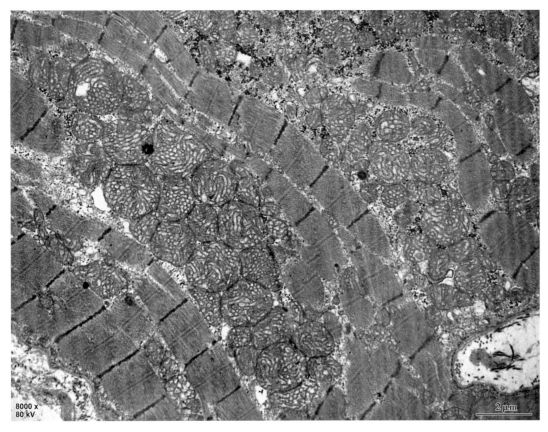

图 8-204
线粒体肿胀，变大变圆，基质变浅，嵴增宽，切面似蜂巢状

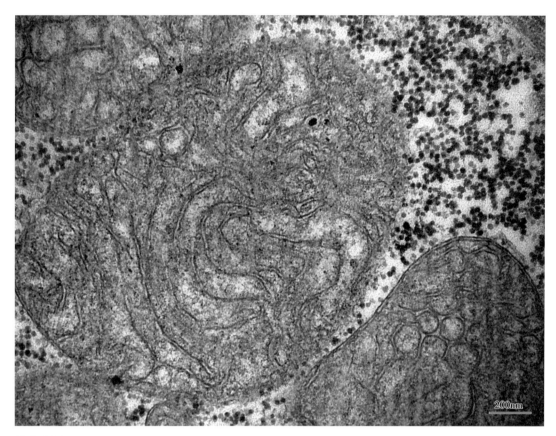

图 8-205
图 8-204 放大,线粒体肿胀,嵴增宽;周围糖原颗粒密集

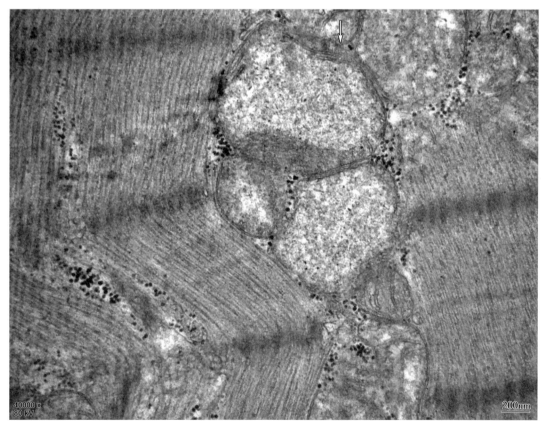

图 8-206
肌丝束间多个线粒体,线粒体空泡变性,边缘残留少量嵴状结构(↑)

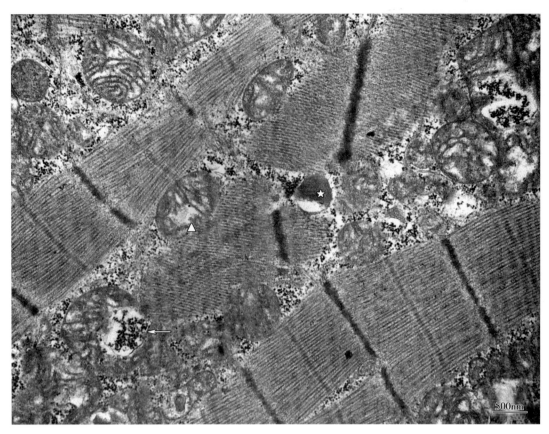

图 8-207
线粒体嵴断裂（△），线粒体内出现包裹状高电子密度颗粒（↑）；线粒体间有一初级溶酶体（☆）；周围肌节方向不同向

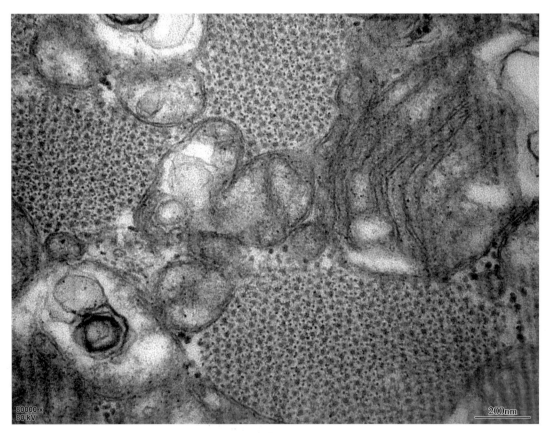

图 8-208
线粒体变性，形成髓鞘样结构；肌丝排列规则，六角点阵结构存在

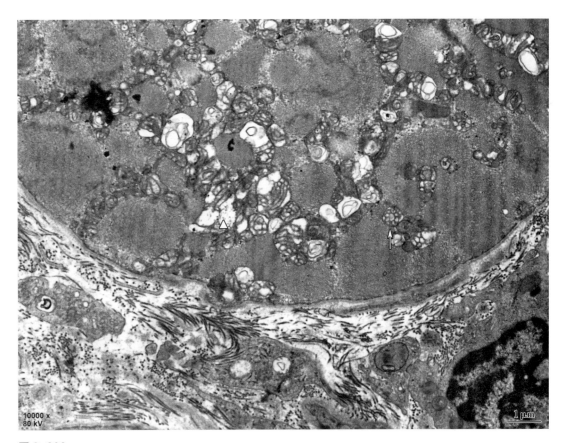

图 8-209
部分线粒体肿胀（↑），部分线粒体嵴破坏（△）；间质纤维化

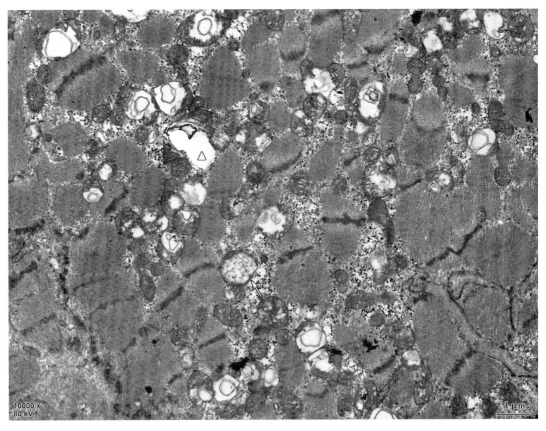

图 8-210
线粒体嵴破坏（↑）、空泡变性（△）及髓鞘样变性

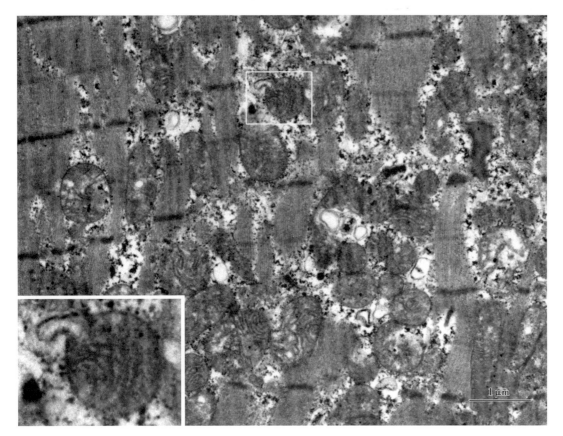

图 8-211
线粒体肿胀、变性,有孤立的指状凸起

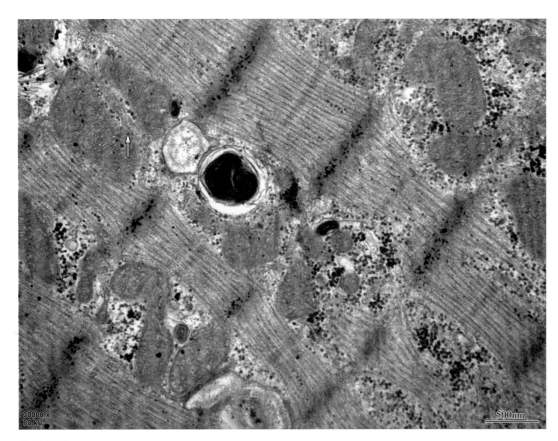

图 8-212
线粒体位于肌丝束中,周围有少量肌丝(↑)与相邻线粒体分隔

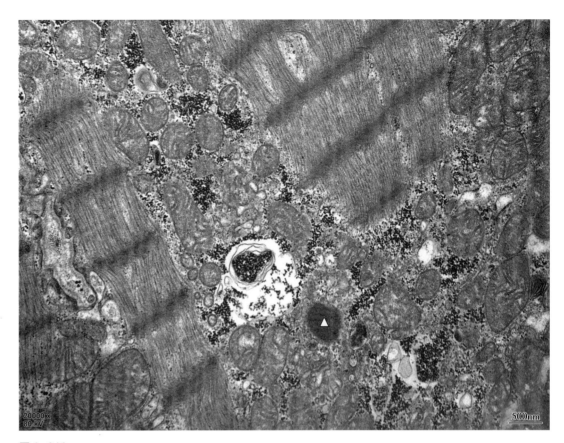

图 8-213
肌丝束间大量线粒体和糖原颗粒，其中见溶酶体（△）；糖原颗粒由多层膜包裹

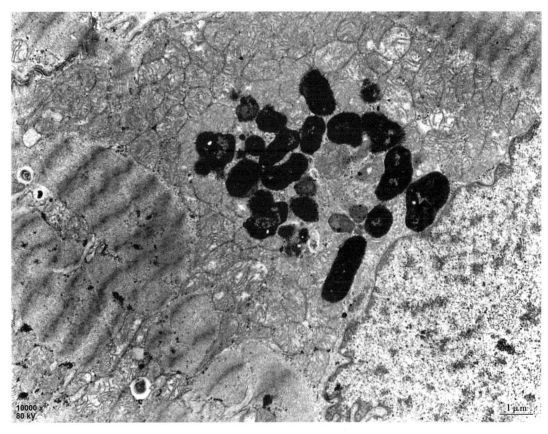

图 8-214
核旁有密集的线粒体及溶酶体

第八章 | 特发性扩张型心肌病病理组织形态与超微结构

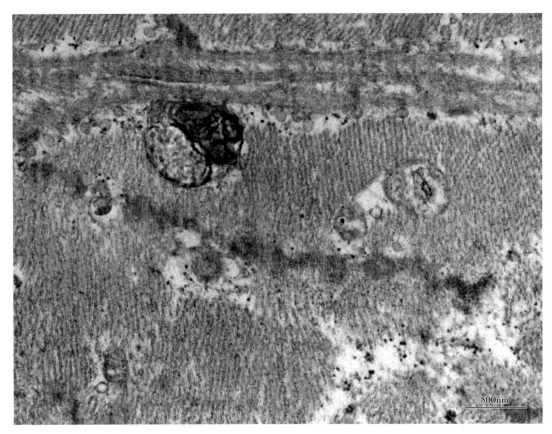

图 8-215
溶酶体与自噬线粒体融合,两者周围有膜结构包裹,逐渐演变成溶酶体残余体

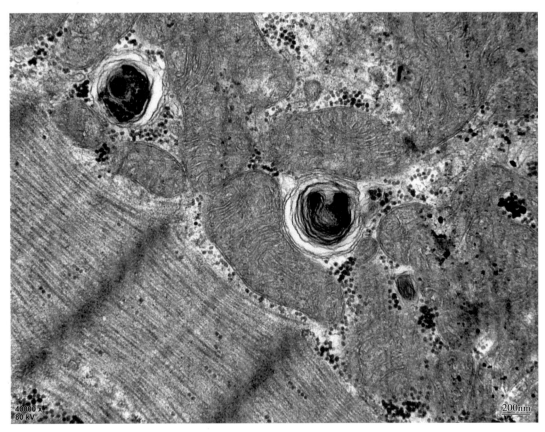

图 8-216
线粒体和溶酶体残余体、糖原混合存在

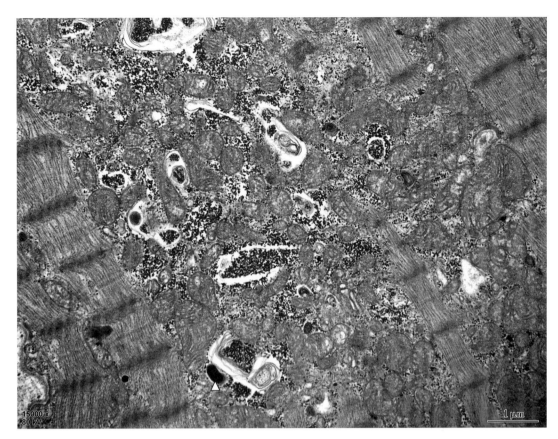

图 8-217
肌丝束间大量线粒体、糖原、初级溶酶体（△）和溶酶体残余体聚集

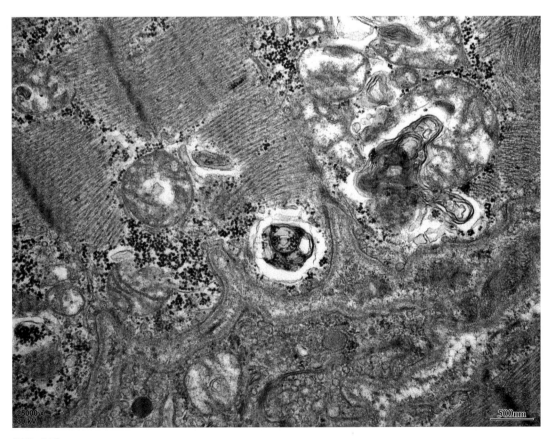

图 8-218
细胞膜下线粒体变性，线粒体的一部分形成髓鞘样小体

（二）糖原堆积

IDC 疾病进程中的低氧和化学损伤伴有 ATP 的过量消耗和合成减少，存在能量代谢紊乱和糖、脂的利用异常。Van Bilsen M 提出心力衰竭（heart failure，HF）时心肌代谢重构（metabolic remodeling）的概念，之后越来越多的证据进一步支持心肌细胞能量代谢紊乱引起细胞结构和功能异常，导致心肌重构。在 HF 早期，FFA 的代谢率保持正常或轻微升高，葡萄糖代谢降低；随着 HF 进展，FFA 氧化率降低，心肌细胞利用葡萄糖产生 ATP 的比例相对增强，呈现出胚胎期能量代谢的特点。

糖原（glycogen）是心肌细胞中糖的储存形式，分解后供能。糖或糖原代谢障碍以及心肌的非同向性运动或运动功能下降等均会导致糖原在细胞内堆积。透射电镜观察到 IDC 心肌细胞胞质中糖原颗粒显著增多，分布于胞质的任何部位，甚至积聚成大片状。

1. 糖原与线粒体　糖原颗粒是线粒体氧化供能的底物，在线粒体功能异常的情况下，这些物质不能被线粒体充分利用而堆积。IDC 心肌细胞内的糖原常分布在线粒体周围，甚至线粒体内部，推测糖原颗粒的异常增多与线粒体的功能改变相关（图 8-219～图 8-224）。

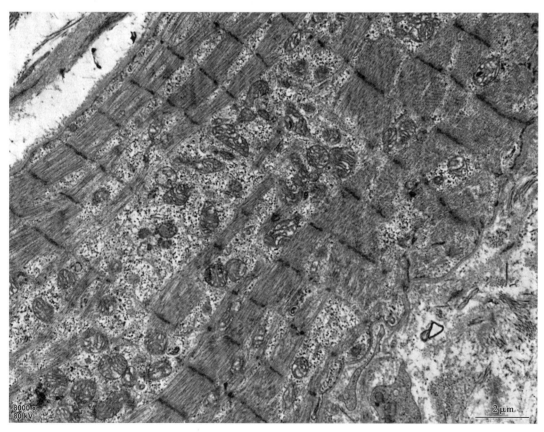

图 8-219
心肌细胞内线粒体稍增多，肌丝束及线粒体间，有较多的糖原颗粒；间质Ⅰ、Ⅲ型胶原纤维沉积

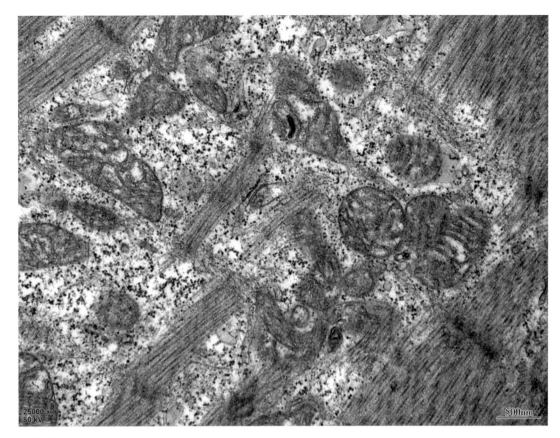

图 8-220
图 219 放大,线粒体周围散在大小不一的糖原颗粒

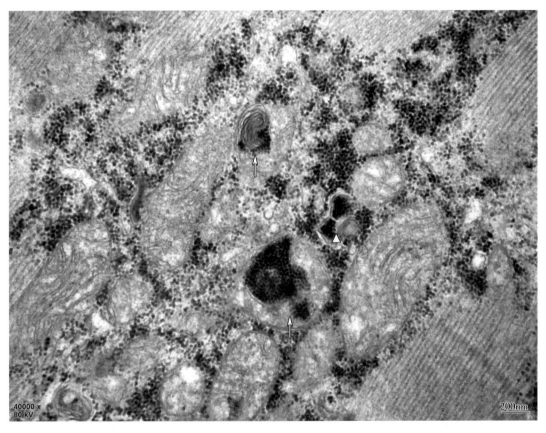

图 8-221
心肌细胞内密集的糖原颗粒,位于肌丝束间、肌丝束和线粒体间,以及线粒体内部(↑),部分糖原被膜包裹,形成糖原自噬小体(△)

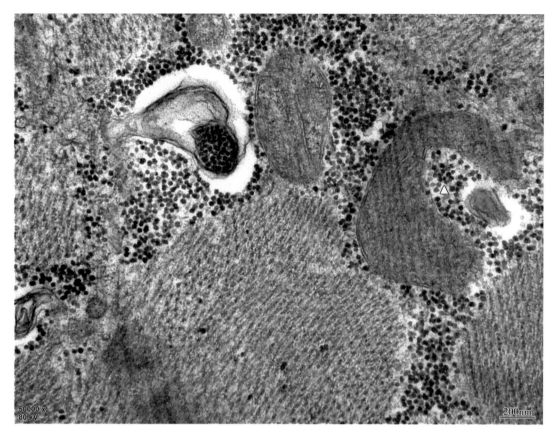

图 8-222
肌丝束间密集的糖原颗粒,部分糖原颗粒推挤线粒体形成凹形(△)

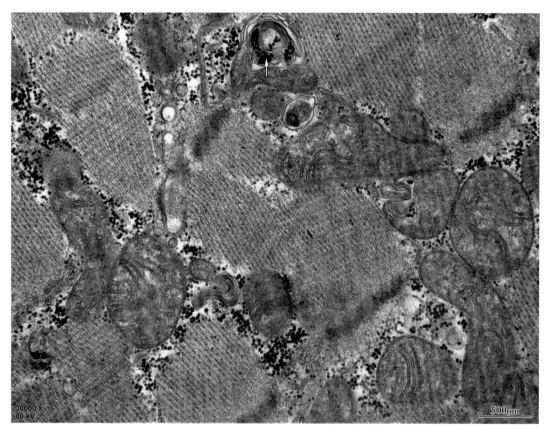

图 8-223
线粒体部分退变为多层髓鞘样结构,其内包裹糖原颗粒(↑)

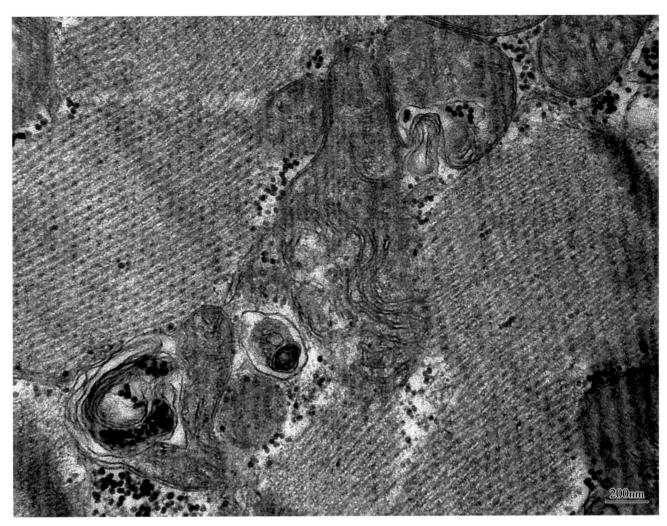

图 8-224
图 223 放大,变异线粒体部分退变为髓鞘样结构,其中包裹糖原颗粒

2. 糖原与细胞膜　心肌细胞对葡萄糖的摄取有赖于细胞膜上的葡萄糖转运酶,当心肌超负荷运动时,葡萄糖转运酶的表达增高,加快葡萄糖转运,提高肌糖原的储备。在 IDC 心肌样本,透射电镜观察到心肌细胞膜下糖原堆积的表现,可能与心肌细胞负荷增加,葡萄糖转运增强有关(图 8-225~图 8-228)。

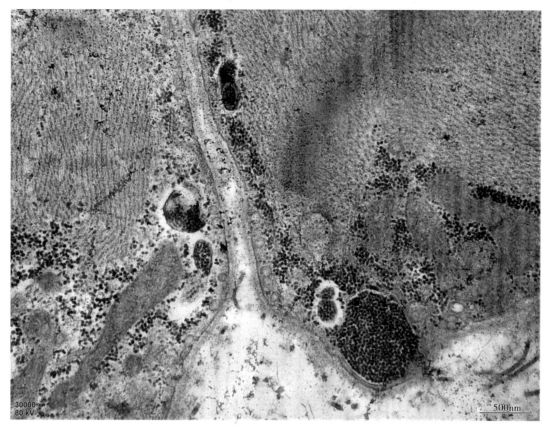

图 8-225
糖原颗粒在细胞膜下堆积成团；两相邻心肌细胞肌丝束不同向，肌节形成不良

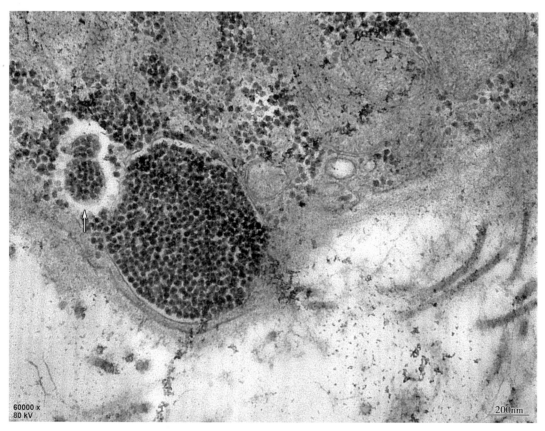

图 8-226
图 225 放大，细胞膜下密集成团的糖原颗粒，周围界限清晰，或有空腔（↑），周围肌原纤维间散在糖原颗粒

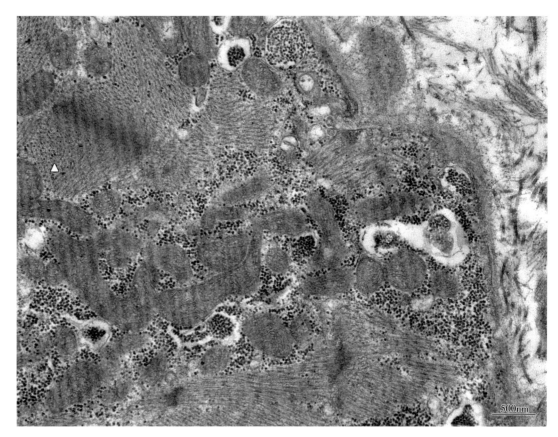

图 8-227
糖原颗粒在心肌细胞膜下堆积成团；肌丝纵横交错，肌节结构不良（△）；间质内大量Ⅰ型和Ⅲ型胶原纤维沉积

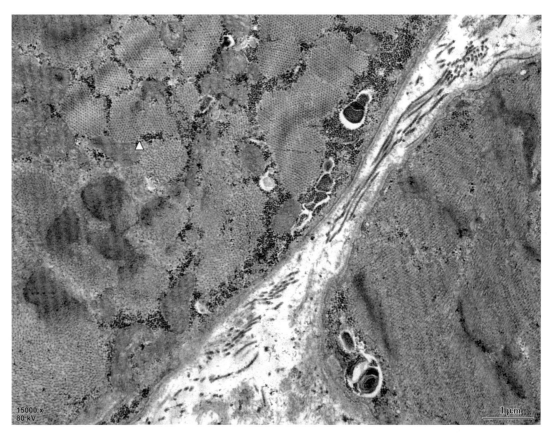

图 8-228
糖原颗粒在细胞膜下堆积成团，其中可见溶酶体；相邻心肌细胞肌丝束不同向，肌节结构不良（△）

3. 糖原与肌浆网　70%~90% 的肌浆网蛋白为钙泵蛋白（Ca^{2+}-ATP 酶），其功能受活性氧自由基负性调节，因此当 IDC 中心肌细胞能量代谢降低时，活性氧在胞质内聚集造成肌浆网钙泵蛋白活性降低，导致心肌细胞内 Ca^{2+} 含量增高，致使线粒体和肌丝束损伤，并引起恶性循环。透射电镜观察到 IDC 心肌细胞肌丝的断裂、溶解区内有密集的线粒体、扩张的肌浆网和丰富的糖原颗粒（图 8-229~ 图 8-232）。

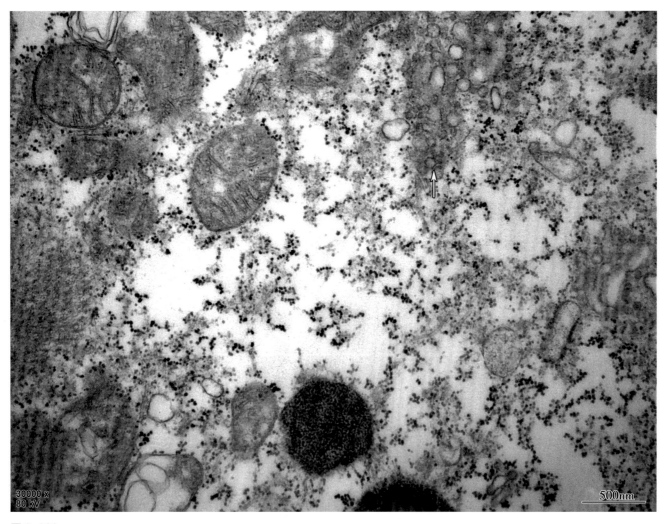

图 8-229
肌丝溶解，残余肿胀的肌浆网（↑），散在糖原颗粒

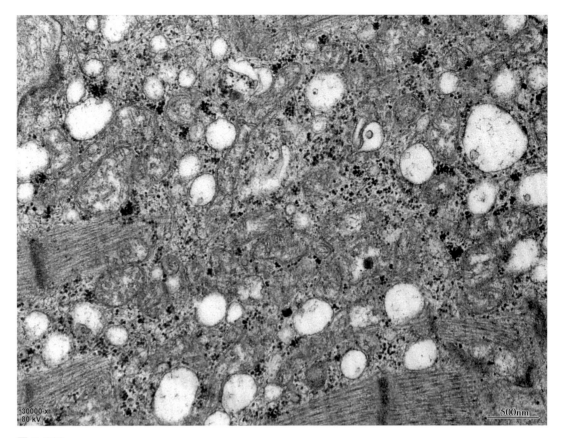

图 8-230
肌丝断裂、溶解，大量扩张的肌浆网，密集的线粒体及丰富的呈散在分布的糖原颗粒

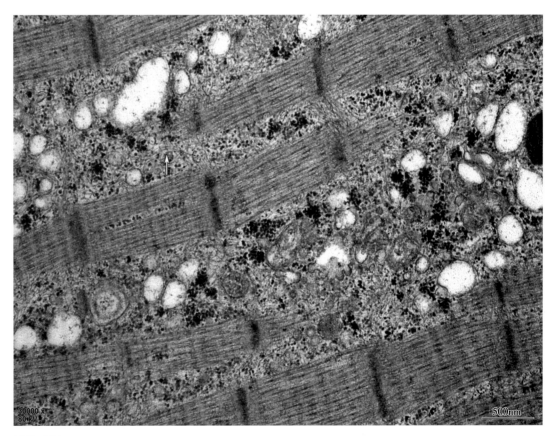

图 8-231
肌丝断裂（↑），线粒体密集，大量扩张的肌浆网，丰富的糖原颗粒并聚集成小灶状

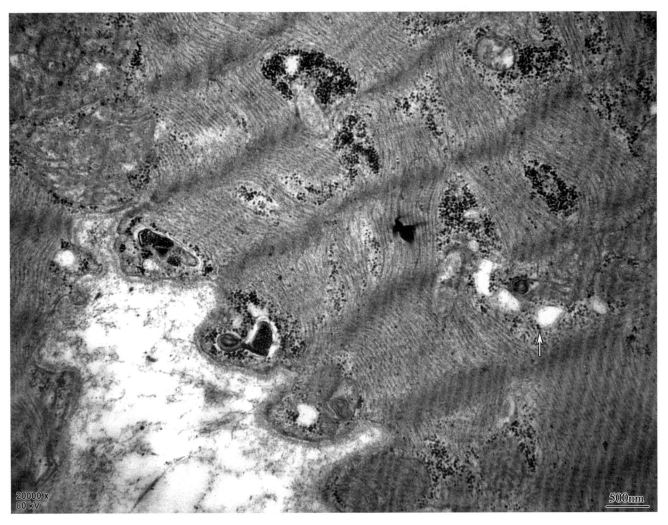

图 8-232
图 8-231 放大,肌节过度收缩,肌节形态异常,肌浆网扩张(↑);细胞膜下、肌丝束间及肌丝束内有聚集成片的糖原颗粒

4. 糖原自噬　IDC 心肌细胞内糖原增加,过量的糖原,可被细胞自身的膜(如肌浆网膜、退变线粒体膜等)包裹形成自噬体(autophgosome),再与初级溶酶体融合形成自噬溶酶体,此过程为糖原自噬(glycogenautophagy)。透射电镜在 IDC 心肌细胞内密集的糖原颗粒中观察到糖原自噬小体(图 8-233~ 图 8-238)。

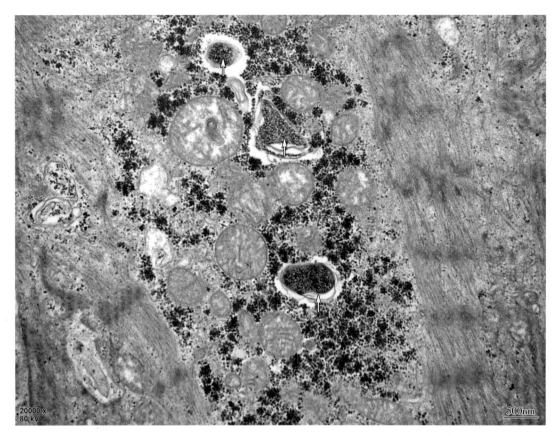

图 8-233
肌丝束间见大量糖原颗粒,其中部分糖原颗粒被膜结构包裹形成糖原自噬小体(↑);肌节形态异常

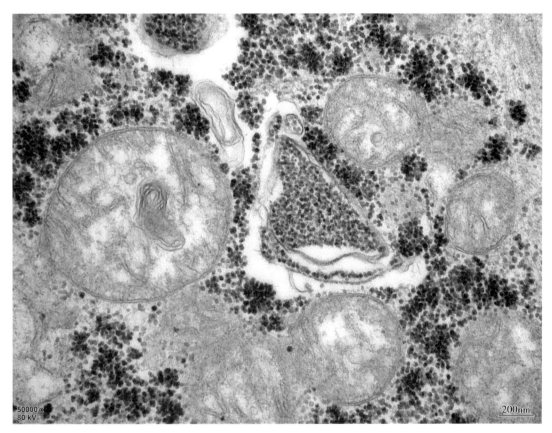

图 8-234
图 8-233 放大,示被膜结构包裹形成的糖原自噬小体;线粒体间有大量糖原颗粒,线粒体局部退变

第八章 | 特发性扩张型心肌病病理组织形态与超微结构

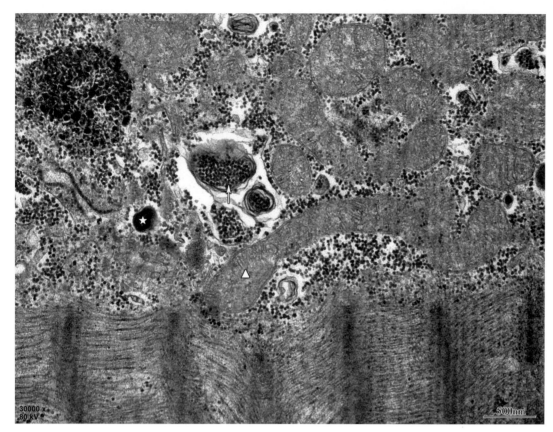

图 8-235
肌丝束间密集的糖原、糖原自噬小体（↑）、线粒体（△）、溶酶体（☆）

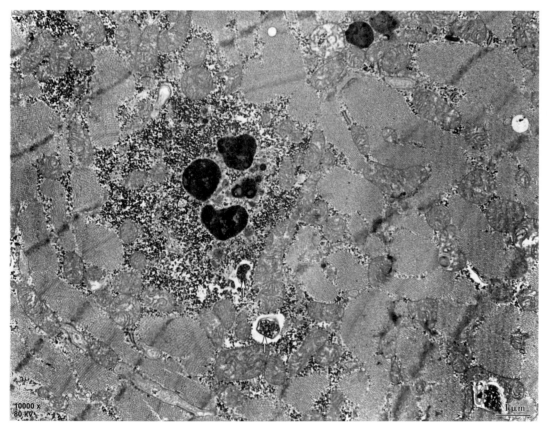

图 8-236
聚集的糖原颗粒内有多个溶酶体，并可见糖原自噬小体（↑）

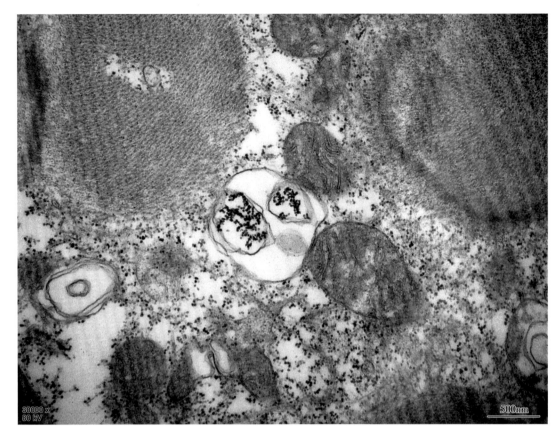

图 8-237
被膜结构包裹的糖原自噬小体

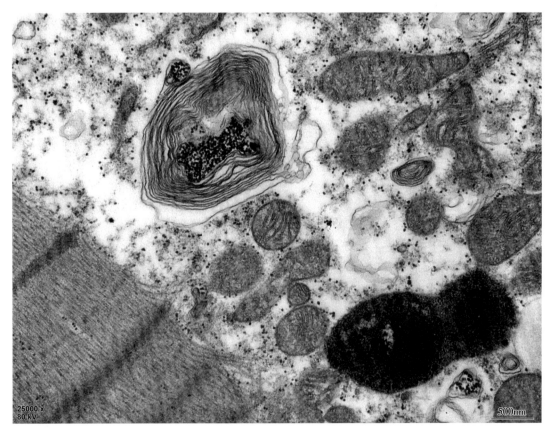

图 8-238
环层髓鞘样结构内包含糖原颗粒

5. 糖原与细胞核　生理状态下，糖原颗粒主要分布于核周。在 IDC 心肌样本，透射电镜观察到分布于心肌细胞核周的糖原颗粒数量显著增多，较易见到糖原自噬现象，提示可能存在能量代谢利用障碍（图 8-239~ 图 8-241）。

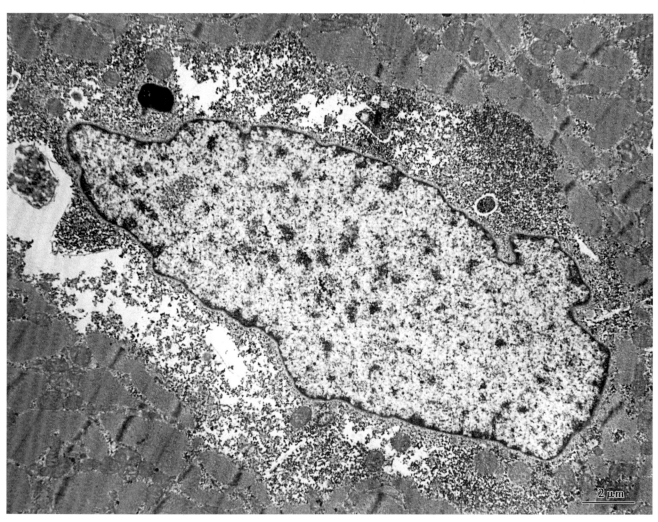

图 8-239
心肌细胞核常染色质增多，核周间隙增宽，内有较多糖原颗粒

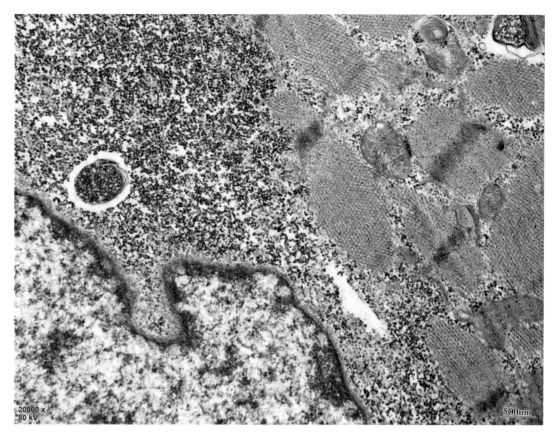

图 8-240
图 8-239 放大，核周颗粒状物增多，大小、形态不一，电子密度不均匀，部分为糖原颗粒；自噬小体形成（↑）

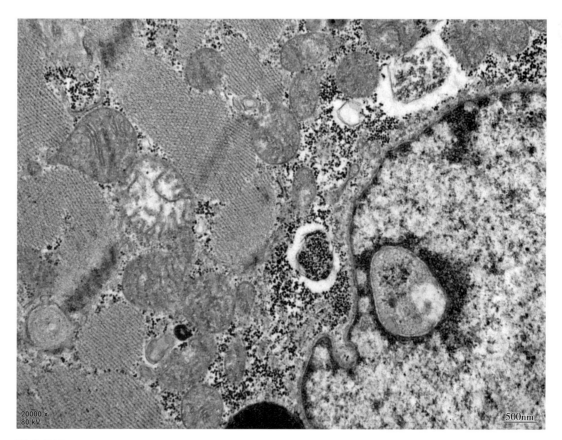

图 8-241
心肌核周糖原颗粒密集，糖原自噬小体形成；核内椭圆形假包涵体

6. 糖原与肌丝束　正常成熟心肌细胞内的肌丝束间基本无糖原颗粒分布。在IDC心肌样本，透射电镜观察到糖原颗粒的数量显著增多，并与肌丝束关系密切，表现为糖原颗粒位于肌丝束间的线粒体旁、肌丝束内的肌节间以及肌丝束与细胞膜之间（图8-242～图8-247）。

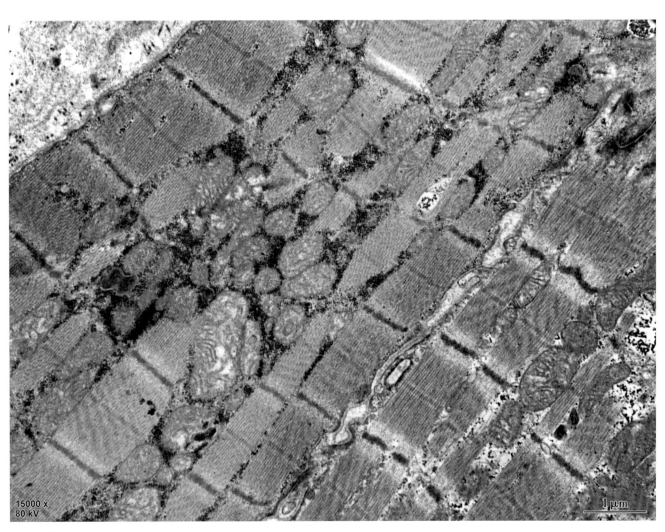

图8-242
心肌细胞肌丝束结构良好，在肌丝束间及密集的线粒体周围有较多糖原颗粒

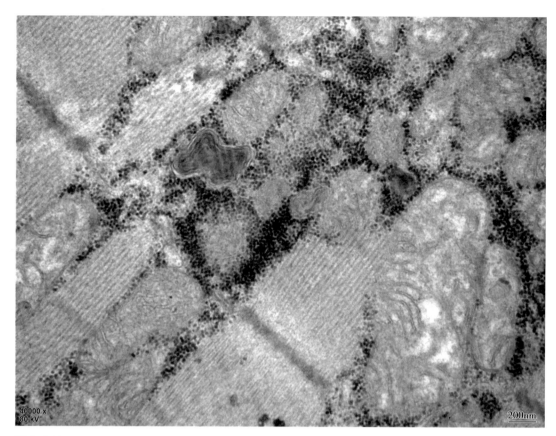

图 8-243
图 8-242 放大,心肌细胞内密集的糖原颗粒,位于肌丝束间及肌丝束和线粒体间

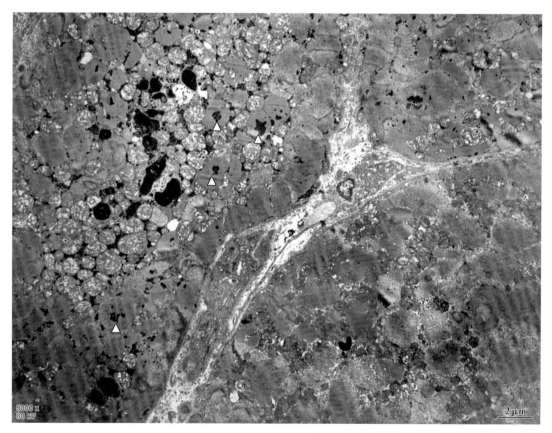

图 8-244
相邻多个心肌细胞,多条肌丝束内见糖原颗粒(△),肌节形态不良,左侧心肌细胞内线粒体密集成片,其中有较多溶酶体

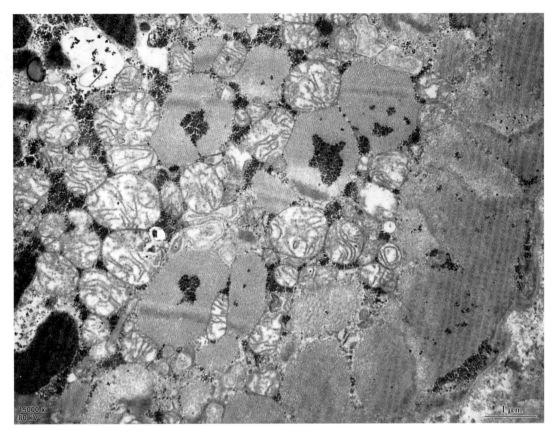

图 8-245
图 8-244 放大,肌丝束内肌丝间糖原颗粒呈丛状聚集,肌丝束间线粒体密集,周围糖原颗粒堆积

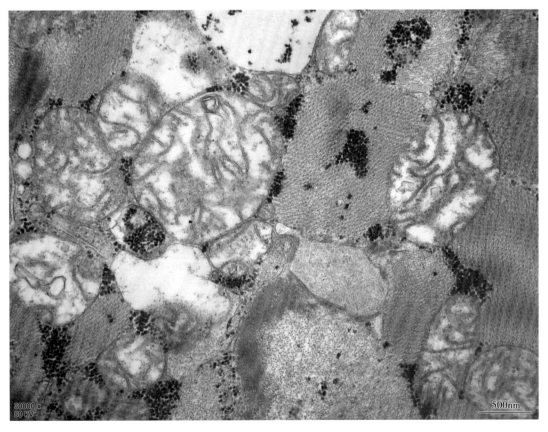

图 8-246
肌丝束间及变性的线粒体周围有糖原颗粒,肌丝间亦见小灶状聚集的糖原颗粒

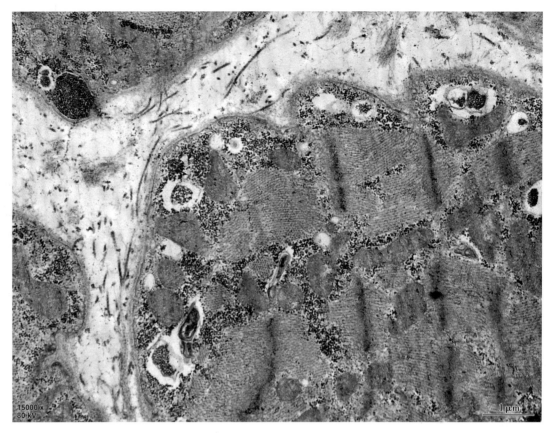

图 8-247
细胞膜与肌丝束间密集的糖原颗粒；间质散在粗大的 I 型胶原纤维

五、心肌间质的改变及影响

心肌间质包括细胞外基质及间质细胞两种成分。细胞外基质的主要成分大致归纳为氨基葡聚糖和蛋白聚糖、胶原和弹性蛋白以及非胶原糖蛋白三大基本类型，构成了细胞生存和功能活动的直接微环境，不仅对机械力高度敏感，在应对机械力的改变和心肌重塑中起着核心作用，并参与细胞的分化调控，如对细胞的增生、分化、迁徙、转移、通讯联络、识别黏着以及组织器官的形态发生等多种基本生命活动具有重要的影响和作用。

疾病状态下，细胞外基质的结构和功能异常不仅是促发相关病理改变的重要因素，亦可作为评估病理改变的重要指标。与原发性心肌病的其他类型相比，透射电镜观察到 IDC 的显著特点是细胞外基质丰富，致使心肌细胞重塑，甚至分隔心肌细胞。这些复杂的间质成分，包括基质中多种不同的纤维成分、间质细胞中形态各异的 TCs、成纤维细胞、肥大细胞及炎细胞等。

（一）细胞外基质对心肌细胞形态的影响

IDC 中增生的细胞外基质通过正常的细胞膜（如闰盘）或异常的细胞膜（如内陷细胞膜）长入并分隔心肌细胞，通过在细胞周围形成的网架结构从空间影响细胞形态，并直接改变心肌细胞的功能活动。

1. 间质沿闰盘长入并分隔心肌细胞　相邻心肌细胞两端的细胞膜特化构成闰盘，闰盘间隙与间质相通。在 IDC 心肌样本，透射电镜观察到闰盘间隙增宽，闰盘上的特化结构减少或消失，间质延伸入增宽的闰盘间隙内，致心肌细胞被分隔（图 8-248～图 8-255）。

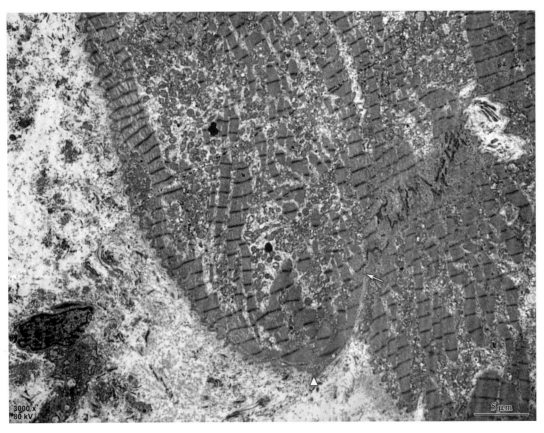

图 8-248
心肌细胞间隙增宽，一端为间质，缺乏闰盘结构（△）；间质纤维组织增生，并与闰盘相连（↑）；心肌细胞内线粒体增多、密集

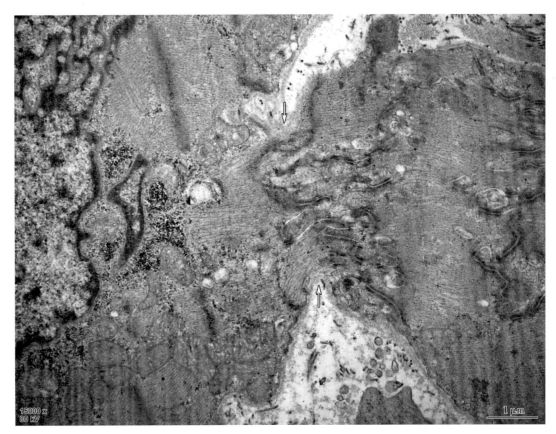

图 8-249
相邻心肌细胞闰盘较窄,部分闰盘结构缺失,细胞两侧间质增生,上部(↑)间质侵及闰盘,下部(↑)间质在距离闰盘半个肌节处推挤心肌细胞膜

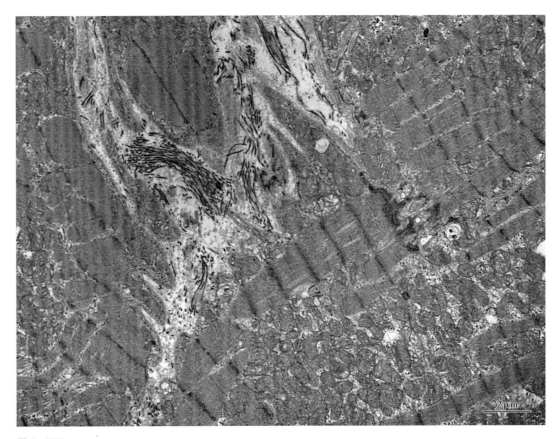

图 8-250
心肌细胞大部分端-端连接处闰盘结构消失,心肌细胞边缘呈扇贝样凸起,心肌间质纤维化,内见大量粗大的Ⅰ型胶原

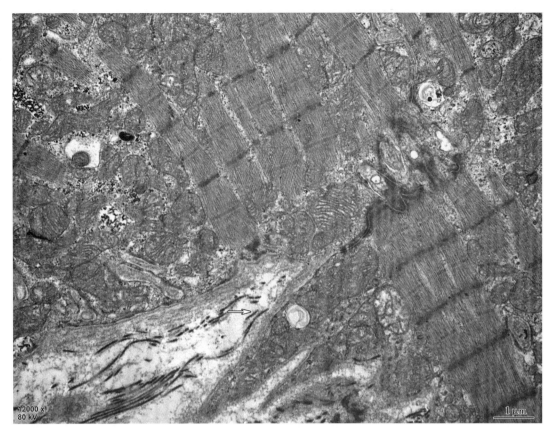

图 8-251
心肌间质纤维化,闰盘处间质分开两侧细胞膜,并长入闰盘间隙,粗大Ⅰ型胶原平行细胞膜(↑)

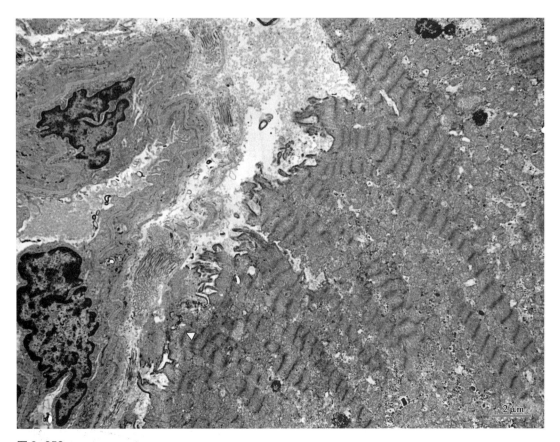

图 8-252
心肌细胞一端,心肌间质纤维化,大部闰盘处撕裂,仅残余单侧闰盘的褶皱样结构及高电子密度物,局部残留闰盘双层膜结构(△)

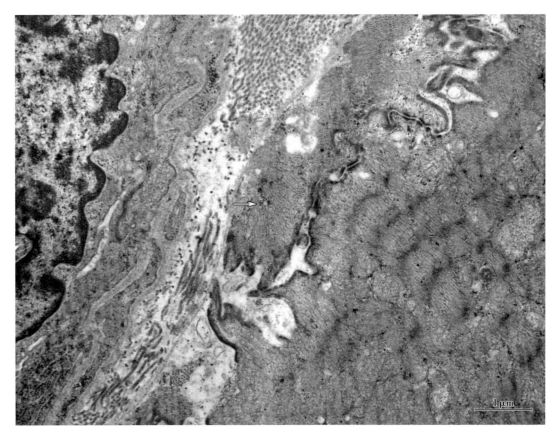

图 8-253
图 8-252 放大，闰盘两侧均为心肌细胞，由于切面原因一侧仅见少量胞质，其内可见肌丝（↑），闰盘间隙增宽，桥粒减少，闰盘间隙内成分与间质类似，可见泡状结构

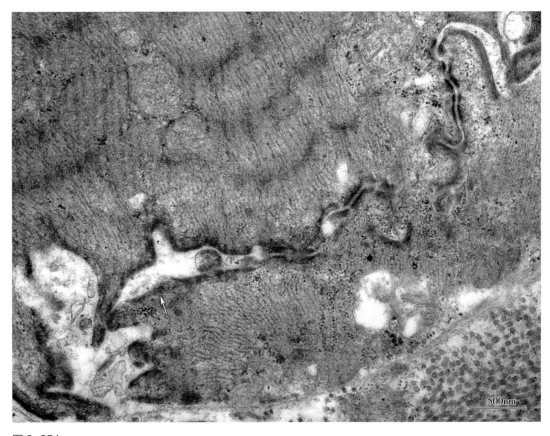

图 8-254
图 8-253 放大，增宽的闰盘间隙与闰盘连接处，质膜表面可见基底膜样结构形成（↑），间隙内存在多种间质成分

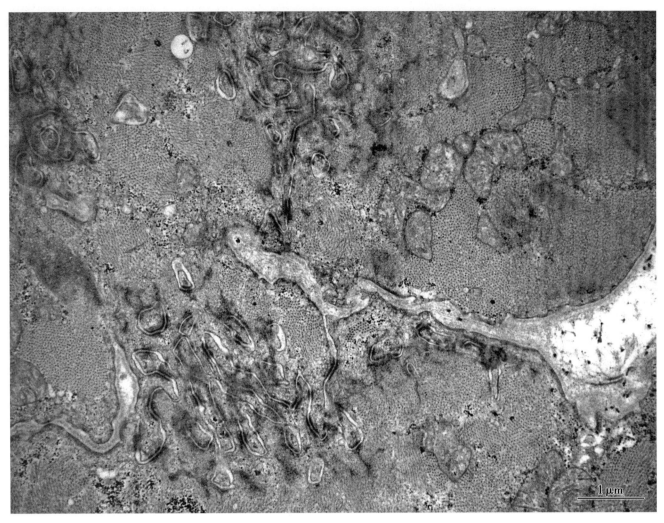

图 8-255
两心肌细胞间隙增宽，间质深入变形的心肌细胞内，并与闰盘相连，闰盘中间连接减少、质膜间隙增宽

2. 间质沿内陷的细胞膜延伸并分隔心肌细胞　IDC、原发性限制型心肌病和肥厚型心肌病均可观察到心肌细胞膜的内陷，而 IDC 中细胞膜内陷的表型更为复杂：可发生于细胞膜各处，如闰盘、Z 线等；可与肌丝束交叉，亦可与肌丝束平行；细胞膜内陷的角度、幅度、宽度及深度变化大；随细胞膜内陷的间质成分较复杂，其中有粗大的 Ⅰ 型胶原纤维、纤细的 Ⅲ 型胶原纤维、TC，甚至毛细血管等。细胞外间质及内陷的细胞膜将心肌细胞的部分胞质与细胞主体分隔，影响心肌细胞的物质及能量代谢和电位传递，进而影响心肌细胞功能（图 8-256~ 图 8-278）。

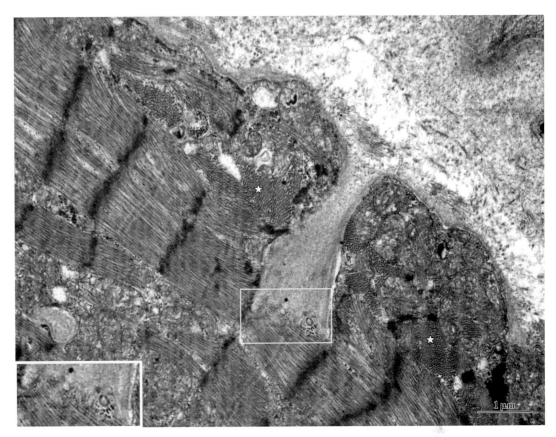

图 8-256
细胞膜在 T 管位置内陷，其内的间质与周围间质成分不同，电子密度与基底膜相似，可见纤细丝状结构，周围肌丝方向紊乱（☆），细胞膜下线粒体聚集；内陷的细胞膜端部不完整，与肌节相接处可见肌丝溶解后形成的高密度细小颗粒及由细胞膜形成的扩张小泡；心肌间质内见片状排列的 Ⅲ 型胶原

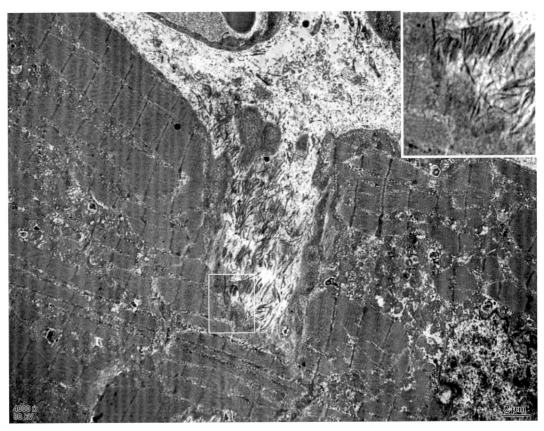

图 8-257
间质随心肌细胞膜内陷，粗大的 Ⅰ 型胶原纤维垂直进入并锚接于细胞膜，致相邻部位的肌节分离

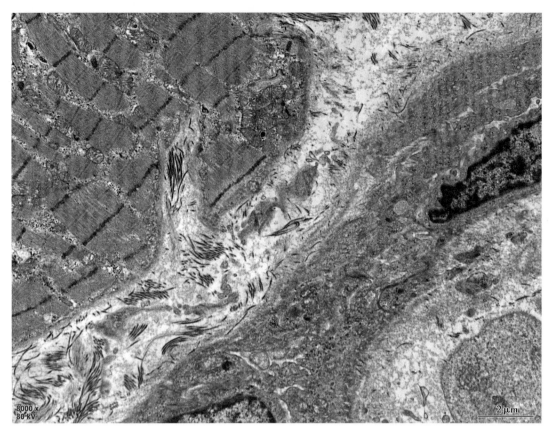

图 8-258
心肌细胞一端部与间质相连,细胞膜内陷斜穿肌丝束,粗大的 I 型胶原纤维进入内陷间隙

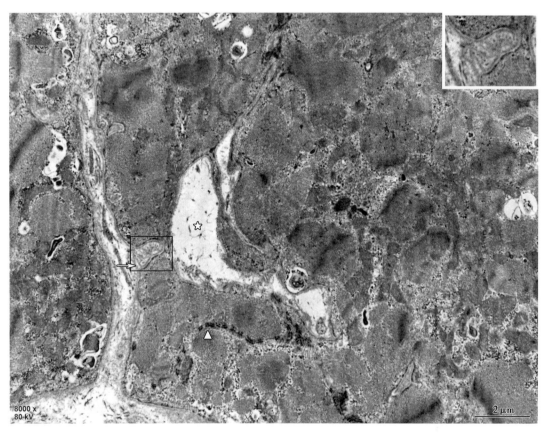

图 8-259
两心肌细胞端-端连接处闰盘平直(△),一侧为一心肌细胞的较细分支,细胞膜内陷(↑),其内间质成分复杂,包括 I 型、Ⅲ 型胶原及基底膜样成分;分支间的间质疏松(☆)

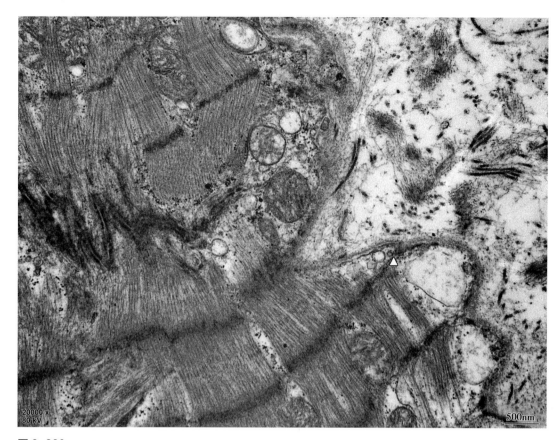

图 8-260
距离闰盘一个肌节处的细胞膜内陷，与 Z 线相接，Ⅲ型及Ⅰ型胶原纤维随之内陷；细胞膜下见多个大小不一的泡状结构（△）

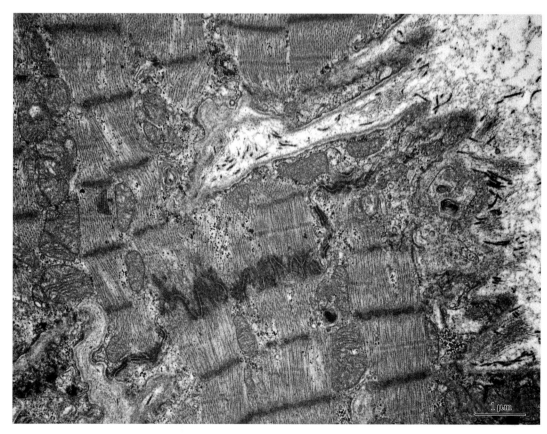

图 8-261
闰盘旁的细胞膜垂直肌丝束内陷入心肌细胞内，其中见碎片状Ⅰ型胶原；肌节过度收缩，细胞膜表面褶皱增加，其下结构模糊，表面间质Ⅰ型和Ⅲ型胶原垂直插入增宽的基底膜

第八章 | 特发性扩张型心肌病病理组织形态与超微结构

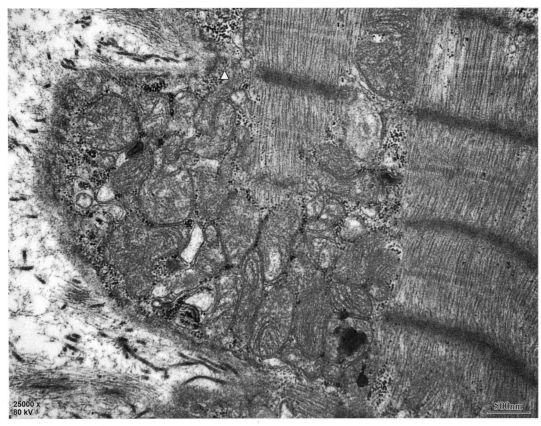

图 8-262
肌节过度收缩，细胞膜扇贝状突起，凹陷与 Z 线相连（△），细胞膜下线粒体堆积，细胞膜内陷中见平行的纤细 Ⅲ 型胶原及粗大 Ⅰ 型胶原

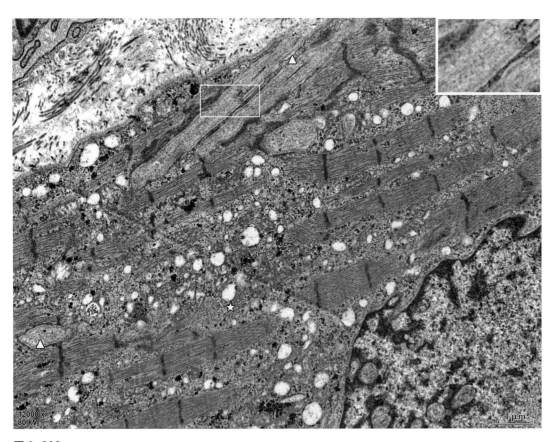

图 8-263
多条与肌丝束有锐角夹角的细胞膜内陷深入肌丝束间（△），其内容物呈中等电子密度，内可见纤细丝状物及颗粒状物；局部肌丝溶解（☆）（图中有刀痕）

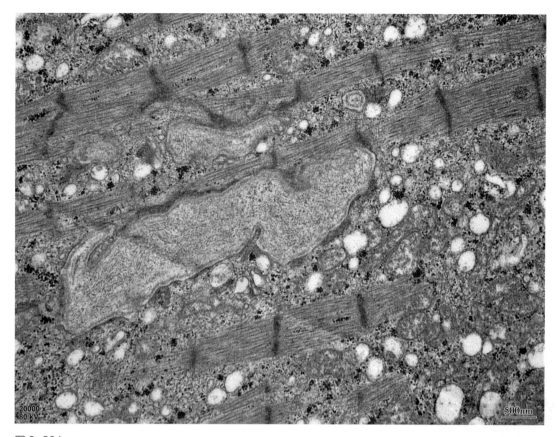

图 8-264
延伸入肌丝束间的内陷细胞膜,与肌丝束平行,表面附高电子密度物,内有细丝状结构;肌节内 M 线缺失,Z 线形状怪异;线粒体堆积,糖原颗粒散在,细胞内多个空泡状结构(图中有刀痕)

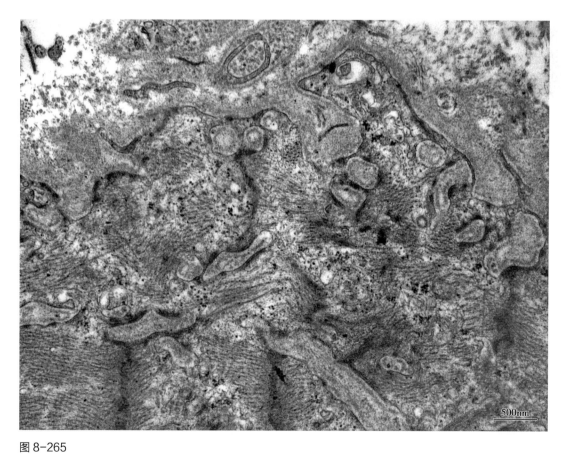

图 8-265
心肌细胞侧面细胞膜不规则,形成多处内陷及囊泡状结构,间质随细胞膜内陷;内陷细胞膜表面附高电子密度物,并与肌丝相连,细胞膜下肌丝纵横交错,失去同向性

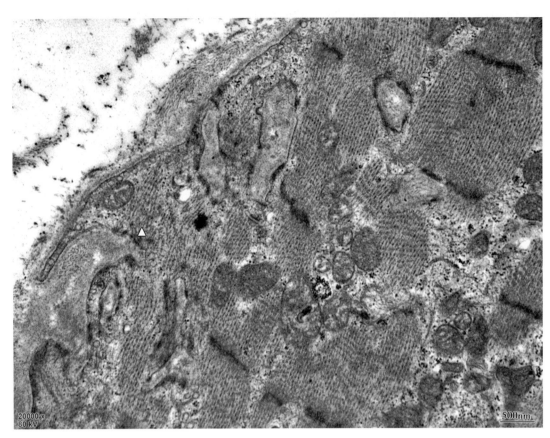

图 8-266
细胞膜内陷，间质进入；内陷的细胞膜间质侧附基底膜样结构，胞质侧附高电子密度物与肌丝相连（△）

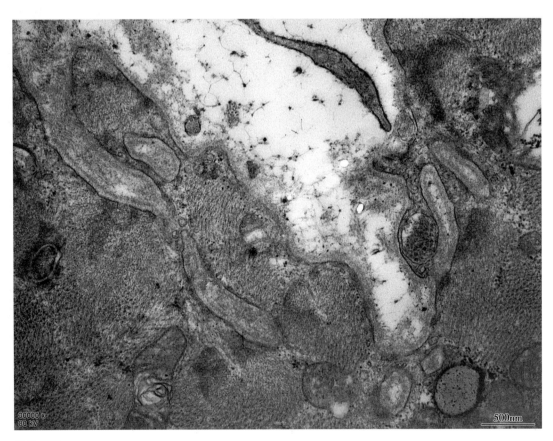

图 8-267
多处细胞膜内陷中见平行的Ⅲ型胶原；细胞间隙结构疏松，内有 TC 部分胞体

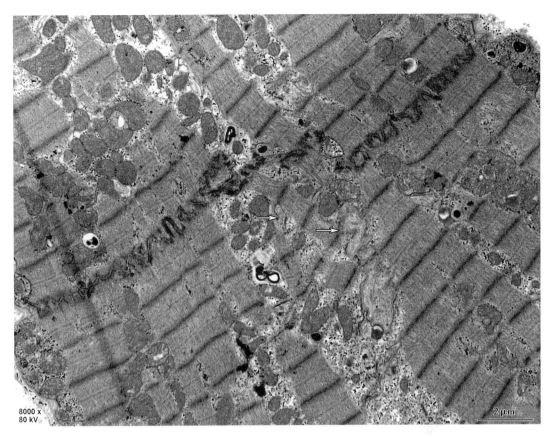

图 8-268
肌节和闰盘结构规则，肌丝束间见多处细胞膜内陷扩张结构（↑），与之相连的肌丝束被牵拉异位

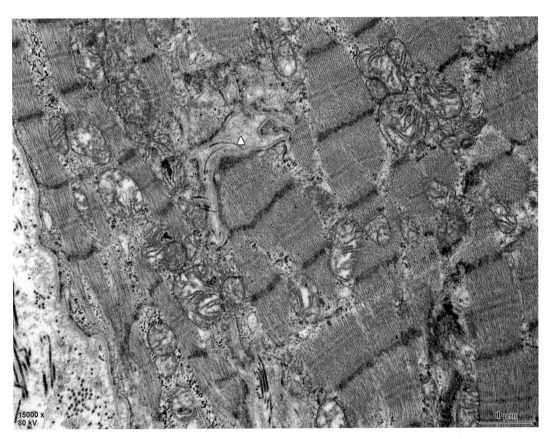

图 8-269
细胞膜内陷深入心肌细胞内，且位于 Z 线上（△），其内可见含 I 型胶原的间质成分

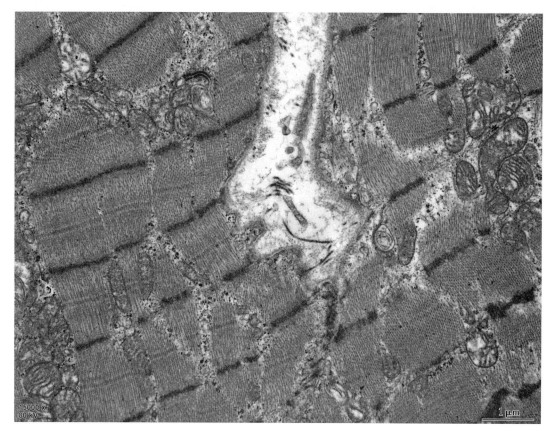

图 8-270
两心肌细胞侧面间隙增宽,其中有粗大的 I 型胶原纤维和间质细胞的部分胞质

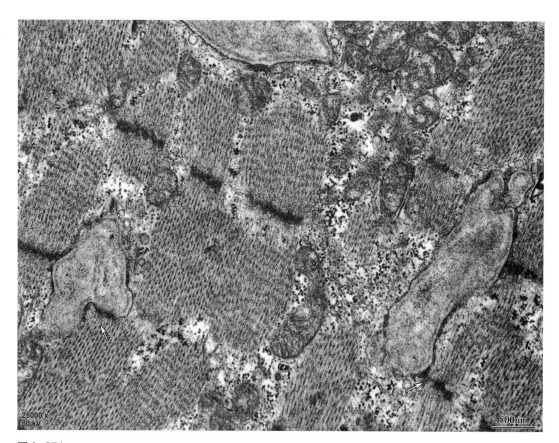

图 8-271
心肌细胞内肌丝束间的内陷细胞膜,内有中等电子密度的基质,间质侧有基底膜样结构,胞质侧附高电子密度物与肌丝相连,并与 Z 线移行(↑)

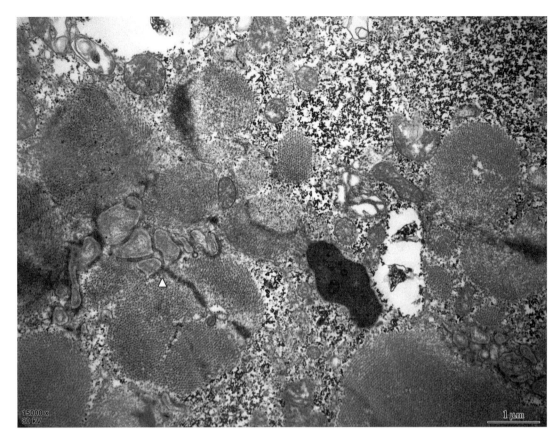

图 8-272
簇状扩张的内陷细胞膜，其中一处与 Z 线相连（△）；心肌细胞内肌节形态不规则，Z 线弯曲、粗细不等，片状肌丝溶解，溶酶体形成

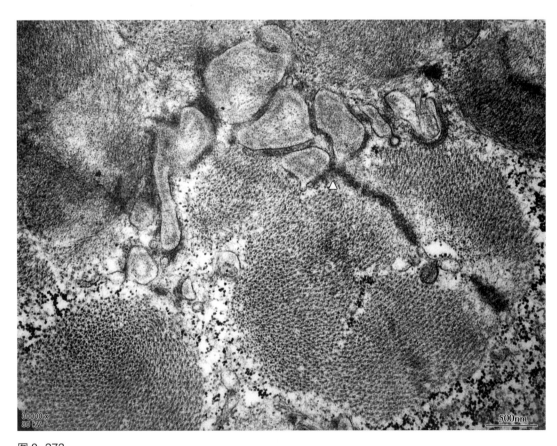

图 8-273
图 8-272 放大，在簇状内陷的细胞膜中，可见一处与 Z 线相连（△），表面有一层电子密度与 Z 线相似的高电子密度带并与肌丝相连

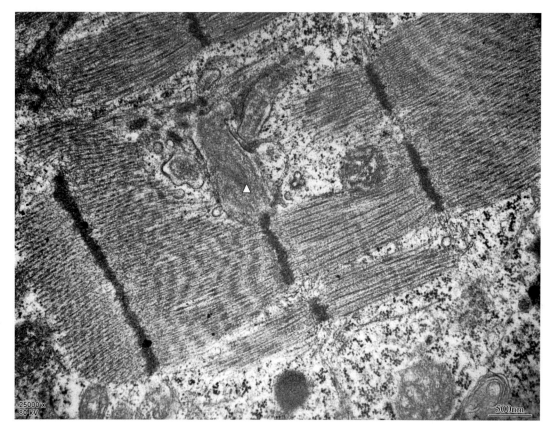

图 8-274
位于 Z 线位置的 T 管扩张（△），周围与之相连的肌丝溶解

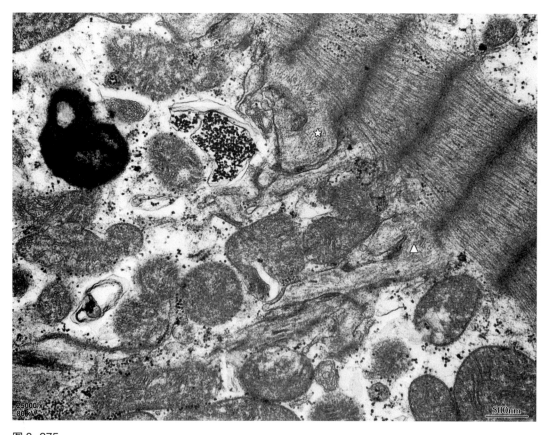

图 8-275
肌丝束间扩张的管网状结构，大部分与肌丝束垂直分布，其内少量胶原纤维束（△）；肌丝束的侧面局部隆起，其内散在的肌丝与肌丝束的方向垂直（☆）

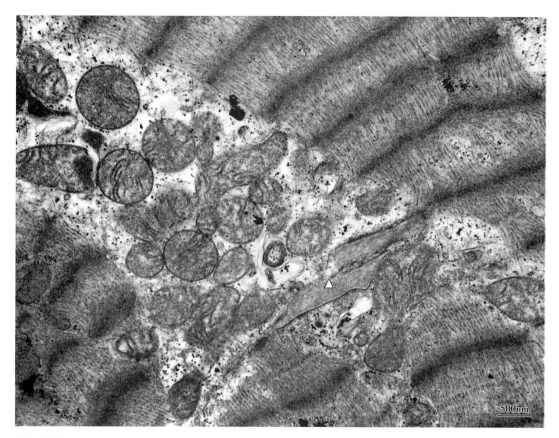

图 8-276
肌节过度收缩，Z 线增宽边缘模糊，部分肌丝溶解，两条平行扩张的 T 管（△）位于 Z 线位置，其内有纤细的纤维状物；肌丝束间线粒体堆积

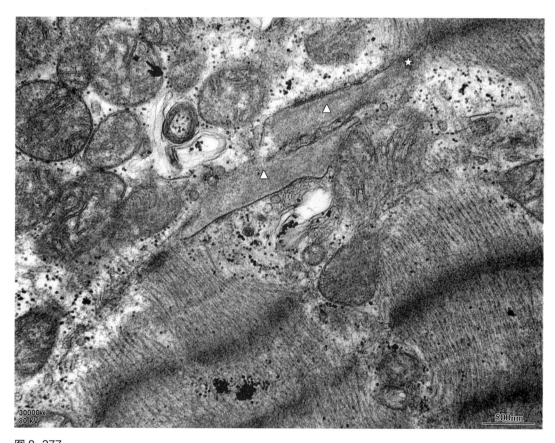

图 8-277
图 8-276 放大，肌丝溶解断裂，肌节错位；两条平行、扩张的 T 管（△）分别与 Z 线相连（☆），T 管内可见纤细的丝状物

第八章　特发性扩张型心肌病病理组织形态与超微结构

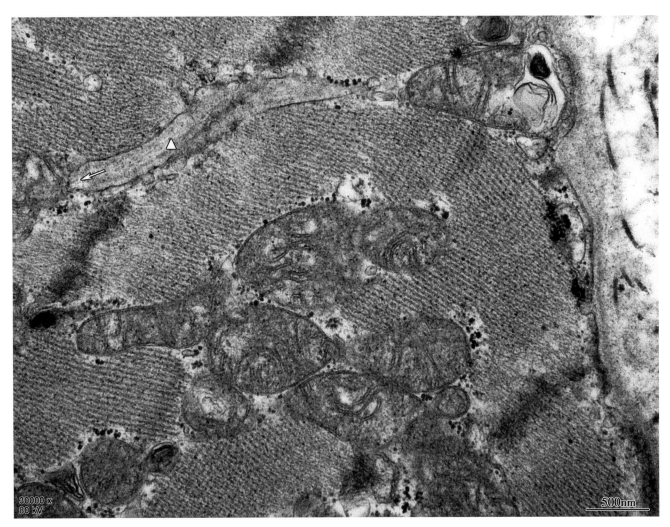

图 8-278
细胞膜内陷（△），一端与线粒体紧密相贴（↑）

3. 心肌细胞胞质凸向间质　透射电镜观察到 IDC 中一种独特的亚微表现，即心肌细胞胞膜出芽、鼓泡，并脱落到间质内。脱落的芽泡具有完整的膜，其内容物与细胞膜下的物质相同，内有糖原颗粒、退变的高密度小体及类似吞饮小泡的结构。芽泡脱离后的心肌细胞细胞膜结构完整。芽泡常出现于心肌细胞侧面，两心肌细胞的侧－侧连接间隙增宽，其中的内容物疏松，可见Ⅰ型及Ⅲ型胶原纤维（图 8-279~图 8-285）。

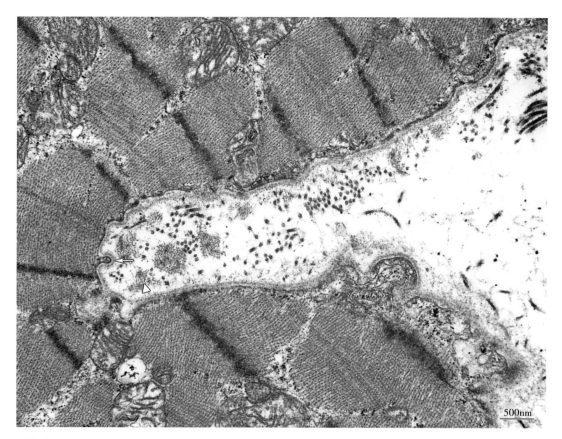

图 8-279
心肌细胞弯曲,并形成夹角,间质陷入,其中可见粗大的 I 型胶原纤维和片状 III 型胶原纤维;细胞膜有凸向间质的小突起(↑)和凹向心肌细胞的小凹陷(△)

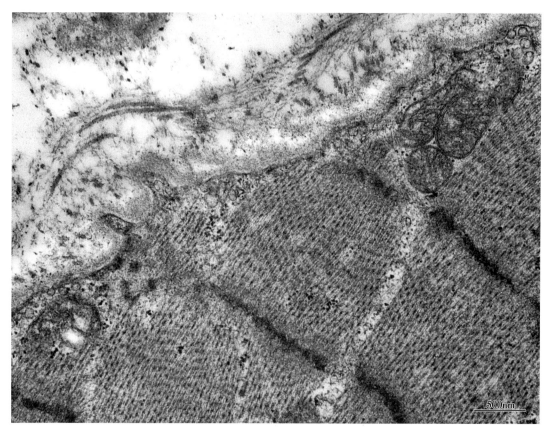

图 8-280
细胞膜出芽,凸向间质,周围基底膜增厚,其旁细胞膜下较多吞饮泡;间质纤维化

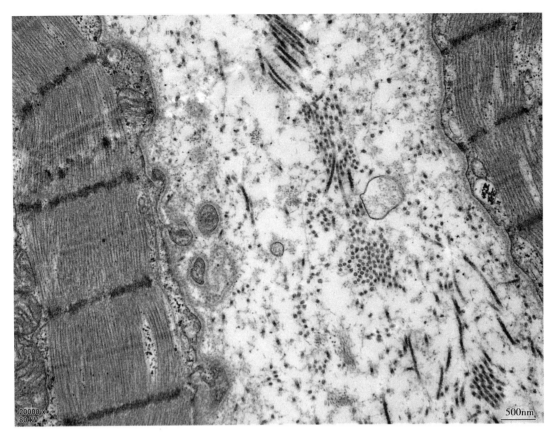

图 8-281
心肌细胞侧面出芽，并脱落到间质内；间质增宽疏松，内有多种成分

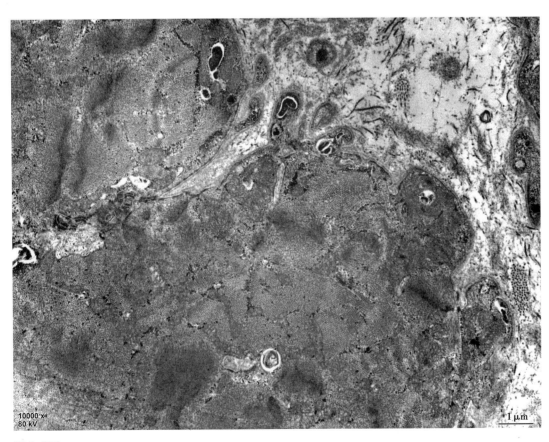

图 8-282
细胞膜表面凸起，出芽状，被间质分隔、脱落；内陷细胞膜与闰盘相接，间质长入；心肌细胞肌丝束形成不良

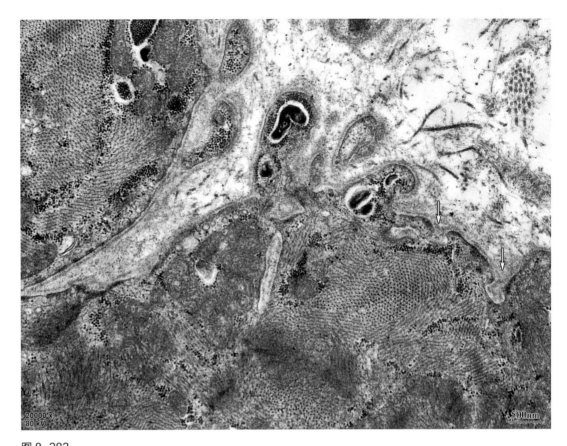

图 8-283
图 8-282 放大,芽状结构为细胞膜和肌浆的向外突起,内含糖原及退变的高电子密度物,周围见多处细胞膜内陷(↑)

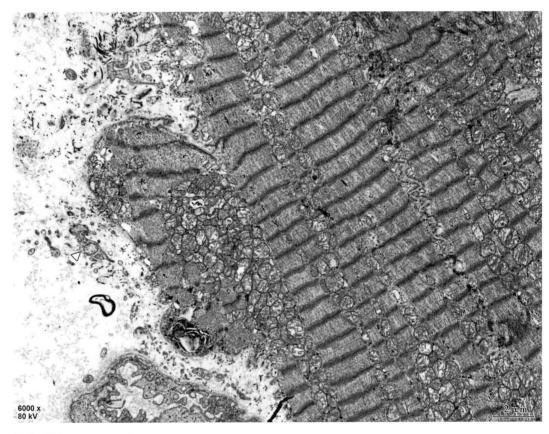

图 8-284
心肌细胞侧面的一处突起,内含肌丝束和大量线粒体;周围有多个脱落的芽泡样结构(△),内含线粒体

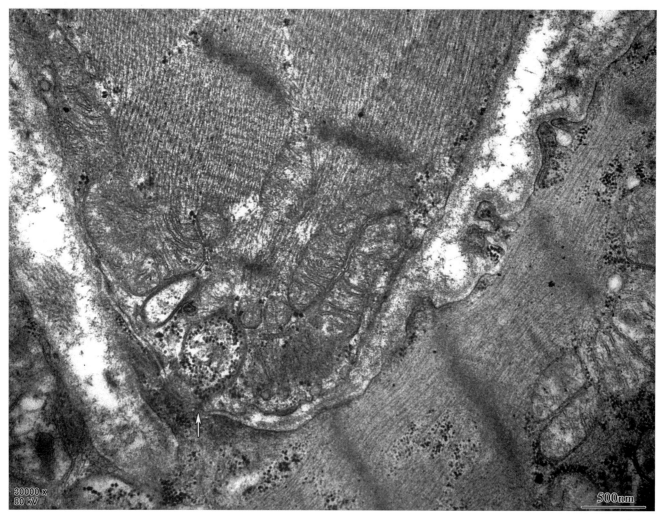

图 8-285
心肌细胞内陷的细胞膜将胞质分为两块,一处仍可见胞质连通(↑);内陷细胞膜有基底膜及Ⅲ型胶原;细胞膜芽泡状突起(△)

4. 间质纵向分隔心肌细胞　IDC 中组织学常见间质呈纵向分隔心肌细胞,即间质随内陷细胞膜经肌丝束的间隙延伸入心肌细胞内,光镜下表现为心肌细胞分叉,透射电镜下表现为心肌细胞被纵向分隔成大小不等、形状各异的小块状,其内的肌节形态正常(图 8-286~图 8-297)。

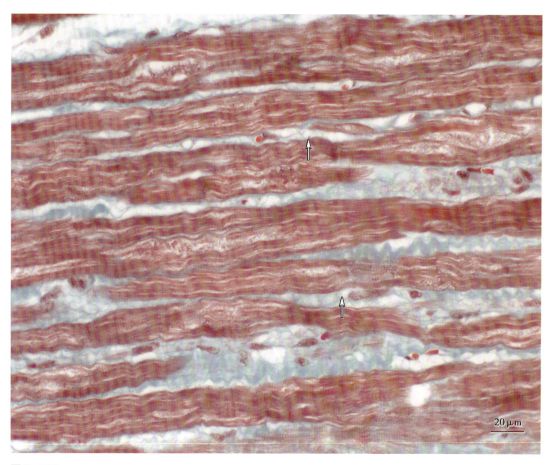

图 8-286
心肌间质纤维性增生，呈纵向分隔心肌细胞的组织学表型（↑），Masson 染色

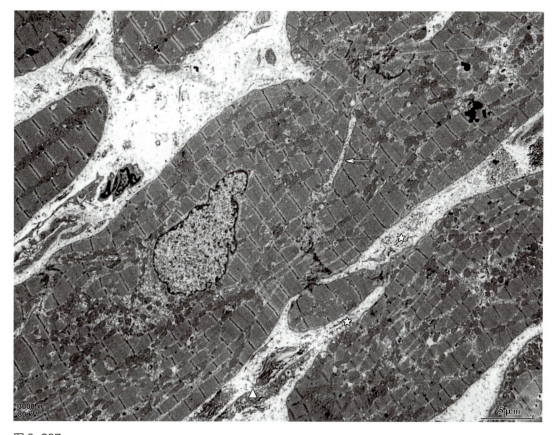

图 8-287
心肌细胞间隙增宽，细胞膜平行肌丝束内陷（☆），分隔心肌细胞为小片状；多处闰盘结构，闰盘非特化区间隙增宽（↑）；间质内可见成纤维细胞（△）及周围分泌的 I 型胶原纤维

第八章　特发性扩张型心肌病病理组织形态与超微结构

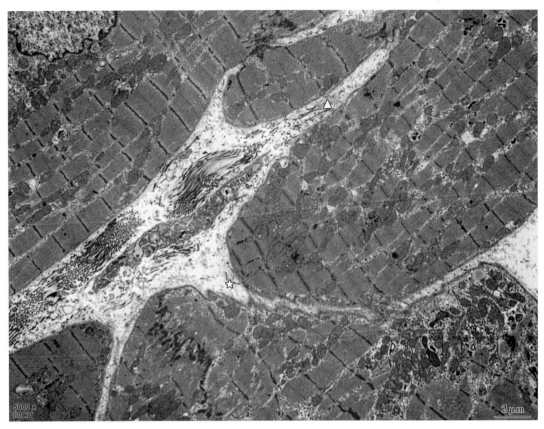

图 8-288
心肌间质中的成纤维细胞及周围密集成片的粗大Ⅰ型胶原纤维，增生的间质纵向（△）、斜向（☆）分隔心肌细胞

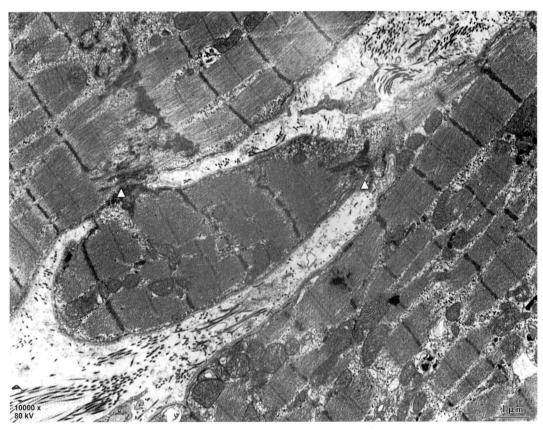

图 8-289
图 8-288 放大，心肌细胞被内陷的细胞膜分隔出的一小块，周围有细胞膜及基底膜，其上可见两处闰盘结构（△），间质疏松，内成分复杂，有片状Ⅲ型胶原纤维、Ⅰ型胶原纤维及泡状结构

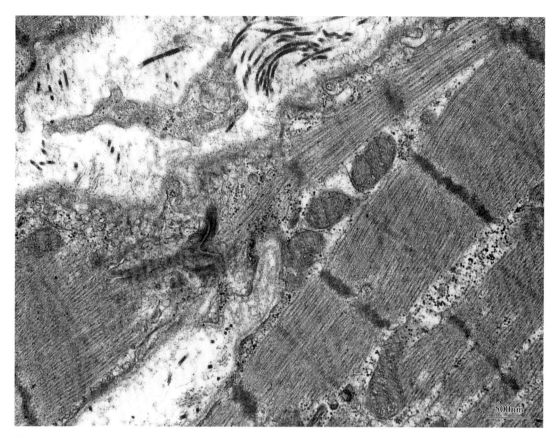

图 8-290
图 8-289 放大,间质内陷处细胞膜有基底膜,闰盘上电子密度分布不均匀,无法分辨特化结构;Z 线错位

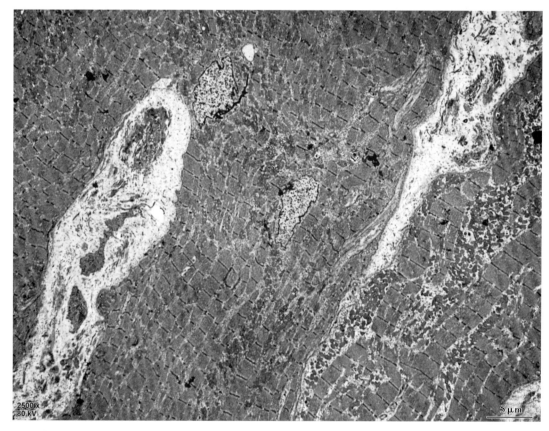

图 8-291
心肌细胞间的间隔呈纵向增宽,增宽的间质内有呈片状的胶原纤维

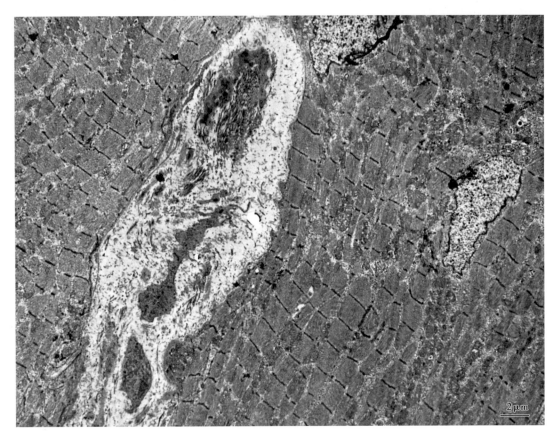

图 8-292
图 8-291 放大,心肌间质内的成纤维细胞及呈片状增生的胶原纤维

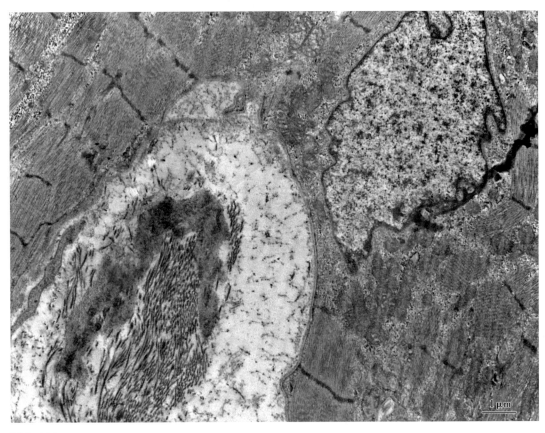

图 8-293
图 8-291 放大,间质内大量粗大的 I 型胶原纤维,随内陷的细胞膜延伸入心肌细胞间,邻近细胞核

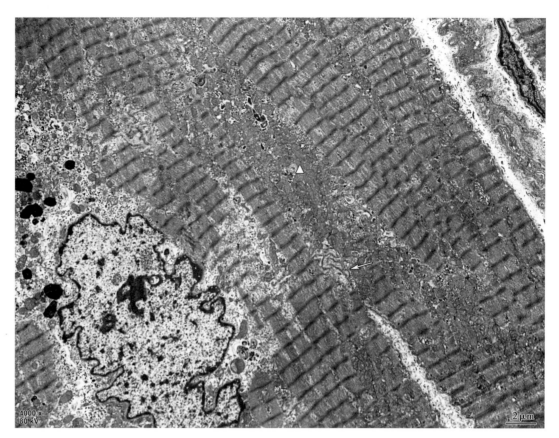

图 8-294
间质纵向分隔心肌细胞，细胞膜断端扩张成团（↑）；肌节广泛性过度收缩，线粒体堆积成片（△）

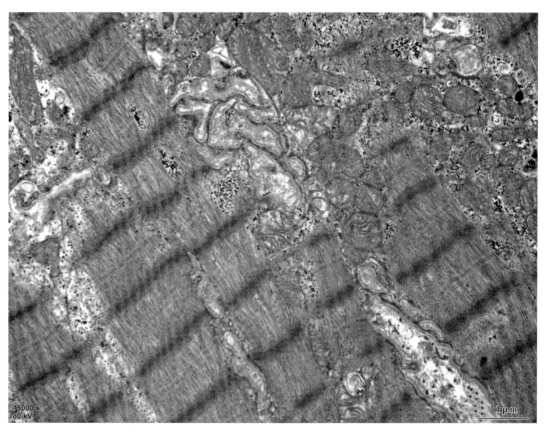

图 8-295
图 8-294 放大，深陷入心肌细胞内部的细胞膜呈管状扩张

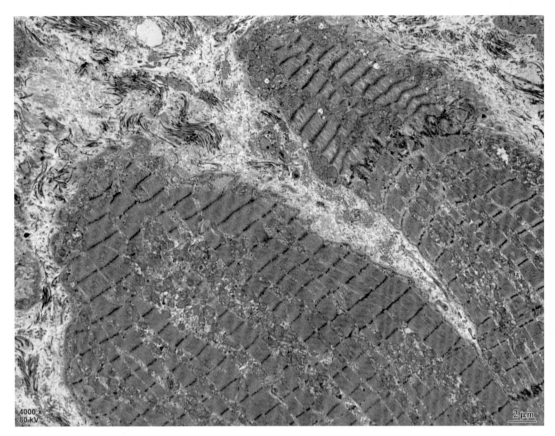

图 8-296
心肌细胞纵向分支的间质内含大量粗大的Ⅰ型胶原

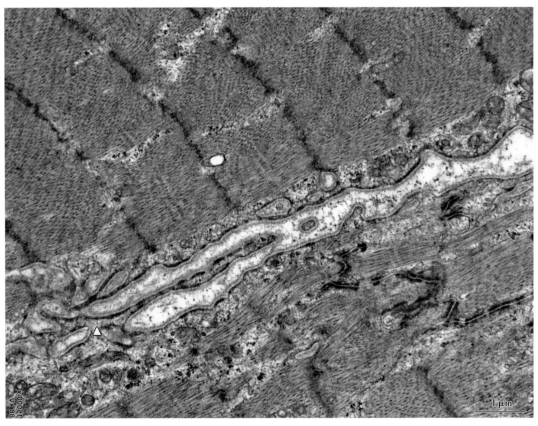

图 8-297
细胞膜内陷走行于肌丝束间，一端分叉，并逐渐形成小团状结构（△）；两侧心肌细胞发育不一致，上方肌节形态较好，下方部分肌节Z线缺失，闰盘结构不良，肌丝束松散，细胞膜下较多无定型基质

5. 间质横向分隔心肌细胞　在 IDC 心肌样本，透射电镜观察到间质横向分隔心肌细胞，即细胞膜沿 Z 线内陷，或在 Z 线近旁与其呈平行状内陷。内陷的间隙宽窄不一，有的宽度可大于一个肌节。随细胞膜延伸入心肌细胞的间质成分复杂，有基底膜样物、纤细的 III 型胶原纤维及粗大的 I 型胶原纤维等。心肌细胞可被横向分隔成多个小块。在内陷细胞膜周围的肌节形态紊乱，远处肌节形态正常（图 8-298~ 图 8-308）。

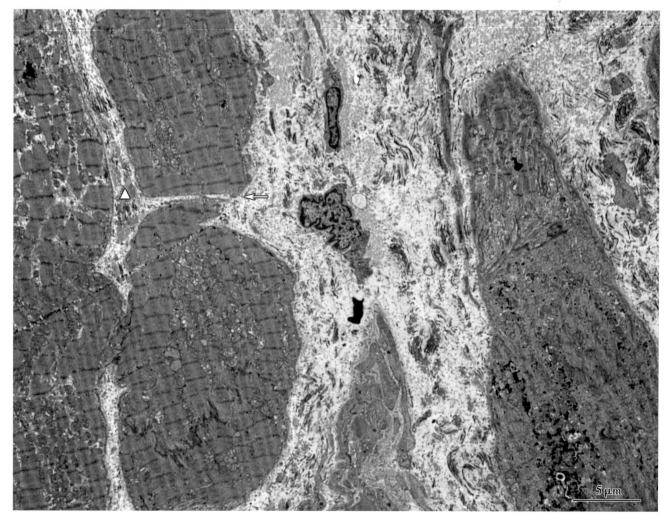

图 8-298
间质纤维化，增生的间质以多种形式分隔心肌细胞，左侧间质纵向（△）或横向（↑）分隔心肌细胞，右侧间质沿内陷的细胞膜长入心肌细胞

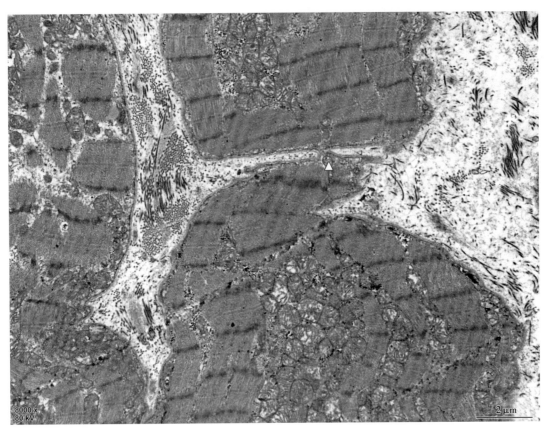

图 8-299
图 8-298 放大,两侧横向细胞膜内陷尚未贯通,中部尚有极少量胞质相连(△),间质大量粗大的Ⅰ型胶原纤维

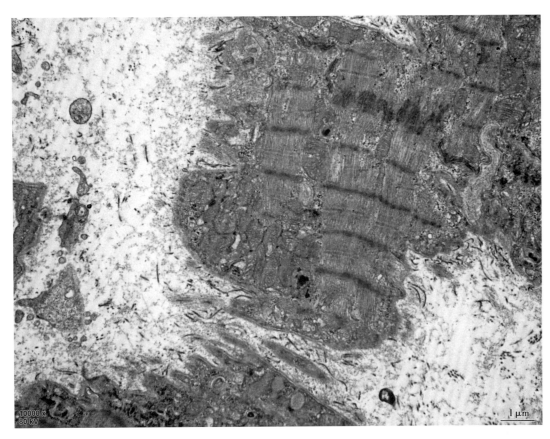

图 8-300
在距离闰盘 5 个肌节处,间质横向分隔心肌细胞,纤维性间质长入

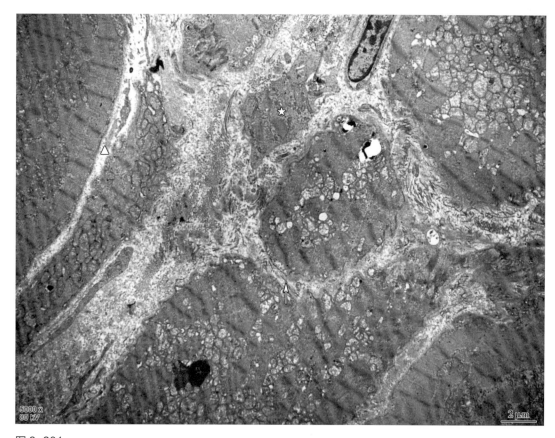

图 8-301
心肌间质横向（↑）或纵向（△）分隔心肌细胞，致胞质呈形状不同、大小不等的小片状；间质内大量胶原纤维沉积，成分复杂，方向各异，中见一个成纤维细胞（☆），胞质内有丰富的粗面内质网

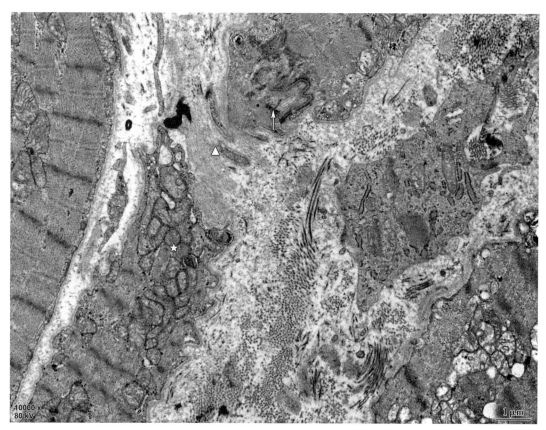

图 8-302
间质横向分隔心肌细胞（△），一端胞质内见闰盘（↑），另一端线粒体密集（☆）

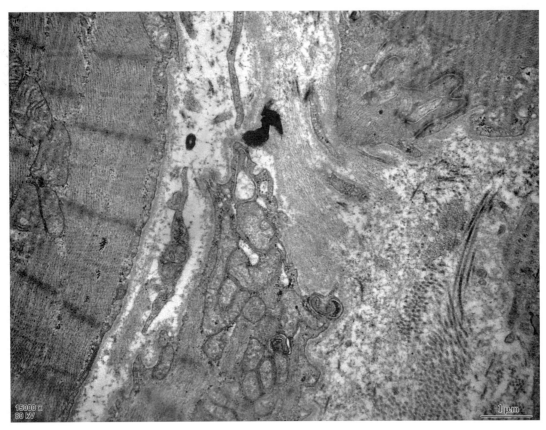

图 8-303
图 8-302 放大,分隔心肌细胞的间质内含片状Ⅲ型胶原纤维和少量成纤维细胞胞质

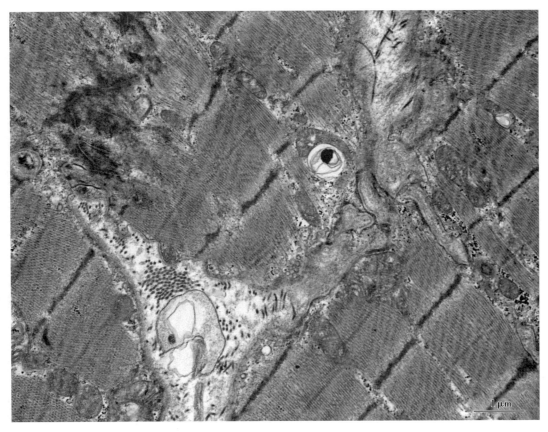

图 8-304
间质从多个方向分隔心肌细胞,横向于Z线位置长入,纵向平行肌丝束或切断肌丝束;间质内见粗大的Ⅰ型胶原、片状Ⅲ型胶原和退变的膜状结构,内陷细胞膜下有较多小泡结构

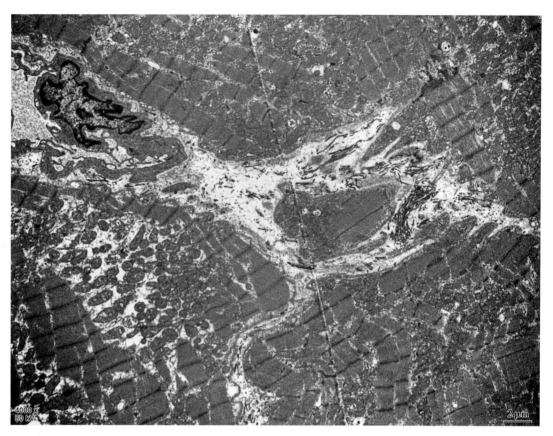

图 8-305
心肌间质纤维化,间质横向将小块心肌细胞胞质与细胞主体分隔(图中有刀痕)

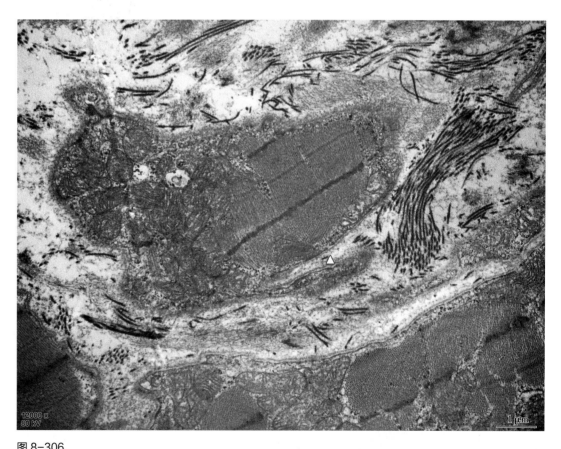

图 8-306
图 8-305 放大,该切面上被分隔的小块心肌细胞与心肌主体不相连,内陷细胞膜形状不规则(△),间质粗大的 Ⅰ 型胶原长入(图中有刀痕)

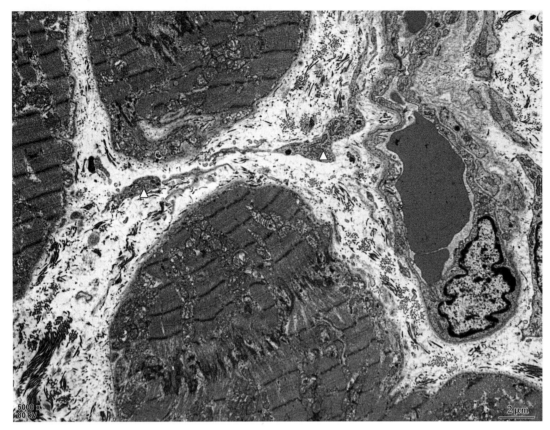

图 8-307
间质横向分隔心肌细胞,造成上下两部分残余心肌细胞短小,游离端距闰盘结构仅 5~7 个肌节,间质内见成纤维细胞(△)

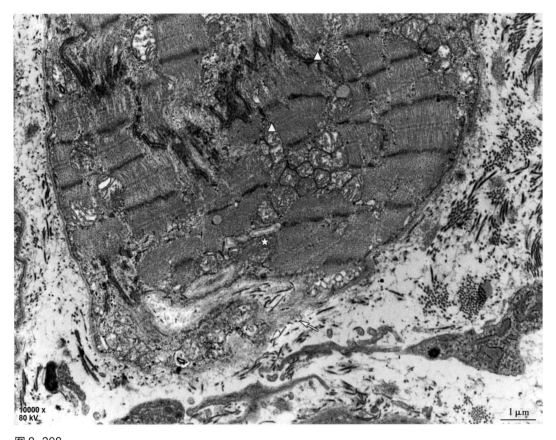

图 8-308
图 8-307 放大,闰盘斜跨多条 Z 线,并与 Z 线移行(△),闰盘褶皱幅度增大,附近肌丝溶解;心肌细胞游离端细胞膜部分缺失(↑),残余较多小泡结构,基底膜增厚,内陷扩张的细胞膜与 Z 线移行(☆),内有粗大的 I 型胶原纤维;间质中纤维细胞的突触紧贴基底膜,周围有 I 型胶原纤维

6. 间质包绕心肌细胞　心脏的力学性能依赖心肌细胞正常的组织结构，心肌细胞沿长轴呈端－端连接，肌节、肌丝束和心肌细胞的高度有序排布，形成一个三维的细胞网络，进行同步收缩。IDC 中间质成分大量增生并包绕心肌细胞，隔离心肌细胞间连接，影响心肌细胞的同步收缩。在 IDC 心肌样本，透射电镜观察到增生的间质成分复杂，其中有各型胶原纤维、多种间质细胞、退变的心肌细胞、小血管、脂质及环形高电子密度物等（图 8-309~ 图 8-323）。

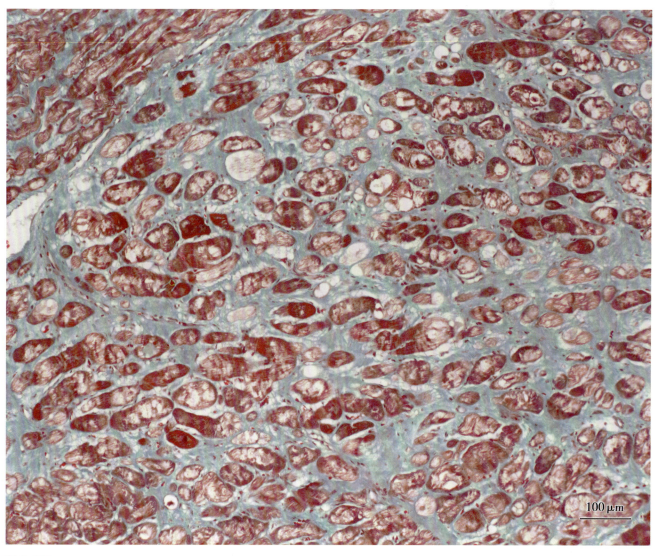

图 8-309
间质包绕、分隔心肌细胞；心肌细胞大小不一、形状不规则，Masson 染色

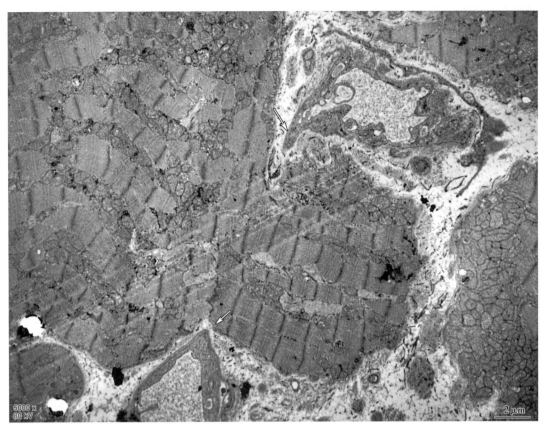

图 8-310
心肌细胞胞膜内陷，间质中粗大的Ⅰ型胶原随其向细胞内延伸，血管亦随间质长入（↑）（图中有刀痕）

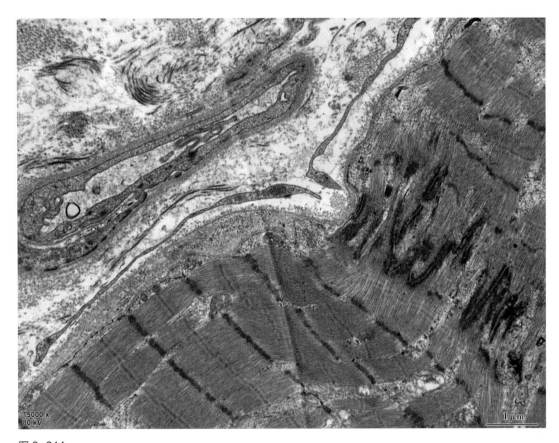

图 8-311
间质纤维化，两个 TCs 的端部伸向心肌细胞膜凹陷处（图中有刀痕）

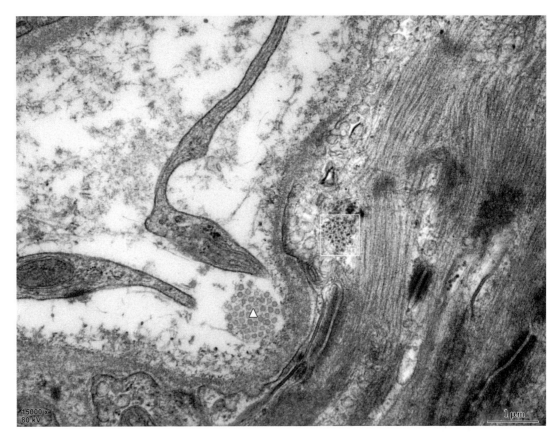

图 8-312
图 8-311 放大，TC 端部朝向心肌细胞膜的凹陷处分泌丝状物，该处基底膜增厚，并见一束 I 型胶原横断面（△），间质中有散在的毛刷状透明质酸；心肌细胞膜下大量囊泡状结构；肌丝纵横交错（框内）

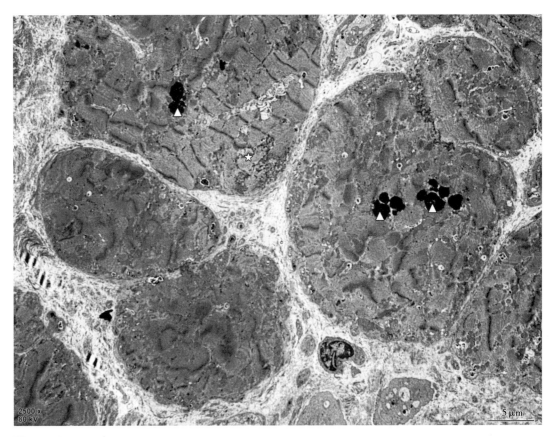

图 8-313
纤维化间质增生、包绕、分隔心肌细胞；部分胞质与主体分离；心肌细胞内见大块溶酶体（△），闰盘边聚（☆）；间质成分复杂，见大量 I、Ⅲ 型胶原纤维和各种细胞碎片

第八章 | 特发性扩张型心肌病病理组织形态与超微结构

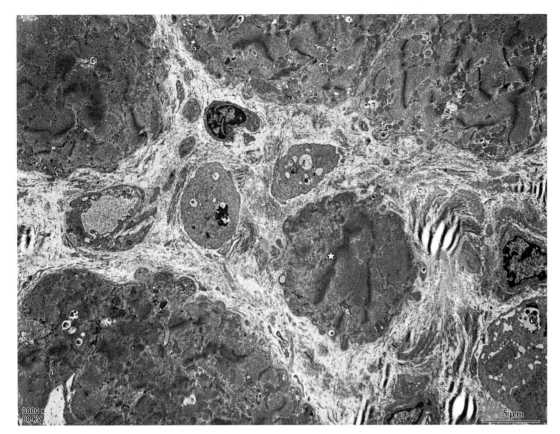

图 8-314
纤维化的间质中孤立存在小团心肌细胞胞质（☆）

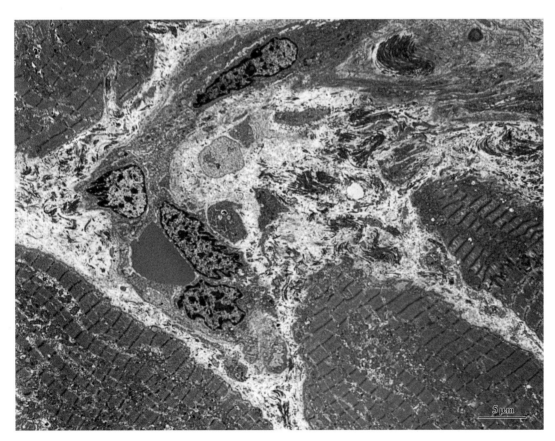

图 8-315
间质纤维化的超微形态，间质成分复杂，内见胶原纤维、小血管、间质细胞

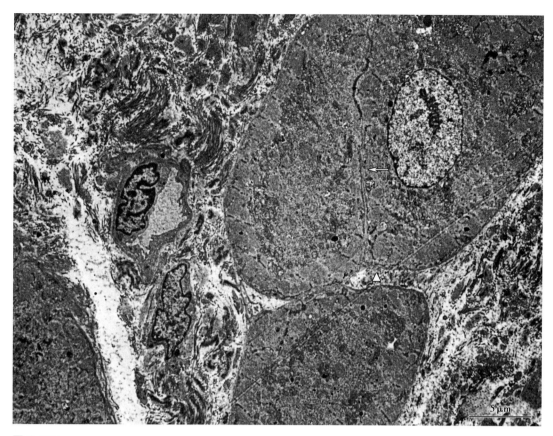

图 8-316
心肌细胞周围纤维化间质包绕,心肌细胞内部纤维化间质分隔(△);间质内有成纤维细胞和毛细血管及较多粗大的Ⅰ型胶原;心肌细胞内大片肌丝溶解,闰盘样结构斜穿心肌细胞(↑)

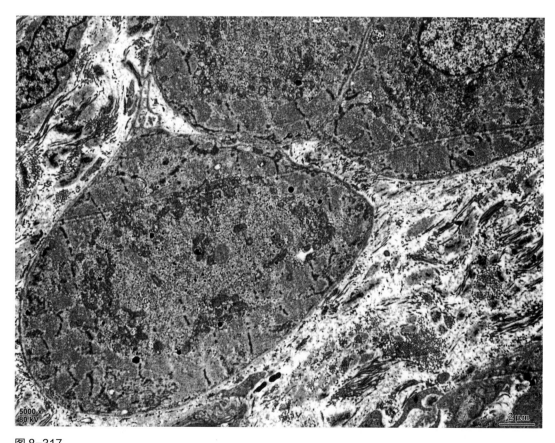

图 8-317
图 8-316 放大,间质随内陷细胞膜长入、分隔心肌细胞,两细胞间仅小部分细胞膜相贴,分隔心肌细胞的间质内含粗大的胶原纤维;间质成分复杂,大量粗大Ⅰ型胶原纤维纵横交错(图中有刀痕)

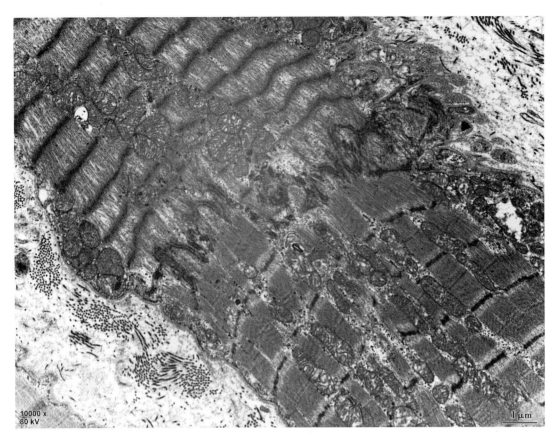

图 8-318
心肌细胞两侧均为纤维化的间质,内含粗大的 I 型胶原

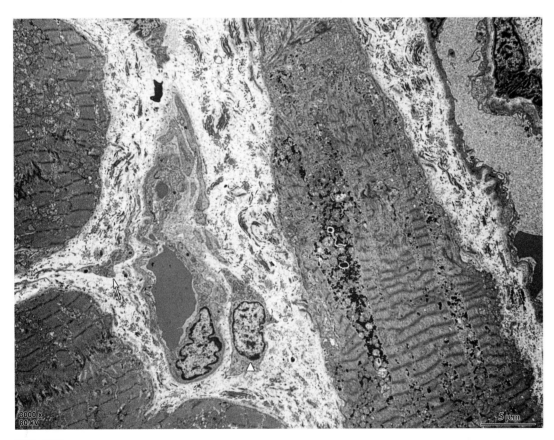

图 8-319
心肌细胞侧面及心肌细胞与血管间均为纤维化的间质,间质内见胶原纤维、成纤维细胞(△)及 TC(↑)

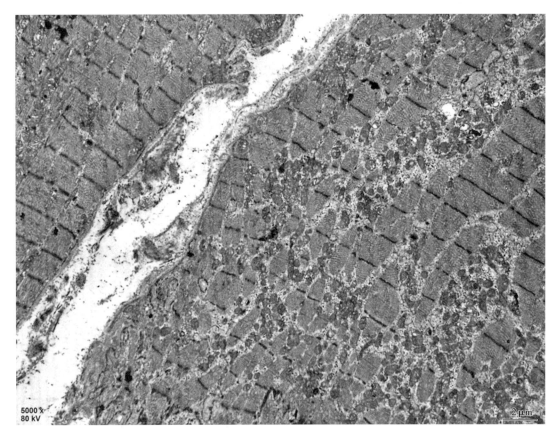

图 8-320
两心肌细胞间隙增宽,间质内电子密度较低,心肌细胞表面残存一层中等电子密度物

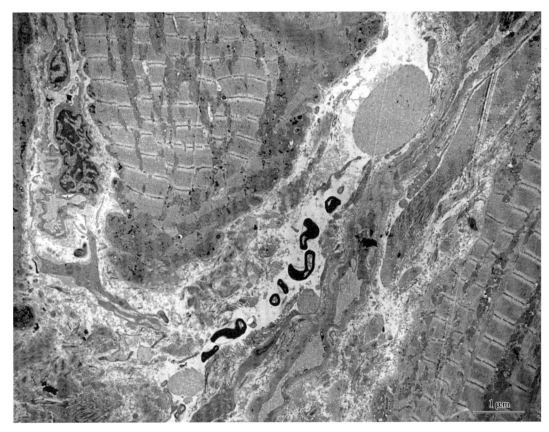

图 8-321
心肌间质增生,成分复杂,其中见粗大的Ⅰ型胶原纤维束、血管、纤维细胞、TC、脂滴和高密度环状退变物

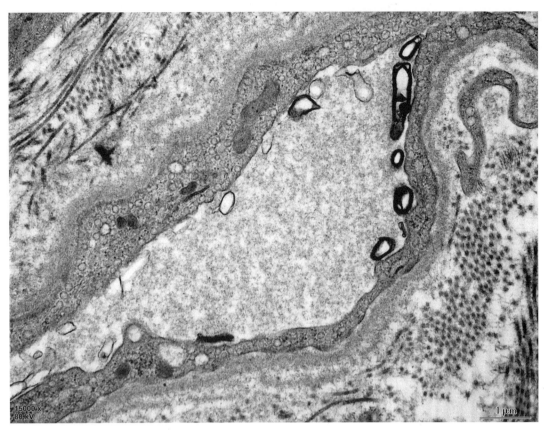

图 8-322
退变的环状高电子密度结构不仅仅位于血管外，也可见于血管内；血管周围大量粗大的Ⅰ型胶原

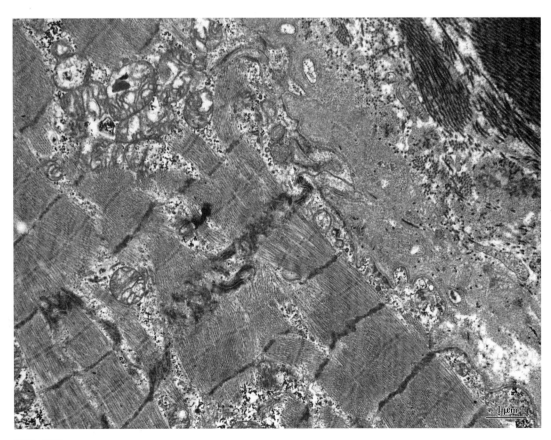

图 8-323
心肌细胞表面基底膜增厚，间质胶原致密，其内成分复杂

（二）细胞外基质的成分及其亚微表型

如前所述，构成细胞外基质的大分子种类繁多，如胶原、弹性蛋白、纤黏蛋白、层黏蛋白及蛋白聚糖等，其中最主要的成分是胶原。胶原有多种类型，不同类型的胶原，其形态结构、分布部位及功能不同。正常心肌间质的胶原成分主要为Ⅰ、Ⅲ、Ⅳ型，Ⅰ型分布于肌外膜及肌束膜，Ⅲ型及Ⅳ型分布于肌内膜、心肌细胞基底膜及毛细血管基底膜，在心肌间质胶原网架的构成中，Ⅲ、Ⅳ型胶原是最基础的成分。透射电镜观察到IDC心肌细胞外基质中有多种大量增生的纤维成分，尤其呈束状排列的Ⅰ型胶原纤维，致使心肌细胞表型及细胞器异常。

1. **细胞外基质的不同纤维成分** 胎儿期心肌细胞外基质主要由纤连蛋白（fibronectin）组成，随着心脏的发育纤连蛋白表达逐渐减少，至成年期细胞外基质的成分主要为胶原蛋白。正常情况下，基底膜的Ⅳ型胶原由心肌细胞生成；Ⅰ、Ⅲ、Ⅵ型胶原纤维由心脏成纤维细胞产生和分泌，并处于合成与分解代谢的动态平衡，若动态失衡则细胞外基质发生重构，尤其Ⅰ型胶原纤维束具有较强的抗张强度，过量增生会导致心室的僵硬度增高，并且胶原纤维的方向、间距及密度亦将对细胞表面组织间隙液的流速和应力分布产生影响，致使心脏舒缩功能异常。心室的僵硬度主要受3个因素影响：①心肌与胶原的比例及压力-应力关系：当间质胶原含量增至8%~12%时，心肌收缩和舒张的应力-应变关系均升高，其中舒张功能障碍出现较早。②Ⅰ型与Ⅲ型胶原纤维的比例：正常为8∶1；若Ⅰ型过度增加，心肌僵硬度增高；若Ⅲ型较多则心室的顺应性较高。③胶原纤维与心肌细胞的排列关系：若心肌细胞被胶原纤维隔离致使力的产生和传递受阻，心室的舒张和收缩功能均减弱。

透射电镜观察到IDC心肌间质复杂的基质成分及多样化的亚微表型，主要为大量呈束排列的Ⅰ型胶原纤维，方向多与心肌细胞长轴一致，亦有与心肌细胞膜呈垂直状。纤维的定向排列可增加抗张强度，并提高轴向抗断裂能力，这种排列特征与限制型心肌病内胶原纤维的杂乱漩涡状排列方式不同，更像心脏受到拉伸负荷时，为适应抗张强度而出现的继发性改变；Ⅲ型胶原纤维相对较少，与Ⅰ型的比值减小。增生的间质内常见退变的细胞成分（图8-324~图8-334）。

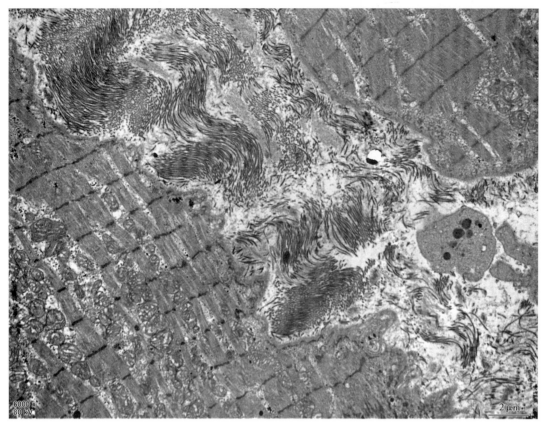

图 8-324
间质纤维化，间质内大量粗大的Ⅰ型胶原纤维束，长轴与心肌细胞长轴一致，呈现回弹后的弯曲状态

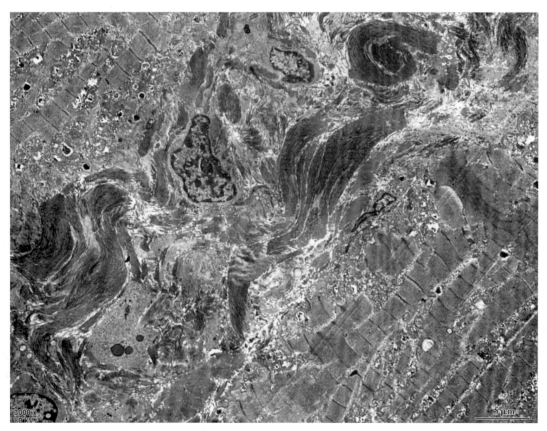

图 8-325
间质内大量粗大的Ⅰ型胶原纤维束与心肌细胞长轴平行，其中见间质细胞及退变的细胞成分

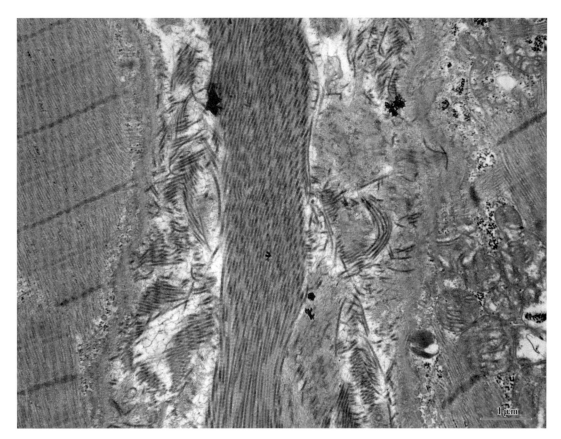

图 8-326
间质内粗大的与心肌细胞长轴平行的Ⅰ型胶原纤维束，周围与细胞膜相交处呈斜纹编织状交错排列

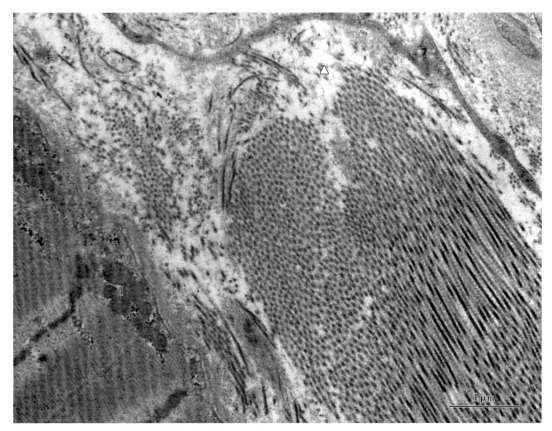

图 8-327
间质内粗大的Ⅰ型胶原纤维束在 TC 的细长胞突处终止（△）

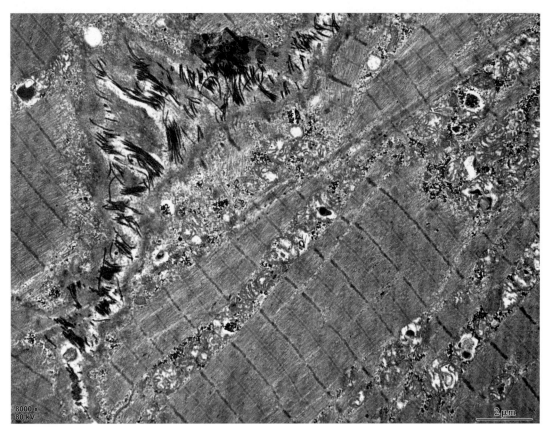

图 8-328
两个相邻的心肌细胞，细胞间隙轻度增宽，内有较多短小、粗大的Ⅰ型胶原纤维，方向与心肌细胞膜相垂直；肌节形态基本正常，内有密集变性线粒体及溶酶体（图中有刀痕）

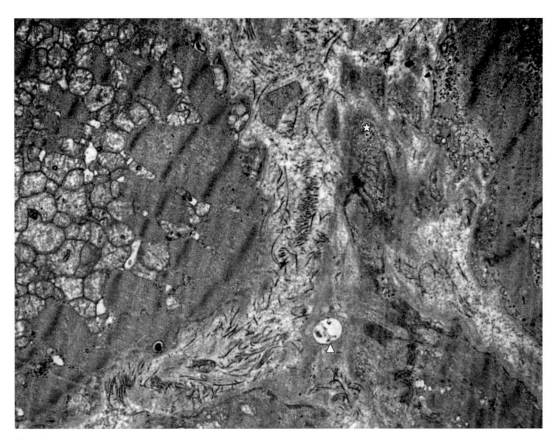

图 8-329
心肌间质内增生的Ⅰ型胶原纤维呈散乱状；心肌细胞基底膜增厚（△），并见小片胞质被间质分隔（☆）

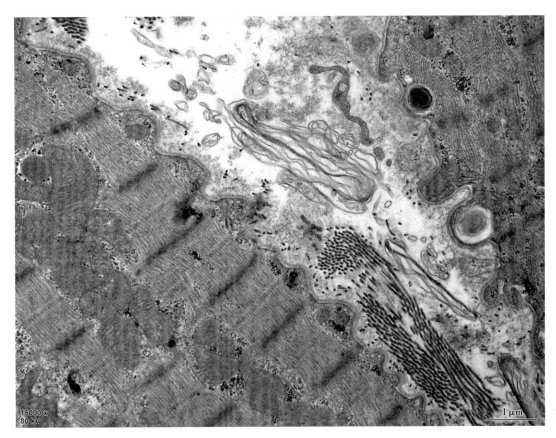

图 8-330
两相邻心肌细胞侧面间隙增宽，增生的间质成分复杂，可见粗大纵向排列的 Ⅰ 型胶原纤维束、退变的膜状结构及小片 TC 胞质

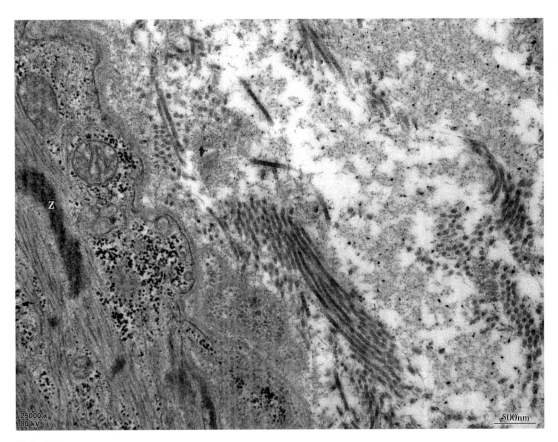

图 8-331
心肌间质纤维化成分复杂，见增厚的基底膜、片状 Ⅲ 型胶原纤维、透明质酸、束状粗大的 Ⅰ 型胶原纤维

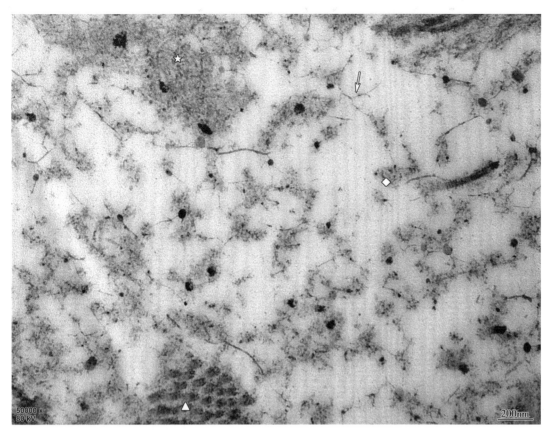

图 8-332
图 8-331 放大，Ⅰ型胶原之间基质样物的放大，大片低电子密度无结构基质样物，其中见小片黏合质样物（◇）、试管刷样物及纤细多分支丝网状的纤维结构（↑），呈片状的纤细Ⅲ型胶原（☆）和粗大的Ⅰ型胶原（△）及周围的黏合质

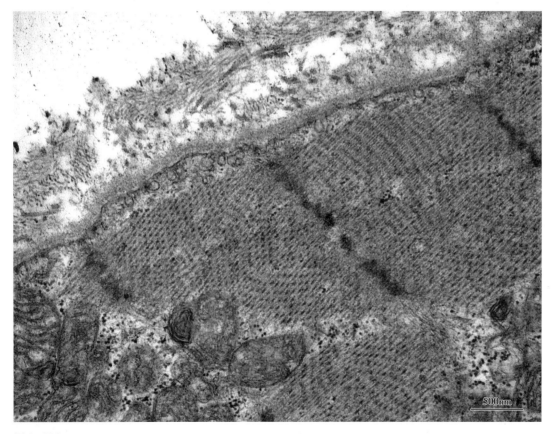

图 8-333
心肌细胞胞膜有多个小凹内陷，基底膜厚度正常；增生的间质呈层状分布，紧邻基底膜为散在粗大的Ⅰ型胶原纤维，与细胞膜呈垂直走向，其外侧为与细胞膜呈平行走向、片状密集的纤细Ⅲ型胶原纤维

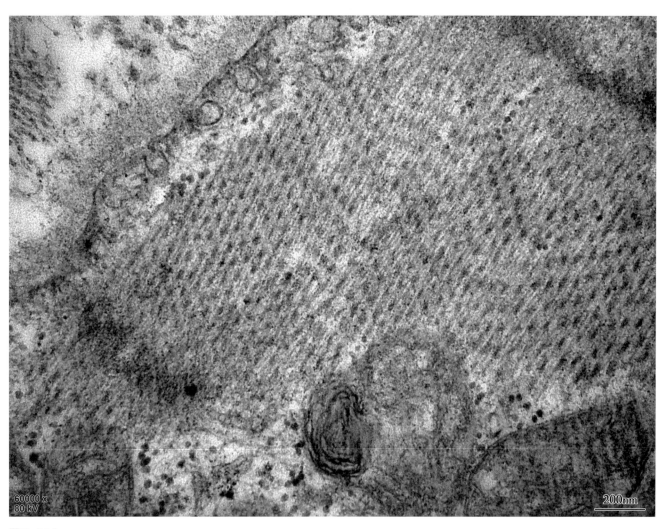

图 8-334
图 8-333 放大,心肌细胞基底膜疏松,电子密度不均匀,内见丝状纤维;细胞膜内侧有多个内陷小凹

2. 胶原纤维对心肌细胞的影响 透射电镜观察到 IDC 心肌间质有大量增生的胶原纤维,对心肌细胞的形态及细胞内的亚微结构均产生不利影响。可能的发生机制为:大量增生的胶原纤维在心肌细胞周围所形成的异常网架结构,不仅挤压细胞膜,并以空间限制的方式影响心肌细胞形态;基质中的大分子物质,如黏着蛋白异常,导致与细胞表面受体连接障碍,进而影响细胞骨架的组装,造成心肌细胞形态及心肌细胞内肌丝束的排列异常(图 8-335~ 图 8-347)。

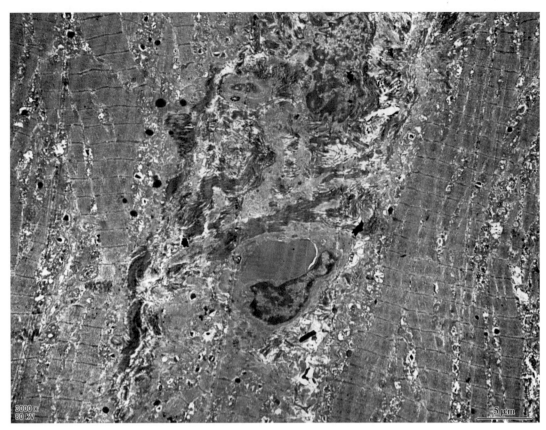

图 8-335
相邻两心肌细胞侧面的间质大量增生,其中有较多粗大的Ⅰ型胶原纤维、纤维细胞及毛细血管,心肌细胞被增生的胶原纤维挤压、分隔变形,细胞膜下线粒体空泡变性

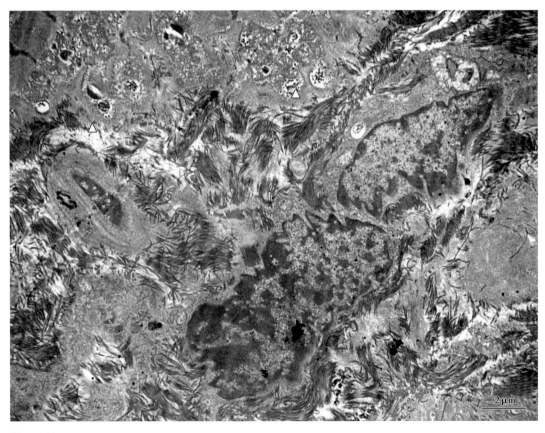

图 8-336
图 8-335 放大,心肌细胞间有两个间质细胞,周围粗大的Ⅰ型胶原纤维呈杂乱无序状;心肌细胞基底膜增厚,细胞膜下见颗粒状退变结构(△)

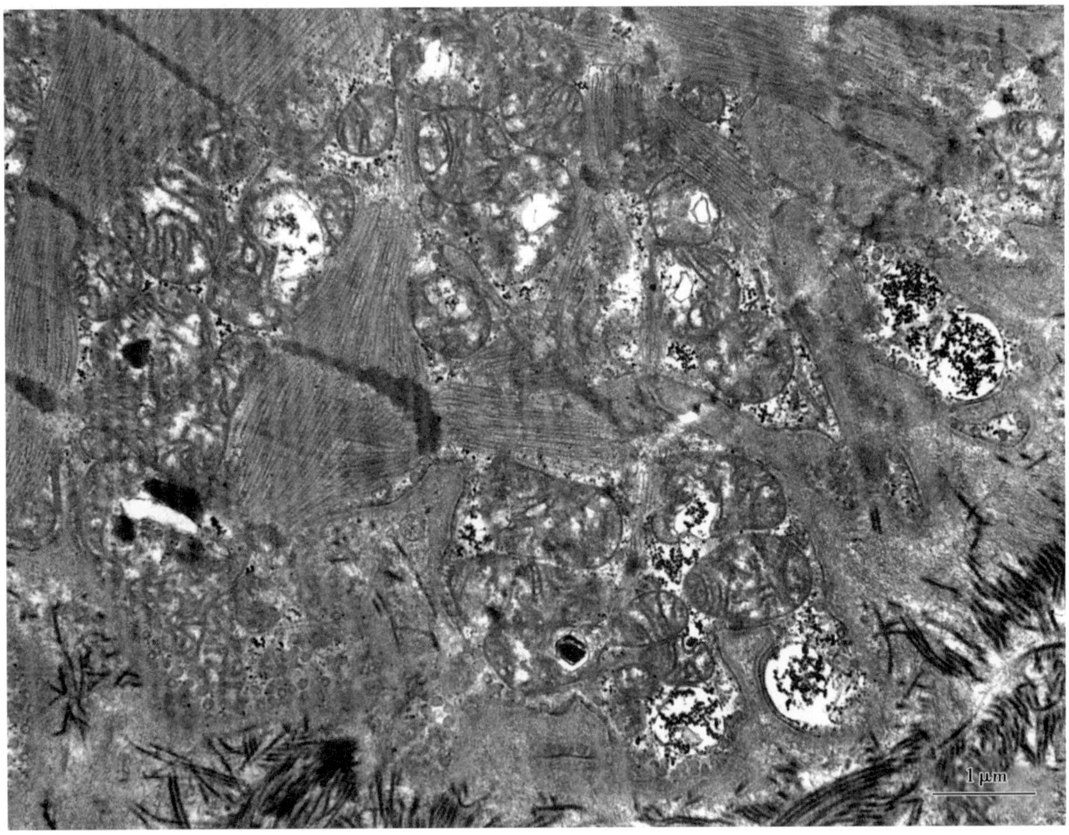

图 8-337
增生的间质推挤心肌细胞膜，细胞膜深陷；肌节排列异常，肌丝极向紊乱，线粒体堆积

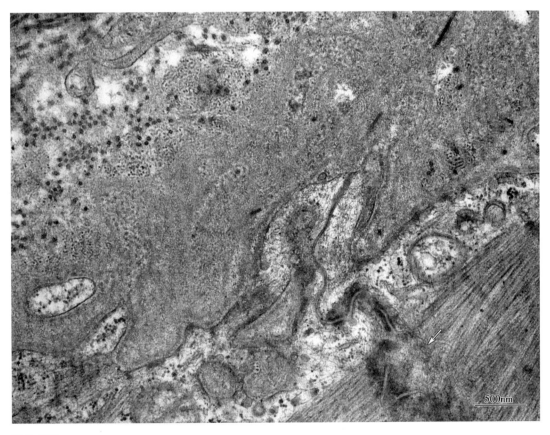

图 8-338
细胞外间质增多，基底膜显著增厚，细胞膜下闰盘结构不良，其上缝隙连接冗长，闰盘附近见网状结构与肌丝相连（↑）

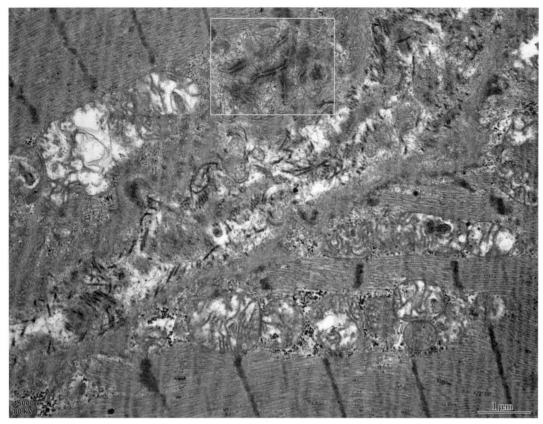

图 8-339
心肌间质纤维化，内有较多粗大的Ⅰ型胶原纤维，心肌细胞基底膜增厚，细胞膜下见小片结构不良的闰盘

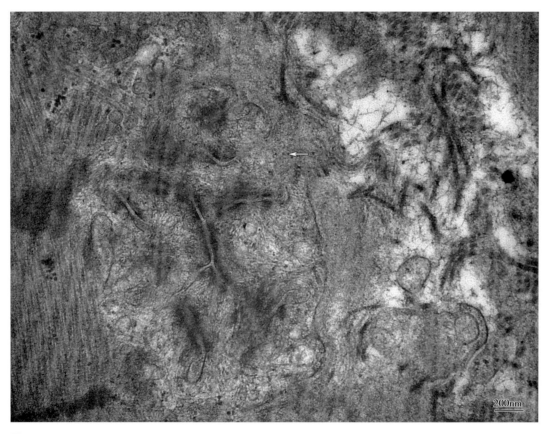

图 8-340
图 8-339 放大，细胞膜连续性中断（↑），闰盘样结构呈多分支状，高电子密度物不均匀，特化区结构不清晰；细胞外基底膜增厚，间质纤维化，内有粗大Ⅰ型胶原纤维

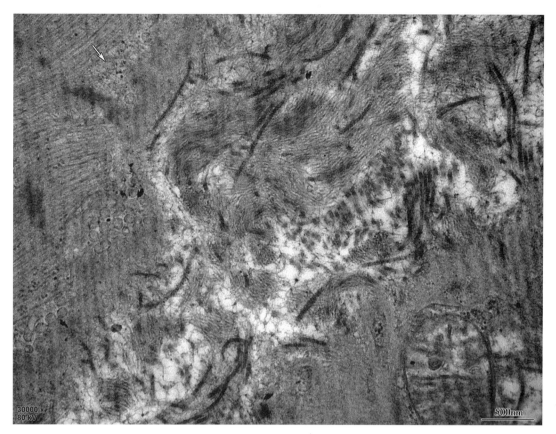

图 8-341
心肌间质纤维化,局部细胞膜消失,代之以小泡状结构(↑);基底膜厚薄不均,间质内Ⅲ型胶原与Ⅰ型胶原混杂,Ⅲ型胶原呈指纹状排列

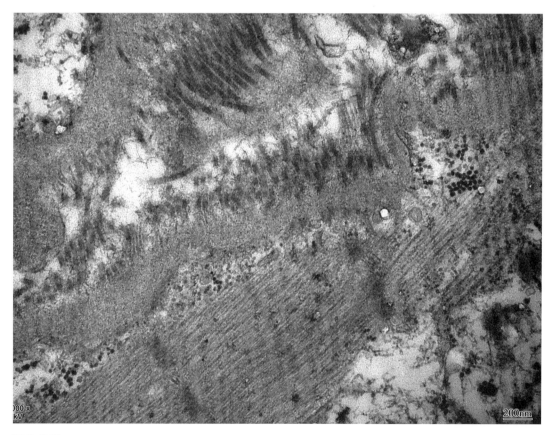

图 8-342
两心肌细胞侧面细胞膜之间的间隙内有粗大的Ⅰ型胶原纤维垂直插入基底膜;细胞膜下见少量糖原颗粒,心肌细胞内局部肌丝溶解

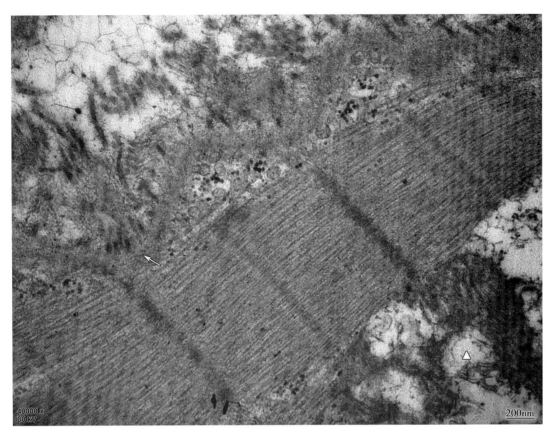

图 8-343
粗大的Ⅰ型胶原垂直深入基底膜（↑），细胞膜结构模糊，其下见较多小泡结构；线粒体空泡变性（△）

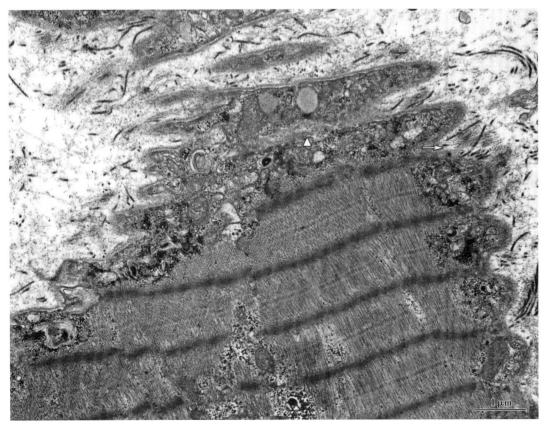

图 8-344
心肌细胞端侧，周围间质成分复杂，细胞膜的扇贝样突起之间深陷（△），细胞膜与间质纤维锚接（↑）

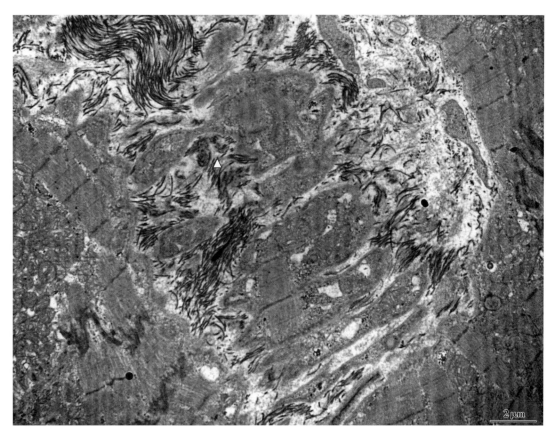

图 8-345
心肌间质内粗大的 I 型胶原纤维走行于心肌细胞边缘的扇贝样凸起内（△），分隔部分胞质

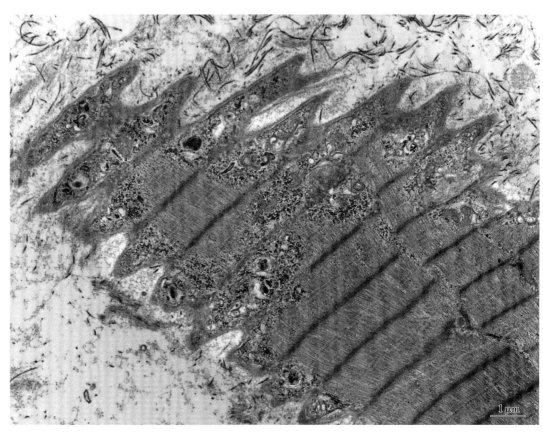

图 8-346
心肌细胞端部的凸起及深陷的肌膜，疏松的间质中散在 I 型胶原纤维

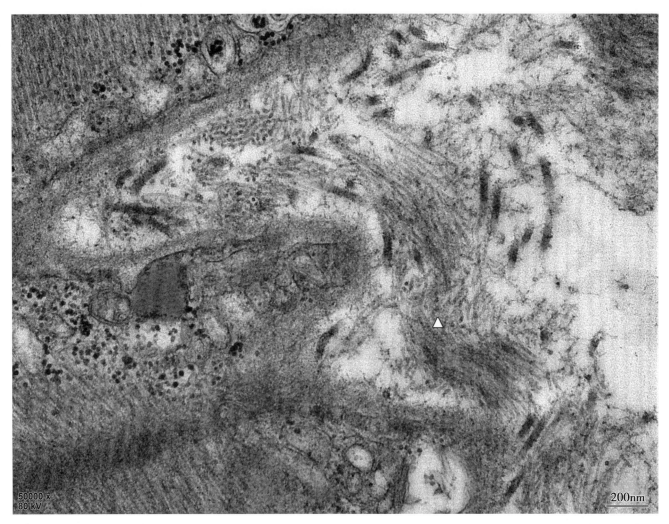

图 8-347
与凹陷的细胞膜平行的 Ⅲ 型胶原纤维（△），其中混杂少量与细胞膜垂直的 Ⅰ 型胶原纤维

（三）间质内细胞成分对间质表型的影响

生理状态下，细胞不仅产生和分泌细胞外基质，决定细胞外基质内各种成分的有序合成，调控基质组分在细胞外的加工修饰、组装形式和空间分布状态，还能够严格控制细胞外基质成分的降解。细胞的性质、功能及其生理状态决定了相应的细胞外基质的表型。IDC 心肌组织内与间质纤维化表型关系密切的间质细胞主要为成纤维细胞和 TC，并随病程进展表现出功能及形态学的改变。

1. 间质成纤维细胞　成纤维细胞存在于心肌间质中，与心脏发育、结构、细胞信号系统、电活动、机械功能等密切相关，对病理性刺激非常敏感，无论在心肌的修复性纤维化，还是反应性纤维化过程中均有增生和迁移运动的表现（参见第二章相关内容）。在 IDC 心肌样本，透射电镜观察到心肌间质成纤维细胞功能活跃，合成并分泌大量胶原纤维，并与心肌细胞和间质内的其他细胞成分相互作用。

(1)成纤维细胞的形态:成纤维细胞的表型随细胞间形态的差异、不同部位以及不同代谢活性而变化。超微结构总体概括为如下特征:①缺乏基底膜;②呈多型性;③一个卵圆形细胞核(有1或2个核仁),丰富的粗面内质网,突出的高尔基复合体和大量的细胞质颗粒样物质;④盘状结构域受体(discoidin domain receptor 2,DDR2)呈阳性表达,DDR2为心肌间质中成纤维细胞的特异性标记物,而心肌细胞、心脏内皮细胞和平滑肌细胞中均无表达(图8-348~图8-351)。

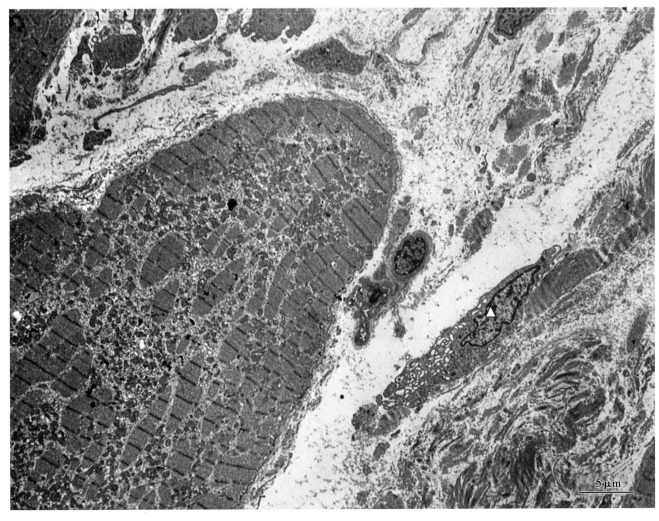

图 8-348
心肌细胞间隙增宽,中有较多间质细胞,在束状增生的I型胶原纤维内见一成纤维细胞(△)

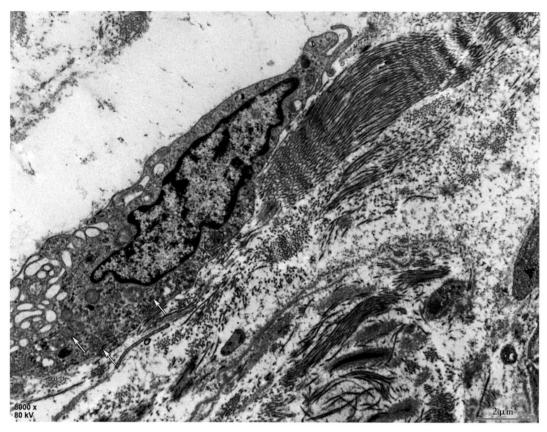

图 8-349
图 8-348 放大,成纤维细胞呈梭形,周围形成多条突触样结构,在细胞边缘呈多泡状,胞质内有丰富的粗面内质网(↑)、溶酶体,细胞外周有粗大、整齐呈束排列的 I 型胶原纤维

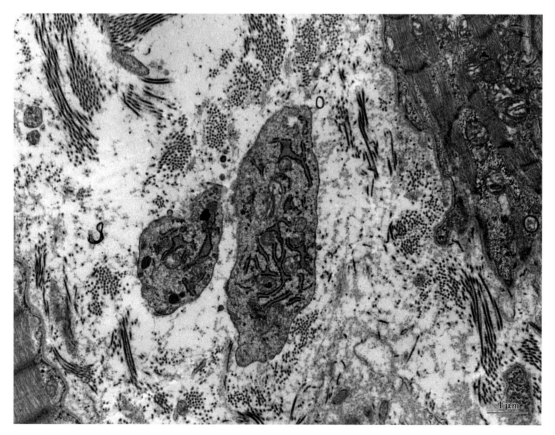

图 8-350
间质内的成纤维细胞,胞质中含有丰富的粗面内质网,多呈大而扁平分支囊状结构,排列不整齐;周边散在较多 I 型胶原纤维

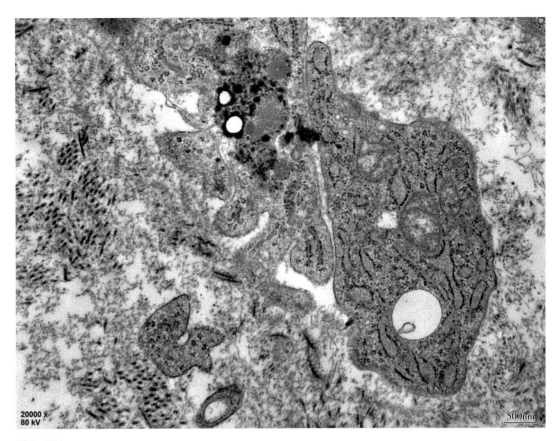

图 8-351
间质内成纤维细胞，胞质内较多粗面内质网及溶酶体颗粒

（2）成纤维细胞对心肌细胞的影响：成纤维细胞分泌合成前胶原分子（procollagen），通过胞吐作用释放到细胞外，在前胶原肽酶催化下，成为原胶原分子（tropocollagen），许多原胶原分子成行平行排列，结合成具有周期性横纹的胶原原纤维，进而相互结合形成胶原纤维。在 IDC 心肌样本，透射电镜观察到心肌间质增生的成纤维细胞以长轴呈纵向朝向心肌细胞分泌胶原，粗大的Ⅰ型胶原纤维垂直于心肌细胞膜方向增生，并深入至增厚的基底膜中，推挤心肌细胞，致其形状异常。粗大的Ⅰ型胶原纤维亦可进入心肌细胞间隙，影响心肌细胞间连接或分隔心肌细胞加速其变性（图 8-352~图 8-358）。

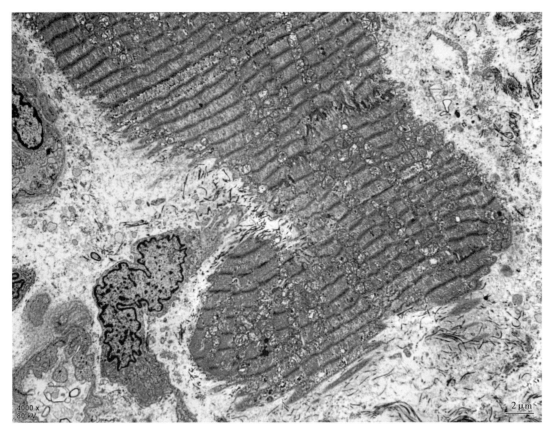

图 8-352
心肌细胞旁的一个梭形的成纤维细胞,端部朝向心肌细胞分泌粗大的Ⅰ型胶原纤维,推挤心肌细胞形成折角的弯刀形

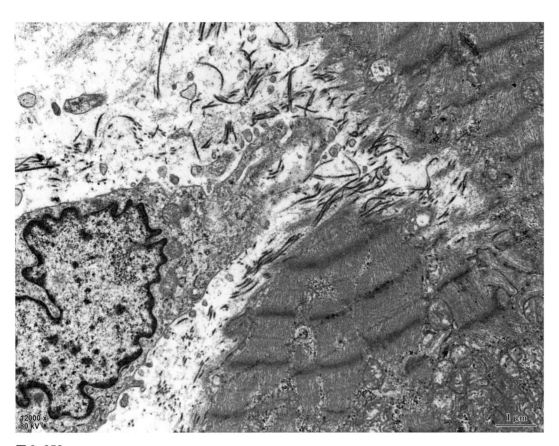

图 8-353
图 8-352 放大,示成纤维细胞、胶原纤维、基底膜与心肌细胞间的关系,分泌出的胶原纤维直接附着于心肌细胞基底膜上

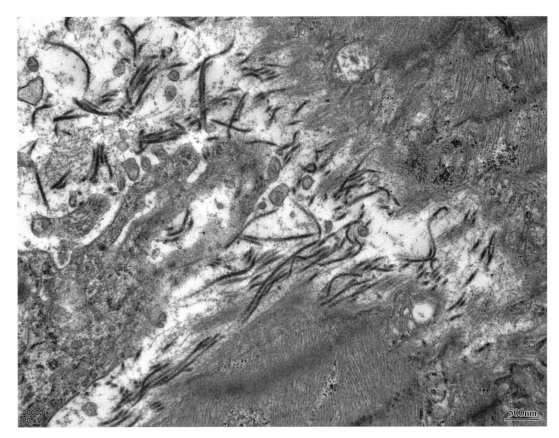

图 8-354
图 8-353 放大,纤维细胞的胞质突起伸向细胞膜,分泌的粗大 I 型胶原纤维垂直进入基底膜

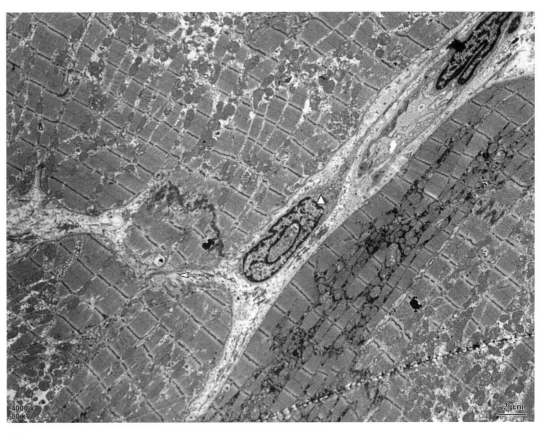

图 8-355
纵切面,间质中的纤维细胞(△);一处见间质在距闰盘约 2 个肌节(4μm)处长入并分隔心肌细胞(↑)

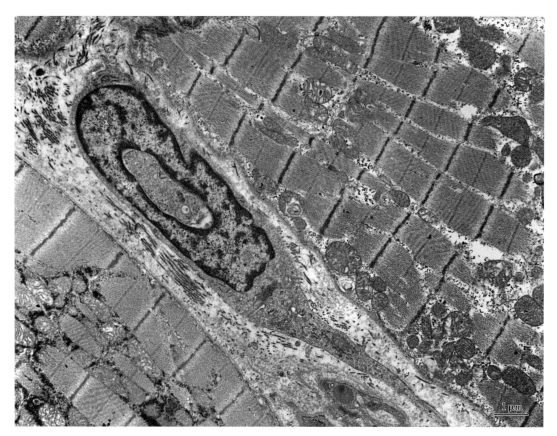

图 8-356
图 8-355 放大,间质内成纤维细胞,胞质内有粗面内质网,核异染色质浓集

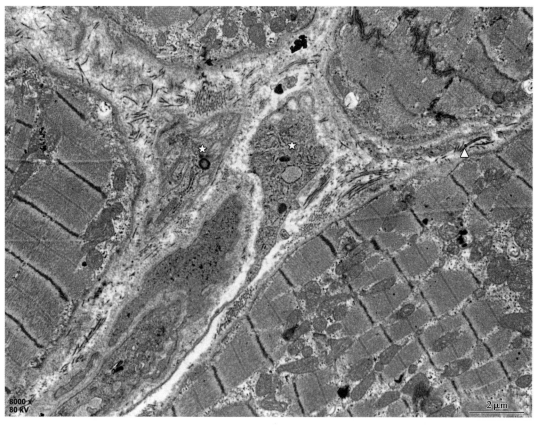

图 8-357
心肌细胞间两个成纤维细胞(☆),胞质内含有丰富的粗面内质网和高尔基复合体,周围粗大的Ⅰ型胶原进入心肌间隙(△)(图中有刀痕)

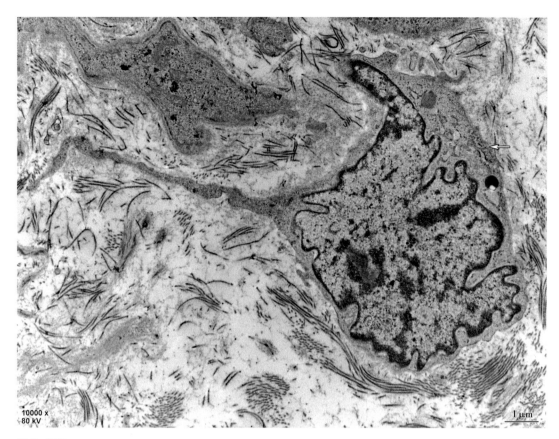

图 8-358
间质中的成纤维细胞,细胞核不规则,核周有少量胞质,内见粗面内质网(↑),细胞周围散在 I 型胶原纤维

2. 间质 Telocyte 透射电镜观察发现在不同类型原发性心肌病中 TC 的数量及形态有一定差异。与原发性心肌病的其他类型相比,IDC 间质内的 TC 更为常见。其超微表型为:TC 数量较多,常位于心肌细胞与毛细血管之间,呈较为活跃的表型,如 Telopode(Tp)丰富,TCs 之间、TCs 与成纤维细胞之间及 TCs 与心肌细胞膜之间均有相互接触、连接,TC 胞体周围有较多微囊泡及多泡体等。迄今,人们对 TC 功能的认识仍较有限(参见第二章相关内容)。

(1)Telocyte 与心肌细胞间的关系:在 IDC 心肌样本,透射电镜观察到 TC 位于成熟心肌细胞表面及纤维化的间质中,还可见其深入至心肌细胞内陷的细胞膜间,以及其与心肌细胞基底膜连接的表现,推测 IDC 中 TC 可能参与心肌细胞过度拉伸的机械调节、间质纤维化的形成或心肌组织重构(图 8-359~图 8-376)。

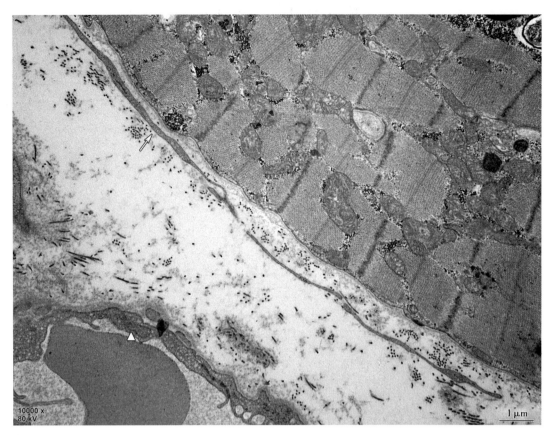

图 8-359
间质血管（△）和心肌细胞间有细长的 Tp（↑）；间质成分疏松，含有大量低电子密度或无定型的基质样物质和少量胶原纤维

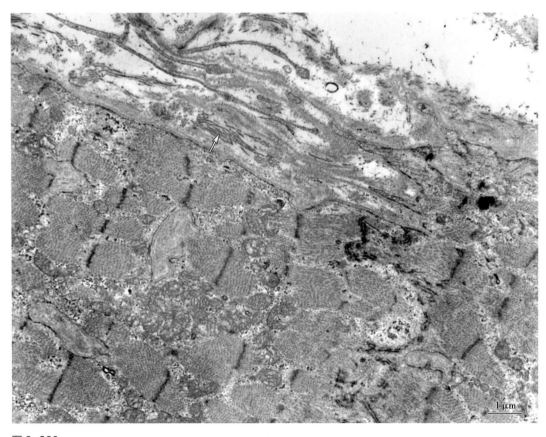

图 8-360
TC 和心肌细胞间的关系，多个与细胞膜平行的 Tps 走行于细胞表面，心肌细胞表面指状凸起与 Tps 形成嵌合样结构；Tps 周围为基质样间质，与心肌细胞膜之间无黏附连接，两者间有粗大的 I 型胶原纤维（↑）

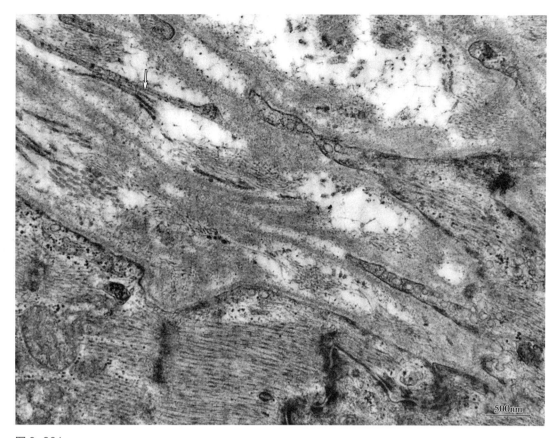

图 8-361
图 8-360 放大，心肌细胞的指状凸起与 Tps（↑）间有成分复杂的间质，内可见试管刷样的透明质酸，纤细的 Ⅲ 型胶原及粗大的 Ⅰ 型胶原

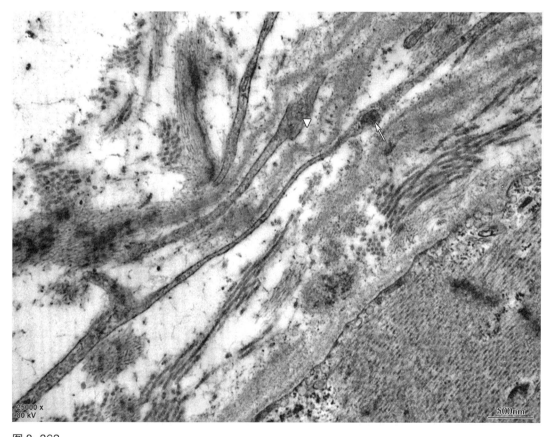

图 8-362
与心肌细胞膜表面平行的 Tps，末端的 podoms 直径约 0.1μm，其内有线粒体（↑）、小窝结构（△）等；周围有成分复杂的胶原纤维，部分形成基底膜样结构

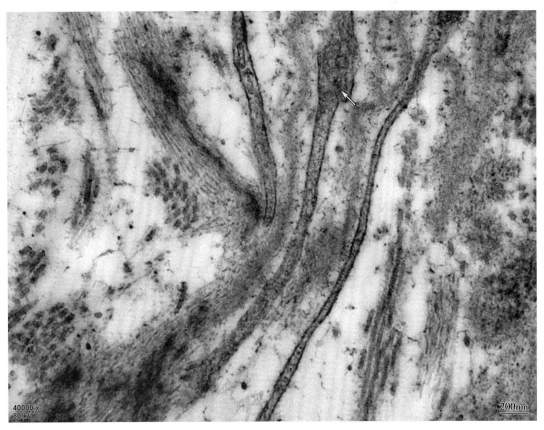

图 8-363
Tps 大部分宽度 <0.2μm，周围的胶原纤维束与之平行，末端的 podoms 内见小窝结构（↑）

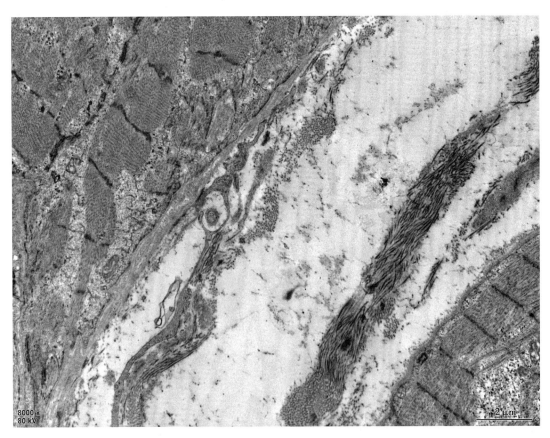

图 8-364
TC 紧贴心肌细胞膜表面，TC 周围及间质内有粗大的 I 型胶原纤维束

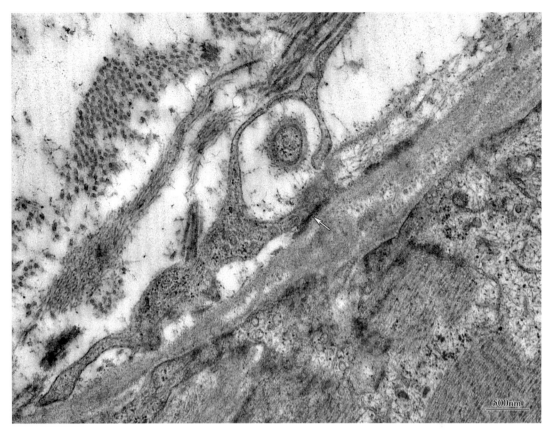

图 8-365
图 8-364 放大,Tp 呈两分支样,并通过高电子密度结构与心肌细胞的基底膜相连(↑)

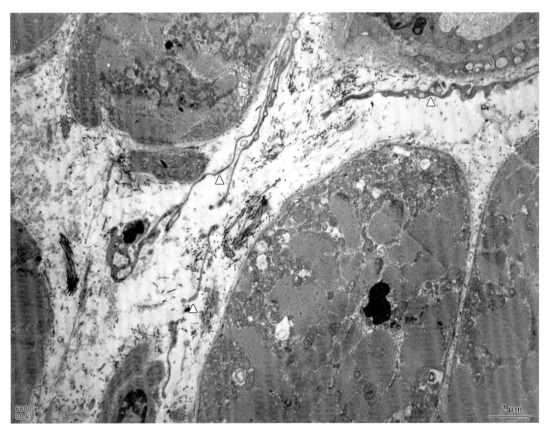

图 8-366
心肌间质增生,其中多个形态不同的 TCs(△)形成迷宫样结构

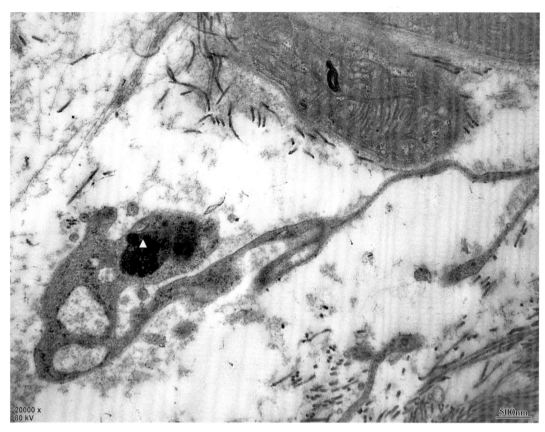

图 8-367
图 8-366 放大,其中一条 TC 的 Tps 呈网状,内含溶酶体样结构(△)

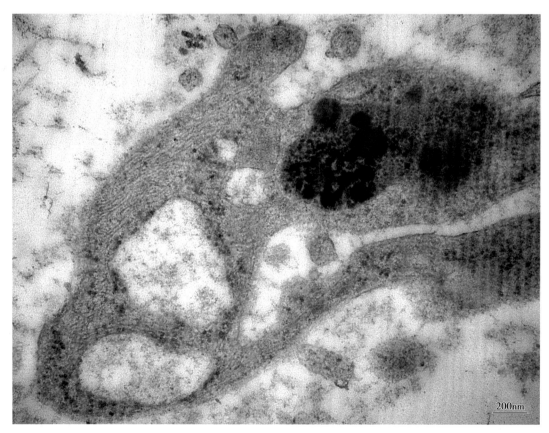

图 8-368
图 8-367 局部放大,Tps 内可见平行的细丝状结构

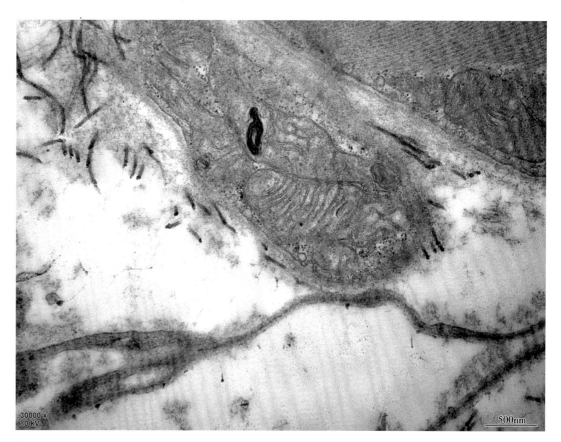

图 8-369
图 8-367 局部放大，示 Tps 与心肌细胞突起贴近，两者间有少量基底膜样成分

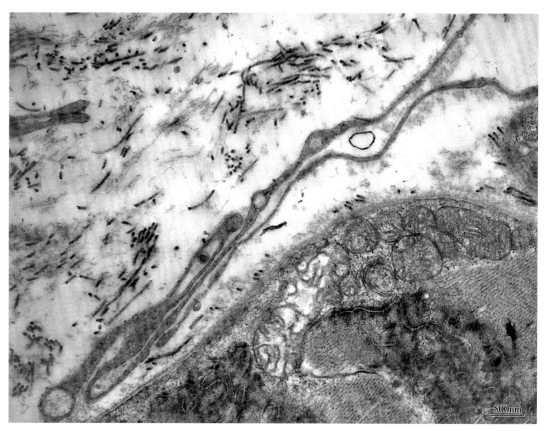

图 8-370
间质内两条细长、相互平行的 Tps，走行于心肌细胞表面，其上有多处膨大，膨大内为低电子密度大泡状结构

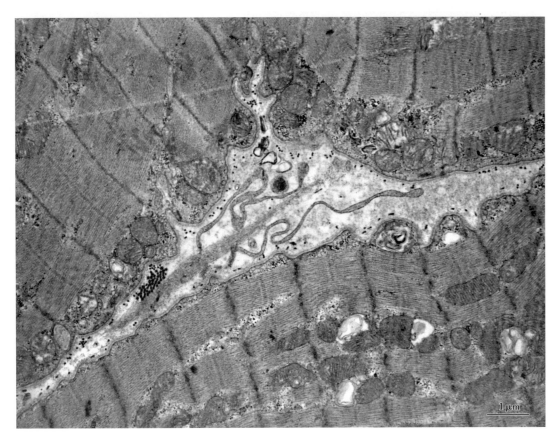

图 8-371
心肌细胞间束状胶原纤维周围围绕两条 TCs

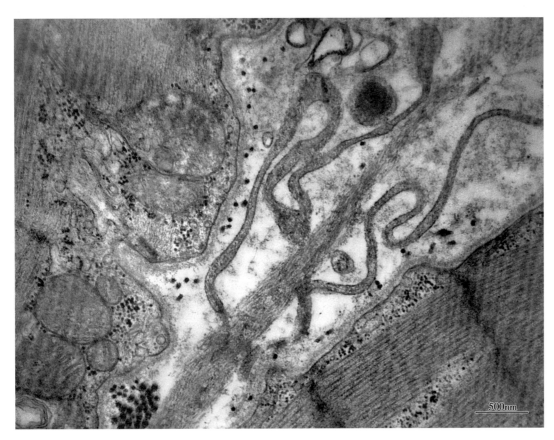

图 8-372
图 8-371 放大，TCs 盘曲、附着在增生的胶原纤维束周围

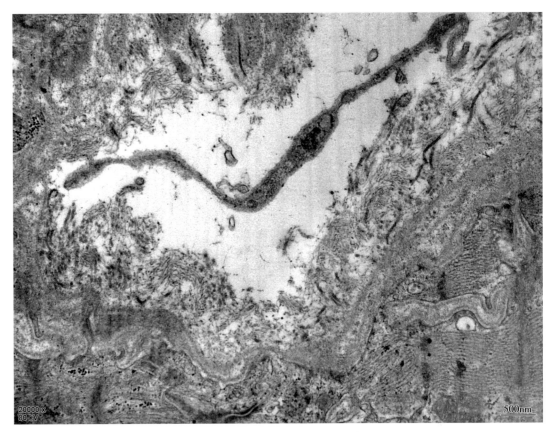

图 8-373
心肌细胞基底膜增厚，基底膜外层Ⅲ型胶原纤维呈团块状沉积，间质的基质中见 TC，其周围无胶原纤维

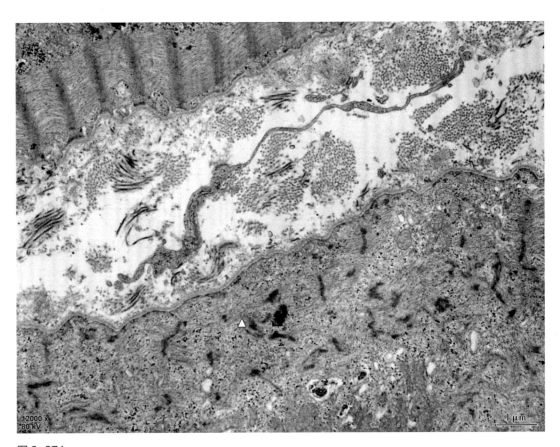

图 8-374
两心肌细胞侧面间质胶原纤维增多，其中见 TC，末端的 podoms 直径约 0.2μm，内有粗面内质网，周围围以胶原纤维，TC 与心肌细胞无接触；图片下方的心肌细胞肌节结构不良（△）

第八章 | 特发性扩张型心肌病病理组织形态与超微结构

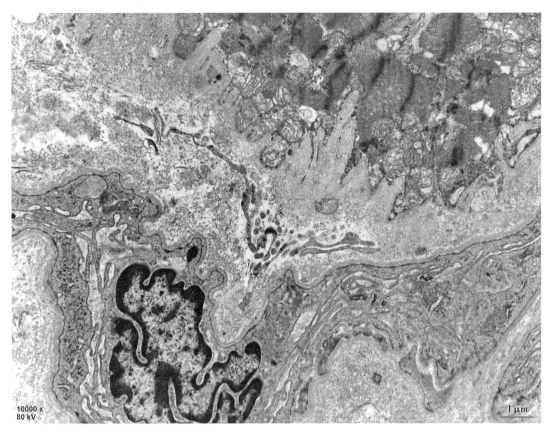

图 8-375
心肌细胞与毛细血管间见 TC，其弯曲弧度与毛细血管一致；心肌细胞表面呈梳齿状，基底膜增厚

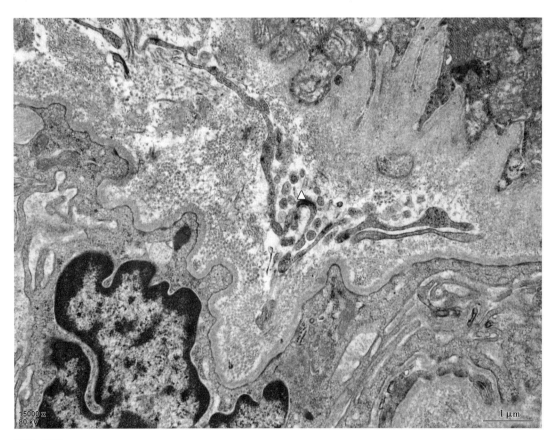

图 8-376
图 8-375 放大，TCs 呈弯曲状，Tps 周围多个微囊泡（△）

(2) Telocyte 与间质细胞间的关系: TC 可通过与周围成纤维细胞、免疫细胞等接触及连接，形成间质三维网络。在 IDC 心肌样本，透射电镜观察到 TCs 之间及 TCs 与成纤维细胞之间的接触表现，推测 TC 有可能参与间质细胞的信号调控及间质纤维化过程（图 8-377～图 8-383）。

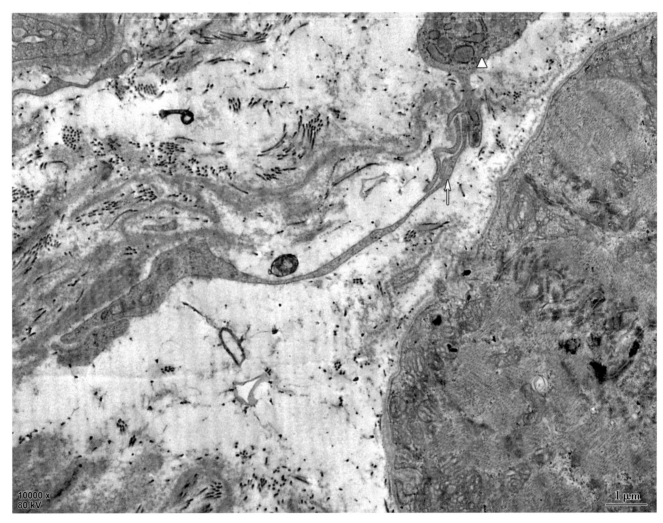

图 8-377
间质中一个 TC（↑）一端伸长的 Tps 被另一 TC（△）较短的突起上的凹陷包裹

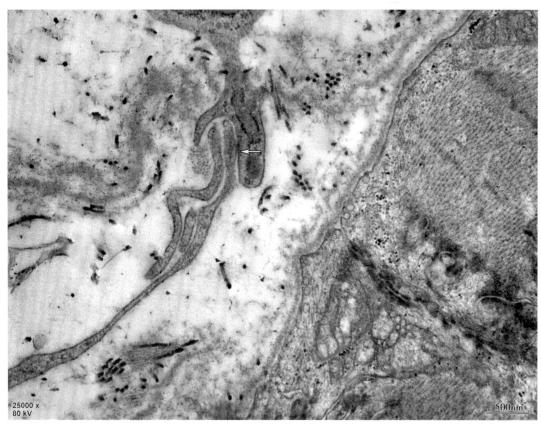

图 8-378
图 8-377 放大，示两个 TCs 的 Tps 之相接处，一个 TC 的两条 Tps 被包入另一个 TC 呈"Y"形的 Tp 凹陷内，两者间局部相贴（↑），多处有小缝隙，缝隙内呈低电子密度

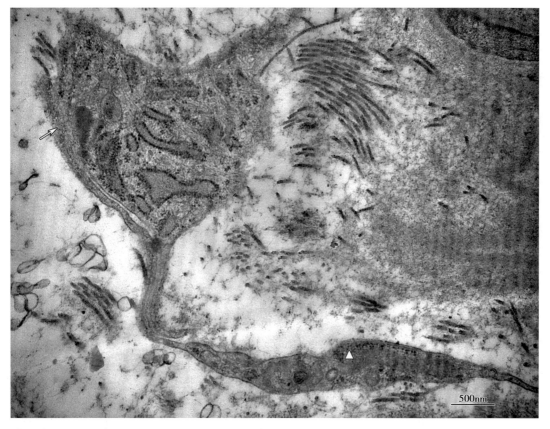

图 8-379
TC 的 TPs（△）与纤维细胞胞体的接触，局部胞膜似融合（↑）；胞质内较多粗面内质网，周边散在 I 型胶原纤维

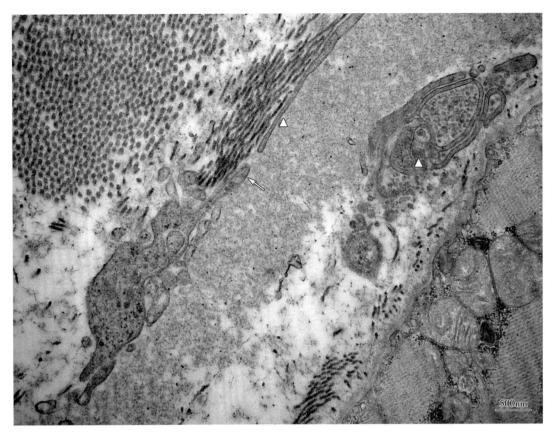

图 8-380
增生的间质中有两个 TCs（△），一个呈直线形，一个环绕呈团，直线形 TC 紧贴粗大的Ⅰ型胶原纤维，与成纤维细胞接近（↑），两者之间未形成连接

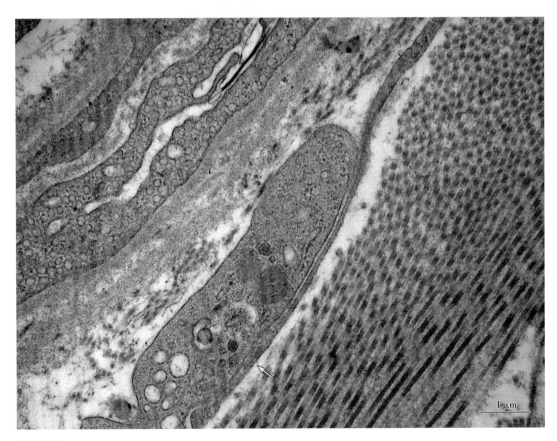

图 8-381
TC 与成纤维细胞紧贴（↑），局部膜融合，周围粗大的Ⅰ型胶原纤维束

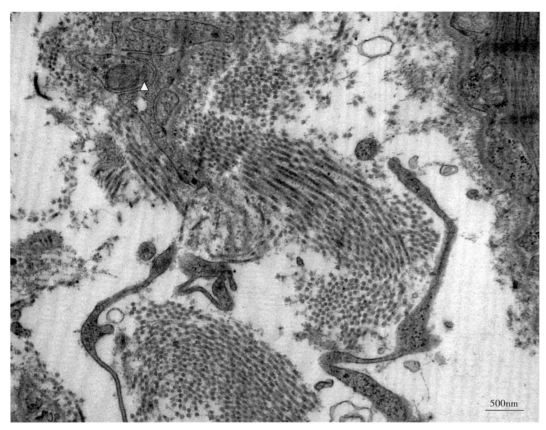

图 8-382
纤维化间质中有大量粗大的Ⅰ型胶原纤维束，中见成纤维细胞的胞质（△）；胶原纤维周围有多条 Tps，其中一条 Tp 伸向Ⅰ型胶原纤维束，但未与成纤维细胞相接触，另一条 Tp 呈弧形位于胶原纤维与心肌细胞间

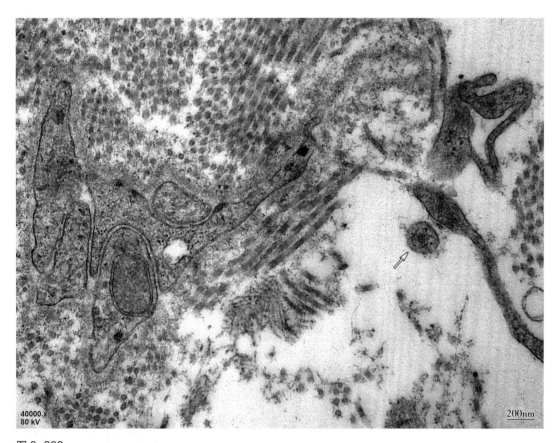

图 8-383
图 8-382 放大，示粗大的Ⅰ型胶原纤维内成纤维细胞部分胞质及周围的 Tps，一个呈不规则环状，一个呈线形，其端部的 podoms 和其旁的微囊泡（↑）

(3) Telocyte 与间质中其他成分的关系：在 IDC 心肌样本，透射电镜常观察到 TC 位于心肌细胞与毛细血管间，或毗邻毛细血管，TCs 的 Tps 围绕在毛细血管周围，界限清晰，未形成缝隙连接，推测 TC 的此种亚微表型可能与从微环境中汲取生长发育所需营养物质有关（图 8-384~图 8-390）。

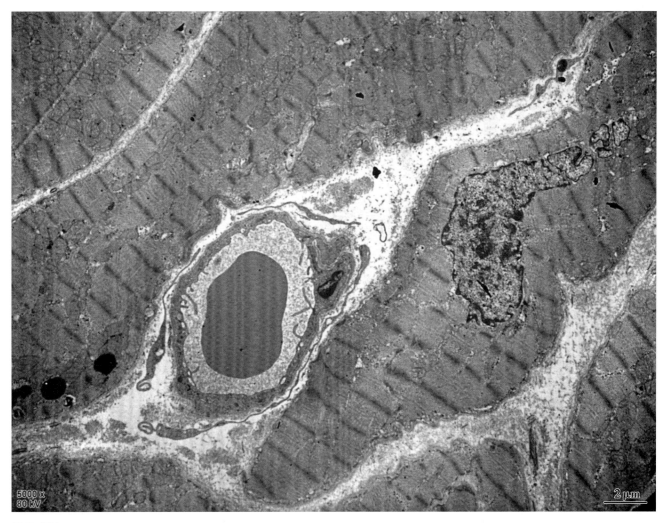

图 8-384
心肌间质中有多条 TCs 包绕毛细血管

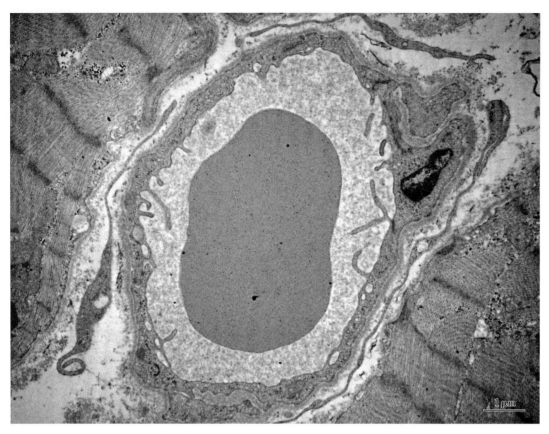

图 8-385
图 8-384 放大,心肌间质的 TCs,围绕毛细血管周围分布,TCs 与基底膜的间隙内可见少量胶原纤维

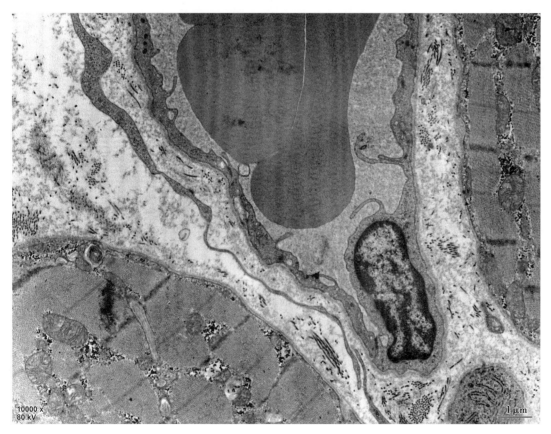

图 8-386
毛细血管周 TCs,周围间质疏松,内见透明质酸及胶原纤维等

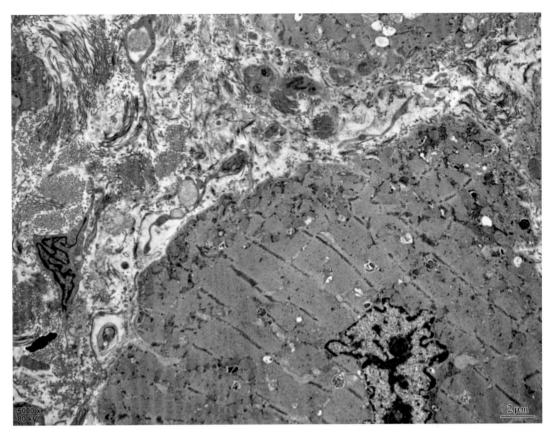

图 8-387
心肌间质中的复杂成分，大量以 I 型为主的胶原纤维，有多个不同形状的 TCs 及成纤维细胞

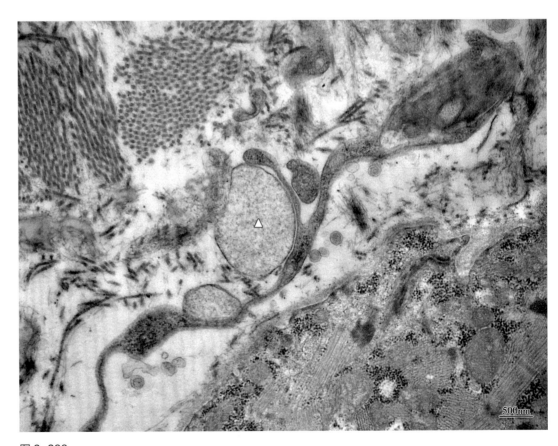

图 8-388
心肌间质中紧邻心肌细胞膜的 Tp 呈两分支状，一分支呈"C"形环抱间质内的泡状结构（△），另一分支与小泡状结构紧贴，二者间界限不清

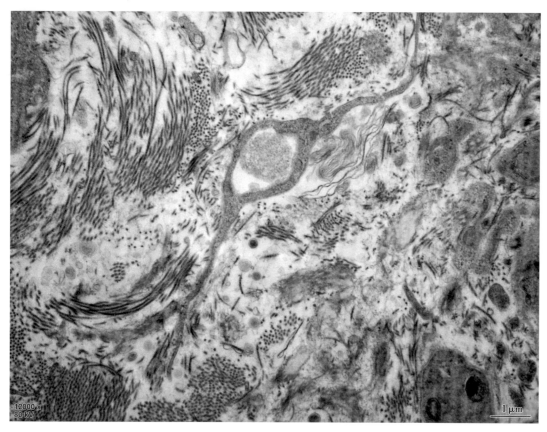

图 8-389
间质中 Tp 呈环形，包裹间质中基质样物

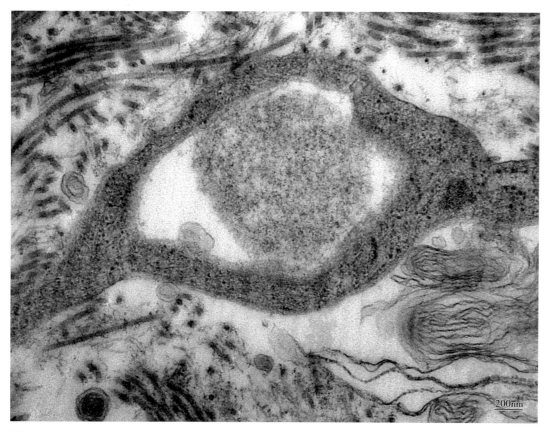

图 8-390
图 8-389 放大，环形 Tp 内包绕絮状中低电子密度的基质样物，Tp 周围有粗大的Ⅰ型胶原和髓鞘样结构

3. 间质毛细血管及毛细血管内成分　在 IDC 心肌样本，透射电镜常观察到心肌间质内毛细血管的管腔狭窄、血管内皮细胞及周细胞形态结构的多种改变。

（1）毛细血管内皮细胞肿胀、退变：缺氧可致血管内皮细胞肿胀、管腔狭窄甚至闭塞，内皮细胞间的紧密连接破坏，毛细血管崩解。在 ICD 心肌样本，透射电镜观察到心肌间质的毛细血管腔面有较多突起，管腔闭塞，内皮细胞肿胀，以及胞质内出现溶酶体等退变表现，可能与缺氧有关；亦观察到部分毛细血管的内皮细胞体积较大，形态幼稚，管腔较小，有可能为新生的毛细血管（图 8-391~图 8-400）。

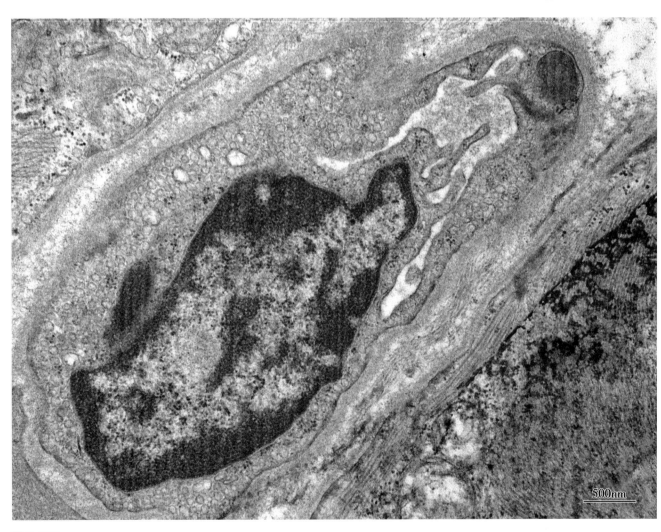

图 8-391
间质内的毛细血管内皮细胞肿胀，胞质中大量小泡，管腔狭窄；毛细血管基底膜增厚，周围Ⅲ型胶原纤维沉积

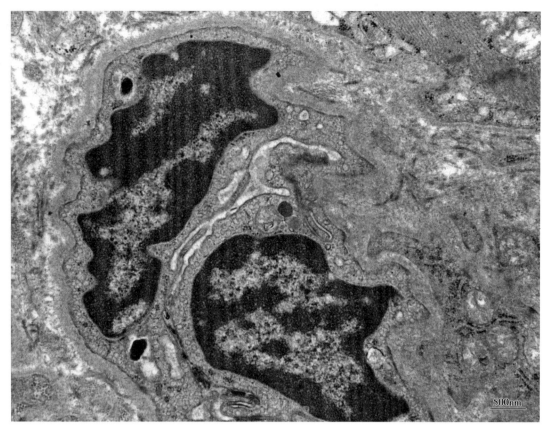

图 8-392
间质毛细血管的两个内皮细胞,胞核突起于管腔内,异染色质浓聚,管腔几乎闭塞

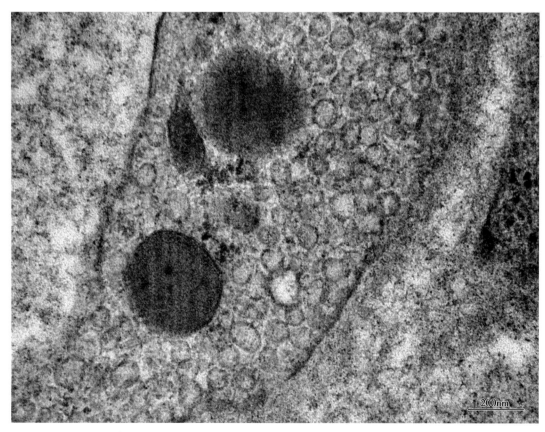

图 8-393
图 8-392 放大,毛细血管内皮细胞内大量小泡状结构及溶酶体

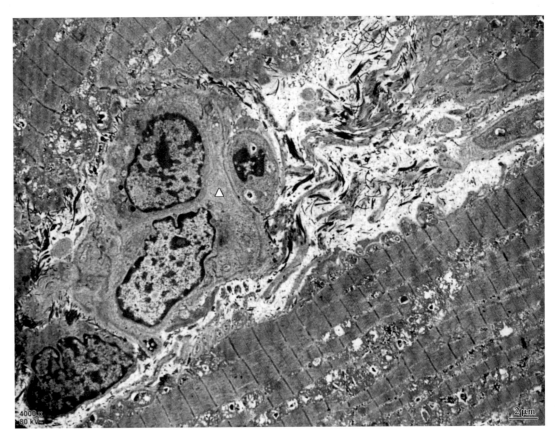

图 8-394
间质纤维化,毛细血管内皮细胞肿胀,管腔闭塞(△);毛细血管周围有成纤维细胞与之相连接

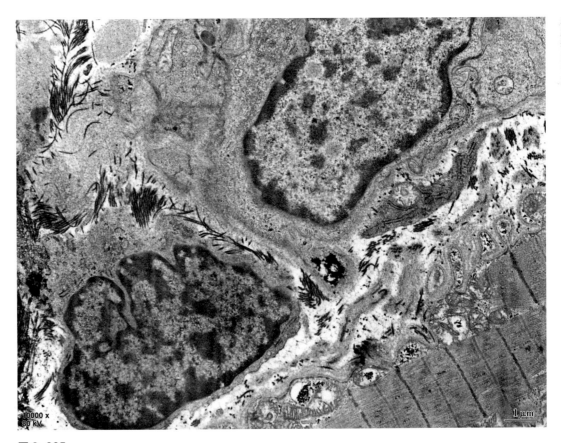

图 8-395
图 8-394 放大,间质成纤维细胞分泌的 I 型胶原纤维插入毛细血管基底膜

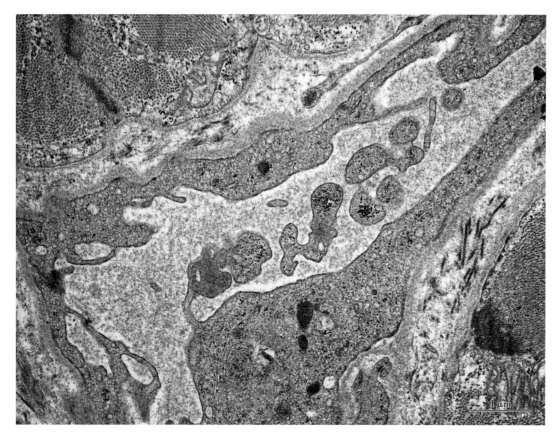

图 8-396
毛细血管内皮细胞腔面的多个指状突起,突向管腔,基底膜增厚;间质纤维化

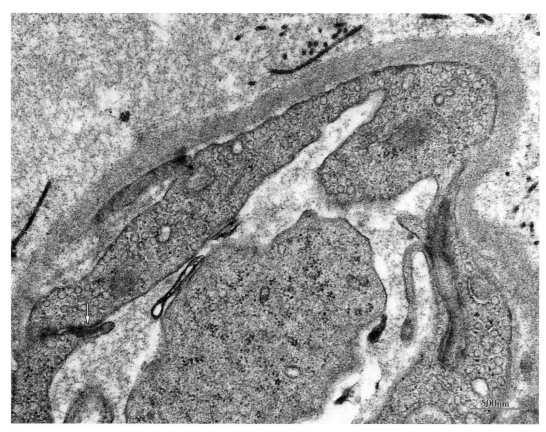

图 8-397
毛细血管内皮细胞的胞质向管腔内突起,腔内有高电子密度的环状物,内皮细胞间的紧密连接(↑)

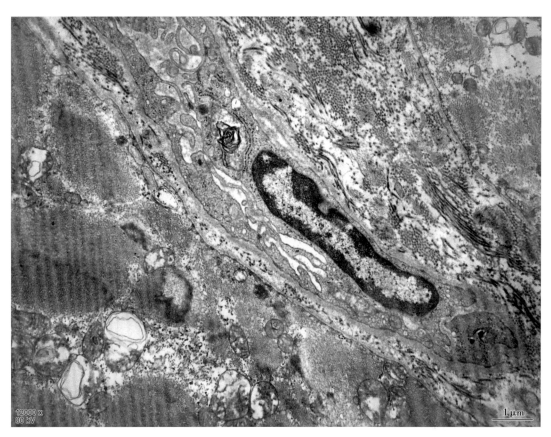

图 8-398
毛细血管内皮细胞丰富的绒毛状凸起,胞质内见髓鞘样小体和粗面内质网;间质纤维化

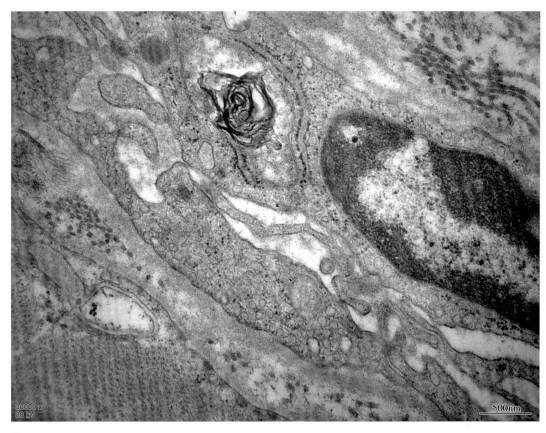

图 8-399
图 8-398 放大,毛细血管内皮细胞内髓鞘样小体和粗面内质网

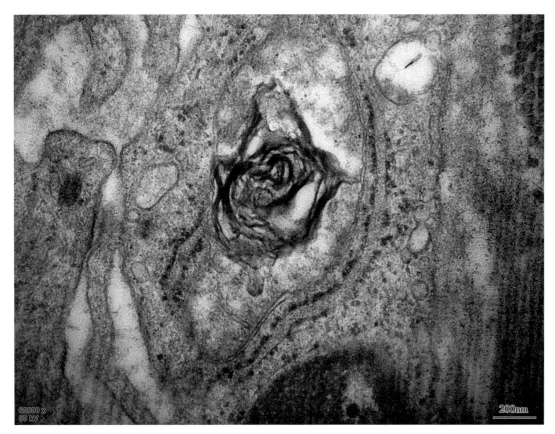

图 8-400
图 8-399 放大，毛细血管内皮细胞内髓鞘样小体和粗面内质网

（2）毛细血管内皮细胞间连接：内皮细胞间以黏附连接为最重要的连接方式，即膜钙黏附分子、胞内的连环蛋白（catenin）及肌动蛋白微丝相连成网，构成细胞膜间的连接，调控大分子物质和血细胞的渗出。内皮细胞间的连接方式还有紧密连接，存在于内皮细胞侧面近游离缘的相邻面处，多呈带状，少数呈点状环绕细胞膜，只允许水分子及离子透过。多种损伤均会导致血管内皮细胞间的连接开放，间隙增宽，致使大分子物质、血细胞、水分子及离子渗出。在 IDC 心肌样本，透射电镜观察到心肌间质毛细血管内皮细胞的黏附连接间隙增宽，并有内容物充填；紧密连接多呈点状不连续表型，细胞间隙呈间断性增宽等（图 8-401～图 8-407）。

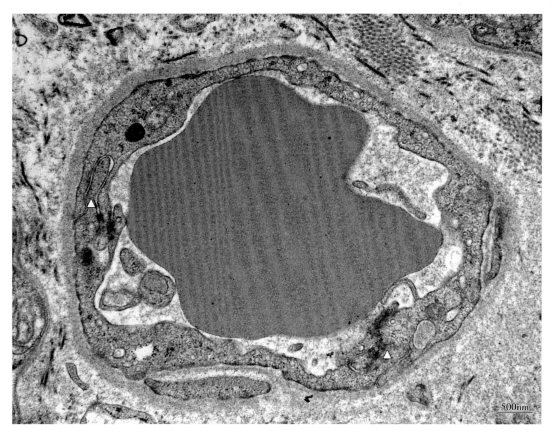

图 8-401
间质毛细血管基膜增厚，毛细血管内皮细胞间的多处连接结构（△）；间质纤维化

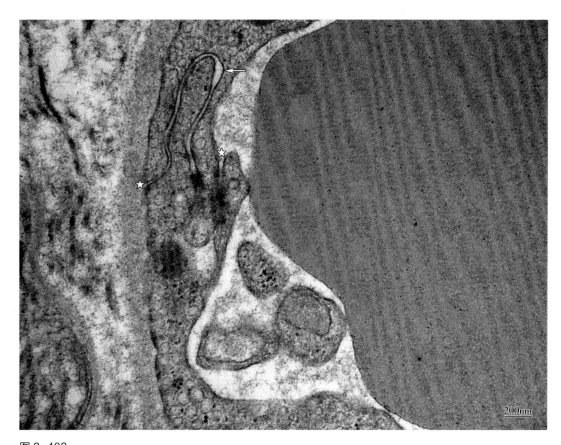

图 8-402
图 8-401 放大，毛细血管内皮细胞的特化性连接，以黏附连接为主，间隙增宽，局部尤显著（↑），紧密连接较少，呈断续点状；细胞连接的腔面（☆）及基底膜面（☆）处增宽的间隙内见细颗粒状物

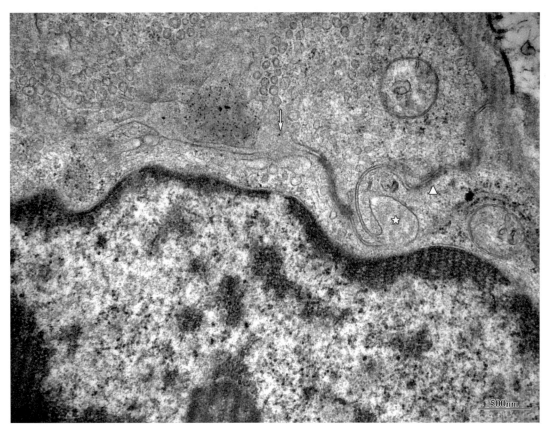

图 8-403
毛细血管内皮细胞间的连接方式,以黏附连接为主,局部间隙显著扩张(☆),部分质膜溶解(↑),紧密连接(△)呈不连续的点状

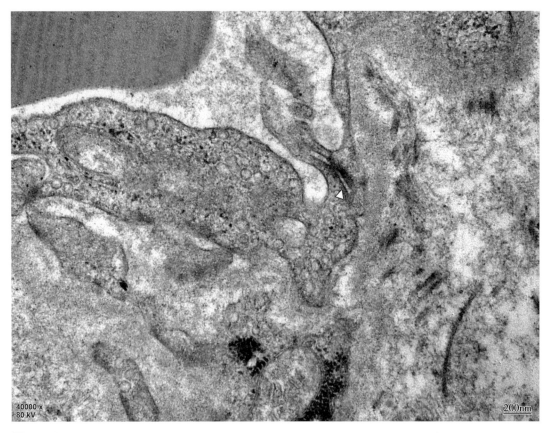

图 8-404
毛细血管内皮细胞间的黏附连接及紧密连接间隙增宽(△);毛细血管周围纤维化

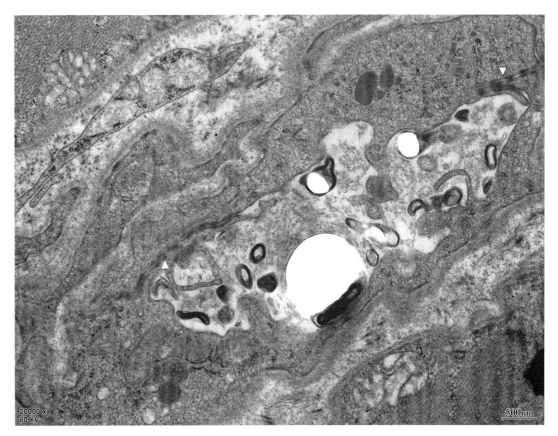

图 8-405
毛细血管内皮细胞间的紧密连接呈不连续的斑点状（△）；间质纤维化

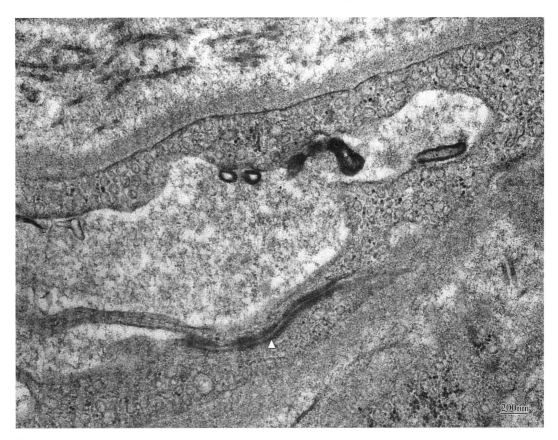

图 8-406
毛细血管内皮细胞间的紧密连接（△），呈带状表型，质膜间隙增宽

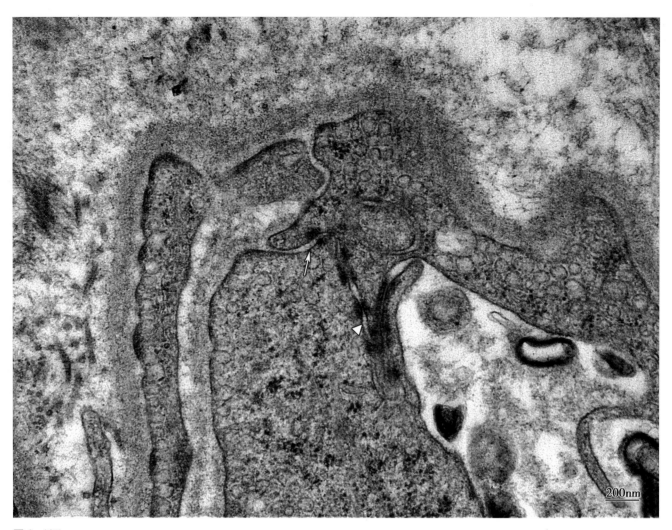

图 8-407
内皮细胞的紧密连接呈断续的斑点状表型（△），质膜间隙间断性增宽，黏附连接近基底膜侧（↑）增宽的间隙内有电子密度同基底膜的物质；基底膜增厚

（3）毛细血管基底膜增厚：毛细血管和小血管的基底膜增厚将阻碍心肌组织血氧和营养物质的交换，导致心肌细胞缺血缺氧。在 IDC 心肌样本，透射电镜常观察到心肌间质的毛细血管基底膜增厚及毛细血管周纤维化表现（图 8-408~ 图 8-416）。

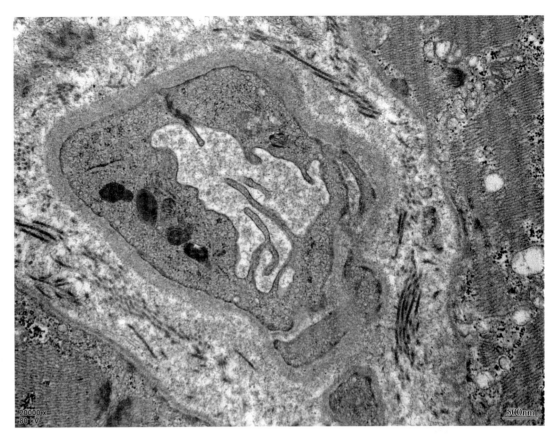

图 8-408
心肌间质纤维化，毛细血管基底膜增厚

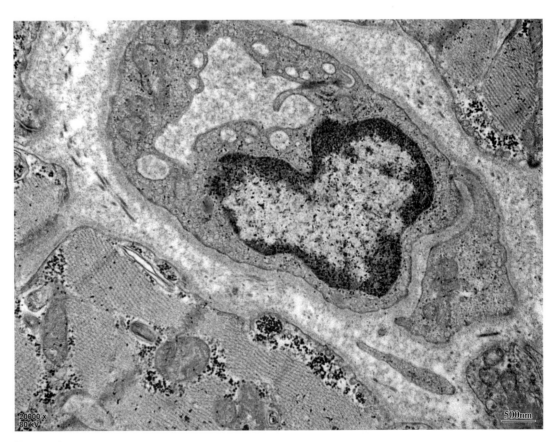

图 8-409
心肌细胞间的一个毛细血管，基底膜增厚，细胞间连接的基底膜侧间隙增宽；间质胶原纤维轻度增生

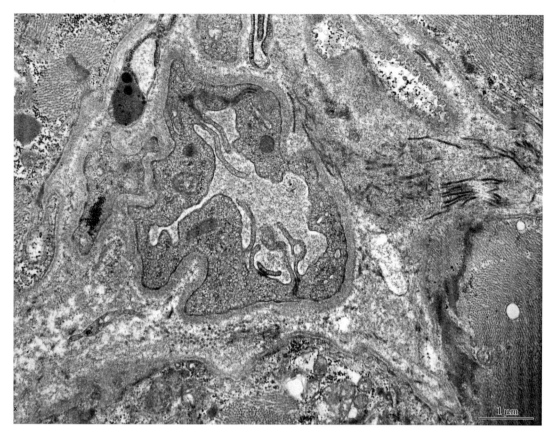

图 8-410
心肌细胞间的毛细血管基底膜增厚,心肌间质纤维化

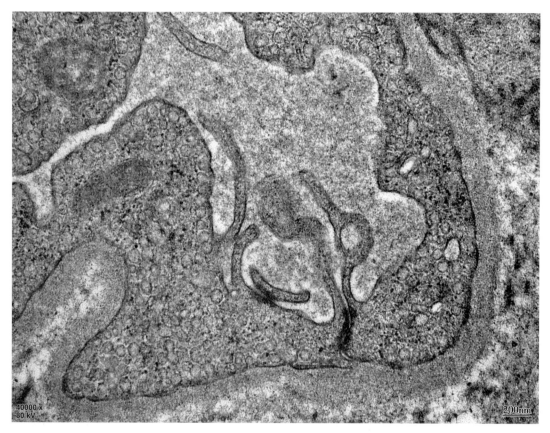

图 8-411
毛细血管内皮细胞胞质内丰富密集的小泡结构,内皮细胞间特化连接存在,细胞间近腔面的间隙扩大,其下方仍见紧密连接小带;基底膜增厚

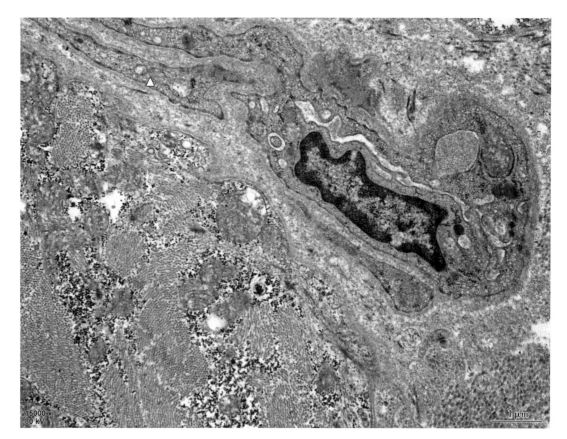

图 8-412
心肌间质毛细血管基底膜增厚，间质纤维化

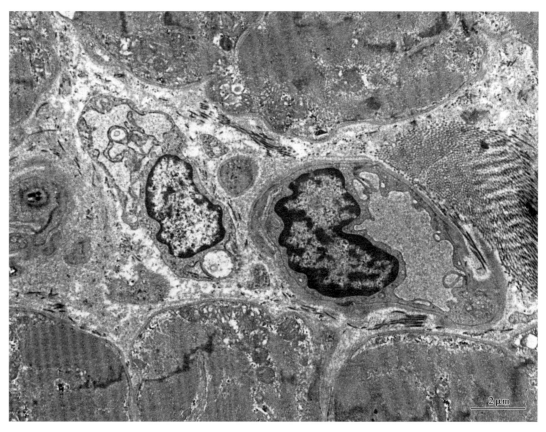

图 8-413
心肌间质的毛细血管，图右的血管基底膜呈不均匀增厚，间质纤维化

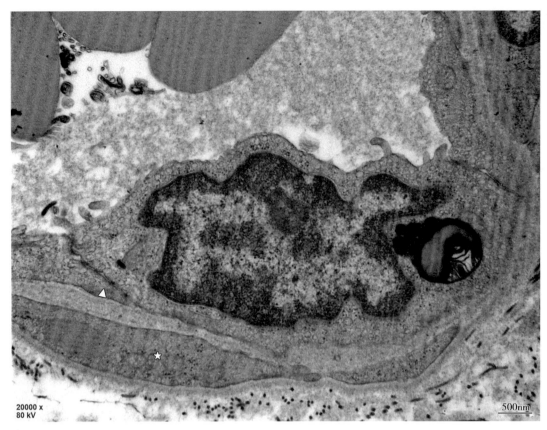

图 8-414
内皮细胞的特化性连接（△），基底膜增厚，可见血管周细胞（☆）

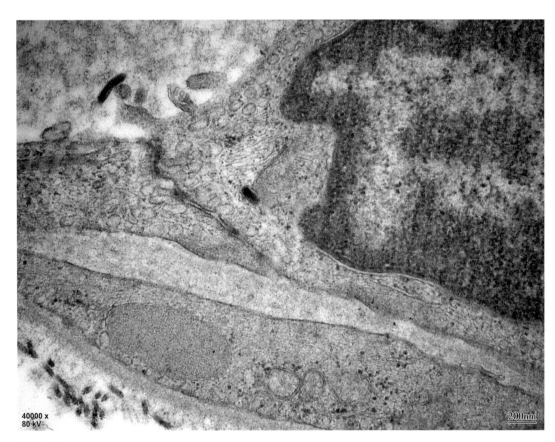

图 8-415
图 8-414 放大，毛细血管内皮细胞基底膜增厚

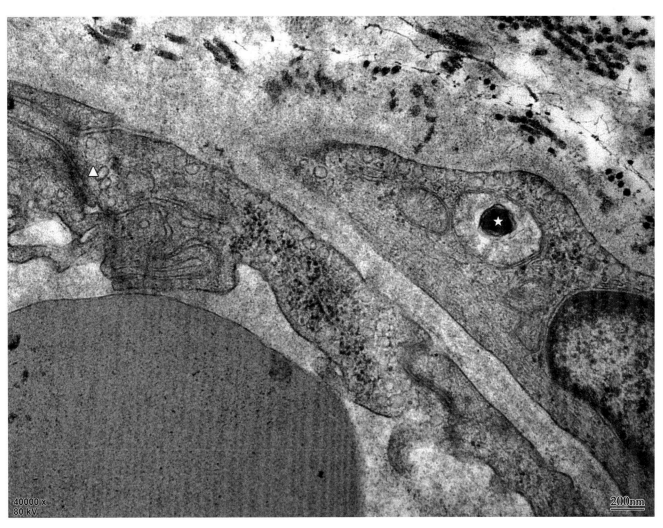

图 8-416
毛细血管内皮细胞的特化性连接（△），基底膜增厚，血管周细胞线粒体退变（☆），间质纤维化

（4）毛细血管腔内异常物质：在 IDC 心肌样本，透射电镜观察到心肌间质的毛细血管腔内有异常代谢产物，如呈高电子密度的溶酶体残余体、退变细胞的部分胞质或不明胶状物等，提示心肌组织中代谢产物的部分残余体从细胞排出后通过血液循环运输、清除（图 8-417~图 8-426）。

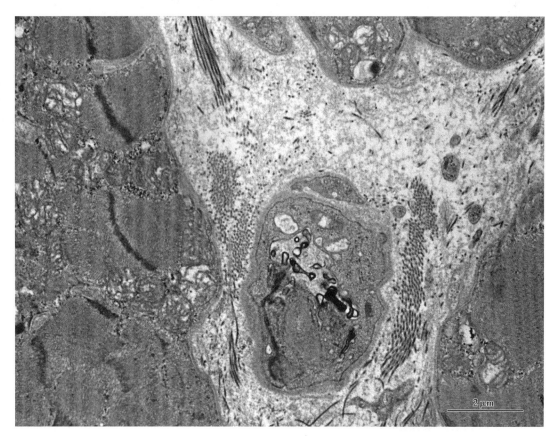

图 8-417
毛细血管内皮细胞肿胀，胞质内及管腔中有较多退变的高电子密度残余小体，血管基底膜增厚；血管周较多Ⅰ型胶原纤维

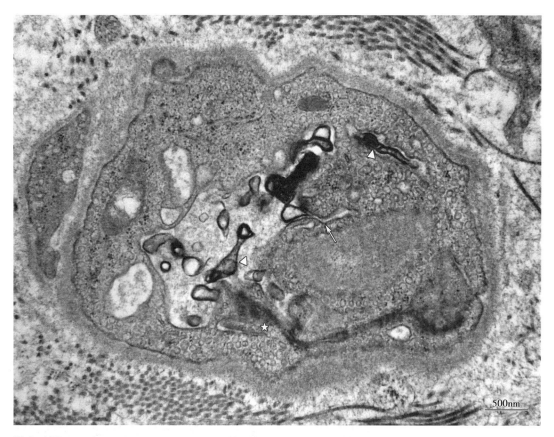

图 8-418
图 417 放大，毛细血管管腔狭窄，内皮细胞肿胀，胞质内及管腔中有较多呈高电子密度大小不等、形状不规则的残余小体（△），内皮细胞间的特化性连接存在，见黏附连接间隙增宽（↑），呈带状的紧密连接（☆）

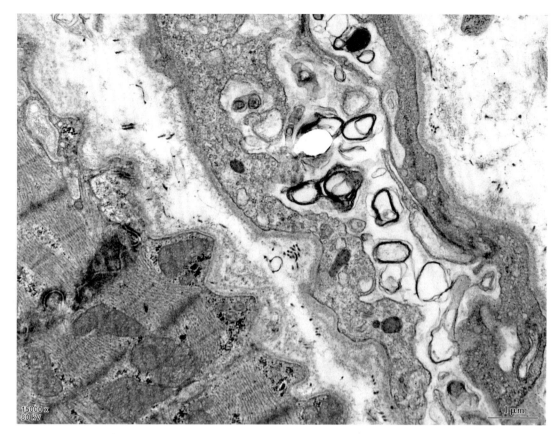

图 8-419
毛细血管腔内大量呈环形或髓鞘样的小体

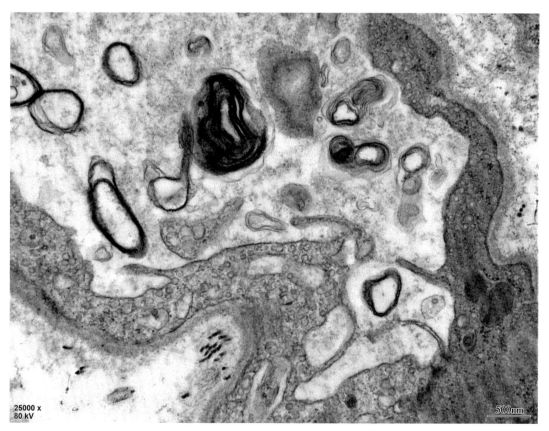

图 8-420
毛细血管腔内较多髓鞘样小体

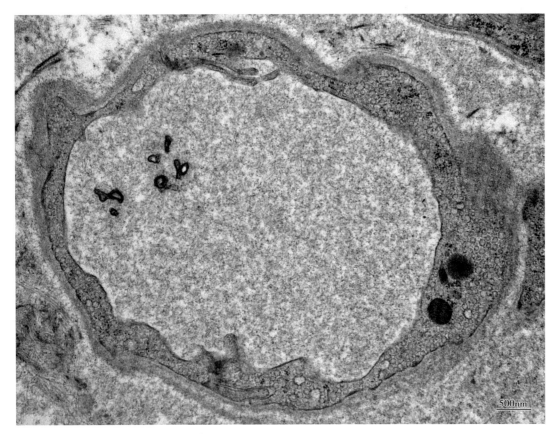

图 8-421
毛细血管内髓鞘样小体；血管内皮细胞胞质内的溶酶体

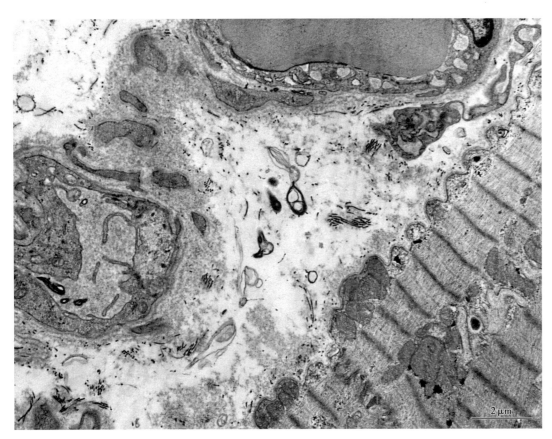

图 8-422
心肌间质及毛细血管内的不规则高电子密度残余体

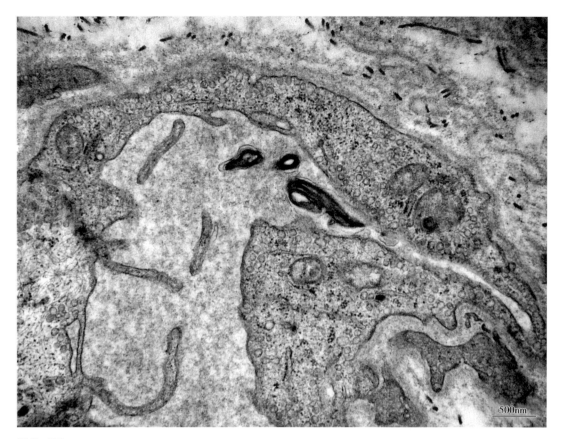

图 8-423
图 8-422 放大,毛细血管内不规则形残余体,内皮细胞肿胀,管腔侧多个绒毛状突起

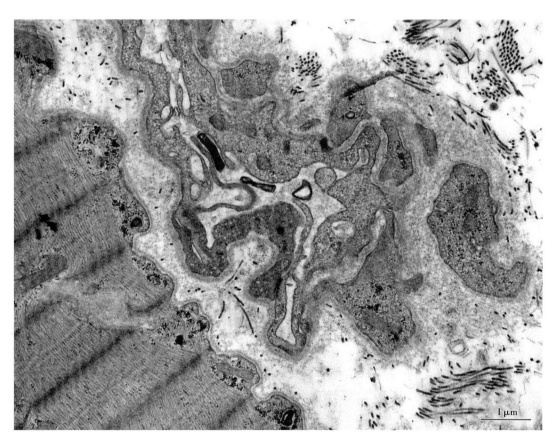

图 8-424
毛细血管内不规则形残余体,内皮细胞管腔侧多个绒毛状突起,毛细血管周围间质纤维化

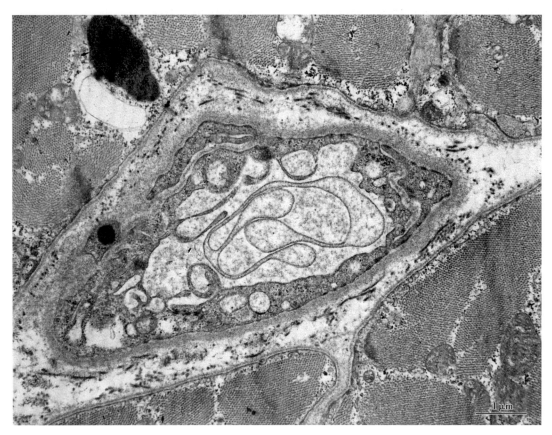

图 8-425
毛细血管内皮细胞表面绒毛状突起,腔内双层膜状结构可能为局部肿胀的绒毛状突起

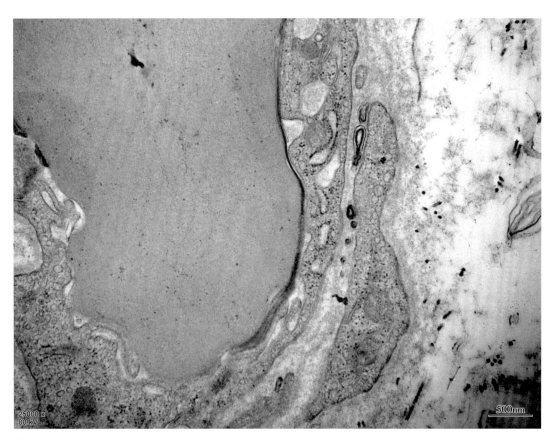

图 8-426
毛细血管内中等电子密度,无结构胶样物,内皮细胞与周细胞之间有高电子密度残余体

4. 间质中其他细胞成分　透射电镜在 IDC 心肌间质中观察到肌成纤维细胞、脂肪细胞及幼稚的间质细胞等成分（图 8-427~图 8-435）。

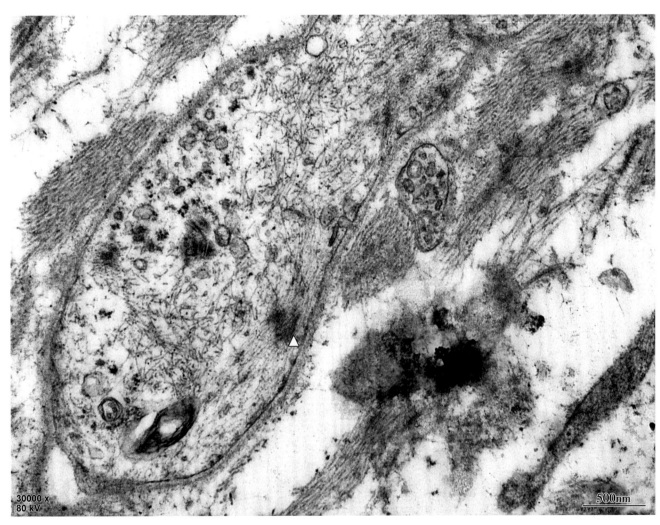

图 8-427
心肌间质内肌成纤维细胞，胞质内散在纤细的肌丝，细胞内可见密体样结构（△），与细肌丝相连；周围大量 III 型胶原纤维围绕

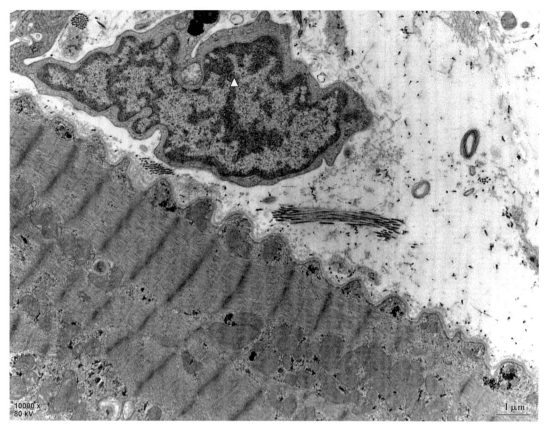

图 8-428
幼稚的间质细胞（△），核大，核浆比高，异染色质浓缩

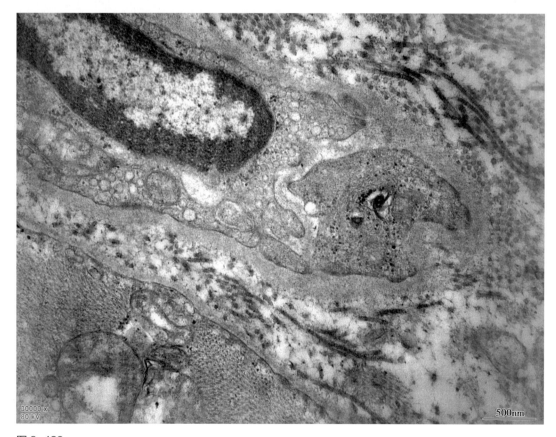

图 8-429
毛细血管周细胞

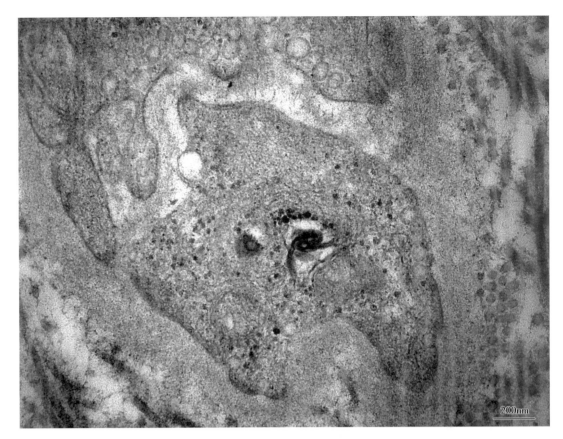

图 8-430
图 8-429 放大,毛细血管周细胞呈多角形,内有肌丝、线粒体及糖原颗粒

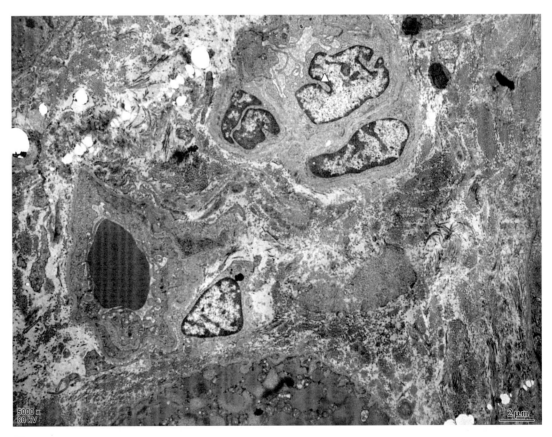

图 8-431
间质纤维化,两个毛细血管,上方毛细血管(△)内皮肿胀、管腔缩小,基底膜增厚,毛细血管周围有多个周细胞

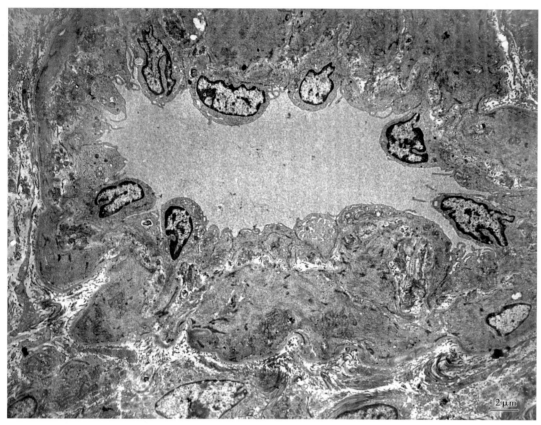

图 8-432
心肌间小动脉，内皮细胞隆起突向管腔，管壁有一层环形的平滑肌细胞；间质纤维化

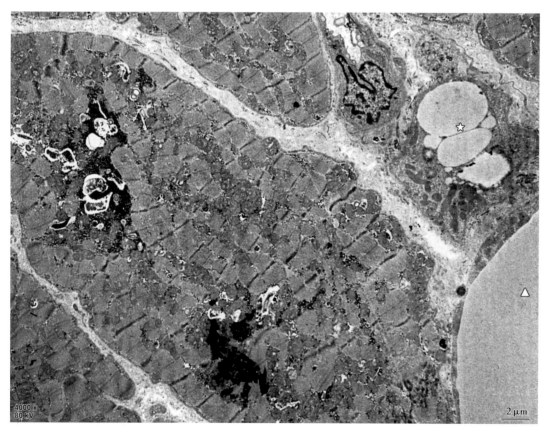

图 8-433
心肌细胞间的脂肪细胞（△）及含脂滴的间质细胞（☆）

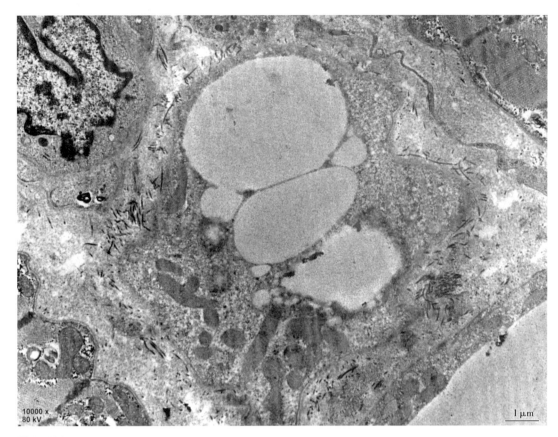

图 8-434
图 8-433 放大,含脂滴的间质细胞,胞质内较多线粒体

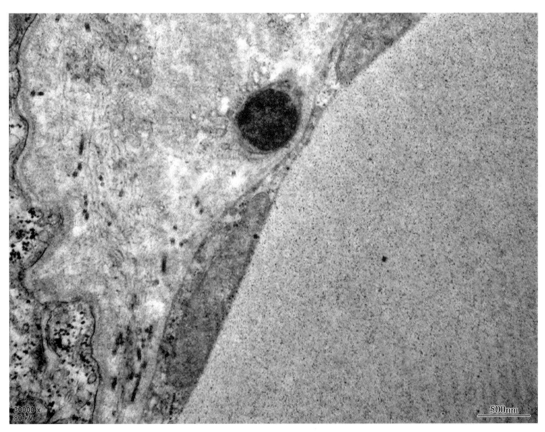

图 8-435
图 8-433 局部放大,示心肌间质内的脂肪细胞,胞核被大量脂质挤向一侧细胞膜

（四）心肌间质内炎性反应表型

有学者认为炎症参与 IDC 的发生发展。本组 IDC 病例中，光镜在少数样本观察到心肌间质内有少量炎细胞，透射电镜在心肌间质及毛细血管腔内观察到炎细胞的存在，如肥大细胞、巨噬细胞及中性粒细胞等，提示免疫反应可能参与 IDC 疾病过程。

1. 毛细血管内的白细胞　透射电镜在 IDC 心肌间质的毛细血管腔内观察到白细胞嵌塞（leukocyte plug）表现，可能与 IDC 疾病进程中自身抗体暴露引起免疫反应趋化白细胞聚集有关，亦有可能与 IDC 心脏功能障碍血流缓慢，致使白细胞嵌塞有关。白细胞在血管腔内的黏着和嵌塞均可引起血流紊乱、缺血和缺氧，进一步加重心肌微循环损害（图 8-436~ 图 8-442）。

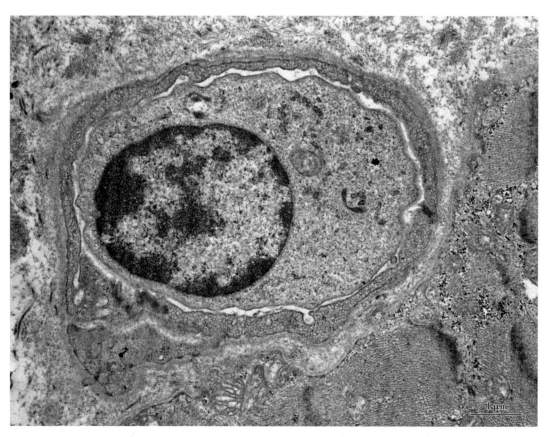

图 8-436
毛细血管内衰老的浆细胞嵌塞，细胞呈椭圆形，有偏心圆形核，染色质部分呈车辐状，胞质内有少量粗面内质网及线粒体

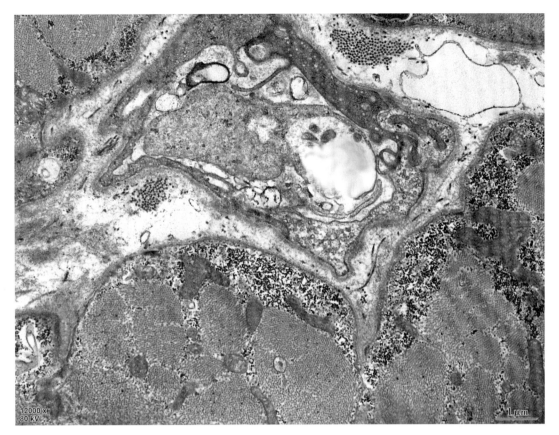

图 8-437
间质毛细血管腔内可见髓鞘样结构，单核吞噬细胞吞噬现象

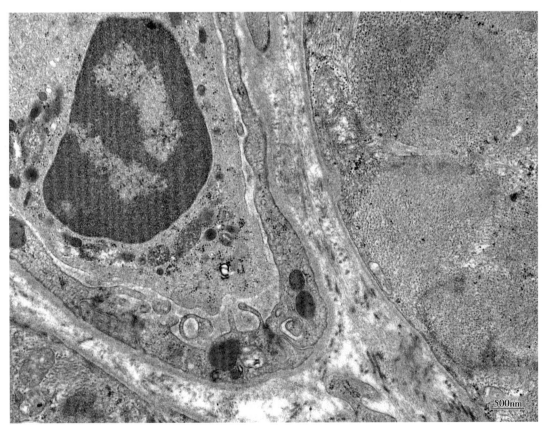

图 8-438
毛细血管内白细胞嵌塞，细胞形态不规则，核染色质团块状，部分核膜消失，胞质内见溶酶体

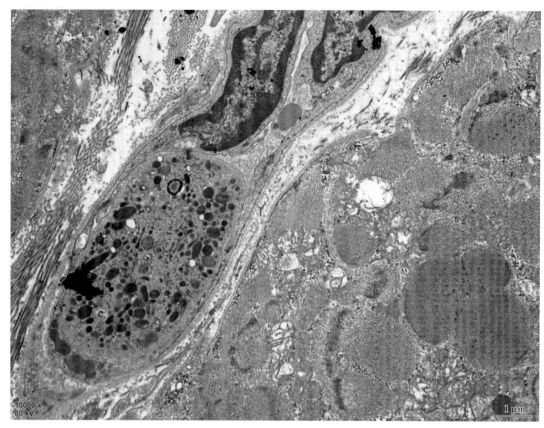

图 8-439
毛细血管腔内白细胞嵌塞,胞质内大量溶酶体,切面未见细胞核

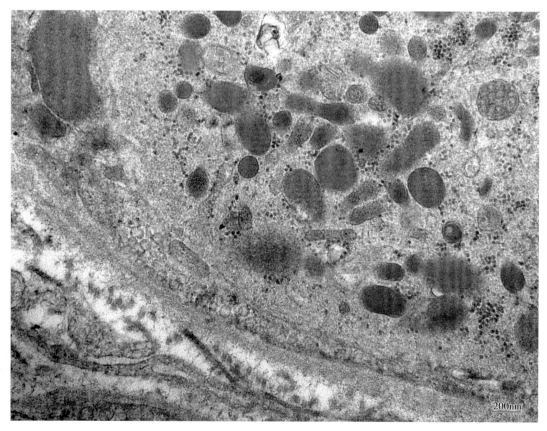

图 8-440
图 8-439 放大,毛细血管内白细胞胞质内含有大量溶酶体颗粒,电子密度较高,形态不规则

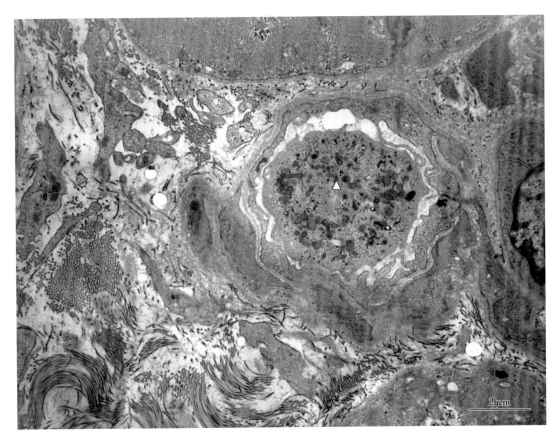

图 8-441
毛细血管腔内白细胞嵌塞（△）；周围间质纤维化

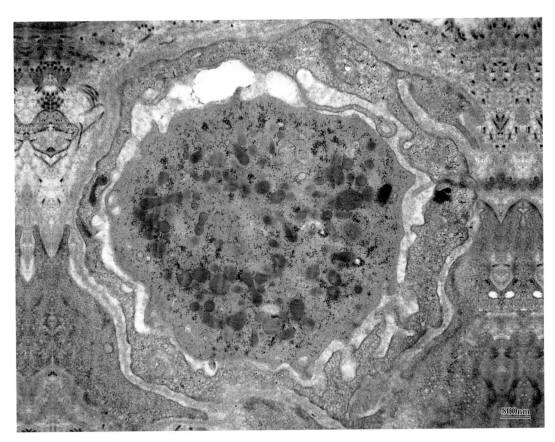

图 8-442
图 8-441 放大，毛细血管腔内的白细胞，切面未见胞核，胞质内大量形态多样的溶酶体，细胞表面形成突起

2. 间质内的炎细胞

（1）肥大细胞（mast cell，MC）：能分泌多种生物活性物质，是重要的免疫细胞之一。肥大细胞形态多样，直径为 10~15μm，表面较多放射状突起；细胞核呈圆形或椭圆形，位于细胞中央；胞质内充满特异性颗粒，内含大量的组胺、肝素、肿瘤坏死因子-α（tumor necrosis factor-α，TNFα）和其他炎症介质，并含有超氧化物歧化酶、过氧化物酶和许多酸性水解酶等。在 IDC 心肌样本，透射电镜观察到心肌间质中有肥大细胞，提示炎症反应和免疫反应可能参与 IDC 的发生发展（图 8-443~图 8-447）。

（2）巨噬细胞：是机体内吞噬作用最强的细胞，是免疫应答中的效应细胞，主要功能是对细胞残片及病原体进行吞噬作用。巨噬细胞受到刺激后，体积增大、活力增强，表面微绒毛增多、增长及增粗，糖原颗粒、线粒体及溶酶体均增多，成为活化的巨噬细胞（图 8-448，图 8-449）。

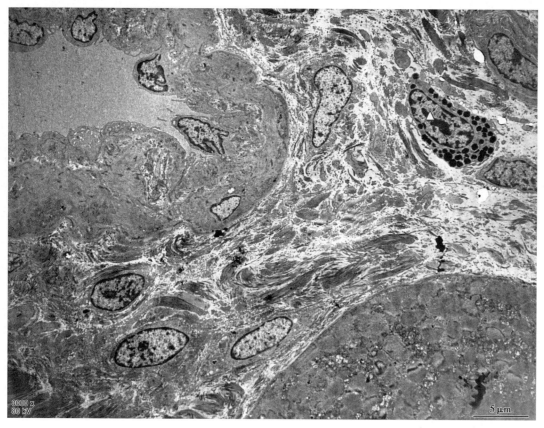

图 8-443
心肌纤维化间质中的肥大细胞（△）

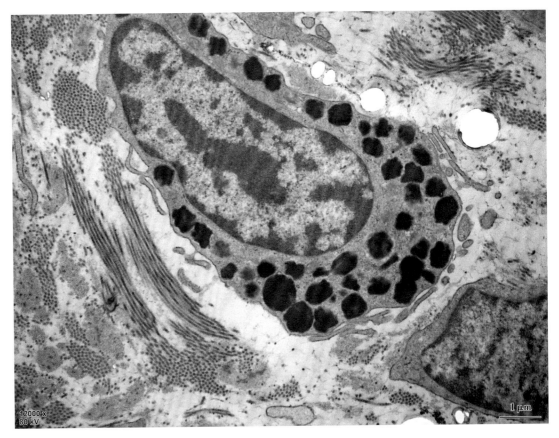

图 8-444
图 8-443 放大,肥大细胞核呈椭圆形,位于细胞中央,胞质内充满高电子密度的特异性颗粒

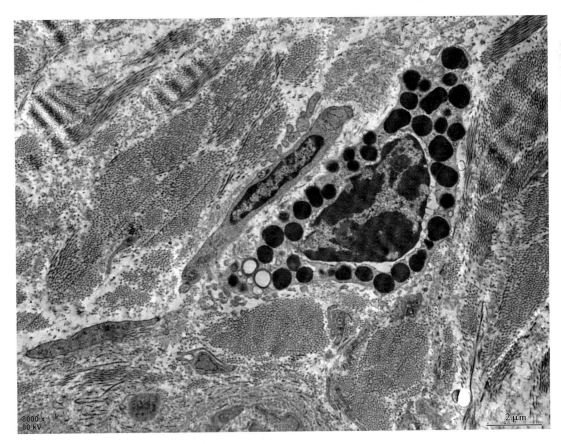

图 8-445
心肌间质内的肥大细胞,呈三角形,胞质内充满电子密度不一、形态多样的特异性颗粒;间质中有大量胶原纤维束

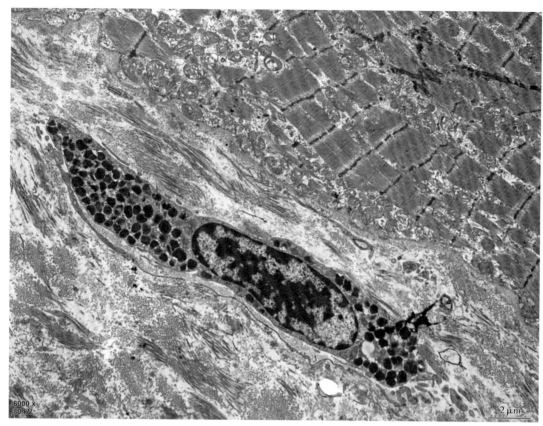

图 8-446
心肌间质内呈长条状的肥大细胞,核呈椭圆形,位于细胞中央,胞质内充满高电子密度特异性颗粒;间质大量胶原纤维沉积

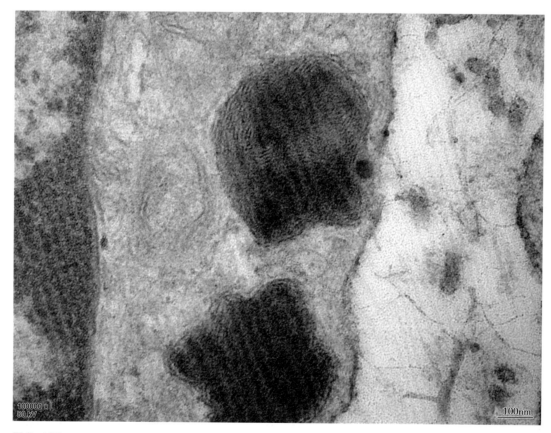

图 8-447
图 8-446 放大,肥大细胞的颗粒,呈指纹样结构

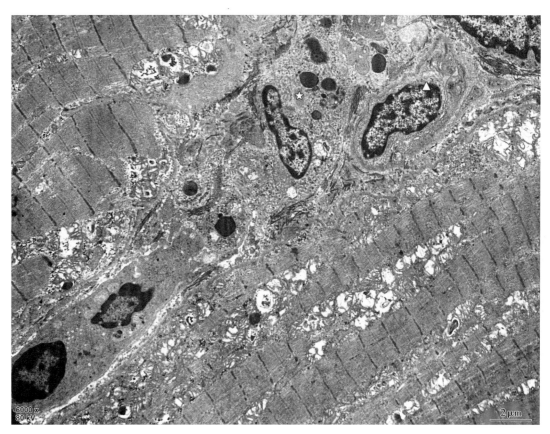

图 8-448
心肌间质内细胞成分较多，包括毛细血管（△）和巨噬细胞（☆），大量胶原成分沉积；周围心肌细胞基底膜增厚

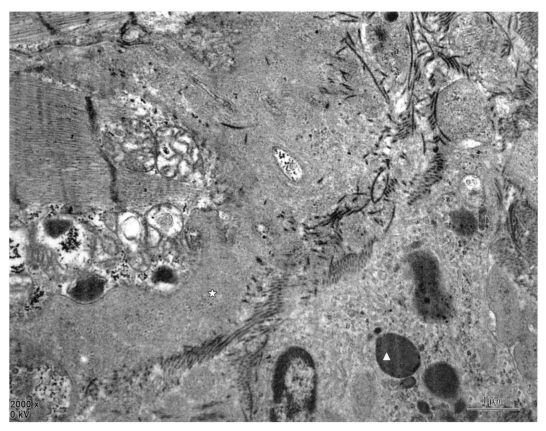

图 8-449
图 8-448 放大，间质见巨噬细胞内的溶酶体颗粒（△），心肌细胞基底膜增厚（☆）

第四节 诊断与鉴别诊断

一、特发性扩张型心肌病

特发性扩张型心肌病病因复杂,发病机制不明,缺乏特异性的诊断指标,因此诊断的确立须排除其他器质性心脏病,包括缺血性心脏病、围生期心肌病、酒精性心肌病、克山病、代谢性心肌病(如糖原贮积症、糖脂质变性、淀粉样变性等累及心肌)、内分泌性疾病(如甲状腺功能亢进、甲状腺功能减退等)所致心脏病、遗传家族性神经肌肉障碍所致心肌病、全身系统性疾病(如系统性红斑狼疮、类风湿性关节炎等)所致心肌病以及中毒性心肌病等。

IDC 的诊断首先需符合扩张型心肌病(DCM)的临床诊断标准:左心室舒张末期内径(left ventricular end-diastolic diameter,LVEDD)>5.0cm(女性)、>5.5cm(男性),左心室射血分数(left ventricular ejection fraction,LVEF)<45% 和(或)心室短轴缩短率(fraction shortening,FS)<25%,排除其他继发性原因后可诊断。

家族遗传性扩张型心肌病的诊断:符合扩张型心肌病的临床诊断标准,且在一个家系中,包括先证者在内有两个或两个以上扩张型心肌病患者,或在扩张型心肌病患者的一级亲属中有 35 岁以下的不明原因猝死者。

二、鉴别诊断

特发性扩张型心肌病需与各种继发性扩张型心肌病进行鉴别。继发性扩张型心肌病为多种因素长期作用而致心肌损害的最终结果,透射电镜下各有不同特点,因此透射电镜观察对于特发性扩张型心肌病和继发性扩张型心肌病间的鉴别具有重要意义。

(一)酒精性心肌病

酒精性心肌病的组织形态学特点为心肌细胞灶性溶解坏死,细胞内大空泡形成。冠状动脉小分支内膜增生、水肿。超微结构的特征性表现为心肌细胞肿胀、细胞膜破裂、肌丝束断裂、肌丝溶解。此种表现与扩张型心肌病的肌丝溶解形态相似,但程度较重,病因不同。心肌细胞内有脂肪小滴及糖原过多,线粒体肿胀等。酒精性心肌病患者有明确的长期大量饮酒史(图 8-450,图 8-451)。

(二)感染/免疫性扩张型心肌病

扩张型心肌病可由多种病原体引起的心肌炎迁延而来,然而,心肌炎病程中可出现扩张型心肌病的临床表现,因此鉴别诊断尤为重要。病原包括病毒、细菌、真菌、立克次体和寄生虫(如 Chaga 病由克氏锥虫感染引起)等。其中病毒最

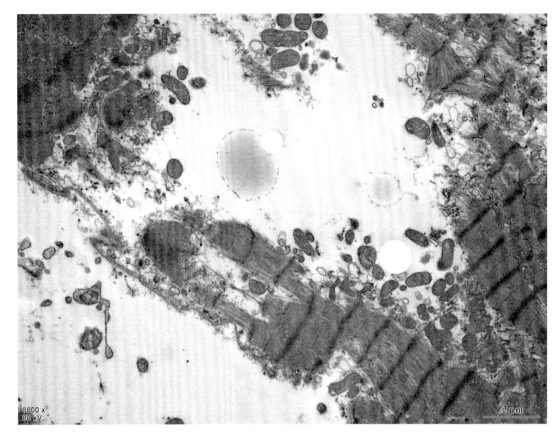

图 8-450
心肌细胞肌丝束断裂,肌丝溶解,细胞膜破坏

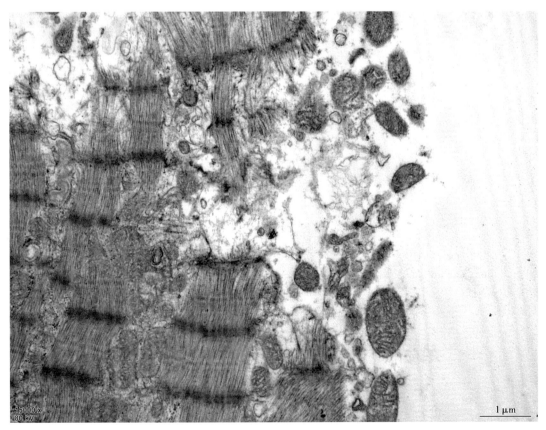

图 8-451
心肌细胞细胞膜破裂,肌丝溶解

为常见，如柯萨奇病毒、流感病毒、腺病毒、巨细胞病毒、人类免疫缺陷病毒等。光镜下观察到单个或小群心肌细胞变性、坏死，尤其是炎症区内单个心肌细胞的坏死，心肌细胞间、间质内和血管周的结缔组织中有单核细胞、淋巴细胞及中性粒细胞等炎细胞浸润及小灶间质纤维化（后期）有助于诊断。透射电镜观察若见到病原学颗粒，可确诊。

（三）遗传性肌病伴发扩张型心肌病

遗传性肌病分为肌营养不良、先天性肌病、代谢性肌病、神经肌肉接头疾病和离子通道病。多种遗传性肌病可出现扩张型心肌病的临床表现。遗传性肌病为全身性肌病，心脏外肌肉病变的分布有助于临床诊断，而常规的组织学、酶组织化学检测并无特异性。每一种遗传性肌病均有特定的致病基因以及特定的蛋白异常，因此，应结合基因检测和肌肉活检组织的透射电镜观察全面分析，进行诊断。

（四）线粒体心肌病

线粒体心肌病临床可呈扩张型心肌病表现。组织学的显著特点为心肌细胞肥大、重度空泡变性。透射电镜观察到心肌细胞内线粒体的形态、体积和数量显著异常，如异形线粒体大量堆积、线粒体肿胀、嵴扩张、高电子密度的包涵体等。

（五）糖原贮积症

糖原贮积症是遗传性糖原代谢紊乱，常染色体隐性遗传性疾病，病变多累及肝、肾、心、肌肉，甚至全身各器官，临床表现除肝、肾、肌肉等器官受累外，还可有心脏扩大、心肌损害。心肌的光镜下组织学表现无特异性。透射电镜观察到心肌细胞内大量糖原聚集，大小不等的脂滴形成，伴肌丝束断裂、溶解，线粒体数量减少并在心肌细胞膜下边聚有助诊断。鉴别诊断的关键在于受累组织或器官的活检、酶学检查以及染色体检查等，GAA基因检测可发现致病性基因突变。

（六）脂质沉积性肌病

脂质沉积性肌病（1ipid storage myopathy，LSM）是肌肉长链脂肪酸氧化过程缺陷所致的代谢性肌病，为神经系统脂肪代谢遗传性疾病的一种表现形式，属常染色体隐性遗传性疾病，约半数患者有家族史，主要表现为肌肉中有异常含量的脂质沉积，累及心脏可呈扩张型心肌病表现。肌组织活检样本冰冻切片，HE及改良Gomori三染色以显示肌组织内和细胞膜下大量散在、大小不等的圆形空泡或缺损，油红O染色可见脂滴颗粒。透射电镜观察到肌细胞间有大量平行分布或堆积于细胞膜下的脂滴，直径大小不等（<1μm至数微米），脂滴无膜，有时可见糖原颗粒增多。

（七）溶酶体病

溶酶体病是一组遗传性代谢病，绝大部分为常染色体隐性遗传。发病机制为溶酶体编码基因突变，致水解酶缺陷，使得结构复杂的生物大分子不能降解而在溶酶体中堆积，故该病又称溶酶体贮积病。机体的多种组织或器官均可受累。若心肌受累临床可呈扩张型心肌病表现。溶酶体贮积病通常按照其蓄积的底物不同而分类，包括鞘酯贮积症（sphingolipidoses）、寡糖贮积症（oligosaccharidoses）、黏脂贮积症（mucolipidoses）、黏多醣贮积症（mucopolysaccharidoses，MPS）、脂蛋白储存失调（lipoprotein storage disorders）、溶酶体转运缺陷（lysosomal transport defects）、神经元蜡样脂褐质贮积症（neuronal ceroid lipofuscinoses）和其他等类型，最常见类型为黏多糖贮积症。透射电镜观察到心肌细胞内有大量肿胀的溶酶体聚集并融合，溶酶体内贮积物的成分多样化，被单层溶酶体膜所包裹。溶酶体酶活性测定是确诊本病的可靠依据（参见第四章相关内容）。

参考文献

1. Caforio A L, Stewart JT, Mckenna AWJ.Idiopathic dilated cardiomyopathy.Bmj, 1990, 300(6729):890.

2. Fuster V, Gersh BJ, Giuliani ER, et al.The nature of idiopathic dilated cardiomyopathy.American Journal of Cardiology, 1981, 47(3):525-531.

3. Jefferies JL, Towbin JA.Dilated cardiomyopathy.Lancet, 2010, 375(9716):752-762.

4. Weintraub RG, Semsarian C, Macdonald P.Dilated cardiomyopathy.Lancet, 2017, 39(10029):400-414.

5. Pinto YM, Elliott PM, Arbustini E, et al.Proposal for a revised definition of dilated cardiomyopathy, hypokinetic non-dilated cardiomyopathy, and its implications for clinical practice:a position statement of the ESC working group on myocardial and pericardial diseases.Eur Heart J, 2016, 37(23):1850.

6. Kass S, Macrae C, Graber HL, et al.A gene defect that causes conduction system disease and dilated cardiomyopathy maps to chromosome 1p1l [ndash]l1q1.Nature Genetics, 1994, 7(4):546-551.

7. Schönberger J, Seidman CE.Many roads lead to a broken heart:the genetics of dilated cardiomyopathy. American Journal of Human Genetics, 2001, 69(2):249.

8. Siu BL, Niimura H, Osborne JA, et al.Familial dilated cardiomyopathy locus maps to chromosome 2q31. Circulation, 1999, 99(8):1022-1026.

9. Tamura T, Said S.Gerdes M.Gender-related differences in myocyte remodeling in progression to heart failure.Hypertension, 1999, 33:676-680

10. Towbin JA, Lowe AM, Colan SD, et al.Incidence, causes, and outcomes of dilated cardiomyopathy in children.Jama, 2007, 296(15):1867.

11. Knight BP, Goyal R, Pelosi F, et al.Outcome of patients with nonischemic dilated cardiomyopathy and unexplained syncope treated with an implantable defibrillator.Journal of the American College of Cardiology, 1999, 33(7):1964-1970.

12. Tayal U, Prasad S, Cook SA.Genetics and genomics of dilated cardiomyopathy and systolic heart failure.

Genome medicine, 2017, 9(1):20.

13. Bies RD.X-linked dilated cardiomyopathy.New England Journal of Medicine, 1994, 330(5):368.

14. Zhou W, Zhao L, Jiang J Q, et al.A novel TBX5 loss-of-function mutation associated with sporadic dilated cardiomyopathy.International Journal of Molecular Medicine, 2015, 36(1):282.

15. Baig MK, Goldman JH, Caforio AL, et al.Familial dilated cardiomyopathy:cardiac abnormalities are common in asymptomatic relatives and may represent early disease.Journal of the American College of Cardiology, 1998, 31(1):195-201.

16. Barison A, Del TA, Chiappino S, et al.Prognostic significance of myocardial extracellular volume fraction in nonischaemic dilated cardiomyopathy.Journal of Cardiovascular Medicine, 2015, 16(10):681.

17. Rihal CS, Nishimura RA, Hatle LK, et al.Systolic and diastolic dysfunction in patients with clinical diagnosis of dilated cardiomyopathy.Relation to symptoms and prognosis.Circulation, 1994, 90(6):2772-2779.

18. Douglas PS, Morrow R, Ioli A, et al.Left ventricular shape, afterload and survival in idiopathic dilated cardiomyopathy.Journal of the American College of Cardiology, 1989, 13(2):311-315.

19. Roberts WC, Siegel RJ, Mcmanus BM.Idiopathic dilated cardiomyopathy:analysis of 152 necropsy patients. American Journal of Cardiology, 1987, 60(16):1340-1355.

20. Anversa P, Ricci R, Olivetti G.Quantitative structural analysis of the myocardium during physiologic growth and induced cardiac hypertrophy:a review.J Am Coll Cardiol, 1986, 7:1140-1149.

21. Mckenna CJ, Kwon HM, Sangiorgi G, et al.Early histopathologic changes in familial dilated cardiomyopathy.Journal of the American College of Cardiology, 1998, 31(2):244.

22. Piers SRD, Everaerts K, Geest RJVD, et al.Myocardial scar predicts monomorphic ventricular tachycardia but not polymorphic ventricular tachycardia or ventricular fibrillation in nonischemic dilated cardiomyopathy.Heart Rhythm the Official Journal of the Heart Rhythm Society, 2015, 12(10):2106-2114.

23. Fatkin D, members of the CSANZ Cardiac Genetic Diseases Council Writing Group.Guidelines for the diagnosis and management of familial dilated cardiomyopathy.Heart Lung Circ, 2011, 20(11):691.

24. Haas J, Frese KS, Peil B, et al.Atlas of the clinical genetics of human dilated cardiomyopathy.European Heart Journal, 2015, 36(18):1123.

25. Hershberger RE, Siegfried JD.Clinical and genetic issues in familial dilated cardiomyopathy.Journal of the American College of Cardiology, 2011, 57(16):1641.

26. Redfield MM, Gersh BJ, Bailey KR, et al.Natural history of idiopathic dilated cardiomyopathy:effect of referral bias and secular trend.Journal of the American College of Cardiology, 1993, 22(7):1921-1926.

27. Rossi A, Cicoira M, Zanolla L, et al.Determinants and prognostic value of left atrial volume in patients with dilated cardiomyopathy.Journal of the American College of Cardiology, 2002, 40(8):1425-1430.

28. Siu BL, Niimura H, Osborne JA, et al.Familial dilated cardiomyopathy locus maps to chromosome 2q31. Circulation, 1999, 99(8):1022-1026.

29. Sugrue DD, Rodeheffer RJ, Codd MB, et al.The clinical course of idiopathic dilated cardiomyopathy.A population-based study.Annals of Internal Medicine, 1992, 117(2):117-123.

30. Kayvanpour E, Sedaghat-Hamedani F, Amr A, et al.Genotype-phenotype associations in dilated cardiomyopathy:meta-analysis on more than 8000 individuals.Clinical Research in Cardiology Official

Journal of the German Cardiac Society,2016,106(2):1-13.

31. Ladenson PW,Sherman SI,Baughman KL,et al.Reversible alterations in myocardial gene expression in a young man with dilated cardiomyopathy and hypothyroidism.Proc Natl Acad Sci U S A,1992,89(12):5251-5255.

32. Mcnally EM,Golbus JR,Puckelwartz MJ.Genetic mutations and mechanisms in dilated cardiomyopathy.Journal of Clinical Investigation,2013,123(1):19.

33. Laskowski KR,Russell RR.Uncoupling proteins in heart failure.Curr Heart Fail Rep,2008,5:75-79.

34. Fentzke RC,Korcarz CE,Lang RM,et al.Dilated cardiomyopathy in transgenic mice expressing a dominant-negative CREB transcription factor in the heart.Journal of Clinical Investigation,1998,101(11):2415.

35. Saito T,Asai K,Sato S,et al.Ultrastructural features of cardiomyocytes in dilated cardiomyopathy with initially decompensated heart failure as a predictor of prognosis.European Heart Journal,2015,36(12):724.

36. Smolich JJ.Ultrastructural and functional features of the developing mammalian heart:a brief overview. Reproduction Fertility & Development,1995,7(3):451.

37. Ehler E.Cardiac Cytoarchitecture.Heidelberg:Springer International Publishing,2015.

38. Wilson AJ,Schoenauer R,Ehler E,et al.Cardiomyocyte growth and sarcomerogenesis at the intercalated disc.Cellular & Molecular Life Sciences Cmls,2014,71(1):165-181.

39. Pluess M,Daeubler G,Remedios CGD,et al.Adaptations of cytoarchitecture in human dilated cardiomyopathy.Biophysical Reviews,2015,7(1):25-32.

40. Xiao HB,Roy C,Fujimoto S,et al.Natural history of abnormal conduction and its relation to prognosis in patients with dilated cardiomyopathy.International Journal of Cardiology,1996,53(2):163.

41. Yu J G,Russell B.Cardiomyocyte remodeling and sarcomere addition after uniaxial static strain in vitro. Journal of Histochemistry & Cytochemistry Official Journal of the Histochemistry Society,2005,53(7):839-844.

42. Bergmann O,Bhardwaj RD,Bernard S,et al.Evidence for cardiomyocyte renewal in humans.Science,2009,324(5923):98-102.

43. Poole-Wilson PA.The dimensions of human cardiac myocytes:confusion caused by methodology and pathology.J Mol Cell Cardiol,1995,27(3):863-865.

44. Wilson AJ,Schoenauer R,Ehler E,et al.Cardiomyocyte growth and sarcomerogenesis at the intercalated disc.Cellular & Molecular Life Sciences Cmls,2014,71(1):165.

45. Yoshida M,Sho E,Nanjo H,et al.Weaving hypothesis of cardiomyocyte sarcomeres:discovery of periodic broadening and narrowing of intercalated disk during volume-load change.American Journal of Pathology,2010,176(2):660.

46. Hershberger RE,Morales A,Siegfried JD.Clinical and genetic issues in dilated cardiomyopathy:A review for genetics professionals.Genet Med,2010,12(11):655-667.

47. Olson T M,Michels VV,Thibodeau SN,et al.Actin mutations in dilated cardiomyopathy,a heritable form of heart failure.Science,1998,280(5364):750.

48. Olson TM,Illenberger S,Kishimoto NY,et al.Metavinculin Mutations Alter Actin Interaction in Dilated

Cardiomyopathy.Circulation, 2002, 105(4):431.

49. Sato Y, Yamada T, Taniguchi R, et al.Persistently Increased Serum Concentrations of Cardiac Troponin T in Patients With Idiopathic Dilated Cardiomyopathy Are Predictive of Adverse Outcomes.Circulation, 2001,10(4):53-54.

50. Pizon V, Iakovenko A, Ven PFMVD, et al.Transient association of titin and myosin with microtubules in nascent myofibrils directed by the MURF2 RING-finger protein.Journal of Cell Science, 2002,115(Pt 23):4469.

51. Akinrinade O, Alastalo TP, Koskenvuo JW.Relevance of Truncating Titin Mutations in Dilated Cardiomyopathy.Clinical genetics, 2016.

52. Agarkova I, Perriard JC.The M-band:an elastic web that crosslinks thick filaments in the center of the sarcomere.Trends in Cell Biology, 2005, 15(9):477.

53. Begay RL, Graw S, Sinagra G, et al.Role of titin missense variants in dilated cardiomyopathy.Journal of the American Heart Association, 2015, 4(11):e002645.

54. Gerull B, Gramlich M, Atherton J, et al.Mutations of TTN, encoding the giant muscle filament titin, cause familial dilated cardiomyopathy.Nature Genetics, 2002, 30(2):201-204.

55. Nagueh SF, Shah G, Wu Y, et al.Altered titin expression, myocardial stiffness, and left ventricular function in patients with dilated cardiomyopathy.Circulation, 2004, 110(2):155-162.

56. Makarenko I, Opitz CA, Leake MC, et al.Passive stiffness changes caused by upregulation of compliant titin isoforms in human dilated cardiomyopathy hearts.Circulation Research, 2004, 95(7):708.

57. Lange S.Truncations of titin causing dilated cardiomyopathy.New England Journal of Medicine, 2012, 366(7):619.

58. Herman DS, Lam L, Taylor MR, et al.Truncations of titin causing dilated cardiomyopathy.The New England journal of medicine, 2012, 366(7):619-628.

59. Hinson JT, Chopra A, Nafissi N, et al.HEART DISEASE.Titin mutations in iPS cells define sarcomere insufficiency as a cause of dilated cardiomyopathy.Science, 2015, 349(6251):982-986.

60. Gramlich M, Pane LS, Zhou Q, et al.Antisense-mediated exon skipping:a therapeutic strategy for titin-based dilated cardiomyopathy.Embo Molecular Medicine, 2015, 7(5):562.

61. Olson TM, Michels VV, Thibodeau SN, et al.Actin mutations in dilated cardiomyopathy, a heritable form of heart failure.Science, 1998, 280(5364):750.

62. Pf VDV, Ehler E, Perriard JC, et al.Thick filament assembly occurs after the formation of a cytoskeletal scaffold.Journal of Muscle Research & Cell Motility, 1999, 20(5-6):569-579.

63. Mccain ML, Lee H, Aratyn-Schaus Y, et al.Cooperative coupling of cell-matrix and cell-cell adhesions in cardiac muscle.Proceedings of the National Academy of Sciences of the United States of America, 2012, 109(25):9881-9886.

64. Kontrogianni-Konstantopoulos A, Ackermann MA, Bowman AL, et al.Muscle giants:molecular scaffolds in sarcomerogenesis.Physiological Reviews, 2009, 89(4):1217.

65. Benz PM, Merkel CJ, Offner K, et al.Mena/VASP and α II-Spectrin complexes regulate cytoplasmic actin networks in cardiomyocytes and protect from conduction abnormalities and dilated cardiomyopathy.Cell Communication & Signaling Ccs, 2013, 11(1):56.

66. Yu JG, Carlsson L, Thornell LE. Evidence for myofibril remodeling as opposed to myofibril damage in human muscles with DOMS: an ultrastructural and immunoelectron microscopic study. Histochemistry & Cell Biology, 2004, 121(3): 219-227.

67. Schofield R. The relationship between the spleen colony-forming cell and the haemopoietic stem cell. Blood Cells, 1978, 4(1-2): 7.

68. Mcconnell BK, Jones KA, Fatkin D, et al. Dilated cardiomyopathy in homozygous myosin-binding protein-C mutant mice. Journal of Clinical Investigation, 1999, 104(9): 1235-1244.

69. Young P, Ehler E, Gautel AM. Obscurin, a giant sarcomeric Rho guanine nucleotide exchange factor protein involved in sarcomere assembly. Journal of Cell Biology, 2001, 154(1): 123-136.

70. Yoshida M, Sho E, Nanjo H, et al. Weaving hypothesis of cardiomyocyte sarcomeres: discovery of periodic broadening and narrowing of intercalated disk during volume-load change. American Journal of Pathology, 2010, 176(2): 660-678.

71. Li D, Tapscoft T, Gonzalez O, et al. Desmin mutation responsible for idiopathic dilated cardiomyopathy. Circulation, 1999, 100(5): 461.

72. Brodehl A, Dieding M, Biere N, et al. Functional characterization of the novel DES mutation p.L136P associated with dilated cardiomyopathy reveals a dominant filament assembly defect. Journal of Molecular & Cellular Cardiology, 2016, 91: 207.

73. Hirschy A, Schatzmann F, Ehler E, et al. Establishment of cardiac cytoarchitecture in the developing mouse heart. Developmental Biology, 2006, 289(2): 430-441.

74. Berlo JHV, Voogt WGD, Kooi AJVD, et al. Meta-analysis of clinical characteristics of 299 carriers of LMNA gene mutations: do lamin A/C mutations portend a high risk of sudden death? Journal of Molecular Medicine, 2005, 83(1): 79.

75. Nikolova V, Leimena C, McMahon AC, et al. Defects in nuclear structure and function promote dilated cardiomyopathy in lamin A/C-deficient mice. The Journal of clinical investigation, 2004, 113(3): 357-369.

76. Taylor MR, Fain PR, Sinagra G, et al. Natural history of dilated cardiomyopathy due to lamin A/C gene mutations. Journal of the American College of Cardiology, 2003, 41(5): 771-780.

77. Bergmann O, Bhardwaj RD, Bernard S, et al. Evidence for cardiomyocyte renewal in humans. Science, 2009, 324(5923): 98-102.

78. Saito T, Asai K, Sato S, et al. Autophagic vacuoles in cardiomyocytes of dilated cardiomyopathy with initially decompensated heart failure predict improved prognosis. Autophagy, 2016, 12(3): 579-587.

79. Kanoh M, Takemura G, Misao J, et al. Significance of myocytes with positive DNA In situ nick end-labeling (TUNEL) in hearts with dilated cardiomyopathy not apoptosis but DNA repair. Circulation, 2000, 101(25): E239.

80. Weekes J, Morrison K, Mullen A, et al. Hyperubiquitination of proteins in dilated cardiomyopathy. Proteomics, 2003, 3(2): 208-216.

81. Burkett EL, Hershberger RE. Clinical and genetic issues in familial dilated cardiomyopathy. Journal of the American College of Cardiology, 2005, 45(7): 969-981.

82. Barrans JD, Allen PD, Stamatiou D, et al. Global gene expression profiling of end-stage dilated cardiomyopathy using a human cardiovascular-based cDNA microarray. American Journal of Pathology,

2002,160(6):2035-2043.

83. Bironaite D, Daunoravicius D, Bogomolovas J, et al. Molecular mechanisms behind progressing chronic inflammatory dilated cardiomyopathy. Bmc Cardiovascular Disorders, 2015, 15(1):1-14.
84. Akinrinade O, Ollila L, Vattulainen S, et al. Genetics and genotype phenotype correlations in Finnish patients with dilated cardiomyopathy. European Heart Journal, 2015, 36(34):2327-2337.
85. Cho KW, Lee J, Kim Y. Genetic variations leading to familial dilated cardiomyopathy. Molecules & Cells, 2016, 39(10):722.
86. Dávila-Román VG, Vedala G, Herrero P, et al. Altered myocardial fatty acid and glucose metabolism in idiopathic dilated cardiomyopathy. Journal of the American College of Cardiology, 2002, 40(2):271-277.
87. Beltrami CA, Finato N, Rocco M, et al. The cellular basis of dilated cardiomyopathy in humans. Journal of Molecular & Cellular Cardiology, 1995, 27(1):291.
88. Gluck JM, Herren AW, Yechikov S, et al. Biochemical and biomechanical properties of the pacemaking sinoatrial node extracellular matrix are distinct from contractile left ventricular matrix. PLoS One. 2017, 12(9):e0185125.
89. Dávilaromán VG, Vedala G, Herrero P, et al. Altered myocardial fatty acid and glucose metabolism inidiopathic dilated cardiomyopathy. Journal of the American College of Cardiology, 2002, 40(2):271.
90. Yazaki Y, Isobe M, Takahashi W, et al. Assessment of myocardial fatty acid metabolic abnormalities in patients with idiopathic dilated cardiomyopathy using 123I BMIPP SPECT: correlation with clinicopathological findings and clinical course. Heart, 1999, 81(2):153-159.
91. Meyer M, Schillinger W, Pieske B, et al. Alterations of sarcoplasmic reticulum proteins in failing human dilated cardiomyopathy. Circulation, 1995, 92(4):778-784.
92. Beltrami CA, Finato N, Rocco M, et al. Structural basis of end-stage failure in ischemic cardiomyopathy in humans. Circulation, 1994, 89:151-163.
93. Borg TK, Gay RE, Johnson LD. Changes in the distribution of fibronectin and collagen during development of the neonatal rat heart. Collagen & Related Research, 1982, 2(3):211.
94. Farhadian F, Contard F, Corbier A, et al. Fibronectin expression during physiological and pathological cardiac growth. Journal of Molecular & Cellular Cardiology, 1995, 27(4):981.
95. Fedak PW, Moravec CS, Mccarthy PM, et al. Altered expression of disintegrin metalloproteinases and their inhibitor in human dilated cardiomyopathy. Circulation, 2006, 113(2):238-245.
96. Gerdes AM, Capasso JM. Structural remodeling and mechanical dysfunction of cardiac myocytes in heart failure. Journal of Molecular & Cellular Cardiology, 1995, 27(3):849.
97. Koshman YE, Sternlicht MD, Kim T, et al. Connective tissue growth factor regulates cardiac function and tissue remodeling in a mouse model of dilated cardiomyopathy. Journal of Molecular & Cellular Cardiology, 2015, 89(Pt B):214.
98. Mccourt J, Richardson RR. Dilated Cardiomyopathy//Randy RR. Atlas of Acquired Cardiovascular Disease Imaging in Children. Heidelberg: Springer International Publishing, 2017.
99. Marijianowski MM, Teeling P, Mann J, et al. Dilated cardiomyopathy is associated with an increase in the type I/type III collagen ratio: a quantitative assessment. Journal of the American College of Cardiology, 1995, 25(6):1263-1272.

100. Pauschinger M, Knopf D, Petschauer S, et al. Dilated cardiomyopathy is associated with significant changes in collagen type Ⅰ/Ⅲ ratio. Circulation, 1999, 99(21): 2750-2756.

101. Assomull RG, Prasad SK, Lyne J, et al. Cardiovascular magnetic resonance, fibrosis, and prognosis in dilated cardiomyopathy. Journal of the American College of Cardiology, 2006, 48(10): 1977-1985.

102. Buss SJ, Breuninger K, Lehrke S, et al. Assessment of myocardial deformation with cardiac magnetic resonance strain imaging improves risk stratification in patients with dilated cardiomyopathy. European Heart Journal Cardiovascular Imaging, 2015, 16(3): 307-315.

103. Aherrahrou Z, Schlossarek S, Stoelting S, et al. Knock-out of nexilin in mice leads to dilated cardiomyopathy and endomyocardial fibroelastosis. Basic Res Cardiol, 2016, 111(1): 6.

104. Burkett EL, Hershberger RE. Clinical and genetic issues in familial dilated cardiomyopathy. Journal of the American College of Cardiology, 2005, 45(7): 969-981.

105. Coplan NL, Fuster V. Natural history of idiopathic dilated cardiomyopathy. Implications for future therapy. Herz, 1985, 10(5): 298-304.

106. Camerini F, Lenarda AD, Lardieri G, et al. Natural history of idiopathic dilated cardiomyopathy//Hans-Reiner F, Reinhard K, Bruce McManus. Idiopathic Dilated Cardiomyopathy: Cellular and Molecular Mechanisms, Clinical Consequences. Heidelberg: Springer, 1993.

107. Caleshu C, Sakhuja R, Nussbaum RL, et al. Furthering the link between the sarcomere and primary cardiomyopathies: restrictive cardiomyopathy associated with multiple mutations in genes previously associated with hypertrophic or dilated cardiomyopathy. American Journal of Medical Genetics Part A, 2011, 155A(9): 2229.

108. Durand JB, Bachinski LL, Bieling LC, et al. Localization of a gene responsible for familial dilated cardiomyopathy to chromosome 1q32. Circulation, 1995, 92(12): 3387-3389.

109. Flack E, Kannankeril PJ. The genetics of dilated cardiomyopathy. Current Opinion in Cardiology, 2010, 25(3): 198-204.

110. Klappacher G, Franzen P, Haab D, et al. Measuring extracellular matrix turnover in the serum of patients with idiopathic or ischemic dilated cardiomyopathy and impact on diagnosis and prognosis. American Journal of Cardiology, 1995, 75(14): 913-918.

111. Fedak PW, Smookler DS, Kassiri Z, et al. TIMP-3 deficiency leads to dilated cardiomyopathy. Circulation, 2004, 110(16): 2401-2409.

112. Jugdutt Dhalla. Cardiac Remodeling: Molecular Mechanisms. Heidelberg: Springer, 2013.

113. Weber KT, Brilla CG, Janicki JS. Myocardial fibrosis: functional significance and regulatory factors. Cardiovascular Research, 1993, 27(3): 341.

114. Vergaro G, Franco A D, Giannoni A, et al. Galectin-3 and myocardial fibrosis in nonischemic dilated cardiomyopathy. International Journal of Cardiology, 2015, 184(1): 96-100.

115. Ross RS, Borg TK. Integrins and the myocardium. Circ Res, 2001, 88: 1112-1119.

116. Samuel JL, Farhadian F, Sabri A, et al. Expression of fibronectin during rat fetal and postnatal development: an in situ hybridisation and immunohistochemical study. Cardiovascular Research, 1994, 28(11): 1653-1661.

117. Brown RD, Ambler SK, Mitchell MD, et al. The cardiac fibroblast: therapeutic target in myocardial

remodeling and failure.Annual Review of Pharmacology & Toxicology,2005,45(1):657.

118. Nishimura H,Okazaki T,Tanaka Y,et al.Autoimmune dilated cardiomyopathy in PD-1 receptor-deficient mice.Science,2001,291(5502):319.

119. Magnusson Y,Wallukat G,Waagstein F,et al.Autoimmunity in idiopathic dilated cardiomyopathy. Characterization of antibodies against the beta 1-adrenoceptor with positive chronotropic effect. Circulation,1994,89(6):2760.

120. Kasper EK,Agema WR,Hutchins GM,et al.The causes of dilated cardiomyopathy:a clinicopathologic review of 673 consecutive patients.Journal of the American College of Cardiology,1994,23(3):586-590.

121. Hazebroek MR,Moors S,Dennert R,et al.Prognostic relevance of gene-environment interactions in patients with dilated cardiomyopathy:applying the MOGE(S)classification.Journal of the American College of Cardiology,2015,66(12):1313-1323.

122. Kerwin WF,Botvinick EH,O' Connell JW,et al.Ventricular contraction abnormalities in dilated cardiomyopathy:effect of biventricular pacing to correct interventricular dyssynchrony.Journal of the American College of Cardiology,2000,35(5):1221.

123. Kühl U,Noutsias M,Seeberg B,et al.Immunohistological evidence for a chronic intramyocardial inflammatory process in dilated cardiomyopathy.Heart,1996,75(3):295-300.

124. D' Ambrosio A,Patti G,Manzoli A,et al.The fate of acute myocarditis between spontaneous improvement and evolution to dilated cardiomyopathy:a review.Heart,2001,85(5):499-504.

125. Huber SA.Viral Myocarditis and dilated cardiomyopathy:etiology and pathogenesis.Current Pharmaceutical Design,2016,22(4):408.

126. 孙洋,赵红,宋来凤,等.巨细胞心肌炎三例的组织形态学及超微结构观察及其临床治疗.中华病理学杂志,2015,44(2):123-127.

127. Martino TA,Liu P,Sole MJ.Viral infection and the pathogenesis of dilated cardiomyopathy.Circulation Research,1994,74(2):182-188.

128. Kakkar A,Sharma MC,Nambirajan A,et al.Glycogen storage disorder due to glycogen branching enzyme (GBE)deficiency:a diagnostic dilemma.Ultrastruct Pathol,2015,39(4):293-297.

129. Yuan S,Jiang J,Zha LT,et al.Clinical characteristics and GAA gene mutation in children with glycogen storage disease type Ⅱ:an analysis of 3 cases.Chinese Journal of Contemporary Pediatrics,2017,19(10):1092.

130. Kaneko K,Kuroda H,Izumi R.A novel mutation in PNPLA2 causes neutral lipid storage disease with myopathy and triglyceride deposit cardiomyovasculopathy:a case report and literature review. Neuromuscul Disord,2014,24(7):634-641.

131. Alroy J,Pfannl R,Slavov D,et al.Electron microscopic findings in skin biopsies from patients with Danon disease.Ultrastruct Pathol,2010,34(6):333-336.

132. 赵红,吕凤英,宋来凤,等.单纯心壁病损性扩张心脏的病理基础分析.中华心血管病杂志,2007,35(10):923-926.

编后记

通过透射电子显微镜对心肌细胞亚微结构的观察，现阶段我们对原发性心肌病有了进一步的了解，但是对心肌细胞细胞器的多种异常表型，到底是特异性的还是非特异性的，以及是否存在病种间的特异性尚不十分清楚；心肌细胞的亚微结构表型异常到底是先天发育异常还是发育停滞在某个阶段等，仍存在很多疑问，需深入认识。

值得进一步思考的是，目前归纳在5种类型内的原发性心肌病，是否是一类组织及亚微表型相同，而疾病类型不同的心肌病？尤其对心肌细胞的发育异常现象，是否为这类疾病的共性？为何会发展成为5种不同的疾病类型？又为何在病程发展的后期阶段，这5种不同的疾病类型又回归为相似的临床表型？这些同途而殊归及终而合一的矛盾现象令我困惑。

经过对大量宏观、微观及亚微观表型数据的综合观察、分析，我认为除了一些基因突变影响其蛋白表达或导致异常聚合、错误折叠，而引起心肌病的表型差异（desmin-related cardiomyopathy）外，对于机体复杂的调控机制在不同类型原发性心肌病的发生、发展中是否起着重要，甚至是关键性的作用，尤应重点关注。进行更加深入的探索也许能为原发性心肌病的病因学提供更多的信息，为其发生、发展规律找到可能的解释，甚至为此类疾病的早期干预及治疗提供有价值的理论依据。这也是编著本书的初衷和奉献所在。我希望更多的学科携手努力，以期全面诠释此类疾病。

尚需肯定的是，虽然本图谱所观察的心肌样本均采自成年心肌病晚期患者，但无论在各型间还是同型内，其亚微表型都存在较大异质性。因此，临床病理诊断更应谨慎、全面，包括大体标本的肉眼观察，光镜的组织学观察、超微形态学观察及分子遗传学检查。对某些特殊类型心肌病（如溶酶体病）的确诊仍有赖于超微结构检测。

在图谱即将面世之际，向我的亲人们，特别是向我古稀之年的高堂表示深深的敬意和谢意，正是有了您们的支持，我才得以全身心投入并完成了首部国际原创性专著《原发性心肌病组织形态与超微结构图谱》，为世界医学科学事业进献自己的绵薄之力。

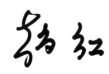

笔于 2018 年季秋

图书在版编目（CIP）数据

原发性心肌病组织形态与超微结构图谱 / 赵红主编. —北京：人民卫生出版社，2018
ISBN 978-7-117-27662-7

Ⅰ.①原… Ⅱ.①赵… Ⅲ.①原发性疾病—心肌病—病理组织学—图谱 Ⅳ.① R542.2-64

中国版本图书馆 CIP 数据核字（2018）第 246454 号

人卫智网　www.ipmph.com　医学教育、学术、考试、健康，
　　　　　　　　　　　　　　购书智慧智能综合服务平台
人卫官网　www.pmph.com　人卫官方资讯发布平台

版权所有，侵权必究！

原发性心肌病组织形态与超微结构图谱

主　　编：赵　红
出版发行：人民卫生出版社（中继线 010-59780011）
地　　址：北京市朝阳区潘家园南里 19 号
邮　　编：100021
E - mail：pmph @ pmph.com
购书热线：010-59787592　010-59787584　010-65264830
印　　刷：北京盛通印刷股份有限公司
经　　销：新华书店
开　　本：889×1194　1/16　印张：77
字　　数：1853 千字
版　　次：2018 年 11 月第 1 版　2018 年 11 月第 1 版第 1 次印刷
标准书号：ISBN 978-7-117-27662-7
定　　价：498.00 元

打击盗版举报电话：010-59787491　E-mail：WQ @ pmph.com
（凡属印装质量问题请与本社市场营销中心联系退换）